中医十大经典

（全本诵读版）

中国医药科技出版社

内容提要

中医经典著作十本，分别为：《素问》《灵枢经》《黄帝八十一难经》《神农本草经》《伤寒论》《金匮要略》《华氏中藏经》《针灸甲乙经》《脉经》《黄帝内经太素》。这十部经典是中国中医药学的理论基础，对后世中医学的发展产生了深远的影响，对中医临床、教学、研究起着重要的指导作用。

为了更好地继承和发扬中医学，本次整理出版，整理者精选底本，将十部中医经典合订为一本。以期中医临床工作者、中医科研人员、中医爱好者对中医基础理论能有更深刻的认识，更好地将之应用于临床实践中。

图书在版编目（CIP）数据

中医十大经典：全本诵读版 / 吴少祯主编．— 北京：中国医药科技出版社，2017.1

ISBN 978-7-5067-8877-9

Ⅰ．①中…　Ⅱ．①吴…　Ⅲ．①中国医药学 – 古籍 – 汇编　Ⅳ．① R2-52

中国版本图书馆 CIP 数据核字（2016）第 294790 号

美术编辑　陈君杞
版式设计　也　在

出版　中国医药科技出版社
地址　北京市海淀区文慧园北路甲 22 号
邮编　100082
电话　发行：010 – 62227427　邮购：010 – 62236938
网址　www.cmstp.com
规格　787 × 1092mm 1/16
印张　57 3/4
字数　1256 千字
版次　2017 年 1 月第 1 版
印次　2017 年 1 月第 1 次印刷
印刷　三河市万龙印装有限公司
经销　全国各地新华书店
书号　ISBN 978-7-5067-8877-9
定价　188.00 元

《中医十大经典》
整理委员会

出版者的话

现代著名中医学家任应秋教授认为中医经典是研习中医学术的必读古籍，经典一部，胜杂书万本。从名老中医成才之路可以发现一个规律：中医的学习，若想有所成，不可跳过中医十大经典书籍学习的环节，而任应秋教授主张的中医十大经典包括：《素问》《灵枢经》《黄帝八十一难经》《神农本草经》《伤寒论》《金匮要略》《华氏中藏经》《针灸甲乙经》《脉经》《黄帝内经太素》。本书将这10部中医经典合订为一本，取名为《中医十大经典》。

《素问》与《灵枢经》合称《黄帝内经》，是我国现存最早的医学经典，确立了中医理论体系的基本内容，奠定了中医学发展的理论基础和学术体系；《黄帝八十一难经》也是我国现存较早的医学经典之一，其采用问答的方式探讨和论述了中医学脉诊、经络、脏腑、病因、腧穴、针刺等理论问题，丰富和充实了《黄帝内经》；《神农本草经》构建了一个完整而严密的药物学体系，奠定了我国古代药物学的基础；《伤寒论》与《金匮要略》提出了辨证论治和方药配伍的基本原则，成为我国最早系统论述外感与杂病的专著；《华氏中藏经》发展丰富了脏腑学说；《针灸甲乙经》为我国现存最早的针灸学专著；《脉经》对诊脉方法、脉学理论及脉诊临床意义作出了统一规范和明确阐释；《黄帝内经太素》为首部分类编纂整理、研究注解《黄帝内经》的著作。以上10部经典，构成了中医药学的基石，对后世中医学的发展产生了巨大的影响。

《素问》以明顾从德翻刻宋本的影印本为底本，以清四库全书本（简称四库本）、1963年人民卫生出版社铅印本为校本进行互校。《灵枢经》以明赵府居敬堂刻本为底本，2005年商务印书馆影印本（简称四库本）为校本进行互校。《黄帝八十一难经》以1956年商务印书馆出版的《难经本义》作为底本，以明本《难经》及《古本难经阐注》《难经疏证》等注本为校本进行互校。《神农本草经》以日本森立之本为底本，以尚志钧辑校的《神农本草经校点》、马继兴辑校的《神农本草经辑注》为校本进行互校。《伤寒论》以明赵开美刻本为底本，以中国中医科学院所藏宋本《伤寒论》、1991年人民卫生出版社出版的《伤寒论校注》为校本进行互校。《金匮要略》以邓珍本仿宋刻本为底本，并参考明万历赵开美本及涵芬楼藏明刊本进行整理校对。《华氏中藏经》以宛委别藏清抄本为底本，以中国中医科学院图书馆馆藏日本宽保二年壬戌（1742）浪华书林刻本为校本进行互校。《针灸甲乙经》以1956年人民卫生出版社出版的明《医统正脉》影印本为底本，以四库全书影印本等校本进行互校。《脉经》以日本东洋医学善本丛书“影宋版《脉经》”为底本，以元天历广勤书堂刻本及明成化苏州毕玉刻本为校本进行互校。

本次整理，若底本与校本有文字互异处，则择善而从。具体原则如下。

1.全书加用标点符号，采用简体双栏横排。底本中繁体字、异体字径改为简化字，古字以今字律齐，方位词左、右改为下、上。

2.凡底本、校本中明显的错字、讹字、避讳字，或笔画略有舛误，经核实无误后予以径改，不再出注。

3.凡底本、校本不一致的情况，据文义酌情理校。

4.书中中医专用名词规范为目前通用名称。如“藏府”改为“脏腑”，“白芨”改为“白及”，“旋复花”改为“旋覆花”等。

5.凡入药成分涉及国家禁猎和保护动物的（如犀角、虎骨等），为保持古籍原貌，原则上不改。但在临床运用时，应使用相关的代用品。

中国医药科技出版社

2016年11月

总目录

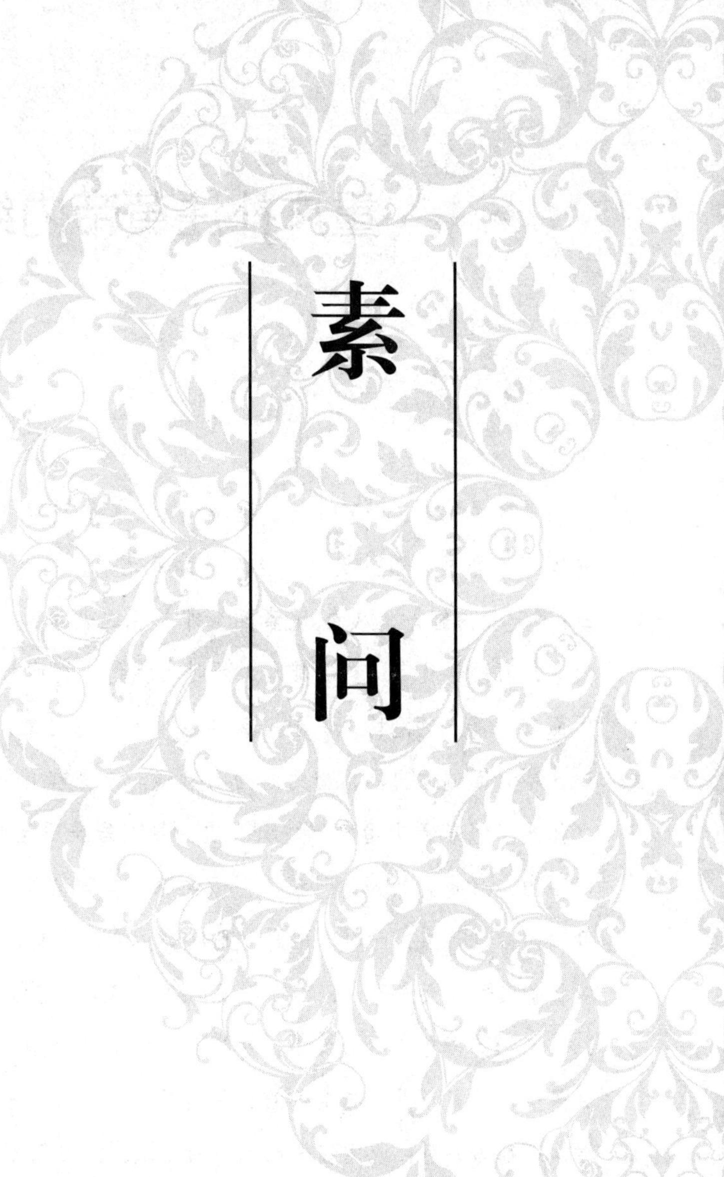

素问

重广补注黄帝内经素问·序

启玄子王冰　撰

夫释缚脱艰，全真导气，拯黎元于仁寿，济羸劣以获安者，非三圣道则不能致之矣。孔安国序《尚书》曰：伏羲、神农、黄帝之书，谓之三坟，言大道也。班固《汉书·艺文志》曰：《黄帝内经》十八卷。《素问》即其经之九卷也，兼《灵枢》九卷，乃其数焉。虽复年移代革，而授学犹存，惧非其人，而时有所隐，故第七一卷，师氏藏之，今之奉行，惟八卷尔。然而其文简，其意博，其理奥，其趣深，天地之象分，阴阳之候列，变化之由表，死生之兆彰，不谋而遐迩自同，勿约而幽明斯契，稽其言有征，验之事不忒，诚可谓至道之宗，奉生之始矣。假若天机迅发，妙识玄通，蒇谋虽属乎生知，标格亦资于诂训，未尝有行不由径，出不由户者也。然刻意研精，探微索隐，或识契真要，则目牛无全，故动则有成，犹鬼神幽赞，而命世奇杰，时时间出焉。则周有秦公，汉有淳于公，魏有张公华公，皆得斯妙道者也。咸日新其用，大济蒸人，华叶递荣，声实相副，盖教之著矣，亦天之假也。

冰弱龄慕道，夙好养生，幸遇真经，式为龟镜。而世本纰缪，篇目重叠，前后不伦，文义悬隔，施行不易，披会亦难，岁月既淹，袭以成弊。或一篇重出，而别立二名；或两论并吞，而都为一目；或问答未已，别树篇题；或脱简不书，而云世缺；重《经合》（经合：原作“合经”，据离合真邪篇新校正注文及守山阁本改。）而冠《针服》，并《方宜》而为《咳篇》，隔《虚实》而为《逆从》，合“经络”而为“论要”，节《皮部》为《经络》，退《至教》以先针，诸如此流，不可胜数。且将升岱岳，非径奚为，欲诣扶桑，无舟莫适。乃精勤博访，而并有其人，历十二年，方臻理要，询谋得失，深遂夙心。时于先生郭子斋堂，受得先师张公秘本，文字昭晰，义理环周，一以参详，群疑冰释。恐散于末学，绝彼师资，因而撰注，用传不朽，兼旧藏之卷，合八十一篇，二十四卷，勒成一部。冀乎究尾明首，寻注会经，开发童蒙，宣扬至理而已。其中简脱文断，义不相接者，搜求经论所有，迁移以补其处。篇目坠缺，指事不明者，量其意趣，加字以昭其义。篇论吞并，义不相涉，缺漏名目者，区分事类，别目以冠篇首。君臣请问，礼仪乖失者，考校尊卑，增益以光其意。错简碎文，前后重迭者，详其指趣，削去繁杂，以存其要。辞理秘密，难粗论述者，别撰《玄珠》，以陈其道。凡所加字，皆朱书其文，使今古必分，字不杂糅。庶厥昭彰圣旨，敷畅玄言，有如列宿高悬，奎张不乱，深泉净滢，鳞介咸分，君臣无夭枉之期，夷夏有延龄之望。俾工徒勿误，学者惟明，至道流行，徽音累属，千载之后，方知大圣之慈惠无穷。时大唐宝应元年岁次壬寅序。

将仕郎守殿中丞孙兆重改误

朝奉郎守国子博士同校正医书上骑都尉赐绯鱼袋高保衡

朝奉郎守尚书屯田郎中同校正医书骑都尉赐绯鱼袋孙奇

朝散大夫守光禄卿直秘阁判登闻检院上护军林亿

重广补注黄帝内经素问·序

臣闻安不忘危，存不忘亡者，往圣之先务；求民之瘼，恤民之隐者，上主之深仁。在昔黄帝之御极也，以理身绪余治天下，坐于明堂之上，临观八极，考建五常。以谓人之生也，负阴而抱阳，食味而被色，外有寒暑之相荡，内有喜怒之交侵，夭昏札瘥，国家代有。将欲敛时五福，以敷锡厥庶民，乃与岐伯上穷天纪，下极地理，远取诸物，近取诸身，更相问难，垂法以福万世。于是雷公之伦，授业传之，而《内经》作矣。历代宝之，未有失坠。苍周之兴，秦和述六气之论，具明于左史。厥后越人得其一二，演而述《难经》。西汉仓公传其旧学，东汉仲景撰其遗论，晋皇甫谧刺而为《甲乙》，及隋杨上善纂而为《太素》。时则有全元起者，始为之训解，缺第七一通。迄唐宝应中，太仆王冰笃好之，得先师所藏之卷，大为次注，犹是三皇遗文，烂然可观。惜乎唐令列之医学，付之执技之流，而荐绅先生罕言之，去圣已远，其术晻昧，是以文注纷错，义理混淆。殊不知三坟之余，帝王之高致，圣贤之能事，唐尧之授四时，虞舜之齐七政，神禹修六府以兴帝功，文王推六子以叙卦气，伊尹调五味以致君，箕子陈五行以佐世，其致一也。奈何以至精至微之道，传之以至下至浅之人，其不废绝，为已幸矣。

顷在嘉祐中，仁宗念圣祖之遗事，将坠于地，乃诏通知其学者，俾之是正。臣等承乏典校，伏念旬岁。遂乃搜访中外，裒集众本，寖寻其义，正其讹舛，十得其三四，余不能具。窃谓未足以称明诏，副圣意，而又采汉唐书录古医经之存于世者，得数十家，叙而考正焉。贯穿错综，磅礴会通，或端本以寻支，或泝流而讨源，定其可知，次以旧目，正缪误者六千余字，增注义者二千余条，一言去取，必有稽考，舛文疑义，于是详明，以之治身，可以消患于未兆，施于有政，可以广生于无穷。恭惟皇帝抚大同之运，拥无疆之休，述先志以奉成，兴微学而永正，则和气可召，灾害不生，陶一世之民，同跻于寿域矣。

国子博士臣高保衡
光禄卿直秘阁臣林亿　等谨上

目录

卷第十一

卷第十二

卷第十三

卷第十四

卷第十五

卷第十六

卷第十七

卷第十八

卷第十九

卷第二十

卷第二十一

卷第二十二

卷第二十三

卷第二十四

卷第一

上古天真论篇第一

昔在黄帝，生而神灵，弱而能言，幼而徇齐，长而敦敏，成而登天。乃问于天师曰：余闻上古之人，春秋皆度百岁，而动作不衰；今时之人，年半百而动作皆衰者，时世异耶？人将失之耶？岐伯对曰：上古之人，其知道者，法于阴阳，和于术数，食饮有节，起居有常，不妄作劳，故能形与神俱，而尽终其天年，度百岁乃去。今时之人不然也，以酒为浆，以妄为常，醉以入房，以欲竭其精，以耗散其真，不知持满，不时御神，务快其心，逆于生乐，起居无节，故半百而衰也。

夫上古圣人之教下也，皆谓之虚邪贼风，避之有时，恬惔虚无，真气从之，精神内守，病安从来。是以志闲而少欲，心安而不惧，形劳而不倦，气从以顺，各从其欲，皆得所愿。故美其食，任其服，乐其俗，高下不相慕，其民故曰朴。是以嗜欲不能劳其目，淫邪不能惑其心，愚智贤不肖不惧于物，故合于道。所以能年皆度百岁而动作不衰者，以其德全不危也。

帝曰：人年老而无子者，材力尽邪？将天数然也？岐伯曰：女子七岁，肾气盛，齿更发长。二七而天癸至，任脉通，太冲脉盛，月事以时下，故有子。三七，肾气平均，故真牙生而长极。四七，筋骨坚，发长极，身体盛壮。五七，阳明脉衰，面始焦，发始堕。六七，三阳脉衰于上，面皆焦，发始白。七七，任脉虚，太冲脉衰少，天癸竭，地道不通，故形坏而无子也。丈夫八岁，肾气实，发长齿更。二八，肾气盛，天癸至，精气溢泻，阴阳和，故能有子。三八，肾气平均，筋骨劲强，故真牙生而长极。四八，筋骨隆盛，肌肉满壮。五八，肾气衰，发堕齿槁。六八，阳气衰竭于上，面焦，发鬓颁白。七八，肝气衰，筋不能动，天癸竭，精少，肾脏衰，形体皆极。八八，则齿发去。肾者主水，受五脏六腑之精而藏之，故五脏盛，乃能泻。今五脏皆衰，筋骨解堕，天癸尽矣，故发鬓白，身体重，行步不正，而无子耳。

帝曰：有其年已老而有子者何也？岐伯曰：此其天寿过度，气脉常通，而肾气有余也。此虽有子，男不过尽八八，女不过尽七七，而天地之精气皆竭矣。帝曰：夫道者年皆百数，能有子乎？岐伯曰：夫道者能却老而全形，身年虽寿，能生子也。

黄帝曰：余闻上古有真人者，提挈天地，把握阴阳，呼吸精气，独立守神，肌肉若一，故能寿敝天地，无有终时，此其道生。中古之时，有至人者，淳德全道，和于阴阳，调于四时，去世离俗，积精全神，游行天地之间，视听八达之外，此盖益其寿命而强者也，亦归于真人。其次有圣人者，处天地之和，从八风之理，适嗜欲于世俗之间，无恚嗔之心，行不欲离于世，被服章，举不欲观于俗，外不劳形于事，内无思想之患，以恬愉为务，以自得为功，形体不敝，精神不散，亦可以百数。其次有贤人者，法则天地，象似日月，辨列星辰，逆从阴阳，分别四时，将从上古合同于道，亦可使益寿而有极时。

四气调神大论篇第二

春三月，此谓发陈，天地俱生，万物以荣，夜卧早起，广步于庭，被发缓形，以使志生，生而勿杀，予而勿夺，赏而勿罚，此春气之应，养生之道也。逆之则伤肝，夏为寒变，奉长者少。

夏三月，此谓蕃秀，天地气交，万物华实，夜卧早起，无厌于日，使志无怒，使华英成秀，使气得泄，若所爱在外，此夏气之应，养长之道也。逆之则伤心，秋为痎疟，奉收者少，冬至重病。

秋三月，此谓容平，天气以急，地气以明，早卧早起，与鸡俱兴，使志安宁，以缓秋刑，收敛神气，使秋气平，无外其志，使肺气清，此秋气之应，养收之道也。逆之则伤肺，冬为飧泄，奉藏者少。

冬三月，此谓闭藏，水冰地坼，无扰乎阳，早卧晚起，必待日光，使志若伏若匿，若有私意，若已有得，去寒就温，无泄皮肤，使气亟夺，此冬气之应，养藏之道也。逆之则伤肾，春为痿厥，奉生者少。

天气清净光明者也，藏德不止，故不下也。天明则日月不明，邪害空窍，阳气者闭塞，地气者冒明，云雾不精，则上应白露不下。交通不表，万物命故不施，不施则名木多死。恶气不发，风雨不节，白露不下，则菀槁不荣。贼风数至，暴雨数起，天地四时不相保，与道相失，则未央绝灭。惟圣人从之，故身无奇病，万物不失，生气不竭。

逆春气，则少阳不生，肝气内变。逆夏气，则太阳不长，心气内洞。逆秋气，则太阴不收，肺气焦满。逆冬气，则少阴不藏，肾气独沉。

夫四时阴阳者，万物之根本也。所以圣人春夏养阳，秋冬养阴，以从其根，故与万物沉浮于生长之门。逆其根，则伐其本，坏其真矣。故阴阳四时者，万物之终始也，死生之本也，逆之则灾害生，从之则苛疾不起，是谓得道。道者，圣人行之，愚者佩之。从阴阳则生，逆之则死，从之则治，逆之则乱。反顺为逆，是谓内格。

是故圣人不治已病治未病，不治已乱治未乱，此之谓也。夫病已成而后药之，乱已成而后治之，譬犹渴而穿井，斗而铸锥，不亦晚乎！

生气通天论篇第三

黄帝曰：夫自古通天者，生之本，本于阴阳。天地之间，六合之内，其气九州、九窍、五脏、十二节，皆通乎天气。其生五，其气三，数犯此者，则邪气伤人，此寿命之本也。

苍天之气，清净则志意治，顺之则阳气固，虽有贼邪，弗能害也，此因时之序。故圣人传精神，服天气，而通神明。失之则内闭九窍，外壅肌肉，卫气散解，此谓自伤，气之削也。

阳气者若天与日，失其所则折寿而不彰，故天运当以日光明。是故阳因而上，卫外者也。

因于寒，欲如运枢，起居如惊，神气乃浮。因于暑，汗，烦则喘喝，静则多言，体若燔炭，汗出而散。因于湿，首如裹，湿热不攘，大筋软短，小筋弛长，软短为拘，弛长为痿。因于气，为肿，四维相代，阳气乃竭。

阳气者，烦劳则张，精绝，辟积于夏，使人煎厥。目盲不可以视，耳闭不可以听，溃溃乎若坏都，汩汩乎不可止。

阳气者，大怒则形气绝，而血菀于上，使人薄厥。有伤于筋，纵，其若不容。汗出偏沮，使人偏枯。汗出见湿，乃生痤痱。高梁之变，足生大丁，受如持虚。劳汗当风，寒薄为皶，郁乃痤。

阳气者，精则养神，柔则养筋。开阖不得，寒气从之，乃生大偻。陷脉为瘘，留连肉腠。俞气化薄，传为善畏，及为惊骇。营气不从，逆于肉理，乃生痈肿。魄汗未尽，形弱而气烁，穴俞以闭，发为风疟。故风者，百病之始也，清静则肉腠闭拒，虽有大风苛毒，弗之能害，此因时之序也。

故病久则传化，上下不并，良医弗为。故阳蓄积病死，而阳气当隔，隔者当泻，不亟正治，粗乃败之。故阳气者，一日而主外，平旦人气生，日中而阳气隆，日西而阳气已虚，气门乃闭。是故暮而收拒，无扰筋骨，无见雾露，反此三时，形乃困薄。

岐伯曰：阴者，藏精而起亟也；阳者，卫外而为固也。阴不胜其阳，则脉流薄疾，并乃狂。阳不胜其阴，则五脏气争，九窍不通。是以圣人陈阴阳，筋脉和同，骨髓坚固，气血皆从。如是则内外调和，邪不能害，耳目聪明，气立如故。

风客淫气，精乃亡，邪伤肝也。因而饱食，筋脉横解，肠澼为痔。因而大饮，则气逆。因而强力，肾气乃伤，高骨乃坏。

凡阴阳之要，阳密乃固，两者不和，若春无秋，若冬无夏，因而和之，是谓圣度。故阳强不能密，阴气乃绝，阴平阳秘，精神乃治，阴阳离决，精气乃绝。

因于露风，乃生寒热。是以春伤于风，邪气留连，乃为洞泄。夏伤于暑，秋为痎疟。秋伤于湿，上逆而咳，发为痿厥。冬伤于寒，春必温病。四时之气，更伤五脏。

阴之所生，本在五味，阴之五宫，伤在五味。是故味过于酸，肝气以津，脾气乃绝。味过于咸，大骨气劳，短肌，心气抑。味过于甘，心气喘满，色黑，肾气不衡。味过于苦，脾气不濡，胃气乃厚。味过于辛，筋脉沮弛，精神乃央。是故谨和五味，骨正筋柔，气血以流，腠理以密，如是则骨气以精，谨道如法，长有天命。

金匮真言论篇第四

黄帝问曰：天有八风，经有五风，何谓？岐伯对曰：八风发邪，以为经风，触五脏，邪气发病。所谓得四时之胜者，春胜长夏，长夏胜冬，冬胜夏，夏胜秋，秋胜春，所谓四时之胜也。

东风生于春，病在肝，俞在颈项；南风生于夏，病在心，俞在胸胁；西风生于秋，病在肺，俞在肩背；北风生于冬，病在肾，俞在腰股；中央为土，病在脾，俞在脊。故春气者病在头，夏气者病在脏，秋气者病在肩背，冬气者病在四肢。故春善病鼽衄，仲夏善病胸胁，长夏善病洞泄寒中，秋善病风疟，冬善病痹厥。故冬不按跷，春不鼽衄，春不病颈项，仲夏不病胸胁，长夏不病洞泄寒中，秋不病风疟，冬不病痹厥、飧泄而汗出也。夫精者，身之本也。故藏于精者，春不病温。夏暑汗不出者，秋成风疟。此平人脉法也。

故曰：阴中有阴，阳中有阳。平旦至日中，天之阳，阳中之阳也；日中至黄昏，天之阳，阳中之阴也；合夜至鸡鸣，天之阴，阴中之阴也；鸡鸣至平旦，天之阴，阴中之阳也。故人亦应之。夫言人之阴阳，则外为阳，内为阴。言人身之阴阳，则背为阳，腹为阴。言人身之脏腑中阴阳，则脏者为阴，腑者为阳，肝、心、脾、肺、肾五脏皆为阴，胆、胃、大肠、小肠、膀胱、三焦六腑皆为阳。所以欲知阴中之阴、阳中之阳者何也？为冬病在阴，夏病在阳，春病在阴，秋病在阳，皆视其所在，为施针石也。故背为阳，阳中之阳，心也；背为阳，阳中之阴，肺也；腹为阴，阴中之阴，肾也；腹为阴，阴中之阳，肝也；腹为阴，阴中之至阴，脾也。此皆阴阳、表里、内外、雌雄相输应也，故以应天之阴阳也。

帝曰：五脏应四时，各有收受乎？岐伯曰：有。东方青色，入通于肝，开窍于目，藏精于肝，其病发惊骇。其味酸，其类草木，其畜鸡，其谷麦，其应四时，上为岁星，是以春气在头也，其音角，其数八，是以知病之在筋也，其臭臊。南方赤色，入通于心，开窍于耳，藏精于心，故病在五脏，其味苦，其类火，其畜羊，其谷黍，其应四时，上为荧惑星，是以知病之在脉也，其音徵，其数七，其臭焦。中央黄色，入通于脾，开窍于口，藏精于脾，故病在舌本，其味甘，其类土，其畜牛，其谷稷，其应四时，上为镇星，是以知病之在肉也，其音宫，其数五，其臭香。西方白色，入通于肺，开窍于鼻，藏精于肺，故病在背，其味辛，其类金，其畜马，其谷稻，其应四时，上为太白星，是以知病之在皮毛也，其音商，其数九，其臭腥。北方黑色，入通于肾，开窍于二阴，藏精于肾，故病在溪，其味咸，其类水，其畜彘，其谷豆，其应四时，上为辰星，是以知病之在骨也，其音羽，其数六，其臭腐。故善为脉者，谨察五脏六腑，一逆一从，阴阳、表里、雌雄之纪，藏之心意，合心于精，非其人勿教，非其真勿授，是谓得道。

卷第二

阴阳应象大论篇第五

黄帝曰：阴阳者，天地之道也，万物之纲纪，变化之父母，生杀之本始，神明之府也。治病必求于本。

故积阳为天，积阴为地。阴静阳躁，阳生阴长，阳杀阴藏。阳化气，阴成形。寒极生热，热极生寒。寒气生浊，热气生清。清气在下，则生飧泄；浊气在上，则生䐜胀。此阴阳反作，病之逆从也。

故清阳为天，浊阴为地；地气上为云，天气下为雨；雨出地气，云出天气。故清阳出上窍，浊阴出下窍；清阳发腠理，浊阴走五脏；清阳实四肢，浊阴归六腑。

水为阴，火为阳，阳为气，阴为味。味归形，形归气，气归精，精归化，精食气，形食味，化生精，气生形。味伤形，气伤精，精化为气，气伤于味。

阴味出下窍，阳气出上窍。味厚者为阴，薄为阴之阳。气厚者为阳，薄为阳之阴。味厚则泄，薄则通。气薄则发泄，厚则发热。壮火之气衰，少火之气壮。壮火食气，气食少火。壮火散气，少火生气。气味辛甘发散为阳，酸苦涌泄为阴。

阴胜则阳病，阳胜则阴病。阳胜则热，阴胜则寒。重寒则热，重热则寒。寒伤形，热伤气。气伤痛，形伤肿。故先痛而后肿者，气伤形也；先肿而后痛者，形伤气也。

风胜则动，热胜则肿，燥胜则干，寒胜则浮，湿胜则濡泻。

天有四时五行，以生长收藏，以生寒暑燥湿风。人有五脏化五气，以生喜怒悲忧恐。故喜怒伤气，寒暑伤形。暴怒伤阴，暴喜伤阳。厥气上行，满脉去形。喜怒不节，寒暑过度，生乃不固。故重阴必阳，重阳必阴。故曰：冬伤于寒，春必温病；春伤于风，夏生飧泄；夏伤于暑，秋必痎疟；秋伤于湿，冬生咳嗽。

帝曰：余闻上古圣人，论理人形，列别脏腑，端络经脉，会通六合，各从其经。气穴所发，各有处名；溪谷属骨，皆有所起；分部逆从，各有条理；四时阴阳，尽有经纪；外内之应，皆有表里。其信然乎？岐伯对曰：东方生风，风生木，木生酸，酸生肝，肝生筋，筋生心，肝主目。其在天为玄，在人为道，在地为化。化生五味，道生智，玄生神，神在天为风，在地为木，在体为筋，在脏为肝，在色为苍，在音为角，在声为呼，在变动为握，在窍为目，在味为酸，在志为怒。怒伤肝，悲胜怒；风伤筋，燥胜风；酸伤筋，辛胜酸。

南方生热，热生火，火生苦，苦生心，心生血，血生脾，心主舌。其在天为热，在地为火，在体为脉，在脏为心，在色为赤，在音为徵，在声为笑，在变动为忧，在窍为舌，在味为苦，在志为喜。喜伤心，恐胜喜；热伤气，寒胜热；苦伤气，咸胜苦。

中央生湿，湿生土，土生甘，甘生脾，脾生肉，肉生肺，脾主口。其在天为湿，在地为土，在体为肉，在脏为脾，在色为黄，在音为宫，在声为歌，在变动为哕，在窍为口，在味为甘，在志为思。思伤脾，怒胜思；湿伤肉，风胜湿；甘伤肉，酸胜甘。

西方生燥，燥生金，金生辛，辛生肺，肺生皮毛，皮毛生肾，肺主鼻。其在天为燥，在地为金，在体为皮毛，在脏为肺，在色为白，在音为商，在声为哭，在变动为咳，在窍为鼻，在味为辛，在志为忧。忧伤肺，喜胜忧；热伤皮毛，寒胜热；辛伤皮毛，苦胜辛。

北方生寒，寒生水，水生咸，咸生肾，肾生骨髓，髓生肝，肾主耳。其在天为寒，在地为水，在体为骨，在脏为肾，在色为黑，在音为羽，在声为呻，在变动为栗，在窍为耳，在味为咸，在志为恐。恐伤肾，思胜恐；寒伤血，燥胜寒；咸伤血，甘胜咸。

故曰：天地者，万物之上下也；阴阳者，血气之男女也；左右者，阴阳之道路也；水火者，阴阳之征兆也；阴阳者，万物之能始也。故曰：阴在内，阳之守也；阳在外，阴之使也。

帝曰：法阴阳奈何？岐伯曰：阳胜则身热，腠理闭，喘粗为之俯仰，汗不出而热，齿干以烦冤，腹满死，能冬不能夏。阴胜则身寒汗出，身常清，数栗而寒，寒则厥，厥则腹满死，能夏不能冬。此阴阳更胜之变，病之形能也。

帝曰：调此二者奈何？岐伯曰：能知七损八益，则二者可调，不知用此，则早衰之节也。年四十，而阴气自半也，起居衰矣。年五十，体重，耳目不聪明矣。年六十，阴痿，气大衰，九窍不利，下虚上实，涕泣俱出矣。故曰：知之则强，不知则老，故同出而名异耳。智者察同，愚者察异；愚者不足，智者有余。有余则耳目聪明，身体轻强，老者复壮，壮者益治。是以圣人为无为之事，乐恬憺之能，从欲快志于虚无之守，故寿命无穷，与天地终，此圣人之治身也。

天不足西北，故西北方阴也，而人右耳目不如左明也。地不满东南，故东南方阳也，而人左手足不如右强也。帝曰：何以然？岐伯曰：东方阳也，阳者其精并于上，并于上则上明而下虚，故使耳目聪明，而手足不便也。西方阴也，阴者其精并于下，并于下则下盛而上虚，故其耳目不聪明，而手足便也。故俱感于邪，其在上则右甚，在下则左甚，此天地阴阳所不能全也，故邪居之。

故天有精，地有形，天有八纪，地有五里，故能为万物之父母。清阳上天，浊阴归地，是故天地之动静，神明为之纲纪，故能以生长收藏，终而复始。惟贤人上配天以养头，下象地以养足，中傍人事以养五脏。天气通于肺，地气通于嗌，风气通于肝，雷气通于心，谷气通于脾，雨气通于肾。六经为川，肠胃为海，九窍为水注之气。以天地为之阴阳，阳之汗，以天地之雨名之；阳之气，以天地之疾风名之。暴气象雷，逆气象阳。故治不法天之纪，不用地之理，则灾害至矣。

故邪风之至，疾如风雨，故善治者治皮毛，其次治肌肤，其次治筋脉，其次治六腑，其次治五脏。治五脏者，半死半生也。故天之邪气，感则害人五脏；水谷之寒热，感则害于六腑；地之湿气，感则害皮肉筋脉。

故善用针者，从阴引阳，从阳引阴，以

右治左，以左治右，以我知彼，以表知里，以观过与不及之理，见微得过，用之不殆。

善诊者，察色按脉，先别阴阳；审清浊，而知部分；视喘息，听音声，而知所苦；观权衡规矩，而知病所主；按尺寸，观浮沉滑涩，而知病所生。以治无过，以诊则不失矣。

故曰：病之始起也，可刺而已；其盛，可待衰而已。故因其轻而扬之，因其重而减之，因其衰而彰之。形不足者，温之以气；精不足者，补之以味。其高者，因而越之；其下者，引而竭之；中满者，泻之于内；其有邪者，渍形以为汗；其在皮者，汗而发之；其慓悍者，按而收之；其实者，散而泻之。审其阴阳，以别柔刚，阳病治阴，阴病治阳，定其血气，各守其乡，血实宜决之，气虚宜掣引之。

阴阳离合篇第六

黄帝问曰：余闻天为阳，地为阴，日为阳，月为阴，大小月三百六十日成一岁，人亦应之。今三阴三阳，不应阴阳，其故何也？岐伯对曰：阴阳者，数之可十，推之可百，数之可千，推之可万，万之大不可胜数，然其要一也。天覆地载，万物方生，未出地者，命曰阴处，名曰阴中之阴；则出地者，命曰阴中之阳。阳予之正，阴为之主，故生因春，长因夏，收因秋，藏因冬，失常则天地四塞。阴阳之变，其在人者，亦数之可数。

帝曰：愿闻三阴三阳之离合也。岐伯曰：圣人南面而立，前曰广明，后曰太冲，太冲之地，名曰少阴，少阴之上，名曰太阳，太阳根起于至阴，结于命门，名曰阴中之阳。中身而上，名曰广明，广明之下，名曰太阴，太阴之前，名曰阳明，阳明根起于厉兑，名曰阴中之阳。厥阴之表，名曰少阳，少阳根起于窍阴，名曰阴中之少阳。是故三阳之离合也，太阳为开，阳明为阖，少阳为枢。三经者，不得相失也，搏而勿浮，命曰一阳。

帝曰：愿闻三阴。岐伯曰：外者为阳，内者为阴，然则中为阴，其冲在下，名曰太阴，太阴根起于隐白，名曰阴中之阴。太阴之后，名曰少阴，少阴根起于涌泉，名曰阴中之少阴。少阴之前，名曰厥阴，厥阴根起于大敦，阴之绝阳，名曰阴之绝阴。是故三阴之离合也，太阴为开，厥阴为阖，少阴为枢。三经者，不得相失也，搏而勿沉，名曰一阴。阴阳冲冲，积传为一周，气里形表而为相成也。

阴阳别论篇第七

黄帝问曰：人有四经、十二从，何谓？岐伯对曰：四经应四时，十二从应十二月，十二月应十二脉。

脉有阴阳，知阳者知阴，知阴者知阳。凡阳有五，五五二十五阳。所谓阴者，真脏也，见则为败，败必死也。所谓阳者，胃脘之阳也。别于阳者，知病处也；别于阴者，知死生之期。三阳在头，三阴在手，所谓一也。别于阳者，知病忌时；别于阴者，知死生之期。谨熟阴阳，无与众谋。所谓阴阳者，去者为阴，至者为阳；静者为阴，动者为阳；迟者为阴，数者为阳。凡持真脉之脏脉者，肝至悬绝急，十八日死；心至悬绝，九日死；肺至悬绝，十二日死；肾至悬绝，七日死；脾至悬绝，四日死。

曰：二阳之病发心脾，有不得隐曲，女子不月；其传为风消，其传为息贲者，死不治。曰：三阳为病发寒热，下为痈肿，及为痿厥腨痟；其传为索泽，其传为颓疝。曰：一阳发病，少气善咳善泄；其传为心掣，其传为隔。二阳一阴发病，主惊骇背痛，善噫善欠，名曰风厥。二阴一阳发病，善胀心满善气。三阳三阴发病，为偏枯痿易，四肢不举。

鼓一阳曰钩，鼓一阴曰毛，鼓阳胜急曰弦，鼓阳至而绝曰石，阴阳相过曰溜。

阴争于内，阳扰于外，魄汗未藏，四逆而起，起则熏肺，使人喘鸣。阴之所生，和本曰和。是故刚与刚，阳气破散，阴气乃消亡。淖则刚柔不和，经气乃绝。

死阴之属，不过三日而死；生阳之属，不过四日而已。所谓生阳、死阴者，肝之心，谓之生阳；心之肺，谓之死阴；肺之肾，谓之重阴；肾之脾，谓之辟阴，死不治。

结阳者，肿四肢。结阴者，便血一升，再结二升，三结三升。阴阳结斜，多阴少阳曰石水，少腹肿。二阳结谓之消，三阳结谓之隔，三阴结谓之水，一阴一阳结谓之喉痹。

阴搏阳别谓之有子。阴阳虚肠辟死。阳加于阴谓之汗。阴虚阳搏谓之崩。三阴俱搏，二十日夜半死。二阴俱搏，十三日夕时死。一阴俱搏，十日死。三阳俱搏且鼓，三日死。三阴三阳俱搏，心腹满，发尽，不得隐曲，五日死。二阳俱搏，其病温，死不治，不过十日死。

卷 第 三

灵兰秘典论篇第八

黄帝问曰：愿闻十二脏之相使，贵贱何如？岐伯对曰：悉乎哉问也！请遂言之。心者，君主之官也，神明出焉。肺者，相傅之官，治节出焉。肝者，将军之官，谋虑出焉。胆者，中正之官，决断出焉。膻中者，臣使之官，喜乐出焉。脾胃者，仓廪之官，五味出焉。大肠者，传道之官，变化出焉。小肠者，受盛之官，化物出焉。肾者，作强之官，伎巧出焉。三焦者，决渎之官，水道出焉。膀胱者，州都之官，津液藏焉，气化则能出矣。凡此十二官者，不得相失也。故主明则下安，以此养生则寿，殁世不殆，以为天下则大昌。主不明则十二官危，使道闭塞而不通，形乃大伤，以此养生则殃，以为天下者，其宗大危，戒之戒之！

至道在微，变化无穷，孰知其原！窘乎哉，消者瞿瞿，孰知其要！闵闵之当，孰者为良！恍惚之数，生于毫牦，毫牦之数，起于度量，千之万之，可以益大，推之大之，其形乃制。黄帝曰：善哉！余闻精光之道，大圣之业，而宣明大道，非斋戒择吉日，不敢受也。黄帝乃择吉日良兆，而藏灵兰之室，以传保焉。

六节藏象论篇第九

黄帝问曰：余闻天以六六之节，以成一岁，人以九九制会，计人亦有三百六十五节，以为天地久矣，不知其所谓也？岐伯对曰：昭乎哉问也！请遂言之。夫六六之节、九九制会者，所以正天之度、气之数也。天度者，所以制日月之行也；气数者，所以纪化生之用也。天为阳，地为阴；日为阳，月为阴。行有分纪，周有道理，日行一度，月行十三度而有奇焉，故大小月三百六十五日而成岁，积气余而盈闰矣。立端于始，表正于中，推余于终，而天度毕矣。

帝曰：余已闻天度矣，愿闻气数何以合之？岐伯曰：天以六六为节，地以九九制会，天有十日，日六竟而周甲，甲六复而终岁，三百六十日法也。夫自古通天者，生之本，本于阴阳。其气九州九窍，皆通乎天气。故其生五，其气三,三而成天，三而成地，三而成人，三而三之，合则为九,九分为九野，九野为九脏，故形脏四，神脏五，合为九脏以应之也。

帝曰：余已闻六六九九之会也，夫子言积气盈闰，愿闻何谓气？请夫子发蒙解惑焉。岐伯曰：此上帝所秘，先师传之也。

帝曰：请遂闻之。岐伯曰：五日谓之候，三候谓之气，六气谓之时，四时谓之岁，而各从其主治焉。五运相袭，而皆治之，终期之日，周而复始，时立气布，如环无端，候亦同法。故曰：不知年之所加，气之盛衰，虚实之所起，不可以为工矣。

帝曰：五运之始，如环无端，其太过不及何如？岐伯曰：五气更立，各有所胜，盛虚之变，此其常也。帝曰：平气何如？岐伯曰：无过者也。帝曰：太过不及奈何？岐伯曰：在经有也。

帝曰：何谓所胜？岐伯曰：春胜长夏，长夏胜冬，冬胜夏，夏胜秋，秋胜春，所谓得五行时之胜，各以气命其脏。帝曰：何以知其胜？岐伯曰：求其至也，皆归始春，未至而至，此谓太过，则薄所不胜，而乘所胜也，命曰气淫。不分邪僻内生工不能禁。至而不至，此谓不及，则所胜妄行，而所生受病，所不胜薄之也，命曰气迫。所谓求其至者，气至之时也。谨候其时，气可与期，失时反候，五治不分，邪僻内生，工不能禁也。

帝曰：有不袭乎？岐伯曰：苍天之气，不得无常也。气之不袭，是谓非常，非常则变矣。帝曰：非常而变奈何？岐伯曰：变至则病，所胜则微，所不胜则甚，因而重感于邪，则死矣。故非其时则微，当其时则甚也。

帝曰：善。余闻气合而有形，因变以正名。天地之运，阴阳之化，其于万物，孰少孰多，可得闻乎？岐伯曰：悉哉问也！天至广不可度，地至大不可量，大神灵问，请陈其方。草生五色，五色之变，不可胜视；草生五味，五味之美，不可胜极，嗜欲不同，各有所通。天食人以五气，地食人以五味。五气入鼻，藏于心肺，上使五色修明，音声能彰。五味入口，藏于肠胃，味有所藏，以养五气，气和而生，津液相成，神乃自生。

帝曰：藏象何如？岐伯曰：心者，生之本，神之变也，其华在面，其充在血脉，为阳中之太阳，通于夏气。肺者，气之本，魄之处也，其华在毛，其充在皮，为阳中之太阴，通于秋气。肾者，主蛰，封藏之本，精之处也，其华在发，其充在骨，为阴中之少阴，通于冬气。肝者，罢极之本，魂之居也，其华在爪，其充在筋，以生血气，其味酸，其色苍，此为阳中之少阳，通于春气。脾、胃、大肠、小肠、三焦、膀胱者，仓廪之本，营之居也，名曰器，能化糟粕，转味而入出者也，其华在唇四白，其充在肌，其味甘，其色黄，此至阴之类，通于土气。凡十一脏，取决于胆也。

故人迎一盛病在少阳，二盛病在太阳，三盛病在阳明，四盛以上为格阳。寸口一盛病在厥阴，二盛病在少阴，三盛病在太阴，四盛以上为关阴。人迎与寸口俱盛四倍以上为关格，关格之脉羸，不能极于天地之精气，则死矣。

五脏生成篇第十

心之合脉也，其荣色也，其主肾也。肺之合皮也，其荣毛也，其主心也。肝之合筋也，其荣爪也，其主肺也。脾之合肉也，其荣唇也，其主肝也。肾之合骨也，其荣发也，其主脾也。

是故多食咸，则脉凝泣而变色；多食苦，则皮槁而毛拔；多食辛，则筋急而爪枯；多食酸，则肉胝䐢而唇揭；多食甘，则骨痛而发落，此五味之所伤也。故心欲苦，肺欲辛，肝欲酸，脾欲甘，肾欲咸，此五味之所合也。五脏之气，故色见青如草兹者死，黄如枳实者死，黑如炲者死，赤如衃血者死，白如枯骨者死，此五色之见死也。青如翠羽者生，赤如鸡冠者生，黄如蟹腹者生，白如豕膏者生，黑如乌羽者生，此五色之见生也。生于心，如以缟裹朱；生于肺，如以缟裹红；生于肝，如以缟裹绀；生于脾，如以缟裹栝楼实；生于肾，如以缟裹紫，此五脏所生之外荣也。

色味当五脏：白当肺、辛，赤当心、苦，青当肝、酸，黄当脾、甘，黑当肾、咸。故白当皮，赤当脉，青当筋，黄当肉，黑当骨。

诸脉者皆属于目，诸髓者皆属于脑，诸筋者皆属于节，诸血者皆属于心，诸气者皆属于肺，此四肢八溪之朝夕也。故人卧血归于肝，肝受血而能视，足受血而能步，掌受血而能握，指受血而能摄。卧出而风吹之，血凝于肤者为痹，凝于脉者为泣，凝于足者为厥，此三者，血行而不得反其空，故为痹厥也。人有大谷十二分，小溪三百五十四名，少十二俞，此皆卫气之所留止，邪气之所客也，针石缘而去之。

诊病之始，五决为纪，欲知其始，先建其母。所谓五决者，五脉也。是以头痛巅疾，下虚上实，过在足少阴、巨阳，甚则入肾。徇蒙招尤，目冥耳聋，下实上虚，过在足少阳、厥阴，甚则入肝。腹满䐜胀，支膈胠胁，下厥上冒，过在足太阴、阳明。咳嗽上气，厥在胸中，过在手阳明、太阴。心烦头痛，病在膈中，过在手巨阳、少阴。

夫脉之小大、滑涩、浮沉，可以指别；五脏之象，可以类推；五脏相音，可以意识，五色微诊，可以目察。能合脉色，可以万全。赤，脉之至也，喘而坚，诊曰有积气在中，时害于食，名曰心痹，得之外疾，思虑而心虚，故邪从之。白，脉之至也，喘而浮，上虚下实，惊，有积气在胸中，喘而虚，名曰肺痹，寒热，得之醉而使内也。青，脉之至也，长而左右弹，有积气在心下支胠，名曰肝痹，得之寒湿，与疝同法，腰痛足清头痛。黄，脉之至也，大而虚，有积气在腹中，有厥气，名曰厥疝，女子同法，得之疾使四肢汗出当风。黑，脉之至也，上坚而大，有积气在小腹与阴，名曰肾痹，得之沐浴清水而卧。

凡相五色之奇脉，面黄目青，面黄目赤，面黄目白，面黄目黑者，皆不死也。面青目赤，面赤目白，面青目黑，面黑目白，面赤目青，皆死也。

五脏别论篇第十一

黄帝问曰：余闻方士，或以脑髓为脏，或以肠胃为脏，或以为腑，敢问更相反，皆自谓是，不知其道，愿闻其说。岐伯对曰：脑、髓、骨、脉、胆、女子胞，此六者地气之所生也，皆藏于阴而象于地，故藏而不泻，名曰奇恒之府。夫胃、大肠、小肠、三焦、膀胱，此五者，天气之所生也，其气象天，故泻而不藏，此受五脏浊气，名曰传化之府，此不能久留，输泻者也。魄门亦为五脏使，水谷不得久藏。所谓五脏者，藏精气而不泻也，故满而不能实。六腑者，传化物而不藏，故实而不能满也。所以然者，水谷入口，则胃实而肠虚；食下，则肠实而胃虚。故曰实而不满，满而不实也。

帝曰：气口何以独为五脏主？岐伯曰：胃者，水谷之海，六腑之大源也。五味入口，藏于胃以养五脏气，气口亦太阴也。是以五脏六腑之气味，皆出于胃，变见于气口。故五气入鼻，藏于心肺，心肺有病，而鼻为之不利也。

凡治病必察其下，适其脉，观其志意，与其病也。拘于鬼神者，不可与言至德。恶于针石者，不可与言至巧。病不许治者，病必不治，治之无功矣。

卷第四

异法方宜论篇第十二

黄帝问曰：医之治病也，一病而治各不同，皆愈，何也？岐伯对曰：地势使然也。故东方之域，天地之所始生也，鱼盐之地，海滨傍水，其民食鱼而嗜咸，皆安其处，美其食。鱼者使人热中，盐者胜血，故其民皆黑色疏理，其病皆为痈疡，其治宜砭石。故砭石者，亦从东方来。

西方者，金玉之域，沙石之处，天地之所收引也，其民陵居而多风，水土刚强，其民不衣而褐荐，其民华食而脂肥，故邪不能伤其形体，其病生于内，其治宜毒药。故毒药者，亦从西方来。

北方者，天地所闭藏之域也，其地高陵居，风寒冰冽，其民乐野处而乳食，脏寒生满病，其治宜灸焫。故灸焫者，亦从北方来。

南方者，天地所长养，阳之所盛处也，其地下，水土弱，雾露之所聚也，其民嗜酸而食胕，故其民皆致理而赤色，其病挛痹，其治宜微针。故九针者，亦从南方来。

中央者，其地平以湿，天地所以生万物也众，其民食杂而不劳，故其病多痿厥寒热，其治宜导引按跷。故导引按跷者，亦从中央出也。

故圣人杂合以治，各得其所宜，故治所以异而病皆愈者，得病之情，知治之大体也。

移精变气论篇第十三

黄帝问曰：余闻古之治病，惟其移精变气，可祝由而已。今世治病，毒药治其内，针石治其外，或愈或不愈，何也？岐伯对曰：往古人居禽兽之间，动作以避寒，阴居以避暑，内无眷慕之累，外无伸宦之形，此恬惔之世，邪不能深入也。故毒药不能治其内，针石不能治其外，故可移精祝由而已。当今之世不然，忧患缘其内，苦形伤其外，又失四时之从，逆寒暑之宜，贼风数至，虚邪朝夕，内至五脏骨髓，外伤空窍肌肤，所以小病必甚，大病必死，故祝由不能已也。

帝曰：善。余欲临病人，观死生，决嫌疑，欲知其要，如日月光，可得闻乎？岐伯曰：色脉者，上帝之所贵也，先师之所传也。上古使僦贷季，理色脉而通神明，合之金木水火土四时八风六合，不离其常，变化相移，以观其妙，以知其要，欲知其要，则色脉是矣。色以应日，脉以应月，常求其要，则其要也。夫色之变化，以应四时之脉，此上帝之所贵，以合于神明也，所以远死而近生。生道以长，命曰圣王。中古之治病，至而治之，汤液十日，以去八风五痹之病，十日不已，治以草苏草荄之枝，本末为助，标本已得，邪气乃服。暮世之治病也则不然，治不本四时，不知日月，不审逆从，病形已成，乃欲微针治其外，汤液治其内，粗工凶凶，以为可攻，故病未已，新病复起。

帝曰：愿闻要道。岐伯曰：治之要极，无失色脉，用之不惑，治之大则。逆从倒行，标本不得，亡神失国。去故就新，乃得真人。

帝曰：余闻其要于夫子矣，夫子言不离色脉，此余之所知也。岐伯曰：治之极于一。帝曰：何谓一？岐伯曰：一者因得之。帝曰：奈何？岐伯曰：闭户塞牖，系之病者，数问其情，以从其意，得神者昌，失神者亡。帝曰：善。

汤液醪醴论篇第十四

黄帝问曰：为五谷汤液及醪醴奈何？岐伯对曰：必以稻米，炊之稻薪，稻米者完，稻薪者坚。帝曰：何以然？岐伯曰：此得天地之和，高下之宜，故能至完；伐取得时，故能至坚也。

帝曰：上古圣人作汤液醪醴，为而不用何也？岐伯曰：自古圣人之作汤液醪醴者，以为备耳，夫上古作汤液，故为而弗服也。中古之世，道德稍衰，邪气时至，服之万全。帝曰：今之世不必已何也？岐伯曰：当今之世，必齐毒药攻其中，镵石针艾治其外也。

帝曰：形弊血尽而功不立者何？岐伯曰：神不使也。帝曰：何谓神不使？岐伯曰：针石，道也。精神不进，志意不治，故病不可愈。今精坏神去，荣卫不可复收。何者？嗜欲无穷，而忧患不止，精气弛坏，荣泣卫除，故神去之而病不愈也。

帝曰：夫病之始生也，极微极精，必先入结于皮肤。今良工皆称曰：病成名曰逆，则针石不能治，良药不能及也。今良工皆得其法，守其数，亲戚兄弟远近音声日闻于耳，五色日见于目，而病不愈者，亦何暇不早乎？岐伯曰：病为本，工为标，标本不得，邪气不服，此之谓也。

帝曰：其有不从毫毛而生，五脏阳以竭也，津液充郭，其魄独居，孤精于内，气耗于外，形不可与衣相保，此四极急而动中，是气拒于内，而形施于外，治之奈何？岐伯曰：平治于权衡，去宛陈莝，微动四极，温衣，缪刺其处，以复其形。开鬼门，洁净府，精以时服，五阳已布，疏涤五脏，故精自生，形自盛，骨肉相保，巨气乃平。帝曰：善。

玉版论要篇第十五

黄帝问曰：余闻《揆度》《奇恒》，所指不同，用之奈何？岐伯对曰：《揆度》者，度病之浅深也。《奇恒》者，言奇病也。请言道之至数，《五色》《脉变》，《揆度》《奇恒》，道在于一。神转不回，回则不转，乃失其机。至数之要，迫近以微，著之玉版，命曰合《玉机》。

容色见上下左右，各在其要。其色见浅者，汤液主治，十日已。其见深者，必齐主治，二十一日已。其见大深者，醪酒主治，百日已。色夭面脱，不治，百日尽已。脉短气绝死，病温虚甚死。色见上下左右，各在其要。上为逆，下为从。女子右为逆，左为从；男子左为逆，右为从。易，重阳死，重阴死。阴阳反作，治在权衡相夺，《奇恒》事也，《揆度》事也。

搏脉痹躄，寒热之交。脉孤为消气，虚

泄为夺血。孤为逆，虚为从。行《奇恒》之法，以太阴始。行所不胜曰逆，逆则死；行所胜曰从，从则活。八风四时之胜，终而复始，逆行一过，不复可数，论要毕矣。

诊要经终论篇第十六

黄帝问曰：诊要何如？岐伯对曰：正月二月，天气始方，地气始发，人气在肝。三月四月，天气正方，地气定发，人气在脾。五月六月，天气盛，地气高，人气在头。七月八月，阴气始杀，人气在肺。九月十月，阴气始冰，地气始闭，人气在心。十一月十二月，冰复，地气合，人气在肾。

故春刺散俞，及与分理，血出而止，甚者传气，间者环也。夏刺络俞，见血而止，尽气闭环，痛病必下。秋刺皮肤，循理，上下同法，神变而止。冬刺俞窍于分理，甚者直下，间者散下。春夏秋冬，各有所刺，法其所在。

春刺夏分，脉乱气微，入淫骨髓，病不能愈，令人不嗜食，又且少气。春刺秋分，筋挛，逆气环为咳嗽，病不愈，令人时惊，又且哭。春刺冬分，邪气著藏，令人胀，病不愈，又且欲言语。

夏刺春分，病不愈，令人解惰。夏刺秋分，病不愈，令人心中欲无言，惕惕如人将捕之。夏刺冬分，病不愈，令人少气，时欲怒。

秋刺春分，病不已，令人惕然欲有所为，起而忘之。秋刺夏分，病不已，令人益嗜卧，又且善梦。秋刺冬分，病不已，令人洒洒时寒。

冬刺春分，病不已，令人欲卧不能眠，眠而有见。冬刺夏分，病不愈，气上，发为诸痹。冬刺秋分，病不已，令人善渴。

凡刺胸腹者，必避五脏。中心者，环死；中脾者，五日死；中肾者，七日死；中肺者，五日死；中膈者，皆为伤中，其病虽愈，不过一岁必死。刺避五脏者，知逆从也。所谓从者，膈与脾肾之处，不知者反之。刺胸腹者，必以布憿著之，乃从单布上刺，刺之不愈复刺。刺针必肃，刺肿摇针，经刺勿摇，此刺之道也。

帝曰：愿闻十二经脉之终奈何？岐伯曰：太阳之脉，其终也，戴眼反折瘛疭，其色白，绝汗乃出，出则死矣。少阳终者，耳聋，百节皆纵，目瞏绝系，绝系一日半死；其死也，色先青白，乃死矣。阳明终者，口目动作，善惊妄言，色黄，其上下经盛，不仁，则终矣。少阴终者，面黑齿长而垢，腹胀闭，上下不通而终矣。太阴终者，腹胀闭不得息，善噫善呕，呕则逆，逆则面赤，不逆则上下不通，不通则面黑皮毛焦而终矣。厥阴终者，中热嗌干，善溺心烦，甚则舌卷卵上缩而终矣。此十二经之所败也。

卷第五

脉要精微论篇第十七

黄帝问曰：诊法何如？岐伯对曰：诊法常以平旦，阴气未动，阳气未散，饮食未进，经脉未盛，络脉调匀，气血未乱，故乃可诊有过之脉。切脉动静而视精明，察五色，观五脏有余不足，六腑强弱，形之盛衰，以此参伍，决死生之分。

夫脉者，血之府也，长则气治，短则气病，数则烦心，大则病进，上盛则气高，下盛则气胀，代则气衰，细则气少，涩则心痛，浑浑革至如涌泉，病进而色弊，绵绵其去如弦绝，死。夫精明五色者，气之华也，赤欲如白裹朱，不欲如赭；白欲如鹅羽，不欲如盐；青欲如苍璧之泽，不欲如蓝；黄欲如罗裹雄黄，不欲如黄土；黑欲如重漆色，不欲如地苍。五色精微象见矣，其寿不久也。夫精明者，所以视万物，别白黑，审短长。以长为短，以白为黑，如是则精衰矣。

五脏者，中之守也，中盛脏满，气胜伤恐者，声如从室中言，是中气之湿也。言而微，终日乃复言者，此夺气也。衣被不敛，言语善恶，不避亲疏者，此神明之乱也。仓廪不藏者，是门户不要也。水泉不止者，是膀胱不藏也。得守者生，失守者死。

夫五脏者，身之强也，头者精明之府，头倾视深，精神将夺矣。背者胸中之府，背曲肩随，府将坏矣。腰者肾之府，转摇不能，肾将惫矣。膝者筋之府，屈伸不能，行则偻附，筋将惫矣。骨者髓之府，不能久立，行则振掉，骨将惫矣。得强则生，失强则死。

岐伯曰：反四时者，有余为精，不足为消。应太过，不足为精；应不足，有余为消。阴阳不相应，病名曰关格。

帝曰：脉其四时动奈何？知病之所在奈何？知病之所变奈何？知病乍在内奈何？知病乍在外奈何？请问此五者，可得闻乎？岐伯曰：请言其与天运转大也。万物之外，六合之内，天地之变，阴阳之应，彼春之暖，为夏之暑，彼秋之忿，为冬之怒，四变之动，脉与之上下，以春应中规，夏应中矩，秋应中衡，冬应中权。是故冬至四十五日，阳气微上，阴气微下；夏至四十五日，阴气微上，阳气微下。阴阳有时，与脉为期，期而相失，知脉所分，分之有期，故知死时。微妙在脉，不可不察，察之有纪，从阴阳始，始之有经，从五行生，生之有度，四时为宜，补泻勿失，与天地如一，得一之情，以知死生。是故声合五音，色合五行，脉合阴阳。

是知阴盛则梦涉大水恐惧，阳盛则梦大火燔灼，阴阳俱盛则梦相杀毁伤；上盛则梦飞，下盛则梦堕；甚饱则梦予，甚饥则梦取；肝气盛则梦怒，肺气盛则梦哭；短虫多则梦聚众，长虫多则梦相击毁伤。

是故持脉有道，虚静为保。春日浮，如鱼之游在波；夏日在肤，泛泛乎万物有余；秋日下肤，蛰虫将去；冬日在骨，蛰虫周密，君子居室。故曰：知内者按而纪之，知外者终而始之。此六者，持脉之大法。

心脉搏坚而长，当病舌卷不能言；其软而散者，当消环自已。肺脉搏坚而长，当病唾血；其软而散者，当病灌汗，至令不复散发也。肝脉搏坚而长，色不青，当病坠若搏，因血在胁下，令人喘逆；其软而散色泽者，当病溢饮，溢饮者渴暴多饮，而易入肌皮肠胃之外也。胃脉搏坚而长，其色赤，当病折髀；其软而散者，当病食痹。脾脉搏坚而长，其色黄，当病少气；其软而散色不泽者，当病足䯒肿，若水状也。肾脉搏坚而长，其色黄而赤者，当病折腰；其软而散者，当病少血，至令不复也。

帝曰：诊得心脉而急，此为何病？病形何如？岐伯曰：病名心疝，少腹当有形也。帝曰：何以言之？岐伯曰：心为牡脏，小肠为之使，故曰少腹当有形也。帝曰：诊得胃脉，病形何如？岐伯曰：胃脉实则胀，虚则泄。

帝曰：病成而变何谓？岐伯曰：风成为寒热，瘅成为消中，厥成为巅疾，久风为飧泄，脉风成为疠，病之变化，不可胜数。

帝曰：诸痈肿筋挛骨痛，此皆安生？岐伯曰：此寒气之肿，八风之变也。帝曰：治之奈何？岐伯曰：此四时之病，以其胜治之愈也。

帝曰：有故病五脏发动，因伤脉色，各何以知其久暴至之病乎？岐伯曰：悉乎哉问也！征其脉小色不夺者，新病也；征其脉不夺其色夺者，此久病也；征其脉与五色俱夺者，此久病也；征其脉与五色俱不夺者，新病也。肝与肾脉并至，其色苍赤，当病毁伤不见血，已见血，湿若中水也。

尺内两傍，则季胁也，尺外以候肾，尺里以候腹。中附上，左外以候肝，内以候膈；右外以候胃，内以候脾。上附上，右外以候肺，内以候胸中；左外以候心，内以候膻中。前以候前，后以候后。上竟上者，胸喉中事也；下竟下者，少腹腰股膝胫足中事也。

粗大者，阴不足阳有余，为热中也。来疾去徐，上实下虚，为厥巅疾；来徐去疾，上虚下实，为恶风也。故中恶风者，阳气受也。有脉俱沉细数者，少阴厥也；沉细数散者，寒热也；浮而散者为眴仆。诸浮不躁者皆在阳，则为热；其有躁者在手。诸细而沉者皆在阴，则为骨痛；其有静者在足。数动一代者，病在阳之脉也，泄及便脓血。诸过者切之，涩者阳气有余也，滑者阴气有余也。阳气有余为身热无汗，阴气有余为多汗身寒，阴阳有余则无汗而寒。推而外之，内而不外，有心腹积也。推而内之，外而不内，身有热也。推而上之，上而不下，腰足清也。推而下之，下而不上，头项痛也。按之至骨，脉气少者，腰脊痛而身有痹也。

平人气象论篇第十八

黄帝问曰：平人何如？岐伯对曰：人一呼脉再动，一吸脉亦再动，呼吸定息脉五动，闰以太息，命曰平人。平人者，不病也。常以不病调病人，医不病，故为病人平息以调之为法。人一呼脉一动，一吸脉一动，曰少气。人一呼脉三动，一吸脉三动而躁，尺热曰病温，尺不热脉滑曰病风，脉涩曰痹。人一呼脉四动以上曰死，脉绝不至曰死，乍疏乍数曰死。

平人之常气禀于胃，胃者平人之常气

也，人无胃气曰逆，逆者死。春胃微弦曰平，弦多胃少曰肝病，但弦无胃曰死，胃而有毛曰秋病，毛甚曰今病。藏真散于肝，肝藏筋膜之气也。夏胃微钩曰平，钩多胃少曰心病，但钩无胃曰死，胃而有石曰冬病，石甚曰今病。藏真通于心，心藏血脉之气也。长夏胃微软弱曰平，弱多胃少曰脾病，但代无胃曰死，软弱有石曰冬病，弱甚曰今病。藏真濡于脾，脾藏肌肉之气也。秋胃微毛曰平，毛多胃少曰肺病，但毛无胃曰死，毛而有弦曰春病，弦甚曰今病。藏真高于肺，以行荣卫阴阳也。冬胃微石曰平，石多胃少曰肾病，但石无胃曰死，石而有钩曰夏病，钩甚曰今病。藏真下于肾，肾藏骨髓之气也。

胃之大络，名曰虚里，贯膈络肺，出于左乳下，其动应衣，脉宗气也。盛喘数绝者，则病在中；结而横，有积矣；绝不至曰死。乳之下其动应衣，宗气泄也。

欲知寸口太过与不及，寸口之脉中手短者，曰头痛。寸口脉中手长者，曰足胫痛。寸口脉中手促上击者，曰肩背痛。寸口脉沉而坚者，曰病在中。寸口脉浮而盛者，曰病在外。寸口脉沉而弱，曰寒热及疝瘕少腹痛。寸口脉沉而横，曰胁下有积，腹中有横积痛。寸口脉沉而喘，曰寒热。脉盛滑坚者，曰病在外。脉小实而坚者，病在内。脉小弱以涩，谓之久病。脉滑浮而疾者，谓之新病。脉急者，曰疝瘕少腹痛。脉滑曰风。脉涩曰痹。缓而滑曰热中。盛而紧曰胀。脉从阴阳，病易已；脉逆阴阳，病难已。脉得四时之顺，曰病无他；脉反四时及不间藏，曰难已。臂多青脉，曰脱血。尺脉缓涩，谓之解㑊。安卧脉盛，谓之脱血。尺涩脉滑，谓之多汗。尺寒脉细，谓之后泄。脉尺粗常热者，谓之热中。肝见庚辛死，心见壬癸死，脾见甲乙死，肺见丙丁死，肾见戊已死，是谓真脏见皆死。

颈脉动喘疾咳，曰水。目裹微肿如卧蚕起之状，曰水。溺黄赤安卧者，黄疸。已食如饥者，胃疸。面肿曰风。足胫肿曰水。目黄者曰黄疸。

妇人手少阴脉动甚者，妊子也。脉有逆从四时，未有脏形，春夏而脉瘦，秋冬而脉浮大，命曰逆四时也。风热而脉静，泄而脱血脉实，病在中脉虚，病在外脉涩坚者，皆难治，命曰反四时也。

人以水谷为本，故人绝水谷则死，脉无胃气亦死。所谓无胃气者，但得真脏脉，不得胃气也。所谓脉不得胃气者，肝不弦，肾不石也。太阳脉至，洪大以长；少阳脉至，乍数乍疏，乍短乍长；阳明脉至，浮大而短。

夫平心脉来，累累如连珠，如循琅玕，曰心平，夏以胃气为本。病心脉来，喘喘连属，其中微曲，曰心病。死心脉来，前曲后居，如操带钩，曰心死。

平肺脉来，厌厌聂聂，如落榆荚，曰肺平，秋以胃气为本。病肺脉来，不上不下，如循鸡羽，曰肺病。死肺脉来，如物之浮，如风吹毛，曰肺死。

平肝脉来，软弱招招，如揭长竿末梢，曰肝平，春以胃气为本。病肝脉来，盈实而滑，如循长竿，曰肝病。死肝脉来，急益劲，如新张弓弦，曰肝死。

平脾脉来，和柔相离，如鸡践地，曰脾平，长夏以胃气为本。病脾脉来，实而盈数，如鸡举足，曰脾病。死脾脉来，锐坚如乌之喙，如鸟之距，如屋之漏，如水之流，曰脾死。

平肾脉来，喘喘累累如钩，按之而坚，曰肾平，冬以胃气为本。病肾脉来，如引葛，按之益坚，曰肾病。死肾脉来，发如夺索，辟辟如弹石，曰肾死。

卷第六

玉机真脏论篇第十九

黄帝问曰：春脉如弦，何如而弦？岐伯对曰：春脉者肝也，东方木也，万物之所以始生也，故其气来，软弱轻虚而滑，端直以长，故曰弦，反此者病。帝曰：何如而反？岐伯曰：其气来实而强，此谓太过，病在外；其气来不实而微，此谓不及，病在中。帝曰：春脉太过与不及，其病皆何如？岐伯曰：太过则令人善忘，忽忽眩冒而巅疾；其不及则令人胸痛引背，下则两胁胠满。帝曰：善。

夏脉如钩，何如而钩？岐伯曰：夏脉者心也，南方火也，万物之所以盛长也，故其气来盛去衰，故曰钩，反此者病。帝曰：何如而反？岐伯曰：其气来盛去亦盛，此谓太过，病在外；其气来不盛去反盛，此谓不及，病在中。帝曰：夏脉太过与不及，其病皆何如？岐伯曰：太过则令人身热而肤痛，为浸淫；其不及则令人烦心，上见咳唾，下为气泄。帝曰：善。

秋脉如浮，何如而浮？岐伯曰：秋脉者肺也，西方金也，万物之所以收成也，故其气来，轻虚以浮，来急去散，故曰浮，反此者病。帝曰：何如而反？岐伯曰：其气来毛而中央坚，两傍虚，此谓太过，病在外；其气来毛而微，此谓不及，病在中。帝曰：秋脉太过与不及，其病皆何如？岐伯曰：太过则令人逆气而背痛，愠愠然；其不及则令人喘，呼吸少气而咳，上气见血，下闻病音。帝曰：善。

冬脉如营，何如而营？岐伯曰：冬脉者肾也，北方水也，万物之所以合藏也，故其气来沉以搏，故曰营，反此者病。帝曰：何如而反？岐伯曰：其气来如弹石者，此谓太过，病在外；其去如数者，此谓不及，病在中。帝曰：冬脉太过与不及，其病皆何如？岐伯曰：太过则令人解㑊，脊脉痛而少气不欲言；其不及则令人心悬如病饥，眇中清，脊中痛，少腹满，小便变。帝曰：善。

帝曰：四时之序，逆从之变异也，然脾脉独何主？岐伯曰：脾脉者土也，孤脏以灌四傍者也。帝曰：然则脾善恶，可得见之乎？岐伯曰：善者不可得见，恶者可见。帝曰：恶者何如可见？岐伯曰：其来如水之流者，此谓太过，病在外；如鸟之喙者，此谓不及，病在中。帝曰：夫子言脾为孤脏，中央土以灌四傍，其太过与不及，其病皆何如？岐伯曰：太过则令人四肢不举；其不及则令人九窍不通，名曰重强。帝瞿然而起，再拜而稽首曰：善。吾得脉之大要，天下至数，《五色》《脉变》，《揆度》《奇恒》，道在于一，神转不回，回则不转，乃失其机。至数之要，迫近以微，著之玉版，藏之脏腑，每旦读之，名曰《玉机》。

五脏受气于其所生，传之于其所胜，气舍于其所生，死于其所不胜。病之且死，必先传行至其所不胜，病乃死。此言气之逆行也，故死。肝受气于心，传之于脾，气舍于肾，至肺而死。心受气于脾，传之于肺，气舍于肝，至肾而死。脾受气于肺，传之于肾，气舍于心，至肝而死。肺受气于肾，传之于肝，气舍于脾，至心而死。肾受气于肝，传之于心，气舍于肺，至脾而死。此皆逆死也。一日一夜五分之，此所以占死生之早暮也。

黄帝曰：五脏相通，移皆有次，五脏有病，则各传其所胜。不治，法三月若六月，若三日若六日，传五脏而当死，是顺传所胜之次。故曰：别于阳者，知病从来；别于阴者，知死生之期。言知至其所困而死。

是故风者百病之长也，今风寒客于人，使人毫毛毕直，皮肤闭而为热，当是之时，可汗而发也；或痹不仁肿痛，当是之时，可汤熨及火灸刺而去之。弗治，病入舍于肺，名曰肺痹，发咳上气。弗治，肺即传而行之肝，病名曰肝痹，一名曰厥，胁痛出食，当是之时，可按若刺耳。弗治，肝传之脾，病名曰脾风，发瘅，腹中热，烦心出黄，当此之时，可按可药可浴。弗治，脾传之肾，病名曰疝瘕，少腹冤热而痛，出白，一名曰蛊，当此之时，可按可药。弗治，肾传之心，病筋脉相引而急，病名曰瘛，当此之时，可灸可药。弗治，满十日，法当死。肾因传之心，心即复反传而行之肺，发寒热，法当三岁死，此病之次也。然其卒发者，不必治于传，或其传化有不以次，不以次入者，忧恐悲喜怒，令不得以其次，故令人有大病矣。因而喜大虚则肾气乘矣，怒则肝气乘矣，悲则肺气乘矣，恐则脾气乘矣，忧则心气乘矣，此其道也。故病有五，五五二十五变，及其传化。传，乘之名也。

大骨枯槁，大肉陷下，胸中气满，喘息不便，其气动形，期六月死，真脏脉见，乃予之期日。大骨枯槁，大肉陷下，胸中气满，喘息不便，内痛引肩项，期一月死，真脏见，乃予之期日。大骨枯槁，大肉陷下，胸中气满，喘息不便，内痛引肩项，身热，脱肉破䐃，真脏见，十月之内死。大骨枯槁，大肉陷下，肩髓内消，动作益衰，真脏来见，期一岁死，见其真脏，乃予之期日。大骨枯槁，大肉陷下，胸中气满，腹内痛，心中不便，肩项身热，破䐃脱肉，目眶陷，真脏见，目不见人，立死；其见人者，至其所不胜之时则死。急虚身中卒至，五脏绝闭，脉道不通，气不往来，譬于堕溺，不可为期。其脉绝不来，若人一息五六至，其形肉不脱，真脏虽不见，犹死也。

真肝脉至，中外急，如循刀刃责责然，如按琴瑟弦，色青白不泽，毛折，乃死。真心脉至，坚而搏，如循薏苡子累累然，色赤黑不泽，毛折，乃死。真肺脉至，大而虚，如以毛羽中人肤，色白赤不泽，毛折，乃死。真肾脉至，搏而绝，如指弹石辟辟然，色黑黄不泽，毛折，乃死。真脾脉至，弱而乍数乍疏，色黄青不泽，毛折，乃死。诸真脏脉见者，皆死不治也。

黄帝曰：见真脏曰死，何也？岐伯曰：五脏者皆禀气于胃，胃者五脏之本也。脏气者，不能自致于手太阴，必因于胃气，乃至于手太阴也。故五脏各以其时，自为而至于手太阴也。故邪气胜者，精气衰也；故病甚者，胃气不能与之俱至于手太阴，故真脏之气独见，独见者病胜脏也，故曰死。帝曰：善。

黄帝曰：凡治病，察其形气色泽，脉之盛衰，病之新故，乃治之，无后其时。形气相得，谓之可治；色泽以浮，谓之易已；脉从四时，谓之可治；脉弱以滑，是有胃气，命曰易治，取之以时。形气相失，谓之难治；色夭不泽，谓之难已；脉实以坚，谓之益甚；脉逆四时，为不可治。必察四难，而明告之。

所谓逆四时者，春得肺脉，夏得肾脉，秋得心脉，冬得脾脉，其至皆悬绝沉涩者，命曰逆四时。未有脏形，于春夏而脉沉涩，秋冬而脉浮大，名曰逆四时也。病热脉静，泄而脉大，脱血而脉实，病在中脉实坚，病在外脉不实坚者，皆难治。

黄帝曰：余闻虚实以决死生，愿闻其情。岐伯曰：五实死，五虚死。帝曰：愿闻五实五虚。岐伯曰：脉盛，皮热，腹胀，前后不通，闷瞀，此谓五实。脉细，皮寒，气少，泄利前后，饮食不入，此谓五虚。帝曰：其时有生者何也？岐伯曰：浆粥入胃，泄注止，则虚者活；身汗得后利，则实者活。此其候也。

三部九候论篇第二十

黄帝问曰：余闻《九针》于夫子，众多博大，不可胜数。余愿闻要道，以属子孙，传之后世，著之骨髓，藏之肝肺，歃血而受，不敢妄泄，令合天道，必有终始，上应天光星辰历纪，下副四时五行，贵贱更立，冬阴夏阳，以人应之奈何？愿闻其方。岐伯对曰：妙乎哉问也！此天地之至数。

帝曰：愿闻天地之至数，合于人形血气，通决死生，为之奈何？岐伯曰：天地之至数，始于一，终于九焉。一者天，二者地，三者人，因而三之，三三者九，以应九野。故人有三部，部有三候，以决死生，以处百病，以调虚实，而除邪疾。

帝曰：何谓三部？岐伯曰：有下部，有中部，有上部，部各有三候；三候者，有天，有地，有人也；必指而导之，乃以为真。上部天，两额之动脉；上部地，两颊之动脉；上部人，耳前之动脉。中部天，手太阴也；中部地，手阳明也；中部人，手少阴也。下部天，足厥阴也；下部地，足少阴也；下部人，足太阴也。故下部之天以候肝，地以候肾，人以候脾胃之气。帝曰：中部之候奈何？岐伯曰：亦有天，亦有地，亦有人。天以候肺，地以候胸中之气，人以候心。帝曰：上部以何候之？岐伯曰：亦有天，亦有地，亦有人。天以候头角之气，地以候口齿之气，人以候耳目之气。三部者，各有天，各有地，各有人。三而成天，三而成地，三而成人。三而三之，合则为九，九分为九野，九野为九脏。故神脏五，形脏四，合为九脏。五脏已败，其色必夭，夭必死矣。

帝曰：以候奈何？岐伯曰：必先度其形之肥瘦，以调其气之虚实，实则泻之，虚则补之。必先去其血脉而后调之，无问其病，以平为期。

帝曰：决死生奈何？岐伯曰：形盛脉细，少气不足以息者危。形瘦脉大，胸中多气者死。形气相得者生。参伍不调者病。三部九候皆相失者死。上下左右之脉相应如参舂者病甚。上下左右相失不可数者死。中部之候虽独调，与众脏相失者死。中部之候相减者死。目内陷者死。

帝曰：何以知病之所在？岐伯曰：察九候独小者病，独大者病，独疾者病，独迟者病，独热者病，独寒者病，独陷下者病。以左手足上，上去踝五寸按之，庶右手足当踝而弹之，其应过五寸以上，蠕蠕然者不病；其应疾，中手浑浑然者病；中手徐徐然者病；其应上不能至五寸，弹之不应者死。是以脱肉身不去者死。中部乍疏乍数者死。其脉代而钩者，病在络脉。九候之相应也，上下若一，不得相失。一候后则病，二候后则病甚，三候后则病危。所谓后者，应不俱也。察其腑脏，以知死生之期，必先知经脉，然后知病脉，真脏脉见者，胜死。足太阳气绝者，其足不可屈伸，死必戴眼。

帝曰：冬阴夏阳奈何？岐伯曰：九候之脉，皆沉细悬绝者为阴，主冬，故以夜半死。盛躁喘数者为阳，主夏，故以日中死。是故寒热病者，以平旦死。热中及热病者，以日中死。病风者，以日夕死。病水者，以夜半死。其脉乍疏乍数乍迟乍疾者，日乘四季死。形肉已脱，九候虽调，犹死。七诊虽见，九候皆从者不死。所言不死者，风气之病及经月之病，似七诊之病而非也，故言不死。若有七诊之病，其脉候亦败者死矣，必发哕噫。

必审问其所始病，与今之所方病，而后各切循其脉，视其经络浮沉，以上下逆从循之，其脉疾者不病，其脉迟者病，脉不往来者死，皮肤著者死。

帝曰：其可治者奈何？岐伯曰：经病者治其经，孙络病者治其孙络血，血病身有痛者治其经络。其病者在奇邪，奇邪之脉则缪刺之。留瘦不移，节而刺之。上实下虚，切而从之，索其结络脉，刺出其血，以见通之。瞳子高者，太阳不足，戴眼者，太阳已绝。此决死生之要，不可不察也。手指及手外踝上五指留针。

卷第七

经脉别论篇第二十一

黄帝问曰：人之居处动静勇怯，脉亦为之变乎？岐伯对曰：凡人之惊恐恚劳动静，皆为变也。是以夜行则喘出于肾，淫气病肺。有所堕恐，喘出于肝，淫气害脾。有所惊恐，喘出于肺，淫气伤心。度水跌仆，喘出于肾与骨，当是之时，勇者气行则已，怯者则着而为病也。故曰：诊病之道，观人勇怯、骨肉皮肤，能知其情，以为诊法也。故饮食饱甚，汗出于胃。惊而夺精，汗出于心。持重远行，汗出于肾。疾走恐惧，汗出于肝。摇体劳苦，汗出于脾。故春秋冬夏，四时阴阳，生病起于过用，此为常也。

食气入胃，散精于肝，淫气于筋。食气入胃，浊气归心，淫精于脉。脉气流经，经气归于肺，肺朝百脉，输精于皮毛。毛脉合精，行气于腑。腑精神明，留于四脏，气归于权衡。权衡以平，气口成寸，以决死生。饮入于胃，游溢精气，上输于脾。脾气散精，上归于肺，通调水道，下输膀胱。水精四布，五经并行，合于四时五脏阴阳，揆度以为常也。

太阳脏独至，厥喘虚气逆，是阴不足阳有余也，表里当俱泻，取之下俞。阳明脏独至，是阳气重并也，当泻阳补阴，取之下俞。少阳脏独至，是厥气也，跷前卒大，取之下俞。少阳独至者，一阳之过也。太阴脏搏者，用心省真，五脉气少，胃气不平，三阴也，宜治其下俞，补阳泻阴。一阳独啸，少阳厥也，阳并于上，四脉争张，气归于肾，宜治其经络，泻阳补阴。一阴至，厥阴之治也，真虚痟心，厥气留薄，发为白汗，调食和药，治在下俞。

帝曰：太阳脏何象？岐伯曰：象三阳而浮也。帝曰：少阳脏何象？岐伯曰：象一阳也，一阳脏者，滑而不实也。帝曰：阳明脏何象？岐伯曰：象大浮也，太阴脏搏，言伏鼓也。二阴搏至，肾沉不浮也。

脏气法时论篇第二十二

黄帝问曰：合人形以法四时五行而治，何如而从？何如而逆？得失之意，愿闻其事。岐伯对曰：五行者，金木水火土也，更贵更贱，以知死生，以决成败，而定五脏之气，间甚之时，死生之期也。

帝曰：愿卒闻之。岐伯曰：肝主春，足厥阴少阳主治，其日甲乙，肝苦急，急食甘以缓之。心主夏，手少阴太阳主治，其日丙丁，心苦缓，急食酸以收之。脾主长夏，足太阴阳明主治，其日戊己，脾苦湿，急食苦以燥之。肺主秋，手太阴阳明主治，其日庚辛，肺苦气上逆，急食苦以泄之。肾主冬，足少阴太阳主治，其日壬癸，肾苦燥，急食辛以润之，开腠理，致津液，通气也。

病在肝，愈于夏，夏不愈，甚于秋，秋不死，持于冬，起于春，禁当风。肝病者，愈在丙丁，丙丁不愈，加于庚辛，庚辛不死，持于壬癸，起于甲乙。肝病者，平旦慧，下晡甚，夜半静。肝欲散，急食辛以散之，用辛补之，酸泻之。

病在心，愈在长夏，长夏不愈，甚于冬，冬不死，持于春，起于夏，禁温食热衣。心病者，愈在戊己，戊己不愈，加于壬癸，壬癸不死，持于甲乙，起于丙丁。心病者，日中慧，夜半甚，平旦静。心欲软，急食咸以软之，用咸补之，甘泻之。

病在脾，愈在秋，秋不愈，甚于春，春不死，持于夏，起于长夏，禁温食饱食、湿地濡衣。脾病者，愈在庚辛，庚辛不愈，加于甲乙，甲乙不死，持于丙丁，起于戊己。脾病者，日昳慧，日出甚，下晡静。脾欲缓，急食甘以缓之，用苦泻之，甘补之。

病在肺，愈在冬，冬不愈，甚于夏，夏不死，持于长夏，起于秋，禁寒饮食、寒衣。肺病者，愈在壬癸，壬癸不愈，加于丙丁，丙丁不死，持于戊己，起于庚辛。肺病者，下晡慧，日中甚，夜半静。肺欲收，急食酸以收之，用酸补之，辛泻之。

病在肾，愈在春，春不愈，甚于长夏，长夏不死，持于秋，起于冬，禁犯淬焠热食、温炙衣。肾病者，愈在甲乙，甲乙不愈，甚于戊己，戊己不死，持于庚辛，起于壬癸。肾病者，夜半慧，四季甚，下晡静。肾欲坚，急食苦以坚之，用苦补之，咸泻之。

夫邪气之客于身也，以胜相加，至其所生而愈，至其所不胜而甚，至于所生而持，自得其位而起。必先定五脏之脉，乃可言间甚之时、死生之期也。

肝病者，两胁下痛引少腹，令人善怒；虚则目䀮䀮无所见，耳无所闻，善恐如人将捕之，取其经，厥阴与少阳。气逆则头痛，耳聋不聪，颊肿，取血者。

心病者，胸中痛，胁支满，胁下痛，膺背肩甲间痛，两臂内痛；虚则胸腹大，胁下与腰相引而痛，取其经，少阴太阳，舌下血者。其变病，刺郄中血者。

脾病者，身重，善肌肉痿，足不收行，善瘛，脚下痛；虚则腹满肠鸣，飧泄食不化，取其经，太阴阳明少阴血者。

肺病者，喘咳逆气，肩背痛，汗出，尻阴股膝髀腨胻足皆痛；虚则少气不能报息，耳聋嗌干，取其经，太阴足太阳之外厥阴内血者。

肾病者，腹大胫肿，喘咳身重，寝汗出，憎风；虚则胸中痛，大腹小腹痛，清厥，意不乐，取其经，少阴太阳血者。

肝色青，宜食甘，粳米牛肉枣葵皆甘。心色赤，宜食酸，小豆犬肉李韭皆酸。肺色白，宜食苦，麦羊肉杏薤皆苦。脾色黄，宜食咸，大豆豕肉栗藿皆咸。肾色黑，宜食辛，黄黍鸡肉桃葱皆辛。辛散，酸收，甘缓，苦坚，咸软。

毒药攻邪，五谷为养，五果为助，五畜为益，五菜为充，气味合而服之，以补精益气。此五者，有辛酸甘苦咸，各有所利，或散或收，或缓或急，或坚或软，四时五脏，病随五味所宜也。

宣明五气篇第二十三

五味所入：酸入肝，辛入肺，苦入心，咸入肾，甘入脾，是谓五入。

五气所病：心为噫，肺为咳，肝为语，脾为吞，肾为欠、为嚏，胃为气逆、为哕、为恐，大肠、小肠为泄，下焦溢为水，膀胱不利为癃、不约为遗溺，胆为怒，是谓五病。

五精所并：精气并于心则喜，并于肺则悲，并于肝则忧，并于脾则畏，并于肾则恐，是谓五并，虚而相并者也。

五脏所恶：心恶热，肺恶寒，肝恶风，脾恶湿，肾恶燥，是谓五恶。

五脏化液：心为汗，肺为涕，肝为泪，脾为涎，肾为唾，是谓五液。

五味所禁：辛走气，气病无多食辛；咸走血，血病无多食咸；苦走骨，骨病无多食苦；甘走肉，肉病无多食甘；酸走筋，筋病无多食酸。是谓五禁，无令多食。

五病所发：阴病发于骨，阳病发于血，阴病发于肉，阳病发于冬，阴病发于夏，是谓五发。

五邪所乱：邪入于阳则狂，邪入于阴则痹，搏阳则为巅疾，搏阴则为喑，阳入之阴则静，阴出之阳则怒，是谓五乱。

五邪所见：春得秋脉，夏得冬脉，长夏得春脉，秋得夏脉，冬得长夏脉，名曰阴出之阳，病善怒不治，是谓五邪，皆同命，死不治。

五脏所藏：心藏神，肺藏魄，肝藏魂，脾藏意，肾藏志，是谓五脏所藏。

五脏所主：心主脉，肺主皮，肝主筋，脾主肉，肾主骨，是谓五主。

五劳所伤：久视伤血，久卧伤气，久坐伤肉，久立伤骨，久行伤筋，是谓五劳所伤。

五脉应象：肝脉弦，心脉钩，脾脉代，肺脉毛，肾脉石，是谓五脏之脉。

血气形志篇第二十四

夫人之常数，太阳常多血少气，少阳常少血多气，阳明常多气多血，少阴常少血多气，厥阴常多血少气，太阴常多气少血，此天之常数。

足太阳与少阴为表里，少阳与厥阴为表里，阳明与太阴为表里，是为足阴阳也。手太阳与少阴为表里，少阳与心主为表里，阳明与太阴为表里，是为手之阴阳也。今知手足阴阳所苦，凡治病必先去其血，乃去其所苦，伺之所欲，然后泻有余，补不足。

欲知背俞，先度其两乳间，中折之，更以他草度去半已，即以两隅相拄也，乃举以度其背，令其一隅居上，齐脊大椎，两隅在下，当其下隅者，肺之俞也。复下一度，心之俞也。复下一度，左角肝之俞也，右角脾之俞也。复下一度，肾之俞也。是谓五脏之俞，灸刺之度也。

形乐志苦，病生于脉，治之以灸刺。形乐志乐，病生于肉，治之以针石。形苦志乐，病生于筋，治之以熨引。形苦志苦，病生于咽嗌，治之以百药。形数惊恐，经络不通，病生于不仁，治之以按摩醪药。是谓五形志也。

刺阳明出血气，刺太阳出血恶气，刺少阳出气恶血，刺太阴出气恶血，刺少阴出气恶血，刺厥阴出血恶气也。

卷第八

宝命全形论篇第二十五

黄帝问曰：天覆地载，万物悉备，莫贵于人，人以天地之气生，四时之法成，君王众庶，尽欲全形，形之疾病，莫知其情，留淫日深，着于骨髓，心私虑之。余欲针除其疾病，为之奈何？岐伯对曰：夫盐之味咸者，其气令器津泄；弦绝者，其音嘶败；木敷者，其叶发；病深者，其声哕。人有此三者，是谓坏府，毒药无治，短针无取，此皆绝皮伤肉，血气争黑。帝曰：余念其痛，心为之乱惑，反甚其病，不可更代，百姓闻之，以为残贼，为之奈何？岐伯曰：夫人生于地，悬命于天，天地合气，命之曰人。人能应四时者，天地为之父母；知万物者，谓之天子。天有阴阳，人有十二节；天有寒暑，人有虚实。能经天地阴阳之化者，不失四时；知十二节之理者，圣智不能欺也；能存八动之变，五胜更立；能达虚实之数者，独出独入，呿吟至微，秋毫在目。

帝曰：人生有形，不离阴阳，天地合气，别为九野，分为四时，月有小大，日有短长，万物并至，不可胜量，虚实呿吟，敢问其方？岐伯曰：木得金而伐，火得水而灭，土得木而达，金得火而缺，水得土而绝，万物尽然，不可胜竭。故针有悬布天下者五，黔首共余食，莫知之也。一曰治神，二曰知养身，三曰知毒药为真，四曰制砭石小大，五曰知腑脏血气之诊。五法俱立，各有所先。今末世之刺也，虚者实之，满者泄之，此皆众工所共知也。若夫法天则地，随应而动，和之者若响，随之者若影，道无鬼神，独来独往。

帝曰：愿闻其道。岐伯曰：凡刺之真，必先治神，五脏已定，九候已备，后乃存针，众脉不见，众凶弗闻，外内相得，无以形先，可玩往来，乃施于人。人有虚实，五虚勿近，五实勿远，至其当发，间不容瞚。手动若务，针耀而匀，静意视义，观适之变，是谓冥冥，莫知其形，见其乌乌，见其稷稷，从见其飞，不知其谁，伏如横弩，起如发机。

帝曰：何如而虚？何如而实？岐伯曰：刺实者须其虚，刺虚者须其实，经气已至，慎守勿失，深浅在志，远近若一，如临深渊，手如握虎，神无营于众物。

八正神明论篇第二十六

黄帝问曰：用针之服，必有法则焉，今何法何则？岐伯对曰：法天则地，合以天光。帝曰：愿卒闻之。岐伯曰：凡刺之法，必候日月星辰、四时八正之气，气定乃刺之。是故天温日明，则人血淖液而卫气浮，故血易泻，气易行；天寒日阴，则人血凝泣而卫气沉。月始生，则血气始精，卫气始行；月郭满，则血气实，肌肉坚；月郭空，则肌肉减，经络虚，卫气去，形独居。是以因天时而调血气也。是以天寒无刺，天温无疑。月生无泻，月满无补，月郭空无治，是谓得时而调之。因天之序，盛虚之时，移光定位，正立而待之。故曰月生而泻，是谓脏虚；月满而补，血气扬溢，络有留血，命曰重实；月郭空而治，是谓乱经。阴阳相错，真邪不别，沉以留止，外虚内乱，淫邪乃起。

帝曰：星辰八正何候？岐伯曰：星辰者，所以制日月之行也。八正者，所以候八风之虚邪以时至者也。四时者，所以分春秋冬夏之气所在，以时调之也，八正之虚邪，而避之勿犯也。以身之虚，而逢天之虚，两虚相感，其气至骨，入则伤五脏，工候救之，弗能伤也。故曰：天忌不可不知也。

帝曰：善。其法星辰者，余闻之矣，愿闻法往古者。岐伯曰：法往古者，先知《针经》也。验于来今者，先知日之寒温，月之虚盛，以候气之浮沉，而调之于身，观其立有验也。观于冥冥者，言形气荣卫之不形于外，而工独知之，以日之寒温，月之虚盛，四时气之浮沉，参伍相合而调之，工常先见之，然而不形于外，故曰观于冥冥焉。通于无穷者，可以传于后世也，是故工之所以异也。然而不形见于外，故俱不能见也。视之无形，尝之无味，故谓冥冥，若神仿佛。

虚邪者，八正之虚邪气也。正邪者，身形若用力汗出，腠理开，逢虚风，其中人也微，故莫知其情，莫见其形。上工救其萌牙，必先见三部九候之气，尽调不败而救之，故曰上工。下工救其已成，救其已败。救其已成者，言不知三部九候之相失，因病而败之也。知其所在者，知诊三部九候之病脉处而治之，故曰守其门户焉，莫知其情而见邪形也。

帝曰：余闻补泻，未得其意。岐伯曰：泻必用方，方者，以气方盛也，以月方满也，以日方温也，以身方定也，以息方吸而内针，乃复候其方吸而转针，乃复候其方呼而徐引针，故曰泻必用方，其气乃行焉。补必用员，员者行也，行者移也，刺必中其荣，复以吸排针也。故员与方，非针也。故养神者，必知形之肥瘦，荣卫血气之盛衰。血气者，人之神，不可不谨养。

帝曰：妙乎哉论也！合人形于阴阳四时，虚实之应，冥冥之期，其非夫子孰能通之。然夫子数言形与神，何谓形？何谓神？愿卒闻之。岐伯曰：请言形，形乎形，目冥冥，问其所病，索之于经，慧然在前，按之不得，不知其情，故曰形。帝曰：何谓神？岐伯曰：请言神，神乎神，耳不闻，目明心开而志先，慧然独悟，口弗能言，俱视独见，适若昏，昭然独明，若风吹云，故曰神。《三部九候》为之原，《九针》之论不必存也。

离合真邪论篇第二十七

黄帝问曰：余闻《九针》九篇，夫子乃因而九之，九九八十一篇，余尽通其意矣。经言气之盛衰，左右倾移，以上调下，以左调右，有余不足，补泻于荥输，余知之矣。此皆荣卫之倾移，虚实之所生，非邪气从外入于经也。余愿闻邪气之在经也，其病人何如？取之奈何？岐伯对曰：夫圣人之起度数，必应于天地，故天有宿度，地有经水，人有经脉。天地温和，则经水安静；天寒地冻，则经水凝泣；天暑地热，则经水沸溢；卒风暴起，则经水波涌而陇起。夫邪之入于脉也，寒则血凝泣，暑则气淖泽，虚邪因而入客，亦如经水之得风也，经之动脉，其至也亦时陇起，其行于脉中循循然，其至寸口中手也，时大时小，大则邪至，小则平，其行无常处，在阴与阳，不可为度，从而察之，三部九候，卒然逢之，早遏其路。吸则内针，无令气忤；静以久留，无令邪布；吸则转针，以得气为故；候呼引针，呼尽乃去，大气皆出，故命曰泻。

帝曰：不足者补之奈何？岐伯曰：必先扪而循之，切而散之，推而按之，弹而怒之，抓而下之，通而取之，外引其门，以闭其神。呼尽内针，静以久留，以气至为故，如待所贵，不知日暮，其气以至，适而自护，候吸引针，气不得出，各在其处，推阖其门，令神气存，大气留止，故命曰补。

帝曰：候气奈何？岐伯曰：夫邪去络入于经也，舍于血脉之中，其寒温未相得，如涌波之起也，时来时去，故不常在。故曰方其来也，必按而止之，止而取之，无逢其冲而泻之。真气者，经气也。经气太虚，故曰其来不可逢，此之谓也。故曰候邪不审，大气已过，泻之则真气脱，脱则不复，邪气复至，而病益蓄，故曰其往不可追，此之谓也。不可挂以发者，待邪之至时而发针泻矣，若先若后者，血气已尽，其病不可下，故曰知其可取如发机，不知其取如扣椎，故曰知机道者不可挂以发，不知机者扣之不发，此之谓也。

帝曰：补泻奈何？岐伯曰：此攻邪也，疾出以去盛血，而复其真气，此邪新客，溶溶未有定处也，推之则前，引之则止，逆而刺之，温血也。刺出其血，其病立已。

帝曰：善。然真邪以合，波陇不起，候之奈何？岐伯曰：审扪循三部九候之盛虚而调之，察其左右上下相失及相减者，审其病脏以期之。不知三部者，阴阳不别，天地不分。地以候地，天以候天，人以候人，调之中府，以定三部。故曰刺不知三部九候病脉之处，虽有大过且至，工不能禁也。诛罚无过，命曰大惑，反乱大经，真不可复，用实为虚，以邪为真，用针无义，反为气贼，夺人正气，以从为逆，荣卫散乱，真气已失，邪独内着，绝人长命，予人夭殃。不知三部九候，故不能久长。因不知合之四时五行，因加相胜，释邪攻正，绝人长命。邪之新客来也，未有定处，推之则前，引之则止，逢而泻之，其病立已。

通评虚实论篇第二十八

黄帝问曰：何谓虚实？岐伯对曰：邪气盛则实，精气夺则虚。帝曰：虚实何如？岐伯曰：气虚者肺虚也，气逆者足寒也，非其时则生，当其时则死。余脏皆如此。帝曰：何谓重实？岐伯曰：所谓重实者，言大热病，气热脉满，是谓重实。

帝曰：经络俱实何如？何以治之？岐伯曰：经络皆实，是寸脉急而尺缓也，皆当治之，故曰滑则从，涩则逆也。夫虚实者，皆从其物类始，故五脏骨肉滑利，可以长久也。帝曰：络气不足，经气有余，何如？岐伯曰：络气不足，经气有余者，脉口热而尺寒也，秋冬为逆，春夏为从，治主病者。帝曰：经虚络满何如？岐伯曰：经虚络满者，尺热满、脉口寒涩也，此春夏死、秋冬生也。帝曰：治此者奈何？岐伯曰：络满经虚，灸阴刺阳；经满络虚，刺阴灸阳。

帝曰：何谓重虚？岐伯曰：脉气上虚尺虚，是谓重虚。帝曰：何以治之？岐伯曰：所谓气虚者，言无常也。尺虚者，行步恇然。脉虚者，不象阴也。如此者，滑则生，涩则死也。

帝曰：寒气暴上，脉满而实何如？岐伯曰：实而滑则生，实而逆则死。帝曰：脉实满，手足寒，头热，何如？岐伯曰：春秋则生，冬夏则死。脉浮而涩，涩而身有热者死。帝曰：其形尽满何如？岐伯曰：其形尽满者，脉急大坚，尺涩而不应也，如是者，故从则生，逆则死。帝曰：何谓从则生，逆则死？岐伯曰：所谓从者，手足温也。所谓逆者，手足寒也。

帝曰：乳子而病热，脉悬小者何如？岐伯曰：手足温则生，寒则死。帝曰：乳子中风热，喘鸣肩息者，脉何如？岐伯曰：喘鸣肩息者，脉实大也，缓则生，急则死。

帝曰：肠澼便血何如？岐伯曰：身热则死，寒则生。帝曰：肠澼下白沫何如？岐伯曰：脉沉则生，脉浮则死。帝曰：肠澼下脓血何如？岐伯曰：脉悬绝则死，滑大则生。帝曰：肠澼之属，身不热，脉不悬绝何如？岐伯曰：滑大者曰生，悬涩者曰死，以脏期之。

帝曰：癫疾何如？岐伯曰：脉搏大滑，久自已；脉小坚急，死不治。帝曰：癫疾之脉，虚实何如？岐伯曰：虚则可治，实则死。

帝曰：消瘅虚实何如？岐伯曰：脉实大，病久可治；脉悬小坚，病久不可治。

帝曰：形度、骨度、脉度、筋度，何以知其度也？

帝曰：春亟治经络，夏亟治经俞，秋亟治六腑，冬则闭塞。闭塞者，用药而少针石也。所谓少针石者，非痈疽之谓也，痈疽不得顷时回。痈不知所，按之不应手，乍来乍已，刺手太阴傍三痏与缨脉各二。掖痈大热，刺足少阳五，刺而热不止，刺手心主三，刺手太阴经络者大骨之会各三。暴痈筋緛，随分而痛，魄汗不尽，胞气不足，治在经俞。

腹暴满，按之不下，取手太阳经络者，胃之募也，少阴俞去脊椎三寸傍五，用员利针。霍乱，刺俞傍五，足阳明及上傍三。刺痫惊脉五，针手太阴各五，刺经太阳五，刺手少阴经络傍者一，足阳明一，上踝五寸刺三针。

凡治消瘅、仆击、偏枯、痿厥、气满发逆，甘肥贵人，则高粱之疾也。隔塞闭绝，上下不通，则暴忧之病也。暴厥而聋，偏塞闭不通，内气暴薄也。不从内外中风之病，故瘦留着也。蹠跛，寒风湿之病也。

黄帝曰：黄疸暴痛，癫疾厥狂，久逆之所生也。五脏不平，六腑闭塞之所生也。头痛耳鸣，九窍不利，肠胃之所生也。

太阴阳明论篇第二十九

黄帝问曰：太阴阳明为表里，脾胃脉也，生病而异者何也？岐伯对曰：阴阳异位，更虚更实，更逆更从，或从内，或从外，所从不同，故病异名也。帝曰：愿闻其异状也。岐伯曰：阳者，天气也，主外；阴者，地气也，主内。故阳道实，阴道虚。故犯贼风虚邪者，阳受之；食饮不节，起居不时者，阴受之。阳受之则入六腑，阴受之则入五脏。入六腑则身热不时卧，上为喘呼；入五脏则䐜满闭塞，下为飧泄，久为肠澼。故喉主天气，咽主地气。故阳受风气，阴受湿气。故阴气从足上行至头，而下行循臂至指端；阳气从手上行至头，而下行至足。故曰阳病者上行极而下，阴病者下行极而上。故伤于风者，上先受之；伤于湿者，下先受之。

帝曰：脾病而四肢不用何也？岐伯曰：

四肢皆禀气于胃，而不得至经，必因于脾，乃得禀也。今脾病不能为胃行其津液，四肢不得禀水谷气，气日以衰，脉道不利，筋骨肌肉皆无气以生，故不用焉。

帝曰：脾不主时何也？岐伯曰：脾者土也，治中央，常以四时长四脏，各十八日寄治，不得独主于时也。脾脏者，常著胃土之精也，土者生万物而法天地，故上下至头足，不得主时也。

帝曰：脾与胃以膜相连耳，而能为之行其津液何也？岐伯曰：足太阴者，三阴也，其脉贯胃属脾络嗌，故太阴为之行气于三阴。阳明者表也，五脏六腑之海也，亦为之行气于三阳。脏腑各因其经而受气于阳明，故为胃行其津液。四肢不得禀水谷气，日以益衰，阴道不利，筋骨肌肉无气以生，故不用焉。

阳明脉解篇第三十

黄帝问曰：足阳明之脉病，恶人与火，闻木音则惕然而惊，钟鼓不为动，闻木音而惊何也？愿闻其故。岐伯对曰：阳明者胃脉也，胃者土也，故闻木音而惊者，土恶木也。帝曰：善。其恶火何也？岐伯曰：阳明主肉，其脉血气盛，邪客之则热，热甚则恶火。帝曰：其恶人何也？岐伯曰：阳明厥则喘而惋，惋则恶人。帝曰：或喘而死者，或喘而生者，何也？岐伯曰：厥逆连脏则死，连经则生。

帝曰：善。病甚则弃衣而走，登高而歌，或至不食数日，逾垣上屋，所上之处，皆非其素所能也，病反能者何也？岐伯曰：四肢者，诸阳之本也，阳盛则四肢实，实则能登高也。帝曰：其弃衣而走者何也？岐伯曰：热盛于身，故弃衣欲走也。帝曰：其妄言骂詈，不避亲疏而歌者何也？岐伯曰：阳盛则使人妄言骂詈，不避亲疏，而不欲食，不欲食故妄走也。

卷第九

热论篇第三十一

黄帝问曰：今夫热病者，皆伤寒之类也，或愈或死，其死皆以六七日之间，其愈皆以十日以上者何也？不知其解，愿闻其故。岐伯对曰：巨阳者，诸阳之属也，其脉连于风府，故为诸阳主气也。人之伤于寒也，则为病热，热虽甚不死；其两感于寒而病者，必不免于死。

帝曰：愿闻其状。岐伯曰：伤寒一日，巨阳受之，故头项痛，腰脊强。二日阳明受之，阳明主肉，其脉挟鼻络于目，故身热目疼而鼻干，不得卧也。三日少阳受之，少阳主胆，其脉循胁络于耳，故胸胁痛而耳聋。三阳经络皆受其病，而未入于脏者，故可汗而已。四日太阴受之，太阴脉布胃中络于嗌，故腹满而嗌干。五日少阴受之，少阴脉贯肾络于肺，系舌本，故口燥舌干而渴。六日厥阴受之，厥阴脉循阴器而络于肝，故烦满而囊缩。三阴三阳，五脏六腑皆受病，荣卫不行，五脏不通，则死矣。

其不两感于寒者，七日巨阳病衰，头痛少愈；八日阳明病衰，身热少愈；九日少阳病衰，耳聋微闻；十日太阴病衰，腹减如故，则思饮食；十一日少阴病衰，渴止不满，舌干已而嚏；十二日厥阴病衰，囊纵，少腹微下，大气皆去，病日已矣。帝曰：治之奈何？岐伯曰：治之各通其脏脉，病日衰已矣。其未满三日者，可汗而已；其满三日者，可泄而已。

帝曰：热病已愈，时有所遗者何也？岐伯曰：诸遗者，热甚而强食之，故有所遗也。若此者，皆病已衰而热有所藏，因其谷气相薄，两热相合，故有所遗也。帝曰：善。治遗奈何？岐伯曰：视其虚实，调其逆从，可使必已矣。帝曰：病热当何禁之？岐伯曰：病热少愈，食肉则复，多食则遗，此其禁也。

帝曰：其病两感于寒者，其脉应与其病形何如？岐伯曰：两感于寒者，病一日则巨阳与少阴俱病，则头痛口干而烦满；二日则阳明与太阴俱病，则腹满身热，不欲食，谵言；三日则少阳与厥阴俱病，则耳聋，囊缩而厥，水浆不入，不知人，六日死。帝曰：五脏已伤，六腑不通，荣卫不行，如是之后，三日乃死何也？岐伯曰：阳明者，十二经脉之长也，其血气盛，故不知人，三日其气乃尽，故死矣。

凡病伤寒而成温者，先夏至日者为病温，后夏至日者为病暑，暑当与汗皆出，勿止。

刺热篇第三十二

肝热病者，小便先黄，腹痛多卧，身热。热争则狂言及惊，胁满痛，手足躁，不得安卧；庚辛甚，甲乙大汗，气逆则庚辛死，刺足厥阴、少阳。其逆则头痛员员，脉引冲头也。

心热病者，先不乐，数日乃热。热争则卒心痛，烦闷善呕，头痛面赤，无汗；壬癸甚，丙丁大汗，气逆则壬癸死。刺手少阴、太阳。

脾热病者，先头重颊痛，烦心颜青，欲呕身热。热争则腰痛不可用俯仰，腹满泄，两颔痛；甲乙甚，戊己大汗，气逆则甲乙死。刺足太阴、阳明。

肺热病者，先淅然厥，起毫毛，恶风寒，舌上黄，身热。热争则喘咳，痛走胸膺背，不得大息，头痛不堪，汗出而寒；丙丁甚，庚辛大汗，气逆则丙丁死。刺手太阴、阳明；出血如大豆，立已。

肾热病者，先腰痛胻酸，苦渴数饮，身热。热争则项痛而强，胻寒且酸，足下热，不欲言，其逆则项痛员员淡淡然；戊己甚，壬癸大汗，气逆则戊己死。刺足少阴、太阳。诸汗者，至其所胜日汗出也。

肝热病者，左颊先赤；心热病者，颜先赤；脾热病者，鼻先赤；肺热病者，右颊先赤；肾热病者，颐先赤。病虽未发，见赤色者刺之，名曰治未病。热病从部所起者，至期而已；其刺之反者，三周而已；重逆则死。诸当汗者，至其所胜日，汗大出也。

诸治热病，以饮之寒水乃刺之；必寒衣之，居止寒处，身寒而止也。

热病先胸胁痛，手足躁，刺足少阳，补足太阴，病甚者为五十九刺。热病始手臂痛者，刺手阳明、太阴而汗出止。热病始于头首者，刺项太阳而汗出止。热病始于足胫者，刺足阳明而汗出止。热病先身重骨痛，耳聋好瞑，刺足少阴，病甚为五十九刺。

热病先眩冒而热，胸胁满，刺足少阴、少阳。

太阳之脉，色荣颧骨，热病也，荣未交，曰今且得汗，待时而已；与厥阴脉争见者，死期不过三日，其热病内连肾，少阳之脉色也。少阳之脉，色荣颊前，热病也，荣未交，曰今且得汗，待时而已；与少阴脉争见者，死期不过三日。

热病气穴：三椎下间主胸中热，四椎下间主膈中热，五椎下间主肝热，六椎下间主脾热，七椎下间主肾热。荣在骶也。项上三椎，陷者中也。颊下逆颧为大瘕，下牙车为腹满，颧后为胁痛，颊上者膈上也。

评热病论篇第三十三

黄帝问曰：有病温者，汗出辄复热，而脉躁疾不为汗衰，狂言不能食，病名为何？岐伯对曰：病名阴阳交，交者死也。帝曰：愿闻其说。岐伯曰：人所以汗出者，皆生于谷，谷生于精，今邪气交争于骨肉而得汗者，是邪却而精胜也，精胜则当能食而不复热。复热者邪气也，汗者精气也，今汗出而辄复热者，是邪胜也，不能食者，精无俾也，病而留者，其寿可立而倾也。且夫《热论》曰：汗出而脉尚躁盛者死。今脉不与汗相应，此不胜其病也，其死明矣。狂言者是失志，失志者死。今见三死，不见一生，虽愈必死也。

帝曰：有病身热汗出烦满，烦满不为汗解，此为何病？岐伯曰：汗出而身热者风也，汗出而烦满不解者厥也，病名曰风厥。帝曰：愿卒闻之。岐伯曰：巨阳主气，故先受邪，少阴与其为表里也，得热则上从之，从之则厥也。帝曰：治之奈何？岐伯曰：表里刺之，饮之服汤。

帝曰：劳风为病何如？岐伯曰：劳风法

在肺下，其为病也，使人强上冥视，唾出若涕，恶风而振寒，此为劳风之病。帝曰：治之奈何？岐伯曰：以救俛仰。巨阳引精者三日，中年者五日，不精者七日，咳出青黄涕，其状如脓，大如弹丸，从口中若鼻中出，不出则伤肺，伤肺则死也。

帝曰：有病肾风者，面胕痝然壅，害于言，可刺不？岐伯曰：虚不当刺，不当刺而刺，后五日其气必至。帝曰：其至何如？岐伯曰：至必少气时热，时热从胸背上至头，汗出手热，口干苦渴，小便黄，目下肿，腹中鸣，身重难以行，月事不来，烦而不能食，不能正偃，正偃则咳甚，病名曰风水，论在《刺法》中。

帝曰：愿闻其说。岐伯曰：邪之所凑，其气必虚。阴虚者阳必凑之，故少气时热而汗出也。小便黄者，少腹中有热也。不能正偃者，胃中不和也。正偃则咳甚，上迫肺也。诸有水气者，微肿先见于目下也。帝曰：何以言？岐伯曰：水者阴也，目下亦阴也，腹者至阴之所居，故水在腹者，必使目下肿也。真气上逆，故口苦舌干，卧不得正偃，正偃则咳出清水也。诸水病者，故不得卧，卧则惊，惊则咳甚也。腹中鸣者，病本于胃也。薄脾则烦不能食，食不下者，胃脘隔也。身重难以行者，胃脉在足也。月事不来者，胞脉闭也，胞脉者属心而络于胞中，今气上迫肺，心气不得下通，故月事不来也。帝曰：善。

逆调论篇第三十四

黄帝问曰：人身非常温也，非常热也，为之热而烦满者何也？岐伯对曰：阴气少而阳气胜，故热而烦满也。帝曰：人身非衣寒也，中非有寒气也，寒从中生者何？岐伯曰：是人多痹气也，阳气少，阴气多，故身寒如从水中出。

帝曰：人有四肢热，逢风寒如炙如火者何也？岐伯曰：是人者，阴气虚，阳气盛。四肢者阳也，两阳相得而阴气虚少，少水不能灭盛火，而阳独治，独治者不能生长也，独胜而止耳，逢风而如炙如火者，是人当肉烁也。

帝曰：人有身寒，汤火不能热，厚衣不能温，然不冻栗，是为何病？岐伯曰：是人者，素肾气胜，以水为事，太阳气衰，肾脂枯不长，一水不能胜两火，肾者水也，而生于骨，肾不生则髓不能满，故寒甚至骨也。所以不能冻栗者，肝一阳也，心二阳也，肾孤脏也，一水不能胜二火，故不能冻栗，病名曰骨痹，是人当挛节也。

帝曰：人之肉苛者，虽近衣絮，犹尚苛也，是谓何疾？岐伯曰：荣气虚，卫气实也，荣气虚则不仁，卫气虚则不用，荣卫俱虚，则不仁且不用，肉如故也，人身与志不相有，曰死。

帝曰：人有逆气不得卧而息有音者，有不得卧而息无音者，有起居如故而息有音者，有得卧行而喘者，有不得卧不能行而喘者，有不得卧卧而喘者，皆何脏使然？愿闻其故。岐伯曰：不得卧而息有音者，是阳明之逆也，足三阳者下行，今逆而上行，故息有音也。阳明者胃脉也，胃者六腑之海，其气亦下行，阳明逆不得从其道，故不得卧也。《下经》曰：胃不和则卧不安。此之谓也。夫起居如故而息有音者，此肺之络脉逆也，络脉不得随经上下，故留经而不行，络脉之病人也微，故起居如故而息有音也。夫不得卧卧则喘者，是水气之客也，夫水者循津液而流也，肾者水脏，主津液，主卧与喘也。帝曰：善。

卷第十

疟论篇第三十五

黄帝问曰：夫痎疟皆生于风，其蓄作有时者何也？岐伯对曰：疟之始发也，先起于毫毛，伸欠乃作，寒栗鼓颔，腰脊俱痛，寒去则内外皆热，头痛如破，渴欲冷饮。帝曰：何气使然？愿闻其道。岐伯曰：阴阳上下交争，虚实更作，阴阳相移也。阳并于阴，则阴实而阳虚，阳明虚则寒栗鼓颔也；巨阳虚则腰背头项痛；三阳俱虚则阴气胜，阴气胜则骨寒而痛；寒生于内，故中外皆寒；阳盛则外热，阴虚则内热，外内皆热则喘而渴，故欲冷饮也。此皆得之夏伤于暑，热气盛，藏于皮肤之内、肠胃之外，此荣气之所舍也。此令人汗空疏，腠理开，因得秋气，汗出遇风，及得之以浴，水气舍于皮肤之内，与卫气并居。卫气者，昼日行于阳，夜行于阴，此气得阳而外出，得阴而内薄，内外相薄，是以日作。

帝曰：其间日而作者何也？岐伯曰：其气之舍深，内薄于阴，阳气独发，阴邪内著，阴与阳争不得出，是以间日而作也。

帝曰：善。其作日晏与其日早者，何气使然？岐伯曰：邪气客于风府，循膂而下，卫气一日一夜大会于风府，其明日日下一节，故其作也晏，此先客于脊背也，每至于风府则腠理开，腠理开则邪气入，邪气入则病作，以此日作稍益晏也。其出于风府，日下一节，二十五日下至骶骨，二十六日入于脊内，注于伏膂之脉，其气上行，九日出于缺盆之中，其气日高，故作日益早也。其间日发者，由邪气内薄于五脏，横连募原也；其道远，其气深，其行迟，不能与卫气俱行，不得皆出，故间日乃作也。

帝曰：夫子言卫气每至于风府，腠理乃发，发则邪气入，入则病作。今卫气日下一节，其气之发也不当风府，其日作者奈何？岐伯曰：此邪气客于头项，循膂而下者也，故虚实不同，邪中异所，则不得当其风府也。故邪中于头项者，气至头项而病；中于背者，气至背而病；中于腰脊者，气至腰脊而病；中于手足者，气至手足而病。卫气之所在，与邪气相合，则病作。故风无常府，卫气之所发，必开其腠理，邪气之所合，则其府也。

帝曰：善。夫风之与疟也，相似同类，而风独常在，疟得有时而休者何也？岐伯曰：风气留其处，故常在；疟气随经络沉以内薄，故卫气应乃作。

帝曰：疟先寒而后热者何也？岐伯曰：夏伤于大暑，其汗大出，腠理开发，因遇夏气凄沧之水寒，藏于腠理皮肤之中，秋伤于风，则病成矣。夫寒者阴气也，风者阳气也，先伤于寒而后伤于风，故先寒而后热也，病以时作，名曰寒疟。帝曰：先热而后寒者何也？岐伯曰：此先伤于风而后伤于寒，故先热而后寒也，亦以时作，名曰温疟。其但热而不寒者，阴气先绝，阳气独发，则少气烦冤，手足热而欲呕，名曰瘅疟。

帝曰：夫经言有余者泻之，不足者补之。今热为有余，寒为不足。夫疟者之寒，汤火不能温也，及其热，冰水不能寒也，此皆有余不足之类。当此之时，良工不能止，必须其自衰乃刺之，其故何也？愿闻其说。岐伯曰：经言无刺熇熇之热，无刺浑浑之脉，无刺漉漉之汗，故为其病逆，未可治也。夫疟之始发也，阳气并于阴，当是之时，阳虚而阴盛，外无气，故先寒栗也。阴气逆极，则复出之阳，阳与阴复并于外，则阴虚而阳实，故先热而渴。夫疟气者，并于阳则阳胜，并于阴则阴胜，阴胜则寒，阳胜则热。疟者，风寒之气不常也，病极则复。至病之发也，如火之热，如风雨不可当也。故经言曰：方其盛时必毁，因其衰也，事必大昌。此之谓也。夫疟之未发也，阴未并阳，阳未并阴，因而调之，真气得安，邪气乃亡。故工不能治其已发，为其气逆也。

帝曰：善。攻之奈何？早晏何如？岐伯曰：疟之且发也，阴阳之且移也，必从四末始也。阳已伤，阴从之，故先其时坚束其处，令邪气不得入，阴气不得出，审候见之，在孙络盛坚而血者皆取之，此真往而未得并者也。

帝曰：疟不发，其应何如？岐伯曰：疟气者，必更盛更虚，当气之所在也。病在阳，则热而脉躁；在阴，则寒而脉静；极则阴阳俱衰，卫气相离，故病得休；卫气集，则复病也。

帝曰：时有间二日或至数日发，或渴或不渴，其故何也？岐伯曰：其间日者，邪气与卫气客于六腑，而有时相失，不能相得，故休数日乃作也。疟者，阴阳更胜也，或甚或不甚，故或渴或不渴。

帝曰：论言夏伤于暑，秋必病疟，今疟不必应者何也？岐伯曰：此应四时者也。其病异形者，反四时也。其以秋病者寒甚，以冬病者寒不甚，以春病者恶风，以夏病者多汗。

帝曰：夫病温疟与寒疟而皆安舍？舍于何脏？岐伯曰：温疟者，得之冬中于风，寒气藏于骨髓之中，至春则阳气大发，邪气不能自出，因遇大暑，脑髓烁，肌肉消，腠理发泄，或有所用力，邪气与汗皆出，此病藏于肾，其气先从内出之于外也。如是者，阴虚而阳盛，阳盛则热矣；衰则气复反入，入则阳虚，阳虚则寒矣。故先热而后寒，名曰温疟。

帝曰：瘅疟何如？岐伯曰：瘅疟者，肺素有热气盛于身，厥逆上冲，中气实而不外泄，因有所用力，腠理开，风寒舍于皮肤之内、分肉之间而发，发则阳气盛，阳气盛而不衰则病矣。其气不及于阴，故但热而不寒；气内藏于心，而外舍于分肉之间，令人消烁脱肉，故命曰瘅疟。帝曰：善。

刺疟篇第三十六

足太阳之疟，令人腰痛头重，寒从背起，先寒后热，熇熇暍暍然，热止汗出，难已，刺郄中出血。足少阳之疟，令人身体解㑊，寒不甚，热不甚，恶见人，见人心惕惕然，热多汗出甚，刺足少阳。足阳明之疟，令人先寒，洒淅洒淅，寒甚久乃热，热去汗出，喜见日月光火气乃快然，刺足阳明跗上。足太阴之疟，令人不乐，好大息，不嗜食，多寒热汗出，病至则善呕，呕已乃衰，即取之。足少阴之疟，令人呕吐甚，多寒热，热多寒少，欲闭户牖而处，其病难已。足厥阴之疟，令人腰痛少腹满，小便不利如癃状，非癃也，数便，意恐惧，气不足，腹中悒悒，刺足厥阴。

肺疟者，令人心寒，寒甚热，热间善惊，如有所见者，刺手太阴、阳明。心疟者，令人烦心甚，欲得清水，反寒多，不甚热，刺手少阴。肝疟者，令人色苍苍然，太息，其状若死者，刺足厥阴见血。脾疟者，令人寒，腹中痛，热则肠中鸣，鸣已汗出，刺足太阴。肾疟者，令人洒洒然，腰脊痛宛转，大便难，目眴眴然，手足寒，刺足太阳、少阴。胃疟者，令人且病也，善饥而不能食，食而支满腹大，刺足阳明、太阴横脉出血。

疟发身方热，刺跗上动脉，开其空，出其血，立寒。疟方欲寒，刺手阳明太阴、足阳明太阴。疟脉满大急，刺背俞，用中针，傍伍胠俞各一，适肥瘦出其血也。疟脉小实急，灸胫少阴，刺指井。疟脉满大急，刺背俞，用五胠俞、背俞各一，适行至于血也。疟脉缓大虚，便宜用药，不宜用针。凡治疟，先发如食顷乃可以治，过之则失时也。

诸疟而脉不见，刺十指间出血，血去必已，先视身之赤如小豆者尽取之。十二疟者，其发各不同时，察其病形，以知其何脉之病也。先其发时如食顷而刺之，一刺则衰，二刺则知，三刺则已。不已，刺舌下两脉出血；不已，刺郄中盛经出血，又刺项以下侠脊者，必已。舌下两脉者，廉泉也。

刺疟者，必先问其病之所先发者，先刺之。先头痛及重者，先刺头上及两额两眉间出血。先项背痛者，先刺之。先腰脊痛者，先刺郄中出血。先手臂痛者，先刺手少阴、阳明十指间。先足胫酸痛者，先刺足阳明十指间出血。

风疟，疟发则汗出恶风，刺三阳经背俞之血者。骺酸痛甚，按之不可，名曰胕髓病，以镵针针绝骨出血，立已。身体小痛，刺至阴。诸阴之井，无出血，间日一刺。疟不渴，间日而作，刺足太阳。渴而间日作，刺足少阳。温疟汗不出，为五十九刺。

气厥论篇第三十七

黄帝问曰：五脏六腑，寒热相移者何？岐伯曰：肾移寒于脾，痈肿少气。脾移寒于肝，痈肿筋挛。肝移寒于心，狂，隔中。心移寒于肺，肺消，肺消者饮一溲二，死不治。肺移寒于肾，为涌水，涌水者，按腹不坚，水气客于大肠，疾行则鸣濯濯，如囊裹浆，水之病也。

脾移热于肝，则为惊衄。肝移热于心，则死。心移热于肺，传为膈消。肺移热于肾，传为柔痓。肾移热于脾，传为虚，肠澼死，不可治。胞移热于膀胱，则癃溺血。膀胱移热于小肠，膈肠不便，上为口糜。小肠移热于大肠，为虙瘕，为沉。大肠移热于胃，善食而瘦入，谓之食亦。胃移热于胆，亦曰食亦。胆移热于脑，则辛頞鼻渊，鼻渊者，浊涕下不止也，传为衄蔑瞑目。故得之气厥也。

咳论篇第三十八

黄帝问曰：肺之令人咳何也？岐伯对曰：五脏六腑皆令人咳，非独肺也。帝曰：愿闻其状。岐伯曰：皮毛者，肺之合也，皮毛先受邪气，邪气以从其合也。其寒饮食入胃，从肺脉上至于肺则肺寒，肺寒则外内合邪因而客之，则为肺咳。五脏各以其时受病，非其时，各传以与之。

人与天地相参，故五脏各以治时感于寒则受病，微则为咳，甚者为泄为痛。乘秋则肺先受邪，乘春则肝先受之，乘夏则心先受之，乘至阴则脾先受之，乘冬则肾先受之。

帝曰：何以异之？岐伯曰：肺咳之状，咳而喘息有音，甚则唾血。心咳之状，咳则心痛，喉中介介如梗状，甚则咽肿喉痹。肝咳之状，咳则两胁下痛，甚则不可以转，转则两胠下满。脾咳之状，咳则右胁下痛，阴阴引肩背，甚则不可以动，动则咳剧。肾咳之状，咳则腰背相引而痛，甚则咳涎。

帝曰：六腑之咳奈何？安所受病？岐伯曰：五脏之久咳，乃移于六腑。脾咳不已，则胃受之，胃咳之状，咳而呕，呕甚则长虫出。肝咳不已，则胆受之，胆咳之状，咳呕胆汁。肺咳不已，则大肠受之，大肠咳状，咳而遗失。心咳不已，则小肠受之，小肠咳状，咳而失气，气与咳俱失。肾咳不已，则膀胱受之，膀胱咳状，咳而遗溺。久咳不已，则三焦受之，三焦咳状，咳而腹满，不欲食饮。此皆聚于胃，关于肺，使人多涕唾而面浮肿气逆也。

帝曰：治之奈何？岐伯曰：治脏者治其俞，治腑者治其合，浮肿者治其经。帝曰：善。

卷第十一

举痛论篇第三十九

黄帝问曰：余闻善言天者，必有验于人；善言古者，必有合于今；善言人者，必有厌于己。如此，则道不惑而要数极，所谓明也。今余问于夫子，令言而可知，视而可见，扪而可得，令验于己而发蒙解惑，可得而闻乎？岐伯再拜稽首对曰：何道之问也？帝曰：愿闻人之五脏卒痛，何气使然？岐伯对曰：经脉流行不止，环周不休，寒气入经而稽迟，泣而不行，客于脉外则血少，客于脉中则气不通，故卒然而痛。

帝曰：其痛或卒然而止者，或痛甚不休者，或痛甚不可按者，或按之而痛止者，或按之无益者，或喘动应手者，或心与背相引而痛者，或胁肋与少腹相引而痛者，或腹痛引阴股者，或痛宿昔而成积者，或卒然痛死不知人有少间复生者，或痛而呕者，或腹痛而后泄者，或痛而闭不通者，凡此诸痛，各不同形，别之奈何？岐伯曰：寒气客于脉外则脉寒，脉寒则缩蜷，缩蜷则脉绌急，绌急则外引小络，故卒然而痛，得炅则痛立止，因重中于寒，则痛久矣。寒气客于经脉之中，与炅气相薄则脉满，满则痛而不可按也。寒气稽留，炅气从上，则脉充大而血气乱，故痛甚不可按也。寒气客于肠胃之间，膜原之下，血不得散，小络急引故痛，按之则血气散，故按之痛止。寒气客于侠脊之脉则深，按之不能及，故按之无益也。寒气客于冲脉，冲脉起于关元，随腹直上，寒气客则脉不通，脉不通则气因之，故喘动应手矣。寒气客于背俞之脉则脉泣，脉泣则血虚，血虚则痛，其俞注于心，故相引而痛。按之则热气至，热气至则痛止矣。寒气客于厥阴之脉，厥阴之脉者，络阴器系于肝，寒气客于脉中，则血泣脉急，故胁肋与少腹相引痛矣。厥气客于阴股，寒气上及少腹，血泣在下相引，故腹痛引阴股。寒气客于小肠膜原之间，络血之中，血泣不得注于大经，血气稽留不得行，故宿昔而成积矣。寒气客于五脏，厥逆上泄，阴气竭，阳气未入，故卒然痛死不知人，气复反则生矣。寒气客于肠胃，厥逆上出，故痛而呕也。寒气客于小肠，小肠不得成聚，故后泄腹痛矣。热气留于小肠，肠中痛，瘅热焦渴则坚干不得出，故痛而闭不通矣。

帝曰：所谓言而可知者也，视而可见奈何？岐伯曰：五脏六腑固尽有部，视其五色，黄赤为热，白为寒，青黑为痛，此所谓视而可见者也。帝曰：扪而可得奈何？岐伯曰：视其主病之脉，坚而血及陷下者，皆可扪而得也。

帝曰：善。余知百病生于气也。怒则气上，喜则气缓，悲则气消，恐则气下，寒则气收，炅则气泄，惊则气乱，劳则气耗，思则气结，九气不同，何病之生？岐伯曰：怒则气逆，甚则呕血及飧泄，故气上矣。喜则气和志达，荣卫通利，故气缓矣。悲则心系急，肺布叶举，而上焦不通，荣卫不散，热气在中，故气消矣。恐则精却，却则上焦闭，闭则气还，还则下焦胀，故气不行矣。寒则腠理闭，气不行，故气收矣。炅则腠理开，荣卫通，汗大泄，故气泄。惊则心无所倚，神无所归，虑无所定，故气乱矣。劳则喘息汗出，外内皆越，故气耗矣。思则心有所存，神有所归，正气留而不行，故气结矣。

腹中论篇第四十

黄帝问曰：有病心腹满，旦食则不能暮食，此为何病？岐伯对曰：名为鼓胀。帝曰：治之奈何？岐伯曰：治之以鸡矢醴，一剂知，二剂已。帝曰：其时有复发者何也？岐伯曰：此饮食不节，故时有病也。虽然其病且已，时故当病，气聚于腹也。

帝曰：有病胸胁支满者，妨于食，病至则先闻腥臊臭，出清液，先唾血，四肢清，目眩，时时前后血，病名为何？何以得之？岐伯曰：病名血枯。此得之年少时，有所大脱血，若醉入房中，气竭肝伤，故月事衰少不来也。帝曰：治之奈何？复以何术？岐伯曰：以四乌鲗骨一藘茹，二物并合之，丸以雀卵，大如小豆，以五丸为后饭，饮以鲍鱼汁，利肠中及伤肝也。

帝曰：病有少腹盛，上下左右皆有根，此为何病？可治不？岐伯曰：病名曰伏梁。帝曰：伏梁何因而得之？岐伯曰：裹大脓血，居肠胃之外，不可治，治之每切按之致死。帝曰：何以然？岐伯曰：此下则因阴，必下脓血，上则迫胃脘，生膈，挟胃脘内痈，此久病也，难治。居脐上为逆，居脐下为从，勿动亟夺。论在《刺法》中。帝曰：人有身体髀股胻皆肿，环脐而痛，是为何病？岐伯曰：病名伏梁，此风根也。其气溢于大肠而著于肓，肓之原在脐下，故环脐而痛也。不可动之，动之为水溺涩之病。

帝曰：夫子数言热中消中，不可服高梁芳草石药，石药发瘨，芳草发狂。夫热中消中者，皆富贵人也，今禁高粱，是不合其心，禁芳草石药，是病不愈，愿闻其说。岐伯曰：夫芳草之气美，石药之气悍，二者其气急疾坚劲，故非缓心和人，不可以服此二者。帝曰：不可以服此二者，何以然？岐伯曰：夫热气慓悍，药气亦然，二者相遇，恐内伤脾，脾者土也而恶木，服此药者，至甲乙日更论。

帝曰：善。有病膺肿颈痛胸满腹胀，此为何病？何以得之？岐伯曰：名厥逆。帝曰：治之奈何？岐伯曰：灸之则喑，石之则狂，须其气并，乃可治也。帝曰：何以然？岐伯曰：阳气重上，有余于上，灸之则阳气入阴，入则喑；石之则阳气虚，虚则狂；须其气并而治之，可使全也。

帝曰：善。何以知怀子之且生也？岐伯曰：身有病而无邪脉也。

帝曰：病热而有所痛者何也？岐伯曰：病热者，阳脉也，以三阳之动也，人迎一盛少阳，二盛太阳，三盛阳明，入阴也。夫阳入于阴，故病在头与腹，乃䐜胀而头痛也。帝曰：善。

刺腰痛篇第四十一

足太阳脉令人腰痛，引项脊尻背如重状，刺其郄中太阳正经出血，春无见血。少阳令人腰痛，如以针刺其皮中，循循然不可以俯仰，不可以顾，刺少阳成骨之端出血，成骨在膝外廉之骨独起者，夏无见血。阳明令人腰痛，不可以顾，顾如有见者，善悲，刺阳明于骱前三痏，上下和之出血，秋无见血。足少阴令人腰痛，痛引脊内廉，刺少阴于内踝上二痏，春无见血。出血太多，不可复也。厥阴之脉令人腰痛，腰中如张弓弩弦，刺厥阴之脉，在腨踵鱼腹之外，循之累累然，乃刺之，其病令人善言默默然不慧，刺之三痏。

解脉令人腰痛，痛引肩，目䀮䀮然，时遗溲，刺解脉，在膝筋肉分间郄外廉之横脉出血，血变而止。解脉令人腰痛如引带，常如折腰状，善恐，刺解脉，在郄中结络如黍米，刺之血射以黑，见赤血而已。

同阴之脉令人腰痛，痛如小锤居其中，怫然肿，刺同阴之脉，在外踝上绝骨之端，为三痏。

阳维之脉令人腰痛，痛上怫然肿，刺阳维之脉，脉与太阳合腨下间，去地一尺所。

衡络之脉令人腰痛，不可以俯仰，仰则恐仆，得之举重伤腰，衡络绝，恶血归之，刺之在郄阳、筋之间，上郄数寸，衡居为二痏出血。

会阴之脉令人腰痛，痛上漯漯然汗出，汗干令人欲饮，饮已欲走，刺直阳之脉上三痏，在跷上郄下五寸横居，视其盛者出血。

飞阳之脉令人腰痛，痛上拂拂然，甚则悲以恐，刺飞阳之脉，在内踝上五寸，少阴之前，与阴维之会。

昌阳之脉令人腰痛，痛引膺，目䀮䀮然，甚则反折，舌卷不能言，刺内筋为二痏，在内踝上大筋前、太阴后，上踝二寸所。

散脉令人腰痛而热，热甚生烦，腰下如有横木居其中，甚则遗溲，刺散脉，在膝前骨肉分间，络外廉束脉，为三痏。

肉里之脉令人腰痛，不可以咳，咳则筋缩急，刺肉里之脉为二痏，在太阳之外，少阳绝骨之后。

腰痛侠脊而痛至头几几然，目䀮䀮欲僵仆，刺足太阳郄中出血。腰痛上寒，刺足太阳、阳明；上热，刺足厥阴；不可以俯仰，刺足少阳；中热而喘，刺足少阴，刺郄中出血。

腰痛上寒不可顾，刺足阳明；上热，刺足太阴；中热而喘，刺足少阴。大便难，刺足少阴。少腹满，刺足厥阴。如折不可以俯仰，不可举，刺足太阳。引脊内廉，刺足少阴。

腰痛引少腹控眇，不可以仰，刺腰尻交者，两髁胂上，以月生死为痏数，发针立已。左取右，右取左。

卷第十二

风论篇第四十二

黄帝问曰：风之伤人也，或为寒热，或为热中，或为寒中，或为疠风，或为偏枯，或为风也，其病各异，其名不同，或内至五脏六腑，不知其解，愿闻其说。岐伯对曰：风气藏于皮肤之间，内不得通，外不得泄，风者善行而数变，腠理开则洒然寒，闭则热而闷，其寒也则衰食饮，其热也则消肌肉，故使人怢栗而不能食，名曰寒热。

风气与阳明入胃，循脉而上至目内眦，其人肥则风气不得外泄，则为热中而目黄；人瘦则外泄而寒，则为寒中而泣出。风气与太阳俱入，行诸脉俞，散于分肉之间，与卫气相干，其道不利，故使肌肉愤䐜而有疡，卫气有所凝而不行，故其肉有不仁也。疠者，有荣气热胕，其气不清，故使其鼻柱坏而色败，皮肤疡溃，风寒客于脉而不去，名曰疠风，或名曰寒热。

以春甲乙伤于风者为肝风，以夏丙丁伤于风者为心风，以季夏戊己伤于邪者为脾风，以秋庚辛中于邪者为肺风，以冬壬癸中于邪者为肾风。风中五脏六腑之俞，亦为脏腑之风，各入其门户所中，则为偏风。风气循风府而上，则为脑风。风入系头，则为目风，眼寒。饮酒中风，则为漏风。入房汗出中风，则为内风。新沐中风，则为首风。久风入中，则为肠风飧泄。外在腠理，则为泄风。故风者百病之长也，至其变化乃为他病也，无常方，然致有风气也。

帝曰：五脏风之形状不同者何？愿闻其诊及其病能。岐伯曰：肺风之状，多汗恶风，色皏然白，时咳短气，昼日则瘥，暮则甚，诊在眉上，其色白。心风之状，多汗恶风，焦绝善怒吓，赤色，病甚则言不可快，诊在口，其色赤。肝风之状，多汗恶风，善悲，色微苍，嗌干善怒，时憎女子，诊在目下，其色青。脾风之状，多汗恶风，身体怠惰，四肢不欲动，色薄微黄，不嗜食，诊在鼻上，其色黄。肾风之状，多汗恶风，面痝然浮肿，脊痛不能正立，其色炲，隐曲不利，诊在肌上，其色黑。胃风之状，颈多汗恶风，食饮不下，膈塞不通，腹善满，失衣则䐜胀，食寒则泄，诊形瘦而腹大。首风之状，头面多汗恶风，当先风一日则病甚，头痛不可以出内，至其风日则病少愈。漏风之状，或多汗，常不可单衣，食则汗出，甚则身汗，喘息恶风，衣常濡，口干善渴，不能劳事。泄风之状，多汗，汗出泄衣上，口中干，上渍，其风不能劳事，身体尽痛则寒。帝曰：善。

痹论篇第四十三

黄帝问曰：痹之安生？岐伯对曰：风寒

湿三气杂至，合而为痹也。其风气胜者为行痹，寒气胜者为痛痹，湿气胜者为著痹也。

帝曰：其有五者何也？岐伯曰：以冬遇此者为骨痹，以春遇此者为筋痹，以夏遇此者为脉痹，以至阴遇此者为肌痹，以秋遇此者为皮痹。

帝曰：内舍五脏六腑，何气使然？岐伯曰：五脏皆有合，病久而不去者，内舍于其合也。故骨痹不已，复感于邪，内舍于肾。筋痹不已，复感于邪，内舍于肝。脉痹不已，复感于邪，内舍于心。肌痹不已，复感于邪，内舍于脾。皮痹不已，复感于邪，内舍于肺。所谓痹者，各以其时重感于风寒湿之气也。

凡痹之客五脏者，肺痹者，烦满喘而呕。心痹者，脉不通，烦则心下鼓，暴上气而喘，嗌干善噫，厥气上则恐。肝痹者，夜卧则惊，多饮数小便，上为引如怀。肾痹者，善胀，尻以代踵，脊以代头。脾痹者，四肢解惰，发咳呕汁，上为大塞。肠痹者，数饮而出不得，中气喘争，时发飧泄。胞痹者，少腹膀胱按之内痛，若沃以汤，涩于小便，上为清涕。

阴气者，静则神藏，躁则消亡。饮食自倍，肠胃乃伤。淫气喘息，痹聚在肺；淫气忧思，痹聚在心；淫气遗溺，痹聚在肾；淫气乏竭，痹聚在肝；淫气肌绝，痹聚在脾。诸痹不已，亦益内也。其风气胜者，其人易已也。

帝曰：痹，其时有死者，或疼久者，或易已者，其故何也？岐伯曰：其入脏者死，其留连筋骨间者疼久，其留皮肤间者易已。

帝曰：其客于六腑者何也？岐伯曰：此亦其食饮居处，为其病本也。六腑亦各有俞，风寒湿气中其俞，而食饮应之，循俞而入，各舍其腑也。

帝曰：以针治之奈何？岐伯曰：五脏有俞，六腑有合，循脉之分，各有所发，各随其过，则病瘳也。

帝曰：荣卫之气亦令人痹乎？岐伯曰：荣者，水谷之精气也，和调于五脏，洒陈于六腑，乃能入于脉也，故循脉上下，贯五脏，络六腑也。卫者，水谷之悍气也，其气慓疾滑利，不能入于脉也，故循皮肤之中，分肉之间，熏于肓膜，散于胸腹。逆其气则病，从其气则愈。不与风寒湿气合，故不为痹。

帝曰：善。痹或痛，或不痛，或不仁，或寒，或热，或燥，或湿，其故何也？岐伯曰：痛者，寒气多也，有寒故痛也。其不痛不仁者，病久入深，荣卫之行涩，经络时疏，故不通；皮肤不营，故为不仁。其寒者，阳气少，阴气多，与病相益，故寒也。其热者，阳气多，阴气少，病气胜，阳遭阴，故为痹热。其多汗而濡者，此其逢湿甚也，阳气少，阴气盛，两气相感，故汗出而濡也。

帝曰：夫痹之为病，不痛何也？岐伯曰：痹在于骨则重，在于脉则血凝而不流，在于筋则屈不伸，在于肉则不仁，在于皮则寒，故具此五者，则不痛也。凡痹之类，逢寒则虫，逢热则纵。帝曰：善。

痿论篇第四十四

黄帝问曰：五脏使人痿何也？岐伯对曰：肺主身之皮毛，心主身之血脉，肝主身之筋膜，脾主身之肌肉，肾主身之骨髓。故肺热叶焦，则皮毛虚弱急薄，著则生痿躄也。心气热，则下脉厥而上，上则下脉虚，虚则生脉痿，枢折挈，胫纵而不任地也。肝气热，则胆泄口苦筋膜干，筋膜干则筋急而挛，发为筋痿。脾气热，则胃干而渴，肌肉不仁，发为肉痿。肾气热，则腰脊不举，骨枯而髓减，发为骨痿。

帝曰：何以得之？岐伯曰：肺者，脏之长也，为心之盖也，有所失亡，所求不得，则发肺鸣，鸣则肺热叶焦。故曰：五脏因肺热叶焦，发为痿躄。此之谓也。悲哀太甚，则胞络绝，胞络绝则阳气内动，发则心下崩，数溲血也。故《本病》曰：大经空虚，发为脉痹，传为脉痿。思想无穷，所愿不得，意淫于外，入房太甚，宗筋弛纵，发为筋痿，及为白淫。故《下经》曰：筋痿者，生于肝，使内也。有渐于湿，以水为事，若有所留，居处相湿，肌肉濡渍，痹而不仁，发为肉痿。故《下经》曰：肉痿者，得之湿地也。有所远行劳倦，逢大热而渴，渴则阳气内伐，内伐则热舍于肾，肾者水脏也，今水不胜火，则骨枯而髓虚，故足不任身，发为骨痿。故《下经》曰：骨痿者，生于大热也。

帝曰：何以别之？岐伯曰：肺热者色白而毛败，心热者色赤而络脉溢，肝热者色苍而爪枯，脾热者色黄而肉蠕动，肾热者色黑而齿槁。

帝曰：如夫子言可矣，论言治痿者独取阳明何也？岐伯曰：阳明者，五脏六腑之海，主润宗筋，宗筋主束骨而利机关也。冲脉者，经脉之海也，主渗灌溪谷，与阳明合于宗筋，阴阳揔宗筋之会，会于气街，而阳明为之长，皆属于带脉，而络于督脉。故阳明虚则宗筋纵，带脉不引，故足痿不用也。

帝曰：治之奈何？岐伯曰：各补其荥而通其俞，调其虚实，和其逆顺，筋脉骨肉，各以其时受月，则病已矣。帝曰：善。

厥论篇第四十五

黄帝问曰：厥之寒热者何也？岐伯对曰：阳气衰于下，则为寒厥；阴气衰于下，则为热厥。

帝曰：热厥之为热也，必起于足下者何也？岐伯曰：阳气起于足五指之表，阴脉者集于足下而聚于足心，故阳气胜则足下热也。

帝曰：寒厥之为寒也，必从五指而上于膝者何也？岐伯曰：阴气起于五指之里，集于膝下而聚于膝上，故阴气胜则从五指至膝上寒，其寒也，不从外，皆从内也。

帝曰：寒厥何失而然也？岐伯曰：前阴者，宗筋之所聚，太阴阳明之所合也。春夏则阳气多而阴气少，秋冬则阴气盛而阳气衰。此人者质壮，以秋冬夺于所用，下气上争不能复，精气溢下，邪气因从之而上也，气因于中，阳气衰，不能渗营其经络，阳气日损，阴气独在，故手足为之寒也。

帝曰：热厥何如而然也？岐伯曰：酒入于胃，则络脉满而经脉虚，脾主为胃行其津液者也，阴气虚则阳气入，阳气入则胃不和，胃不和则精气竭，精气竭则不营其四肢也。此人必数醉若饱以入房，气聚于脾中不得散，酒气与谷气相薄，热盛于中，故热遍于身，内热而溺赤也。夫酒气盛而慓悍，肾气有衰，阳气独胜，故手足为之热也。

帝曰：厥或令人腹满，或令人暴不知人，或至半日远至一日乃知人者何也？岐伯曰：阴气盛于上则下虚，下虚则腹胀满；阳气盛于上，则下气重上而邪气逆，逆则阳气乱，阳气乱则不知人也。

帝曰：善。愿闻六经脉之厥状病能也。岐伯曰：巨阳之厥，则肿首头重，足不能行，发为眴仆。阳明之厥，则癫疾欲走呼，腹满不得卧，面赤而热，妄见而妄言。少阳之厥，则暴聋颊肿而热，胁痛，骺不可以运。太阴之厥，则腹满䐜胀，后不利，不欲食，食则呕，不得卧。少阴之厥，则口干溺赤，腹满心痛。厥阴之厥，则少腹肿痛，腹胀泾溲不利，好卧屈膝，阴缩肿，骺内热。盛则泻之，虚则补之，不盛不虚以经取之。

太阴厥逆，骺急挛，心痛引腹，治主病者。少阴厥逆，虚满呕变，下泄清，治主病者。厥阴厥逆，挛腰痛，虚满前闭谵言，治主病者。三阴俱逆，不得前后，使人手足寒，三日死。太阳厥逆，僵仆呕血善衄，治主病者。少阳厥逆，机关不利，机关不利者，腰不可以行，项不可以顾，发肠痈不可治，惊者死。阳明厥逆，喘咳身热，善惊衄呕血。

手太阴厥逆，虚满而咳，善呕沫，治主病者。手心主、少阴厥逆，心痛引喉，身热，死不可治。手太阳厥逆，耳聋泣出，项不可以顾，腰不可以俯仰，治主病者。手阳明、少阳厥逆，发喉痹，嗌肿，痓，治主病者。

卷第十三

病能论篇第四十六

黄帝问曰：人病胃脘痈者，诊当何如？岐伯对曰：诊此者当候胃脉，其脉当沉细，沉细者气逆，逆者人迎甚盛，甚盛则热。人迎者胃脉也，逆而盛，则热聚于胃口而不行，故胃脘为痈也。

帝曰：善。人有卧而有所不安者何也？岐伯曰：脏有所伤，及精有所之寄则安,，故人不能悬其病也。

帝曰：人之不得偃卧者何也？岐伯曰：肺者脏之盖也，肺气盛则脉大，脉大则不得偃卧，论在《奇恒阴阳》中。

帝曰：有病厥者，诊右脉沉而紧，左脉浮而迟，不然病主安在？岐伯曰：冬诊之，右脉固当沉紧，此应四时；左脉浮而迟，此逆四时。在左当主病在肾，颇关在肺，当腰痛也。帝曰：何以言之？岐伯曰：少阴脉贯肾络肺，今得肺脉，肾为之病，故肾为腰痛之病也。

帝曰：善。有病颈痈者，或石治之，或针灸治之，而皆已，其真安在？岐伯曰：此同名异等者也。夫痈气之息者，宜以针开除去之；夫气盛血聚者，宜石而泻之。此所谓同病异治也。

帝曰：有病怒狂者，此病安生？岐伯曰：生于阳也。帝曰：阳何以使人狂？岐伯曰：阳气者，因暴折而难决，故善怒也，病名曰阳厥。帝曰：何以知之？岐伯曰：阳明者常动，巨阳少阳不动，不动而动大疾，此其候也。帝曰：治之奈何？岐伯曰：夺其食即已，夫食入于阴，长气于阳，故夺其食即已。使之服以生铁洛为饮，夫生铁洛者，下气疾也。

帝曰：善。有病身热解惰，汗出如浴，恶风少气，此为何病？岐伯曰：病名曰酒风。帝曰：治之奈何？岐伯曰：以泽泻、术各十分，麋衔五分，合以三指撮为后饭。

所谓深之细者，其中手如针也，摩之切之，聚者坚也，博者大也。《上经》者，言气之通天也。《下经》者，言病之变化也。《金匮》者，决死生也。《揆度》者，切度之也。《奇恒》者，言奇病也。所谓奇者，使奇病不得以四时死也。恒者，得以四时死也。所谓揆者，方切求之也，言切求其脉理也。度者，得其病处，以四时度之也。

奇病论篇第四十七

黄帝问曰：人有重身，九月而瘖，此为何也？岐伯对曰：胞之络脉绝也。帝曰：何以言之？岐伯曰：胞络者系于肾，少阴之脉，贯肾系舌本，故不能言。帝曰：治之奈何？岐伯曰：无治也，当十月复。《刺法》曰：无损不足，益有余，以成其疹，然后调之。所谓无损不足者，身羸瘦，无用镵石也。无益其有余者，腹中有形而泄之，泄之则精出而病独擅中，故曰疹成也。

帝曰：病胁下满，气逆，二三岁不已，是为何病？岐伯曰：病名曰息积，此不妨于食，不可灸刺，积为导引服药，药不能独治也。

帝曰：人有身体髀股骺皆肿，环脐而痛，是为何病？岐伯曰：病名曰伏梁，此风根也。其气溢于大肠而著于肓，肓之原在脐下，故环脐而痛也。不可动之，动之为水溺涩之病也。

帝曰：人有尺脉数甚，筋急而见，此为何病？岐伯曰：此所谓疹筋，是人腹必急，白色黑色见，则病甚。

帝曰：人有病头痛以数岁不已，此安得之？名为何病？岐伯曰：当有所犯大寒，内至骨髓，髓者以脑为主，脑逆故令头痛，齿亦痛，病名曰厥逆。帝曰：善。

帝曰：有病口甘者，病名为何？何以得之？岐伯曰：此五气之溢也，名曰脾瘅。夫五味入口，藏于胃，脾为之行其精气，津液在脾，故令人口甘也。此肥美之所发也，此人必数食甘美而多肥也，肥者令人内热，甘者令人中满，故其气上溢，转为消渴。治之以兰，除陈气也。

帝曰：有病口苦，取阳陵泉，口苦者病名为何？何以得之？岐伯曰：病名曰胆瘅。夫肝者，中之将也，取决于胆，咽为之使。此人者，数谋虑不决，故胆虚，气上溢而口为之苦。治之以胆募俞，治在《阴阳十二官相使》中。

帝曰：有癃者，一日数十溲，此不足也。身热如炭，颈膺如格，人迎躁盛，喘息气逆，此有余也。太阴脉微细如发者，此不足也。其病安在？名为何病？岐伯曰：病在太阴，其盛在胃，颇在肺，病名曰厥，死不治，此所谓得五有余二不足也。帝曰：何谓五有余二不足？岐伯曰：所谓五有余者，五病之气有余也；二不足者，亦病气之不足也。今外得五有余，内得二不足，此其身不表不里，亦正死明矣。

帝曰：人生而有病癫疾者，病名曰何？安所得之？岐伯曰：病名为胎病。此得之在母腹中时，其母有所大惊，气上而不下，精气并居，故令子发为癫疾也。

帝曰：有病痝然如有水状，切其脉大紧，身无痛者，形不瘦，不能食，食少，名为何病？岐伯曰：病生在肾，名为肾风。肾风而不能食，善惊，惊已心气痿者死。帝曰：善。

大奇论篇第四十八

肝满肾满肺满皆实，即为肿。肺之雍，喘而两胠满。肝雍，两胠满，卧则惊，不得小便。肾雍，脚下至少腹满，胫有大小，髀骺大跛，易偏枯。

心脉满大，痫瘛筋挛。肝脉小急，痫瘛筋挛。肝脉骛暴，有所惊骇，脉不至若喑，不治自已。肾脉小急，肝脉小急，心脉小急，不鼓皆为瘕。

肾肝并沉为石水，并浮为风水，并虚为死，并小弦欲惊。肾脉大急沉，肝脉大急沉，皆为疝。心脉搏滑急为心疝，肺脉沉搏为肺疝。三阳急为瘕，三阴急为疝，二阴急为痫厥，二阳急为惊。

脾脉外鼓沉为肠澼，久自已。肝脉小缓为肠澼，易治。肾脉小搏沉为肠澼下血，血温身热者死。心肝澼亦下血，二脏同病者可治；其脉小沉涩为肠澼，其身热者死，热见七日死。

胃脉沉鼓涩，胃外鼓大，心脉小坚急，皆膈偏枯。男子发左，女子发右，不喑舌转，可治，三十日起；其从者喑，三岁起；年不满二十者，三岁死。

脉至而搏，血衄身热者死，脉来悬钩浮为常脉。脉至如喘，名曰暴厥，暴厥者不知与人言。脉至如数，使人暴惊，三四日自已。

脉至浮合，浮合如数，一息十至以上，是经气予不足也，微见九十日死。脉至如火薪然，是心精之予夺也，草干而死。脉至如散叶，是肝气予虚也，木叶落而死。脉至如省客，省客者，脉塞而鼓，是肾气予不足也，悬去枣华而死。脉至如丸泥，是胃精予不足也，榆荚落而死。脉至如横格，是胆气予不足也，禾熟而死。脉至如弦缕，是胞精予不足也，病善言，下霜而死，不言，可治。

脉至如交漆，交漆者，左右傍至也，微见三十日死。脉至如涌泉，浮鼓肌中，太阳气予不足也，少气味，韭英而死。脉至如颓土之状，按之不得，是肌气予不足也，五色先见黑，白垒发死。脉至如悬雍，悬雍者浮揣切之益大，是十二俞之予不足也，水凝而死。脉至如偃刀，偃刀者浮之小急，按之坚大急，五脏菀熟，寒热独并于肾也，如此其人不得坐，立春而死。脉至如丸滑不直手，不直手者，按之不可得也，是大肠气予不足也，枣叶生而死。脉至如华者，令人善恐，不欲坐卧，行立常听，是小肠气予不足也，季秋而死。

脉解篇第四十九

太阳所谓肿腰椎痛者，正月太阳寅，寅太阳也，正月阳气出在上而阴气盛，阳未得自次也，故肿腰椎痛也。病偏虚为跛者，正月阳气冻解地气而出也，所谓偏虚者，冬寒颇有不足者，故偏虚为跛也。所谓强上引背者，阳气大上而争，故强上也。所谓耳鸣者，阳气万物盛上而跃，故耳鸣也。所谓甚则狂颠疾者，阳尽在上而阴气从下，下虚上实，故狂颠疾也。所谓浮为聋者，皆在气也。所谓入中为喑者，阳盛已衰，故为喑也。内夺而厥，则为喑俳，此肾虚也，少阴不至者，厥也。

少阳所谓心胁痛者，言少阳戌也，戌者心之所表也，九月阳气尽而阴气盛，故心胁痛也。所谓不可反侧者，阴气藏物也，物藏则不动，故不可反侧也。所谓甚则跃者，九月万物尽衰，草木毕落而堕，则气去阳而之阴，气盛而阳之下长，故谓跃。

阳明所谓洒洒振寒者，阳明者午也，五月盛阳之阴也，阳盛而阴气加之，故洒洒振寒也。所谓胫肿而股不收者，是五月盛阳之阴也，阳者衰于五月，而一阴气上，与阳始争，故胫肿而股不收也。所谓上喘而为水者，阴气下而复上，上则邪客于脏腑间，故为水也。所谓胸痛少气者，水气在脏腑也，水者阴气也，阴气在中，故胸痛少气也。所谓甚则厥，恶人与火，闻木音则惕然而惊者，阳气与阴气相薄，水火相恶，故惕然而惊也。所谓欲独闭户牖而处者，阴阳相薄也，阳尽而阴盛，故欲独闭户牖而居。所谓病至则欲乘高而歌，弃衣而走者，阴阳复争，而外并于阳，故使之弃衣而走也。所谓客孙脉则头痛鼻鼽腹肿者，阳明并于上，上者则其孙络太阴也，故头痛鼻鼽腹肿也。

太阴所谓病胀者，太阴子也，十一月万物气皆藏于中，故曰病胀。所谓上走心为噫者，阴盛而上走于阳明，阳明络属心，故曰上走心为噫也。所谓食则呕者，物盛满而上溢，故呕也。所谓得后与气则快然如衰者，十一月阴气下衰，而阳气且出，故曰得后与气则快然如衰也。

少阴所谓腰痛者，少阴者申也，七月万物阳气皆伤，故腰痛也。所谓呕咳上气喘者，阴气在下，阳气在上，诸阳气浮，无所依从，故呕咳上气喘也。所谓邑邑不能久立，久坐起则目䀮䀮无所见者，万物阴阳不定未有主也，秋气始至，微霜始下，而方杀万物，阴阳内夺，故目䀮䀮无所见也。

所谓少气善怒者，阳气不治，阳气不治则阳气不得出，肝气当治而未得，故善怒，善怒者名曰煎厥。所谓恐如人将捕之者，秋气万物未有毕去，阴气少，阳气入，阴阳相薄，故恐也。所谓恶闻食臭者，胃无气，故恶闻食臭也。所谓面黑如地色者，秋气内夺，故变于色也。所谓咳则有血者，阳脉伤也，阳气未盛于上而脉满，满则咳，故血见于鼻也。

厥阴所谓㿗疝、妇人少腹肿者，厥阴者辰也，三月阳中之阴，邪在中，故曰㿗疝、少腹肿也。所谓腰脊痛不可以俯仰者，三月一振，荣华万物，一俯而不仰也。所谓㿗癃疝肤胀者，曰阴亦盛而脉胀不通，故曰㿗癃疝也。所谓甚则嗌干热中者，阴阳相薄而热，故嗌干也。

卷第十四

刺要论篇第五十

黄帝问曰：愿闻刺要。岐伯对曰：病有浮沉，刺有浅深，各至其理，无过其道。过之则内伤，不及则生外壅，壅则邪从之。浅深不得，反为大贼，内动五脏，后生大病。故曰：病有在毫毛腠理者，有在皮肤者，有在肌肉者，有在脉者，有在筋者，有在骨者，有在髓者。是故刺毫毛腠理无伤皮，皮伤则内动肺，肺动则秋病温疟，泝泝然寒栗。刺皮无伤肉，肉伤则内动脾，脾动则七十二日四季之月病腹胀，烦不嗜食。刺肉无伤脉，脉伤则内动心，心动则夏病心痛。刺脉无伤筋，筋伤则内动肝，肝动则春病热而筋弛。刺筋无伤骨，骨伤则内动肾，肾动则冬病胀腰痛。刺骨无伤髓，髓伤则销铄胻酸，体解㑊然不去矣。

刺齐论篇第五十一

黄帝问曰：愿闻刺浅深之分。岐伯对曰：刺骨者无伤筋，刺筋者无伤肉，刺肉者无伤脉，刺脉者无伤皮，刺皮者无伤肉，刺肉者无伤筋，刺筋者无伤骨。帝曰：余未知其所谓，愿闻其解。岐伯曰：刺骨无伤筋者，针至筋而去，不及骨也。刺筋无伤肉者，至肉而去，不及筋也。刺肉无伤脉者，至脉而去，不及肉也。刺脉无伤皮者，至皮而去，不及脉也。所谓刺皮无伤肉者，病在皮中，针入皮中，无伤肉也。刺肉无伤筋者，过肉中筋也。刺筋无伤骨者，过筋中骨也。此之谓反也。

刺禁论篇第五十二

黄帝问曰：愿闻禁数。岐伯对曰：脏有要害，不可不察，肝生于左，肺藏于右，心部于表，肾治于里，脾为之使，胃为之市。膈肓之上，中有父母；七节之旁，中有小心。从之有福，逆之有咎。

刺中心，一日死，其动为噫。刺中肝，五日死，其动为语。刺中肾，六日死，其动为嚏。刺中肺，三日死，其动为咳。刺中脾，十日死，其动为吞。刺中胆，一日半死，其动为呕。

刺跗上中大脉，血出不止死。刺面中溜脉，不幸为盲。刺头中脑户，入脑立死。刺舌下中脉太过，血出不止为喑。刺足下布络中脉，血不出为肿。刺郄中大脉，令人仆脱色。刺气街中脉，血不出，为肿鼠仆。刺脊间中髓，为伛。刺乳上，中乳房，为肿根蚀。刺缺盆中内陷，气泄，令人喘咳逆。刺手鱼腹内陷，为肿。

无刺大醉，令人气乱。无刺大怒，令人气逆。无刺大劳人，无刺新饱人，无刺大饥人，无刺大渴人，无刺大惊人。

刺阴股中大脉，血出不止死。刺客主人内陷中脉，为内漏为聋。刺膝髌出液，为跛。刺臂太阴脉，出血多立死。刺足少阴脉，重虚出血，为舌难以言。刺膺中陷中肺，为喘逆仰息。刺肘中内陷，气归之，为不屈伸。刺阴股下三寸内陷，令人遗溺。刺腋下胁间内陷，令人咳。刺少腹中膀胱溺出，令人少腹满。刺腨肠内陷，为肿。刺匡上陷骨中脉，为漏为盲。刺关节中液出，不得屈伸。

刺志论篇第五十三

黄帝问曰：愿闻虚实之要。岐伯对曰：气实形实，气虚形虚，此其常也，反此者病。谷盛气盛，谷虚气虚，此其常也，反此者病。脉实血实，脉虚血虚，此其常也，反此者病。帝曰：如何而反？岐伯曰：气盛身寒，气虚身热，此谓反也。谷入多而气少，此谓反也。谷不入而气多，此谓反也。脉盛血少，此谓反也。脉小血多，此谓反也。气盛身寒，得之伤寒。气虚身热，得之伤暑。谷入多而气少者，得之有所脱血，湿居下也。谷入少而气多者，邪在胃及与肺也。脉小血多者，饮中热也。脉大血少者，脉有风气，水浆不入，此之谓也。夫实者，气入也。虚者，气出也。气实者，热也。气虚者，寒也。入实者，左手开针空也。入虚者，左手闭针空也。

针解篇第五十四

黄帝问曰：愿闻九针之解，虚实之道。岐伯对曰：刺虚则实之者，针下热也，气实乃热也。满而泄之者，针下寒也，气虚乃寒也。菀陈则除之者，出恶血也。邪胜则虚之者，出针勿按。徐而疾则实者，徐出针而疾按之。疾而徐则虚者，疾出针而徐按之。言实与虚者，寒温气多少也。若无若有者，疾不可知也。察后与先者，知病先后也。为虚与实者，工勿失其法。若得若失者，离其法也。虚实之要，九针最妙者，为其各有所宜也。补泻之时者，与气开阖相合也。九针之名，各不同形者，针穷其所当补泻也。

刺实须其虚者，留针阴气隆至，乃去针也。刺虚须其实者，阳气隆至，针下热乃去针也。经气已至，慎守勿失者，勿变更也。深浅在志者，知病之内外也。近远如一者，深浅其候等也。如临深渊者，不敢惰也。手如握虎者，欲其壮也。神无营于众物者，静志观病人，无左右视也。义无邪下者，欲端以正也。必正其神者，欲瞻病人目，制其神，令气易行也。所谓三里者，下膝三寸也。所谓跗之者，举膝分易见也。巨虚者，跷足胻独陷者。下廉者，陷下者也。

帝曰：余闻九针，上应天地四时阴阳，愿闻其方，令可传于后世以为常也。岐伯曰：夫一天、二地、三人、四时、五音、六律、七星、八风、九野，身形亦应之，针各有所宜，故曰九针。人皮应天，人肉应地，人脉应人，人筋应时，人声应音，人阴阳合气应律，人齿面目应星，人出入气应风，人九窍三百六十五络应野。故一针皮，二针肉，三针脉，四针筋，五针骨，六针调阴阳，七针益精，八针除风，九针通九窍，除三百六十五节气，此之谓各有所主也。人心意应八风，人气应天，人发齿耳目五声应五音六律，人阴阳脉血气应地，人肝目应之九。

九窍三百六十五。人一以观动静天二以候五色七星应之以候发毋泽五音一以候宫商角徵羽六律有余不足应之二地一以候高下有余九野一节俞应之以候闭节三人变一分人候齿泄多血少十分角之变五分以候缓急六分不足三分寒关节第九分四时人寒温燥湿四时一应之以候相反一四方各作解。

长刺节论篇第五十五

刺家不诊，听病者言。在头头疾痛，为藏针之，刺至骨病已，上无伤骨肉及皮，皮者道也。阴刺，入一傍四处。治寒热深专者，刺大脏，迫脏刺背，背俞也，刺之迫脏，脏会，腹中寒热去而止，与刺之要，发针而浅出血。治痈肿者刺痈上，视痈小大深浅刺，刺大者多血，小者深之，必端内针为故止。病在少腹有积，刺皮髓以下，至少腹而止，刺侠脊两傍四椎间，刺两髂髎季胁肋间，导腹中气热下已。病在少腹，腹痛不得大小便，病名曰疝，得之寒，刺少腹两股间，刺腰髁骨间，刺而多之，尽炅病已。

病在筋，筋挛节痛，不可以行，名曰筋痹，刺筋上为故，刺分肉间，不可中骨也，病起筋炅，病已止。病在肌肤，肌肤尽痛，名曰肌痹，伤于寒湿，刺大分小分，多发针而深之，以热为故，无伤筋骨，伤筋骨，痈发若变，诸分尽热，病已止。病在骨，骨重不可举，骨髓酸痛，寒气至，名曰骨痹，深者，刺无伤脉肉为故，其道大分小分，骨热病已止。病在诸阳脉，且寒且热，诸分且寒且热，名曰狂，刺之虚脉，视分尽热，病已止。病初发，岁一发，不治月一发，不治月四五发，名曰癫病，刺诸分诸脉，其无寒者以针调之，病已止。

病风且寒且热，炅汗出，一日数过，先刺诸分理络脉；汗出且寒且热，三日一刺，百日而已。病大风，骨节重，须眉堕，名曰大风，刺肌肉为故，汗出百日，刺骨髓，汗出百日，凡二百日，须眉生而止针。

卷第十五

皮部论篇第五十六

黄帝问曰：余闻皮有分部，脉有经纪，筋有结络，骨有度量，其所生病各异，别其分部，左右上下，阴阳所在，病之始终，愿闻其道。岐伯对曰：欲知皮部以经脉为纪者，诸经皆然。阳明之阳，名曰害蜚，上下同法。视其部中有浮络者，皆阳明之络也。其色多青则痛，多黑则痹，黄赤则热，多白则寒，五色皆见，则寒热也。络盛则入客于经，阳主外，阴主内。

少阳之阳，名曰枢持，上下同法。视其部中有浮络者，皆少阳之络也。络盛则入客于经，故在阳者主内，在阴者主出，以渗于内，诸经皆然。

太阳之阳，名曰关枢，上下同法。视其部中有浮络者，皆太阳之络也。络盛则入客于经。

少阴之阴，名曰枢儒，上下同法。视其部中有浮络者，皆少阴之络也。络盛则入客于经，其入经也，从阳部注于经；其出者，从阴内注于骨。

心主之阴，名曰害肩，上下同法。视其部中有浮络者，皆心主之络也。络盛则入客于经。

太阴之阴，名曰关蛰，上下同法。视其部中有浮络者，皆太阴之络也。络盛则入客于经。凡十二经络脉者，皮之部也。

是故百病之始生也，必先于皮毛，邪中之则腠理开，开则入客于络脉，留而不去，传入于经，留而不去，传入于腑，廪于肠胃。邪之始入于皮也，泝然起毫毛，开腠理；其入于络也，则络脉盛色变；其入客于经也，则感虚乃陷下；其留于筋骨之间，寒多则筋挛骨痛，热多则筋弛骨消，肉烁䐃破，毛直而败。

帝曰：夫子言皮之十二部，其生病皆何如？岐伯曰：皮者脉之部也，邪客于皮则腠理开，开则邪入客于络脉，络脉满则注于经脉，经脉满则入舍于腑脏也，故皮者有分部，不与而生大病也。帝曰：善。

经络论篇第五十七

黄帝问曰：夫络脉之见也，其五色各异，青黄赤白黑不同，其故何也？岐伯对曰：经有常色而络无常变也。帝曰：经之常色何如？岐伯曰：心赤，肺白，肝青，脾黄，肾黑，皆亦应其经脉之色也。帝曰：络之阴阳，亦应其经乎？岐伯曰：阴络之色应其经，阳络之色变无常，随四时而行也。寒多则凝泣，凝泣则青黑；热多则淖泽，淖泽则黄赤。此皆常色，谓之无病。五色具见者，谓之寒热。帝曰：善。

气穴论篇第五十八

黄帝问曰：余闻气穴三百六十五以应一岁，未知其所，愿卒闻之。岐伯稽首再拜对曰：窘乎哉问也！其非圣帝，孰能穷其道焉！因请溢意尽言其处。帝捧手逡巡而却曰：夫子之开余道也，目未见其处，耳未闻其数，而目以明，耳以聪矣。岐伯曰：此所谓圣人易语，良马易御也。帝曰：余非圣人之易语也，世言真数开人意，今余所访问者真数，发蒙解惑，未足以论也。然余愿闻夫子溢志尽言其处，令解其意，请藏之金匮，不敢复出。

岐伯再拜而起曰：臣请言之，背与心相控而痛，所治天突与十椎及上纪，上纪者胃脘也，下纪者关元也。背胸邪系阴阳左右，如此其病前后痛涩，胸胁痛而不得息，不得卧，上气短气偏痛，脉满起斜出尻脉，络胸胁支心贯膈，上肩加天突，斜下肩交十椎下。

脏俞五十穴，腑俞七十二穴，热俞五十九穴，水俞五十七穴，头上五行行五，五五二十五穴。中䏚两傍各五，凡十穴。大椎上两傍各一，凡二穴。目瞳子浮白二穴，两髀厌分中二穴，犊鼻二穴，耳中多所闻二穴，眉本二穴，完骨二穴，项中央一穴，枕骨二穴，上关二穴，大迎二穴，下关二穴，天柱二穴，巨虚上下廉四穴，曲牙二穴，天突一穴，天府二穴，天牖二穴，扶突二穴，天窗二穴，肩解二穴，关元一穴，委阳二穴，肩贞二穴，喑门一穴，脐一穴，胸俞十二穴，背俞二穴，膺俞十二穴，分肉二穴，踝上横二穴，阴阳跷四穴，水俞在诸分，热俞在气穴，寒热俞在两骸厌中二穴，大禁二十五，在天府下五寸。凡三百六十五穴，针之所由行也。

帝曰：余已知气穴之处，游针之居，愿闻孙络溪谷，亦有所应乎？岐伯曰：孙络三百六十五穴会，亦以应一岁，以溢奇邪，以通荣卫，荣卫稽留，卫散荣溢，气竭血著，外为发热，内为少气，疾泻无怠，以通荣卫，见而泻之，无问所会。

帝曰：善。愿闻溪谷之会也。岐伯曰：肉之大会为谷，肉之小会为溪，肉分之间，溪谷之会，以行荣卫，以会大气。邪溢气壅，脉热肉败，荣卫不行，必将为脓，内销骨髓，外破大腘，留于节凑，必将为败。积寒留舍，荣卫不居，卷肉缩筋，肋肘不得伸，内为骨痹，外为不仁，命曰不足，大寒留于溪谷也。溪谷三百六十五穴会，亦应一岁。其小痹淫溢，循脉往来，微针所及，与法相同。帝乃辟左右而起，再拜曰：今日发蒙解惑，藏之金匮，不敢复出。乃藏之金兰之室，署曰气穴所在。岐伯曰：孙络之脉别经者，其血盛而当泻者，亦三百六十五脉，并注于络，传注十二络脉，非独十四络脉也，内解泻于中者十脉。

气府论篇第五十九

足太阳脉气所发者七十八穴：两眉头各一，入发至项三寸半，傍五，相去三寸，其浮气在皮中者凡五行，行五，五五二十五，项中大筋两傍各一，风府两傍各一，侠脊以下至尻尾二十一节十五间各一，五脏之俞各五，六腑之俞各六，委中以下至足小指傍各六俞。

足少阳脉气所发者六十二穴：两角上各二，直目上发际内各五，耳前角上各一，耳前角下各一，锐发下各一，客主人各一，耳后陷中各一，下关各一，耳下牙车之后各一，缺盆各一，掖下三寸，胁下至胠八间各一，髀枢中傍各一，膝以下至足小指次指各六俞。

足阳明脉气所发者六十八穴：额颅发际傍各三，面鼽骨空各一，大迎之骨空各一，人迎各一，缺盆外骨空各一，膺中骨间各一，侠鸠尾之外，当乳下三寸，侠胃脘各五，侠脐广三寸各三，下脐二寸侠之各三，气街动脉各一，伏兔上各一，三里以下至足中指各八俞，分之所在穴空。

手太阳脉气所发者三十六穴：目内眦各一，目外各一，鼽骨下各一，耳廓上各一，耳中各一，巨骨穴各一，曲掖上骨穴各一，柱骨上陷者各一，上天窗四寸各一，肩解各一，肩解下三寸各一，肘以下至手小指本各六俞。

手阳明脉气所发者二十二穴：鼻空外廉、项上各二，大迎骨空各一，柱骨之会各一，髃骨之会各一，肘以下至手大指次指本各六俞。

手少阳脉气所发者三十二穴：鼽骨下各一，眉后各一，角上各一，下完骨后各一，项中足太阳之前各一，侠扶突各一，肩贞各一，肩贞下三寸分间各一，肘以下至手小指次指本各六俞。

督脉气所发者二十八穴：项中央二，发际后中八，面中三，大椎以下至尻尾及傍十五穴，至骶下凡二十一节，脊椎法也。

任脉之气所发者二十八穴：喉中央二，膺中骨陷中各一，鸠尾下三寸，胃脘五寸，胃脘以下至横骨六寸半一，腹脉法也。下阴别一，目下各一，下唇一，龈交一。

冲脉气所发者二十二穴：侠鸠尾外各半寸至脐寸一，侠脐下傍各五分至横骨寸一，腹脉法也。

足少阴舌下，厥阴毛中急脉各一，手少阴各一，阴阳跷各一。手足诸鱼际脉气所发者，凡三百六十五穴也。

卷第十六

骨空论篇第六十

黄帝问曰：余闻风者百病之始也，以针治之奈何？岐伯对曰：风从外入，令人振寒，汗出头痛，身重恶寒，治在风府，调其阴阳，不足则补，有余则泻。大风颈项痛，刺风府，风府在上椎。大风汗出，灸譩譆，譩譆在背下侠脊傍三寸所，厌之令病者呼譩譆，譩譆应手。从风憎风，刺眉头。失枕在肩上横骨间，折使揄臂齐肘，正灸脊中。䏚络季胁引少腹而痛胀，刺譩譆。腰痛不可以转摇，急引阴卵，刺八髎与痛上，八髎在腰尻分间。鼠瘘寒热，还刺寒府，寒府在附膝外解营。取膝上外者使之拜，取足心者使之跪。

任脉者，起于中极之下，以上毛际，循腹里，上关元，至咽喉，上颐循面入目。冲脉者，起于气街，并少阴之经，侠脐上行，至胸中而散。任脉为病，男子内结七疝，女子带下瘕聚。冲脉为病，逆气里急。督脉为病，脊强反折。督脉者，起于少腹以下骨中央，女子入系廷孔，其孔，溺孔之端也。其络循阴器合篡间，绕篡后，别绕臀，至少阴与巨阳中络者，合少阴上股内后廉，贯脊属肾，与太阳起于目内眦，上额交巅上，入络脑，还出别下项，循肩髆内，侠脊抵腰中，入循膂，络肾；其男子循茎下至篡，与女子等；其少腹直上者，贯脐中央，上贯心，入喉，上颐环唇，上系两目之下中央。此生病，从少腹上冲心而痛，不得前后，为冲疝。其女子不孕，癃痔遗溺嗌干。督脉生病治督脉，治在骨上，甚者在脐下营。

其上气有音者，治其喉中央，在缺盆中者。其病上冲喉者，治其渐，渐者上侠颐也。蹇膝伸不屈，治其楗。坐而膝痛，治其机。立而暑解，治其骸关。膝痛，痛及拇指，治其腘。坐而膝痛如物隐者，治其关。膝痛不可屈伸，治其背内。连骭若折，治阳明中俞髎。若别，治巨阳、少阴荥。淫泺胫酸，不能久立，治少阳之络，在外踝上五寸。辅骨上横骨下为楗，侠髋为机，膝解为骸关，侠膝之骨为连骸，骸下为辅，辅上为腘，腘上为关，头横骨为枕。

水俞五十七穴者，尻上五行、行五；伏兔上两行、行五；左右各一行、行五；踝上各一行、行六穴。髓空在脑后三分，在颅际锐骨之下，一在龂基下，一在项后中复骨下，一在脊骨上空，在风府上。脊骨下空，在尻骨下空。数髓空在面侠鼻，或骨空在口下当两肩。两髆骨空，在髆中之阳。臂骨空在臂阳，去踝四寸两骨空之间。股骨上空在股阳，出上膝四寸。骭骨空在辅骨之上端。股际骨空在毛中动脉下。尻骨空在髀骨之后，相去四寸。扁骨有渗理凑，无髓孔，易髓无空。

灸寒热之法，先灸项大椎，以年为壮数；次灸橛骨，以年为壮数，视背俞陷者灸之，举臂肩上陷者灸之，两季胁之间灸之，外踝上绝骨之端灸之，足小指次指间灸之，腨下陷脉灸之，外踝后灸之，缺盆骨上切之坚痛如筋者灸之，膺中陷骨间灸之，掌束骨下灸之，脐下关元三寸灸之，毛际动脉灸之，膝下三寸分间灸之，足阳明跗上动脉灸之，巅上一灸之。犬所啮之处灸之三壮，即以犬伤病法灸之，凡当灸二十九处。伤食灸之，不已者，必视其经之过于阳者，数刺其俞而药之。

水热穴论篇第六十一

黄帝问曰：少阴何以主肾？肾何以主水？岐伯对曰：肾者至阴也，至阴者盛水也，肺者太阴也，少阴者冬脉也，故其本在肾，其末在肺，皆积水也。

帝曰：肾何以能聚水而生病？岐伯曰：肾者胃之关也，关闭不利，故聚水而从其类也。上下溢于皮肤，故为胕肿。胕肿者，聚水而生病也。

帝曰：诸水皆生于肾乎？岐伯曰：肾者牝脏也，地气上者属于肾，而生水液也，故曰至阴。勇而劳甚则肾汗出，肾汗出逢于风，内不得入于脏腑，外不得越于皮肤，客于玄府，行于皮里，传为胕肿，本之于肾，名曰风水。所谓玄府者，汗空也。

帝曰：水俞五十七处者，是何主也？岐伯曰：肾俞五十七穴，积阴之所聚也，水所从出入也。尻上五行、行五者，此肾俞。故水病下为胕肿大腹，上为喘呼，

不得卧者，标本俱病，故肺为喘呼，肾为水肿，肺为逆不得卧，分为相输，俱受者，水气之所留也。伏兔上各二行、行五者，此肾之街也。三阴之所交结于脚也。踝上各一行、行六者，此肾脉之下行也，名曰太冲。凡五十七穴者，皆脏之阴络，水之所客也。

帝曰：春取络脉分肉何也？岐伯曰：春者木始治，肝气始生，肝气急，其风疾，经脉常深，其气少，不能深入，故取络脉分肉间。

帝曰：夏取盛经分腠何也？岐伯曰：夏者火始治，心气始长，脉瘦气弱，阳气留溢，热熏分腠，内至于经，故取盛经分腠，绝肤而病去者，邪居浅也。所谓盛经者，阳脉也。

帝曰：秋取经俞何也？岐伯曰：秋者金始治，肺将收杀，金将胜火，阳气在合，阴气初胜，湿气及体，阴气未盛，未能深入，故取俞以泻阴邪，取合以虚阳邪。阳气始衰，故取于合。

帝曰：冬取井荥何也？岐伯曰：冬者水始治，肾方闭，阳气衰少，阴气坚盛，巨阳伏沉，阳脉乃去，故取井以下阴逆，取荥以实阳气。故曰：冬取井荥，春不鼽衄，此之谓也。

帝曰：夫子言治热病五十九俞，余论其意，未能领别其处，愿闻其处，因闻其意。岐伯曰：头上五行、行五者，以越诸阳之热逆也。大杼、膺俞、缺盆、背俞，此八者，以泻胸中之热也。气街，三里，巨虚上下廉，此八者，以泻胃中之热也。云门、髃骨、委中、髓空，此八者，以泻四肢之热也。五脏俞傍五，此十者，以泻五脏之热也。凡此五十九穴者，皆热之左右也。

帝曰：人伤于寒而传为热何也？岐伯曰：夫寒盛则生热也。

卷第十七

调经论篇第六十二

黄帝问曰：余闻《刺法》言，有余泻之，不足补之，何谓有余？何谓不足？岐伯对曰：有余有五，不足亦有五，帝欲何问？帝曰：愿尽闻之。岐伯曰：神有余有不足，气有余有不足，血有余有不足，形有余有不足，志有余有不足，凡此十者，其气不等也。

帝曰：人有精气津液，四肢九窍，五脏十六部，三百六十五节，乃生百病，百病之生，皆有虚实。今夫子乃言有余有五，不足亦有五，何以生之乎？岐伯曰：皆生于五脏也。夫心藏神，肺藏气，肝藏血，脾藏肉，肾藏志，而此成形。志意通，内连骨髓，而成身形五脏。五脏之道，皆出于经隧，以行血气，血气不和，百病乃变化而生，是故守经隧焉。

帝曰：神有余不足何如？岐伯曰：神有余则笑不休，神不足则悲。血气未并，五脏安定，邪客于形，洒淅起于毫毛，未入于经络也，故命曰神之微。帝曰：补泻奈何？岐伯曰：神有余，则泻其小络之血，出血，勿之深斥，无中其大经，神气乃平。神不足者，视其虚络，按而致之，刺而利之，无出其血，无泄其气，以通其经，神气乃平。帝曰：刺微奈何？岐伯曰：按摩勿释，著针勿斥，移气于不足，神气乃得复。

帝曰：善。有余不足奈何？岐伯曰：气有余则喘咳上气，不足则息利少气。血气未并，五脏安定，皮肤微病，命曰白气微泄。帝曰：补泻奈何？岐伯曰：气有余，则泻其经隧，无伤其经，无出其血，无泄其气。不足，则补其经隧，无出其气。帝曰：刺微奈何？岐伯曰：按摩勿释，出针视之，曰我将深之，适人必革，精气自伏，邪气散乱，无所休息，气泄腠理，真气乃相得。

帝曰：善。血有余不足奈何？岐伯曰：血有余则怒，不足则恐。血气未并，五脏安定，孙络外溢，则络有留血。帝曰：补泻奈何？岐伯曰：血有余，则泻其盛经，出其血。不足，则视其虚经，内针其脉中，久留而视，脉大，疾出其针，无令血泄。帝曰：刺留血奈何？岐伯曰：视其血络，刺出其血，无令恶血得入于经，以成其疾。

帝曰：善。形有余不足奈何？岐伯曰：形有余则腹胀泾溲不利，不足则四肢不用。血气未并，五脏安定，肌肉蠕动，命曰微风。帝曰：补泻奈何？岐伯曰：形有余则泻其阳经，不足则补其阳络。帝曰：刺微奈何？岐伯曰：取分肉间，无中其经，无伤其络，卫气得复，邪气乃索。

帝曰：善。志有余不足奈何？岐伯曰：志有余则腹胀飧泄，不足则厥。血气未并，五脏安定，骨节有动。帝曰：补泻奈何？岐伯曰：志有余则泻然筋血者，不足则补其复溜。帝曰：刺未并奈何？岐伯曰：即取之，无中其经，邪所乃能立虚。

帝曰：善。余已闻虚实之形，不知其何以生。岐伯曰：气血以并，阴阳相倾，气乱于卫，血逆于经，血气离居，一实一虚。血并于阴，气并于阳，故为惊狂。血并于阳，气并于阴，乃为炅中。血并于上，气并于下，心烦惋善怒。血并于下，气并于上，乱而喜忘。

帝曰：血并于阴，气并于阳，如是血气离居，何者为实？何者为虚？岐伯曰：血气者，喜温而恶寒，寒则泣不能流，温则消而去之，是故气之所并为血虚，血之所并为气虚。帝曰：人之所有者，血与气耳。今夫子乃言血并为虚，气并为虚，是无实乎？岐伯曰：有者为实，无者为虚，故气并则无血，血并则无气，今血与气相失，故为虚焉。络之与孙脉俱输于经，血与气并，则为实焉。血之与气并走于上，则为大厥，厥则暴死，气复反则生，不反则死。

帝曰：实者何道从来？虚者何道从去？虚实之要，愿闻其故。岐伯曰：夫阴与阳皆有俞会，阳注于阴，阴满之外，阴阳匀平，以充其形，九候若一，命曰平人。夫邪之生也，或生于阴，或生于阳。其生于阳者，得之风雨寒暑。其生于阴者，得之饮食居处，阴阳喜怒。

帝曰：风雨之伤人奈何？岐伯曰：风雨之伤人也，先客于皮肤，传入于孙脉，孙脉满则传入于络脉，络脉满则输于大经脉，血气与邪并客于分腠之间，其脉坚大，故曰实。实者外坚充满，不可按之，按之则痛。帝曰：寒湿之伤人奈何？岐伯曰：寒湿之中人也，皮肤不收，肌肉坚紧，荣血泣，卫气去，故曰虚。虚者聂辟气不足，按之则气足以温之，故快然而不痛。

帝曰：善。阴之生实奈何？岐伯曰：喜怒不节则阴气上逆，上逆则下虚，下虚则阳气走之，故曰实矣。帝曰：阴之生虚奈何？岐伯曰：喜则气下，悲则气消，消则脉虚空，因寒饮食，寒气熏满，则血泣气去，故曰虚矣。

帝曰：经言阳虚则外寒，阴虚则内热，阳盛则外热，阴盛则内寒，余已闻之矣，不知其所由然也。岐伯曰：阳受气于上焦，以温皮肤分肉之间，今寒气在外，则上焦不通，上焦不通，则寒气独留于外，故寒栗。帝曰：阴虚生内热奈何？岐伯曰：有所劳倦，形气衰少，谷气不盛，上焦不行，下脘不通。胃气热，热气熏胸中，故内热。帝曰：阳盛生外热奈何？岐伯曰：上焦不通利，则皮肤致密，腠理闭塞，玄府不通，卫气不得泄越，故外热。帝曰：阴盛生内寒奈何？岐伯曰：厥气上逆，寒气积于胸中而不泻，不泻则温气去，寒独留，则血凝泣，凝则脉不通，其脉盛大以涩，故中寒。

帝曰：阴与阳并，血气以并，病形以成，刺之奈何？岐伯曰：刺此者取之经隧，取血于营，取气于卫，用形哉，因四时多少高下。帝曰：血气以并，病形以成，阴阳相倾，补泻奈何？岐伯曰：泻实者气盛乃内针，针与气俱内，以开其门，如利其户，针与气俱出，精气不伤，邪气乃下，外门不闭，以出其疾，摇大其道，如利其路，是谓大泻，必切而出，大气乃屈。帝曰：补虚奈何？岐伯曰：持针勿置，以定其意，候呼内针，气出针入，针空四塞，精无从去，方实而疾出针，气入针出，热不得还，闭塞其门，邪气布散，精气乃得存，动气候时，近气不失，远气乃来，是谓追之。

帝曰：夫子言虚实者有十，生于五脏，

五脏五脉耳。夫十二经脉皆生百病，今夫子独言五脏。夫十二经脉者，皆络三百六十五节，节有病必被经脉，经脉之病皆有虚实，何以合之？岐伯曰：五脏者，故得六腑与为表里，经络支节，各生虚实，其病所居，随而调之。病在脉，调之血；病在血，调之络；病在气，调之卫；病在肉，调之分肉；病在筋，调之筋；病在骨，调之骨。燔针劫刺其下及与急者；病在骨，焠针药熨；病不知所痛，两跷为上；身形有痛，九候莫病，则缪刺之；痛在于左而右脉病者，巨刺之。必谨察其九候，针道备矣。

卷第十八

缪刺论篇第六十三

黄帝问曰：余闻缪刺，未得其意，何谓缪刺？岐伯对曰：夫邪之客于形也，必先舍于皮毛，留而不去，入舍于孙脉，留而不去，入舍于络脉，留而不去，入舍于经脉，内连五脏，散于肠胃，阴阳俱感，五脏乃伤，此邪之从皮毛而入，极于五脏之次也，如此则治其经焉。今邪客于皮毛，入舍于孙络，留而不去，闭塞不通，不得入于经，流溢于大络，而生奇病也。夫邪客大络者，左注右，右注左，上下左右与经相干，而布于四末，其气无常处，不入于经俞，命曰缪刺。

帝曰：愿闻缪刺，以左取右，以右取左奈何？其与巨刺何以别之？岐伯曰：邪客于经，左盛则右病，右盛则左病，亦有移易者，左痛未已而右脉先病，如此者，必巨刺之，必中其经，非络脉也。故络病者，其痛与经脉缪处，故命曰缪刺。

帝曰：愿闻缪刺奈何？取之何如？岐伯曰：邪客于足少阴之络，令人卒心痛暴胀，胸胁支满，无积者，刺然骨之前出血，如食顷而已；不已，左取右，右取左；病新发者，取五日已。

邪客于手少阳之络，令人喉痹舌卷，口干心烦，臂外廉痛，手不及头，刺手小指次指爪甲上，去端如韭叶各一痏，壮者立已，老者有顷已，左取右，右取左，此新病数日已。

邪客于足厥阴之络，令人卒疝暴痛，刺足大指爪甲上，与肉交者各一痏，男子立已，女子有顷已，左取右，右取左。

邪客于足太阳之络，令人头项肩痛，刺足小指爪甲上，与肉交者各一痏，立已；不已，刺外踝下三痏，左取右，右取左，如食顷已。

邪客于手阳明之络，令人气满胸中，喘息而支胠，胸中热，刺手大指次指爪甲上，去端如韭叶各一痏，左取右，右取左，如食顷已。

邪客于臂掌之间，不可得屈，刺其踝后，先以指按之痛乃刺之，以月死生为数，月生一日一痏，二日二痏，十五日十五痏，十六日十四痏。

邪客于足阳跷之脉，令人目痛从内眦始，刺外踝之下半寸所各二痏，左刺右，右刺左，如行十里顷而已。

人有所堕坠，恶血留内，腹中满胀，不得前后，先饮利药。此上伤厥阴之脉，下伤少阴之络，刺足内踝之下、然骨之前血脉出血，刺足跗上动脉，不已，刺三毛上各一痏，见血立已，左刺右，右刺左。善悲惊不乐，刺如右方。

邪客于手阳明之络，令人耳聋，时不

闻音，刺手大指次指爪甲上，去端如韭叶各一痏，立闻；不已，刺中指爪甲上与肉交者，立闻，其不时闻者，不可刺也。耳中生风者，亦刺之如此数，左刺右，右刺左。

凡痹往来行无常处者，在分肉间痛而刺之，以月死生为数；用针者，随气盛衰，以为痏数，针过其日数则脱气，不及日数则气不泻，左刺右，右刺左，病已止；不已，复刺之如法。月生一日一痏，二日二痏，渐多之；十五日十五痏，十六日十四痏，渐少之。

邪客于足阳明之络，令人鼽衄上齿寒，刺足中指次指爪甲上，与肉交者各一痏，左刺右，右刺左。

邪客于足少阳之络，令人胁痛不得息，咳而汗出，刺足小指次指爪甲上，与肉交者各一痏，不得息立已，汗出立止，咳者温衣饮食，一日已。左刺右，右刺左，病立已；不已，复刺如法。

邪客于足少阴之络，令人嗌痛不可内食，无故善怒，气上走贲上，刺足下中央之脉各三痏，凡六刺，立已，左刺右，右刺左。嗌中肿，不能内唾，时不能出唾者，缪刺然骨之前，出血立已，左刺右，右刺左。

邪客于足太阴之络，令人腰痛，引少腹控眇，不可以仰息，刺腰尻之解、两胂之上，是腰俞，以月死生为痏数，发针立已，左刺右，右刺左。

邪客于足太阳之络，令人拘挛背急，引胁而痛，刺之从项始数脊椎侠脊，疾按之应手如痛，刺之傍三痏，立已。

邪客于足少阳之络，令人留于枢中痛，髀不可举，刺枢中以毫针，寒则久留针，以月死生为数，立已。

治诸经刺之，所过者不病，则缪刺之。

耳聋，刺手阳明，不已，刺其通脉出耳前者。齿龋，刺手阳明，不已，刺其脉入齿中，立已。

邪客于五脏之间，其病也，脉引而痛，时来时止，视其病，缪刺之于手足爪甲上，视其脉，出其血，间日一刺，一刺不已，五刺已。

缪传引上齿，齿唇寒痛，视其手背脉血者去之，足阳明中指爪甲上一痏，手大指次指爪甲上各一痏，立已，左取右，右取左。

邪客于手足少阴、太阴、足阳明之络，此五络皆会于耳中，上络左角，五络俱竭，令人身脉皆动，而形无知也，其状若尸，或曰尸厥，刺其足大指内侧爪甲上，去端如韭叶，后刺足心，后刺足中指爪甲上各一痏，后刺手大指内侧，去端如韭叶，后刺手少阴锐骨之端各一痏，立已；不已，以竹管吹其两耳，鬄其左角之发方一寸燔治，饮以美酒一杯，不能饮者灌之，立已。凡刺之数，先视其经脉，切而从之，审其虚实而调之，不调者经刺之，有痛而经不病者缪刺之，因视其皮部有血络者尽取之。此缪刺之数也。

四时刺逆从论篇第六十四

厥阴有余病阴痹，不足病生热痹，滑则病狐疝风，涩则病少腹积气。少阴有余病皮痹隐轸，不足病肺痹，滑则病肺风疝，涩则病积溲血。太阴有余病肉痹寒中，不足病脾痹，滑则病脾风疝，涩则病积心腹时满。阳明有余病脉痹身时热，不足病心痹，滑则病心风疝，涩则病积时善惊。太阳有余病骨痹身重，不足病肾痹，滑则病肾风疝，涩则病积善时巅疾。少阳有余病筋痹胁满，不足病肝痹，滑则病肝风疝，涩则病积时筋急目痛。

是故春气在经脉，夏气在孙络，长夏气在肌肉，秋气在皮肤，冬气在骨髓中。

帝曰：余愿闻其故。岐伯曰：春者，天气始开，地气始泄，冻解冰释，水行经通，故人气在脉。夏者，经满气溢，入孙络受血，皮肤充实。长夏者，经络皆盛，内溢肌中。秋者，天气始收，腠理闭塞，皮肤引急。冬者盖藏，血气在中，内著骨髓，通于五脏。是故邪气者，常随四时之气血而入客也，至其变化不可为度，然必从其经气，辟除其邪，除其邪则乱气不生。

帝曰：逆四时而生乱气奈何？岐伯曰：春刺络脉，血气外溢，令人少气；春刺肌肉，血气环逆，令人上气；春刺筋骨，血气内著，令人腹胀。夏刺经脉，血气乃竭，令人解㑊；夏刺肌肉，血气内却，令人善恐；夏刺筋骨，血气上逆，令人善怒。秋刺经脉，血气上逆，令人善忘；秋刺络脉，气不外行，令人卧不欲动；秋刺筋骨，血气内散，令人寒栗。冬刺经脉，血气皆脱，令人目不明；冬刺络脉，内气外泄，留为大痹；冬刺肌肉，阳气竭绝，令人善忘。凡此四时刺者，大逆之病，不可不从也，反之，则生乱气相淫病焉。故刺不知四时之经，病之所生，以从为逆，正气内乱，与精相薄，必审九候，正气不乱，精气不转。

帝曰：善。刺五脏，中心一日死，其动为噫。中肝五日死，其动为语。中肺三日死，其动为咳。中肾六日死，其动为嚏欠。中脾十日死，其动为吞。刺伤人五脏必死，其动则依其脏之所变候知其死也。

标本病传论篇第六十五

黄帝问曰：病有标本，刺有逆从奈何？岐伯对曰：凡刺之方，必别阴阳，前后相应，逆从得施，标本相移，故曰有其在标而求之于标，有其在本而求之于本，有其在本而求之于标，有其在标而求之于本。故治有取标而得者，有取本而得者，有逆取而得者，有从取而得者。故知逆与从，正行无问，知标本者，万举万当，不知标本，是谓妄行。

夫阴阳逆从标本之为道也，小而大，言一而知百病之害，少而多，浅而博，可以言一而知百也。以浅而知深，察近而知远，言标与本，易而勿及。治反为逆，治得为从。

先病而后逆者治其本，先逆而后病者治其本，先寒而后生病者治其本，先病而后生寒者治其本，先热而后生病者治其本，先热而后生中满者治其标，先病而后泄者治其本，先泄而后生他病者治其本，必且调之，乃治其他病。先病而后生中满者治其标，先中满而后烦心者治其本。人有客气，有同气。小大不利治其标，小大利治其本。病发而有余，本而标之，先治其本，后治其标。病发而不足，标而本之，先治其标，后治其本。谨察间甚，以意调之，间者并行，甚者独行。先小大不利而后生病者治其本。

夫病传者，心病先心痛，一日而咳，三日胁支痛，五日闭塞不通，身痛体重，三日不已死，冬夜半，夏日中。肺病喘咳，三日而胁支满痛，一日身重体痛，五日而胀，十日不已死，冬日入，夏日出。肝病头目眩，胁支满，三日体重身痛，五日而胀，三日腰脊少腹痛，胫酸，三日不已死，冬日入，夏早食。脾病身痛体重，一日而胀，二日少腹腰脊痛，胫酸，三日背䐗筋痛，小便闭，十日不已死，冬人定，夏晏食。肾病少腹腰脊痛，䯒酸，三日背䐗筋痛，小便闭，三日腹胀，三日两胁支痛，三日不已死，冬大晨，夏晏晡。胃病胀满，五日少腹腰脊痛，䯒酸，三日背䐗筋痛，小便闭，五日身体重，六日不已死，冬夜半后，夏日昳。膀胱病小便闭，五日少腹胀，腰脊痛，䯒酸，一日腹胀，一日身体痛，二日不已死，冬鸡鸣，夏下晡。诸病以次相传，如是者，皆有死期，不可刺。间一脏止，及至三四脏者，乃可刺也。

卷第十九

天元纪大论篇第六十六

黄帝问曰：天有五行御五位，以生寒暑燥湿风；人有五脏化五气，以生喜怒思忧恐。论言五运相袭而皆治之，终期之日，周而复始，余已知之矣，愿闻其与三阴三阳之候奈何合之？鬼臾区稽首再拜对曰：昭乎哉问也！夫五运阴阳者，天地之道也，万物之纲纪，变化之父母，生杀之本始，神明之府也，可不通乎！故物生谓之化，物极谓之变，阴阳不测谓之神，神用无方谓之圣。夫变化之为用也，在天为玄，在人为道，在地为化，化生五味，道生智，玄生神。神在天为风，在地为木；在天为热，在地为火；在天为湿，在地为土；在天为燥，在地为金；在天为寒，在地为水。故在天为气，在地成形，形气相感而化生万物矣。然天地者，万物之上下也；左右者，阴阳之道路也；水火者，阴阳之征兆也；金木者，生成之终始也。气有多少，形有盛衰，上下相召而损益彰矣。

帝曰：愿闻五运之主时也何如？鬼臾区曰：五气运行，各终期日，非独主时也。帝曰：请闻其所谓也。鬼臾区曰：臣积考《太始天元册》文曰：太虚寥廓，肇基化元，万物资始，五运终天，布气真灵，揔统坤元，九星悬朗，七曜周旋，曰阴曰阳，曰柔曰刚，幽显既位，寒暑弛张，生生化化，品物咸章。臣斯十世，此之谓也。

帝曰：善。何谓气有多少，形有盛衰？鬼臾区曰：阴阳之气各有多少，故曰三阴三阳也。形有盛衰，谓五行之治，各有太过不及也。故其始也，有余而往，不足随之，不足而往，有余从之，知迎知随，气可与期。应天为天符，承岁为岁直，三合为治。

帝曰：上下相召奈何？鬼臾区曰：寒暑燥湿风火，天之阴阳也，三阴三阳上奉之。木火土金水火，地之阴阳也，生长化收藏下应之。天以阳生阴长，地以阳杀阴藏。天有阴阳，地亦有阴阳。木火土金水火，地之阴阳也，生长化收藏。故阳中有阴，阴中有阳。所以欲知天地之阴阳者，应天之气，动而不息，故五岁而右迁，应地之气，静而守位，故六期而环会。动静相召，上下相临，阴阳相错，而变由生也。

帝曰：上下周纪，其有数乎？鬼臾区曰：天以六为节，地以五为制。周天气者，六期为一备；终地纪者，五岁为一周。君火以明，相火以位。五六相合，而七百二十气为一纪，凡三十岁；千四百四十气，凡六十岁，而为一周，不及太过，斯皆见矣。

帝曰：夫子之言，上终天气，下毕地纪，可谓悉矣。余愿闻而藏之，上以治民，下以治身，使百姓昭著，上下和亲，德泽下流，子孙无忧，传之后世，无有终时，可得闻乎？鬼臾区曰：至数之机，迫迮以微，其来可见，其往可追，敬之者昌，慢之者亡，无道行私，必得夭殃，谨奉天道，请言真要。帝曰：善言始者，必会于终，善言近者，必知其远，是则至数极而道不惑，所谓明矣。愿夫子推而次之，令有条理，简而不匮，久而不绝，易用难忘，为之纲纪，至数之要，愿尽闻之。鬼臾区曰：昭乎哉问！明乎哉道！如鼓之应桴，响之应声也。臣闻之，甲己之岁，土运统之；乙庚之岁，金运统之；丙辛之岁，水运统之；丁壬之岁，木运统之；戊癸之岁，火运统之。

帝曰：其于三阴三阳，合之奈何？鬼臾区曰：子午之岁，上见少阴；丑未之岁，上见太阴；寅申之岁，上见少阳；卯酉之岁，上见阳明；辰戌之岁，上见太阳；巳亥之岁，上见厥阴。少阴所谓标也，厥阴所谓终也。厥阴之上，风气主之；少阴之上，热气主之；太阴之上，湿气主之；少阳之上，相火主之；阳明之上，燥气主之；太阳之上，寒气主之。所谓本也，是谓六元。帝曰：光乎哉道！明乎哉论！请著之玉版，藏之金匮，署曰《天元纪》。

五运行大论篇第六十七

黄帝坐明堂，始正天纲，临观八极，考建五常，请天师而问之曰：论言天地之动静，神明为之纪，阴阳之升降，寒暑彰其兆。余闻五运之数于夫子，夫子之所言，正五气之各主岁尔，首甲定运，余因论之。鬼臾区曰：土主甲己，金主乙庚，水主丙辛，木主丁壬，火主戊癸。子午之上，少阴主之；丑未之上，太阴主之；寅申之上，少阳主之；卯酉之上，阳明主之；辰戌之上，太阳主之；巳亥之上，厥阴主之。不合阴阳，其故何也？岐伯曰：是明道也，此天地之阴阳也。夫数之可数者，人中之阴阳也，然所合，数之可得者也。夫阴阳者，数之可十，推之可百，数之可千，推之可万。天地阴阳者，不以数推，以象之谓也。

帝曰：愿闻其所始也。岐伯曰：昭乎哉问也！臣览《太始天元册》文，丹天之气经于牛女戊分，黅天之气经于心尾己分，苍天之气经于危室柳鬼，素天之气经于亢氐昴毕，玄天之气经于张翼娄胃。所谓戊己分者，奎壁角轸，则天地之门户也。夫候之所始，道之所生，不可不通也。

帝曰：善。论言天地者，万物之上下；左右者，阴阳之道路。未知其所谓也。岐伯曰：所谓上下者，岁上下见阴阳之所在也。左右者，诸上见厥阴，左少阴，右太阳；见少阴，左太阴，右厥阴；见太阴，左少阳，右少阴；见少阳，左阳明，右太阴；见阳明，左太阳，右少阳；见太阳，左厥阴，右阳明。所谓面北而命其位，言其见也。帝曰：何谓下？岐伯曰：厥阴在上则少阳在下，左阳明，右太阴；少阴在上则阳明在下，左太阳，右少阳；太阴在上则太阳在下，左厥阴，右阳明；少阳在上则厥阴在下，左少阴，右太阳；阳明在上则少阴在下，左太阴，右厥阴；太阳在上则太阴在下，左少阳，右少阴。所谓面南而命其位，言其见也。上下相遘，寒暑相临，气相得则和，不相得则病。帝曰：气相得而病者何也？岐伯曰：以下临上，不当位也。

帝曰：动静何如？岐伯曰：上者右行，下者左行，左右周天，余而复会也。帝曰：余闻鬼臾区曰，应地者静。今夫子乃言下者左行，不知其所谓也，愿闻何以生之乎？岐伯曰：天地动静，五行迁复，虽鬼臾区其上候而已，犹不能遍明。夫变化之用，天垂象，地成形，七曜纬虚，五行丽地。地者，所以载生成之形类也。虚者，所以列应天之精气也。形精之动，犹根本之与枝叶也，仰观其象，虽远可知也。

帝曰：地之为下否乎？岐伯曰：地为人之下，太虚之中者也。帝曰：冯乎？岐伯曰：大气举之也。燥以干之，暑以蒸之，风以动之，湿以润之，寒以坚之，火以温之。故风寒在下，燥热在上，湿气在中，火游行其间，寒暑六入，故令虚而生化也。故燥胜则地干，暑胜则地热，风胜则地动，湿胜则地泥，寒胜则地裂，火胜则地固矣。

帝曰：天地之气，何以候之？岐伯曰：天地之气，胜复之作，不形于诊也。《脉法》曰：天地之变，无以脉诊。此之谓也。帝曰：间气何如？岐伯曰：随气所在，期于左右。帝曰：期之奈何？岐伯曰：从其气则和，违其气则病，不当其位者病，迭移其位者病，失守其位者危，尺寸反者死，阴阳交者死。先立其年，以知其气，左右应见，然后乃可以言死生之逆顺。

帝曰：寒暑燥湿风火，在人合之奈何？其于万物何以生化？岐伯曰：东方生风，风生木，木生酸，酸生肝，肝生筋，筋生心。其在天为玄，在人为道，在地为化。化生五味，道生智，玄生神，化生气。神在天为风，在地为木，在体为筋，在气为柔，在脏为肝。其性为暄，其德为和，其用为动，其色为苍，其化为荣，其虫毛，其政为散，其令宣发，其变摧拉，其眚为陨，其味为酸，其志为怒。怒伤肝，悲胜怒；风伤肝，燥胜风；酸伤筋，辛胜酸。

南方生热，热生火，火生苦，苦生心，心生血，血生脾。其在天为热，在地为火，在体为脉，在气为息，在脏为心。其性为暑，其德为显，其用为躁，其色为赤，其化为茂，其虫羽，其政为明，其令郁蒸，其变炎烁，其眚燔焫，其味为苦，其志为喜。喜伤心，恐胜喜；热伤气，寒胜热；苦伤气，咸胜苦。

中央生湿，湿生土，土生甘，甘生脾，脾生肉，肉生肺。其在天为湿，在地为土，在体为肉，在气为充，在脏为脾。其性静兼，其德为濡，其用为化，其色为黄，其化为盈，其虫倮，其政为谧，其令云雨，其变动注，其眚淫溃，其味为甘，其志为思。思伤脾，怒胜思；湿伤肉，风胜湿；甘伤脾，酸胜甘。

西方生燥，燥生金，金生辛，辛生肺，肺生皮毛，皮毛生肾。其在天为燥，在地为金，在体为皮毛，在气为成，在脏为肺，其性为凉，其德为清，其用为固，其色为白，其化为敛，其虫介，其政为劲，其令雾露，其变肃杀，其眚苍落，其味为辛，其志为忧。忧伤肺，喜胜忧；热伤皮毛，寒胜热；辛伤皮毛，苦胜辛。

北方生寒，寒生水，水生咸，咸生肾，肾生骨髓，髓生肝。其在天为寒，在地为水，在体为骨，在气为坚，在脏为肾。其性为凛，其德为寒，其用为藏，其色为黑，其化为肃，其虫鳞，其政为静，其令霰雪，其变凝冽，其眚冰雹，其味为咸，其志为恐。恐伤肾，思胜恐；寒伤血，燥胜寒；咸伤血，甘胜咸。五气更立，各有所先，非其位则邪，当其位则正。

帝曰：病生之变何如？岐伯曰：气相得则微，不相得则甚。帝曰：主岁何如？岐伯曰：气有余，则制己所胜而侮所不胜；其不及，则己所不胜侮而乘之，己所胜轻而侮之。侮反受邪，侮而受邪，寡于畏也。帝曰：善。

六微旨大论篇第六十八

黄帝问曰：呜呼远哉！天之道也，如迎浮云，若视深渊，视深渊尚可测，迎浮云莫知其极。夫子数言谨奉天道，余闻而藏之，心私异之，不知其所谓也。愿夫子溢志尽言其事，令终不灭，久而不绝，天之道可得闻乎？岐伯稽首再拜对曰：明乎哉问天之道也！此因天之序，盛衰之时也。

帝曰：愿闻天道六六之节盛衰何也？岐伯曰：上下有位，左右有纪。故少阳之右，阳明治之；阳明之右，太阳治之；太阳之右，厥阴治之；厥阴之右，少阴治之；少阴之右，太阴治之；太阴之右，少阳治之。此所谓气之标，盖南面而待也。故曰：因天之序，盛衰之时，移光定位，正立而待之。此之谓也。少阳之上，火气治之，中见厥阴；阳明之上，燥气治之，中见太阴；太阳之上，寒气治之，中见少阴；厥阴之上，风气治之，中见少阳；少阴之上，热气治之，中见太阳；太阴之上，湿气治之，中见阳明。所谓本也，本之下，中之见也，见之下，气之标也。本标不同，气应异象。

帝曰：其有至而至，有至而不至，有至而太过，何也？岐伯曰：至而至者和；至而不至，来气不及也；未至而至，来气有余也。帝曰：至而不至，未至而至如何？岐伯曰：应则顺，否则逆，逆则变生，变生则病。帝曰：善。请言其应。岐伯曰：物，生其应也；气，脉其应也。

帝曰：善。愿闻地理之应六节气位何如？岐伯曰：显明之右，君火之位也；君火之右，退行一步，相火治之；复行一步，土气治之；复行一步，金气治之；复行一步，水气治之；复行一步，木气治之；复行一步，君火治之。相火之下，水气承之；水位之下，土气承之；土位之下，风气承之；风位之下，金气承之；金位之下，火气承之；君火之下，阴精承之。帝曰：何也？岐伯曰：亢则害，承乃制，制则生化，外列盛衰，害则败乱，生化大病。

帝曰：盛衰何如？岐伯曰：非其位则邪，当其位则正，邪则变甚，正则微。帝曰：何谓当位？岐伯曰：木运临卯，火运临午，土运临四季，金运临酉，水运临子，所谓岁会，气之平也。帝曰：非位何如？岐伯曰：岁不与会也。帝曰：土运之岁，上见太阴；火运之岁，上见少阳、少阴；金运之岁，上见阳明；木运之岁，上见厥阴；水运之岁，上见太阳，奈何？岐伯曰：天之与会也，故《天元册》曰天符。帝曰：天符岁会何如？岐伯曰：太一天符之会也。帝曰：其贵贱何如？岐伯曰：天符为执法，岁位为行令，太一天符为贵人。帝曰：邪之中也奈何？岐伯曰：中执法者，其病速而危；中行令者，其病徐而持；中贵人者，其病暴而死。帝曰：位之易也何如？岐伯曰：君位臣则顺，臣位君则逆。逆则其病近，其害速；顺则其病远，其害微。所谓二火也。

帝曰：善。愿闻其步何如？岐伯曰：所谓步者，六十度而有奇，故二十四步积盈百刻而成日也。

帝曰：六气应五行之变何如？岐伯曰：位有终始，气有初中，上下不同，求之亦异也。帝曰：求之奈何？岐伯曰：天气始于甲，地气治于子，子甲相合，命曰岁立，谨候其时，气可与期。

帝曰：愿闻其岁，六气始终，早晏何如？岐伯曰：明乎哉问也！甲子之岁，初之气，天数始于水下一刻，终于八十七刻半；二之气，始于八十七刻六分，终于七十五刻；三之气，始于七十六刻，终于六十二刻半；四之气，始于六十二刻六分，终于五十刻；五之气，始于五十一刻，终于三十七刻半；六之气，始于三十七刻六分，终于二十五刻。所谓初六，天之数也。乙丑岁，初之气，天数始于二十六刻，终于一十二刻半；二之气，始于一十二刻六分，终于水下百刻；三之气，始于一刻，终于八十七刻半；四之气，始于八十七刻六分，终于七十五刻；五之气，始于七十六刻，终于六十二刻半；六之气，始于六十二刻六分，终于五十刻。所谓六二，天之数也。丙寅岁，初之气，天数始于五十一刻，终于三十七刻半；二之气，始于三十七刻六分，终于二十五刻；三之气，始于二十六刻，终于一十二刻半；四之气，始于一十二刻六分，终于水下百刻；五之气，始于一刻，终于八十七刻半；六之气，始于八十七刻六分，终于七十五刻。所谓六三，天之数也。丁卯岁，初之气，天数始于七十六刻，终于六十二刻半；二之气，始于六十二刻六分，终于五十刻；三之气，始于五十一刻，终于三十七刻半；四之气，始于三十七刻六分，终于二十五刻；五之气，始于二十六刻，终于一十二刻半；六之气，始于一十二刻六分，终于水下百刻。所谓六四，天之数也。次戊辰岁，初之气，复始于一刻，常如是无已，周而复始。

帝曰：愿闻其岁候何如？岐伯曰：悉乎哉问也！日行一周，天气始于一刻；日行再周，天气始于二十六刻；日行三周，天气始于五十一刻；日行四周，天气始于七十六刻；日行五周，天气复始于一刻，所谓一纪也。是故寅午戌岁气会同，卯未亥岁气会同，辰申子岁气会同，巳酉丑岁气会同，终而复始。

帝曰：愿闻其用也。岐伯曰，言天者求之本，言地者求之位，言人者求之气交。帝曰：何谓气交？岐伯曰：上下之位，气交之中，人之居也。故曰：天枢之上，天气主之；天枢之下，地气主之；气交之分，人气从之，万物由之。此之谓也。

帝曰：何谓初中？岐伯曰：初凡三十度而有奇，中气同法。帝曰：初中何也？岐伯曰：所以分天地也。帝曰：愿卒闻之。岐伯曰：初者地气也，中者天气也。帝曰：其升降何如？岐伯曰：气之升降，天地之更用也。帝曰：愿闻其用何如？岐伯曰：升已而降，降者谓天；降已而升，升者谓地。天气下降，气流于地；地气上升，气腾于天。故高下相召，升降相因，而变作矣。

帝曰：善。寒湿相遘，燥热相临，风火相值，其有间乎？岐伯曰：气有胜复，胜复之作，有德有化，有用有变，变则邪气居之。帝曰：何谓邪乎？岐伯曰：夫物之生从于化，物之极由乎变，变化之相薄，成败之所由也。故气有往复，用有迟速，四者之有，而化而变，风之来也。帝曰：迟速往复，风所由生，而化而变，故因盛衰之变耳。成败倚伏游乎中何也？岐伯曰：成败倚伏生乎动，动而不已，则变作矣。帝曰：有期乎？岐伯曰：不生不化，静之期也。帝曰：不生化乎？岐伯曰：出入废则神机化灭，升降息则气立孤危。故非出入，则无以生长壮老已；非升降，则无以生长化收藏。是以升降出入，无器不有。故器者生化之宇，器散则分之，生化息矣。故无不出入，无不升降。化有小大，期有近远，四者之有，而贵常守，反常则灾害至矣。故曰：无形无患。此之谓也。帝曰：善。有不生不化乎？岐伯曰：悉乎哉问也！与道合同，惟真人也。帝曰：善。

卷第二十

气交变大论篇第六十九

黄帝问曰：五运更治，上应天期，阴阳往复，寒暑迎随，真邪相薄，内外分离，六经波荡，五气倾移，太过不及，专胜兼并，愿言其始，而有常名，可得闻乎？岐伯稽首再拜对曰：昭乎哉问也！是明道也。此上帝所贵，先师传之，臣虽不敏，往闻其旨。帝曰：余闻得其人不教，是谓失道，传非其人，慢泄天宝。余诚菲德，未足以受至道；然而众子哀其不终，愿夫子保于无穷，流于无极，余司其事，则而行之奈何？岐伯曰：请遂言之也。《上经》曰：夫道者，上知天文，下知地理，中知人事，可以长久。此之谓也。帝曰：何谓也？岐伯曰：本气位也。位天者，天文也。位地者，地理也。通于人气之变化者，人事也。故太过者先天，不及者后天，所谓治化而人应之也。

帝曰：五运之化，太过何如？岐伯曰：岁木太过，风气流行，脾土受邪。民病飧泄食减，体重烦冤，肠鸣腹支满，上应岁星。甚则忽忽善怒，眩冒巅疾。化气不政，生气独治，云物飞动，草木不宁，甚而摇落，反胁痛而吐甚，冲阳绝者死不治，上应太白星。

岁火太过，炎暑流行，肺金受邪。民病疟，少气咳喘，血溢血泄注下，嗌燥耳聋，中热肩背热，上应荧惑星。甚则胸中痛，胁支满胁痛，膺背肩胛间痛，两臂内痛，身热肤痛而为浸淫。收气不行，长气独明，雨、冰霜寒，上应辰星。上临少阴少阳，火燔焫，水泉涸，物焦槁，病反谵妄狂越，咳喘息鸣，下甚，血溢泄不已，太渊绝者死不治，上应荧惑星。

岁土太过，雨湿流行，肾水受邪。民病腹痛，清厥意不乐，体重烦冤，上应镇星。甚则肌肉萎，足痿不收，行善瘈，脚下痛，饮发中满食减，四肢不举。变生得位，脏气伏，化气独治之，泉涌河衍，涸泽生鱼，风雨大至，土崩溃，鳞见于陆，病腹满溏泄肠鸣，反下甚，而太溪绝者死不治，上应岁星。

岁金太过，燥气流行，肝木受邪。民病两胁下少腹痛，目赤痛眦疡，耳无所闻。肃杀而甚，则体重烦冤，胸痛引背，两胁满且痛引少腹，上应太白星。甚则喘咳逆气，肩背痛，尻阴股膝髀腨䯒足皆病，上应荧惑星。收气峻，生气下，草木敛，苍干雕陨，病反暴痛，胠胁不可反侧，咳逆甚而血溢，太冲绝者死不治，上应太白星。

岁水太过，寒气流行，邪害心火。民病身热烦心躁悸，阴厥上下中寒，谵妄心痛，寒气早至，上应辰星。甚则腹大胫肿，喘咳，寝汗出憎风，大雨至，埃雾朦郁，上应镇星。上临太阳，则雨冰雪霜不时降，湿气变物，病反腹满肠鸣，溏泄食不化，渴而妄冒，神门绝者死不治，上应荧惑、辰星。

帝曰：善。其不及何如？岐伯曰：悉乎哉问也！岁木不及，燥乃大行，生气失应，草木晚荣，肃杀而甚，则刚木辟著，柔萎苍干，上应太白星，民病中清，胠胁痛，少腹痛，肠鸣溏泄，凉雨时至，上应太白星，其谷苍。上临阳明，生气失政，草木再荣，化气乃急，上应太白、镇星，其主苍早。复则炎暑流火，湿性燥，柔脆草木焦槁，下体再生，华实齐化，病寒热疮疡、疿胗痈痤，上应荧惑、太白，其谷白坚。白露早降，收杀气行，寒雨害物，虫食甘黄，脾土受邪，赤气后化，心气晚治，上胜肺金，白气乃屈，其谷不成，咳而鼽，上应荧惑、太白星。

岁火不及，寒乃大行，长政不用，物荣而下，凝惨而甚，则阳气不化，乃折荣美，上应辰星。民病胸中痛，胁支满，两胁痛，膺背肩胛间及两臂内痛，郁冒朦昧，心痛暴喑，胸腹大，胁下与腰背相引而痛，甚则屈不能伸，髋髀如别，上应荧惑、辰星，其谷丹。复则埃郁，大雨且至，黑气乃辱，病鹜溏腹满，食饮不下，寒中肠鸣，泄注腹痛，暴挛痿痹，足不任身，上应镇星、辰星，玄谷不成。

岁土不及，风乃大行，化气不令，草木茂荣，飘扬而甚，秀而不实，上应岁星。民病飧泄霍乱，体重腹痛，筋骨繇复，肌肉瞤酸，善怒，脏气举事，蛰虫早附，咸病寒中，上应岁星、镇星，其谷黅。复则收政严峻，名木苍雕，胸胁暴痛，下引少腹，善太息，虫食甘黄，气客于脾，黅谷乃减，民食少失味，苍谷乃损，上应太白、岁星。上临厥阴，流水不冰，蛰虫来见，脏气不用，白乃不复，上应岁星，民乃康。

岁金不及，炎火乃行，生气乃用，长气专胜，庶物以茂，燥烁以行，上应荧惑星。民病肩背瞀重，鼽嚏，血便注下，收气乃后，上应太白、荧惑星，其谷坚芒。复则寒雨暴至，乃零冰雹霜雪杀物，阴厥且格，阳反上行，头脑户痛，延及囟顶发热，上应辰星、荧惑，丹谷不成，民病口疮，甚则心痛。

岁水不及，湿乃大行，长气反用，其化乃速，暑雨数至，上应镇星。民病腹满身重，濡泄，寒疡流水，腰股痛发，腘腨股膝不便，烦冤，足痿清厥，脚下痛，甚则跗肿，脏气不政，肾气不衡，上应镇星、辰星，其谷秬。上临太阴，则大寒数举，蛰虫早藏，地积坚冰，阳光不治，民病寒疾于下，甚则腹满浮肿，上应镇星、荧惑，其主黅谷。复则大风暴发，草偃木零，生长不鲜，面色时变，筋骨并辟，肉瞤瘛，目视𥆨𥆨，物疏璺，肌肉胗发，气并膈中，痛于心腹，黄气乃损，其谷不登，上应岁星。

帝曰：善。愿闻其时也。岐伯曰：悉乎哉问也！木不及，春有鸣条律畅之化，则秋有雾露清凉之政，春有惨凄残贼之胜，则夏有炎暑燔烁之复。其眚东，其脏肝，其病内舍胠胁，外在关节。

火不及，夏有炳明光显之化，则冬有严肃霜寒之政；夏有惨凄凝冽之胜，则不时有埃昏大雨之复，其眚南，其脏心，其病内舍膺胁，外在经络。

土不及，四维有埃云润泽之化，则春有鸣条鼓拆之政；四维发振拉飘腾之变，则秋有肃杀霖霪之复。其眚四维，其脏脾，其病内舍心腹，外在肌肉四肢。

金不及，夏有光显郁蒸之令，则冬有严凝整肃之应；夏有炎烁燔燎之变，则秋有冰雹霜雪之复。其眚西，其脏肺，其病内舍膺胁肩背，外在皮毛。

水不及，四维有湍润埃云之化，则不时有和风生发之应；四维发埃昏骤注之变，则不时有飘荡振拉之复。其眚北，其脏肾，其病内舍腰脊骨髓，外在溪谷踹膝。

夫五运之政，犹权衡也，高者抑之，下者举之，化者应之，变者复之，此生长化成收藏之理，气之常也，失常则天地四塞矣。故曰：天地之动静，神明为之纪，阴阳之往复，寒暑彰其兆。此之谓也。

帝曰：夫子之言五气之变，四时之应，可谓悉矣。夫气之动乱，触遇而作，发无常会，卒然灾合，何以期之？岐伯曰：夫气之动变，固不常在，而德化政令灾变，不同其候也。帝曰：何谓也？岐伯曰：东方生风，风生木，其德敷和，其化生荣，其政舒启，其令风，其变振发，其灾散落。南方生热，热生火，其德彰显，其化蕃茂，其政明曜，其令热，其变销烁，其灾燔焫。中央生湿，湿生土，其德溽蒸，其化丰备，其政安静，其令湿，其变骤注，其灾霖溃。西方生燥，燥生金，其德清洁，其化紧敛，其政劲切，其令燥，其变肃杀，其灾苍陨。北方生寒，寒生水，其德凄沧，其化清谧，其政凝肃，其令寒，其变溧冽，其灾冰雪霜雹。是以察其动也，有德有化，有政有令，有变有灾，而物由之，而人应之也。

帝曰：夫子之言岁候，其不及太过，而上应五星。今夫德化政令，灾眚变易，非常而有也，卒然而动，其亦为之变乎。岐伯曰：承天而行之，故无妄动，无不应也。卒然而动者，气之交变也，其不应焉。故曰：应常不应卒。此之谓也。帝曰：其应奈何？岐伯曰：各从其气化也。

帝曰：其行之徐疾逆顺何如？岐伯曰：以道留久，逆守而小，是谓省下。以道而去，去而速来，曲而过之，是谓省遗过也。久留而环，或离或附，是谓议灾与其德也。应近则小，应远则大。芒而大倍常之一，其化甚；大常之二，其眚即发也。小常之一，其化减；小常之二，是谓临视，省下之过与其德也。德者福之，过者伐之。是以象之见也，高而远则小，下而近则大。故大则喜怒迩，小则祸福远。岁运太过，则运星北越，运气相得，则各行以道。故岁运太过，畏星失色而兼其母；不及，则色兼其所不胜。肖者瞿瞿，莫知其妙，闵闵之当，孰者为良，妄行无征，示畏侯王。

帝曰：其灾应何如？岐伯曰：亦各从其化也。故时至有盛衰，凌犯有逆顺，留守有多少，形见有善恶，宿属有胜负，征应有吉凶矣。帝曰：其善恶何谓也？岐伯曰：有喜有怒，有忧有丧，有泽有燥，此象之常也，必谨察之。帝曰：六者高下异乎？岐伯曰：象见高下，其应一也，故人亦应之。

帝曰：善。其德化政令之动静损益皆何如？岐伯曰：夫德化政令灾变，不能相加也。胜复盛衰，不能相多也。往来小大，不能相过也。用之升降，不能相无也。各从其动而复之耳。帝曰：其病生何如？岐伯曰：德化者气之祥，政令者气之章，变易者复之纪，灾眚者伤之始，气相胜者和，不相胜者病，重感于邪则甚也。

帝曰：善。所谓精光之论，大圣之业，宣明大道，通于无穷，究于无极也。余闻之，善言天者，必应于人；善言古者，必验于今；善言气者，必彰于物；善言应者，同天地之化；善言化言变者，通神明之理；非夫子孰能言至道欤！乃择良兆而藏之灵室，每旦读之，命曰《气交变》，非斋戒不敢发，慎传也。

五常政大论篇第七十

黄帝问曰：太虚寥廓，五运回薄，衰

盛不同，损益相从，愿闻平气何如而名？何如而纪也？岐伯对曰：昭乎哉问也！木曰敷和，火曰升明，土曰备化，金曰审平，水曰静顺。帝曰：其不及奈何？岐伯曰：木曰委和，火曰伏明，土曰卑监，金曰从革，水曰涸流。帝曰：太过何谓？岐伯曰：木曰发生，火曰赫曦，土曰敦阜，金曰坚成，水曰流衍。

帝曰：三气之纪，愿闻其候。岐伯曰：悉乎哉问也！敷和之纪，木德周行，阳舒阴布，五化宣平，其气端，其性随，其用曲直，其化生荣，其类草木，其政发散，其候温和，其令风，其脏肝，肝其畏清，其主目，其谷麻，其果李，其实核，其应春，其虫毛，其畜犬，其色苍，其养筋，其病里急支满，其味酸，其音角，其物中坚，其数八。

升明之纪，正阳而治，德施周普，五化均衡，其气高，其性速，其用燔灼，其化蕃茂，其类火，其政明曜，其候炎暑，其令热，其脏心，心其畏寒，其主舌，其谷麦，其果杏，其实络，其应夏，其虫羽，其畜马，其色赤，其养血，其病瞤瘛，其味苦，其音徵，其物脉，其数七。

备化之纪，气协天休，德流四政，五化齐修，其气平，其性顺，其用高下，其化丰满，其类土，其政安静，其候溽蒸，其令湿，其脏脾，脾其畏风，其主口，其谷稷，其果枣，其实肉，其应长夏，其虫倮，其畜牛，其色黄，其养肉，其病痞，其味甘，其音宫，其物肤，其数五。

审平之纪，收而不争，杀而无犯，五化宣明，其气洁，其性刚，其用散落，其化坚敛，其类金，其政劲肃，其候清切，其令燥，其脏肺，肺其畏热，其主鼻，其谷稻，其果桃，其实壳，其应秋，其虫介，其畜鸡，其色白，其养皮毛，其病咳，其味辛，其音商，其物外坚，其数九。

静顺之纪，藏而勿害，治而善下，五化咸整，其气明，其性下，其用沃衍，其化凝坚，其类水，其政流演，其候凝肃，其令寒，其脏肾，肾其畏湿，其主二阴，其谷豆，其果栗，其实濡，其应冬，其虫鳞，其畜彘，其色黑，其养骨髓，其病厥，其味咸，其音羽，其物濡，其数六。

故生而勿杀，长而勿罚，化而勿制，收而勿害，藏而勿抑，是谓平气。

委和之纪，是谓胜生，生气不政，化气乃扬，长气自平，收令乃早，凉雨时降，风云并兴，草木晚荣，苍干雕落，物秀而实，肤肉内充，其气敛，其用聚，其动緛戾拘缓，其发惊骇，其脏肝，其果枣李，其实核壳，其谷稷稻，其味酸辛，其色白苍，其畜犬鸡，其虫毛介，其主雾露凄沧，其声角商，其病摇动注恐，从金化也。少角与判商同，上角与正角同，上商与正商同。其病肢废，痈肿疮疡，其甘虫，邪伤肝也。上宫与正宫同。萧飋肃杀则炎赫沸腾，眚于三，所谓复也，其主飞蠹蛆雉，乃为雷霆。

伏明之纪，是谓胜长，长气不宣，脏气反布，收气自政，化令乃衡，寒清数举，暑令乃薄，承化物生，生而不长，成实而稚，遇化已老，阳气屈伏，蛰虫早藏，其气郁，其用暴，其动彰伏变易，其发痛，其脏心，其果栗桃，其实络濡，其谷豆稻，其味苦咸，其色玄丹，其畜马彘，其虫羽鳞，其主冰雪霜寒，其声徵羽，其病昏惑悲忘，从水化也。少徵与少羽同，上商与正商同，邪伤心也。凝惨凛冽则暴雨霖霪，眚于九。其主骤注雷霆震惊，沉黅淫雨。

卑监之纪，是谓减化，化气不令，生政独彰，长气整，雨乃愆，收气平，风寒并兴，草木荣美，秀而不实，成而秕也，其气散，其用静定，其动疡涌，分溃，痈肿，其发濡滞，其脏脾，其果李栗，其实濡核，其谷豆麻，其味酸甘，其色苍黄，其畜牛犬，其虫倮毛，其主飘怒振发，其声宫角，其病留满痞塞，从木化也。少宫与少角同，上宫与正宫同，上角与正角同。其病飧泄，邪伤脾也。振拉飘扬则苍干散落，其眚四维。其主败折虎狼，清气乃用，生政乃辱。

从革之纪，是谓折收，收气乃后，生气乃扬，长化合德，火政乃宣，庶类以蕃，其气扬，其用躁切，其动铿禁瞀厥，其发咳喘，其脏肺，其果李杏，其实壳络，其谷麻麦，其味苦辛，其色白丹，其畜鸡羊，其虫介羽，其主明曜炎烁，其声商徵，其病嚏咳鼽衄，从火化也。少商与少徵同，上商与正商同，上角与正角同，邪伤肺也。炎光赫烈则冰雪霜雹，眚于七。其主鳞伏彘鼠，岁气早至，乃生大寒。

涸流之纪，是谓反阳，藏令不举，化气乃昌，长气宣布，蛰虫不藏，土润水泉减，草木条茂，荣秀满盛，其气滞，其用渗泄，其动坚止，其发燥槁，其脏肾，其果枣杏，其实濡肉，其谷黍稷，其味甘咸，其色黅玄，其畜彘牛，其虫鳞倮，其主埃郁昏翳，其声羽宫，其病痿厥坚下，从土化也。少羽与少宫同，上宫与正宫同，其病癃闷，邪伤肾也，埃昏骤雨则振拉摧拔，眚于一。其主毛显狐狢，变化不藏。

故乘危而行，不速而至，暴虐无德，灾反及之，微者复微，甚者复甚，气之常也。

发生之纪，是谓启陈，土疏泄，苍气达，阳和布化，阴气乃随，生气淳化，万物以荣，其化生，其气美，其政散，其令条舒，其动掉眩巅疾，其德鸣靡启坼，其变振拉摧拔，其谷麻稻，其畜鸡犬，其果李桃，其色青黄白，其味酸甘辛，其象春，其经足厥阴少阳，其脏肝脾，其虫毛介，其物中坚外坚，其病怒。太角与上商同。上徵则其气逆，其病吐利，不务其德则收气复，秋气劲切，甚则肃杀，清气大至，草木雕零，邪乃伤肝。

赫曦之纪，是谓蕃茂，阴气内化，阳气外荣，炎暑施化，物得以昌，其化长，其气高，其政动，其令鸣显，其动炎灼妄扰，其德暄暑郁蒸，其变炎烈沸腾，其谷麦豆，其畜羊彘，其果杏栗，其色赤白玄，其味苦辛咸，其象夏，其经手少阴太阳、手厥阴少阳，其脏心肺，其虫羽鳞，其物脉濡，其病笑疟，疮疡血流，狂妄目赤。上羽与正徵同，其收齐，其病痓，上徵而收气后也。暴烈其政，脏气乃复，时见凝惨，甚则雨水霜雹切寒，邪伤心也。

敦阜之纪，是谓广化，厚德清静，顺长以盈，至阴内实，物化充成，烟埃朦郁，见于厚土，大雨时行，湿气乃用，燥政乃辟，其化圆，其气丰，其政静，其令周备，其动濡积并稸，其德柔润重淖，其变震惊飘骤崩溃，其谷稷麻，其畜牛犬，其果枣李，其色黅玄苍，其味甘咸酸，其象长夏，其经足太阴阳明，其脏脾肾，其虫倮毛，其物肌核，其病腹满，四肢不举，大风迅至，邪伤脾也。

坚成之纪，是谓收引，天气洁，地气明，阳气随，阴治化，燥行其政，物以司成，收气繁布，化洽不终，其化成，其气削，其政肃，其令锐切，其动暴折疡疰，其德雾露萧飔，其变肃杀凋零，其谷稻黍，其畜鸡马，其果桃杏，其色白青丹，其味辛酸苦，其象秋，其经手太阴阳明，其脏肺肝，其虫介羽，其物壳络，其病喘喝胸凭仰息。上徵与正商同，其生齐，其病咳。政暴变则名木不荣，柔脆焦首，长气斯救，大火流，炎烁且至，蔓将槁，邪伤肺也。

流衍之纪，是谓封藏，寒司物化，天地严凝，藏政以布，长令不扬，其化凛，其气坚，其政谧，其令流注，其动漂泄沃涌，其德凝惨寒雰，其变冰雪霜雹，其谷豆稷，其畜彘牛，其果栗枣，其色黑丹齡，其味咸苦甘，其象冬，其经足少阴太阳，其脏肾心，其虫鳞倮，其物濡满，其病胀，上羽而长气不化也。政过则化气大举，而埃昏气交，大雨时降，邪伤肾也。

故曰：不恒其德，则所胜来复，政恒其理，则所胜同化。此之谓也。

帝曰：天不足西北，左寒而右凉；地不满东南，右热而左温，其故何也？岐伯曰：阴阳之气，高下之理，太少之异也。东南方，阳也，阳者其精降于下，故右热而左温。西北方，阴也，阴者其精奉于上，故左寒而右凉。是以地有高下，气有温凉，高者气寒，下者气热，故适寒凉者胀，之温热者疮，下之则胀已，汗之则疮已，此腠理开闭之常，太少之异耳。

帝曰：其于寿夭何如？岐伯曰：阴精所奉其人寿，阳精所降其人夭。帝曰：善。其病也，治之奈何？岐伯曰：西北之气散而寒之，东南之气收而温之，所谓同病异治也。故曰：气寒气凉，治以寒凉，行水渍之。气温气热，治以温热，强其内守。必同其气，可使平也，假者反之。

帝曰：善。一州之气，生化寿夭不同，其故何也？岐伯曰：高下之理，地势使然也。崇高则阴气治之，污下则阳气治之，阳胜者先天，阴胜者后天，此地理之常，生化之道也。帝曰：其有寿夭乎？岐伯曰：高者其气寿，下者其气夭，地之小大异也，小者小异，大者大异。故治病者，必明天道地理，阴阳更胜，气之先后，人之寿夭，生化之期，乃可以知人之形气矣。

帝曰：善。其岁有不病，而脏气不应不用者何也？岐伯曰：天气制之，气有所从也。帝曰：愿卒闻之。岐伯曰：少阳司天，火气下临，肺气上从，白起金用，草木眚；火见燔焫，革金且耗，大暑以行，咳嚏鼽衄鼻窒，曰疡，寒热胕肿。风行于地，尘沙飞扬，心痛胃脘痛，厥逆膈不通，其主暴速。

阳明司天，燥气下临，肝气上从，苍起木用而立，土乃眚；凄沧数至，木伐草萎，胁痛目赤，掉振鼓栗，筋痿不能久立。暴热至，土乃暑，阳气郁发，小便变，寒热如疟，甚则心痛，火行于槁，流水不冰，蛰虫乃见。

太阳司天，寒气下临，心气上从，而火且明，丹起金乃眚，寒清时举，胜则水冰。火气高明，心热烦，嗌干善渴，鼽嚏，喜悲数欠。热气妄行，寒乃复，霜不时降，善忘，甚则心痛。土乃润，水丰衍，寒客至，沉阴化，湿气变物，水饮内稸，中满不食，皮𤸷肉苛，筋脉不利，甚则胕肿、身后痈。

厥阴司天，风气下临，脾气上从，而土且隆，黄起，水乃眚，土用革，体重肌肉萎，食减口爽；风行太虚，云物摇动，目转耳鸣。火纵其暴，地乃暑，大热消烁，赤沃下，蛰虫数见，流水不冰，其发机速。

少阴司天，热气下临，肺气上从，白起金用，草木眚；喘呕寒热，嚏鼽衄鼻窒；大暑流行，甚则疮疡燔灼，金烁石流。地乃燥清，凄沧数至，胁痛善太息，肃杀行，草木变。

太阴司天，湿气下临，肾气上从，黑起水变，火乃眚；埃冒云雨，胸中不利，阴痿，气大衰，而不起不用。当其时反腰脽痛，动转不便也，厥逆。地乃藏阴，大寒且至，蛰虫早附，心下否痛，地裂冰坚，少腹痛，时害于食。乘金则止水增，味乃咸，行水减也。

帝曰：岁有胎孕不育，治之不全，何气使然？岐伯曰：六气五类，有相胜制也，同者盛之，异者衰之，此天地之道，生化之常也。故厥阴司天，毛虫静，羽虫育，介虫不成；在泉，毛虫育，倮虫耗，羽虫不育。少阴司天，羽虫静，介虫育，毛虫不成；在泉，羽虫育，介虫耗不育。太阴司天，倮虫静，鳞虫育，羽虫不成；在泉，倮虫育，鳞虫不成。少阳司天，羽虫静，毛虫育，倮虫不成；在泉，羽虫育，介虫耗，毛虫不育。阳明司天，介虫静，羽虫育，介虫不成；在泉，介虫育，毛虫耗，羽虫不成。太阳司天，鳞虫静，倮虫育；在泉，鳞虫耗，倮虫不育。诸乘所不成之运，则甚也。故气主有所制，岁立有所生，地气制己胜，天气制胜己，天制色，地制形，五类衰盛，各随其气之所宜也。故有胎孕不育，治之不全，此气之常也，所谓中根也。根于外者亦五，故生化之别，有五气五味五色五类五宜也。帝曰：何谓也？岐伯曰：根于中者，命曰神机，神去则机息。根于外者，命曰气立，气止则化绝。故各有制，各有胜，各有生，各有成。故曰：不知年之所加，气之同异，不足以言生化。此之谓也。

帝曰：气始而生化，气散而有形，气布而蕃育，气终而象变，其致一也。然而五味所资，生化有薄厚，成熟有少多，终始不同，其故何也？岐伯曰：地气制之也，非天不生，地不长也。帝曰：愿闻其道。岐伯曰：寒热燥湿，不同其化也。故少阳在泉，寒毒不生，其味辛，其治苦酸，其谷苍丹。阳明在泉，湿毒不生，其味酸，其气湿，其治辛苦甘，其谷丹素。太阳在泉，热毒不生，其味苦，其治淡咸，其谷黅秬。厥阴在泉，清毒不生，其味甘，其治酸苦，其谷苍赤，其气专，其味正。少阴在泉，寒毒不生，其味辛，其治辛苦甘，其谷白丹。太阴在泉，燥毒不生，其味咸，其气热，其治甘咸，其谷黅秬。化淳则咸守，气专则辛化而俱治。故曰：补上下者从之，治上下者逆之，以所在寒热盛衰而调之。故曰：上取下取，内取外取，以求其过。能毒者以厚药，不胜毒者以薄药。此之谓也。气反者，病在上，取之下；病在下，取之上；病在中，傍取之。治热以寒，温而行之；治寒以热，凉而行之；治温以清，冷而行之；治清以温，热而行之。故消之削之，吐之下之，补之泻之，久新同法。

帝曰：病在中而不实不坚，且聚且散，奈何？岐伯曰：悉乎哉问也！无积者求其脏，虚则补之，药以祛之，食以随之，行水渍之，和其中外，可使毕已。

帝曰：有毒无毒，服有约乎？岐伯曰：病有久新，方有大小，有毒无毒，固宜常制矣。大毒治病，十去其六；常毒治病，十去其七；小毒治病，十去其八；无毒治病，十去其九；谷肉果菜，食养尽之；无使过之，伤其正也。不尽，行复如法。必先岁气，无伐天和，无盛盛，无虚虚，而遗人夭殃，无致邪，无失正，绝人长命。

帝曰：其久病者，有气从不康，病去而瘠，奈何？岐伯曰：昭乎哉圣人之问也！化不可代，时不可违。夫经络以通，血气以从，复其不足，与众齐同，养之和之，静以待时，谨守其气，无使倾移，其形乃彰，生气以长，命曰圣王。故《大要》曰：无代化，无违时，必养必和，待其来复。此之谓也。帝曰：善。

卷第二十一

六元正纪大论篇第七十一

黄帝问曰：六化六变，胜复淫治，甘苦辛咸酸淡先后，余知之矣。夫五运之化，或从五气，或逆天气，或从天气而逆地气，或从地气而逆天气，或相得，或不相得，余未能明其事。欲通天之纪，从地之理，和其运，调其化，使上下合德，无相夺伦，天地升降，不失其宜，五运宣行，勿乖其政，调之正味，从逆奈何？岐伯稽首再拜对曰：昭乎哉问也！此天地之纲纪，变化之渊源，非圣帝孰能穷其至理欤！臣虽不敏，请陈其道，令终不灭，久而不易。帝曰：愿夫子推而次之，从其类序，分其部主，别其宗司，昭其气数，明其正化，可得闻乎？岐伯曰：先立其年以明其气，金木水火土运行之数，寒暑燥湿风火临御之化，则天道可见，民气可调，阴阳卷舒，近而无惑，数之可数者，请遂言之。

帝曰：太阳之政奈何？岐伯曰：辰戌之纪也。

太阳　太角　太阴　壬辰　壬戌　其运风，其化鸣紊启拆，其变振拉摧拔，其病眩掉目瞑。

太角（初正）　少徵　太宫　少商　太羽（终）

太阳　太徵　太阴　戊辰　戊戌同正徵。其运热，其化暄暑郁燠，其变炎烈沸腾，其病热郁。

太徵　少宫　太商　少羽（终）　少角（初）

太阳　太宫　太阴　甲辰　岁会（同天符）　甲戌岁会（同天符）　其运阴埃，其化柔润重泽，其变震惊飘骤，其病湿下重。

太宫　少商　太羽（终）　太角（初）　少徵

太阳　太商　太阴　庚辰　庚戌　其运凉，其化雾露萧飋，其变肃杀凋零，其病燥，背瞀胸满。

太商　少羽（终）　少角（初）　太徵　少宫

太阳　太羽　太阴　丙辰天符　丙戌天符　其运寒，其化凝惨凓冽，其变冰雪霜雹，其病大寒留于溪谷。

太羽（终）　太角（初）　少徵　太宫　少商

凡此太阳司天之政，气化运行先天，天气肃，地气静，寒临太虚，阳气不令，水土合德，上应辰星、镇星。其谷玄黅，其政肃，其令徐。寒政大举，泽无阳焰，则火发待时。少阳中治，时雨乃涯，止极雨散，还于太阴，云朝北极，湿化乃布，泽流万物，寒敷于上，雷动于下，寒湿之气，持于气交。民病寒湿，发肌肉萎，足痿不收，濡泻血溢。初之气，地气迁，气乃大温，草乃早荣，民乃厉，温病乃作，身热头痛呕吐，肌腠疮疡。二之气，大凉反至，民乃惨，草乃遇寒，火气遂抑，民病气郁中满，寒乃始。三之气，天政布，寒气行，雨乃降。民病寒，反热中，痈疽注下，心热瞀闷，不治者死。四之气，风湿交争，风化为雨，乃长乃化乃成。民病大热少气，肌肉萎，足痿，注下赤白。五之气，阳复化，草乃长乃化乃成，民乃舒。终之气，地气正，湿令行，阴凝太虚，埃昏郊野，民乃惨凄，寒风以至，反者孕乃死。故岁宜苦以燥之温之，必折其郁气，先资其化源，抑其运气，扶其不胜，无使暴过而生其疾，食岁谷以全其真，避虚邪以安其正。适气同异，多少制之，同寒湿者燥热化，异寒湿者燥湿化，故同者多之，异者少之，用寒远寒，用凉远凉，用温远温，用热远热，食宜同法。有假者反常，反是者病，所谓时也。

帝曰：善。阳明之政奈何？岐伯曰：卯酉之纪也。

阳明　少角　少阴　清热胜复同，同正商。　丁卯岁会　丁酉　其运风清热。

少角（初正）　太徵　少宫　太商　少羽（终）

阳明　少徵　少阴　寒雨胜复同，同正商　癸卯（同岁会）。　癸酉（同岁会）其运热寒雨。

少徵　太宫　少商　太羽（终）　太角（初）

阳明　少宫　少阴　风凉胜复同。　己卯　己酉　其运雨风凉。

少宫　太商　少羽（终）　少角（初）太徵

阳明　少商　少阴　热寒胜复同，同正商。　乙卯天符　乙酉岁会，太一天符。其运凉热寒。

少商　太羽（终）　太角（初）　少徵　太宫

阳明　少羽　少阴　雨风胜复同，同少宫。辛卯　辛酉　其运寒雨风。

少羽（终）　少角（初）　太徵　太宫　太商

凡此阳明司天之政，气化运行后天，天气急，地气明，阳专其令，炎暑大行，物燥以坚，淳风乃治，风燥横运，流于气交，多阳少阴，云趋雨府，湿化乃敷，燥极而泽。其谷白丹，间谷命太者，其耗白甲品羽，金火合德，上应太白、荧惑。其政切，其令暴，蛰虫乃见，流水不冰，民病咳嗌塞，寒热发暴，振溧癃闷，清先而劲，毛虫乃死，热后而暴，介虫乃殃，其发躁，胜复之作，扰而大乱，清热之气，持于气交。初之气，地气迁，阴始凝，气始肃，水乃冰，寒雨化。其病中热胀，面目浮肿，善眠，鼽衄，嚏欠呕，小便黄赤，甚则淋。二之气，阳乃布，民乃舒，物乃生荣。厉大至，民善暴死。三之气，天政布，凉乃行，燥热交合，燥极而泽，民病寒热。四之气，寒雨降。病暴仆，振栗谵妄，少气嗌干引饮，及为心痛、痈肿疮疡、疟寒之疾，骨痿血便。五之气，春令反行，草乃生荣，民气和。终之气，阳气布，候反温，蛰虫来见，流水不冰，民乃康平，其病温。故食岁谷以安其气，食间谷以去其邪，岁宜以咸以苦以辛，汗之清之散之，安其运气，无使受邪，折其郁气，资其化源。以寒热轻重少多其制，同热者多天化，同清者多地化，用凉远凉，用热远热，用寒远寒，用温远温，食宜同法。有假者反之，此其道也。反是者，乱天地之经，扰阴阳之纪也。

帝曰：善。少阳之政奈何？岐伯曰：寅申之纪也。

少阳　太角　厥阴　壬寅（同天符）　壬申（同天符）　其运风鼓，其化鸣紊启坼，其变振拉摧拔，其病掉眩支胁惊骇。

太角（初正）　少徵　太宫　少商　太羽（终）

少阳　太徵　厥阴　戊寅天符　戊申天符　其运暑，其化暄嚣郁燠，其变炎烈沸腾，其病上热郁，血溢血泄，心痛。

太徵　少宫　太商　少羽（终）　少角（初）

少阳　太宫　厥阴　甲寅　甲申　其运阴雨，其化柔润重泽，其变震惊飘骤，其病体重胕肿痞饮。

太宫　少商　太羽（终）　太角（初）　少徵

少阳　太商　厥阴　庚寅　庚申　同正商　其运凉，其化雾露清切，其变肃杀凋零，其病肩背胸中。

太商　少羽（终）　少角（初）　太徵　少宫

少阳　太羽　厥阴　丙寅　丙申　其运寒肃，其化凝惨凓冽，其变冰雪霜雹，其病寒浮肿。

太羽（终）　太角（初）　少徵　太宫　少商

凡此少阳司天之政，气化运行先天，天气正，地气扰，风乃暴举，木偃沙飞，炎火乃流，阴行阳化，雨乃时应，火木同德，上应荧惑、岁星。其谷丹苍，其政严，其令扰。故风热参布，云物沸腾，太阴横流，寒乃时至，凉雨并起。民病寒中，外发疮疡，内为泄满。故圣人遇之，和而不争。往复之作，民病寒热疟泄，聋瞑呕吐，上怫肿色变。初之气，地气迁，风胜乃摇，寒乃去，候乃大温，草木早荣。寒来不杀，温病乃起，其病气怫于上，血溢目赤，咳逆头痛，血崩胁满，肤腠中疮。二之气，火反郁，白埃四起，云趋雨府，风不胜湿，雨乃零，民乃康。其病热郁于上，咳逆呕吐，疮发于中，胸嗌不利，头痛身热，昏愦脓疮。三之气，天政布，炎暑至，少阳临上，雨乃涯。民病热中，聋瞑，血溢，脓疮，咳呕，鼽衄，渴，嚏欠，喉痹，目赤，善暴死。四之气，凉乃至，炎暑间化，白露降，民气和平，其病满身重。五之气，阳乃去，寒乃来，雨乃降，气门乃闭，刚木早雕，民避寒邪，君子周密。终之气，地气正，风乃至，万物反生，霿雾以行。其病关闭不禁，心痛，阳气不藏而咳。抑其运气，赞所不胜，必折其郁气，先取化源，暴过不生，苛疾不起。故岁宜咸宜辛宜酸，渗之泄之，渍之发之，观气寒温以调其过，同风热者多寒化，异风热者少寒化，用热远热，用温远温，用寒远寒，用凉远凉，食宜同法，此其道也。有假者反之，反是者，病之阶也。

帝曰：善。太阴之政奈何？岐伯曰：丑未之纪也。

太阴　少角　太阳清热胜复同，同正宫。丁丑丁未其运风清热。

少角（初正）　太徵　少宫　太商　少羽（终）

太阴　少徵　太阳　寒雨胜复同。　癸丑　癸未　其运热寒雨。

少徵　太宫　少商　太羽（终）　太角（初）

太阴　少宫　太阳　风清胜复同，同正宫。　己丑太一天符　己未太一天符　其运雨风清。

少宫　太商　少羽（终）　少角（初）　太徵

太阴　少商　太阳　热寒胜复同。乙丑　乙未　其运凉热寒。

少商　太羽（终）　太角（初）　少徵　太宫

太阴　少羽　太阳　雨风胜复同，同正宫。　辛丑（同岁会）　辛未（同岁会）　其运寒雨风。

少羽（终）　少角（初）　太徵　少宫　太商

凡此太阴司天之政，气化运行后天，阴专其政，阳气退辟，大风时起，天气下降，地气上腾，原野昏霿，白埃四起，云奔南极，寒雨数至，物成于差夏。民病寒湿腹满，身䐜愤，胕肿痞逆，寒厥拘急。湿寒合德，黄黑埃昏，流行气交，上应镇星、辰星。其政肃，其令寂，其谷黅玄。故阴凝于上，寒积于下，寒水胜火，则为冰雹，阳光不治，杀气乃行。故有余宜高，不及宜下，有余宜晚，不及宜早，土之利，气之化也，民气亦从之，间谷命其太也。初之气，地气迁，寒乃去，春气正，风乃来，生布万物以荣，民气条舒，风湿相薄，雨乃后。民病血溢，筋络拘强，关节不利，身重筋痿。二之气，大火正，物承化，民乃和，其病温厉大行，远近咸若，湿蒸相薄，雨乃时降。三之气，天政布，湿气降，地气腾，雨乃时降，寒乃随之。感于寒湿，则民病身重胕肿，胸腹满。四之气，畏火临，溽蒸化，地气腾，天气痞隔，寒风晓暮，蒸热相薄，草木凝烟，湿化不流，则白露阴布，以成秋令。民病腠理热，血暴溢，疟，心腹满热胪胀，甚则胕肿。五之气，惨令已行，寒露下，霜乃早降，草木黄落，寒气及体，君子周密，民病皮腠。终之气，寒大举，湿大化，霜乃积，阴乃凝，水坚冰，阳光不治。感于寒，则病人关节禁固，腰脽痛，寒湿推于气交而为疾也。必折其郁气，而取化源，益其岁气，无使邪胜，食岁谷以全其真，食间谷以保其精。故岁宜以苦燥之温之，甚者发之泄之。不发不泄，则湿气外溢，肉溃皮拆而水血交流。必赞其阳火，令御甚寒，从气异同，少多其判也，同寒者以热化，同湿者以燥化，异者少之，同者多之，用凉远凉，用寒远寒，用温远温，用热远热，食宜同法。假者反之，此其道也，反是者病也。

帝曰：善。少阴之政奈何？岐伯曰：子午之纪也。

少阴　太角　阳明　壬子　壬午　其运风鼓，其化鸣紊启拆，其变振拉摧拔，其病支满。

太角（初正）　少徵　太宫　少商　太羽（终）

少阴　太徵　阳明　戊子天符　戊午太一天符其运炎暑，其化暄曜郁燠，其变炎烈沸腾，其病上热血溢。

太徵　少宫　太商　少羽（终）　少角（初）

少阴　太宫　阳明　甲子　甲午　其运阴雨，其化柔润时雨，其变震惊飘骤，其病中满身重。

太宫　少商　太羽（终）　太角（初）　少徵

少阴　太商　阳明　庚子（同天符）　庚午（同天符）　同正商　其运凉劲，其化雾露萧飋，其变肃杀凋零，其病下清。

太商　少羽（终）　少角（初）　太徵　少宫

少阴　太羽　阳明　丙子岁会　丙午　其运寒，其化凝惨凓冽，其变冰雪霜雹，其病寒下。

太羽（终）　太角（初）　少徵　太宫　少商

凡此少阴司天之政，气化运行先天，地气肃，天气明，寒交暑，热加燥，云驰雨府，湿化乃行，时雨乃降，金火合德，上应荧惑、太白。其政明，其令切，其谷丹白。水火寒热持于气交而为病始也，热病生于上，清病生于下，寒热凌犯而争于中，民病咳喘，血溢血泄，鼽嚏，目赤眦疡，寒厥入胃，心痛，腰痛，腹大，嗌干肿上。初之气，地气迁，暑将去，寒乃始，蛰复藏，水乃冰，霜复降，风乃至，阳气郁，民反周密，关节禁固，腰脽痛，炎暑将起，中外疮疡。二之气，阳气布，风乃行，春气以正，万物应荣，寒气时至，民乃和。其病淋，目瞑目赤，气郁于上而热。三之气，天政布，大火蕃，庶类番鲜，寒气时至。民病气厥心痛，寒热更作，咳喘目赤。四之气，溽暑至，大雨时行，寒热互至。民病寒热，嗌干，黄瘅，鼽衄，饮发。五之气，畏火临，暑反至，阳乃化，万物乃生乃长荣，民乃康，其病温。终之气，燥令行，余火内格，肿于上，咳喘，甚则血溢。寒气数举，则霿雾翳，病生皮腠，内舍于胁，下连少腹而作寒中，地将易也。必抑其运气，资其岁胜，折其郁发，先取化源，无使暴过而生其病也。食岁谷以全真气，食间谷以辟虚邪。岁宜咸以软之，而调其上，甚则以苦发之；以酸收之，而安其下，甚则以苦泄之。适气同异而多少之，同天气者以寒清化，同地气者以温热化，用热远热，用凉远凉，用温远温，用寒远寒，食宜同法。有假则反，此其道也，反是者病作矣。

帝曰：善。厥阴之政奈何？岐伯曰：巳亥之纪也。

厥阴　少角　少阳　清热胜复同，同正角。　丁巳天符　丁亥天符　其运风清热。

少角（初正）　太徵　少宫　太商　少羽（终）

厥阴　少徵　少阳　寒雨胜复同。　癸巳（同岁会）　癸亥（同岁会）　其运热寒雨。

少徵　太宫　少商　太羽（终）　太角（初）

厥阴　少宫　少阳　风清胜复同，同正角。　己巳　己亥　其运雨风清。

少宫　太商　少羽（终）　少角（初）　太徵

厥阴　少商　少阳　热寒胜复同，同正角。　乙巳　乙亥　其运凉热寒。

少商　太羽（终）　太角（初）　少徵　太宫

厥阴　少羽　少阳　雨风胜复同。　辛巳　辛亥其运寒雨风。

少羽（终）　少角（初）　太徵　少宫　太商

凡此厥阴司天之政，气化运行后天，诸同正岁，气化运行同天，天气扰，地气正，风生高远，炎热从之，云趋雨府，湿化乃行，风火同德，上应岁星、荧惑。其政挠，其令速，其谷苍丹，间谷言太者，其耗文角品羽。风燥火热，胜复更作，蛰虫来见，流水不冰，热病行于下，风病行于上，风燥胜复形于中。初之气，寒始肃，杀气方至，民病寒于右之下。二之气，寒不去，华雪水冰，杀气施化，霜乃降，名草上焦，寒雨数至，阳复化，民病热于中。三之气，天政布，风乃时举，民病泣出，耳鸣掉眩。四之气，溽暑湿热相薄，争于左之上，民病黄瘅而为胕肿。五之气，燥湿更胜，沉阴乃布，寒气及体，风雨乃行。终之气，畏火司令，阳乃大化，蛰虫出见，流水不冰，地气大发，草乃生，人乃舒，其病温厉。必折其郁气，资其化源，赞其运气，无使邪胜。岁宜以辛调上，以咸调下，畏火之气，无妄犯之。用温远温，用热远热，用凉远凉，用寒远寒，食宜同法。有假反常，此之道也，反是者病。

帝曰：善。夫子言可谓悉矣，然何以明其应乎？岐伯曰：昭乎哉问也！夫六气者，行有次，止有位，故常以正月朔日平旦视之，睹其位而知其所在矣。运有余其至先，运不及其至后，此天之道，气之常也。运非有余非不足，是谓正岁，其至当其时也。帝曰：胜复之气，其常在也，灾眚时至，候也奈何？岐伯曰：非气化者，是谓灾也。

帝曰：天地之数，终始奈何？岐伯曰：悉乎哉问也！是明道也。数之始，起于上而终于下，岁半之前，天气主之；岁半之后，地气主之；上下交互，气交主之，岁纪毕矣。故曰：位明气月可知乎，所谓气也。帝曰：余司其事，则而行之，不合其数何也？岐伯曰：气用有多少，化治有盛衰，衰盛多少，同其化也。帝曰：愿闻同化何如？岐伯曰：风温春化同，热曛昏火夏化同，胜与复同，燥清烟露秋化同，云雨昏暝埃长夏化同，寒气霜雪冰冬化同，此天地五运六气之化，更用盛衰之常也。

帝曰：五运行同天化者，命曰天符，余知之矣。愿闻同地化者何谓也？岐伯曰：太过而同天化者三，不及而同天化者亦三，太过而同地化者三，不及而同地化者亦三，此凡二十四岁也。帝曰：愿闻其所谓也。岐伯曰：甲辰甲戌太宫下加太阴，壬寅壬申太角下加厥阴，庚子庚午太商下加阳明，如是者三。癸巳癸亥少徵下加少阳，辛丑辛未少羽下加太阳，癸卯癸酉少徵下加少阴，如是者三。戊子戊午太徵上临少阴，戊寅戊申太徵上临少阳，丙辰丙戌太羽上临太阳，如是者三。丁巳丁亥少角上临厥阴，乙卯乙酉少商上临阳明，己丑己未少宫上临太阴，如是者三。除此二十四岁，则不加不临也。帝曰：加者何谓？岐伯曰：太过而加同天符，不及而加同岁会也。帝曰：临者何谓？岐伯曰：太过不及，皆曰天符，而变行有多少，病形有微甚，生死有早晏耳。

帝曰：夫子言用寒远寒，用热远热，余未知其然也，愿闻何谓远？岐伯曰：热无犯热，寒无犯寒，从者和，逆者病，不可不敬畏而远之，所谓时兴六位也。帝曰：温凉何如？岐伯曰：司气以热，用热无犯，司气以寒，用寒无犯，司气以凉，用凉无犯，司气以温，用温无犯，间气同其主无犯，异其主则小犯之，是谓四畏，必谨察之。帝曰：善。其犯者何如？岐伯曰：天气反时，则可依时，及胜其主则可犯，以平为期，而不可过，是谓邪气反胜者。故曰：无失天信，无逆气宜，无翼其胜，无赞其复，是谓至治。

帝曰：善。五运气行主岁之纪，其有常数乎？岐伯曰：臣请次之。

甲子　甲午岁

上少阴火　中太宫土运　下阳明金　热化二，雨化五，燥化四，所谓正化日也。其化上咸寒，中苦热，下酸热，所谓药食宜也。

乙丑　乙未岁

上太阴土　中少商金运　下太阳水　热化寒化胜复同，所谓邪气化日也。灾七宫。湿化五，清化四，寒化六，所谓正化日也。其化上苦热，中酸和，下甘热，所谓药食宜也。

丙寅　丙申岁

上少阳相火　中太羽水运　下厥阴木　火化二，寒化六，风化三，所谓正化日也。其化上咸寒，中咸温，下辛温，所谓药食宜也。

丁卯（岁会）丁酉岁

上阳明金　中少角木运　下少阴火　清化热化胜复同，所谓邪气化日也。灾三宫。

燥化九，风化三，热化七，所谓正化日也。其化上苦小温，中辛和，下咸寒，所谓药食宜也。

戊辰　戊戌岁

上太阳水　中太徵火运　下太阴土　寒化六，热化七，湿化五，所谓正化日也。其化上苦温，中甘和，下甘温，所谓药食宜也。

己巳　己亥岁

上厥阴木　中少宫土运　下少阳相火　风化清化胜复同，所谓邪气化日也。灾五宫。风化三，湿化五，火化七，所谓正化日也。其化上辛凉，中甘和，下咸寒，所谓药食宜也。

庚午（同天符）庚子岁（同天符）

上少阴火　中太商金运　下阳明金　热化七，清化九，燥化九，所谓正化日也。其化上咸寒，中辛温，下酸温，所谓药食宜也。

辛未（同岁会）辛丑岁（同岁会）

上太阴土　中少羽水运　下太阳水　雨化风化胜复同，所谓邪气化日也。灾一宫。雨化五，寒化一，所谓正化日也。其化上苦热，中苦和，下苦热，所谓药食宜也。

壬申（同天符）壬寅岁（同天符）

上少阳相火　中太角木运　下厥阴木　火化二，风化八，所谓正化日也。其化上咸寒，中酸和，下辛凉，所谓药食宜也。

癸酉（同岁会）癸卯岁（同岁会）

上阳明金　中少徵火运　下少阴火　寒化雨化胜复同，所谓邪气化日也。灾九宫。燥化九，热化二，所谓正化日也。其化上苦小温，中咸温，下咸寒，所谓药食宜也。

甲戌（岁会 同天符）甲辰岁（岁会 同天符）

上太阳水　中太宫土运　下太阴土　寒化六，湿化五，正化日也。其化上苦热，中苦温，下苦温，药食宜也。

乙亥　乙巳岁

上厥阴木　中少商金运　下少阳相火　热化寒化胜复同，邪气化日也。灾七宫。风化八，清化四，火化二，正化度也。其化上辛凉，中酸和，下咸寒，药食宜也。

丙子（岁会）丙午岁

上少阴火　中太羽水运　下阳明金　热化二，寒化六，清化四，正化度也。其化上咸寒，中咸热，下酸温，药食宜也。

丁丑　丁未岁

上太阴土　中少角木运　下太阳水　清化热化胜复同，邪气化度也。灾三宫。雨化五，风化三，寒化一，正化度也。其化上苦温，中辛温，下甘热，药食宜也。

戊寅　戊申岁（天符）

上少阳相火　中太徵火运　下厥阴木　火化七，风化三，正化度也。其化上咸寒，中甘和，下辛凉，药食宜也。

己卯　己酉岁

上阳明金　中少宫土运　下少阴火　风化清化胜复同，邪气化度也。灾五宫。清化九，雨化五，热化七，正化度也。其化上苦小温，中甘和，下咸寒，药食宜也。

庚辰　庚戌岁

上太阳水　中太商金运　下太阴土　寒化一，清化九，雨化五，正化度也。其化上苦热，中辛温，下甘热，药食宜也。

辛巳　辛亥岁

上厥阴木　中少羽水运　下少阳相火　雨化风化胜复同，邪气化度也。灾一宫。风化三，寒化一，火化七，正化度也。其化上辛凉，中苦和，下咸寒，药食宜也。

壬午　壬子岁

上少阴火　中太角木运　下阳明金　热

化二，风化八，清化四，正化度也。其化上咸寒，中酸凉，下酸温，药食宜也。

癸未　癸丑岁

上太阴土　中少徵火运　下太阳水　寒化雨化胜复同，邪气化度也。灾九宫。雨化五，火化二，寒化一，正化度也。其化上苦温，中咸温，下甘热，药食宜也。

甲申　甲寅岁

上少阳相火　中太宫土运　下厥阴木　火化二，雨化五，风化八，正化度也。其化上咸寒，中咸和，下辛凉，药食宜也。

乙酉（太一天符）乙卯岁（天符）

上阳明金　中少商金运　下少阴火　热化寒化胜复同，邪气化度也。灾七宫。燥化四，清化四，热化二，正化度也。其化上苦小温，中苦和，下咸寒，药食宜也。

丙戌（天符）丙辰岁（天符）

上太阳水　中太羽水运　下太阴土　寒化六，雨化五，正化度也。其化上苦热，中咸温，下甘热，药食宜也。

丁亥（天符）丁巳岁（天符）

上厥阴木　中少角木运　下少阳相火　清化热化胜复同，邪气化度也。灾三宫。风化三，火化七，正化度也。其化上辛凉，中辛和，下咸寒，药食宜也。

戊子（天符）戊午岁（太一天符）

上少阴火　中太徵火运　下阳明金　热化七，清化九，正化度也。其化上咸寒，中甘寒，下酸温，药食宜也。

己丑（太一天符）己未岁（太一天符）

上太阴土　中少宫土运　下太阳水　风化清化胜复同，邪气化度也。灾五宫。雨化五，寒化一，正化度也。其化上苦热，中甘和，下甘热，药食宜也。

庚寅　庚申岁

上少阳相火　中太商金运　下厥阴木　火化七，清化九，风化三，正化度也。其化上咸寒，中辛温，下辛凉，药食宜也。

辛卯　辛酉岁

上阳明金　中少羽水运　下少阴火　雨化风化胜复同，邪气化度也。灾一宫。清化九，寒化一，热化七，正化度也。其化上苦小温，中苦和，下咸寒，药食宜也。

壬辰　壬戌岁

上太阳水　中太角木运　下太阴土　寒化六，风化八，雨化五，正化度也。其化上苦温，中酸和，下甘温，药食宜也。

癸巳（同岁会）癸亥岁（同岁会）

上厥阴木　中少徵火运　下少阳相火　寒化雨化胜复同，邪气化度也。灾九宫。风化八，火化二，正化度也。其化上辛凉，中咸和，下咸寒，药食宜也。

凡此定期之纪，胜复正化，皆有常数，不可不察。故知其要者，一言而终，不知其要，流散无穷，此之谓也。

帝曰：善。五运之气，亦复岁乎？岐伯曰：郁极乃发，待时而作也。帝曰：请问其所谓也？岐伯曰：五常之气，太过不及，其发异也。帝曰：愿卒闻之。岐伯曰：太过者暴，不及者徐，暴者为病甚，徐者为病持。帝曰：太过不及，其数何如？岐伯曰：太过者其数成，不及者其数生，土常以生也。

帝曰：其发也何如？岐伯曰：土郁之发，岩谷震惊，雷殷气交，埃昏黄黑，化为白气，飘骤高深，击石飞空，洪水乃从，川流漫衍，田牧土驹。化气乃敷，善为时雨，始生始长，始化始成。故民病心腹胀，肠鸣而为数后，甚则心痛胁䐜，呕吐霍乱，饮发注下，胕肿身重。云奔雨府，霞拥朝阳，山泽埃昏，其乃发也，以其四气。云横天山，浮游生灭，怫之先兆。

金郁之发，天洁地明，风清气切，大凉

乃举，草树浮烟，燥气以行，霿雾数起，杀气来至，草木苍干，金乃有声。故民病咳逆，心胁满引少腹，善暴痛，不可反侧，嗌干面尘色恶。山泽焦枯，土凝霜卤，怫乃发也，其气五。夜零白露，林莽声凄，怫之兆也。

水郁之发，阳气乃辟，阴气暴举，大寒乃至，川泽严凝，寒雰结为霜雪，甚则黄黑昏翳，流行气交，乃为霜杀，水乃见祥。故民病寒客心痛，腰脽痛，大关节不利，屈伸不便，善厥逆，痞坚腹满。阳光不治，空积沉阴，白埃昏暝，而乃发也，其气二火前后。太虚深玄，气犹麻散，微见而隐，色黑微黄，怫之先兆也。

木郁之发，太虚埃昏，云物以扰，大风乃至，屋发折木，木有变。故民病胃脘当心而痛，上支两胁，膈咽不通，食饮不下，甚则耳鸣眩转，目不识人，善暴僵仆。太虚苍埃，天山一色，或气浊色，黄黑郁若，横云不起雨，而乃发也，其气无常。长川草偃，柔叶呈阴，松吟高山，虎啸岩岫，怫之先兆也。

火郁之发，太虚肿翳，大明不彰，炎火行，大暑至，山泽燔燎，材木流津，广厦腾烟，土浮霜卤，止水乃减，蔓草焦黄，风行惑言，湿化乃后。故民病少气，疮疡痈肿，胁腹胸背，面首四肢䐜愤胪胀，疡痱呕逆，瘛疭骨痛，节乃有动，注下温疟，腹中暴痛，血溢流注，精液乃少，目赤心热，甚则瞀闷懊侬，善暴死。刻终大温，汗濡玄府，其乃发也，其气四。动复则静，阳极反阴，湿令乃化乃成。华发水凝，山川冰雪，焰阳午泽，怫之先兆也。

有怫之应而后报也，皆观其极而乃发也。木发无时，水随火也。谨候其时，病可与期，失时反岁，五气不行，生化收藏，政无恒也。

帝曰：水发而雹雪，土发而飘骤，木发而毁折，金发而清明，火发而曛昧，何气使然？岐伯曰：气有多少，发有微甚，微者当其气，甚者兼其下，征其下气，而见可知也。帝曰：善。五气之发，不当位者何也？岐伯曰：命其差。帝曰：差有数乎？岐伯曰：后皆三十度而有奇也。

帝曰：气至而先后者何？岐伯曰：运太过则其至先，运不及则其至后，此候之常也。帝曰：当时而至者何也？岐伯曰：非太过非不及，则至当时，非是者眚也。

帝曰：善。气有非时而化者何也？岐伯曰：太过者当其时，不及者归其己胜也。帝曰：四时之气，至有早晏、高下、左右，其候何如？岐伯曰：行有逆顺，至有迟速，故太过者化先天，不及者化后天。帝曰：愿闻其行何谓也？岐伯曰：春气西行，夏气北行，秋气东行，冬气南行。故春气始于下，秋气始于上，夏气始于中，冬气始于标。春气始于左，秋气始于右，冬气始于后，夏气始于前。此四时正化之常。故至高之地，冬气常在，至下之地，春气常在，必谨察之。帝曰：善。

黄帝问曰：五运六气之应见，六化之正，六变之纪何如？岐伯对曰：夫六气正纪，有化有变，有胜有复，有用有病，不同其候，帝欲何乎？帝曰：愿尽闻之。岐伯曰：请遂言之。夫气之所至也，厥阴所至为和平，少阴所至为暄，太阴所至为埃溽，少阳所至为炎暑，阳明所至为清劲，太阳所至为寒雰，时化之常也。

厥阴所至为风府，为璺启；少阴所至为火府，为舒荣；太阴所至为雨府，为员盈；少阳所至为热府，为行出；阳明所至为司杀府，为庚苍；太阳所至为寒府，为归藏。司化之常也。

厥阴所至为生，为风摇；少阴所至为荣，为形见；太阴所至为化，为云雨；少阳所至为长，为蕃鲜；阳明所至为收，为雾露；太阳所至为藏，为周密。气化之常也。

厥阴所至为风生，终为肃；少阴所至为热生，中为寒；太阴所至为湿生，终为注雨；少阳所至为火生，终为蒸溽；阳明所至为燥生，终为凉；太阳所至为寒生，中为温。德化之常也。

厥阴所至为毛化，少阴所至为羽化，太阴所至为倮化，少阳所至为羽化，阳明所至为介化，太阳所至为鳞化。德化之常也。

厥阴所至为生化，少阴所至为荣化，太阴所至为濡化，少阳所至为茂化，阳明所至为坚化，太阳所至为藏化，布政之常也。

厥阴所至为飘怒、大凉，少阴所至为大暄、寒，太阴所至为雷霆骤注、烈风，少阳所至为飘风燔燎、霜凝，阳明所至为散落、温，太阳所至为寒雪冰雹、白埃。气变之常也。

厥阴所至为挠动，为迎随；少阴所至为高明，焰为曛；太阴所至为沉阴，为白埃，为晦暝；少阳所至为光显，为彤云，为曛；阳明所至为烟埃，为霜，为劲切，为凄鸣；太阳所至为刚固，为坚芒，为立。令行之常也。

厥阴所至为里急；少阴所至为疡胗身热；太阴所至为积饮痞隔；少阳所至为嚏呕，为疮疡；阳明所至为浮虚；太阳所至为屈伸不利。病之常也。

厥阴所至为支痛；少阴所至为惊惑、恶寒战栗、谵妄；太阴所至为稸满；少阳所至为惊躁、瞀昧、暴病；阳明所至为鼽尻，阴股膝髀腨骱足病；太阳所至为腰痛。病之常也。

厥阴所至为緛戾；少阴所至为悲妄、衄衊；太阴所至为中满、霍乱吐下；少阳所至为喉痹、耳鸣、呕涌；阳明所至为皴揭；太阳所至为寝汗、痉。病之常也。

厥阴所至为胁痛呕泄；少阴所至为语笑；太阴所至为重、胕肿；少阳所至为暴注、瞤瘛、暴死；阳明所至为鼽嚏；太阳所至为流泄、禁止。病之常也。

凡此十二变者，报德以德，报化以化，报政以政，报令以令，气高则高，气下则下，气后则后，气前则前，气中则中，气外则外，位之常也。故风胜则动，热胜则肿，燥胜则干，寒胜则浮，湿胜则濡泄，甚则水闭胕肿。随气所在，以言其变耳。

帝曰：愿闻其用也。岐伯曰：夫六气之用，各归不胜而为化。故太阴雨化，施于太阳；太阳寒化，施于少阴；少阴热化，施于阳明；阳明燥化，施于厥阴；厥阴风化，施于太阴。各命其所在以征之也。帝曰：自得其位何如？岐伯曰：自得其位，常化也。帝曰：愿闻所在也。岐伯曰：命其位而方月可知也。

帝曰：六位之气，盈虚何如？岐伯曰：太少异也，太者之至徐而常，少者暴而亡。帝曰：天地之气，盈虚何如？岐伯曰：天气不足，地气随之，地气不足，天气从之，运居其中而常先也。恶所不胜，归所同和，随运归从而生其病也。故上胜则天气降而下，下胜则地气迁而上，多少而差其分，微者小差，甚者大差，甚则位易气交，易则大变生而病作矣。《大要》曰：甚纪五分，微纪七分，其差可见。此之谓也。

帝曰：善。论言热无犯热，寒无犯寒。余欲不远寒，不远热奈何？岐伯曰：悉乎哉问也！发表不远热，攻里不远寒。帝曰：不发不攻而犯寒犯热何如？岐伯曰：寒热内贼，其病益甚。帝曰：愿闻无病者何如？岐伯曰：无者生之，有者甚之。帝曰：生者何如？岐伯曰：不远热则热至，不远寒则寒至。寒至则坚痞腹满，痛急下利之病生矣。热至则身热，吐下霍乱，痈疽疮疡，瞀郁注下，瞤瘛肿胀，呕鼽衄，头痛，骨节变，肉痛，血溢血泄，淋闷之病生矣。帝曰：治之奈何？岐伯曰：时必顺之，犯者治以胜也。

黄帝问曰：妇人重身，毒之何如？岐伯曰：有故无殒，亦无殒也。帝曰：愿闻其故何谓也？岐伯曰：大积大聚，其可犯也，衰其大半而止，过者死。

帝曰：善。郁之甚者治之奈何？岐伯曰：木郁达之，火郁发之，土郁夺之，金郁泄之，水郁折之。然调其气，过者折之，以其畏也，所谓泻之。帝曰：假者何如？岐伯曰：有假其气，则无禁也。所谓主气不足，客气胜也。帝曰：至哉圣人之道！天地大化，运行之节，临御之纪，阴阳之政，寒暑之令，非夫子孰能通之！请藏之灵兰之室，署曰《六元正纪》，非斋戒不敢示，慎传也。

刺法论篇第七十二

黄帝问曰：升降不前，气交有变，即成暴郁，余已知之。如何预救生灵，可得却乎？岐伯稽首再拜对曰：昭乎哉问！臣闻夫子言，既明天元，须穷法刺，可以折郁扶运，补弱全真，泻盛蠲余，令除斯苦。帝曰：愿卒闻之。岐伯曰：升之不前，即有甚凶也。木欲升而天柱窒抑之，木欲发郁亦须待时，当刺足厥阴之井。火欲升而天蓬窒抑之，火欲发郁亦须待时，君火相火同刺包络之荥。土欲升而天冲窒抑之，土欲发郁亦须待时，当刺足太阴之俞。金欲升而天英窒抑之，金欲发郁亦须待时，当刺手太阴之经。水欲升而天芮窒抑之，水欲发郁亦须待时，当刺足少阴之合。

帝曰：升之不前，可以预备，愿闻其降，可以先防。岐伯曰：既明其升，必达其降也。升降之道，皆可先治也。木欲降而地皛窒抑之，降而不入，抑之郁发，散而可得位，降而郁发，暴如天间之待时也，降而不下，郁可速矣，降可折其所胜也，当刺手太阴之所出，刺手阳明之所入。火欲降而地玄窒抑之，降而不入，抑之郁发，散而可矣，当折其所胜，可散其郁，当刺足少阴之所出，刺足太阳之所入。土欲降而地苍窒抑之，降而不下，抑之郁发，散而可入，当折其胜，可散其郁，当刺足厥阴之所出，刺足少阳之所入。金欲降而地彤窒抑之，降而不下，抑之郁发，散而可入，当折其胜，可散其郁，当刺心包络所出，刺手少阳所入也。水欲降而地阜窒抑之，降而不下，抑之郁发，散而可入，当折其土，可散其郁，当刺足太阴之所出，刺足阳明之所入。

帝曰：五运之至有前后，与升降往来，有所承抑之，可得闻乎刺法？岐伯曰：当取其化源也。是故太过取之，不及资之。太过取之，次抑其郁，取其运之化源，令折郁气。不及扶资，以扶运气，以避虚邪也。资取之法，令出《密语》。

黄帝问曰：升降之刺，以知其要，愿闻司天未得迁正，使司化之失其常政，即万化之或其皆妄。然与民为病，可得先除，欲济群生，愿闻其说。岐伯稽首再拜曰：悉乎哉问！言其至理，圣念慈悯，欲济群生，臣乃尽陈斯道，可申洞微。太阳复布，即厥阴不迁正，不迁正气塞于上，当泻足厥阴之所流。厥阴复布，少阴不迁正，不迁正即气塞于上，当刺心包络脉之所流。少阴复布，太阴不迁正，不迁正即气留于上，当刺足太阴之所流。太阴复布，少阳不迁正，不迁正则气塞未通，当刺手少阳之所流。少阳复布，则阳明不迁正，不迁正则气未通上，当刺手太阴之所流。阳明复布，太阳不迁正，不迁正则复塞其气，当刺足少阴之所流。

帝曰：迁正不前，以通其要，愿闻不退，欲折其余，无令过失，可得明乎？岐伯曰：气过有余，复作布正，是名不退位也。使地气不得后化，新司天未可迁正，故复布化令如故也。巳亥之岁，天数有余，故厥阴不退位也，风行于上，木化布天，当刺足厥阴之所入。子午之岁，天数有余，故少阴不退位也，热行于上，火余化布天，当刺手厥阴之所入。丑未之岁，天数有余，故太阴不退位也，湿行于上，雨化布天，当刺足太阴之所入。寅申之岁，天数有余，故少阳不退位也，热行于上，火化布天，当刺手少阳之所入。卯酉之岁，天数有余，故阳明不退位也，金行于上，燥化布天，当刺手太阴之所入。辰戌之岁，天数有余，故太阳不退位也，寒行于上，凛水化布天，当刺足少阴之所入。故天地气逆，化成民病，以法刺之，预可平疴。

黄帝问曰：刚柔二干，失守其位，使天运之气皆虚乎？与民为病，可得平乎？岐伯曰：深乎哉问！明其奥旨，天地迭移，三年化疫，是谓根之可见，必有逃门。

假令甲子，刚柔失守，刚未正，柔孤而有亏，时序不令，即音律非从，如此三年，变大疫也。详其微甚，察其浅深，欲至而可刺，刺之当先补肾俞，次三日可刺足太阴之所注。又有下位己卯不至，而甲子孤立者，次三年作土疠，其法补泻，一如甲子同法也。其刺以毕，又不须夜行及远行，令七日洁，清净斋戒。所有自来肾有久病者，可以寅时面向南，净神不乱思，闭气不息七遍，以引颈咽气顺之，如咽甚硬物，如此七遍后，饵舌下津令无数。

假令丙寅，刚柔失守，上刚干失守，下柔不可独主之，中水运非太过，不可执法而定之。布天有余，而失守上正，天地不合，即律吕音异，如此即天运失序，后三年变疫。详其微甚，差有大小，徐至即后三年，至甚即首三年，当先补心俞，次五日可刺肾之所入。又有下位地甲子，辛巳柔不附刚，亦名失守，即地运皆虚，后三年变水疠，即刺法皆如此矣。其刺如毕，慎其大喜欲情于中，如不忌，即其气复散也，令静七日，心欲实，令少思。

假令庚辰，刚柔失守，上位失守，下位无合，乙庚金运，故非相招，布天未退，中运胜来，上下相错，谓之失守，姑洗林钟，商音不应也，如此则天运化易，三年变大疫。详其天数，差有微甚，微即微，三年至，甚即甚，三年至，当先补肝俞，次三日可刺肺之所行。刺毕，可静神七日，慎勿大怒，怒必真气却散之。又或在下地甲子乙未失守者，即乙柔干，即上庚独治之，亦名失守者，即天运孤主之，三年变疠，名曰金疠，其至待时也。详其地数之等差，亦推其微甚，可知迟速尔。诸位乙庚失守，刺法同，肝欲平，即勿怒。

假令壬午，刚柔失守，上壬未迁正，下丁独然，即虽阳年，亏及不同，上下失守，相招其有期，差之微甚，各有其数也，律吕二角，失而不和，同音有日，微甚如见，三年大疫，当刺脾之俞，次三日可刺肝之所出也。刺毕，静神七日，勿大醉歌乐，其气复散，又勿饱食，勿食生物，欲令脾实，气无滞饱，无久坐，食无太酸，无食一切生物，宜甘宜淡。又或地下甲子丁酉失守其位，未得中司，即气不当位，下不与壬奉合者，亦名失守，非名合德，故柔不附刚，即地运不合，三年变疠，其刺法一如木疫之法。

假令戊申，刚柔失守，戊癸虽火运，阳年不太过也，上失其刚，柔地独主，其气不正，故有邪干，迭移其位，差有浅深，欲至将合，音律先同，如此天运失时，三年之中，火疫至矣，当刺肺之俞。刺毕，静神七日，勿大悲伤也，悲伤即肺动，而真气复散也，人欲实肺者，要在息气也。又或地下甲子癸亥失守者，即柔失守位也，即上失其刚也，即亦名戊癸不相合德者也，即运与地虚，后三年变疠，即名火疠。

是故立地五年，以明失守，以穷法刺，于是疫之与疠，即是上下刚柔之名也，穷归一体也，即刺疫法，只有五法，即总其诸位失守，故只归五行而统之也。

黄帝曰：余闻五疫之至，皆相染易，无问大小，病状相似，不施救疗，如何可得不相移易者？岐伯曰：不相染者，正气存内，邪不可干，避其毒气，天牝从来，复得其往，气出于脑，即不邪干。气出于脑，即室先想心如日。欲将入于疫室，先想青气自肝而出，左行于东，化作林木。次想白气自肺而出，右行于西，化作戈甲。次想赤气自心而出，南行于上，化作焰明。次想黑气自肾而出，北行于下，化作水。次想黄气自脾而出，存于中央，化作土。五气护身之毕，以想头上如北斗之煌煌，然后可入于疫室。

又一法，于春分之日，日未出而吐之。又一法，于雨水日后，三浴以药泄汗。又一法，小金丹方：辰砂二两，水磨雄黄一两，叶子雌黄一两，紫金半两，同入合中，外固了，地一尺筑地实，不用炉，不须药制，用火二十斤煅之也，七日终，候冷七日取，次日出合子，埋药地中七日，取出顺日研之三日，炼白沙蜜为丸，如梧桐子大。每日望东吸日华气一口，冰水下一丸，和气咽之。服十粒，无疫干也。

黄帝问曰：人虚即神游失守位，使鬼神外干，是致夭亡，何以全真？愿闻刺法。岐伯稽首再拜曰：昭乎哉问！谓神移失守，虽在其体，然不致死，或有邪干，故令夭寿。只如厥阴失守，天以虚，人气肝虚，感天重虚，即魂游于上，邪干厥大气，身温犹可刺之，刺其足少阳之所过，次刺肝之俞。人病心虚，又遇君相二火司天失守，感而三虚，遇火不及，黑尸鬼犯之，令人暴亡，可刺手少阳之所过，复刺心俞。人脾病，又遇太阴司天失守，感而三虚，又遇土不及，青尸鬼邪犯之于人，令人暴亡，可刺足阳明之所过，复刺脾之俞。人肺病，遇阳明司天失守，感而三虚，又遇金不及，有赤尸鬼干人，令人暴亡，可刺手阳明之所过，复刺肺俞。人肾病，又遇太阳司天失守，感而三虚，又遇水运不及之年，有黄尸鬼干犯人正气，吸人神魂，致暴亡，可刺足太阳之所过，复刺肾俞。

黄帝问曰：十二脏之相使，神失位，使神彩之不圆，恐邪干犯，治之可刺，愿闻其要。岐伯稽首再拜曰：悉乎哉！问至理，道真宗，此非圣帝，焉究斯源，是谓气神合道，契符上天。心者，君主之官，神明出焉，可刺手少阴之源。肺者，相傅之官，治节出焉，可刺手太阴之源。肝者，将军之官，谋虑出焉，可刺足厥阴之源。胆者，中正之官，决断出焉，可刺足少阳之源。膻中者，臣使之官，喜乐出焉，可刺心包络所流。脾为谏议之官，知周出焉，可刺脾之源。胃为仓廪之官，五味出焉，可刺胃之源。大肠者，传道之官，变化出焉，可刺大肠之源。小肠者，受盛之官，化物出焉，可刺小肠之源。肾者，作强之官，伎巧出焉，刺其肾之源。三焦者，决渎之官，水道出焉，刺三焦之源。膀胱者，州都之官，精液藏焉，气化则能出矣，刺膀胱之源。凡此十二官者，不得相失也。是故刺法有全神养真之旨，亦法有修真之道，非治疾也，故要修养和神也。道贵常存，补神固根，精气不散，神守不分，然即神守而虽不去，亦能全真，人神不守，非达至真，至真之要，在乎天玄，神守天息，复入本元，命曰归宗。

本病论篇第七十三

黄帝问曰：天元九窒，余已知之，愿闻气交，何名失守？岐伯曰：谓其上下升降，迁正退位，各有经论，上下各有不前，故名失守也。是故气交失易位，气交乃变，变易非常，即四时失序，万化不安，变民病也。

帝曰：升降不前，愿闻其故，气交有变，何以明知？岐伯曰：昭乎哉问！明乎道矣。气交有变，是为天地机，但欲降而不得降者，地窒刑之。又有五运太过，而先天而至者，即交不前，但欲升而不得其升，中运抑之；但欲降而不得其降，中运抑之。于是有升之不前，降之不下者；有降之不下，升而至天者；有升降俱不前。作如此之分别，即气交之变，变之有异，常各各不同，灾有微甚者也。

帝曰，愿闻气交遇会胜抑之由，变成民病，轻重何如？岐伯曰：胜相会，抑伏使然。是故辰戌之岁，木气升之，主逢天柱，胜而不前。又遇庚戌，金运先天，中运胜之，忽然不前。木运升天，金乃抑之，升而不前，即清生风少，肃杀于春，露霜复降，草木乃萎。民病温疫早发，咽嗌乃干，四肢满，肢节皆痛。久而化郁，即大风摧拉，折陨鸣紊。民病卒中偏痹，手足不仁。

是故巳亥之岁，君火升天，主窒天蓬，胜之不前。又厥阴未迁正，则少阴未得升天，水运以至其中者。君火欲升，而中水运抑之，升之不前，即清寒复作，冷生旦暮。民病伏阳，而内生烦热，心神惊悸，寒热间作。日久成郁，即暴热乃至，赤风肿翳，化疫，温疠暖作，赤气彰而化火疫，皆烦而躁渴，渴甚，治之以泄之可止。

是故子午之岁，太阴升天，主窒天冲，胜之不前。又或遇壬子，木运先天而至者，中木运抑之也。升天不前，即风埃四起，时举埃昏，雨湿不化。民病风厥涎潮，偏痹不随，胀满。久而伏郁，即黄埃化疫也，民病夭亡，脸肢府，黄疸满闭，湿令弗布，雨化乃微。

是故丑未之年，少阳升天，主窒天蓬，胜之不前。又或遇太阴未迁正者，即少阳未升天也，水运以至者。升天不前，即寒雰反布，凛冽如冬，水复涸，冰再结，暄暖乍作，冷复布之，寒暄不时。民病伏阳在内，烦热生中，心神惊骇，寒热间争。以久成郁，即暴热乃生，赤风气肿翳，化成郁疠，乃化作伏热内烦，痹而生厥，甚则血溢。

是故寅申之年，阳明升天，主窒天英，胜之不前。又或遇戊申戊寅，火运先天而至。金欲升天，火运抑之，升之不前，即时雨不降，西风数举，咸卤燥生。民病上热，喘嗽血溢。久而化郁，即白埃翳雾，清生杀气，民病胁满悲伤，寒鼽嚏嗌干，手拆皮肤燥。

是故卯酉之年，太阳升天，主窒天芮，胜之不前。又遇阳明未迁正者，即太阳未升天也，土运以至。水欲升天，土运抑之，升之不前，即湿而热蒸，寒生两间。民病注下，食不及化。久而成郁，冷来客热，冰雹卒至。民病厥逆而哕，热生于内，气痹于外，足胫酸疼，反生心悸懊热，暴烦而复厥。

黄帝曰：升之不前，余已尽知其旨。愿闻降之不下，可得明乎？岐伯曰：悉乎哉问！是之谓天地微旨，可以尽陈斯道，所谓升已必降也。至天三年，次岁必降，降而入地，始为左间也。如此升降往来，命之六纪者矣。是故丑未之岁，厥阴降地，主窒地皛，胜而不前。又或遇少阴未退位，即厥阴未降下，金运以至中。金运承之，降之未下，抑之变郁，木欲降下，金承之，降而不下，苍埃远见，白气承之，风举埃昏，清燥行杀，霜露复下，肃杀布令。久而不降，抑之化郁，即作风燥相伏，暄而反清，草木萌动，杀霜乃下，蛰虫未见，惧清伤脏。

是故寅申之岁，少阴降地，主窒地玄，胜之不入。又或遇丙申丙寅，水运太过，先天而至。君火欲降，水运承之，降而不下，即彤云才见，黑气反生，暄暖如舒，寒常布雪，凛冽复作，天云惨凄。久而不降，伏之化郁，寒胜复热，赤风化疫。民病面赤心烦，头痛目眩也，赤气彰而温病欲作也。

是故卯酉之岁，太阴降地，主窒地苍，胜之不入。又或少阳未退位者，即太阴未得降也，或木运以至。木运承之，降而不下，即黄云见而青霞彰，郁蒸作而大风，雾翳埃胜，折损乃作。久而不降也，伏之化郁，天埃黄气，地布湿蒸。民病四肢不举，昏眩肢节痛，腹满填臆。

是故辰戌之岁，少阳降地，主窒地玄，胜之不入。又或遇水运太过，先天而至也。水运承之，水降不下，即彤云才见，黑气反生，暄暖欲生，冷气卒至，甚即冰雹也。久而不降，伏之化郁，冷气复热，赤风化疫。民病面赤心烦，头痛目眩也，赤气彰而热病欲作也。

是故巳亥之岁，阳明降地，主窒地彤，胜而不入。又或遇太阴未退位，即阳明未得降，即火运以至之。火运承之不下，即天清而肃，赤气乃彰，暄热反作。民皆昏倦，夜卧不安，咽干引饮，懊热内烦，大清朝暮，暄还复作。久而不降，伏之化郁，天清薄寒，远生白气。民病掉眩，手足直而不仁，两胁作痛，满目𥆨𥆨。

是故子午之年，太阳降地，主窒地阜胜之，降而不入。又或遇土运太过，先天而至。土运承之，降而不入，即天彰黑气，暝暗凄惨，才施黄埃而布湿，寒化令气，蒸湿复令。久而不降，伏之化郁。民病大厥，四肢重怠，阴萎少力，天布沉阴，蒸湿间作。

帝曰：升降不前，晰知其宗，愿闻迁正，可得明乎？岐伯曰：正司中位，是谓迁正位。司天不得其迁正者，即前司天以过交司之日，即遇司天太过有余日也，即仍旧治天数，新司天未得迁正也。厥阴不迁正，即风暄不时，花卉萎瘁，民病淋溲，目系转，转筋喜怒，小便赤。风欲令而寒由不去，温暄不正，春正失时。少阴不迁正，即冷气不退，春冷后寒，暄暖不时。民病寒热，四肢烦痛，腰脊强直。木气虽有余，位不过于君火也。太阴不迁正，即云雨失令，万物枯焦，当生不发。民病手足肢节肿满，大腹水肿，填臆不食，飧泄胁满，四肢不举。雨化欲令，热犹治之，温煦于气，亢而不泽。少阳不迁正，即炎灼弗令，苗莠不荣，酷暑于秋，肃杀晚至，霜露不时。民病痎疟骨热，心悸惊骇，甚时血溢。阳明不迁正，则暑化于前，肃杀于后，草木反荣。民病寒热鼽嚏，皮毛折，爪甲枯焦，甚则喘嗽息高，悲伤不乐。热化乃布，燥化未令，即清劲未行，肺金复病。太阳不迁正，即冬清反寒，易令于春，杀霜在前，寒冰于后，阳光复治，凛冽不作，雰云待时。民病温疠至，喉闭嗌干，烦躁而渴，喘息而有音也。寒化待燥，犹治天气，过失序，与民作灾。

帝曰：迁正早晚，以命其旨，愿闻退位，可得明哉？岐伯曰：所谓不退者，即天数未终，即天数有余，名曰复布政，故名曰再治天也，即天令如故而不退位也。厥阴不退位，即大风早举，时雨不降，湿令不化，民病温疫，疵废风生，皆肢节痛，头目痛，伏热内烦，咽喉干引饮。少阴不退位，即温生春冬，蛰虫早至，草木发生，民病膈热咽干，血溢惊骇，小便赤涩，丹瘤疮疡留毒。太阴不退位，而取寒暑不时，埃昏布作，湿令不去，民病四肢少力，食饮不下，泄注淋满，足胫寒，阴萎闭塞，失溺小便数。少阳不退位，即热生于春，暑乃后化，冬温不冻，流水不冰，蛰虫出见，民病少气，寒热更作，便血上热，小腹坚满，小便赤沃，甚则血溢。阳明不退位，即春生清冷，草木晚荣，寒热间作，民病呕吐暴注，食饮不下，大便干燥，四肢不举，目瞑掉眩。太阳不退位，即春寒复作，冰雹乃降，沉阴昏翳，二气寒就不去，阳痿失常，腰膝皆痛，温疠晚发。

帝曰：天岁早晚，余以知之，愿闻地数，可得闻乎？岐伯曰：地下迁正升天及退位不前之法，即地土产化，万物失时之化也。

帝曰：余闻天地二甲子，十干十二支，上下经纬天地，数有迭移，失守其位，可得昭乎？岐伯曰：失之迭位者，谓虽得岁正，未得正位之司，即四时不节，即生大疫。注《玄珠密语》云：阳年三十年，除六年天刑，计有太过二十四年，除此六年，皆作太过之用。令不然之旨，今言迭支迭位，皆可作其不及也。

假令甲子阳年，土运太窒，如癸亥天数有余者，年虽交得甲子，厥阴犹尚治天，地已迁正，阳明在泉，去岁少阳以作右间，即厥阴之地阳明，故不相和奉者也。癸巳相会，土运太过，虚反受木胜，故非太过也，何以言土运太过，况黄钟不应太窒，木既胜而金还复，金既复而少阴如至，即木胜如火而金复微，如此则甲己失守，后三年化成土疫，晚至丁卯，早至丙寅，土疫至也。大小善恶，推其天地，详乎太一。又只如甲子年，如甲至子而合，应交司而治天，即下己卯未迁正，而戊寅少阳未退位者，亦甲己下有合也，即土运非太过，而木乃乘虚而胜土也，金次又行复胜之，即反邪化也。阴阳天地殊异尔，故其大小善恶，一如天地之法旨也。

假令丙寅阳年太过，如乙丑天数有余者，虽交得丙寅，太阴尚治天也，地已迁正，厥阴司地，去岁太阳以作右间，即天太阴而地厥阴，故地不奉天化也。乙辛相会，水运太虚，反受土胜，故非太过，即太簇之管，太羽不应。土胜而雨化，水复即风，此者丙辛失守其会，后三年化成水疫，晚至己巳，早至戊辰，甚即速，微即徐，水疫至也，大小善恶，推其天地数及太乙游宫。又只如丙寅年，丙至寅且合，应交司而治天，即辛巳未得迁正，而庚辰太阳未退位者，亦丙辛不合德也，即水运亦小虚而小胜，或有复，后三年化疠，名曰水疠，其状如水疫，治法如前。

假令庚辰阳年太过，如己卯天数有余者，虽交得庚辰年也，阳明犹尚治天，地已迁正，太阴司地，去岁少阴以作右间，即天阳明而地太阴也，故地不奉天也。乙巳相会，金运太虚，反受火胜，故非太过也，即姑洗之管，太商不应，火胜热化，水复寒刑，此乙庚失守，其后三年化成金疫也，速至壬午，徐至癸未，金疫至也，大小善恶，推本年天数及太一也。又只如庚辰，如庚至辰，且应交司而治天，即下乙未未得迁正者，即地甲午少阴未退位者，且乙庚不合德也，即下乙未干失刚，亦金运小虚也，有小胜或无复，后三年化疠，名曰金疠，其状如金疫也，治法如前。

假令壬午阳年太过，如辛巳天数有余者，虽交得壬午年也，厥阴犹尚治天，地已迁正，阳明在泉，去岁丙申少阳以作右间，即天厥阴而地阳明，故地不奉天者也。丁辛相合会，木运太虚，反受金胜，故非太过也，即蕤宾之管，太角不应，金行燥胜，火化热复，甚即速，微即徐。疫至大小善恶，推疫至之年天数及太一。又只如壬至午，且应交司而治之，即下丁酉未得迁正者，即地下丙申少阳未得退位者，见丁壬不合德也，即丁柔干失刚，亦木运小虚也，有小胜小复。后三年化疠，名曰木疠，其状如风疫，法治如前。

假令戊申阳年太过，如丁未天数太过者，虽交得戊申年也，太阴犹尚治天，地已迁正，厥阴在泉，去岁壬戌太阳以退位作右间，即天丁未，地癸亥，故地不奉天化也。丁癸相会，火运太虚，反受水胜，故非太过也，即夷则之管，上太徵不应，此戊癸失守其会，后三年化疫也，速至庚戌，大小善恶，推疫至之年天数及太一。又只如戊申，如戊至申，且应交司而治天，即下癸亥未得迁正者，即地下壬戌太阳未退位者，见戊癸未合德也，即下癸柔干失刚，见火运小虚也，有小胜或无复也，后三年化疠，名曰火疠也，治法如前，治之法可寒之泄之。

黄帝曰：人气不足，天气如虚，人神失守，神光不聚，邪鬼干人，致有夭亡，可得闻乎？岐伯曰：人之五脏，一脏不足，又会天虚，感邪之至也。人忧愁思虑即伤心，又或遇少阴司天，天数不及，太阴作接间至，即谓天虚也，此即人气天气同虚也。又遇惊而夺精，汗出于心，因而三虚，神明失守。心为君主之官，神明出焉，神失守位，即神游上丹田，在帝太一帝君泥丸宫下，神既失守，神光不聚，却遇火不及之岁，有黑尸鬼见之，令人暴亡。

人饮食劳倦即伤脾，又或遇太阴司天，天数不及，即少阳作接间至，即谓之虚也，此即人气虚而天气虚也。又遇饮食饱甚，汗出于胃，醉饱行房，汗出于脾，因而三虚，脾神失守。脾为谏议之官，智周出焉，神既失守，神光失位而不聚也，却遇土不及之年，或已年或甲年失守，或太阴天虚，青尸鬼见之，令人卒亡。

人久坐湿地，强力入水即伤肾，肾为作强之官，伎巧出焉，因而三虚，肾神失守，神志失位，神光不聚，却遇水不及之年，或辛不会符，或丙年失守，或太阳司天虚，有黄尸鬼至，见之令人暴亡。

人或恚怒，气逆上而不下，即伤肝也。又遇厥阴司天，天数不及，即少阴作接间至，是谓天虚也，此谓天虚人虚也。又遇疾走恐惧，汗出于肝，肝为将军之官，谋虑出焉，神位失守，神光不聚，又遇木不及年，或丁年不符，或壬年失守，或厥阴司天虚也，有白尸鬼见之，令人暴亡也。

已上五失守者，天虚而人虚也，神游失守其位，即有五尸鬼干人，令人暴亡也，谓之曰尸厥。人犯五神易位，即神光不圆也，非但尸鬼，即一切邪犯者，皆是神失守位故也。此谓得守者生，失守者死，得神者昌，失神者亡。

卷第二十二

至真要大论篇第七十四

黄帝问曰：五气交合，盈虚更作，余知之矣。六气分治，司天地者，其至何如？岐伯再拜对曰：明乎哉问也！天地之大纪，人神之通应也。帝曰：愿闻上合昭昭，下合冥冥奈何？岐伯曰：此道之所主，工之所疑也。帝曰：愿闻其道也。岐伯曰：厥阴司天，其化以风；少阴司天，其化以热；太阴司天，其化以湿；少阳司天，其化以火；阳明司天，其化以燥；太阳司天，其化以寒。以所临脏位，命其病者也。帝曰：地化奈何？岐伯曰：司天同候，间气皆然。帝曰：间气何谓？岐伯曰：司左右者，是谓间气也。帝曰：何以异之？岐伯曰：主岁者纪岁，间气者纪步也。帝曰：善。岁主奈何？岐伯曰：厥阴司天为风化，在泉为酸化，司气为苍化，间气为动化。少阴司天为热化，在泉为苦化，不司气化，居气为灼化。太阴司天为湿化，在泉为甘化，司气为黅化，间气为柔化。少阳司天为火化，在泉为苦化，司气为丹化，间气为明化。阳明司天为燥化，在泉为辛化，司气为素化，间气为清化。太阳司天为寒化，在泉为咸化，司气为玄化，间气为藏化。故治病者，必明六化分治，五味五色所生，五脏所宜，乃可以言盈虚病生之绪也。

帝曰：厥阴在泉而酸化先，余知之矣。风化之行也何如？岐伯曰：风行于地，所谓本也，余气同法。本乎天者，天之气也，本乎地者，地之气也，天地合气，六节分而万物化生矣。故曰：谨候气宜，无失病机。此之谓也。帝曰：其主病何如？岐伯曰：司岁备物，则无遗主矣。帝曰：司岁物何也？岐伯曰：天地之专精也。帝曰：司气者何如？岐伯曰：司气者主岁同，然有余不足也。帝曰：非司岁物何谓也？岐伯曰：散也，故质同而异等也。气味有薄厚，性用有躁静，治保有多少，力化有浅深，此之谓也。

帝曰：岁主藏害何谓？岐伯曰：以所不胜命之，则其要也。帝曰：治之奈何？岐伯曰：上淫于下，所胜平之、外淫于内，所胜治之。帝曰：善。平气何如？岐伯曰：谨察阴阳所在而调之，以平为期，正者正治，反者反治。

帝曰：夫子言察阴阳所在而调之，论言人迎与寸口相应，若引绳小大齐等，命曰平。阴之所在寸口何如？岐伯曰：视岁南北，可知之矣。帝曰：愿卒闻之。岐伯曰：北政之岁，少阴在泉，则寸口不应；厥阴在泉，则右不应；太阴在泉，则左不应。南政之岁，少阴司天，则寸口不应；厥阴司天，则右不应；太阴司天，则左不应。诸不应者，反其诊则见矣。帝曰：尺候何如？岐伯曰：北政之岁，三阴在下，则寸不应；三阴在上，则尺不应。南政之岁，三阴在天，则寸不应；三阴在泉，则尺不应。左右同。故曰：知其要者，一言而终，不知其要，流散无穷。此之谓也。

帝曰：善。天地之气，内淫而病何如？岐伯曰：岁厥阴在泉，风淫所胜，则地气不明，平野昧，草乃早秀。民病洒洒振寒，善伸数欠，心痛支满，两胁里急，饮食不下，膈咽不通，食则呕，腹胀善噫，得后与气，则快然如衰，身体皆重。岁少阴在泉，热淫所胜，则焰浮川泽，阴处反明。民病腹中常鸣，气上冲胸，喘不能久立，寒热皮肤痛，目瞑齿痛䪼肿，恶寒发热如疟，少腹中痛，腹大，蛰虫不藏。岁太阴在泉，草乃早荣，湿淫所胜，则埃昏岩谷，黄反见黑，至阴之交。民病饮积，心痛，耳聋浑浑焞焞，嗌肿喉痹，阴病血见，少腹痛肿，不得小便，病冲头痛，目似脱，项似拔，腰似折，髀不可以回，腘如结，腨如别。岁少阳在泉，火淫所胜，则焰明郊野，寒热更至。民病注泄赤白，少腹痛，溺赤，甚则血便。少阴同候。岁阳明在泉，燥淫所胜，则霿雾清瞑。民病喜呕，呕有苦，善太息，心胁痛不能反侧，甚则嗌干面尘，身无膏泽，足外反热。岁太阳在泉，寒淫所胜，则凝肃惨栗。民病少腹控睾，引腰脊，上冲心痛，血见，嗌痛颔肿。

帝曰：善。治之奈何？岐伯曰：诸气在泉，风淫于内，治以辛凉，佐以苦甘，以甘缓之，以辛散之。热淫于内，治以咸寒，佐以甘苦，以酸收之，以苦发之。湿淫于内，治以苦热，佐以酸淡，以苦燥之，以淡泄之。火淫于内，治以咸冷，佐以苦辛，以酸收之，以苦发之。燥淫于内，治以苦温，佐以甘辛，以苦下之。寒淫于内，治以甘热，佐以苦辛，以咸泻之，以辛润之，以苦坚之。

帝曰：善。天气之变何如？岐伯曰：厥阴司天，风淫所胜，则太虚埃昏，云物以扰，寒生春气，流水不冰。民病胃脘当心而痛，上支两胁，膈咽不通，饮食不下，舌本强，食则呕，冷泄腹胀，溏泄瘕水闭，蛰虫不去，病本于脾。冲阳绝，死不治。

少阴司天，热淫所胜，怫热至，火行其政。民病胸中烦热，嗌干，右胠满，皮肤痛，寒热咳喘，大雨且至，唾血血泄，鼽衄嚏呕，溺色变，甚则疮疡胕肿，肩背臂臑及缺盆中痛，心痛肺䐜，腹大满，膨膨而喘咳，病本于肺。尺泽绝，死不治。

太阴司天，湿淫所胜，则沉阴且布，雨变枯槁。胕肿骨痛阴痹，阴痹者按之不得，腰脊头项痛，时眩，大便难，阴气不用，饥不欲食，咳唾则有血，心如悬，病本于肾。太溪绝，死不治。

少阳司天，火淫所胜，则温气流行，金政不平。民病头痛，发热恶寒而疟，热上皮肤痛，色变黄赤，传而为水，身面胕肿，腹满仰息，泄注赤白，疮疡，咳唾血，烦心胸中热，甚则鼽衄，病本于肺。天府绝，死不治。

阳明司天，燥淫所胜，则木乃晚荣，草乃晚生，筋骨内变，大凉革候，名木敛，生菀于下，草焦上首，蛰虫来见民病左胠胁痛，寒清于中，感而疟，咳，腹中鸣，注泄鹜溏，心胁暴痛，不可反侧，嗌干面尘，腰痛，丈夫㿗疝，妇人少腹痛，目昧眦疡，疮痤痈，病本于肝。太冲绝，死不治。

太阳司天，寒淫所胜，则寒气反至，水且冰，运火炎烈，雨暴乃雹血变于中，发为痈疡，民病厥心痛，呕血血泄鼽衄，善悲时眩仆。胸腹满，手热肘挛腋肿，心澹澹大动，胸胁胃脘不安，面赤目黄，善噫嗌干，甚则色炲，渴而欲饮，病本于心。神门绝，死不治。所谓动气，知其藏也。

帝曰：善。治之奈何？岐伯曰：司天之气，风淫所胜，平以辛凉，佐以苦甘，以甘缓之，以酸泻之。热淫所胜，平以咸寒，佐以苦甘，以酸收之。湿淫所胜，平以苦热，佐以酸辛，以苦燥之，以淡泄之。湿上甚而热，治以苦温，佐以甘辛，以汗为故而止。火淫所胜，平以咸冷，佐以苦甘，以酸收之，以苦发之，以酸复之，热淫同。燥淫所胜，平以苦湿，佐以酸辛，以苦下之。寒淫所胜，平以辛热，佐以甘苦，以咸泻之。

帝曰：善。邪气反胜，治之奈何？岐伯曰：风司于地，清反胜之，治以酸温，佐以苦甘，以辛平之。热司于地，寒反胜之，治以甘热，佐以苦辛，以咸平之。湿司于地，热反胜之，治以苦冷，佐以咸甘，以苦平之。火司于地，寒反胜之，治以甘热，佐以苦辛，以咸平之。燥司于地，热反胜之，治以平寒，佐以苦甘，以酸平之，以和为利。寒司于地，热反胜之，治以咸冷，佐以甘辛，以苦平之。

帝曰：其司天邪胜何如？岐伯曰：风化于天，清反胜之，治以酸温，佐以甘苦。热化于天，寒反胜之，治以甘温，佐以苦酸辛。湿化于天，热反胜之，治以苦寒，佐以苦酸。火化于天，寒反胜之，治以甘热，佐以苦辛。燥化于天，热反胜之，治以辛寒，佐以苦甘。寒化于天，热反胜之，治以咸冷，佐以苦辛。

帝曰：六气相胜奈何？岐伯曰：厥阴之胜，耳鸣头眩，愦愦欲吐，胃膈如寒，大风数举，倮虫不滋，胠胁气并，化而为热，小便黄赤，胃脘当心而痛，上支两胁，肠鸣飧泄，少腹痛，注下赤白，甚则呕吐，膈咽不通。少阴之胜，心下热善饥，脐下反动，气游三焦，炎暑至，木乃津，草乃萎，呕逆躁烦，腹满痛，溏泄，传为赤沃。太阴之胜，火气内郁，疮疡于中，流散于外，病在胠胁，甚则心痛热格，头痛喉痹项强，独胜则湿气内郁，寒迫下焦，痛留顶，互引眉间，胃满；雨数至，鳞见于陆，燥化乃见；少腹满，腰脽重强，内不便，善注泄，足下温，头重，足胫胕肿，饮发于中，胕肿于上。少阳之胜，热客于胃，烦心心痛，目赤欲呕，呕酸善饥，耳痛溺赤，善惊谵妄；暴热消烁，草萎水涸，介虫乃屈；少腹痛，下沃赤白。阳明之胜，清发于中，左胠胁痛，溏泄，内为嗌塞，外发㿉疝；大凉肃杀，华英改容，毛虫乃殃；胸中不便，嗌塞而咳。太阳之胜，凝溧且至，非时水冰，羽乃后化；痔疟发，寒厥入胃，则内生心痛，阴中乃疡，隐曲不利，互引阴股，筋肉拘苛，血脉凝泣，络满色变，或为血泄，皮肤痞肿，腹满食减，热反上行，头项囟顶脑户中痛，目如脱，寒入下焦，传为濡泻。

帝曰：治之奈何？岐伯曰：厥阴之胜，治以甘清，佐以苦辛，以酸泻之。少阴之胜，治以辛寒，佐以苦咸，以甘泻之。太阴之胜，治以咸热，佐以辛甘，以苦泻之。少阳之胜，治以辛寒，佐以甘咸，以甘泻之。阳明之胜，治以酸温，佐以辛甘，以苦泄之。太阳之胜，治以苦热，佐以辛酸，以咸泻之。

帝曰：六气之复何如？岐伯曰：悉乎哉问也！厥阴之复，少腹坚满，里急暴痛；偃木飞沙，倮虫不荣；厥心痛，汗发呕吐，饮食不入，入而复出，筋骨掉眩，清厥，甚则入脾，食痹而吐。冲阳绝，死不治。

少阴之复，燠热内作，烦躁鼽嚏，少腹绞痛，火见燔焫，嗌燥，分注时止，气动于左，上行于右，咳，皮肤痛，暴喑心痛，郁冒不知人，乃洒淅恶寒，振栗谵妄，寒已而热，渴而欲饮，少气骨痿，隔肠不便，外为浮肿，哕噫；赤气后化，流水不冰，热气大行，介虫不复；病疿胗疮疡，痈疽痤痔，甚则入肺，咳而鼻渊。天府绝，死不治。

太阴之复，湿变乃举，体重中满，食饮不化，阴气上厥，胸中不便，饮发于中，咳喘有声；大雨时行，鳞见于陆；头顶痛重，而掉瘛尤甚，呕而密默，唾吐清液，甚则入肾，窍泻无度。太溪绝，死不治。

少阳之复，大热将至，枯燥燔爇，介虫乃耗；惊瘛咳衄，心热烦躁，便数憎风，厥气上行，面如浮埃，目乃瞤瘛，火气内发，上为口糜呕逆，血溢血泄，发而为疟，恶寒鼓栗，寒极反热，嗌络焦槁，渴引水浆，色变黄赤，少气脉萎，化而为水，传为胕肿，甚则入肺，咳而血泄。尺泽绝，死不治。

阳明之复，清气大举，森木苍干，毛虫乃厉；病生胠胁，气归于左，善太息，甚则心痛痞满，腹胀而泄，呕苦咳哕，烦心，病在膈中，头痛，甚则入肝，惊骇筋挛。太冲绝，死不治。

太阳之复，厥气上行，水凝雨冰，羽虫乃死；心胃生寒，胸膈不利，心痛痞满，头痛善悲，时眩仆，食减，腰脽反痛，屈伸不便；地裂冰坚，阳光不治，少腹控睾，引腰脊，上冲心，唾出清水，及为哕噫，甚则入心，善忘善悲。神门绝，死不治。

帝曰：善。治之奈何？岐伯曰：厥阴之复，治以酸寒，佐以甘辛，以酸泻之，以甘缓之。少阴之复，治以咸寒，佐以苦辛，以甘泻之，以酸收之，辛苦发之，以咸软之。太阴之复，治以苦热，佐以酸辛，以苦泻之、燥之、泄之。少阳之复，治以咸冷，佐以苦辛，以咸软之，以酸收之，辛苦发之。发不远热，无犯温凉，少阴同法。阳明之复，治以辛温，佐以苦甘，以苦泄之，以苦下之，以酸补之。太阳之复，治以咸热，佐以甘辛，以苦坚之。治诸胜复，寒者热之，热者寒之，温者清之，清者温之，散者收之，抑者散之，燥者润之，急者缓之，坚者软之，脆者坚之，衰者补之，强者泻之，各安其气，必清必静，则病气衰去，归其所宗，此治之大体也。

帝曰：善。气之上下何谓也？岐伯曰：身半以上，其气三矣，天之分也，天气主之。身半以下，其气三矣，地之分也，地气主之。以名命气，以气命处，而言其病。半，所谓天枢也。故上胜而下俱病者，以地名之。下胜而上俱病者，以天名之。所谓胜至，报气屈伏而未发也。复至则不以天地异名，皆如复气为法也。

帝曰：胜复之动，时有常乎？气有必乎？岐伯曰：时有常位，而气无必也。帝曰：愿闻其道也。岐伯曰：初气终三气，天气主之，胜之常也。四气尽终气，地气主之，复之常也。有胜则复，无胜则否。帝曰：善。复已而胜何如？岐伯曰：胜至则复，无常数也，衰乃止耳。复已而胜，不复则害，此伤生也。帝曰：复而反病何也？岐伯曰：居非其位，不相得也。大复其胜则主胜之，故反病也。所谓火燥热也。帝曰：治之何如？岐伯曰：夫气之胜也，微者随之，甚者制之。气之复也，和者平之，暴者夺之。皆随胜气，安其屈伏，无问其数，以平为期，此其道也。

帝曰：善。客主之胜复奈何？岐伯曰：客主之气，胜而无复也。帝曰：其逆从何如？岐伯曰：主胜逆，客胜从，天之道也。帝曰：其生病何如？岐伯曰：厥阴司天，客胜则耳鸣掉眩，甚则咳；主胜则胸胁痛，舌难以言。少阴司天，客胜则鼽嚏颈项强，肩背瞀热，头痛少气，发热，耳聋目瞑，甚则胕肿血溢，疮疡咳喘；主胜则心热烦躁，甚则胁痛支满。太阴司天，客胜则首面胕肿，呼吸气喘；主胜则胸腹满，食已而瞀。少阳司天，客胜则丹胗外发，及为丹熛疮疡，呕逆喉痹，头痛嗌肿，耳聋血溢，内为瘛疭；主胜则胸满咳仰息，甚而有血，手热。阳明司天，清复内余，则咳衄嗌塞，心膈中热，咳不止而白血出者死。太阳司天，客胜则胸中不利，出清涕，感寒则咳；主胜则喉嗌中鸣。

厥阴在泉，客胜则大关节不利，内为痉强拘瘛，外为不便；主胜则筋骨繇并，腰腹时痛。少阴在泉，客胜则腰痛，尻股膝髀腨骱足病，瞀热以酸，胕肿不能久立，溲便变；主胜则厥气上行，心痛发热，膈中，众痹皆作，发于胠胁，魄汗不藏，四逆而起。太阴在泉，客胜则足痿下重，便溲不时，湿客下焦，发而濡泻，及为肿隐曲之疾；主胜则寒气逆满，食饮不下，甚则为疝。少阳在泉，客胜则腰腹痛而反恶寒，甚则下白溺白；主胜则热反上行而客于心，心痛发热，格中而呕。少阴同候。阳明在泉，客胜则清气动下，少腹坚满而数便泻；主胜则腰重腹痛，少腹生寒，下为鹜溏，则寒厥于肠，上冲胸中，甚则喘，不能久立。太阳在泉，寒复内余，则腰尻痛，屈伸不利，股胫足膝中痛。

帝曰：善。治之奈何？岐伯曰：高者抑之，下者举之，有余折之，不足补之，佐以所利，和以所宜，必安其主客，适其寒温，同者逆之，异者从之。帝曰：治寒以热，治热以寒，气相得者逆之，不相得者从之，余以知之矣。其于正味何如？岐伯曰：木位之主，其泻以酸，其补以辛。火位之主，其泻以甘，其补以咸。土位之主，其泻以苦，其补以甘。金位之主，其泻以辛，其补以酸。水位之主，其泻以咸，其补以苦。厥阴之客，以辛补之，以酸泻之，以甘缓之。少阴之客，以咸补之，以甘泻之，以酸收之。太阴之客，以甘补之，以苦泻之，以甘缓之。少阳之客，以咸补之，以甘泻之，以咸软之。阳明之客，以酸补之，以辛泻之，以苦泄之。太阳之客，以苦补之，以咸泻之，以苦坚之，以辛润之。开发腠理，致津液通气也。

帝曰：善。愿闻阴阳之三也何谓？岐伯曰：气有多少，异用也。帝曰：阳明何谓也？岐伯曰：两阳合明也。帝曰：厥阴何也？岐伯曰：两阴交尽也。

帝曰：气有多少，病有盛衰，治有缓急，方有大小，愿闻其约奈何？岐伯曰：气有高下，病有远近，证有中外，治有轻重，适其至所为故也。《大要》曰：君一臣二，奇之制也；君二臣四，偶之制也；君二臣三，奇之制也；君二臣六，偶之制也。故曰：近者奇之，远者偶之；汗者不以奇，下者不以偶，补上治上制以缓，补下治下制以急，急则气味厚，缓则气味薄，适其至所，此之谓也。病所远而中道气味之者，食而过之，无越其制度也。是故平气之道，近而奇偶，制小其服也。远而奇偶，制大其服也。大则数少，小则数多。多则九之，少则二之。奇之不去则偶之，是谓重方。偶之不去，则反佐以取之，所谓寒热温凉，反从其病也。

帝曰：善。病生于本，余知之矣。生于标者，治之奈何？岐伯曰：病反其本，得标之病，治反其本，得标之方。帝曰：善。六气之胜，何以候之？岐伯曰：乘其至也。清气大来，燥之胜也，风木受邪，肝病生焉。热气大来，火之胜也，金燥受邪，肺病生焉。寒气大来，水之胜也，火热受邪，心病生焉。湿气大来，土之胜也，寒水受邪，肾病生焉。风气大来，木之胜也，土湿受邪，脾病生焉。所谓感邪而生病也。乘年之虚，则邪甚也。失时之和，亦邪甚也。遇月之空，亦邪甚也。重感于邪，则病危矣。有胜之气，其必来复也。

帝曰：其脉至何如？岐伯曰：厥阴之至其脉弦，少阴之至其脉钩，太阴之至其脉沉，少阳之至大而浮，阳明之至短而涩，太阳之至大而长。至而和则平，至而甚则病，至而反者病，至而不至者病，未至而至者病，阴阳易者危。

帝曰：六气标本，所从不同奈何？岐伯曰：气有从本者，有从标本者，有不从标本者也。帝曰：愿卒闻之。岐伯曰：少阳太阴从本，少阴太阳从本从标，阳明厥阴不从标本从乎中也。故从本者化生于本，从标本者有标本之化，从中者以中气为化也。帝曰：脉从而病反者，其诊何如？岐伯曰：脉至而从，按之不鼓，诸阳皆然。帝曰：诸阴之反，其脉何如？岐伯曰：脉至而从，按之鼓甚而盛也。是故百病之起，有生于本者，有生于标者，有生于中气者，有取本而得者；有取标而得者，有取中气而得者，有取标本而得者，有逆取而得者，有从取而得者。逆，正顺也。若顺，逆也。故曰：知标与本，用之不殆，明知逆顺，正行无问。此之谓也。不知是者，不足以言诊，足以乱经。故《大要》曰：粗工嘻嘻，以为可知，言热未已，寒病复始，同气异形，迷诊乱经。此之谓也。夫标本之道，要而博，小而大，可以言一而知百病之害。言标与本，易而勿损，察本与标，气可令调，明知胜复，为万民式，天之道毕矣。

帝曰：胜复之变，早晏何如？岐伯曰：夫所胜者，胜至已病，病已愠愠，而复已萌也。夫所复者，胜尽而起，得位而甚，胜有微甚，复有少多，胜和而和，胜虚而虚，天之常也。帝曰：胜复之作，动不当位，或后时而至，其故何也？岐伯曰：夫气之生，与其化，衰盛异也。寒暑温凉，盛衰之用，其在四维。故阳之动，始于温，盛于暑；阴之动，始于清，盛于寒。春夏秋冬，各差其分。故《大要》曰：彼春之暖，为夏之暑，彼秋之忿，为冬之怒。谨按四维，斥候皆归，其终可见，其始可知。此之谓也。帝曰：差有数乎？岐伯曰：又凡三十度也。帝曰：其脉应皆何如？岐伯曰：差同正法，待时而去也。《脉要》曰：春不沉，夏不弦，冬不涩，秋不数，是谓四塞。沉甚曰病，弦甚曰病，涩甚曰病，数甚曰病，参见曰病，复见曰病，未去而去曰病，去而不去曰病，反者死。故曰：气之相守司也，如权衡之不得相失也。夫阴阳之气，清静则生化治，动则苛疾起，此之谓也。

帝曰：幽明何如？岐伯曰：两阴交尽故曰幽，两阳合明故曰明，幽明之配，寒暑之异也。帝曰：分至何如？岐伯曰：气至之谓至，气分之谓分，至则气同，分则气异，所谓天地之正纪也。帝曰：夫子言春秋气始于前，冬夏气始于后，余已知之矣。然六气往复，主岁不常也，其补泻奈何？岐伯曰：上下所主，随其攸利，正其味，则其要也。左右同法。《大要》曰：少阳之主，先甘后咸；阳明之主，先辛后酸；太阳之主，先咸后苦；厥阴之主，先酸后辛；少阴之主，先甘后咸；太阴之主，先苦后甘。佐以所利，资以所生，是谓得气。

帝曰：善。夫百病之生也，皆生于风寒暑湿燥火，以之化之变也。经言盛者泻之，虚者补之，余锡以方士，而方士用之尚未能十全，余欲令要道必行，桴鼓相应，犹拔刺雪污，工巧神圣，可得闻乎？岐伯曰：审察病机，无失气宜，此之谓也。帝曰：愿闻病机何如？岐伯曰：诸风掉眩，皆属于肝。诸寒收引，皆属于肾。诸气膹郁，皆属于肺。诸湿肿满，皆属于脾。诸热瞀瘛，皆属于火。诸痛痒疮，皆属于心。诸厥固泄，皆属于下。诸痿喘呕，皆属于上。诸禁鼓栗，如丧神守，皆属于火。诸痉项强，皆属于湿。诸逆冲上，皆属于火。诸胀腹大，皆属于热。诸躁狂越，皆属于火。诸暴强直，皆属于风。诸病有声，鼓之如鼓，皆属于热。诸病胕肿，疼酸惊骇，皆属于火。诸转反戾，水液浑浊，皆属于热。诸病水液，澄澈清冷，皆属于寒。诸呕吐酸，暴注下迫，皆属于热。故《大要》曰：谨守病机，各司其属，有者求之，无者求之，盛者责之，虚者责之，必先五胜，疏其血气，令其调达，而致和平。此之谓也。

帝曰：善。五味阴阳之用何如？岐伯曰：辛甘发散为阳，酸苦涌泄为阴，咸味涌泄为阴，淡味渗泄为阳。六者或收或散，或缓或急，或燥或润，或软或坚，以所利而行之，调其气使其平也。

帝曰：非调气而得者，治之奈何？有毒无毒，何先何后？愿闻其道。岐伯曰：有毒无毒，所治为主，适大小为制也。帝曰：请言其制。岐伯曰：君一臣二，制之小也；君一臣三佐五，制之中也；君一臣三佐九，制之大也。寒者热之，热者寒之，微者逆之，甚者从之，坚者削之，客者除之，劳者温之，结者散之，留者攻之，燥者濡之，急者缓之，散者收之，损者温之，逸者行之，惊者平之，上之下之，摩之浴之，薄之劫之，开之发之，适事为故。

帝曰：何谓逆从？岐伯曰：逆者正治，从者反治，从少从多，观其事也。帝曰：反治何谓？岐伯曰：热因寒用，寒因热用，塞因塞用，通因通用，必伏其所主，而先其所因。其始则同，其终则异，可使破积，可使溃坚，可使气和，可使必已。

帝曰：善。气调而得者何如？岐伯曰：逆之，从之，逆而从之，从而逆之，疏气令调，则其道也。

帝曰：善。病之中外何如？岐伯曰：从内之外者，调其内；从外之内者，治其外；从内之外而盛于外者，先调其内而后治其外；从外之内而盛于内者，先治其外而后调其内；中外不相及，则治主病。

帝曰：善。火热复，恶寒发热，有如疟状，或一日发，或间数日发，其故何也？岐伯曰：胜复之气，会遇之时，有多少也。阴气多而阳气少，则其发日远；阳气多而阴气少，则其发日近。此胜复相薄，盛衰之节，疟亦同法。

帝曰：论言治寒以热，治热以寒，而方士不能废绳墨而更其道也。有病热者寒之而热，有病寒者热之而寒，二者皆在，新病复起，奈何治？岐伯曰：诸寒之而热者取之阴，热之而寒者取之阳，所谓求其属也。

帝曰：善。服寒而反热，服热而反寒，其故何也？岐伯曰：治其王气，是以反也。帝曰：不治王而然者何也？岐伯曰：悉乎哉问也！不治五味属也。夫五味入胃，各归所喜，故酸先入肝，苦先入心，甘先入脾，辛先入肺，咸先入肾。久而增气，物化之常也。气增而久，夭之由也。

帝曰：善。方制君臣何谓也？岐伯曰：

主病之谓君，佐君之谓臣，应臣之谓使，非上下三品之谓也。帝曰：三品何谓？岐伯曰：所以明善恶之殊贯也。

帝曰：善。病之中外何如？岐伯曰：调气之方，必别阴阳，定其中外，各守其乡，内者内治，外者外治，微者调之，其次平之，盛者夺之，汗之下之，寒热温凉，衰之以属，随其攸利，谨道如法，万举万全，气血正平，长有天命。帝曰：善。

卷第二十三

著至教论篇第七十五

黄帝坐明堂，召雷公而问之曰：子知医之道乎？雷公对曰：诵而未能解，解而未能别，别而未能明，明而未能彰，足以治群僚，不足治侯王。愿得受树天之度，四时阴阳合之，别星辰与日月光，以彰经术，后世益明，上通神农，著至教疑于二皇。帝曰：善。无失之，此皆阴阳表里上下雌雄相输应也，而道上知天文，下知地理，中知人事，可以长久，以教众庶，亦不疑殆。医道论篇，可传后世，可以为宝。雷公曰：请受道，讽诵用解。帝曰：子不闻《阴阳传》乎？曰：不知。曰：夫三阳天为业，上下无常，合而病至，偏害阴阳。雷公曰：三阳莫当，请闻其解。帝曰：三阳独至者，是三阳并至，并至如风雨，上为巅疾，下为漏病。外无期，内无正，不中经纪，诊无上下，以书别。雷公曰：臣治疏愈，说意而已。帝曰：三阳者，至阳也，积并则为惊，病起疾风，至如霹雳，九窍皆塞，阳气滂溢，干嗌喉塞。并于阴，则上下无常，薄为肠澼。此谓三阳直心，坐不得起，卧者便身全，三阳之病。且以知天下，何以别阴阳，应四时，合之五行。

雷公曰：阳言不别，阴言不理，请起受解，以为至道。帝曰：子若受传，不知合至道以惑师教，语子至道之要。病伤五脏，筋骨以消，子言不明不别，是世主学尽矣。肾且绝，惋惋日暮，从容不出，人事不殷。

示从容论篇第七十六

黄帝燕坐，召雷公而问之曰：汝受术诵书者，若能览观杂学，及于比类，通合道理，为余言子所长，五脏六腑，胆胃大小肠脾胞膀胱，脑髓涕唾，哭泣悲哀，水所从行，此皆人之所生，治之过失，子务明之，可以十全，即不能知，为世所怨。雷公曰：臣请诵《脉经·上下篇》甚众多矣，别异比类，犹未能以十全，又安足以明之？

帝曰：子别试通五脏之过，六腑之所不和，针石之败，毒药所宜，汤液滋味，具言其状，悉言以对，请问不知。雷公曰：肝虚肾虚脾虚，皆令人体重烦冤，当投毒药、刺灸、砭石、汤液，或已或不已，愿闻其解。帝曰：公何年之长而问之少，余真问以自谬也。吾问子窈冥，子言《上下篇》以对，何也？夫脾虚浮似肺，肾小浮似脾，肝急沉散似肾，此皆工之所时乱也，然从容得之。若夫三脏土木水参居，此童子之所知，问之何也？

雷公曰：于此有人，头痛筋挛骨重，怯然少气，哕噫腹满，时惊不嗜卧，此何脏之发也？脉浮而弦，切之石坚，不知其解，复问所以三脏者，以知其比类也。帝曰：夫从容之谓也。夫年长则求之于腑，年少则求之于经，年壮则求之于脏。今子所言皆失，八风菀热，五脏消烁，传邪相受。夫浮而弦者，是肾不足也。沉而石者，是肾气内著也。怯然少气者，是水道不行，形气消索也。咳嗽烦冤者，是肾气之逆也。一人之气，病在一脏也。若言三脏俱行，不在法也。

雷公曰：于此有人，四肢解惰，喘咳血泄，而愚诊之，以为伤肺，切脉浮大而紧，愚不敢治，粗工下砭石，病愈多出血，血止身轻，此何物也？帝曰：子所能治，知亦众多，与此病失矣。譬以鸿飞，亦冲于天。夫圣人之治病，循法守度，援物比类，化之冥冥，循上及下，何必守经。今夫脉浮大虚者，是脾气之外绝，去胃外归阳明也。夫二火不胜三水，是以脉乱而无常也。四肢解惰，此脾精之不行也。喘咳者，是水气并阳明也。血泄者，脉急血无所行也。若夫以为伤肺者，由失以狂也。不引《比类》，是知不明也。夫伤肺者，脾气不守，胃气不清，经气不为使，真脏坏决，经脉傍绝，五脏漏泄，不衄则呕，此二者不相类也。譬如天之无形，地之无理，白与黑相去远矣。是失吾过矣，以子知之，故不告子，明引《比类》《从容》，是以名曰诊轻，是谓至道也。

疏五过论篇第七十七

黄帝曰：呜呼远哉！闵闵乎若视深渊，若迎浮云，视深渊尚可测，迎浮云莫知其际。圣人之术，为万民式，论裁志意，必有法则，循经守数，按循医事，为万民副，故事有五过四德，汝知之乎？雷公避席再拜曰：臣年幼小，蒙愚以惑，不闻五过与四德，比类形名，虚引其经，心无所对。

帝曰：凡未诊病者，必问尝贵后贱，虽不中邪，病从内生，名曰脱营。尝富后贫，名曰失精，五气留连，病有所并。医工诊之，不在脏腑，不变躯形，诊之而疑，不知病名。身体日减，气虚无精，病深无气，洒洒然时惊。病深者，以其外耗于卫，内夺于荣。良工所失，不知病情，此亦治之一过也。

凡欲诊病者，必问饮食居处，暴乐暴苦，始乐后苦，皆伤精气，精气竭绝，形体毁沮。暴怒伤阴，暴喜伤阳，厥气上行，满脉去形。愚医治之，不知补泻，不知病情，精华日脱，邪气乃并，此治之二过也。

善为脉者，必以《比类》《奇恒》《从容》知之，为工而不知道，此诊之不足贵，此治之三过也。

诊有三常，必问贵贱，封君败伤，及欲侯王。故贵脱势，虽不中邪，精神内伤，身必败亡。始富后贫，虽不伤邪，皮焦筋屈，痿躄为挛。医不能严，不能动神，外为柔弱，乱至失常，病不能移，则医事不行，此治之四过也。

凡诊者，必知终始，有知余绪，切脉问名，当合男女。离绝菀结，忧恐喜怒，五脏空虚，血气离守，工不能知，何术之语。尝富大伤，斩筋绝脉，身体复行，令泽不息。故伤败结，留薄归阳，脓积寒炅。粗工治之，亟刺阴阳，身体解散，四肢转筋，死日有期，医不能明，不问所发，唯言死日，亦为粗工，此治之五过也。

凡此五者，皆受术不通，人事不明也。故曰：圣人之治病也，必知天地阴阳，四时经纪，五脏六腑，雌雄表里，刺灸砭石，毒药所主，从容人事，以明经道，贵贱贫富，各异品理，问年少长，勇怯之理，审于分部，知病本始，八正九候，诊必副矣。治病之道，气内为宝，循求其理，求之不得，过在表里。守数据治，无失俞理，能行此术，终身不殆。不知俞理，五脏菀热，痈发六腑。诊病不审，是谓失常。谨守此治，与经相明，《上经》《下经》《揆度》《阴阳》《奇恒》《五中》，决以明堂，审于终始，可以横行。

征四失论篇第七十八

黄帝在明堂，雷公侍坐，黄帝曰：夫子所通书受事众多矣，试言得失之意，所以得之，所以失之。雷公对曰：循经受业，皆言十全，其时有过失者，请闻其事解也。

帝曰：子年少智未及邪？将言以杂合耶？夫经脉十二，络脉三百六十五，此皆人之所明知，工之所循用也。所以不十全者，精神不专，志意不理，外内相失，故时疑殆。

诊不知阴阳逆从之理，此治之一失矣。受师不卒，妄作杂术，谬言为道，更名自功，妄用砭石，后遗身咎，此治之二失也。不适贫富贵贱之居，坐之薄厚，形之寒温，不适饮食之宜，不别人之勇怯，不知比类，足以自乱，不足以自明，此治之三失也。诊病不问其始，忧患饮食之失节，起居之过度，或伤于毒，不先言此，卒持寸口，何病能中，妄言作名，为粗所穷，此治之四失也。

是以世人之语者，驰千里之外，不明尺寸之论，诊无人事。治数之道，从容之葆，坐持寸口，诊不中五脉，百病所起，始以自怨，遗师其咎。是故治不能循理，弃术于市，妄治时愈，愚心自得。呜呼！窈窈冥冥，熟知其道！道之大者，拟于天地，配于四海，汝不知道之谕，受以明为晦。

卷第二十四

阴阳类论篇第七十九

孟春始至，黄帝燕坐，临观八极，正八风之气，而问雷公曰：阴阳之类，经脉之道，五中所主，何脏最贵？雷公对曰：春甲乙青，中主肝，治七十二日，是脉之主时，臣以其脏最贵。帝曰：却念《上下经》阴阳从容，子所言贵，最其下也。

雷公致斋七日，旦复侍坐。帝曰：三阳为经，二阳为维，一阳为游部，此知五脏终始。三阳为表，二阴为里，一阴至绝作朔晦，却具合以正其理。雷公曰：受业未能明。帝曰：所谓三阳者，太阳为经，三阳脉至手太阴，弦浮而不沉，决以度，察以心，合之阴阳之论。所谓二阳者，阳明也，至手太阴，弦而沉急不鼓，炅至以病皆死。一阳者，少阳也，至手太阴，上连人迎，弦急悬不绝，此少阳之病也，专阴则死。三阴者，六经之所主也，交于太阴，伏鼓不浮，上空志心。二阴至肺，其气归膀胱，外连脾胃。一阴独至，经绝，气浮不鼓，钩而滑。此六脉者，乍阴乍阳，交属相并，缪通五脏，合于阴阳，先至为主，后至为客。

雷公曰：臣悉尽意，受传经脉，颂得从容之道，以合《从容》，不知阴阳，不知雌雄。帝曰：三阳为父，二阳为卫，一阳为纪。三阴为母，二阴为雌，一阴为独使。二阳一阴，阳明主病，不胜一阴，脉软而动，九窍皆沉。三阳一阴，太阳脉胜，一阴不能止，内乱五脏，外为惊骇。二阴二阳，病在肺，少阴脉沉，胜肺伤脾，外伤四肢。二阴二阳皆交至，病在肾，骂詈妄行，巅疾为狂。二阴一阳，病出于肾，阴气客游于心，脘下空窍，堤闭塞不通，四肢别离。一阴一阳代绝，此阴气至心，上下无常，出入不知，喉咽干燥，病在土脾。二阳三阴，至阴皆在，阴不过阳，阳气不能止阴，阴阳并绝，浮为血瘕，沉为脓胕。阴阳皆壮，下至阴阳，上合昭昭，下合冥冥，诊决死生之期，遂合岁首。

雷公曰：请问短期。黄帝不应。雷公复问。黄帝曰：在经论中。雷公曰：请闻短期。黄帝曰：冬三月之病，病合于阳者，至春正月脉有死征，皆归出春。冬三月之病，在理已尽，草与柳叶皆杀，春阴阳皆绝，期在孟春。春三月之病，曰阳杀，阴阳皆绝，期在草干。夏三月之病，至阴不过十日，阴阳交，期在溓水。秋三月之病，三阳俱起，不治自已。阴阳交合者，立不能坐，坐不能起。三阳独至，期在石水。二阴独至，期在盛水。

方盛衰论篇第八十

雷公请问：气之多少，何者为逆？何

者为从？黄帝答曰：阳从左，阴从右，老从上，少从下。是以春夏归阳为生，归秋冬为死；反之，则归秋冬为生。是以气多少，逆皆为厥。

问曰：有余者厥耶？答曰：一上不下，寒厥到膝，少者秋冬死，老者秋冬生。气上不下，头痛巅疾，求阳不得，求阴不审，五部隔无征，若居旷野，若伏空室，绵绵乎属不满日。

是以少气之厥，令人妄梦，其极至迷。三阳绝，三阴微，是为少气。是以肺气虚则使人梦见白物，见人斩血借借，得其时则梦见兵战。肾气虚则使人梦见舟船溺人，得其时则梦伏水中，若有畏恐。肝气虚则梦见菌香生草，得其时则梦伏树下不敢起。心气虚则梦救火阳物，得其时则梦燔灼。脾气虚则梦饮食不足，得其时则梦筑垣盖屋。此皆五脏气虚，阳气有余，阴气不足。合之五诊，调之阴阳，以在《经脉》。

诊有十度，度人脉度、脏度、肉度、筋度、俞度。阴阳气尽，人病自具。脉动无常，散阴颇阳，脉脱不具，诊无常行。诊必上下，度民君卿、受师不卒，使术不明，不察逆从，是为妄行。持雌失雄，弃阴附阳，不知并合，诊故不明，传之后世，反论自章。

至阴虚，天气绝；至阳盛，地气不足。阴阳并交，至人之所行。阴阳并交者，阳气先至，阴气后至。是以圣人持诊之道，先后阴阳而持之，奇恒之势乃六十首，诊合微之事，追阴阳之变，章五中之情，其中之论，取虚实之要，定五度之事，知此乃足以诊。是以切阴不得阳，诊消亡；得阳不得阴，守学不湛；知左不知右，知右不知左，知上不知下，知先不知后，故治不久。知丑知善，知病知不病，知高知下，知坐知起，知行知止，用之有纪，诊道乃具，万世不殆。起所有余，知所不足，度事上下，脉事因格。是以形弱气虚死；形气有余，脉气不足死；脉气有余，形气不足生。是以诊有大方，坐起有常，出入有行，以转神明，必清必净，上观下观，司八正邪，别五中部，按脉动静，循尺滑涩，寒温之意，视其大小，合之病能，逆从已得，复知病名，诊可十全，不失人情。故诊之或视息视意，故不失条理，道甚明察，故能长久。不知此道，失经绝理，亡言妄期，此谓失道。

解精微论篇第八十一

黄帝在明堂，雷公请曰：臣授业传之，行教以经论，从容形法，阴阳刺灸，汤药所滋。行治有贤不肖，未必能十全。若先言悲哀喜怒，燥湿寒暑，阴阳妇女，请问其所以然者，卑贱富贵，人之形体所从，群下通使，临事以适道术，谨闻命矣。请问有毚愚仆漏之问，不在经者，欲闻其状。帝曰：大矣。

公请问：哭泣而泪不出者，若出而少涕，其故何也？帝曰：在经有也。复问：不知水所从生，涕所从出也。帝曰：若问此者，无益于治也，工之所知，道之所生也。夫心者，五脏之专精也，目者其窍也，华色者其荣也，是以人有德也，则气和于目；有亡，忧知于色。是以悲哀则泣下，泣下水所由生。水宗者积水也，积水者至阴也，至阴者肾之精也。宗精之水所以不出者，是精持之也，辅之裹之，故水不行也。夫水之精为志，火之精为神，水火相感，神志俱悲，是以目之水生也。故谚言曰：心悲名曰志悲。志与心精，共凑于目也。是以俱悲则神气传于心精，上不传于志而志独悲，故泣出也。

泣涕者脑也，脑者阴也，髓者骨之充也，故脑渗为涕。志者骨之主也，是以水流而涕从之者，其行类也。夫涕之与泣者，譬如人之兄弟，急则俱死，生则俱生，其志以早悲，是以涕泣俱出而横行也。夫人涕泣俱出而相从者，所属之类也。

雷公曰：大矣。请问人哭泣而泪不出者，若出而少，涕不从之何也？帝曰：夫泣不出者，哭不悲也。不泣者，神不慈也。神不慈则志不悲，阴阳相持，泣安能独来？夫志悲者惋，惋则冲阴，冲阴则志去目，志去则神不守精，精神去目，涕泣出也。且子独不诵不念夫经言乎？厥则目无所见。夫人厥则阳气并于上，阴气并于下。阳并于上，则火独光也；阴并于下，则足寒，足寒则胀也。夫一水不胜五火，故目眦盲。是以冲风，泣下而不止。夫风之中目也，阳气内守于精，是火气燔目，故见风则泣下也。有以比之，夫火疾风生乃能雨，此之类也。

后　序

家大人未供奉内药院时，见从德少喜医方术，为语曰：世无长桑君指授，不得饮上池水，尽见人五脏，必从黄帝之脉书、五色诊候，始知逆顺阴阳，按奇络活人；不然者，虽圣儒无所从精也。今世所传《内经素问》，即黄帝之脉书，广衍于秦越人、阳庆、淳于意诸长老，其文遂似汉人语，而旨意所从来远矣。客岁以试事北上，问视之暇，遂以宋刻善本见授曰：广其传非细事也，汝图之。从德窃惟吴儒者王光庵宾，尝学《内经素问》于戴原礼，可一年所，即治病辄验，晚岁以其学授盛启东、韩叔阳，后被荐文皇帝，召对称旨，俱留御药院供御，一日入见便殿，上语次偶及白沟之胜，为识长蛇阵耳。启东以天命对，是不但慷慨敢言，抑学术之正见于天人之际亦微矣。秦太医令所谓上医医国，殆如此耶。故吴中多上医，实出原礼，为上古自来之正派，以从授是书也。家大人仰副今上仁寿天下之意甚切，亟欲广其佳本，公暇校雠，至忘寝食，予小子敢遂翻刻以见承训之私云。

嘉靖庚戌秋八月既望武陵顾从德谨识

灵枢经

序

昔黄帝作《内经》十八卷,《灵枢》九卷,《素问》九卷，乃其数焉。世所奉行唯《素问》耳。越人得其一二而述《难经》，皇甫谧次而为《甲乙》，诸家之说，悉自此始。其间或有得失，未可为后世法。则谓如《南阳活人书》称：咳逆者，哕也。谨按《灵枢经》曰：新谷气入于胃，与故寒气相争，故曰哕。举而并之，则理可断矣。又如《难经》第六十五篇，是越人标指《灵枢·本输》之大略，世或以为流注。谨按《灵枢经》曰：所言节者，神气之所游行出入也，非皮肉筋骨也。又曰：神气者，正气也；神气之所游行出入者，流注也；井荥输经合者，本输也。举而并之，则知相去不啻天壤之异。但恨《灵枢》不传久矣，世莫能究。夫为医者，在读医书耳，读而不能为医者有矣，未有不读而能为医者也。不读医书，又非世业，杀人尤毒于梃刃。是故古人有言曰：为人子而不读医书，由为不孝也。仆本庸昧，自髫迄壮，潜心斯道，颇涉其理。辄不自揣，参对诸书，再行校正家藏旧本《灵枢》九卷，共八十一篇，增修音释，附于卷末，勒为二十四卷。庶使好生之人，开卷易明，了无差别。除已具状经所属申明外，准使府指挥依条申转运司选官详定，具书送秘书省国子监。今崧专访请名医，更乞参详，免误将来，利益无穷，功实有自。

时宋绍兴乙亥仲夏望日　锦官史崧题

目录

卷之八

卷之九

卷之十

卷之十一

卷之十二

卷之一

九针十二原第一（法天）

黄帝问于岐伯曰：余子万民，养百姓，而收其租税。余哀其不给，而属有疾病。余欲勿使被毒药，无用砭石，欲以微针通其经脉，调其血气，营其逆顺出入之会。令可传于后世，必明为之法。令终而不灭，久而不绝，易用难忘，为之经纪。异其章，别其表里，为之终始。令各有形，先立针经。愿闻其情。岐伯答曰：臣请推而次之，令有纲纪，始于一，终于九焉。请言其道。

小针之要，易陈而难入。粗守形，上守神。神乎，神客在门，未睹其疾，恶知其原？刺之微，在速迟，粗守关，上守机，机之动，不离其空，空中之机，清静而微。其来不可逢，其往不可追。知机之道者，不可挂以发，不知机道，叩之不发。知其往来，要与之期，粗之暗乎，妙哉工独有之。往者为逆，来者为顺，明知逆顺，正行无问。逆而夺之，恶得无虚，追而济之，恶得无实。迎之随之，以意和之，针道毕矣。

凡用针者，虚则实之，满则泄之，宛陈则除之，邪胜则虚之。《大要》曰：徐而疾则实，疾而徐则虚。言实与虚，若有若无；察后与先，若存若亡；为虚与实，若得若失。虚实之要，九针最妙，补泻之时，以针为之。泻曰必持内之，放而出之，排阳得针，邪气得泄，按而引针，是谓内温，血不得散，气不得出也。补曰随之，随之意若妄之，若行若按，如蚊虻止，如留如还，去如弦绝，令左属右，其气故止，外门已闭，中气乃实，必无留血，急取诛之。持针之道，坚者为宝。正指直刺，无针左右，神在秋毫，属意病者，审视血脉者，刺之无殆。方刺之时，必在悬阳，及与两卫。神属勿去，知病存亡。血脉者，在腧横居，视之独澄，切之独坚。

九针之名，各不同形：一曰镵针，长一寸六分；二曰员针，长一寸六分；三曰鍉针，长三寸半；四曰锋针，长一寸六分；五曰铍针，长四寸，广二分半；六曰员利针，长一寸六分；七曰毫针，长三寸六分；八曰长针，长七寸；九曰大针，长四寸。镵针者，头大末锐，去泻阳气；员针者，针如卵形，揩摩分间，不得伤肌肉，以泻分气；鍉针者，锋如黍粟之锐，主按脉勿陷，以致其气；锋针者，刃三隅，以发痼疾；铍针者，末如剑峰，以取大脓；员利针者，大如氂，且员且锐，中身微大，以取暴气；毫针者，尖如蚊虻喙，静以徐往，微以久留之而养，以取痛痹；长针者，锋利身薄，可以取远痹；大针者，尖如梃，其锋微员，以泻机关之水也。九针毕矣。

夫气之在脉也，邪气在上，浊气在中，清气在下。故针陷脉则邪气出，针中脉则浊气出，针太深则邪气反沉，病益。故曰：皮肉筋脉，各有所处，病各有所宜，各不同形，各以任其所宜。无实无虚，损不足而益有余，是谓甚病。病益甚，取五脉者死，取三脉者恇；夺阴者死，夺阳者狂。针害毕矣。

刺之而气不至，无问其数；刺之而气至，乃去之，勿复针。针各有所宜，各不同形，各任其所为。刺之要，气至而有效，效之信，若风之吹云，明乎若见苍天。刺之道毕矣。

黄帝曰：愿闻五脏六腑所出之处。岐伯曰：五脏五腧，五五二十五腧；六腑六腧，六六三十六腧。经脉十二，络脉十五，凡二十七气以上下。所出为井，所溜为荥，所注为输，所行为经，所入为合，二十七气所行，皆在五腧也。节之交，三百六十五会。知其要者，一言而终，不知其要，流散无穷。所言节者，神气之所游行出入也，非皮肉筋骨也。

睹其色，察其目，知其散复。一其形，听其动静，知其邪正。右主推之，左持而御之，气至而去之。

凡将用针，必先诊脉，视气之剧易，乃可以治也。五脏之气已绝于内，而用针者反实其外，是谓重竭。重竭必死，其死也静。治之者，辄反其气，取腋与膺。五脏之气已绝于外，而用针者反实其内，是谓逆厥。逆厥则必死，其死也躁。治之者，反取四末。刺之害，中而不去，则精泄；不中而去，则致气。精泄则病益甚而恇，致气则生为痈疡。

五脏有六腑，六腑有十二原，十二原出于四关，四关主治五脏，五脏有疾，当取之十二原。十二原者，五脏之所以禀三百六十五节气味也。五脏有疾也，应出十二原，而原各有所出，明知其原，睹其应，而知五脏之害矣。

阳中之少阴，肺也，其原出于太渊，太渊二。阳中之太阳，心也，其原出于大陵，大陵二。阴中之少阳，肝也，其原出于太冲，太冲二。阴中之至阴，脾也，其原出于太白，太白二。阴中之太阴，肾也，其原出于太溪，太溪二。膏之原，出于鸠尾，鸠尾一。肓之原，出于脖胦，脖胦一。凡此十二原者，主治五脏六腑之有疾者也。胀取三阳，飧泄取三阴。

今夫五脏之有疾也，譬犹刺也，犹污也，犹结也，犹闭也。刺虽久，犹可拔也；污虽久，犹可雪也；结虽久，犹可解也；闭虽久，犹可决也。或言久疾之不可取者，非其说也。夫善用针者，取其疾也，犹拔刺也，犹雪污也，犹解结也，犹决闭也。疾虽久，犹可毕也。言不可治者，未得其术也。

刺诸热者，如以手探汤；刺寒清者，如人不欲行。阴有阳疾者，取之下陵三里，正往无殆，气下乃止，不下复始也。疾高而内者，取之阴之陵泉；疾高而外者，取之阳之陵泉也。

本输第二（法地）

黄帝问于岐伯曰：凡刺之道，必通十二经络之所终始，络脉之所别处，五输之所留，六腑之所与合，四时之所出入，五脏之所溜处，阔数之度，浅深之状，高下所至。愿闻其解。岐伯曰：请言其次也。

肺出于少商，少商者，手大指端内侧也，为井木；溜于鱼际，鱼际者，手鱼也，为荥；注于太渊，太渊，鱼后一寸陷者中也，为腧；行于经渠，经渠，寸口中也，动而不居，为经；入于尺泽，尺泽，肘中之动脉也，为合。手太阴经也。

心出于中冲，中冲，手中指之端也，为井木；溜于劳宫，劳宫，掌中中指本节之内间也，为荥；注于大陵，大陵，掌后两骨之间方下者也，为腧；行于间使，间使之道，两筋之间，三寸之中也，有过则至，无过则止，为经；入于曲泽，曲泽，肘内廉下陷者之中也，屈而得之，为合。手少阴也。

肝出于大敦，大敦者，足大指之端及三毛之中也，为井木；溜于行间，行间，足大指间也，为荥；注于太冲，太冲，行间上二寸陷者之中也，为腧；行于中封，中封，内踝之前一寸半，陷者之中，使逆则宛，使和则通，摇足而得之，为经；入于曲泉，曲泉，辅骨之下，大筋之上也，屈膝而得之，为合。足厥阴也。

脾出于隐白，隐白者，足大指之端内侧也，为井木；溜于大都，大都，本节之后，下陷者之中也，为荥；注于太白，太白，腕骨之下也，为腧；行于商丘，商丘，内踝之下，陷者之中也，为经；入于阴之陵泉，阴之陵泉，辅骨之下，陷者之中也，伸而得之，为合。足太阴也。

肾出于涌泉，涌泉者，足心也，为井木；溜于然谷，然谷，然骨之下者也，为荥；注于太溪，太溪，内踝之后，跟骨之上，陷中者也，为腧；行于复留，复留，上内踝二寸，动而不休，为经；入于阴谷，阴谷，辅骨之后，大筋之下，小筋之上也，按之应手，屈膝而得之，为合。足少阴经也。

膀胱出于至阴，至阴者，足小指之端也，为井金；溜于通谷，通谷，本节之前外侧也，为荥；注于束骨，束骨，本节之后陷者中也，为腧；过于京骨，京骨，足外侧大骨之下，为原；行于昆仑，昆仑，在外踝之后，跟骨之上，为经；入于委中，委中，腘中央，为合，委而取之。足太阳也。

胆出于窍阴，窍阴者，足小指次指之端也，为井金；溜于侠溪，侠溪，足小指次指之间也，为荥；注于临泣，临泣，上行一寸半陷者中也，为腧；过于丘墟，丘墟，外踝之前下，陷者中也，为原；行于阳辅，阳辅，外踝之上，辅骨之前，及绝骨之端也，为经；入于阳之陵泉，阳之陵泉，在膝外陷者中也，为合，伸而得之。足少阳也。

胃出于厉兑，厉兑者，足大指内次指之端也，为井金；溜于内庭，内庭，次指外间也，为荥；注于陷谷，陷谷者，上中指内间，上行二寸陷者中也，为腧；过于冲阳，冲阳，足跗上五寸陷者中也，为原，摇足而得之；行于解溪，解溪，上冲阳一寸半陷者中也，为经；入于下陵，下陵，膝下三寸，胻骨外三里也，为合；复下三里三寸，为巨虚上廉，复下上廉三寸，为巨虚下廉也；大肠属上，小肠属下，足阳明胃脉也。大肠、小肠，皆属于胃，是足阳明也。

三焦者，上合手少阳，出于关冲，关冲者，手小指次指之端也，为井金；溜于液门，液门，小指次指之间也，为荥；注于中渚，中渚，本节之后陷者中也，为腧；过于阳池，阳池，在腕上陷者之中也，为原；行于支沟，支沟，上腕三寸，两骨之间陷者中也，为经；入于天井，天井，在肘外大骨之上陷者中也，为合，屈肘乃得之。三焦下腧，在于足大指之前，少阳之后，出于腘中外廉，名曰委阳，是太阳络也。手少阳经也。三焦者，足少阳、太阴（一本作阳）之所将，太阳之别也，上踝五寸，别入贯腨肠，出于委阳，并太阳之正，入络膀胱，约下焦。实则闭癃，虚则遗溺；遗溺则补之，闭癃则泻之。

手太阳小肠者，上合于太阳，出于少

泽，少泽，小指之端也，为井金；溜于前谷，前谷，在手外廉本节前陷者中也，为荥；注于后溪，后溪者，在手外侧本节之后也，为腧；过于腕骨，腕骨，在手外侧腕骨之前，为原；行于阳谷，阳谷，在锐骨之下陷者中也，为经；入于小海，小海，在肘内大骨之外，去端半寸陷者中也，伸臂而得之，为合。手太阳经也。

大肠，上合手阳明，出于商阳，商阳，大指次指之端也，为井金；溜于本节之前二间，为荥；注于本节之后三间，为腧；过于合谷，合谷，在大指岐骨之间，为原；行于阳溪，阳溪，在两筋间陷者中也，为经；入于曲池，在肘外辅骨陷者中，屈臂而得之，为合。手阳明也。

是谓五脏六腑之腧，五五二十五腧，六六三十六腧也。六腑皆出足之三阳，上合于手者也。

缺盆之中，任脉也，名曰天突；一次任脉侧之动脉，足阳明也，名曰人迎；二次脉，手阳明也，名曰扶突；三次脉，手太阳也，名曰天窗；四次脉，足少阳也，名曰天容；五次脉，手少阳也，名曰天牖；六次脉，足太阳也，名曰天柱；七次脉，颈中央之脉，督脉也，名曰风府。腋内动脉，手太阴也，名曰天府；腋下三寸，手心主也，名曰天池。

刺上关者，呿不能欠；刺下关者，欠不能呿；刺犊鼻者，屈不能伸；刺两关者，伸不能屈。

足阳明，挟喉之动脉也，其腧在膺中。手阳明，次在其腧外，不至曲颊一寸。手太阳，当曲颊。足少阳，在耳下曲颊之后。手少阳，出耳后，上加完骨之上。足太阳，挟项大筋之中发际。阴尺动脉，在五里，五腧之禁也。

肺合大肠，大肠者，传道之腑。心合小肠，小肠者，受盛之腑。肝合胆，胆者，中精之腑。脾合胃，胃者，五谷之腑。肾合膀胱，膀胱者，津液之腑也。少阳属肾，肾上连肺，故将两脏。三焦者，中渎之腑也，水道出焉，属膀胱，是孤之腑也。是六腑之所与合者。

春取络脉诸荥大经分肉之间，甚者深取之，间者浅取之；夏取诸腧孙络肌肉皮肤之上；秋取诸合，余如春法；冬取诸井诸腧之分，欲深而留之。此四时之序，气之所处，病之所舍，脏之所宜。转筋者，立而取之，可令遂已。痿厥者，张而刺之，可令立快也。

小针解第三（法人）

所谓“易陈”者，易言也。“难入”者，难著于人也。“粗守形”者，守刺法也。“上守神”者，守人之血气有余不足，可补泻也。“神客”者，正邪共会也。“神”者，正气也。“客”者，邪气也。“在门”者，邪循正气之所出入也。“未睹其疾”者，先知邪正何经之疾也。“恶知其原”者，先知何经之病，所取之处也。

“刺之微在数迟”者，徐疾之意也。“粗守关”者，守四肢而不知血气正邪之往来也。“上守机”者，知守气也。“机之动不离其空中”者，知气之虚实，用针之徐疾也。“空中之机清净以微”者，针以得气，密意守气勿失也。“其来不可逢”者，气盛不可补也。“其往不可追”者，气虚不可泻也。“不可挂以发”者，言气易失也。“扣之不发”者，言不知补泻之意也，血气已尽而气不下也。“知其往来”者，知气之逆顺盛虚也。“要与之期”者，知气之可取之时也。

"粗之暗"者，冥冥不知气之微密也。"妙哉！工独有之"者，尽知针意也。"往者为逆"者，言气之虚而小，小者逆也。"来者为顺"者，言形气之平，平者顺也。"明知逆顺正行无问"者，言知所取之处也。"迎而夺之"者，泻也。"追而济之"者，补也。

所谓"虚则实之"者，气口虚而当补之也。"满则泄之"者，气口盛而当泻之也。"宛陈则除之"者，去血脉也。"邪胜则虚之"者，言诸经有盛者，皆泻其邪也。"徐而疾则实"者，言徐内而疾出也。"疾而徐则虚"者，言疾内而徐出也。"言实与虚，若有若无"者，言实者有气，虚者无气也。"察后与先若亡若存"者，言气之虚实，补泻之先后也，察其气之已下与常存也。"为虚与实若得若失"者，言补者佖然若有得也，泻则怳然若有失也。

"夫气之在脉也，邪气在上"者，言邪气之中人也高，故邪气在上也。"浊气在中"者，言水谷皆入于胃，其精气上注于肺，浊溜于肠胃，言寒温不适，饮食不节，而病生于肠胃，故命曰浊气在中也。"清气在下"者，言清湿地气之中人也，必从足始，故曰清气在下也。"针陷脉则邪气出"者，取之上。"针中脉则浊气出"者，取之阳明合也。"针太深则邪气反沉"者，言浅浮之病，不欲深刺也，深则邪气从之入，故曰反沉也。"皮肉筋脉各有所处"者，言经络各有所主也。"取五脉者死"，言病在中，气不足，但用针尽大泻其诸阴之脉也。"取三阳之脉者"恇，言尽泻三阳之气，令病人恇然不复也。"夺阴者死"，言取尺之五里，五往者也。"夺阳者狂"，正言也。

"睹其色，察其目，知其散复，一其形，听其动静"者，言上工知相五色于目，有知调尺寸，小大缓急滑涩，以言所病也。"知其邪正"者，知论虚邪与正邪之风也。"右主推之，左持而御之"者，言持针而出入也。"气至而去之"者，言补泻气调而去之也。"调气在于终始一"者，持心也。"节之交三百六十五会"者，络脉之渗灌诸节者也。所谓"五脏之气已绝于内"者，脉口气内绝不至，反取其外之病处与阳经之合，有留针以致阳气，阳气至则内重竭，重竭则死矣。其死也，无气以动，故静。所谓"五脏之气已绝于外"者，脉口气外绝不至，反取其四末之输，有留针以致其阴气，阴气至则阳气反入，入则逆，逆则死矣。其死也，阴气有余，故躁。所以察其目者，五脏使五色循明，循明则声章，声章者，则言声与平生异也。

邪气脏腑病形第四（法时）

黄帝问于岐伯曰：邪气之中人也奈何？岐伯答曰：邪气之中人高也。黄帝曰：高下有度乎？岐伯曰：身半已上者，邪中之也；身半已下者，湿中之也。故曰：邪之中人也，无有常，中于阴则溜于腑，中于阳则溜于经。

黄帝曰：阴之与阳也，异名同类，上下相会，经络之相贯，如环无端。邪之中人，或中于阴，或中于阳，上下左右，无有恒常，其故何也？岐伯曰：诸阳之会，皆在于面。中人也，方乘虚时，及新用力，若饮食汗出腠理开，而中于邪。中于面则下阳明，中于项则下太阳，中于颊则下少阳，其中于膺背两胁亦中其经。

黄帝曰：其中于阴奈何？岐伯答曰：中于阴者，常从臂胻始。夫臂与胻，其阴皮薄，其肉淖泽，故俱受于风，独伤其阴。黄帝曰：此故伤其脏乎？岐伯答曰：身之中于风也，不必动脏。故邪入于阴经，则其脏气实，邪气入而不能客，故还之于腑。故中阳则溜于经，中阴则溜于腑。

黄帝曰：邪之中人脏奈何？岐伯曰：愁忧恐惧则伤心。形寒寒饮则伤肺，以其两寒相感，中外皆伤，故气逆而上行。有所堕坠，恶血留内，若有所大怒，气上而不下，积于胁下，则伤肝。有所击仆，若醉入房，汗出当风，则伤脾。有所用力举重，若入房过度，汗出浴水，则伤肾。黄帝曰：五脏之中风奈何？岐伯曰：阴阳俱感，邪乃得往。黄帝曰：善哉。

黄帝问于岐伯曰：首面与身形也，属骨连筋，同血合于气耳。天寒则裂地凌冰，其卒寒，或手足懈惰，然而其面不衣，何也？岐伯答曰：十二经脉，三百六十五络，其血气皆上于面而走空窍。其精阳气上走于目而为睛；其别气走于耳而为听；其宗气上出于鼻而为臭；其浊气出于胃，走唇舌而为味。其气之津液皆上熏于面，而皮又厚，其肉坚，故天气甚寒不能胜之也。

黄帝曰：邪之中人，其病形何如？岐伯曰：虚邪之中身也，洒淅动形。正邪之中人也微，先见于色，不知于身，若有若无，若亡若存，有形无形，莫知其情。黄帝曰：善哉。

黄帝问于岐伯曰：余闻之，见其色，知其病，命曰明。按其脉，知其病，命曰神。问其病，知其处，命曰工。余愿闻见而知之，按而得之，问而极之，为之奈何？岐伯答曰：夫色脉与尺之相应也，如桴鼓影响之相应也，不得相失也，此亦本末根叶之出候也，故根死则叶枯矣。色脉形肉不得相失也，故知一则为工，知二则为神，知三则神且明矣。

黄帝曰：愿卒闻之。岐伯答曰：色青者，其脉弦也；赤者，其脉钩也；黄者，其脉代也；白者，其脉毛；黑者，其脉石。见其色而不得其脉，反得其相胜之脉，则死矣；得其相生之脉，则病已矣。

黄帝问于岐伯曰：五脏之所生，变化之病形何如？岐伯答曰：先定其五色五脉之应，其病乃可别也。黄帝曰：色脉已定，别之奈何？岐伯曰：调其脉之缓急、小大、滑涩，而病变定矣。

黄帝曰：调之奈何？岐伯答曰：脉急者，尺之皮肤亦急；脉缓者，尺之皮肤亦缓。脉小者，尺之皮肤亦减而少气；脉大者，尺之皮肤亦贲而起。脉滑者，尺之皮肤亦滑；脉涩者，尺之皮肤亦涩。凡此变者，有微有甚。故善调尺者，不待于寸；善调脉者，不待于色。能参合而行之者，可以为上工，上工十全九；行二者，为中工，中工十全七；行一者，为下工，下工十全六。

黄帝曰：请问脉之缓急、小大、滑涩之病形何如？岐伯曰：臣请言五脏之病变也。心脉急甚者为瘛疭；微急为心痛引背，食不下。缓甚为狂笑；微缓为伏梁，在心下，上下行，时唾血。大甚为喉吤；微大为心痹引背，善泪出。小甚为善哕；微小为消瘅。滑甚为善渴；微滑为心疝引脐，小腹鸣。涩甚为喑；微涩为血溢，维厥，耳鸣，颠疾。

肺脉急甚为癫疾；微急为肺寒热，怠惰，咳唾血，引腰背胸，若鼻息肉不通。缓甚为多汗；微缓为痿瘘，偏风，头以下汗出不可止。大甚为胫肿；微大为肺痹引胸背，起恶日光。小甚为泄；微小为消瘅。滑甚为息贲上气；微滑为上下出血。涩甚为呕血；微涩为鼠瘘，在颈支腋之间，下不胜其上，其应善酸矣。

肝脉急甚者为恶言；微急为肥气，在胁下若覆杯。缓甚为善呕；微缓为水瘕痹也。

大甚为内痈，善呕衄；微大为肝痹，阴缩，咳引小腹。小甚为多饮；微小为消瘅。滑甚为㿉疝；微滑为遗溺。涩甚为溢饮；微涩为瘈挛筋痹。

脾脉急甚为瘈疭；微急为膈中，食饮入而还出，后沃沫。缓甚为痿厥；微缓为风痿，四肢不用，心慧然若无病。大甚为击仆；微大为疝气，腹里大脓血，在胃肠之外。小甚为寒热；微小为消瘅。滑甚为㿉癃；微滑为虫毒蛕蝎腹热。涩甚为肠㿉；微涩为内，多下脓血。

肾脉急甚为骨癫疾；微急为沉厥，奔豚，足不收，不得前后。缓甚为折脊；微缓为洞，洞者，食不化，下嗌还出。大甚为阴痿；微大为石水，起脐以下至小腹腄腄然，上至胃脘，死不治。小甚为洞泄；微小为消瘅。滑甚为癃㿉；微滑为骨痿，坐不能起，起则目无所见。涩甚为大痈；微涩为不月，沉痔。

黄帝曰：病之六变者，刺之奈何？岐伯答曰：诸急者多寒；缓者多热；大者多气少血；小者血气皆少；滑者阳气盛，微有热；涩者多血少气，微有寒。是故刺急者，深内而久留之。刺缓者，浅内而疾发针，以去其热。刺大者，微泻其气，无出其血。刺滑者，疾发针而浅内之，以泻其阳气而去其热。刺涩者，必中其脉，随其逆顺而久留之，必先按而循之，已发针，疾按其痏，无令其血出，以和其脉。诸小者，阴阳形气俱不足，勿取以针，而调以甘药也。

黄帝曰：余闻五脏六腑之气，荥输所入为合，令何道从入，入安连过？愿闻其故。岐伯答曰：此阳脉之别入于内，属于腑者也。黄帝曰：荥输与合，各有名乎？岐伯答曰：荥输治外经，合治内腑。黄帝曰：治内腑奈何？岐伯曰：取之于合。黄帝曰：合各有名乎？岐伯答曰：胃合于三里，大肠合入于巨虚上廉，小肠合入于巨虚下廉，三焦合入于委阳，膀胱合入于委中央，胆合入于阳陵泉。黄帝曰：取之奈何？岐伯答曰：取之三里者，低跗；取之巨虚者，举足；取之委阳者，屈伸而索之；委中者，屈而取之；阳陵泉者，正竖膝予之齐，下至委阳之阳取之；取诸外经者，揄伸而从之。

黄帝曰：愿闻六腑之病。岐伯答曰：面热者，足阳明病；鱼络血者，手阳明病。两跗之上脉竖陷者，足阳明病，此胃脉也。

大肠病者，肠中切痛而鸣濯濯，冬日重感于寒即泄，当脐而痛，不能久立，与胃同候，取巨虚上廉。

胃病者，腹䐜胀，胃脘当心而痛，上支两胁，膈咽不通，食饮不下，取之三里也。

小肠病者，小腹痛，腰脊控睾而痛，时窘之后，当耳前热，若寒甚，若独肩上热甚，及手小指次指之间热，若脉陷者，此其候也。手太阳病也，取之巨虚下廉。

三焦病者，腹气满，小腹尤坚，不得小便，窘急，溢则水，留即为胀，候在足太阳之外大络，大络在太阳、少阳之间，亦见于脉，取委阳。

膀胱病者，小腹偏肿而痛，以手按之，即欲小便而不得，肩上热，若脉陷，及足小指外廉及胫踝后皆热，若脉陷，取委中央。

胆病者，善太息，口苦，呕宿汁，心下澹澹，恐人将捕之，嗌中吩吩然，数唾，在足少阳之本末，亦视其脉之陷下者灸之，其寒热者取阳陵泉。

黄帝曰：刺之有道乎？岐伯答曰：刺此者，必中气穴，无中肉节。中气穴则针染（一作游）于巷，中肉节即皮肤痛，补泻反则病益笃。中筋则筋缓，邪气不出，与其真相搏，乱而不去，反还内著。用针不审，以顺为逆也。

卷之二

根结第五（法音）

岐伯曰：天地相感，寒暖相移，阴阳之道，孰少孰多？阴道偶，阳道奇。发于春夏，阴气少，阳气多，阴阳不调，何补何泻？发于秋冬，阳气少，阴气多，阴气盛而阳气衰，故茎叶枯槁，湿雨下归，阴阳相移，何泻何补？奇邪离经，不可胜数，不知根结，五脏六腑，折关败枢，开阖而走，阴阳大失，不可复取。九针之玄，要在终始，故能知终始，一言而毕，不知终始，针道咸绝。

太阳根于至阴，结于命门。命门者，目也。阳明根于厉兑，结于颡大。颡大者，钳耳也。少阳根于窍阴，结于窗笼。窗笼者，耳中也。

太阳为开，阳明为阖，少阳为枢。故开折则肉节渎而暴病起矣，故暴病者，取之太阳，视有余不足。渎者，皮肉宛膲而弱也。阖折则气无所止息而痿疾起矣，故痿疾者，取之阳明，视有余不足。无所止息者，真气稽留，邪气居之也。枢折即骨繇而不安于地，故骨繇者，取之少阳，视有余不足。骨繇者，节缓而不收也。所谓骨繇者，摇故也。当穷其本也。

太阴根于隐白，结于太仓。少阴根于涌泉，结于廉泉。厥阴根于大敦，结于玉英，络于膻中。

太阴为开，厥阴为阖，少阴为枢。故开折则仓廪无所输膈洞，膈洞者，取之太阴，视有余不足。故开折者，气不足而生病也。阖折即气绝而喜悲，悲者，取之厥阴，视有余不足。枢折则脉有所结而不通，不通者，取之少阴，视有余不足。有结者，皆取之不足。

足太阳根于至阴，溜于京骨，注于昆仑，入于天柱、飞扬也。足少阳根于窍阴，溜于丘墟，注于阳辅，入于天容、光明也。足阳明根于厉兑，溜于冲阳，注于下陵，入于人迎、丰隆也。手太阳根于少泽，溜于阳谷，注于少海，入于天窗、支正也。手少阳根于关冲，溜于阳池，注于支沟，入于天牖、外关也。手阳明根于商阳，溜于合谷，注于阳溪，入于扶突、偏历也。此所谓十二经者，盛络皆当取之。

一日一夜五十营，以营五脏之精，不应数者，名曰狂生。所谓五十营者，五脏皆受气，持其脉口，数其至也。五十动而不一代者，五脏皆受气；四十动一代者，一脏无气；三十动一代者，二脏无气；二十动一代者，三脏无气；十动一代者，四脏无气；不满十动一代者，五脏无气。予之短期，要在《终始》。所谓五十动而不一代者，以为常也，以知五脏之期。予知短期者，乍数乍疏也。

黄帝曰：逆顺五体者，言人骨节之小

大，肉之坚脆，皮之厚薄，血之清浊，气之滑涩，脉之长短，血之多少，经络之数，余已知之矣，此皆布衣匹夫之士也。夫王公大人，血食之君，身体柔脆，肌肉软弱，血气慓悍滑利，其刺之徐疾浅深多少，可得同之乎？岐伯答曰：膏粱菽藿之味，何可同也？气滑即出疾，其气涩则出迟，气悍则针小而入浅，气涩则针大而入深，深则欲留，浅则欲疾。以此观之，刺布衣者，深以留之；刺大人者，微以徐之。此皆因气慓悍滑利也。

黄帝曰：形气之逆顺奈何？岐伯曰：形气不足，病气有余，是邪胜也，急泻之。形气有余，病气不足，急补之。形气不足，病气不足，此阴阳气俱不足也，不可刺之，刺之则重不足，重不足则阴阳俱竭，血气皆尽，五脏空虚，筋骨髓枯，老者绝灭，壮者不复矣。形气有余，病气有余，此谓阴阳俱有余也，急泻其邪，调其虚实。故曰：有余者泻之，不足者补之，此之谓也。故曰：刺不知逆顺，真邪相搏。满而补之，则阴阳四溢，肠胃充郭，肝肺内䐜，阴阳相错；虚而泻之，则经脉空虚，血气竭枯，肠胃僻辟，皮肤薄著，毛腠夭膲，予之死期。故曰用针之要，在于知调阴与阳。调阴与阳，精气乃光，合形与气，使神内藏。故曰上工平气，中工乱脉，下工绝气危生。故曰下工不可不慎也。必审五脏变化之病，五脉之应，经络之实虚，皮之柔粗，而后取之也。

寿夭刚柔第六（法律）

黄帝问于少师曰：余闻人之生也，有刚有柔，有弱有强，有短有长，有阴有阳，愿闻其方。少师答曰：阴中有阴，阳中有阳。审知阴阳，刺之有方。得病所始，刺之有理。谨度病端，与时相应。内合于五脏六腑，外合于筋骨皮肤。是故内有阴阳，外亦有阴阳。在内者，五脏为阴，六腑为阳；在外者，筋骨为阴，皮肤为阳。故曰病在阴之阴者，刺阴之荥输；病在阳之阳者，刺阳之合；病在阳之阴者，刺阴之经；病在阴之阳者，刺络脉。故曰病在阳者，命曰风；病在阴者，命曰痹；阴阳俱病，命曰风痹。病有形而不痛者，阳之类也；无形而痛者，阴之类也。无形而痛者，其阳完而阴伤之也，急治其阴，无攻其阳；有形而不痛者，其阴完而阳伤之也，急治其阳，无攻其阴。阴阳俱动，乍有形，乍无形，加以烦心，命曰阴胜其阳。此谓不表不里，其形不久。

黄帝问于伯高曰：余闻形气病之先后，外内之应奈何？伯高答曰：风寒伤形，忧恐忿怒伤气。气伤脏，乃病脏；寒伤形，乃应形；风伤筋脉，筋脉乃应。此形气外内之相应也。

黄帝曰：刺之奈何？伯高答曰：病九日者，三刺而已；病一月者，十刺而已。多少远近，以此衰之。久痹不去身者，视其血络，尽出其血。

黄帝曰：外内之病，难易之治奈何？伯高答曰：形先病而未入脏者，刺之半其日；脏先病而形乃应者，刺之倍其日。此外内难易之应也。

黄帝问于伯高曰：余闻形有缓急，气有盛衰，骨有大小，肉有坚脆，皮有厚薄，其以立寿夭奈何？伯高答曰：形与气相任则寿，不相任则夭。皮与肉相果则寿，不相果则夭。血气经络，胜形则寿，不胜形则夭。

黄帝曰：何谓形之缓急？伯高答曰：形充而皮肤缓者则寿；形充而皮肤急者则夭。形充而脉坚大者顺也；形充而脉小以弱者气衰，衰则危矣。若形充而颧不起者骨小，骨小则夭矣。形充而大肉䐃坚而有分者肉坚，肉坚则寿矣；形充而大肉无分理不坚者肉脆，肉脆则夭矣。此天之生命，所以立形定气而视寿夭者，必明乎此，立形定气，而后以临病人，决死生。

黄帝曰：余闻寿夭，无以度之。伯高答曰：墙基卑，高不及其地者，不满三十而死；其有因加疾者，不及二十而死也。

黄帝曰：形气之相胜，以立寿夭奈何？伯高答曰：平人而气胜形者寿；病而形肉脱，气胜形者死，形胜气者危矣。

黄帝曰：余闻刺有三变，何谓三变？伯高答曰：有刺营者，有刺卫者，有刺寒痹之留经者。

黄帝曰：刺三变者奈何？伯高答曰：刺营者出血，刺卫者出气，刺寒痹者内热。

黄帝曰：营卫寒痹之为病奈何？伯高答曰：营之生病也，寒热少气，血上下行。卫之生病也，气痛时来时去，怫忾贲响，风寒客于肠胃之中。寒痹之为病也，留而不去，时痛而皮不仁。

黄帝曰：刺寒痹内热奈何？伯高答曰：刺布衣者，以火焠之；刺大人者，以药熨之。

黄帝曰：药熨奈何？伯高曰：用淳酒二十升，蜀椒一升，干姜一斤，桂心一斤，凡四种，皆㕮咀，渍酒中。用绵絮一斤，细白布四丈，并纳酒中。置酒马矢煴中，盖封涂，勿使泄。五日五夜，出布绵絮，曝干之，干复渍，以尽其汁。每渍必晬其日，乃出干。干，并用滓与绵絮，复布为复巾，长六七尺，为六七巾。则用之生桑炭炙巾，以熨寒痹所刺之处，令热入至于病所。寒，复炙巾以熨之，三十遍而止。汗出，以巾试身，亦三十遍而止。起步内中，无见风。每刺必熨，如此，病已矣。此所谓内热也。

官针第七（法星）

凡刺之要，官针最妙。九针之宜，各有所为，长短大小，各有所施也。不得其用，病弗能移。疾浅针深，内伤良肉，皮肤为痈；病深针浅，病气不泻，支为大脓。病小针大，气泻太甚，疾必为害；病大针小，气不泄泻，亦复为败。失针之宜，大者泻，小者不移。已言其过，请言其所施。

病在皮肤无常处者，取以镵针于病所，肤白勿取。病在分肉间，取以员针于病所。病在经络痼痹者，取以锋针。病在脉，气少，当补之者，取以鍉针于井荥分输。病为大脓者，取以铍针。病痹气暴发者，取以员利针。病痹气痛而不去者，取以毫针。病在中者，取以长针。病水肿不能通关节者，取以大针。病在五脏固居者，取以锋针，泻于井荥分输，取以四时。

凡刺有九，以应九变。一曰输刺，输刺者，刺诸经荥输脏腧也。二曰远道刺，远道刺者，病在上，取之下，刺腑腧也。三曰经刺，经刺者，刺大经之结络经分也。四曰络刺，络刺者，刺小络之血脉也。五曰分刺，分刺者，刺分肉之间也。六曰大泻刺，大泻刺者，刺大脓以铍针也。七曰毛刺，毛刺者，刺浮痹皮肤也。八曰巨刺，巨刺者，左取右，右取左。九曰焠刺，焠刺者，刺燔针则取痹也。

凡刺有十二节，以应十二经。一曰偶刺，偶刺者，以手直心若背，直痛所，一刺前，一刺后，以治心痹，刺此者，傍针之也。二曰报刺，报刺者，刺痛无常处也，上下行者，直内无拔针，以左手随病所按之，乃出针复刺之也。三曰恢刺，恢刺者，直刺傍之，举之前后，恢筋急，以治筋痹也。四曰齐刺，齐刺者，直入一，傍入二，以治寒气小深者；或曰三刺，三刺者，治痹气小深者也。五曰扬刺，扬刺者，正内一，傍内四，而浮之，以治寒气之博大者也。六曰直针刺，直针刺者，引皮乃刺之，以治寒气之浅者也。七曰输刺，输刺者，直入直出，稀发针而深之，以治气盛而热者也。八曰短刺，短刺者，刺骨痹，稍摇而深之，致针骨所，以上下摩骨也。九曰浮刺，浮刺者，傍入而浮之，以治肌急而寒者也。十曰阴刺，阴刺者，左右率刺之，以治寒厥；中寒厥，足踝后少阴也。十一曰傍针刺，傍针刺者，直刺傍刺各一，以治留痹久居者也。十二曰赞刺，赞刺者，直入直出，数发针而浅之出血，是谓治痈肿也。

脉之所居，深不见者，刺之微内针而久留之，以致其空脉气也。脉浅者勿刺，按绝其脉，乃刺之，无令精出，独出其邪气耳。所谓三刺则谷气出者，先浅刺绝皮，以出阳邪；再刺则阴邪出者，少益深，绝皮致肌肉，未入分肉间也；已入分肉之间，则谷气出。故《刺法》曰：始刺浅之，以逐邪气而来血气；后刺深之，以致阴气之邪；最后刺极深之，以下谷气。此之谓也。故用针者，不知年之所加，气之盛衰，虚实之所起，不可以为工也。

凡刺有五，以应五脏。一曰半刺，半刺者，浅内而疾发针，无针伤肉，如拔毛状，以取皮气，此肺之应也。二曰豹文刺，豹文刺者，左右前后针之，中脉为故，以取经络之血者，此心之应也。三曰关刺，关刺者，直刺左右尽筋上，以取筋痹，慎无出血，此肝之应也；或曰渊刺，一曰岂刺。四曰合谷刺，合谷刺者，左右鸡足，针于分肉之间，以取肌痹，此脾之应也。五曰输刺，输刺者，直入直出，深内之至骨，以取骨痹，此肾之应也。

本神第八（法风）

黄帝问于岐伯曰：凡刺之法，先必本于神。血、脉、营、气、精、神，此五脏之所藏也。至其淫泆离脏则精失，魂魄飞扬，志意恍乱，智虑去身者，何因而然乎？天之罪与？人之过乎？何谓德、气、生、精、神、魂、魄、心、意、志、思、智、虑？请问其故。岐伯答曰：天之在我者德也，地之在我者气也，德流气薄而生者也，故生之来谓之精，两精相搏谓之神，随神往来者谓之魂，并精而出入者谓之魄，所以任物者谓之心，心有所忆谓之意，意之所存谓之志，因志而存变谓之思，因思而远慕谓之虑，因虑而处物谓之智。故智者之养生也，必顺四时而适寒暑，和喜怒而安居处，节阴阳而调刚柔。如是则僻邪不至，长生久视。

是故怵惕思虑者则伤神，神伤则恐惧流淫而不止。因悲哀动中者，竭绝而失生。喜乐者，神惮散而不藏。愁忧者，气闭塞而不行。盛怒者，迷惑而不治。恐惧者，神荡惮而不收。

心怵惕思虑则伤神，神伤则恐惧自失，破䐃脱肉，毛悴色夭，死于冬。脾愁忧而不解则伤意，意伤则悗乱，四肢不举，毛悴色夭，死于春。肝悲哀动中则伤魂，魂伤则狂忘不精，不精则不正，当人阴缩而挛筋，两胁骨不举，毛悴色夭，死于秋。肺喜乐无极则伤魄，魄伤则狂，狂者意不存人，皮革焦，毛悴色夭，死于夏。肾盛怒而不止则伤志，志伤则喜忘其前言，腰脊不可以俯仰屈伸，毛悴色夭，死于季夏。恐惧而不解则伤精，精伤则骨酸痿厥，精时自下。是故五脏主藏精者也，不可伤，伤则失守而阴虚，阴虚则无气，无气则死矣。是故用针者，察观病人之态，以知精、神、魂、魄之存亡得失之意，五者以伤，针不可以治之也。

肝藏血，血舍魂，肝气虚则恐，实则怒。脾藏营，营舍意，脾气虚则四肢不用，五脏不安，实则腹胀，经溲不利。心藏脉，脉舍神，心气虚则悲，实则笑不休。肺藏气，气舍魄，肺气虚则鼻塞不利，少气，实则喘喝胸盈仰息。肾藏精，精舍志，肾气虚则厥，实则胀。五脏不安，必审五脏之病形，以知其气之虚实，谨而调之也。

终始第九（法野）

凡刺之道，毕于终始。明知终始，五脏为纪，阴阳定矣。阴者主脏，阳者主腑，阳受气于四末，阴受气于五脏。故泻者迎之，补者随之，知迎知随，气可令和。和气之方，必通阴阳，五脏为阴，六腑为阳。传之后世，以血为盟，敬之者昌，慢之者亡，无道行私，必得夭殃。

谨奉天道，请言终始。终始者，经脉为纪。持其脉口、人迎，以知阴阳有余不足，平与不平，天道毕矣。所谓平人者，不病。不病者，脉口、人迎应四时也，上下相应而俱往来也，六经之脉不结动也，本末之寒温之相守司也，形肉血气必相称也，是谓平人。

少气者，脉口、人迎俱少而不称尺寸也。如是者，则阴阳俱不足，补阳则阴竭，泻阴则阳脱。如是者，可将以甘药，不可饮以至剂。如此者，弗灸。不已者，因而泻之，则五脏气坏矣。

人迎一盛，病在足少阳；一盛而躁，病在手少阳。人迎二盛，病在足太阳；二盛而躁，病在手太阳。人迎三盛，病在足阳明；三盛而躁，病在手阳明。人迎四盛，且大且数，名曰溢阳，溢阳为外格。脉口一盛，病在足厥阴；厥阴一盛而躁，在手心主。脉口二盛，病在足少阴；二盛而躁，在手少阴。脉口三盛，病在足太阴；三盛而躁，在手太阴。脉口四盛，且大且数者，名曰溢阴，溢阴为内关。内关不通，死不治。人迎与太阴脉口俱盛四倍以上，命曰关格。关格者，与之短期。

人迎一盛，泻足少阳而补足厥阴，二泻一补，日一取之，必切而验之，疏取之上，气和乃止。人迎二盛，泻足太阳，补足少阴，二泻一补，二日一取之，必切而验之，疏取之上，气和乃止。人迎三盛，泻足阳明而补足太阴，二泻一补，日二取之，必切而验之，疏取之上，气和乃止。脉口一盛，泻足厥阴而补足少阳，二补一泻，日一取之，必切而验之，疏而取上，气和乃止。脉口二盛，泻足少阴而补足太阳，二补一泻，二日一取之，必切而验之，疏取之上，气和乃止。脉口三盛，泻足太阴而补足阳明，二补一泻，日二取之，必切而验之，疏而取之上，气和乃止。所以日二取之者，太阳主胃，大富于谷气，故可日二取之也。人迎与脉口俱盛三倍以上，命曰阴阳俱溢，如是者不开，则血脉闭塞，气无所行，流淫于中，五脏内伤。如此者，因而灸之，则变易而为他病矣。

凡刺之道，气调而止，补阴泻阳，音气益彰，耳目聪明，反此者血气不行。所谓气至而有效者，泻则益虚，虚者脉大如其故而不坚也，坚如其故者，适虽言故，病未去也。补则益实，实者脉大如其故而益坚也，夫如其故而不坚者，适虽言快，病未去也。故补则实，泻则虚，痛虽不随针，病必衰去。必先通十二经脉之所生病，而后可得传于终始矣。故阴阳不相移，虚实不相倾，取之其经。

凡刺之属，三刺至谷气。邪僻妄合，阴阳易居，逆顺相反，沉浮异处，四时不得，稽留淫泆，须针而去。故一刺则阳邪出，再刺则阴邪出，三刺则谷气至，谷气至而止。所谓谷气至者，已补而实，已泻而虚，故以知谷气至也。邪气独去者，阴与阳未能调，而病知愈也。故曰补则实，泻则虚，痛虽不随针，病必衰去矣。

阴盛而阳虚，先补其阳，后泻其阴而和之。阴虚而阳盛，先补其阴，后泻其阳而和之。三脉动于足大指之间，必审其实虚。虚而泻之，是谓重虚，重虚病益甚。凡刺此者，以指按之，脉动而实且疾者，疾泻之，虚而徐者，则补之。反此者，病益甚。其动也，阳明在上，厥阴在中，少阴在下。膺腧中膺，背腧中背，肩膊虚者，取之上。重舌，刺舌柱以铍针也。手屈而不伸者，其病在筋；伸而不屈者，其病在骨。在骨守骨，在筋守筋。

补须一方实，深取之，稀按其痏，以极出其邪气。一方虚，浅刺之，以养其脉，疾按其痏，无使邪气得入。邪气来也紧而疾，谷气来也徐而和。脉实者，深刺之，以泄其气；脉虚者，浅刺之，使精气无得出，以养其脉，独出其邪气。刺诸痛者，其脉皆实。

故曰：从腰以上者，手太阴、阳明皆主之；从腰以下者，足太阴、阳明皆主之。病在上者，下取之；病在下者，高取之；病在头者，取之足；病在腰者，取之腘。病生于头者，头重；生于手者，臂重；生于足者，足重。治病者，先刺其病所从生者也。

春气在毛，夏气在皮肤，秋气在分肉，冬气在筋骨。刺此病者，各以其时为齐。故刺肥人者，以秋冬之齐；刺瘦人者，以春夏之齐。病痛者，阴也，痛而以手按之不得者，阴也，深刺之。病在上者，阳也；病在下者，阴也。痒者阳也，浅刺之。

病先起阴者，先治其阴而后治其阳；病先起阳者，先治其阳而后治其阴。刺热厥者，留针反为寒；刺寒厥者，留针反为热。刺热厥者，二阴一阳；刺寒厥者，二阳一阴。所谓二阴者，二刺阴也；一阳者，一刺阳也。久病者，邪气入深。刺此病者，深内而久留之，间日而复刺之。必先调其左右，去其血脉，刺道毕矣。

凡刺之法，必察其形气。形肉未脱，少气而脉又躁，躁厥者，必为缪刺之，散气可收，聚气可布。深居静处，占神往来，闭户塞牖，魂魄不散。专意一神，精气之分，毋闻人声，以收其精，必一其神，令志在针。浅而留之，微而浮之，以移其神，气至乃休。男内女外，坚拒勿出，谨守勿内，是谓得气。

凡刺之禁：新内勿刺，新刺勿内。已醉勿刺，已刺勿醉。新怒勿刺，已刺勿怒。新劳勿刺，已刺勿劳。已饱勿刺，已刺勿饱。已饥勿刺，已刺勿饥。已渴勿刺，已刺勿渴。大惊大恐，必定其气，乃刺之。乘车来者，卧而休之，如食顷，乃刺之。出行来者，坐而休之，如行十里顷，乃刺之。凡此十二禁者，其脉乱气散，逆其营卫，经气不次，因而刺之，则阳病入于阴，阴病出为阳，则邪气复生。粗工勿察，是谓伐身，形体淫泆，乃消脑髓，津液不化，脱其五味，是谓失气也。

太阳之脉，其终也，戴眼，反折，瘛疭，其色白，绝皮乃绝汗，绝汗则终矣。少阳终者，耳聋，百节尽纵，目系绝，目系绝一日半则死矣。其死也，色青白乃死。阳明终者，口目动作，喜惊，妄言，色黄，其上下之经盛而不行则终矣。少阴终者，面黑，齿长而垢，腹胀闭塞，上下不通而终矣。厥阴终者，中热，嗌干，喜溺，心烦，甚则舌卷、卵上缩而终矣。太阴终者，腹胀闭，不得息，气噫，善呕，呕则逆，逆则面赤，不逆则上下不通，上下不通则面黑、皮毛燋而终矣。

卷之三

经脉第十

雷公问于黄帝曰:《禁服》之言，凡刺之理，经脉为始，营其所行，知其度量，内次五脏，外别六腑，愿尽闻其道。黄帝曰：人始生，先成精，精成而脑髓生，骨为干，脉为营，筋为刚，肉为墙，皮肤坚而毛发长，谷入于胃，脉道以通，血气乃行。雷公曰：愿卒闻经脉之始生。黄帝曰：经脉者，所以能决死生，处百病，调虚实，不可不通。

肺手太阴之脉，起于中焦，下络大肠，还循胃口，上膈属肺，从肺系横出腋下，下循臑内，行少阴心主之前，下肘中，循臂内上骨下廉，入寸口，上鱼，循鱼际，出大指之端；其支者，从腕后直出次指内廉，出其端。

是动则病肺胀满，膨膨而喘咳，缺盆中痛，甚则交两手而瞀，此为臂厥。是主肺所生病者，咳，上气喘渴，烦心胸满，臑臂内前廉痛厥，掌中热。气盛有余，则肩背痛风寒，汗出中风，小便数而欠。气虚则肩背痛寒，少气不足以息，溺色变。为此诸病，盛则泻之，虚则补之，热则疾之，寒则留之，陷下则灸之，不盛不虚，以经取之。盛者寸口大三倍于人迎，虚者则寸口反小于人迎也。

大肠手阳明之脉，起于大指次指之端，循指上廉，出合谷两骨之间，上入两筋之中，循臂上廉，入肘外廉，上臑外前廉，上肩，出髃骨之前廉，上出于柱骨之会上，下入缺盆，络肺，下膈，属大肠；其支者，从缺盆上颈贯颊，入下齿中，还出挟口，交人中，左之右，右之左，上挟鼻孔。

是动则病齿痛颈肿。是主津液所生病者，目黄，口干，鼽衄，喉痹，肩前臑痛，大指次指痛不用。气有余则当脉所过者热肿，虚则寒栗不复。为此诸病，盛则泻之，虚则补之，热则疾之，寒则留之，陷下则灸之，不盛不虚，以经取之。盛者人迎大三倍于寸口，虚者人迎反小于寸口也。

胃足阳明之脉，起于鼻之交頞中，旁纳（一本作约字）太阳之脉，下循鼻外，入上齿中，还出挟口环唇，下交承浆，却循颐后下廉，出大迎，循颊车，上耳前，过客主人，循发际，至额颅；其支者，从大迎前下人迎，循喉咙，入缺盆，下膈，属胃络脾；其直者，从缺盆下乳内廉，下挟脐，入气街中；其支者，起于胃口，下循腹里，下至气街中而合，以下髀关，抵伏兔，下膝膑中，下循胫外廉，下足跗，入中指内间；其支者，下廉三寸而别，下入中指外间；其支者，别跗上，入大指间，出其端。

是动则病洒洒振寒，善呻，数欠，颜黑，病至则恶人与火，闻木声则惕然而惊，心欲动，独闭户塞牖而处，甚则欲上高而歌，弃衣而走，贲响腹胀，是为骭厥。是主血所生病者，狂疟，温淫汗出，鼽衄，口㖞，唇胗，颈肿，喉痹，大腹水肿，膝膑肿痛，循膺、乳、气街、股、伏兔、骭外廉、足跗上皆痛，中指不用。气盛则身以前皆热，其有余于胃，则消谷善饥，溺色黄。气不足则身以前皆寒栗，胃中寒则胀满。为此诸病，盛则泻之，虚则补之，热则疾之，寒则留之，陷下则灸之，不盛不虚，以经取之。盛者人迎大三倍于寸口，虚者人迎反小于寸口也。

脾足太阴之脉，起于大指之端，循指内侧白肉际，过核骨后，上内踝前廉，上踹内，循胫骨后，交出厥阴之前，上膝股内前廉，入腹属脾络胃，上膈，挟咽，连舌本，散舌下；其支者，复从胃别上膈，注心中。

是动则病舌本强，食则呕，胃脘痛，腹胀，善噫，得后与气则快然如衰，身体皆重。是主脾所生病者，舌本痛，体不能动摇，食不下，烦心，心下急痛，溏，瘕泄，水闭，黄疸，不能卧，强立股膝内肿厥，足大指不用。为此诸病，盛则泻之，虚则补之，热则疾之，寒则留之，陷下则灸之，不盛不虚，以经取之。盛者寸口大三倍于人迎，虚者寸口反小于人迎也。

心手少阴之脉，起于心中，出属心系，下膈络小肠；其支者，从心系上挟咽，系目系；其直者，复从心系却上肺，下出腋下，下循臑内后廉，行太阴、心主之后，下肘内，循臂内后廉，抵掌后锐骨之端，入掌内后廉，循小指之内出其端。

是动则病嗌干心痛，渴而欲饮，是为臂厥。是主心所生病者，目黄，胁痛，臑臂内后廉痛厥，掌中热痛。为此诸病，盛则泻之，虚则补之，热则疾之，寒则留之，陷下则灸之，不盛不虚，以经取之。盛者寸口大再倍于人迎，虚者寸口反小于人迎也。

小肠手太阳之脉，起于小指之端，循手外侧上腕，出踝中，直上循臂骨下廉，出肘内侧两筋之间，上循臑外后廉，出肩解，绕肩胛，交肩上，入缺盆络心，循咽下膈，抵胃属小肠；其支者，从缺盆循颈上颊，至目锐眦，却入耳中；其支者，别颊上䪼抵鼻，至目内眦，斜络于颧。

是动则病嗌痛颔肿，不可以顾，肩似拔，臑似折。是主液所生病者，耳聋，目黄，颊肿，颈颔肩臑肘臂外后廉痛。为此诸病，盛则泻之，虚则补之，热则疾之，寒则留之，陷下则灸之，不盛不虚，以经取之。盛者人迎大再倍于寸口，虚者人迎反小于寸口也。

膀胱足太阳之脉，起于目内眦，上额交巅；其支者，从巅至耳上角；其直者，从巅入络脑，还出别下项，循肩髆内，挟脊抵腰中，入循膂，络肾属膀胱；其支者，从腰中下挟脊贯臀，入腘中；其支者，从髆内左右，别下贯胛，挟脊内，过髀枢，循髀外从后廉下合腘中，以下贯踹内，出外踝之后，循京骨，至小指外侧。

是动则病冲头痛，目似脱，项如拔，脊痛，腰似折，髀不可以曲，腘如结，踹如裂，是为踝厥。是主筋所生病者，痔，疟，狂，癫疾，头囟项痛，目黄，泪出，鼽衄，项背腰尻腘踹脚皆痛，小指不用。为此诸病，盛则泻之，虚则补之，热则疾之，寒则留之，陷下则灸之，不盛不虚，以经取之。盛者人迎大再倍于寸口，虚者人迎反小于寸口也。

肾足少阴之脉，起于小指之下，邪走足心，出于然谷之下，循内踝之后，别入跟中，以上踹内，出腘内廉，上股内后廉，贯脊属肾络膀胱；其直者，从肾上贯肝膈，入肺中，循喉咙，挟舌本；其支者，从肺出络心，注胸中。

是动则病饥不欲食，面如漆柴，咳唾则有血，喝喝而喘，坐而欲起，目𥆨𥆨如无所见，心如悬若饥状，气不足则善恐，心惕惕如人将捕之，是为骨厥。是主肾所生病者，口热舌干，咽肿，上气，嗌干及痛，烦心，心痛，黄疸，肠澼，脊股内后廉痛，痿厥嗜卧，足下热而痛。为此诸病，盛则泻之，虚则补之，热则疾之，寒则留之，陷下则灸之，不盛不虚，以经取之。灸则强食生肉，缓带披发，大杖重履而步。盛者寸口大再倍于人迎，虚者寸口反小于人迎也。

心主手厥阴心包络之脉，起于胸中，出属心包络，下膈，历络三焦；其支者，循胸出胁，下腋三寸，上抵腋，下循臑内，行太阴少阴之间，入肘中，下臂行两筋之间，入掌中，循中指出其端；其支者，别掌中，循小指次指出其端。

是动则病手心热，臂肘挛急，腋肿，甚则胸胁支满，心中憺憺大动，面赤目黄，喜笑不休。是主脉所生病者，烦心，心痛，掌中热。为此诸病，盛则泻之，虚则补之，热则疾之，寒则留之，陷下则灸之，不盛不虚，以经取之。盛者寸口大一倍于人迎，虚者寸口反小于人迎也。

三焦手少阳之脉，起于小指次指之端，上出两指之间，循手表腕，出臂外两骨之间，上贯肘，循臑外上肩，而交出足少阳之后，入缺盆，布膻中，散落心包，下膈，循属三焦；其支者，从膻中上出缺盆，上项，系耳后直上，出耳上角，以屈下颊至出页；其支者，从耳后入耳中，出走耳前，过客主人前，交颊，至目锐眦。

是动则病耳聋浑浑焞焞，嗌肿喉痹。是主气所生病者，汗出，目锐眦痛，颊痛，耳后肩臑肘臂外皆痛，小指次指不用。为此诸病，盛则泻之，虚则补之，热则疾之，寒则留之，陷下则灸之，不盛不虚，以经取之。盛者人迎大一倍于寸口，虚者人迎反小于寸口也。

胆足少阳之脉，起于目锐眦，上抵头角，下耳后，循颈行手少阳之前，至肩上，却交出手少阳之后，入缺盆；其支者，从耳后入耳中，出走耳前，至目锐眦后；其支者，别锐眦，下大迎，合于手少阳，抵于䪼，下加颊车，下颈合缺盆以下胸中，贯膈络肝属胆，循胁里，出气街，绕毛际，横入髀厌中；其直者，从缺盆下腋，循胸过季胁，下合髀厌中，以下循髀阳，出膝外廉，下外辅骨之前，直下抵绝骨之端，下出外踝之前，循足跗上，入小指次指之间；其支者，别跗上，入大指之间，循大指歧骨内出其端，还贯爪甲，出三毛。

是动则病口苦，善太息，心胁痛不能转侧，甚则面微有尘，体无膏泽，足外反热，是为阳厥。是主骨所生病者，头痛，颔痛，目锐眦痛，缺盆中肿痛，腋下肿，马刀侠瘿，汗出振寒，疟，胸胁肋髀膝外至胫绝骨外踝前及诸节皆痛，小指次指不用。为此诸病，盛则泻之，虚则补之，热则疾之，寒则留之，陷下则灸之，不盛不虚，以经取之。盛者人迎大一倍于寸口，虚者人迎反小于寸口也。

肝足厥阴之脉，起于大指丛毛之际，上循足跗上廉，去内踝一寸，上踝八寸，交出太阴之后，上腘内廉，循股阴入毛中，过阴器，抵小腹，挟胃属肝络胆，上贯膈，布胁肋，循喉咙之后，上入颃颡，连目系，上出额，与督脉会于巅；其支者，从目系下颊里，环唇内；其支者，复从肝别贯膈，上注肺。

是动则病腰痛不可以俯仰，丈夫㿗疝，妇人少腹肿，甚则嗌干，面尘脱色。是主肝所生病者，胸满呕逆飧泄，狐疝，遗溺闭癃。为此诸病，盛则泻之，虚则补之，热则疾之，寒则留之，陷下则灸之，不盛不虚，以经取之。盛者寸口大一倍于人迎，虚者寸口反小于人迎也。

手太阴气绝则皮毛焦。太阴者，行气温于皮毛者也。故气不荣则皮毛焦，皮毛焦则津液去皮节，津液去皮节者则爪枯毛折，毛折者则毛先死。丙笃丁死，火胜金也。

手少阴气绝则脉不通。少阴者，心脉也；心者，脉之合也。脉不通则血不流，血不流则髦色不泽。故其面黑如漆柴者，血先死。壬笃癸死，水胜火也。

足太阴气绝者则脉不荣肌肉。唇舌者，肌肉之本也。脉不荣则肌肉软，肌肉软则舌萎人中满，人中满则唇反，唇反者肉先死。甲笃乙死，木胜土也。

足少阴气绝则骨枯。少阴者，冬脉也，伏行而濡骨髓者也。故骨不濡则肉不能著也。骨肉不相亲则肉软却，肉软却故齿长而垢，发无泽，发无泽者骨先死。戊笃已死，土胜水也。

足厥阴气绝则筋绝。厥阴者，肝脉也，肝者筋之合也、筋者聚于阴气，而脉络于舌本也。故脉弗荣则筋急，筋急则引舌与卵。故唇青舌卷卵缩则筋先死。庚笃辛死，金胜木也。

五阴气俱绝则目系转，转则目运，目运者为志先死，志先死则远一日半死矣。六阳气绝，则阴与阳相离，离则腠理发泄，绝汗乃出，大如贯珠，转出不流，即气先死。故旦占夕死，夕占旦死。

经脉十二者，伏行分肉之间，深而不见；其常见者，足太阴过于外踝之上，无所隐故也。诸脉之浮而常见者，皆络脉也。六经络手阳明、少阳之大络，起于五指间，上合肘中。饮酒者，卫气先行皮肤，先充络脉，络脉先盛。故卫气已平，营气乃满，而经脉大盛。脉之卒然动者，皆邪气居之，留于本末。不动则热，不坚则陷且空，不与众同，是以知其何脉之动也。

雷公曰：何以知经脉之与络脉异也？黄帝曰：经脉者，常不可见也，其虚实也，以气口知之。脉之见者，皆络脉也。

雷公曰：细子无以明其然也。黄帝曰：诸络脉皆不能经大节之间，必行绝道而出，入复合于皮中，其会皆见于外。故诸刺络脉者，必刺其结上；甚血者虽无结，急取之，以泻其邪而出其血，留之发为痹也。

凡诊络脉，脉色青则寒且痛，赤则有热。胃中寒，手鱼之络多青矣；胃中有热，鱼际络赤；其暴黑者，留久痹也；其有赤有黑有青者，寒热气也；其青短者，少气也。凡刺寒热者，皆多血络，必间日而一取之，血尽而止，乃调其虚实。其小而短者少气，甚者泻之则闷，闷甚则仆，不得言，闷则急坐之也。

手太阴之别，名曰列缺，起于腕上分间，并太阴之经直入掌中，散入于鱼际。其病实则手锐掌热，虚则欠去欠，小便遗数，取之去腕半寸，别走阳明也。

手少阴之别，名曰通里，去腕一寸，别而上行，循经入于心中，系舌本，属目系。其实则支膈，虚则不能言，取之掌后一寸，别走太阳也。

手心主之别，名曰内关，去腕二寸，出于两筋之间，别走少阳，循经以上，系于心包，络心系。实则心痛，虚则为烦心，取之两筋间也。

手太阳之别，名曰支正，上腕五寸，内注少阴；其别者，上走肘，络肩髃。实则节弛肘废，虚则生疣，小者如指痂疥，取之所别也。

手阳明之别，名曰偏历，去腕三寸，别入太阴；其别者，上循臂，乘肩髃，上曲颊偏齿；其别者，入耳合于宗脉。实则龋聋，虚则齿寒痹隔，取之所别也。

手少阳之别，名曰外关，去腕二寸，外绕臂，注胸中，合心主。病实则肘挛，虚则不收，取之所别也。

足太阳之别，名曰飞阳，去踝七寸，别走少阴。实则鼽窒，头背痛；虚则鼽衄，取之所别也。

足少阳之别，名曰光明，去踝五寸，别走厥阴，下络足跗。实则厥，虚则痿躄，坐不能起，取之所别也。

足阳明之别，名曰丰隆，去踝八寸，别走太阴；其别者，循胫骨外廉，上络头项，合诸经之气，下络喉嗌。其病气逆则喉痹瘁喑，实则狂巅，虚则足不收，胫枯，取之所别也。

足太阴之别，名曰公孙，去本节之后一寸，别走阳明；其别者，入络肠胃。厥气上逆则霍乱，实则肠中切痛，虚则鼓胀，取之所别也。

足少阴之别，名曰大钟，当踝后绕跟，别走太阳；其别者，并经上走于心包，下外贯腰脊。其病气逆则烦闷，实则闭癃，虚则腰痛，取之所别者也。

足厥阴之别，名曰蠡沟，去内踝五寸，别走少阳；其别者，径胫上睾，结于茎。其病气逆则睾肿卒疝，实则挺长，虚则暴痒，取之所别也。

任脉之别，名曰尾翳，下鸠尾，散于腹。实则腹皮痛，虚则痒搔，取之所别也。

督脉之别，名曰长强，挟膂上项，散头上，下当肩胛左右，别走太阳，入贯膂。实则脊强，虚则头重，高摇之，挟脊之有过者，取之所别也。

脾之大络，名曰大包，出渊腋下三寸，布胸胁。实则身尽痛，虚则百节尽皆纵。此脉若罗络之血者，皆取之脾之大络脉也。

凡此十五络者，实则必见，虚则必下，视之不见，求之上下。人经不同，络脉异所别也。

经别第十一

黄帝问于岐伯曰：余闻人之合于天道也，内有五脏，以应五音、五色、五时、五味、五位也；外有六腑，以应六律，六律建阴阳诸经，而合之十二月、十二辰、十二节、十二经水、十二时、十二经脉者，此五脏六腑之所以应天道。夫十二经脉者，人之所以生，病之所以成，人之所以治，病之所以起。学之所始，工之所止也；粗之所易，上之所难也。请问其离合出入奈何？岐伯稽首再拜曰：明乎哉问也！此粗之所过，上之所息也，请卒言之。

足太阳之正，别入于腘中；其一道下尻五寸，别入于肛，属于膀胱，散之肾，循膂，当心入散；直者，从膂上出于项，复属于太阳，此为一经也。足少阴之正，至腘中，别走太阳而合，上至肾，当十四椎，出属带脉；直者，系舌本，复出于项，合于太阳，此为一合。成以诸阴之别，皆为正也。

足少阳之正，绕髀入毛际，合于厥阴；别者，入季胁之间，循胸里，属胆，散之上肝，贯心，以上挟咽，出颐颔中，散于面，系目系，合少阳于外眦也。足厥阴之正，别跗上，上至毛际，合于少阳，与别俱行，此为二合也。

足阳明之正，上至髀，入于腹里，属胃，散之脾，上通于心，上循咽出于口，上頞頔，还系目系，合于阳明也。足太阴之正，上至髀，合于阳明，与别俱行，上结于咽，贯舌中，此为三合也。

手太阳之正，指地，别于肩解，入腋走心，系小肠也。手少阴之正，别入于渊腋两筋之间，属于心，上走喉咙，出于面，合目内眦，此为四合也。

手少阳之正，指天，别于巅，入缺盆，下走三焦，散于胸中也。手心主之正，别下渊腋三寸，入胸中，别属三焦，出循喉咙，出耳后，合少阳完骨之下，此为五合也。

手阳明之正，从手循膺乳，别于肩髃，入柱骨，下走大肠，属于肺；上循喉咙，出缺盆，合于阳明也。手太阴之正，别入渊腋少阴之前，入走肺，散之太阳，上出缺盆，循喉咙，复合阳明，此六合也。

经水第十二

黄帝问于岐伯曰：经脉十二者，外合于十二经水，而内属于五脏六腑。夫十二经水者，其有大小、深浅、广狭、远近各不同，五脏六腑之高下、小大、受谷之多少亦不等，相应奈何？夫经水者，受水而行之；五脏者，合神气魂魄而藏之；六腑者，受谷而行之，受气而扬之；经脉者，受血而营之。合而以治奈何？刺之深浅，灸之壮数，可得闻乎？

岐伯答曰：善哉问也！天至高，不可度；地至广，不可量，此之谓也。且夫人生于天地之间，六合之内，此天之高、地之广也，非人力之所能度量而至也。若夫八尺之士，皮肉在此，外可度量切循而得之，其死可解剖而视之。其脏之坚脆，腑之大小，谷之多少，脉之长短，血之清浊，气之多少，十二经之多血少气，与其少血多气，与其皆多血气，与其皆少血气，皆有大数。其治以针艾，各调其经气，固其常有合乎？

黄帝曰：余闻之，快于耳，不解于心，愿卒闻之。岐伯答曰：此人之所以参天地而应阴阳也，不可不察。足太阳外合于清水，内属于膀胱，而通水道焉。足少阳外合于渭水，内属于胆。足阳明外合于海水，内属于胃。足太阴外合于湖水，内属于脾。足少阴外合于汝水，内属于肾。足厥阴外合于渑水，内属于肝。手太阳外合于淮水，内属于小肠，而水道出焉。手少阳外合于漯水，内属于三焦。手阳明外合于江水，内属于大肠。手太阴外合于河水，内属于肺。手少阴外合于济水，内属于心。手心主外合于漳水，内属于心包。

凡此五脏六腑十二经水者，外有源泉而内有所禀，此皆内外相贯，如环无端，人经亦然。故天为阳，地为阴；腰以上为天，腰以下为地。故海以北者为阴，湖以北者为阴中之阴；漳以南者为阳，河以北至漳者为阳中之阴；漯以南至江者为阳中之太阳。此一隅之阴阳也，所以人与天地相参也。

黄帝曰：夫经水之应经脉也，其远近浅深，水血之多少各不同，合而以刺之奈何？岐伯答曰：足阳明，五脏六腑之海也，其脉大血多，气盛热壮，刺此者，不深弗散，不留不泻也。足阳明刺深六分，留十呼。足太阳深五分，留七呼。足少阳深四分，留五呼。足太阴深三分，留四呼。足少阴深二分，留三呼。足厥阴深一分，留二呼。手之阴阳，其受气之道近，其气之来疾，其刺深者，皆无过二分，其留皆无过一呼。其少长、大小、肥瘦，以心撩之，命曰法天之常，灸之亦然。灸而过此者，得恶火则骨枯脉涩；刺而过此者，则脱气。

黄帝曰：夫经脉之小大、血之多少、肤之厚薄、肉之坚脆及䐃之大小，可为量度乎？岐伯答曰：其可为度量者，取其中度也，不甚脱肉，而血气不衰也。若夫度之人，痟瘦而形肉脱者，恶可以度量刺乎？审切循扪按，视其寒温盛衰而调之，是谓因适而为之真也。

卷之四

经筋第十三

足太阳之筋，起于足小指，上结于踝，邪上结于膝，其下循足外侧，结于踵，上循跟，结于腘；其别者，结于踹外，上腘中内廉，与腘中并上结于臀，上挟脊上项；其支者，别入结于舌本；其直者，结于枕骨，上头，下颜，结于鼻；其支者，为目上网，下结于九页；其支者，从腋后外廉，结于肩髃；其支者，入腋下，上出缺盆，上结于完骨；其支者，出缺盆，邪上出于九页。其病小指支跟肿痛，腘挛，脊反折，项筋急，肩不举，腋支缺盆中纽痛，不可左右摇。治在燔针劫刺，以知为数，以痛为输。名曰仲春痹也。

足少阳之筋，起于小指次指，上结外踝，上循胫外廉，结于膝外廉；其支者，别起外辅骨，上走髀，前者结于伏兔之上，后者结于尻；其直者，上乘胁季胁，上走腋前廉，系于膺乳，结于缺盆；直者，上出腋，贯缺盆，出太阳之前，循耳后，上额角，交巅上，下走颔，上结于九页；支者，结于目眦为外维。其病小指次指支转筋，引膝外转筋，膝不可屈伸，腘筋急，前引髀，后引尻，即上乘胁季胁痛，上引缺盆、膺乳、颈维筋急，从左之右，右目不开，上过右角，并跷脉而行，左络于右，故伤左角，右足不用，命曰维筋相交。治在燔针劫刺，以知为数，以痛为输。名曰孟春痹也。

足阳明之筋，起于中三指，结于跗上，邪外上加于辅骨，上结于膝外廉，直上结于髀枢，上循胁，属脊；其直者，上循骭，结于膝；其支者，结于外辅骨，合少阳；其直者，上循伏兔，上结于髀，聚于阴器，上腹而布，至缺盆而结，上颈，上挟口，合于九页，下结于鼻，上合于太阳，太阳为目上网，阳明为目下网；其支者，从颊结于耳前。其病足中指支胫转筋，脚跳坚，伏兔转筋，髀前肿，㿗疝，腹筋急，引缺盆及颊，卒口僻，急者目不合，热则筋纵，目不开。颊筋有寒，则急引颊移口；有热则筋弛纵缓不胜收，故僻。治之以马膏，膏其急者，以白酒和桂，以涂其缓者，以桑钩钩之，即以生桑灰置之坎中，高下以坐等，以膏熨急颊，且饮美酒，噉美炙肉，不饮酒者，自强也，为之三拊而已。治在燔针劫刺，以知为数，以痛为输。名曰季春痹也。

足太阴之筋，起于大指之端内侧，上结于内踝；其直者，络于膝内辅骨，上循阴股，结于髀，聚于阴器，上腹，结于脐，循腹里，结于肋，散于胸中；其内者，著于脊。其病足大指支内踝痛，转筋痛，膝内辅骨痛，阴股引髀而痛，阴器纽痛，下引脐两胁痛，引膺中脊内痛。治在燔针劫刺，以知为数，以痛为输。命曰孟秋痹也。

足少阴之筋，起于小指之下，并足太阴之筋，邪走内踝之下，结于踵，与太阳之筋合而上结于内辅之下，并太阴之筋而上循阴股，结于阴器，循脊内，挟膂，上至项，结于枕骨，与足太阳之筋合。其病足下转筋，及所过而结者皆痛及转筋。病在此者，主痫、瘛及痉，在外者不能俯，在内者不能仰。故阳病者，腰反折不能俯，阴病者不能仰。治在燔针劫刺，以知为数，以痛为输。在内者，熨引饮药。此筋折纽，纽发数甚者，死不治。名曰仲秋痹也。

足厥阴之筋，起于大指之上，上结于内踝之前，上循胫，上结内辅之下，上循阴股，结于阴器，络诸筋。其病足大指支内踝之前痛，内辅痛，阴股痛转筋，阴器不用，伤于内则不起，伤于寒则阴缩入，伤于热则纵挺不收。治在行水清阴气。其病转筋者，治在燔针劫刺，以知为数，以痛为输。命曰季秋痹也。

手太阳之筋，起于小指之上，结于腕，上循臂内廉，结于肘内锐骨之后，弹之应小指之上，入结于腋下；其支者，后走腋后廉，上绕肩胛，循颈，出走太阳之前，结于耳后完骨；其支者，入耳中；直者，出耳上，下结于颔，上属目外眦。其病小指支，肘内锐骨后廉痛，循臂阴入腋下，腋下痛，腋后廉痛，绕肩胛引颈而痛，应耳中鸣痛引颔，目瞑良久乃得视，颈筋急则为筋瘘颈肿。寒热在颈者，治在燔针劫刺之，以知为数，以痛为输。其为肿者，复而锐之。本支者，上曲牙，循耳前，属目外眦，上颔，结于角。其痛当所过者支转筋。治在燔针劫刺，以知为数，以痛为输。名曰仲夏痹也。

手少阳之筋，起于小指次指之端，结于腕，上循臂，结于肘，上绕臑外廉，上肩，走颈，合手太阳；其支者，当曲颊入系舌本；其支者，上曲牙，循耳前，属目外眦，上乘颔，结于角。其病当所过者即支转筋，舌卷。治在燔针劫刺，以知为数，以痛为输。名曰季夏痹也。

手阳明之筋，起于大指次指之端，结于腕，上循臂，上结于肘外，上臑，结于髃；其支者，绕肩胛，挟脊；直者，从肩髃上颈；其支者，上颊，结于頄；直者，上出手太阳之前，上左角，络头，下右颔。其病当所过者支痛及转筋，肩不举，颈不可左右视。治在燔针劫刺，以知为数，以痛为输。名曰孟夏痹也。

手太阴之筋，起于大指之上，循指上行，结于鱼后，行寸口外侧，上循臂，结肘中，上臑内廉，入腋下，出缺盆，结肩前髃，上结缺盆，下结胸里，散贯贲，合贲下，抵季胁。其病当所过者支转筋，痛甚成息贲，胁急吐血。治在燔针劫刺，以知为数，以痛为输。名曰仲冬痹也。

手心主之筋，起于中指，与太阴之筋并行，结于肘内廉，上臂阴，结腋下，下散前后挟胁；其支者，入腋，散胸中，结于臂。其病当所过者支转筋，前及胸痛息贲。治在燔针劫刺，以知为数，以痛为输。名曰孟冬痹也。

手少阴之筋，起于小指之内侧，结于锐骨，上结肘内廉，上入腋，交太阴，挟乳里，结于胸中，循臂，下系于脐。其病内急，心承伏梁，下为肘网。其病当所过者，支转筋，筋痛。治在燔针劫刺，以知为数，以痛为输。其成伏梁唾血脓者，死不治。经筋之病，寒则反折筋急，热则筋弛纵不收，阴痿不用。阳急则反折，阴急则俯不伸。焠刺者，刺寒急也，热则筋纵不收，无用燔针。名曰季冬痹也。

足之阳明，手之太阳，筋急则口目为噼，眦急不能卒视，治皆如上方也。

骨度第十四

黄帝问于伯高曰：《脉度》言经脉之长短，何以立之？伯高曰：先度其骨节之大小、广狭、长短，而脉度定矣。

黄帝曰：愿闻众人之度，人长七尺五寸者，其骨节之大小、长短各几何？伯高曰：头之大骨围二尺六寸，胸围四尺五寸，腰围四尺二寸。发所覆者，颅至项尺二寸，发以下至颐长一尺，君子终折。

结喉以下至缺盆中长四寸，缺盆以下至髑骬长九寸，过则肺大，不满则肺小。髑骬以下至天枢长八寸，过则胃大，不及则胃小。天枢以下至横骨长六寸半，过则回肠广长，不满则狭短。横骨长六寸半，横骨上廉以下至内辅之上廉长一尺八寸，内辅之上廉以下至下廉长三寸半，内辅下廉下至内踝长一尺三寸，内踝以下至地长三寸，膝腘以下至跗属长一尺六寸，跗属以下至地长三寸。故骨围大则太过，小则不及。

角以下至柱骨长一尺，行腋中不见者长四寸，腋以下至季胁长一尺二寸，季胁以下至髀枢长六寸，髀枢以下至膝中长一尺九寸，膝以下至外踝长一尺六寸，外踝以下至京骨长三寸，京骨以下至地长一寸。

耳后当完骨者广九寸，耳前当耳门者广一尺三寸，两颧之间相去七寸，两乳之间广九寸半，两髀之间广六寸半。足长一尺二寸，广四寸半。肩至肘长一尺七寸，肘至腕长一尺二寸半，腕至中指本节长四寸，本节至其末长四寸半。项发以下至背骨长二寸半，膂骨以下至尾骶二十一节长三尺，上节长一寸四分分之一，奇分在下，故上七节至于膂骨，九寸八分分之七。

此众人骨之度也，所以立经脉之长短也。是故视其经脉之在于身也，其见浮而坚，其见明而大者，多血；细而沉者，多气也。

五十营第十五

黄帝曰：余愿闻五十营奈何？岐伯答曰：天周二十八宿，宿三十六分。人气行一周，千八分。日行二十八宿，人经脉上下、左右、前后二十八脉，周身十六丈二尺，以应二十八宿，漏水下百刻，以分昼夜。故人一呼，脉再动，气行三寸；一吸，脉亦再动，气行三寸。呼吸定息，气行六寸；十息，气行六尺，日行二分；二百七十息，气行十六丈二尺，气行交通于中，一周于身，下水二刻，日行二十五分；五百四十息，气行再周于身，下水四刻，日行四十分；二千七百息，气行十周于身，下水二十刻，日行五宿二十分；一万三千五百息，气行五十营于身，水下百刻，日行二十八宿，漏水皆尽，脉终矣。所谓交通者，并行一数也，故五十营备，得尽天地之寿矣，凡行八百一十丈也。

营气第十六

黄帝曰：营气之道，内谷为宝。谷入于胃，乃传之肺，流溢于中，布散于外。精专者，行于经隧，常营无已，终而复始，是谓天地之纪。

故气从太阴出，注手阳明，上行注足阳明，下行至跗上，注大指间，与太阴合，上行抵髀，从脾注心中，循手少阴，出腋下臂，注小指，合手太阳。上行乘腋出颇内，注目内眦，上巅下项，合足太阳。循脊下尻，下行注小指之端，循足心，注足少阴。上行注肾，从肾注心，外散于胸中，循心主脉，出腋下臂，出两筋之间，入掌中，出中指之端，还注小指次指之端，合手少阳。上行注膻中，散于三焦，从三焦注胆，出胁，注足少阳。下行至跗上，复从跗注大指间，合足厥阴，上行至肝，从肝上注肺，上循喉咙，入颃颡之窍，究于畜门。其支别者，上额，循巅，下项中，循脊入骶，是督脉也，络阴器，上过毛中，入脐中，上循腹里，入缺盆，下注肺中，复出太阴。此营气之所行也，逆顺之常也。

脉度第十七

黄帝曰：愿闻脉度。岐伯答曰：手之六阳，从手至头，长五尺，五六三丈。手之六阴，从手至胸中，三尺五寸，三六一丈八尺，五六三尺，合二丈一尺。足之六阳，从足上至头，八尺，六八四丈八尺。足之六阴，从足至胸中，六尺五寸，六六三丈六尺，五六三尺，合三丈九尺。跷脉从足至目，七尺五寸，二七一丈四尺，二五一尺，合一丈五尺。督脉、任脉各四尺五寸，二四八尺，二五一尺，合九尺。凡都合一十六丈二尺，此气之大经隧也。经脉为里，支而横者为络，络之别者为孙。盛而血者疾诛之，盛者泻之，虚者饮药以补之。

五脏常内阅于上七窍也，故肺气通于鼻，肺和则鼻能知臭香矣；心气通于舌，心和则舌能知五味矣；肝气通于目，肝和则目能辨五色矣；脾气通于口，脾和则口能知五谷矣；肾气通于耳，肾和则耳能闻五音矣。五脏不和，则七窍不通；六腑不和，则留为痈。故邪在腑，则阳脉不和，阳脉不和则气留之，气留之则阳气盛矣。阳气太盛，则阴脉不利，阴脉不利则血留之，血留之则阴气盛矣。阴气太盛，则阳气不能荣也，故曰关；阳气太盛，则阴气弗能荣也，故曰格；阴阳俱盛，不得相荣，故曰关格。关格者，不得尽期而死也。

黄帝曰：跷脉安起安止，何气荣水？岐伯答曰：跷脉者，少阴之别，起于然骨之后，上内踝之上，直上循阴股入阴，上循胸里，入缺盆，上出人迎之前，入九页，属目内眦，合于太阳、阳跷而上行，气并相还则为濡目，气不荣则目不合。

黄帝曰：气独行五脏，不荣六腑，何也？岐伯答曰：气之不得无行也，如水之流，如日月之行不休。故阴脉荣其脏，阳脉荣其腑，如环之无端，莫知其纪，终而复始。其流溢之气，内溉脏腑，外濡腠理。

黄帝曰：跷脉有阴阳，何脉当其数？岐伯答曰：男子数其阳，女子数其阴。当数者为经，其不当数者为络也。

营卫生会第十八

黄帝问于岐伯曰：人焉受气？阴阳焉会？何气为营？何气为卫？营安从生？卫于焉会？老壮不同气，阴阳异位，愿闻其会。岐伯答曰：人受气于谷，谷入于胃，以传与肺，五脏六腑，皆以受气。其清者为营，浊者为卫，营在脉中，卫在脉外，营周不休，五十而复大会。阴阳相贯，如环无端。卫气行于阴二十五度，行于阳二十五度，分为昼夜，故气至阳而起，至阴而止。故曰：日中而阳陇为重阳，夜半而阴陇为重阴。故太阴主内，太阳主外，各行二十五度，分为昼夜。夜半为阴陇，夜半后而为阴衰，平旦阴尽而阳受气矣。日中为阳陇，日西而阳衰，日入阳尽而阴受气矣。夜半而大会，万民皆卧，命曰合阴。平旦阴尽而阳受气。如是无已，与天地同纪。

黄帝曰：老人之不夜瞑者，何气使然？少壮之人，不昼瞑者，何气使然？岐伯答曰：壮者之气血盛，其肌肉滑，气道通，荣卫之行，不失其常，故昼精而夜瞑。老者之气血衰，其肌肉枯，气道涩，五脏之气相搏，其营气衰少，而卫气内伐，故昼不精，夜不瞑。

黄帝曰：愿闻营卫之所行，皆何道从来？岐伯答曰：营出于中焦，卫出于下焦。

黄帝曰：愿闻三焦之所出。岐伯答曰：上焦出于胃上口，并咽以上，贯膈而布胸中，走腋，循太阴之分而行，还至阳明，上至舌，下足阳明，常与营俱行于阳二十五度，行于阴亦二十五度，一周也，故五十度而复大会于手太阴矣。

黄帝曰：人有热饮食下胃，其气未定，汗则出，或出于面，或出于背，或出于身半，其不循卫气之道而出何也？岐伯曰：此外伤于风，内开腠理，毛蒸理泄，卫气走之，固不得循其道，此气慓悍滑疾，见开而出，故不得从其道，故命曰漏泄。

黄帝曰：愿闻中焦之所出。岐伯答曰：中焦亦并胃中，出上焦之后，此所受气者，泌糟粕，蒸津液，化其精微，上注于肺脉，乃化而为血，以奉生身，莫贵于此，故独得行于经隧，命曰营气。

黄帝曰：夫血之与气，异名同类，何谓也？岐伯答曰：营卫者，精气也；血者，神气也。故血之与气，异名同类焉。故夺血者无汗，夺汗者无血。故人生有两死，而无两生。

黄帝曰：愿闻下焦之所出。岐伯答曰：下焦者，别回肠，注于膀胱而渗入焉。故水谷者，常并居于胃中，成糟粕，而俱下于大肠，而成下焦。渗而俱下，济泌别汁，循下焦而渗入膀胱焉。

黄帝曰：人饮酒，酒亦入胃，谷未熟而小便独先下，何也？岐伯答曰：酒者，熟谷之液也，其气悍以清，故后谷而入，先谷而液出焉。

黄帝曰：善。余闻上焦如雾，中焦如沤，下焦如渎。此之谓也。

四时气第十九

黄帝问于岐伯曰：夫四时之气，各不同形，百病之起，皆有所生，灸刺之道，何者为定（一本作宝）？岐伯答曰：四时之气，各有所在，灸刺之道，得气穴为定。故春取经、血脉、分肉之间，甚者深刺之，间者浅刺之。夏取盛经、孙络，取分间，绝皮肤。秋取经腧，邪在腑，取之合。冬取井荥，必深以留之。

温疟汗不出，为五十九痏。

风㽷肤胀，为五十七痏，取皮肤之血者，尽取之。

飧泄，补三阴之上，补阴陵泉，皆久留之，热行乃止。

转筋于阳，治其阳；转筋于阴，治其阴，皆卒刺之。

徒㽷，先取环谷下三寸，以铍针针之，已刺而筩之，而内之，入而复之，以尽其㽷。必坚。来缓则烦悗，来急则安静，间日一刺之，㽷尽乃止。饮闭药，方刺之时徒饮之，方饮无食，方食无饮，无食他食，百三十五日。

著痹不去，久寒不已，卒取其三里。骨为干。肠中不便，取三里，盛泻之，虚补之。

疠风者，素刺其肿上，已刺，以锐针针其处，按出其恶气，肿尽乃止，常食方食，无食他食。

腹中常鸣，气上冲胸，喘不能久立，邪在大肠，刺肓之原、巨虚上廉、三里。

小腹控睾，引腰脊，上冲心，邪在小肠者，连睾系，属于脊，贯肝肺，络心系。气盛则厥逆，上冲肠胃，熏肝，散于肓，结于脐。故取之肓原以散之，刺太阴以予之，取厥阴以下之，取巨虚下廉以去之，按其所过之经以调之。

善呕，呕有苦，长太息，心中憺憺，恐人将捕之，邪在胆，逆在胃，胆液泄则口苦，胃气逆则呕苦，故曰呕胆。取三里以下胃气逆，则刺少阳血络以闭胆逆，却调其虚实，以去其邪。饮食不下，膈塞不通，邪在胃脘。在上脘，则刺抑而下之；在下脘，则散而去之。

小腹痛肿，不得小便，邪在三焦约，取之太阳大络，视其络脉与厥阴小络结而血者，肿上及胃脘，取三里。

睹其色，察其目，知其散复者，视其目色，以知病之存亡也。一其形，听其动静者，持气口人迎，以视其脉，坚且盛且滑者，病日进；脉软者，病将下；诸经实者，病三日已。气口候阴，人迎候阳也。

卷之五

五邪第二十

邪在肺，则病皮肤痛，寒热，上气喘，汗出，咳动肩背。取之膺中外腧，背三节五脏（一本作五椎又五节）之傍，以手疾按之，快然，乃刺之，取之缺盆中以越之。

邪在肝，则两胁中痛，寒中，恶血在内，行善掣，节时脚肿。取之行间，以引胁下，补三里以温胃中，取血脉以散恶血，取耳间青脉，以去其掣。

邪在脾胃，则病肌肉痛。阳气有余，阴气不足，则热中善饥；阳气不足，阴气有余，则寒中肠鸣、腹痛。阴阳俱有余，若俱不足，则有寒有热，皆调于三里。

邪在肾，则病骨痛，阴痹。阴痹者，按之而不得，腹胀，腰痛，大便难，肩、背、颈、项痛，时眩。取之涌泉、昆仑，视有血者，尽取之。

邪在心，则病心痛，喜悲，时眩仆。视有余不足，而调之其输也。

寒热病第二十一

皮寒热者，不可附席，毛发焦，鼻槁腊，不得汗。取三阳之络，以补手太阴。肌寒热者，肌痛，毛发焦而唇槁腊，不得汗。取三阳于下以去其血者，补足太阴以出其汗。骨寒热者，病无所安，汗注不休。齿未槁，取其少阴于阴股之络；齿已槁，死不治。骨厥亦然。骨痹，举节不用而痛，汗注烦心。取三阴（一本作三阳）之经，补之。身有所伤，血出多，及中风寒，若有所堕坠，四肢懈惰不收，名曰体惰。取其小腹脐下三结交。三结交者，阳明、太阴也，脐下三寸关元也。厥痹者，厥气上及腹。取阴阳之络，视主病也，泻阳补阴经也。

颈侧之动脉人迎。人迎，足阳明也，在婴筋之前。婴筋之后，手阳明也，名曰扶突。次脉，手少阳脉也，名曰天牖。次脉，足太阳也，名曰天柱。腋下动脉，臂太阴也，名曰天府。阳迎头痛，胸满不得息，取之人迎。暴喑气硬，取扶突与舌本出血。暴聋气蒙，耳目不明，取天牖。暴挛痫眩，足不任身，取天柱。暴瘅内逆，肝肺相搏，血溢鼻口，取天府。此为天牖五部。

臂阳明有入九页遍齿者，名曰大迎，下齿龋取之。臂恶寒补之，不恶寒泻之。足太阳有入九页遍齿者，名曰角孙，上齿龋取之，在鼻与九页前。方病之时，其脉盛，盛则泻之，虚则补之。一曰取之出鼻外。足阳明有挟鼻入于面者，名曰悬颅，属口，对入系目本，视有过者取之。损有余，益不足，反者益其。足太阳有通项入于脑者，正属目本，名曰眼系，头目苦痛取之，在项中两筋间，入脑乃别阴跷、阳跷，阴阳相交，阳入阴，阴出阳，交于目锐眦，阳气盛则瞋目，阴气盛则瞑目。

热厥取足太阴、少阳，皆留之；寒厥取足阳明、少阴于足，皆留之。舌纵涎下，烦悗，取足少阴。振寒洒洒，鼓颔，不得汗出，腹胀烦悗，取手太阴。

刺虚者，刺其去也；刺实者，刺其来也。春取络脉，夏取分腠，秋取气口，冬取经输。凡此四时，各以时为齐。络脉治皮肤，分腠治肌肉，气口治筋脉，经输治骨髓、五脏。

身有五部：伏兔一；腓二，腓者腨也；背三；五脏之腧四；项五。此五部有痈疽者死。病始手臂者，先取手阳明、太阴而汗出；病始头首者，先取项太阳而汗出；病始足胫者，先取足阳明而汗出。臂太阴可汗出，足阳明可汗出。故取阴而汗出甚者，止之于阳；取阳而汗出甚者，止之于阴。凡刺之害，中而不去则精泄，不中而去则致气；精泄则病甚而恇，致气则生为痈疽也。

癫狂第二十二

目眦外决于面者，为锐眦；在内近鼻者，为内眦。上为外眦，下为内眦。

癫疾始生，先不乐，头重痛，视，举目赤，甚作极，已而烦心，候之于颜。取手太阳、阳明、太阴，血变而止。癫疾始作，而引口啼呼喘悸者，候之手阳明、太阳，左强者攻其右，右强者攻其左，血变而止。癫疾始作，先反僵，因而脊痛，候之足太阳、阳明、太阴、手太阳，血变而止。

治癫疾者，常与之居，察其所当取之处。病至，视之有过者泻之。置其血于瓠壶之中，至其发时，血独动矣。不动，灸穷骨二十壮。穷骨者，骶骨也。

骨癫疾者，顑齿诸腧、分肉，皆满而骨居，汗出烦悗。呕多沃沫，气下泄，不治。筋癫疾者，身倦挛急大，刺项大经之大杼脉。呕多沃沫，气下泄，不治。脉癫疾者，暴仆，四肢之脉皆胀而纵。脉满，尽刺之出血；不满，灸之挟项太阳，灸带脉于腰相去三寸，诸分肉本输。呕多沃沫，气下泄，不治。癫疾者，疾发如狂者，死不治。

狂始生，先自悲也，喜忘、苦怒、善恐者，得之忧饥。治之取手太阴、阳明，血变而止，及取足太阴、阳明。狂始发，少卧，不饥，自高贤也，自辩智也，自尊贵也，善骂詈，日夜不休，治之取手阳明、太阳、太阴、舌下、少阴。视之盛者，皆取之，不盛，释之也。

狂言、惊、善笑、好歌乐、妄行不休者，得之大恐。治之取手阳明、太阳、太阴。狂，目妄见、耳妄闻、善呼者，少气之所生也。治之取手太阳、太阴、阳明、足太阴、头、两顑。狂者多食、善见鬼神、善笑而不发于外者，得之有所大喜。治之取足太阴、太阳、阳明，后取手太阴、太阳、阳明。狂而新发，未应如此者，先取曲泉左右动脉，及盛者见血，有倾已；不已，以法取之，灸骨骶二十壮。

风逆，暴四肢肿，身漯漯，唏然时寒，饥则烦，饱则善变，取手太阴表里，足少阴、阳明之经，肉清取荥，骨清取井、经也。

厥逆为病也，足暴清，胸若将裂，肠若将以刀切之，烦而不能食，脉大小皆涩，暖取足少阴，清取足阳明，清则补之，温则泻之。厥逆腹胀满，肠鸣，胸满不得息，取之下胸二胁，咳而动手者，与背腧以手按之立快者是也。内闭不得溲，刺足少阴、太阳与骶上以长针；气逆则取其太阴、阳明、厥阴，甚取少阴、阳明动者之经也。

少气，身漯漯也，言吸吸也，骨酸体重，懈惰不能动，补足少阴。短气，息短不属，动作气索，补足少阴，去血络也。

热病第二十三

偏枯，身偏不用而痛，言不变，志不乱，病在分腠之间。巨针取之，益其不足，损其有余，乃可复也。痱之为病也，身无痛者，四肢不收，智乱不甚。其言微知，可治；甚则不能言，不可治也。病先起于阳，后入于阴者，先取其阳，后取其阴，浮而取之。

热病三日，而气口静、人迎躁者，取之诸阳，五十九刺，以泻其热而出其汗，实其阴以补其不足者。身热甚，阴阳皆静者，勿刺也；其可刺者，急取之，不汗出则泄。所谓勿刺者，有死征也。热病七日八日，脉口动，喘而短（一本作弦）者，急刺之，汗且自出，浅刺手大指间。热病七日八日，脉微小，病者溲血，口中干，一日半而死；脉代者，一日死。热病已得汗出，而脉尚躁，喘且复热，勿刺肤，喘甚者死。热病七日八日，脉不躁，躁不散数，后三日中有汗；三日不汗，四日死。未曾汗者，勿腠刺之。

热病先肤痛，窒鼻，充面，取之皮，以第一针，五十九；苛轸鼻，索皮于肺，不得索之火，火者心也。热病先身涩，倚而热，烦悗，干唇口嗌，取之皮，以第一针，五十九；肤胀口干，寒汗出，索脉于心，不得索之水，水者肾也。热病嗌干多饮，善惊，卧不能起，取之肤肉，以第六针，五十九；目眦青，索肉于脾，不得索之木，木者肝也。热病面青，脑痛，手足躁，取之筋间，以第四针，于四逆；筋躄目浸，索筋于肝，不得索之金，金者肺也。热病数惊，瘛疭而狂，取之脉，以第四针，急泻有余者。癫疾毛发去，索血于心，不得索之水，水者肾也。热病身重骨痛，耳聋而好瞑，取之骨，以第四针，五十九，刺骨；病不食，啮齿，耳青，索骨于肾，不得索之土，土者脾也。

热病不知所痛，耳聋，不能自收，口干，阳热甚，阴颇有寒者，热在髓，死不可治。热病头痛，颞颥，目瘈脉痛，善衄，厥热病也，取之以第三针，视有余不足。寒热痔。热病体重，肠中热，取之以第四针，于其腧及下诸指间，索气于胃胳，得气也。热病挟脐急痛，胸胁满，取之涌泉与阴陵泉，取以第四针，针嗌里。

热病而汗且出，及脉顺可汗者，取之鱼际、太渊、大都、太白，泻之则热去，补之则汗出，汗出太甚，取内踝上横脉以止之。热病已得汗而脉尚躁盛，此阴脉之极也，死；其得汗而脉静者，生。热病者，脉尚盛躁而不得汗者，此阳脉之极也，死；脉盛躁得汗静者，生。

热病不可刺者有九：一曰，汗不出，大颧发赤，哕者死；二曰，泄而腹满甚者死；三曰，目不明，热不已者死；四曰，老人婴儿，热而腹满者死；五曰，汗不出，呕下血者死；六曰，舌本烂，热不已者死；七曰，咳而衄，汗不出，出不至足者死；八曰，髓热者死；九曰，热而痉者死，腰折，瘛疭，齿噤齘也。凡此九者，不可刺也。

所谓五十九刺者，两手外内侧各三，凡十二痏；五指间各一，凡八痏，足亦如是；头入发一寸傍三分各三，凡六痏；更入发三寸边五，凡十痏；耳前后口下者各一，项中一，凡六痏；巅上一，囟会一，发际一，廉泉一，风池二，天柱二。

气满胸中喘息，取足太阴大指之端，去爪甲如薤叶，寒则留之，热则疾之，气下乃止。心疝暴痛，取足太阴、厥阴，尽刺去其血络。喉痹舌卷，口中干，烦心，心痛，臂内廉痛，不可及头，取手小指次指爪甲下，去端如韭叶。目中赤痛，从内眦始，取之阴跷。风痉身反折，先取足太阳及腘中及血络出血；中有寒，取三里。癃，取之阴跷及三毛上及血络出血。男子如蛊，女子如怚，身体腰脊如解，不欲饮食，先取涌泉见血，视跗上盛者，尽见血也。

厥病第二十四

厥头痛，面若肿起而烦心，取之足阳明、太阴。厥头痛，头脉痛，心悲，善泣，视头动脉反盛者，刺尽去血，后调足厥阴。厥头痛，贞贞头重而痛，泻头上五行，行五；先取手少阴，后取足少阴。厥头痛，意善忘，按之不得，取头面左右动脉，后取足太阴。厥头痛，项先痛，腰脊为应，先取天柱，后取足太阳。厥头痛，头痛甚，耳前后脉涌有热（一本云有动脉），泻出其血，后取足少阳。

真头痛，头痛甚，脑尽痛，手足寒至节，死不治。头痛不可取于腧者，有所击堕，恶血在于内；若肉伤，痛未已，则可刺，不可远取也。头痛不可刺者，大痹为恶，日作者，可令少愈，不可已。头半寒痛，先取手少阳、阳明，后取足少阳、阳明。

厥心痛，与背相控，善瘛，如从后触其心，伛偻者，肾心痛也，先取京骨、昆仑，发针不已，取然谷。厥心痛，腹胀胸满，心尤痛甚，胃心痛也，取之大都、太白。厥心痛，痛如以锥针刺其心，心痛甚者，脾心痛也，取之然谷、太溪。厥心痛，色苍苍如死状，终日不得太息，肝心痛也，取之行间、太冲。厥心痛，卧若徒居，心痛间，动作痛益甚，色不变，肺心痛也，取之鱼际、太渊。

真心痛，手足清至节，心痛甚，旦发夕死，夕发旦死。心痛不可刺者，中有盛聚，不可取于腧。

肠中有虫瘕及蛟蛔，皆不可取以小针。心肠痛，侬作痛，肿聚，往来上下行，痛有休止，腹热，喜渴涎出者，是蛟蛔也。以手聚按而坚持之，无令得移，以大针刺之，久持之，虫不动，乃出针也。𢗗腹侬痛，形中上者。

耳聋无闻，取耳中。耳鸣，取耳前动脉。耳痛不可刺者，耳中有脓，若有干耵聍，耳无闻也。耳聋，取手小指次指爪甲上与肉交者，先取手，后取足。耳鸣，取手中指爪甲上，左取右，右取左，先取手，后取足。

足髀不可举，侧而取之，在枢合中，以员利针，大针不可刺。病注下血，取曲泉。风痹淫泺，病不可已者，足如履冰，时如入汤中，股胫淫泺，烦心头痛，时呕时悗，眩已汗出，久则目眩，悲以喜恐，短气，不乐，不出三年死也。

病本第二十五

先病而后逆者，治其本。先逆而后病者，治其本。先寒而后生病者，治其本。先病而后生寒者，治其本。先热而后生病者，治其本。先泄而后生他病者，治其本，必且调之，乃治其他病。先病而后中满者，治其标。先病后泄者，治其本。先中满而后烦心者，治其本。

有客气，有同气。大小便不利，治其标；大小便利，治其本。病发而有余，本而标之，先治其本，后治其标。病发而不足，标而本之，先治其标，后治其本。谨详察间甚，以意调之，间者并行，甚为独行。先小大便不利而后生他病者，治其本也。

杂病第二十六

厥，挟脊而痛者，至顶，头沉沉然，目䀮䀮然，腰脊强，取足太阳腘中血络。厥，胸满，面肿，唇漯漯然，暴言难，甚则不能言，取足阳明。厥气走喉而不能言，手足清，大便不利，取足少阴。厥而腹向向然，多寒气，腹中㲉㲉，便溲难，取足太阴。

嗌干，口中热如胶，取足少阴。膝中痛，取犊鼻，以员利针，发而间之，针大如氂，刺膝无疑。喉痹，不能言，取足阳明；能言，取手阳明。疟不渴，间日而作，取足阳明；渴而日作，取手阳明。

齿痛，不恶清饮，取足阳明；恶清饮，取手阳明。聋而不痛者，取足少阳；聋而痛者，取手阳明。衄而不止，衃血流，取足太阳；衃血，取手太阳。不已，刺宛骨下；不已，刺腘中出血。腰痛，痛上寒，取足太阳、阳明；痛上热，取足厥阴；不可以俯仰，取足少阳。中热而喘，取足少阴、腘中血络。喜怒而不欲食，言益小，刺足太阴；怒而多言，刺足少阳。颇痛，刺手阳明与颇之盛脉出血。项痛不可俯仰，刺足太阳；不可以顾，刺手太阳也。

小腹满大，上走胃，至心，淅淅身时寒热，小便不利，取足厥阴。腹满，大便不利，腹大，亦上走胸嗌，喘息喝喝然，取足少阴。腹满，食不化，腹向向然，不能大便，取足太阴。

心痛引腰脊，欲呕，取足少阴。心痛，腹胀，啬啬然大便不利，取足太阴。心痛引背，不得息，刺足少阴；不已，取手少阳。心痛引小腹满，上下无常处，便溲难，刺足厥阴。心痛，但短气不足以息，刺手太阴。心痛，当九节刺之，按，已刺按之，立已；不已，上下求之，得之立已。

颇痛，刺足阳明曲周动脉见血，立已；不已，按人迎于经，立已。气逆上，刺膺中陷者与下胸动脉。腹痛，刺脐左右动脉，已刺按之，立已；不已，刺气街，已刺按之，立已。痿厥，为四末束悗，乃疾解之，日二，不仁者，十日而知，无休，病已止。哕，以草刺鼻，嚏，嚏而已；无息而疾迎引之，立已；大惊之，亦可已。

周痹第二十七

黄帝问于岐伯曰：周痹之在身也，上下移徙随脉，其上下左右相应，间不容空，愿闻此痛，在血脉之中邪？将在分肉之间乎？何以致是？其痛之移也，间不及下针；其慉痛之时，不及定治，而痛已止矣。何道使然？愿闻其故。岐伯答曰：此众痹也，非周痹也。

黄帝曰：愿闻众痹。岐伯对曰：此各在其处，更发更止，更居更起，以右应左，以左应右，非能周也，更发更休也。

黄帝曰：善。刺之奈何？岐伯对曰：刺此者，痛虽已止，必刺其处，勿令复起。

帝曰：善。愿闻周痹何如？岐伯对曰：周痹者，在于血脉之中，随脉以上，随脉以下，不能左右，各当其所。黄帝曰：刺之奈何？岐伯对曰：痛从上下者，先刺其下以过（一作遏，下同）之，后刺其上以脱之。痛从下上者，先刺其上以过之，后刺其下以脱之。

黄帝曰：善。此痛安生？何因而有名？岐伯对曰：风寒湿气，客于外分肉之间，迫切而为沫，沫得寒则聚，聚则排分肉而分裂也，分裂则痛，痛则神归之，神归之则热，热则痛解，痛解则厥，厥则他痹发，发则如是。帝曰：善。余已得其意矣。此内不在脏，而外未发于皮，独居分肉之间，真气不能周，故命曰周痹。故刺痹者，必先切循其下之六经，视其虚实，及大络之血结而不通，及虚而脉陷空者而调之，熨而通之，其瘛坚，转引而行之。黄帝曰：善。余已得其意矣，亦得其事也。九者，经巽之理，十二经脉阴阳之病也。

口问第二十八

黄帝闲居，辟左右而问于岐伯曰：余已闻九针之经，论阴阳逆顺，六经已毕，愿得口问。岐伯避席再拜曰：善乎哉问也！此先师之所口传也。黄帝曰：愿闻口传。岐伯答曰：夫百病之始生也，皆生于风雨寒暑，阴阳喜怒，饮食居处，大惊卒恐，则血气分离，阴阳破败，经络厥绝，脉道不通，阴阳相逆，卫气稽留，经脉虚空，血气不次，乃失其常。论不在经者，请道其方。

黄帝曰：人之欠者，何气使然？岐伯答曰：卫气昼日行于阳，夜半则行于阴。阴者主夜，夜者卧。阳者主上，阴者主下。故阴气积于下，阳气未尽，阳引而上，阴引而下，阴阳相引，故数欠。阳气尽，阴气盛，则目瞑；阴气尽而阳气盛，则寤矣。泻足少阴，补足太阳。

黄帝曰：人之哕者，何气使然？岐伯曰：谷入于胃，胃气上注于肺。今有故寒气与新谷气，俱还入于胃，新故相乱，真邪相攻，气并相逆，复出于胃，故为哕。补手太阴，泻足少阴。

黄帝曰：人之唏者，何气使然？岐伯曰：此阴气盛而阳气虚，阴气疾而阳气徐，阴气盛而阳气绝，故为唏。补足太阳，泻足少阴。

黄帝曰：人之振寒者，何气使然？岐伯曰：寒气客于皮肤，阴气盛，阳气虚，故为振寒寒栗，补诸阳。

黄帝曰：人之噫者，何气使然？岐伯曰：寒气客于胃，厥逆从下上散，复出于胃，故为噫。补足太阴、阳明。

黄帝曰：人之嚏者，何气使然？岐伯曰：阳气和利，满于心，出于鼻，故为嚏。补足太阳荣、眉本。

黄帝曰：人之亸者，何气使然？岐伯曰：胃不实则诸脉虚，诸脉虚则筋脉懈惰，筋脉懈惰则行阴用力，气不能复，故为亸。因其所在，补分肉间。

黄帝曰：人之哀而泣涕出者，何气使然？岐伯曰：心者，五脏六腑之主也；目者，宗脉之所聚也，上液之道也；口鼻者，气之门户也。故悲哀愁忧则心动，心动则五脏六腑皆摇，摇则宗脉感，宗脉感则液道开液道开，故泣涕出焉。液者，所以灌精濡空窍者也，故上液之道开则泣，泣不止则液竭，液竭则精不灌，精不灌则目无所见矣，故命曰夺精。补天柱经侠颈。

黄帝曰：人之太息者，何气使然？岐伯曰：忧思则心系急，心系急则气道约，约则不利，故太息以伸出之。补手少阴、心主、足少阳，留之也。

黄帝曰：人之涎下者，何气使然？岐伯曰：饮食者，皆入于胃，胃中有热则虫动，虫动则胃缓，胃缓则廉泉开，故涎下。补足少阴。

黄帝曰：人之耳中鸣者，何气使然？岐

伯曰：耳者，宗脉之所聚也，故胃中空则宗脉虚，虚则下，溜脉有所竭者，故耳鸣。补客主人、手大指爪甲上与肉交者也。

黄帝曰：人之自啮舌者，何气使然？岐伯曰：此厥逆走上，脉气辈至也。少阴气至则啮舌，少阳气至则啮颊，阳明气至则啮唇矣。视主病者则补之。

凡此十二邪者，皆奇邪之走空窍者也。故邪之所在，皆为不足。故上气不足，脑为之不满，耳为之苦鸣，头为之苦倾，目为之眩；中气不足，溲便为之变，肠为之苦鸣；下气不足，则乃为痿厥心悗。补足外踝下，留之。

黄帝曰：治之奈何？岐伯曰：肾主为欠，取足少阴。肺主为哕，取手太阴、足少阴。唏者，阴与阳绝，故补足太阳，泻足少阴。振寒者，补诸阳。噫者，补足太阴、阳明。嚏者，补足太阳、眉本。亸，因其所在，补分肉间。泣出，补天柱经侠颈，侠颈者，头中分也。

太息，补手少阴、心主、足少阳，留之。涎下，补足少阴。耳鸣，补客主人、手大指爪甲上与肉交者。自啮舌，视主病者则补之。目眩、头倾，补足外踝下，留之。痿厥、心悗，刺足大指间上二寸，留之；一曰足外踝下，留之。

卷 之 六

师传第二十九

黄帝曰：余闻先师，有所心藏，弗著于方。余愿闻而藏之，则而行之，上以治民，下以治身，使百姓无病，上下和亲，德泽下流，子孙无忧，传于后世，无有终时，可得闻乎？岐伯曰：远乎哉问也！夫治民与自治，治彼与治此，治小与治大，治国与治家，未有逆而能治之也，夫惟顺而已矣。顺者，非独阴阳脉论气之逆顺也，百姓人民皆欲顺其志也。

黄帝曰：顺之奈何？岐伯曰：入国问俗，入家问讳，上堂问礼，临病人问所便。

黄帝曰：便病人奈何？岐伯曰：夫中热消瘅，则便寒；寒中之属，则便热。胃中热，则消谷，令人悬心善饥，脐以上皮热；肠中热，则出黄如糜，脐以下皮寒。胃中寒，则腹胀；肠中寒，则肠鸣飧泄。胃中寒肠中热，则胀而且泄；胃中热肠中寒，则疾饥，小腹痛胀。

黄帝曰：胃欲寒饮，肠欲热饮，两者相逆，便之奈何？且夫王公大人，血食之君，骄恣从欲轻人，而无能禁之，禁之则逆其志，顺之则加其病，便之奈何？治之何先？岐伯曰：人之情，莫不恶死而乐生，告之以其败，语之以其善，导之以其所便，开之以其所苦，虽有无道之人，恶有不听者乎？

黄帝曰：治之奈何？岐伯曰：春夏先治其标，后治其本；秋冬先治其本，后治其标。

黄帝曰：便其相逆者奈何？岐伯曰：便此者，食饮衣服，亦欲适寒温。寒无凄怆，暑无出汗。食饮者，热无灼灼，寒无沧沧。寒温中适，故气将持，乃不致邪僻也。

黄帝曰：《本脏》以身形支节䐃肉，候五脏六腑之小大焉。今夫王公大人，临朝即位之君，而问焉，谁可扪循之而后答乎？岐伯曰：身形支节者，脏腑之盖也，非面部之阅也。

黄帝曰：五脏之气，阅于面者，余已知之矣。以肢节知而阅之奈何？岐伯曰：五脏六腑者，肺为之盖，巨肩陷咽，候见其外。黄帝曰：善。岐伯曰：五脏六腑，心为之主，缺盆为之道，骷骨有余，以候𩩲骬。黄帝曰：善。岐伯曰：肝者主为将，使之候外，欲知坚固，视目小大。黄帝曰：善。岐伯曰：脾者主为卫，使之迎粮，视唇舌好恶，以知吉凶。黄帝曰：善。岐伯曰：肾者主为外，使之远听，视耳好恶，以知其性。

黄帝曰：善。愿闻六腑之候。岐伯曰：六腑者，胃为之海，广骸、大颈、张胸，五谷乃容。鼻隧以长，以候大肠。唇厚，人中长，以候小肠。目下果大，其胆乃横。鼻孔在外，膀胱漏泄。鼻柱中央起，三焦乃约。此所以候六腑者也。上下三等，脏安且良矣。

决气第三十

黄帝曰：余闻人有精、气、津、液、血、脉，余意以为一气耳，今乃辨为六名，余不知其所以然。岐伯曰：两神相搏，合而成形，常先身生，是谓精。何谓气？岐伯曰：上焦开发，宣五谷味，熏肤，充身，泽毛，若雾露之溉，是谓气。何谓津？岐伯曰：腠理发泄，汗出溱溱，是谓津。何谓液？岐伯曰：谷入气满，淖泽注于骨，骨属屈伸，泄泽，补益脑髓，皮肤润泽，是谓液。何谓血？岐伯曰：中焦受气取汁，变化而赤，是谓血。何谓脉？岐伯曰：壅遏营气，令无所避，是谓脉。

黄帝曰：六气者，有余不足，气之多少，脑髓之虚实，血脉之清浊，何以知之？岐伯曰：精脱者，耳聋；气脱者，目不明；津脱者，腠理开，汗大泄；液脱者，骨属屈伸不利，色夭，脑髓消，胫酸，耳数鸣；血脱者，色白，夭然不泽，其脉空虚。此其候也。

黄帝曰：六气者，贵贱何如？岐伯曰：六气者，各有部主也，其贵贱善恶，可为常主，然五谷与胃为大海也。

肠胃第三十一

黄帝问于伯高曰：余愿闻六腑传谷者，肠胃之小大、长短，受谷之多少奈何？伯高曰：请尽言之。谷所从出入、浅深、远近、长短之度：唇至齿长九分，口广二寸半。齿以后至会厌，深三寸半，大容五合。舌重十两，长七寸，广二寸半。咽门重十两，广一寸半，至胃长一尺六寸。胃纡曲屈，伸之，长二尺六寸，大一尺五寸，径五寸，大容三斗五升。小肠后附脊，左环回周迭积，其注于回肠者，外附于脐上，回运环十六曲，大二寸半，径八分分之少半，长三丈二尺。回肠当脐，左环回周叶积而下，回运环反十六曲，大四寸，径一寸寸之少半，长二丈一尺。广肠传脊，以受回肠，左环叶积上下，辟大八寸，径二寸寸之大半，长二尺八寸。肠胃所入至所出，长六丈四寸四分，回曲环反，三十二曲也。

平人绝谷第三十二

黄帝曰：愿闻人之不食，七日而死何也？伯高曰：臣请言其故。胃大一尺五寸，径五寸，长二尺六寸，横屈，受水谷三斗五升。其中之谷，常留二斗，水一斗五升而满。上焦泄气，出其精微，慓悍滑疾，下焦下溉诸肠。小肠大二寸半，径八分分之少半，长三丈二尺，受谷二斗四升，水六升三合合之大半。回肠大四寸，径一寸寸之少半，长二丈一尺，受谷一斗，水七升半。广肠大八寸，径二寸寸之大半，长二尺八寸，受谷九升三合八分合之一。肠胃之长，凡五丈八尺四寸，受水谷九斗二升一合合之大半，此肠胃所受水谷之数也。

平人则不然，胃满则肠虚，肠满则胃虚。更虚更满，故气得上下，五脏安定，血脉和利，精神乃居。故神者，水谷之精气也。故肠胃之中，当留谷二斗，水一斗五升。故平人日再后，后二升半，一日中五升，七日五七三斗五升，而留水谷尽矣。故平人不食饮七日而死者，水谷精气津液皆尽故也。

海论第三十三

黄帝问于岐伯曰：余闻刺法于夫子，夫子之所言，不离于营卫血气。夫十二经脉者，内属于脏腑，外络于肢节，夫子乃合之于四海乎？岐伯答曰：人亦有四海、十二经水。经水者，皆注于海。海有东、西、南、北，命曰四海。黄帝曰：以人应之奈何？岐伯曰：人有髓海，有血海，有气海，有水谷之海。凡此四者，以应四海也。

黄帝曰：远乎哉！夫子之合人天地四海也，愿闻应之奈何？岐伯答曰：必先明知阴阳、表里、荥输所在，四海定矣。

黄帝曰：定之奈何？岐伯曰：胃者，水谷之海，其输上在气街，下至三里。冲脉者，为十二经之海，其输上在于大杼，下出于巨虚之上下廉。膻中者，为气之海，其输上在于柱骨之上下，前在于人迎。脑为髓之海，其输上在于其盖，下在风府。

黄帝曰：凡此四海者，何利何害？何生何败？岐伯曰：得顺者生，得逆者败。知调者利，不知调者害。

黄帝曰：四海之逆顺奈何？岐伯曰：气海有余者，气满胸中，悗息面赤；气海不足，则气少不足以言。血海有余，则常想其身大，怫然不知其所病；血海不足，亦常想其身小，狭然不知其所病。水谷之海有余，则腹满；水谷之海不足，则饥不受谷食。髓海有余，则轻劲多力，自过其度；髓海不足，则脑转耳鸣，胫酸眩冒，目无所见，懈怠安卧。

黄帝曰：余已闻逆顺，调之奈何？岐伯曰：审守其输，而调其虚实，无犯其害。顺者得复，逆者必败。黄帝曰：善。

五乱第三十四

黄帝曰：经脉十二者，别为五行，分为四时，何失而乱？何得而治？岐伯曰：五行有序，四时有分，相顺则治，相逆则乱。

黄帝曰：何谓相顺？岐伯曰：经脉十二者，以应十二月。十二月者，分为四时。四时者，春秋冬夏，其气各异。营卫相随，阴阳已和，清浊不相干，如是则顺之而治。

黄帝曰：何谓逆而乱？岐伯曰：清气在阴，浊气在阳，营气顺脉，卫气逆行。清浊相干，乱于胸中，是谓大悗。故气乱于心，则烦心密嘿，俯首静伏；乱于肺，则俯仰喘喝，接手以呼；乱于肠胃，则为霍乱；乱于臂胫，则为四厥；乱于头，则为厥逆，头重眩仆。

黄帝曰：五乱者，刺之有道乎？岐伯曰：有道以来，有道以去，审知其道，是谓身宝。黄帝曰：善。愿闻其道。岐伯曰：气在于心者，取之手少阴、心主之输。气在于肺者，取之手太阴荥、足少阴输。气在于肠胃者，取之足太阴、阳明；不下者，取之三里。气在于头者，取之天柱、大杼；不知，取足太阳荥输。气在于臂足，取之先去血脉，后取其阳明、少阳之荥输。

黄帝曰：补泻奈何？岐伯曰：徐入徐出，谓之导气。补泻无形，谓之同精。是非有余不足也，乱气之相逆也。黄帝曰：允乎哉道！明乎哉论！请著之玉版，命曰治乱也。

胀论第三十五

黄帝曰：脉之应于寸口，如何而胀？岐伯曰：其脉大坚以涩者，胀也。黄帝曰：

何以知脏腑之胀也？岐伯曰：阴为脏，阳为腑。

黄帝曰：夫气之令人胀也，在于血脉之中耶？脏腑之内乎？岐伯曰：三（一云二字）者皆存焉，然非胀之舍也。黄帝曰：愿闻胀之舍。岐伯曰：夫胀者，皆在于脏腑之外，排脏腑而郭胸胁，胀皮肤，故命曰胀。

黄帝曰：脏腑之在胸胁腹里之内也，若匣匮之藏禁器也，各有次舍，异名而同处，一域之中，其气各异，愿闻其故。黄帝曰：未解其意，再问。岐伯曰：夫胸腹，脏腑之郭也。膻中者，心主之宫城也。胃者，太仓也。咽喉、小肠者，传送也。胃之五窍者，闾里门户也。廉泉、玉英者，津液之道也。故五脏六腑者，各有畔界，其病各有形状。营气循脉，卫气逆为脉胀，卫气并脉，循分为肤胀。三里而泻，近者一下，远者三下。无问虚实，工在疾泻。

黄帝曰：愿闻胀形。岐伯曰：夫心胀者，烦心短气，卧不安。肺胀者，虚满而喘咳。肝胀者，胁下满而痛引小腹。脾胀者，善哕，四肢烦悗，体重不能胜衣，卧不安。肾胀者，腹满引背央央然，腰髀痛。六腑胀：胃胀者，腹满，胃脘痛，鼻闻焦臭，妨于食，大便难。大肠胀者，肠鸣而痛濯濯，冬日重感于寒，则飧泄不化。小肠胀者，少腹䐜胀，引腰而痛。膀胱胀者，少腹满而气癃。三焦胀者，气满于皮肤中，轻轻然而不坚。胆胀者，胁下痛胀，口中苦，善太息。凡此诸胀者，其道在一。明知逆顺，针数不失。泻虚补实，神去其室，致邪失正，真不可定，粗之所败，谓之夭命。补虚泻实，神归其室，久塞其空，谓之良工。

黄帝曰：胀者焉生？何因而有？岐伯曰：卫气之在身也，常然并脉循分肉，行有逆顺，阴阳相随，乃得天和，五脏更始，四时循序，五谷乃化。然后厥气在下，营卫留止，寒气逆上，真邪相攻，两气相搏，乃合为胀也。黄帝曰：善。何以解惑？岐伯曰：合之于真，三合而得。帝曰：善。

黄帝问于岐伯曰：《胀论》言无问虚实，工在疾泻，近者一下，远者三下。今有其三而不下者，其过焉在？岐伯对曰：此言陷于肉肓而中气穴者也。不中气穴，则气内闭；针不陷肓，则气不行；上越中肉，则卫气相乱，阴阳相逐。其于胀也，当泻不泻，气故不下。三而不下，必更其道，气下乃止，不下复始，可以万全，乌有殆者乎？其于胀也，必审其胗，当泻则泻，当补则补，如鼓应桴，恶有不下者乎？

五癃津液别第三十六

黄帝问于岐伯曰：水谷入于口，输于肠胃，其液别为五。天寒衣薄则为溺与气，天热衣厚则为汗，悲哀气并则为泣，中热胃缓则为唾。邪气内逆，则气为之闭塞而不行，不行则为水胀，余知其然也，不知其何由生，愿闻其道。

岐伯曰：水谷皆入于口，其味有五，各注其海，津液各走其道。故三焦出气，以温肌肉，充皮肤，为其津；其流而不行者为液。天暑衣厚则腠理开，故汗出；寒留于分肉之间，聚沫则为痛。天寒则腠理闭，气湿不行，水下留于膀胱，则为溺与气。

五脏六腑，心为之主，耳为之听，目为之候，肺为之相，肝为之将，脾为之卫，肾为之主外。故五脏六腑之津液，尽上渗于目，心悲气并则心系急，心系急则肺举，肺举则液上溢。夫心系与肺，不能常举，乍上乍下，故咳而泣出矣。

中热则胃中消谷，消谷则虫上下作，肠胃充郭，故胃缓，胃缓则气逆，故唾出。

五谷之津液，和合而为膏者，内渗入于骨空，补益脑髓，而下流于阴股。阴阳不和，则使液溢而下流于阴，髓液皆减而下，下过度则虚，虚故腰背痛而胫酸。

阴阳气道不通，四海闭塞，三焦不泻，津液不化，水谷并行肠胃之中，别于回肠，留于下焦，不得渗膀胱，则下焦胀，水溢则为水胀。此津液五别之逆顺也。

五阅五使第三十七

黄帝问于岐伯曰：余闻刺有五官五阅，以观五气。五气者，五脏之使也，五时之副也。愿闻其五使当安出？岐伯曰：五官者，五脏之阅也。黄帝曰：愿闻其所出，令可为常。岐伯曰：脉出于气口，色见于明堂，五色更出，以应五时，各如其常，经气入脏，必当治里。

帝曰：善。五色独决于明堂乎？岐伯曰：五官已辨，阙庭必张，乃立明堂。明堂广大，蕃蔽见外，方壁高基，引垂居外，五色乃治，平博广大，寿中百岁。见此者，刺之必已。如是之人者，血气有余，肌肉坚致，故可苦以针。

黄帝曰：愿闻五官。岐伯曰：鼻者，肺之官也；目者，肝之官也；口唇者，脾之官也；舌者，心之官也；耳者，肾之官也。黄帝曰：以官何候？岐伯曰：以候五脏。故肺病者，喘息鼻张；肝病者，眦青；脾病者，唇黄；心病者，舌卷短，颧赤；肾病者，颧与颜黑。

黄帝曰：五脉安出？五色安见？其常色殆者如何？岐伯曰：五官不辨，阙庭不张，小其明堂，蕃蔽不见，又埤其墙，墙下无基，垂角去外，如是者，虽平常殆，况加疾哉！

黄帝曰：五色之见于明堂，以观五脏之气，左右高下，各有形乎？岐伯曰：腑脏之在中也，各以次舍，左右上下，各如其度也。

逆顺肥瘦第三十八

黄帝问于岐伯曰：余闻针道于夫子，众多毕悉矣。夫子之道应若失，而据未有坚然者也。夫子之问学熟乎，将审察于物而心生之乎？岐伯曰：圣人之为道者，上合于天，下合于地，中合于人事，必有明法，以起度数，法式检押，乃后可传焉。故匠人不能释尺寸而意短长，废绳墨而起平水也；工人不能置规而为圆，去矩而为方。知用此者，固自然之物，易用之教，逆顺之常也。

黄帝曰：愿闻自然奈何？岐伯曰：临深决水，不用功力，而水可竭也；循掘决冲，而经可通也。此言气之滑涩，血之清浊，行之逆顺也。

黄帝曰：愿闻人之白黑、肥瘦、小长，各有数乎？岐伯曰：年质壮大，血气充盈，肤革坚固，因加以邪，刺此者，深而留之，此肥人也。广肩腋，项肉薄，厚皮而黑色，唇临临然；其血黑以浊，其气涩以迟，其为人也，贪于取与，刺此者，深而留之，多益其数也。

黄帝曰：刺瘦人奈何？岐伯曰：瘦人者，皮薄色少，肉廉廉然，薄唇轻言；其血清气滑，易脱于气，易损于血，刺此者，浅而疾之。

黄帝曰：刺常人奈何？岐伯曰：视其白黑，各为调之，其端正敦厚者，其血气和调，刺此者，无失常数也。

黄帝曰：刺壮士真骨者奈何？岐伯曰：刺壮士真骨，坚肉缓节监监然。此人重则气涩血浊，刺此者，深而留之，多益其数；劲则气滑血清，刺此者，浅而疾之。

黄帝曰：刺婴儿奈何？岐伯曰：婴儿者，其肉脆，血少气弱，刺此者，以豪刺，浅刺而疾发针，日再可也。

黄帝曰：临深决水奈何？岐伯曰：血清气浊，疾泻之，则气竭焉。黄帝曰：循掘决冲奈何？岐伯曰：血浊气涩，疾泻之，则经可通也。

黄帝曰：脉行之逆顺奈何？岐伯曰：手之三阴，从脏走手；手之三阳，从手走头；足之三阳，从头走足；足之三阴，从足走腹。

黄帝曰：少阴之脉独下行何也？岐伯曰：不然。夫冲脉者，五脏六腑之海也，五脏六腑皆禀焉。其上者，出于颃颡，渗诸阳，灌诸精；其下者，注少阴之大络，出于气街，循阴股内廉，入腘中，伏行骭骨内，下至内踝之后属而别；其下者，并于少阴之经，渗三阴；其前者，伏行出跗属，下循跗，入大指间，渗诸络而温肌肉。故别络结则跗上不动，不动则厥，厥则寒矣。

黄帝曰：何以明之？岐伯曰：以言导之，切而验之，其非必动，然后乃可明逆顺之行也。

黄帝曰：窘乎哉！圣人之为道也，明于日月，微于毫厘，其非夫子，孰能道之也。

血络论第三十九

黄帝曰：愿闻其奇邪而不在经者。岐伯曰：血络是也。黄帝曰：刺血络而仆者，何也？血出而射者，何也？血少黑而浊者，何也？血出清而半为汁者，何也？发针而肿者，何也？血出若多若少而面色苍苍者，何也？发针而面色不变而烦悗者，何也？多出血而不动摇者，何也？愿闻其故。

岐伯曰：脉气盛而血虚者，刺之则脱气，脱气则仆。血气俱盛而阴气多者，其血滑，刺之则射；阳气畜积，久留而不泻者，其血黑以浊，故不能射。新饮而液渗于络，而未合和于血也，故血出而汁别焉；其不新饮者，身中有水，久则为肿。阴气积于阳，其气因于络，故刺之血未出而气先行，故肿。阴阳之气，其新相得而未和合，因而泻之，则阴阳俱脱，表里相离，故脱色而苍苍然。刺之血出多，色不变而烦悗者，刺络而虚经；虚经之属于阴者，阴脱，故烦悗。阴阳相得而合为痹者，此为内溢于经，外注于络，如是者，阴阳俱有余，虽多出血而弗能虚也。

黄帝曰：相之奈何？岐伯曰：血脉者，盛坚横以赤，上下无常处，小者如针，大者如筯，则而泻之，万全也。故无失数矣，失数而反，各如其度。

黄帝曰：针入而肉著者，何也？岐伯曰：热气因于针，则针热，热则肉著于针，故坚焉。

阴阳清浊第四十

黄帝曰：余闻十二经脉，以应十二经水者，其五色各异，清浊不同，人之血气若一，应之奈何？岐伯曰：人之血气，苟能若一，则天下为一矣，恶有乱者乎？

黄帝曰：余问一人，非问天下之众。岐伯曰：夫一人者，亦有乱气，天下之众，亦有乱人，其合为一耳。

黄帝曰：愿闻人气之清浊。岐伯曰：受谷者浊，受气者清。清者注阴，浊者注阳。

浊而清者，上出于咽；清而浊者，则下行。清浊相干，命曰乱气。

黄帝曰：夫阴清而阳浊，浊者有清，清者有浊，清浊别之奈何？岐伯曰：气之大别，清者上注于肺，浊者下走于胃。胃之清气，上出于口；肺之浊气，下注于经，内积于海。

黄帝曰：诸阳皆浊，何阳浊甚乎？岐伯曰：手太阳独受阳之浊，手太阴独受阴之清。其清者上走空窍，其浊者下行诸经。诸阴皆清，足太阴独受其浊。

黄帝曰：治之奈何？岐伯曰：清者其气滑，浊者其气涩，此气之常也。故刺阴者，深而留之；刺阳者，浅而疾之；清浊相干者，以数调之也。

卷之七

阴阳系日月第四十一

黄帝曰：余闻天为阳，地为阴，日为阳，月为阴，其合之于人，奈何？岐伯曰：腰以上为天，腰以下为地，故天为阳，地为阴。故足之十二经脉，以应十二月，月生于水，故在下者为阴。手之十指，以应十日，日主于火，故在上者为阳。

黄帝曰：合之于脉，奈何？岐伯曰：寅者，正月之生阳也，主左足之少阳；未者六月，主右足之少阳。卯者二月，主左足之太阳；午者五月，主右足之太阳。辰者三月，主左足之阳明；巳者四月，主右足之阳明；此两阳合于前，故曰阳明。申者，七月之生阴也，主右足之少阴；丑者十二月，主左足之少阴。酉者八月，主右足之太阴；子者十一月，主左足之太阴。戌者九月，主右足之厥阴；亥者十月，主左足之厥阴；此两阴交尽，故曰厥阴。

甲主左手之少阳，己主右手之少阳。乙主左手之太阳，戊主右手之太阳。丙主左手之阳明；丁主右手之阳明；此两火并合，故为阳明。庚主右手之少阴，癸主左手之少阴。辛主右手之太阴，壬主左手之太阴。

故足之阳者，阴中之少阳也；足之阴者，阴中之太阴也。手之阳者，阳中之太阳也；手之阴者，阳中之少阴也。腰以上者为阳，腰以下者为阴。其于五脏也，心为阳中之太阳，肺为阳中之少阴，肝为阴中之少阳，脾为阴中之至阴，肾为阴中之太阴。

黄帝曰：以治之奈何？岐伯曰：正月、二月、三月，人气在左，无刺左足之阳；四月、五月、六月，人气在右，无刺右足之阳；七月、八月、九月，人气在右，无刺右足之阴；十月、十一月、十二月，人气在左，无刺左足之阴。

黄帝曰：五行以东方为甲乙木王春。春者，苍色，主肝。肝者，足厥阴也。今乃以甲为左手之少阳，不合于数，何也？岐伯曰：此天地之阴阳也，非四时五行之以次行也。且夫阴阳者，有名而无形，故数之可十，离之可百，散之可千，推之可万，此之谓也。

病传第四十二

黄帝曰：余受九针于夫子，而私览于诸方，或有导引行气、乔摩、灸、熨、刺、焫、饮药之一者，可独守耶？将尽行之乎？岐伯曰：诸方者，众人之方也，非一人之所尽行也。

黄帝曰：此乃所谓守一勿失，万物毕者也。今余已闻阴阳之要，虚实之理，倾移之过，可治之属，愿闻病之变化，淫传绝败而不可治者，可得闻乎？岐伯曰：要乎哉问！

道，昭乎其如日醒，窘乎其如夜瞑，能被而服之，神与俱成，毕将服之，神自得之。生神之理，可著于竹帛，不可传于子孙。

黄帝曰：何谓日醒？岐伯曰：明于阴阳，如惑之解，如醉之醒。黄帝曰：何谓夜瞑？岐伯曰：喑乎其无声，漠乎其无形，折毛发理，正气横倾，淫邪泮衍，血脉传溜，大气入脏，腹痛下淫，可以致死，不可以致生。

黄帝曰：大气入脏奈何？岐伯曰：病先发于心，一日而之肺，三日而之肝，五日而之脾，三日不已，死，冬夜半，夏日中。

病先发于肺，三日而之肝，一日而之脾，五日而之胃，十日不已，死，冬日入，夏日出。

病先发于肝，三日而之脾，五日而之胃，三日而之肾，三日不已，死，冬日入，夏早食。

病先发于脾，一日而之胃，二日而之肾，三日而之膂、膀胱，十日不已，死，冬人定，夏晏食。

病先发于胃，五日而之肾，三日而之膂、膀胱，五日而上之心，二日不已，死，冬夜半，夏日昳。

病先发于肾，三日而之膂、膀胱，三日而上之心，三日而之小肠，三日不已，死。冬大晨，夏晏晡。病先发于膀胱，五日而之肾，一日而之小肠，一日而之心，二日不已，死，冬鸡鸣，夏下晡。

诸病以次相传，如是者，皆有死期，不可刺也；间一脏及二三四脏者，乃可刺也。

淫邪发梦第四十三

黄帝曰：愿闻淫邪泮衍奈何？岐伯曰：正邪从外袭内，而未有定舍，反淫于脏，不得定处，与营卫俱行，而与魂魄飞扬，使人卧不得安而喜梦。气淫于腑，则有余于外，不足于内；气淫于脏，则有余于内，不足于外。

黄帝曰：有余不足，有形乎？岐伯曰：阴气盛，则梦涉大水而恐惧；阳气盛，则梦大火而燔焫；阴阳俱盛，则梦相杀。上盛则梦飞，下盛则梦堕。甚饥则梦取，甚饱则梦予。肝气盛，则梦怒；肺气盛，则梦恐惧、哭泣、飞扬；心气盛，则梦善笑、恐畏；脾气盛，则梦歌乐，身体重不举；肾气盛，则梦腰脊两解不属。凡此十二盛者，至而泻之，立已。

厥气客于心，则梦见丘山烟火；客于肺，则梦飞扬，见金铁之奇物；客于肝，则梦见山林树木；客于脾，则梦见丘陵大泽，坏屋风雨；客于肾，则梦临渊，没居水中；客于膀胱，则梦游行；客于胃，则梦饮食；客于大肠，则梦田野；客于小肠，则梦聚邑冲衢；客于胆，则梦斗讼自刳；客于阴器，则梦接内；客于项，则梦斩首；客于胫，则梦行走而不能前，及居深地窌苑中；客于股肱，则梦礼节拜起；客于胞，则梦溲便。凡此十五不足者，至而补之，立已也。

顺气一日分为四时第四十四

黄帝曰：夫百病之所始生者，必起于燥湿寒暑风雨，阴阳喜怒，饮食居处，气合而有形，得脏而有名，余知其然也。夫百病者，多以旦慧、昼安、夕加、夜甚，何也？岐伯曰：四时之气使然。

黄帝曰：愿闻四时之气。岐伯曰：春生、夏长、秋收、冬藏，是气之常也，人亦应之。以一日分为四时，朝则为春，日中为夏，日入为秋，夜半为冬。朝则人气始生，病气衰，故旦慧；日中人气长，长则胜邪，故安；夕则人气始衰，邪气始生，故加；夜半人气入脏，邪气独居于身，故甚也。

黄帝曰：其时有反者何也？岐伯曰：是不应四时之气，脏独主其病者，是必以脏气之所不胜时者甚，以其所胜时者起也。

黄帝曰：治之奈何？岐伯曰：顺天之时，而病可与期。顺者为工，逆者为粗。

黄帝曰：善。余闻刺有五变，以主五输，愿闻其数。岐伯曰：人有五脏，五脏有五变，五变有五输，故五五二十五输，以应五时。

黄帝曰：愿闻五变。岐伯曰：肝为牡脏，其色青，其时春，其音角，其味酸，其日甲乙。心为牡脏，其色赤，其时夏，其日丙丁，其音徵，其味苦。脾为牝脏，其色黄，其时长夏，其日戊己，其音宫，其味甘。肺为牝脏，其色白，其音商，其时秋，其日庚辛，其味辛。肾为牝脏，其色黑，其时冬，其日壬癸，其音羽，其味咸。是为五变。

黄帝曰：以主五输奈何？岐伯曰：脏主冬，冬刺井；色主春，春刺荥；时主夏，夏刺输；音主长夏，长夏刺经；味主秋，秋刺合。是谓五变以主五输。

黄帝曰：诸原安合，以致六输？岐伯曰：原独不应五时，以经合之，以应其数，故六六三十六输。

黄帝曰：何谓脏主冬，时主夏，音主长夏，味主秋，色主春？愿闻其故。岐伯曰：病在脏者，取之井；病变于色者，取之荥；病时间时甚者，取之输；病变于音者，取之经；经满而血者，病在胃及以饮食不节得病者，取之于合，故命曰味主合。是谓五变也。

外揣第四十五

黄帝曰：余闻《九针》九篇，余亲授其调，颇得其意。夫九针者，始于一而终于九，然未得其要道也。夫九针者，小之则无内，大之则无外，深不可为下，高不可为盖，恍惚无穷，流溢无极，余知其合于天道人事四时之变也，然余愿杂之毫毛，浑束为一，可乎？岐伯曰：明乎哉问也！非独针道焉，夫治国亦然。

黄帝曰：余愿闻针道，非国事也。岐伯曰：夫治国者，夫惟道焉。非道，何可小大浅深杂合而为一乎？

黄帝曰：愿卒闻之。岐伯曰：日与月焉，水与镜焉，鼓与响焉。夫日月之明，不失其影；水镜之察，不失其形；鼓响之应，不后其声。动摇则应和，尽得其情。

黄帝曰：窘乎哉！昭昭之明不可蔽。其不可蔽，不失阴阳也。合而察之，切而验之，见而得之，若清水明镜之不失其形也。五音不彰，五色不明，五脏波荡，若是则内外相袭，若鼓之应桴，响之应声，影之似形。故远者司外揣内，近者司内揣外，是谓阴阳之极，天地之盖，请藏之灵兰之室，弗敢使泄也。

五变第四十六

黄帝问于少俞曰：余闻百疾之始期也，必生于风雨寒暑，循毫毛而入腠理，或复还，或留止，或为风肿汗出，或为消瘅，或为寒热，或为留痹，或为积聚。奇邪淫溢，不可胜数，愿闻其故。夫同时得病，或病此，或病彼，意者天之为人生风乎？何其异也？少俞曰：夫天之生风者，非以私百姓也，其行公平正直，犯者得之，避者得无殆，非求人而人自犯之。

黄帝曰：一时遇风，同时得病，其病各异，愿闻其故。少俞曰：善乎哉问！请论以比匠人。匠人磨斧斤砺刀，削斫材木，木之阴阳，尚有坚脆，坚者不入，脆者皮弛，至其交节，而缺斤斧焉。夫一木之中，坚脆不同，坚者则刚，脆者易伤，况其材木之不同，皮之厚薄，汁之多少，而各异耶？夫木之蚤花先生叶者，遇春霜烈风，则花落而叶萎；久曝大旱，则脆木薄皮者，枝条汁少而叶萎；久阴淫雨，则薄皮多汁者，皮溃而漉；卒风暴起，则刚脆之木，枝折杌伤；秋霜疾风，则刚脆之木，根摇而叶落。凡此五者，各有所伤，况于人乎！

黄帝曰：以人应木，奈何？少俞答曰：木之所伤也，皆伤其枝，枝之刚脆而坚，未成伤也。人之有常病也，亦因其骨节、皮肤、腠理之不坚固者，邪之所舍也，故常为病也。

黄帝曰：人之善病风厥漉汗者，何以候之？少俞答曰：肉不坚，腠理疏，则善病风。黄帝曰：何以候肉之不坚也？少俞答曰：䐃肉不坚而无分理；理者粗理，粗理而皮不致者，腠理疏。此言其浑然者。

黄帝曰：人之善病消瘅者，何以候之？少俞答曰：五脏皆柔弱者，善病消瘅。黄帝曰：何以知五脏之柔弱也？少俞答曰：夫柔弱者，必有刚强，刚强多怒，柔者易伤也。黄帝曰：何以候柔弱之与刚强？少俞答曰：此人薄皮肤，而目坚固以深者，长衡直扬，其心刚，刚则多怒，怒则气上逆，胸中畜积，血气逆留，髋皮充肌，血脉不行，转而为热，热则消肌肤，故为消瘅。此言其人暴刚而肌肉弱者也。

黄帝曰：人之善病寒热者，何以候之？少俞答曰：小骨弱肉者，善病寒热。黄帝曰：何以候骨之小大、肉之坚脆、色之不一也？少俞答曰：颧骨者，骨之本也。颧大则骨大，颧小则骨小。皮肤薄而其肉无䐃，其臂懦懦然，其地色殆然，不与其天同色，污然独异，此其候也。然后臂薄者，其髓不满，故善病寒热也。

黄帝曰：何以候人之善病痹者？少俞答曰：粗理而肉不坚者，善病痹。黄帝曰：痹之高下有处乎？少俞答曰：欲知其高下者，各视其部。

黄帝曰：人之善病肠中积聚者，何以候之？少俞答曰：皮肤薄而不泽，肉不坚而淖泽。如此，则肠胃恶，恶则邪气留止，积聚乃伤。脾胃之间，寒温不次，邪气稍至，稸积留止，大聚乃起。

黄帝曰：余闻病形，已知之矣。愿闻其时。少俞答曰：先立其年，以知其时。时高则起，时下则殆，虽不陷下，当年有冲通，其病必起。是谓因形而生病，五变之纪也。

本脏第四十七

黄帝问于岐伯曰：人之血气精神者，所以奉生而周于性命者也。经脉者，所以行血气而营阴阳，濡筋骨，利关节者也。卫气者，所以温分肉，充皮肤，肥腠理，司关合者也。志意者，所以御精神，收魂魄，适寒温，和喜怒者也。是故血和则经脉流行，营复阴阳，筋骨劲强，关节清利矣。卫气和则分肉解利，皮肤调柔，腠理致密矣。志意和则精神专直，魂魄不散，悔怒不起，五脏不受邪矣。寒温和则六腑化谷，风痹不作，经脉通利，肢节得安矣。此人之常平也。五脏者，所以藏精神血气魂魄者也。六腑者，所以化水谷而行津液者也。此人之所以具受于天也，无愚智贤不肖，无以相倚也。然有其独尽天寿，而无邪僻之病，百年不衰，虽犯风雨卒寒大暑，犹有弗能害也；有其不离屏蔽室内，无怵惕之恐，然犹不免于病，何也？愿闻其故。

岐伯对曰：窘乎哉问也！五脏者，所以参天地，副阴阳，而连四时，化五节者也。五脏者，固有小大、高下，坚脆、端正、偏倾者；六腑亦有小大、长短、厚薄、结直、缓急。凡此二十五者，各不同，或善或恶，或吉或凶，请言其方。

心小则安，邪弗能伤，易伤以忧；心大则忧不能伤，易伤于邪。心高则满于肺中，悗而善忘，难开以言；心下则脏外，易伤于寒，易恐以言。心坚则脏安守固；心脆则善病消瘅热中。心端正则和利难伤；心偏倾则操持不一，无守司也。

肺小则少饮，不病喘喝；肺大则多饮，善病胸痹、喉痹、逆气。肺高则上气，肩息咳；肺下则居贲迫肺，善胁下痛。肺坚则不病咳上气；肺脆则苦病消瘅易伤。肺端正则和利难伤；肺偏倾则胸偏痛也。

肝小则脏安，无胁下之病；肝大则逼胃迫咽，迫咽则苦膈中，且胁下痛。肝高则上支贲，切胁悗，为息贲；肝下则逼胃，胁下空，胁下空则易受邪。肝坚则脏安难伤；肝脆则善病消瘅易伤。肝端正则和利难伤；肝偏倾则胁下痛也。

脾小则脏安，难伤于邪也；脾大则苦凑胗而痛，不能疾行。脾高则胗引季胁而痛；脾下则下加于大肠，下加于大肠则脏苦受邪。脾坚则脏安难伤；脾脆则善病消瘅易伤。脾端正则和利难伤；脾偏倾则善满善胀也。

肾小则脏安难伤；肾大则善病腰痛，不可以俯仰，易伤以邪。肾高则苦背膂痛，不可以俯仰；肾下则腰尻痛，不可以俯仰，为狐疝。肾坚则不病腰背痛；肾脆则善病消瘅易伤。肾端正则和利难伤；肾偏倾则苦腰尻痛也。凡此二十五变者，人之所苦常病。

黄帝曰：何以知其然也？岐伯曰：赤色小理者，心小；粗理者，心大。无髑骬者，心高；髑骬小短举者，心下。髑骬长者，心下坚；髑骬弱小以薄者，心脆。髑骬直下不举者，心端正；髑骬倚一方者，心偏倾也。

白色小理者，肺小；粗理者，肺大。巨肩反膺陷喉者，肺高；合腋张胁者，肺下。好肩背厚者，肺坚；肩背薄者，肺脆。背膺厚者，肺端正；胁偏疏者，肺偏倾也。

青色小理者，肝小；粗理者，肝大。广胸反骹者，肝高；合胁兔骹者，肝下。胸胁好者，肝坚；胁骨弱者，肝脆。膺腹好相得者，肝端正；胁骨偏举者，肝偏倾也。

黄色小理者，脾小；粗理者，脾大。揭唇者，脾高；唇下纵者，脾下。唇坚者，脾坚；唇大而不坚者，脾脆。唇上下好者，脾端正；唇偏举者，脾偏倾也。

黑色小理者，肾小；粗理者，肾大。高耳者，肾高；耳后陷者，肾下。耳坚者，肾坚；耳薄不坚者，肾脆。耳好前居牙车者，肾端正；耳偏高者，肾偏倾也。凡此诸变者，持则安，减则病也。

帝曰：善。然非余之所问也。愿闻人之有不可病者，至尽天寿，虽有深忧大恐，怵惕之志，犹不能感也，甚寒大热，不能伤也；其有不离屏蔽室内，又无怵惕之恐，然不免于病者，何也？愿闻其故。岐伯曰：五脏六腑，邪之舍也，请言其故。五脏皆小者，少病，苦燋心，大愁忧；五脏皆大者，缓于事，难使以忧。五脏皆高者，好高举措；五脏皆下者，好出人下。五脏皆坚者，无病；五脏皆脆者，不离于病。五脏皆端正者，和利得人心；五脏皆偏倾者，邪心而善盗，不可以为人平，反复言语也。

黄帝曰：愿闻六腑之应。岐伯答曰：肺合大肠，大肠者，皮其应；心合小肠，小肠者，脉其应；肝合胆，胆者，筋其应；脾合胃，胃者，肉其应；肾合三焦、膀胱，三焦、膀胱者，腠理毫毛其应。

黄帝曰：应之奈何？岐伯曰：肺应皮。皮厚者，大肠厚；皮薄者，大肠薄；皮缓腹里大者，大肠缓而长，皮急者，大肠急而短；皮滑者，大肠直；皮肉不相离者，大肠结。

心应脉。皮厚者脉厚，脉厚者小肠厚；皮薄者脉薄，脉薄者小肠薄。皮缓者脉缓，脉缓者小肠大而长；皮薄而脉冲小者，小肠小而短。诸阳经脉皆多纡屈者，小肠结。

脾应肉。肉䐃坚大者，胃厚；肉䐃么者，胃薄；肉䐃小而么者，胃不坚；肉䐃不称身者胃下，胃下者下管约不利。肉䐃不坚者，胃缓；肉䐃无小里累者，胃急；肉䐃多小里累者胃结，胃结者上管约不利也。

肝应爪。爪厚色黄者，胆厚，爪薄色红者，胆薄；爪坚色青者，胆急；爪濡色赤者，胆缓；爪直色白无约者，胆直；爪恶色黑多纹者，胆结也。

肾应骨。密理厚皮者，三焦、膀胱厚；粗理薄皮者，三焦、膀胱薄；疏腠理者，三焦、膀胱缓；皮急而无毫毛者，三焦、膀胱急；毫毛美而粗者，三焦、膀胱直；稀毫毛者，三焦、膀胱结也。

黄帝曰：厚薄美恶皆有形，愿闻其所病。岐伯答曰：视其外应，以知其内脏，则知所病矣。

卷之八

禁服第四十八

雷公问于黄帝曰：细子得受业，通于《九针》六十篇，旦暮勤服之，近者编绝，久者简垢，然尚讽诵弗置，未尽解于意矣。《外揣》言浑束为一，未知所谓也。夫大则无外，小则无内，大小无极，高下无度，束之奈何？士之才力，或有厚薄，智虑褊浅，不能博大深奥，自强于学若细子，细子恐其散于后世，绝于子孙，敢问约之奈何？黄帝曰：善乎哉问也！此先师之所禁，坐私传之也，割臂歃血之盟也。子若欲得之，何不斋乎。雷公再拜而起曰：请闻命于是也。乃斋宿三日而请曰：敢问今日正阳，细子愿以受盟。黄帝乃与俱入斋室，割臂歃血。黄帝亲祝曰：今日正阳，歃血传方，有敢背此言者，反受其殃。雷公再拜曰：细子受之。黄帝乃左握其手，右授之书，曰：慎之慎之，吾为子言之。

凡刺之理，经脉为始，营其所行，知其度量；内刺五脏，外刺六腑，审察卫气，为百病母；调其虚实，虚实乃止，泻其血络，血尽不殆矣。雷公曰：此皆细子之所以通，未知其所约也。黄帝曰：夫约方者，犹约囊也，囊满而弗约，则输泄；方成弗约，则神与弗俱。雷公曰：愿为下材者，勿满而约之。黄帝曰：未满而知约之，以为工，不可以为天下师。

雷公曰：愿闻为工。黄帝曰：寸口主中，人迎主外，两者相应，俱往俱来，若引绳大小齐等。春夏人迎微大，秋冬寸口微大，如是者，名曰平人。

人迎大一倍于寸口，病在足少阳，一倍而躁，在手少阳。人迎二倍，病在足太阳，二倍而躁，病在手太阳。人迎三倍，病在足阳明，三倍而躁，病在手阳明。盛则为热，虚则为寒，紧则为痛痹，代则乍甚乍间。盛则泻之，虚则补之，紧痛则取之分肉，代则取血络且饮药，陷下则灸之，不盛不虚，以经取之，名曰经刺。人迎四倍者，且大且数，名曰溢阳，溢阳为外格，死不治。必审按其本末，察其寒热，以验其脏腑之病。

寸口大于人迎一倍，病在足厥阴，一倍而躁，在手心主。寸口二倍，病在足少阴，二倍而躁，在手少阴。寸口三倍，病在足太阴，三倍而躁，在手太阴。盛则胀满、寒中、食不化，虚则热中、出糜、少气、溺色变，紧则痛痹，代则乍痛乍止。盛则泻之，虚则补之，紧则先刺而后灸之，代则取血络而后调之，陷下则徒灸之。陷下者，脉血结于中，中有著血，血寒，故宜灸之。不盛不虚，以经取之。寸口四倍者，名曰内关，内关者，且大且数，死不治。必审察其本末之寒温，以验其脏腑之病。

通其营输，乃可传于大数。大数曰：盛

则徒泻之，虚则徒补之，紧则灸刺且饮药，陷下则徒灸之，不盛不虚，以经取之。所谓经治者，饮药，亦曰灸刺。脉急则引，脉大以弱，则欲安静，用力无劳也。

五色第四十九

雷公问于黄帝曰：五色独决于明堂乎？小子未知其所谓也。黄帝曰：明堂者，鼻也。阙者，眉间也。庭者，颜也。蕃者，颊侧也。蔽者，耳门也。其间欲方大，去之十步，皆见于外，如是者，寿必中百岁。

雷公曰：五官之辨奈何？黄帝曰：明堂骨高以起，平以直，五脏次于中央，六腑挟其两侧，首面上于阙庭，王宫在于下极。五脏安于胸中，真色以致，病色不见，明堂润泽以清。五官恶得无辨乎？雷公曰：其不辨者，可得闻乎？黄帝曰：五色之见也，各出其色部。部骨陷者，必不免于病矣。其色部乘袭者，虽病甚，不死矣。雷公曰：官五色奈何？黄帝曰：青黑为痛，黄赤为热，白为寒，是谓五官。

雷公曰：病之益甚，与其方衰如何？黄帝曰：外内皆在焉。切其脉口，滑小紧以沉者，病益甚，在中；人迎气大紧以浮者，其病益甚，在外。其脉口浮滑者，病日进；人迎沉而滑者，病日损。其脉口滑以沉者，病日进，在内；其人迎脉滑盛以浮者，其病日进，在外。脉之浮沉及人迎与寸口气小大等者，病难已。病之在脏，沉而大者，易已，小为逆；病在腑，浮而大者，其病易已。人迎盛坚者，伤于寒；气口盛坚者，伤于食。

雷公曰：以色言病之间甚奈何？黄帝曰：其色粗以明，沉夭者为甚。其色上行者，病益甚；其色下行如云彻散者，病方已。五色各有脏部，有外部，有内部也。色从外部走内部者，其病从外走内；其色从内走外者，其病从内走外。病生于内者，先治其阴，后治其阳，反者益甚；其病生于阳者，先治其外，后治其内，反者益甚。其脉滑大以代而长者，病从外来，目有所见，志有所恶，此阳气之并也，可变而已。

雷公曰：小子闻风者，百病之始也；厥逆者，寒湿之起也。别之奈何？黄帝曰：常候阙中，薄泽为风，冲浊为痹，在地为厥。此其常也，各以其色言其病。

雷公曰：人不病卒死，何以知之？黄帝曰：大气入于脏腑者，不病而卒死矣。雷公曰：病小愈而卒死者，何以知之？黄帝曰：赤色出两颧，大如母指者，病虽小愈，必卒死。黑色出于庭，大如母指，必不病而卒死。雷公再拜曰：善哉！其死有期乎？黄帝曰：察色以言其时。

雷公曰：善乎！愿卒闻之。黄帝曰：庭者，首面也；阙上者，咽喉也；阙中者，肺也；下极者，心也；直下者，肝也；肝左者，胆也；下者，脾也；方上者，胃也；中央者，大肠也；挟大肠者，肾也；当肾者，脐也；面王以上者，小肠也；面王以下者，膀胱、子处也；颧者，肩也；颧后者，臂也；臂下者，手也；目内眦上者，膺乳也；挟绳而上者，背也；循牙车以下者，股也；中央者，膝也；膝以下者，胫也；当胫以下者，足也；巨分者，股里也；巨屈者，膝膑也。此五脏六腑肢节之部也，各有部分。有部分，用阴和阳，用阳和阴，当明部分，万举万当。能别左右，是谓大道。男女异位，故曰阴阳。审察泽夭，谓之良工。

沉浊为内，浮泽为外，黄赤为风，青黑为痛，白为寒，黄而膏润为脓，赤甚者为血，痛甚为挛，寒甚为皮不仁。五色各见其部，察其浮沉，以知浅深，察其泽夭，以观成败，察其散抟，以知远近，视色上下，以知病处，积神于心，以知往今。故相气不微，不知是非，属意勿去，乃知新故。色明不粗，沉夭为甚；不明不泽，其病不甚。其色散，驹驹然未有聚，其病散而气痛，聚未成也。

肾乘心，心先病，肾为应，色皆如是。男子色在于面王，为小腹痛，下为卵痛，其圜直为茎痛。高为本，下为首，狐疝㿉阴之属也。女子在于面王，为膀胱子处之病，散为痛，抟为聚，方员左右，各如其色形。其随而下至胝为淫，有润如膏状，为暴食不洁。左为左，右为右，其色有邪，聚散而不端，面色所指者也。色者，青黑赤白黄，皆端满有别乡。别乡赤者，其色亦大如榆荚，在面王为不日。其色上锐，首空上向，下锐下向，在左右如法。以五色命脏，青为肝，赤为心，白为肺，黄为脾，黑为肾。肝合筋，心合脉，肺合皮，脾合肉，肾合骨也。

论勇第五十

黄帝问于少俞曰：有人于此，并行并立，其年之长少等也，衣之厚薄均也，卒然遇烈风暴雨，或病，或不病，或皆病，或皆不病，其故何也？少俞曰：帝问何急？黄帝曰：愿尽闻之。少俞曰：春青风，夏阳风，秋凉风，冬寒风。凡此四时之风者，其所病各不同形。

黄帝曰：四时之风，病人如何？少俞曰：黄色薄皮弱肉，不胜春之虚风；白色薄皮弱肉者，不胜夏之虚风；青色薄皮弱肉者，不胜秋之虚风；赤色薄皮弱肉，不胜冬之虚风也。黄帝曰：黑色不病乎？少俞曰：黑色而皮厚肉坚，固不伤于四时之风。其皮薄而肉不坚、色不一者，长夏至而有虚风者，病矣；其皮厚而肌肉坚者，长夏至而有虚风，不病矣。其皮厚而肌肉坚者，必重感于寒，外内皆然，乃病。黄帝曰：善。

黄帝曰：夫人之忍痛与不忍痛者，非勇怯之分也。夫勇士之不忍痛者，见难则前，见痛则止。夫怯士之忍痛者，闻难则恐，遇痛不动。夫勇士之忍痛者，见难不恐，遇痛不动。夫怯士之不忍痛者，见难与痛，目转面盻，恐不能言，失气惊，颜色变化，乍死乍生。余见其然也，不知其何由，愿闻其故。少俞曰：夫忍痛与不忍痛者，皮肤之薄厚，肌肉之坚脆缓急之分也，非勇怯之谓也。

黄帝曰：愿闻勇怯之所由然。少俞曰：勇士者，目深以固，长衡直扬，三焦理横，其心端直，其肝大以坚，其胆满以傍，怒则气盛而胸张，肝举而胆横，眦裂而目扬，毛起而面苍，此勇士之由然者也。

黄帝曰：愿闻怯士之所由然。少俞曰：怯士者，目大而不减，阴阳相失，其焦理纵，䯏骬短而小，肝系缓，其胆不满而纵，肠胃挺，胁下空，虽方大怒，气不能满其胸，肝肺虽举，气衰复下，故不能久怒，此怯士之所由然者也。

黄帝曰：怯士之得酒，怒不避勇士者，何脏使然？少俞曰：酒者，水谷之精，熟谷之液也。其气慓悍，其入于胃中，则胃胀，气上逆，满于胸中，肝浮胆横。当是之时，固比于勇士，气衰则悔。与勇士同类，不知避之，名曰酒悖也。

背腧第五十一

黄帝问于岐伯曰：愿闻五脏之腧出于背者。岐伯曰：胸中大腧在杼骨之端，肺腧在三焦之间，心腧在五焦之间，膈腧在七焦之间，肝腧在九焦之间，脾腧在十一焦之间，肾腧在十四焦之间。皆挟脊相去三寸所，则欲得而验之，按其处，应在中而痛解，乃其腧也。灸之则可，刺之则不可。气盛则泻之，虚则补之。以火补者，毋吹其火，须自灭也。以火泻者，疾吹其火，传其艾，须其火灭也。

卫气第五十二

黄帝曰：五脏者，所以藏精神魂魄者也。六腑者，所以受水谷而行化物者也。其气内干五脏，而外络肢节。其浮气之不循经者，为卫气。其精气之行于经者，为营气。阴阳相随，外内相贯，如环之无端，亭亭淳淳乎，孰能穷之。然其分别阴阳，皆有标本虚实所离之处。能别阴阳十二经者，知病之所生。候虚实之所在者，能得病之高下。知六腑之气街者，能知解结契绍于门户。能知虚石之坚软者，知补泻之所在。能知六经标本者，可以无惑于天下。

岐伯曰：博哉圣帝之论！臣请尽意悉言之。足太阳之本，在跟以上五寸中，标在两络命门。命门者，目也。足少阳之本，在窍阴之间，标在窗笼之前。窗笼者，耳也。足少阴之本，在内踝下上三寸中，标在背腧与舌下两脉也。足厥阴之本，在行间上五寸所，标在背腧也。足阳明之本，在厉兑，标在人迎颊挟颃颡也。足太阴之本，在中封前上四寸之中，标在背腧与舌本也。手太阳之本，在外踝之后，标在命门之上一寸也。手少阳之本，在小指次指之间上二寸，标在耳后上角下外眦也。手阳明之本，在肘骨中，上至别阳，标在颜下合钳上也。手太阴之本，在寸口之中，标在腋内动也。手少阴之本，在锐骨之端，标在背腧也。手心主之本，在掌后两筋之间二寸中，标在腋下下三寸也。凡候此者，下虚则厥，下盛则热；上虚则眩，上盛则热痛。故石者绝而止之，虚者引而起之。

请言气街：胸气有街，腹气有街，头气有街，胫气有街。故气在头者，止之于脑。气在胸者，止之膺与背腧。气在腹者，止之背腧，与冲脉于脐左右之动脉者。气在胫者，止之于气街，与承山踝上以下。取此者用毫针，必先按而在久应于手，乃刺而予之。所治者，头痛眩仆，腹痛中满暴胀，及有新积。痛可移者，易已也；积不痛，难已也。

论痛第五十三

黄帝问于少俞曰：筋骨之强弱，肌肉之坚脆，皮肤之厚薄，腠理之疏密，各不同，其于针石火焫之痛何如？肠胃之厚薄坚脆亦不等，其于毒药何如？愿尽闻之。少俞曰：人之骨强、筋弱、肉缓皮肤厚者耐痛，其于针石之痛，火焫亦然。黄帝曰：其耐火焫者，何以知之？少俞答曰：加以黑色而美骨者，耐火焫。黄帝曰：其不耐针石之痛者，何以知之？少俞曰：坚肉薄皮者，不耐针石之痛，于火焫亦然。

黄帝曰：人之病，或同时而伤，或易已，或难已，其故何如？少俞曰：同时而伤，其身多热者易已，多寒者难已。黄帝曰：人之胜毒，何以知之？少俞曰：胃厚、色黑、大骨及肥者，皆胜毒；故其瘦而薄胃者，皆不胜毒也。

天年第五十四

黄帝问于岐伯曰：愿闻人之始生，何

气筑为基？何立而为楯？何失而死？何得而生？岐伯曰：以母为基，以父为楯，失神者死，得神者生也。黄帝曰：何者为神？岐伯曰：血气已和，荣卫已通，五脏已成，神气舍心，魂魄毕具，乃为成人。

黄帝曰：人之寿夭各不同，或夭寿，或卒死，或病久，愿闻其道。岐伯曰：五脏坚固，血脉和调，肌肉解利，皮肤致密，营卫之行，不失其常，呼吸微徐，气以度行，六腑化谷，津液布扬，各如其常，故能长久。

黄帝曰：人之寿百岁而死，何以致之？岐伯曰：使道隧以长，基墙高以方，通调营卫，三部三里起，骨高肉满，百岁乃得终。

黄帝曰：其气之盛衰，以至其死，可得闻乎？岐伯曰：人生十岁，五脏始定，血气已通，其气在下，故好走。二十岁，血气始盛，肌肉方长，故好趋。三十岁，五脏大定，肌肉坚固，血脉盛满，故好步。四十岁，五脏六腑、十二经脉，皆大盛以平定，腠理始疏，荣华颓落，发颇斑白，平盛不摇，故好坐。五十岁，肝气始衰，肝叶始薄，胆汁始灭，目始不明。六十岁，心气始衰，苦忧悲，血气懈惰，故好卧。七十岁，脾气虚，皮肤枯。八十岁，肺气衰，魄离，故言善误。九十岁，肾气焦，四脏经脉空虚。百岁，五脏皆虚，神气皆去，形骸独居而终矣。

黄帝曰：其不能终寿而死者，何如？岐伯曰：其五脏皆不坚，使道不长，空外以张，喘息暴疾，又卑基墙，薄脉少血，其肉不实，数中风寒，血气虚，脉不通，真邪相攻，乱而相引，故中寿而尽也。

逆顺第五十五

黄帝问于伯高曰：余闻气有逆顺，脉有盛衰，刺有大约，可得闻乎？伯高曰：气之逆顺者，所以应天地、阴阳、四时、五行也。脉之盛衰者，所以候血气之虚实有余不足。刺之大约者，必明知病之可刺，与其未可刺，与其已不可刺也。

黄帝曰：候之奈何？伯高曰：《兵法》曰：无迎逢逢之气，无击堂堂之阵。《刺法》曰：无刺熇熇之热，无刺漉漉之汗，无刺浑浑之脉，无刺病与脉相逆者。

黄帝曰：候其可刺奈何？伯高曰：上工，刺其未生者也；其次，刺其未盛者也；其次，刺其已衰者也。下工，刺其方袭者也，与其形之盛者也，与其病之与脉相逆者也。故曰：方其盛也，勿敢毁伤；刺其已衰，事必大昌。故曰：上工治未病，不治已病。此之谓也。

五味第五十六

黄帝曰：愿闻谷气有五味，其入五脏，分别奈何？伯高曰：胃者，五脏六腑之海也。水谷皆入于胃，五脏六腑皆禀气于胃。五味各走其所喜，谷味酸，先走肝；谷味苦，先走心；谷味甘，先走脾；谷味辛，先走肺；谷味咸，先走肾。谷气津液已行，营卫大通，乃化糟粕，以次传下。

黄帝曰：营卫之行奈何？伯高曰：谷始入于胃，其精微者，先出于胃之两焦，以溉五脏。别出两行，营卫之道。其大气之抟而不行者，积于胸中，命曰气海。出于肺，循喉咽，故呼则出，吸则入。天地之精气，其大数常出三入一，故谷不入，半日则气衰，一日则气少矣。

黄帝曰：谷之五味，可得闻乎？伯高曰：请尽言之。五谷：秔米甘，麻酸，大豆咸，麦苦，黄黍辛。五果：枣甘，李酸，栗咸，杏苦，桃辛。五畜：牛甘，犬酸，猪咸，羊苦，鸡辛。五菜：葵甘，韭酸，藿咸，薤苦，葱辛。五色：黄色宜甘，青色宜酸，黑色宜咸，赤色宜苦，白色宜辛。凡此五者，各有所宜。

五宜：所言五色者，脾病者，宜食秔米饭、牛肉、枣、葵；心病者，宜食麦、羊肉、杏、薤；肾病者，宜食大豆黄卷、猪肉、栗、藿；肝病者，宜食麻、犬肉、李、韭；肺病者，宜食黄黍、鸡肉、桃、葱。

五禁：肝病禁辛，心病禁咸，脾病禁酸，肾病禁甘，肺病禁苦。

肝色青，宜食甘，秔米饭、牛肉、枣、葵皆甘。心色赤，宜食酸，犬肉、麻、李、韭皆酸。脾色黄，宜食咸，大豆、豕肉、栗、藿皆咸。肺色白，宜食苦，麦、羊肉、杏、薤皆苦。肾色黑，宜食辛，黄黍、鸡肉、桃、葱皆辛。

卷之九

水胀第五十七

黄帝问于岐伯曰：水与肤胀、鼓胀、肠覃、石瘕、石水，何以别之？岐伯答曰：水始起也，目窠上微肿，如新卧起之状，其颈脉动，时咳，阴股间寒，足胫瘇，腹乃大，其水已成矣。以手按其腹，随手而起，如裹水之状，此其候也。

黄帝曰：肤胀何以候之？岐伯曰：肤胀者，寒气客于皮肤之间，鼟鼟然不坚，腹大，身尽肿，皮厚，按其腹，窅而不起，腹色不变，此其候也。

鼓胀何如？岐伯曰：腹胀身皆大，大与肤胀等也，色苍黄，腹筋起，此其候也。

肠覃何如？岐伯曰：寒气客于肠外，与卫气相搏，气不得荣，因有所系，癖而内著，恶气乃起，瘜肉乃生。其始生也，大如鸡卵，稍以益大，至其成，如怀子之状，久者离岁，按之则坚，推之则移，月事以时下，此其候也。

石瘕何如？岐伯曰：石瘕生于胞中，寒气客于子门，子门闭塞，气不得通，恶血当泻不泻，衃以留止，日以益大，状如怀子，月事不以时下。皆生于女子，可导而下。

黄帝曰：肤胀鼓胀可刺邪？岐伯曰：先泻其胀之血络，后调其经，刺去其血络也。

贼风第五十八

黄帝曰：夫子言贼风邪气之伤人也，令人病焉，今有其不离屏蔽，不出室穴之中，卒然病者，非不离贼风邪气，其故何也？岐伯曰：此皆尝有所伤于湿气，藏于血脉之中，分肉之间，久留而不去；若有所堕坠，恶血在内而不去。卒然喜怒不节，饮食不适，寒温不时，腠理闭而不通。其开而遇风寒，则血气凝结，与故邪相袭，则为寒痹。其有热则汗出，汗出则受风。虽不遇贼风邪气，必有因加而发焉。

黄帝曰：今夫子之所言者，皆病人之所自知也。其毋所遇邪气，又毋怵惕之所志，卒然而病者，其故何也？唯有因鬼神之事乎？岐伯曰：此亦有故邪留而未发，因而志有所恶，及有所慕，血气内乱，两气相搏。其所从来者微，视之不见，听而不闻，故似鬼神。

黄帝曰：其祝而已者，其故何也？岐伯曰：先巫者，因知百病之胜，先知其病之所从生者，可祝而已也。

卫气失常第五十九

黄帝曰：卫气之留于腹中，搐积不行，苑蕴不得常所，使人支胁胃中满，喘呼逆息者，何以去之？伯高曰：其气积于胸中者，上取之；积于腹中者，下取之；上下皆满者，傍取之。

黄帝曰：取之奈何？伯高对曰：积于上，泻人迎、天突、喉中；积于下者，泻三里与气街；上下皆满者，上下取之，与季胁之下一寸（一本云季胁之下深一寸）；重者，鸡足取之。诊视其脉大而弦急，及绝不至者，及腹皮急甚者，不可刺也。黄帝曰：善。

黄帝问于伯高曰：何以知皮肉、气血、筋骨之病也？伯高曰：色起两眉薄泽者，病在皮。唇色青、黄、赤、白、黑者，病在肌肉。营气濡然者，病在血气。目色青、黄、赤、白、黑者，病在筋。耳焦枯受尘垢，病在骨。

黄帝曰：病形何如？取之奈何？伯高曰：夫百病变化，不可胜数，然皮有部，肉有柱，血气有输，骨有属。黄帝曰：愿闻其故。伯高曰：皮之部，输于四末。肉之柱，在臂胫诸阳分肉之间，与足少阴分间。血气之输，输于诸络，气血留居，则盛而起。筋部无阴无阳，无左无右，候病所在。骨之属者，骨空之所以受益而益脑髓者也。

黄帝曰：取之奈何？伯高曰：夫病变化，浮沉深浅，不可胜穷，各在其处，病间者浅之，甚者深之；间者小之，甚者众之。随变而调气，故曰上工。

黄帝问于伯高曰：人之肥瘦、大小、寒温，有老、壮、少、小，别之奈何？伯高对曰：人年五十已上为老，二十已上为壮，十八已上为少，六岁已上为小。

黄帝曰：何以度知其肥瘦？伯高曰：人有肥、有膏、有肉。黄帝曰：别此奈何？伯高曰：䐃肉坚（一本云䐃内），皮满者，肥。䐃肉不坚，皮缓者，膏。皮肉不相离者，肉。

黄帝曰：身之寒温何如？伯高曰：膏者其肉淖，而粗理者身寒，细理者身热。脂者其肉坚，细理者热，粗理者寒。

黄帝曰：其肥瘦、大小奈何？伯高曰：膏者，多气而皮纵缓，故能纵腹垂腴。肉者，身体容大。脂者，其身收小。

黄帝曰：三者之气血多少何如？伯高曰：膏者多气，多气者热，热者耐寒。肉者多血则充形，充形则平。脂者，其血清，气滑少，故不能大。此别于众人者也。

黄帝曰：众人奈何？伯高曰：众人皮肉脂膏，不能相加也，血与气不能相多，故其形不小不大，各自称其身，命曰众人。

黄帝曰：善。治之奈何？伯高曰：必先别其三形，血之多少，气之清浊，而后调之，治无失常经。是故膏人，纵腹垂腴；肉人者，上下容大；脂人者，虽脂不能大者。

玉版第六十

黄帝曰：余以小针为细物也，夫子乃言上合之于天，下合之于地，中合之于人，余以为过针之意矣，愿闻其故。岐伯曰：何物大于天乎？夫大于针者，唯五兵者焉。五兵者，死之备也，非生之具。且夫人者，天地之镇也，其不可不参乎？夫治民者，亦唯针焉。夫针之与五兵，其孰小乎？

黄帝曰：病之生时，有喜怒不测，饮食不节，阴气不足，阳气有余，营气不行，乃发为痈疽。阴阳不通，两热相搏，乃化为脓，小针能取之乎？岐伯曰：圣人不能使化者，为之邪不可留也。故两军相当，旗帜相望，白刃陈于中野者，此非一日之谋也。能使其民，令行禁止，士卒无白刃之难者，非一日之教也，须臾之得也。夫至使身被痈疽之病，脓血之聚者，不亦离道远乎！夫痈疽之生，脓血之成也，不从天下，不从地出，积微之所生也。故圣人自治于未有形也，愚者遭其已成也。

黄帝曰：其已形，不予遭，脓已成，不予见，为之奈何？岐伯曰：脓已成，十死一生，故圣人弗使已成，而明为良方，著之竹帛，使能者踵而传之后世，无有终时者，为其不予遭也。

黄帝曰：其已有脓血而后遭乎？不导之以小针治乎？岐伯曰：以小治小者其功小，以大治大者多害，故其已成脓血者，其唯砭石铍锋之所取也。

黄帝曰：多害者其不可全乎？岐伯曰：其在逆顺焉。黄帝曰：愿闻逆顺。岐伯曰：以为伤者，其白眼青、黑眼小，是一逆也；内药而呕者，是二逆也；腹痛渴甚，是三逆也；肩项中不便，是四逆也；音嘶色脱，是五逆也。除此五者，为顺矣。

黄帝曰：诸病皆有逆顺，可得闻乎？岐伯曰：腹胀，身热，脉大，是一逆也；腹鸣而满，四肢清，泄，其脉大，是二逆也；衄而不止，脉大，是三逆也；咳且溲血，脱形，其脉小劲，是四逆也；咳，脱形身热，脉小以疾，是谓五逆也。如是者，不过十五日而死矣。其腹大胀，四末清，脱形，泄甚，是一逆也；腹胀便血，其脉大，时绝，是二逆也；咳，溲血，形肉脱，脉搏，是三逆也；呕血，胸满引背，脉小而疾，是四逆也；咳呕腹胀，且飧泄，其脉绝，是五逆也。如是者，不及一时而死矣。工不察此者而刺之，是谓逆治。

黄帝曰：夫子之言针甚骏，以配天地，上数天文，下度地纪，内别五脏，外次六腑，经脉二十八会，尽有周纪，能杀生人，不能起死者，子能反之乎？岐伯曰：能杀生人，不能起死者也。黄帝曰：余闻之则为不仁，然愿闻其道，弗行于人。岐伯曰：是明道也，其必然也。其如刀剑之可以杀人，如饮酒使人醉也，虽勿诊，犹可知矣。黄帝曰：愿卒闻之。岐伯曰：人之所受气者，谷也。谷之所注者，胃也。胃者，水谷气血之海也。海之所行云气者，天下也。胃之所出气血者，经隧也。经隧者，五脏六腑之大络也，迎而夺之而已矣。

黄帝曰：上下有数乎？岐伯曰：迎之五里，中道而止，五至而已，五往而脏之气尽矣，故五五二十五，而竭其输矣。此所谓夺其天气者也，非能绝其命而倾其寿者也。黄帝曰：愿卒闻之。岐伯曰：窥门而刺之者，死于家中；入门而刺之者，死于堂上。黄帝曰：善乎方，明哉道，请著之玉版，以为重宝，传之后世，以为刺禁，令民勿敢犯也。

五禁第六十一

黄帝问于岐伯曰：余闻刺有五禁，何谓五禁？岐伯曰：禁其不可刺也。黄帝曰：余闻刺有五夺。岐伯曰：无泻其不可夺者也。黄帝曰：余闻刺有五过。岐伯曰：补泻无过其度。黄帝曰：余闻刺有五逆。岐伯曰：病与脉相逆，命曰五逆。黄帝曰：余闻刺有九宜。岐伯曰：明知九针之论，是谓九宜。

黄帝曰：何谓五禁？愿闻其不可刺之时。岐伯曰：甲乙日自乘，无刺头，无发蒙于耳内。丙丁日自乘，无振埃于肩喉廉泉。戊己日自乘四季，无刺腹去爪泻水。庚辛日自乘，无刺关节于股膝。壬癸日自乘，无刺足胫。是谓五禁。

黄帝曰：何谓五夺？岐伯曰：形肉已夺，是一夺也；大夺血之后，是二夺也；大汗出之后，是三夺也；大泄之后，是四夺也；新产及大血之后，是五夺也。此皆不可泻。

黄帝曰：何谓五逆？岐伯曰：热病脉静，汗已出脉盛躁，是一逆也；病泄，脉洪大，是二逆也；著痹不移，䐃肉破，身热，脉偏绝，是三逆也；淫而夺形，身热，色夭然白，及后下血衃，血衃笃重，是谓四逆也；寒热夺形，脉坚搏，是谓五逆也。

动输第六十二

黄帝曰：经脉十二，而手太阴、足少阴、阳明独动不休，何也？岐伯曰：是明胃脉也。胃为五脏六腑之海，其清气上注于肺，肺气从太阴而行之，其行也，以息往来，故人一呼脉再动，一吸脉亦再动，呼吸不已，故动而不止。黄帝曰：气之过于寸口也，上十焉息，下八焉伏，何道从还？不知其极。岐伯曰：气之离脏也，卒然如弓弩之发，如水之下岸，上于鱼以反衰，其余气衰散以逆上，故其行微。

黄帝曰：足之阳明何因而动？岐伯曰：胃气上注于肺，其悍气上冲头者，循咽，上走空窍，循眼系，入络脑，出顑，下客主人，循牙车，合阳明，并下人迎，此胃气别走于阳明者也。故阴阳上下，其动也若一。故阳病而阳脉小者为逆，阴病而阴脉大者为逆。故阴阳俱静俱动，若引绳相倾者病。

黄帝曰：足少阴何因而动？岐伯曰：冲脉者，十二经之海也。与少阴之大络，起于肾下，出于气街，循阴股内廉，邪入腘中，循胫骨内廉，并少阴之经，下入内踝之后，入足下；其别者，邪入踝，出属跗上，入大指之间，注诸络，以温足胫，此脉之常动者也。

黄帝曰：营卫之行也，上下相贯，如环之无端，今有其卒然遇邪气，及逢大寒，手足懈惰，其脉阴阳之道，相输之会，行相失也，气何由还？岐伯曰：夫四末阴阳之会者，此气之大络也。四街者，气之径路也。故络绝则径通，四末解则气从合，相输如环。黄帝曰：善。此所谓如环无端，莫知其纪，终而复始，此之谓也。

五味论第六十三

黄帝问于少俞曰：五味入于口也，各有所走，各有所病。酸走筋，多食之，令人癃；咸走血，多食之，令人渴；辛走气，多食之，令人洞心；苦走骨，多食之，令人变呕；甘走肉，多食之，令人悗心。余知其然也，不知其何由，愿闻其故。

少俞答曰：酸入于胃，其气涩以收，上之两焦，弗能出入也。不出即留于胃中，胃中和温，则下注膀胱，膀胱之胞薄以懦，得酸则缩绻，约而不通，水道不行，故癃。阴者，积筋之所终也，故酸入而走筋矣。

黄帝曰：咸走血，多食之，令人渴，何也？少俞曰：咸入于胃，其气上走中焦，注于脉，则血气走之，血与咸相得则凝，凝则胃中汁注之，注之则胃中竭，竭则咽路焦，故舌本干而善渴。血脉者，中焦之道也，故咸入而走血矣。

黄帝曰：辛走气，多食之，令人洞心，何也？少俞曰：辛入于胃，其气走于上焦，上焦者，受气而营诸阳者也，姜韭之气熏之，营卫之气不时受之，久留心下，故洞心。辛与气俱行，故辛入而与汗俱出。

黄帝曰：苦走骨，多食之，令人变呕，何也？少俞曰：苦入于胃，五谷之气，皆不能胜苦，苦入下脘，三焦之道皆闭而不通，故变呕。齿者，骨之所终也。故苦入而走骨，故入而复出，知其走骨也。

黄帝曰：甘走肉，多食之，令人悗心，何也？少俞曰：甘入于胃，其气弱小，不能上至于上焦，而与谷留于胃中者，令人柔润者也，胃柔则缓，缓则虫动，虫动则令人悗心。其气外通于肉，故甘走肉。

阴阳二十五人第六十四

黄帝曰：余闻阴阳之人何如？伯高曰：天地之间，六合之内，不离于五，人亦应之。故五五二十五人之政，而阴阳之人不与焉。其态又不合于众者五，余已知之矣。愿闻二十五人之形，血气之所生，别而以候，从外知内何如？岐伯曰：悉乎哉问也！此先师之秘也，虽伯高犹不能明之也。黄帝避席遵循而却曰：余闻之，得其人弗教，是谓重失；得而泄之，天将厌之。余愿得而明之，金柜藏之，不敢扬之。岐伯曰：先立五形金木水火土，别其五色，异其五形之人，而二十五人具矣。黄帝曰：愿卒闻之。岐伯曰：慎之慎之，臣请言之。

木形之人，比于上角，似于苍帝。其为人苍色，小头，长面，大肩背，直身，小手足，好有才，劳心，少力，多忧劳于事。能春夏不能秋冬，感而病生，足厥阴佗佗然。大角之人，比于左足少阳，少阳之上遗遗然。左角（一曰少角）之人，比于右足少阳，少阳之下随随然。钛角（一曰右角）之人，比于右足少阳，少阳之上推推然。判角之人，比于左足少阳，少阳之下栝栝然。

火形之人，比于上徵，似于赤帝。其为人赤色，广钛，锐面小头，好肩背髀腹，小手足，行安地，疾心，行摇肩，背肉满，有气轻财，少信多虑，见事明，好颜，急心，不寿暴死。能春夏不能秋冬，秋冬感而病生，手少阴核核然。质徵之人（一曰质之人，一曰大徵），比于左手太阳，太阳之上肌肌然。少徵之人，比于右手太阳，太阳之下慆慆然。右徵之人，比于右手太阳，太阳之上鲛鲛然（一曰熊熊然）。质判（一曰质徵）之人，比于左手太阳，太阳之下支支颐颐然。

土形之人，比于上宫，似于上古黄帝。其为人黄色，圆面，大头，美肩背，大腹，美股胫，小手足，多肉，上下相称，行安地，举足浮，安心，好利人，不喜权势，善附人也。能秋冬不能春夏，春夏感而病生，足太阴敦敦然。大宫之人，比于左足阳明，阳明之上婉婉然。加宫之人（一曰众之人），比于左足阳明，阳明之下坎坎然。少宫之人，比于右足阳明，阳明之上枢枢然。左宫之人（一曰众之人，一曰阳明之上），比于右足阳明，阳明之下兀兀然。

金形之人，比于上商，似于白帝。其为人方面，白色，小头，小肩背，小腹，小手足，如骨发踵外，骨轻，身清廉，急心，静悍，善为吏。能秋冬不能春夏，春夏感而病生。手太阴敦敦然。钛商之人，比于左手阳明，阳明之上廉廉然。右商之人，比于左手阳明，阳明之下脱脱然。大商之人，比于右手阳明，阳明之上监监然。少商之人，比于右手阳明，阳明之下严严然。

水形之人，比于上羽，似于黑帝。其为人黑色，面不平，大头，廉颐，小肩，大腹，动手足，发行摇身，下尻长，背延延然，不敬畏，善欺绐人，戮死。能秋冬不能春夏，春夏感而病生。足少阴汗汗然。大羽之人，比于右足太阳，太阳之上颊颊然。少羽之人，比于左足太阳，太阳之下纡纡然。众之为人（一曰加之人），比于右足太阳，太阳之下洁洁然。桎之为人，比于左足太阳，太阳之上安安然。是故五形之人二十五变者，众之所以相欺者是也。

黄帝曰：得其形，不得其色，何如？岐伯曰：形胜色，色胜形者，至其胜时年加，感则病行，失则忧矣。形色相得者，富贵大乐。黄帝曰：其形色相胜之时，年加可知乎？岐伯曰：凡年忌上下之人，大忌常加。七岁，十六岁，二十五岁，三十四岁，四十三岁，五十二岁，六十一岁，皆人之大忌，不可不自安也，感则病行，失则忧矣。当此之时，无为奸事，是谓年忌。

黄帝曰：夫子之言，脉之上下，血气之候，以知形气奈何？岐伯曰：足阳明之上，血气盛则髯美长；血少气多则髯短；故气少血多则髯少；血气皆少则无髯，两吻多画。足阳明之下，血气盛则下毛美长至胸；血多气少则下毛美短至脐，行则善高举足，足指少肉，足善寒；血少气多则肉而善瘃；血气皆少则无毛，有则稀枯悴，善痿厥足痹。

足少阳之上，气血盛则通髯美长；血多气少则通髯美短；血少气多则少髯；血气皆少则无须，感于寒湿则善痹、骨痛、爪枯也。足少阳之下，血气盛则胫毛美长，外踝肥；血多气少则胫毛美短，外踝皮坚而厚；血少气多则胻毛少，外踝皮薄而软；血气皆少则无毛，外踝瘦无肉。

足太阳之上，血气盛则美眉，眉有毫毛；血多气少则恶眉，面多少理；血少气多则面多肉；血气和则美色。足太阳之下，血气盛则跟肉满，踵坚；气少血多则瘦，跟空；血气皆少则喜转筋，踵下痛。

手阳明之上，血气盛则髭美；血少气多则髭恶；血气皆少则无髭。手阳明之下，血气盛则腋下毛美，手鱼肉以温；气血皆少则手瘦以寒。

手少阳之上，血气盛则眉美以长，耳色美；血气皆少则耳焦恶色。手少阳之下，血气盛则手卷多肉以温；血气皆少则寒以瘦；气少血多则瘦以多脉。

手太阳之上，血气盛则有多须，面多肉以平；血气皆少则面瘦恶色。手太阳之下，血气盛则掌肉充满；血气皆少则掌瘦以寒。

黄帝曰：二十五人者，刺之有约乎？岐伯曰：美眉者，足太阳之脉气血多；恶眉者，血气少；其肥而泽者，血气有余；肥而不泽者，气有余，血不足；瘦而无泽者，气血俱不足。审察其形气有余不足而调之，可以知逆顺矣。

黄帝曰：刺其诸阴阳奈何？岐伯曰：按其寸口人迎，以调阴阳，切循其经络之凝涩，结而不通者，此于身皆为痛痹，甚则不行，故凝涩。凝涩者，致气以温之，血和乃止。其结络者，脉结血不和，决之乃行。故曰：气有余于上者，导而下之；气不足于上者，推而休之；其稽留不至者，因而迎之。必明于经隧，乃能持之。寒与热争者，导而行之；其宛陈血不结者，则而予之。必先明知二十五人，则血气之所在，左右上下，刺约毕也。

卷之十

五音五味第六十五

右徵与少徵，调右手太阳上。左商与左徵，调左手阳明上。少徵与大宫，调左手阳明上。右角与大角，调右足少阳下。大徵与少徵，调左手太阳上。众羽与少羽，调右足太阳下。少商与右商，调右手太阳下。桎羽与众羽，调右足太阳下。少宫与大宫，调右足阳明下。判角与少角，调右足少阳下。钛商与上商，调右足阳明下。钛商与上角，调左足太阳下。

上徵与右徵同，谷麦，畜羊，果杏，手少阴，脏心，色赤，味苦，时夏。上羽与大羽同，谷大豆，畜彘，果栗，足少阴，脏肾，色黑，味咸，时冬。上宫与大宫同，谷稷，畜牛，果枣，足太阴，脏脾，色黄，味甘，时季夏。上商与右商同，谷黍，畜鸡，果桃，手太阴，脏肺，色白，味辛，时秋。上角与大角同，谷麻，畜犬，果李，足厥阴，脏肝，色青，味酸，时春。

大宫与上角同，右足阳明上。左角与大角同，左足阳明上。少羽与大羽同，右足太阳下。左商与右商同，左手阳明上。加宫与大宫同，左足少阳上。质判与大宫同，左手太阳下。判角与大角同，左足少阳下。大羽与大角同，右足太阳上。大角与大宫同，右足少阳上。

右徵、少徵、质徵、上徵、判徵。右角、钛角、上角、大角、判角。右商、少商、钛商、上商、左商。少宫、上宫、大宫、加宫、左角宫。众羽、桎羽、上羽、大羽、少羽。

黄帝曰：妇人无须者，无血气乎？岐伯曰：冲脉、任脉皆起于胞中，上循背里，为经络之海。其浮而外者，循腹右上行，会于咽喉，别而络唇口。血气盛则充肤热肉，血独盛则澹渗皮肤，生毫毛。今妇人之生，有余于气，不足于血，以其数脱血也。冲任之脉，不荣口唇，故须不生焉。

黄帝曰：士人有伤于阴，阴气绝而不起，阴不用，然其须不去，其故何也？宦者独去何也？愿闻其故。岐伯曰：宦者去其宗筋，伤其冲脉，血泻不复，皮肤内结，唇口不荣，故须不生。

黄帝曰：其有天宦者，未尝被伤，不脱于血，然其须不生，其故何也？岐伯曰：此天之所不足也，其任冲不盛，宗筋不成，有气无血，唇口不荣，故须不生。

黄帝曰：善乎哉！圣人之通万物也，若日月之光影，音声鼓响，闻其声而知其形，其非夫子，孰能明万物之精。是故圣人视其颜色，黄赤者多热气，青白者少热气，黑色者多血少气。美眉者太阳多血，通髯极须者少阳多血；美须者阳明多血，此其时然也。夫人之常数，太阳常多血少气，少阳常多气少血，阳明常多血多气，厥阴常多气少血，少阴常多血少气，太阴常多血少气，此天之常数也。

百病始生第六十六

黄帝问于岐伯曰：夫百病之始生也，皆生于风雨寒暑、清湿、喜怒。喜怒不节则伤脏，风雨则伤上，清湿则伤下。三部之气，所伤异类，愿闻其会。岐伯曰：三部之气各不同，或起于阴，或起于阳，请言其方。喜怒不节则伤脏，脏伤则病起于阴也；清湿袭虚，则病起于下；风雨袭虚，则病起于上，是谓三部。至于其淫泆，不可胜数。

黄帝曰：余固不能数，故问先师，愿卒闻其道。岐伯曰：风雨寒热，不得虚，邪不能独伤人。卒然逢疾风暴雨而不病者，盖无虚，故邪不能独伤人。此必因虚邪之风，与其身形，两虚相得，乃客其形；两实相逢，众人肉坚。其中于虚邪也，因于天时，与其身形，参以虚实，大病乃成。气有定舍，因处为名，上下中外，分为三员。

是故虚邪之中人也，始于皮肤，皮肤缓则腠理开，开则邪从毛发入，入则抵深，深则毛发立，毛发立则淅然，故皮肤痛。留而不去，则传舍于络脉，在络之时，痛于肌肉，其痛之时息，大经乃代。留而不去，传舍于经，在经之时，洒淅喜惊。留而不去，传舍于输，在输之时，六经不通，四肢则肢节痛，腰脊乃强。留而不去，传舍于伏冲之脉，在伏冲之时，体重身痛。留而不去，传舍于肠胃，在肠胃之时，贲响腹胀，多寒则肠鸣飧泄，食不化，多热则溏出麋。留而不去，传舍于肠胃之外、募原之间，留著于脉，稽留而不去，息而成积。或著孙脉，或著络脉，或著经脉，或著输脉，或著于伏冲之脉，或著于膂筋，或著于肠胃之募原，上连于缓筋，邪气淫泆，不可胜论。

黄帝曰：愿尽闻其所由然。岐伯曰：其著孙络之脉而成积者，其积往来上下，臂手孙络之居也，浮而缓，不能句积而止之，故往来移行肠胃之间，水凑渗注灌，濯濯有音，有寒则䐜䐜满雷引，故时切痛。其著于阳明之经，则挟脐而居，饱食则益大，饥则益小。其著于缓筋也，似阳明之积，饱食则痛，饥则安。其著于肠胃之募原也，痛而外连于缓筋，饱食则安，饥则痛。其著于伏冲之脉者，揣之应手而动，发手则热气下于两股，如汤沃之状。其著于膂筋，在肠后者，饥则积见，饱则积不见，按之不得。其著于输之脉者，闭塞不通，津液不下，孔窍干壅。此邪气之从外入内，从上下也。

黄帝曰：积之始生，至其已成奈何？岐伯曰：积之始生，得寒乃生，厥乃成积也。黄帝曰：其成积奈何？岐伯曰：厥气生足悗，悗生胫寒，胫寒则血脉凝涩，血脉凝涩则寒气上入于肠胃，入于肠胃则䐜胀，䐜胀则肠外之汁沫迫聚不得散，日以成积。卒然多食饮则肠满，起居不节，用力过度，则络脉伤。阳络伤则血外溢，血外溢则衄血；阴络伤则血内溢，血内溢则后血；肠胃之络伤，则血溢于肠外，肠外有寒，汁沫与血相抟，则并合凝聚不得散而积成矣。卒然外中于寒，若内伤于忧怒，则气上逆，气上逆则六输不通，温气不行，凝血蕴里而不散，津液涩渗，著而不去，而积皆成矣。

黄帝曰：其生于阴者奈何？岐伯曰：忧思伤心；重寒伤肺；忿怒伤肝；醉以入房，汗出当风伤脾；用力过度，若入房汗出浴则伤肾。此内外三部之所生病者也。

黄帝曰：善。治之奈何？岐伯答曰：察其所痛，以知其应，有余不足，当补则补，当泻则泻，毋逆天时，是谓至治。

行针第六十七

黄帝问于岐伯曰：余闻九针于夫子，而行之于百姓，百姓之血气各不同形，或神动而气先针行，或气与针相逢，或针已出气独行，或数刺乃知，或发针而气逆，或数刺病益剧。凡此六者，各不同形，愿闻其方。

岐伯曰：重阳之人，其神易动，其气易往也。黄帝曰：何谓重阳之人？岐伯曰：重阳之人，熇熇高高，言语善疾，举足善高，心肺之脏气有余，阳气滑盛而扬，故神动而气先行。黄帝曰：重阳之人而神不先行者，何也？岐伯曰：此人颇有阴者也。黄帝曰：何以知其颇有阴也？岐伯曰：多阳者多喜，多阴者多怒，数怒者易解，故曰颇有阴，其阴阳之离合难，故其神不能先行也。

黄帝曰：其气与针相逢奈何？岐伯曰：阴阳和调而血气淖泽滑利，故针入而气出，疾而相逢也。

黄帝曰：针已出而气独行者，何气使然？岐伯曰：其阴气多而阳气少。阴气沉而阳气浮，沉者内藏，故针已出，气乃随其后，故独行也。

黄帝曰：数刺乃知，何气使然？岐伯曰：此人之多阴而少阳，其气沉而气往难，故数刺乃知也。

黄帝曰：针入而气逆者，何气使然？岐伯曰：其气逆与其数刺病益甚者，非阴阳之气，浮沉之势也，此皆粗之所败，上之所失，其形气无过焉。

上膈第六十八

黄帝曰：气为上膈者，食饮入而还出，余已知之矣。虫为下膈，下膈者，食晬时乃出，余未得其意，愿卒闻之。岐伯曰：喜怒不适，食饮不节，寒温不时，则寒汁流于肠中，流于肠中则虫寒，虫寒则积聚，守于下管，则肠胃充郭，卫气不营，邪气居之。人食则虫上食，虫上食则下管虚，下管虚则邪气胜之，积聚以留，留则痈成，痈成则下管约。其痈在管内者，即而痛深；其痈在外者，则痈外而痛浮，痈上皮热。

黄帝曰：刺之奈何？岐伯曰：微按其痈，视气所行，先浅刺其傍，稍内益深，还而刺之，毋过三行。察其沉浮，以为深浅。已刺必熨，令热入中，日使热内，邪气益衰，大痈乃溃。伍以参禁，以除其内；恬憺无为，乃能行气。后以咸苦，化谷乃下矣。

忧恚无言第六十九

黄帝问于少师曰：人之卒然忧恚而言无音者，何道之塞，何气出行，使音不彰？愿闻其方。少师答曰：咽喉者，水谷之道也。喉咙者，气之所以上下者也。会厌者，音声之户也。口唇者，音声之扇也。舌者，音声之机也。悬雍垂者，音声之关也。颃颡者，分气之所泄也。横骨者，神气所使，主发舌者也。故人之鼻洞涕出不收者，颃颡不开，分气失也。是故厌小而疾薄，则发气疾，其开阖利，其出气易；其厌大而厚，则开阖难，其气出迟，故重言也。人卒然无音者，寒气客于厌，则厌不能发，发不能至下，其开阖不致，故无音。

黄帝曰：刺之奈何？岐伯曰：足之少阴，上系于舌，络于横骨，终于会厌。两泻其血脉，浊气乃辟。会厌之脉，上络任脉，取之天突，其厌乃发也。

寒热第七十

黄帝问于岐伯曰：寒热瘰疬在于颈腋者，皆何气使生？岐伯曰：此皆鼠瘘寒热之毒气也，留于脉而不去者也。

黄帝曰：去之奈何？岐伯曰：鼠瘘之本，皆在于脏，其末上出于颈腋之间，其浮于脉中，而未内著于肌肉，而外为脓血者，易去也。

黄帝曰：去之奈何？岐伯曰：请从其本引其末，可使衰去而绝其寒热。审按其道以予之，徐往徐来以去之。其小如麦者，一刺知，三刺而已。

黄帝曰：决其生死奈何？岐伯曰：反其目视之，其中有赤脉，上下贯瞳子。见一脉，一岁死；见一脉半，一岁半死；见二脉，二岁死；见二脉半，二岁半死；见三脉，三岁而死。见赤脉不下贯瞳子，可治也。

邪客第七十一

黄帝问于伯高曰：夫邪气之客人也，或令人目不瞑不卧出者，何气使然？伯高曰：五谷入于胃也，其糟粕、津液、宗气分为三隧。故宗气积于胸中，出于喉咙，以贯心脉，而行呼吸焉。营气者，泌其津液，注之于脉，化以为血，以荣四末，内注五脏六腑，以应刻数焉。卫气者，出其悍气之慓疾，而先行于四末、分肉、皮肤之间，而不休者也。昼日行于阳，夜行于阴，常从足少阴之分间，行于五脏六腑。今厥气客于五脏六腑，则卫气独卫其外，行于阳，不得入于阴。行于阳则阳气盛，阳气盛则阳跷陷；不得入于阴，阴虚，故目不瞑。

黄帝曰：善。治之奈何？伯高曰：补其不足，泻其有余，调其虚实，以通其道，而去其邪。饮以半夏汤一剂，阴阳已通，其卧立至。

黄帝曰：善。此所谓决渎壅塞，经络大通，阴阳和得者也。愿闻其方。伯高曰：其汤方以流水千里以外者八升，扬之万遍，取其清五升，煮之，炊以苇薪，火沸，置秫米一升，治半夏五合，徐炊，令竭为一升半，去其滓，饮汁一小杯，日三，稍益，以知为度。故其病新发者，覆杯则卧，汗出则已矣；久者，三饮而已也。

黄帝问于伯高曰：愿闻人之肢节，以应天地奈何？伯高答曰：天圆地方，人头圆足方以应之。天有日月，人有两目；地有九州，人有九窍；天有风雨，人有喜怒；天有雷电，人有音声；天有四时，人有四肢；天有五音，人有五脏；天有六律，人有六腑；天有冬夏，人有寒热；天有十日，人有手十指；辰有十二，人有足十指、茎、垂以应之，女子不足二节，以抱人形；天有阴阳，人有夫妻；岁有三百六十五日，人有三百六十节；地有高山，人有肩膝；地有深谷，人有腋腘；地有十二经水，人有十二经脉；地有泉脉，人有卫气；地有草蓂，人有毫毛；天有昼夜，人有卧起；天有列星，人有牙齿；地有小山，人有小节；地有山石，人有高骨；地有林木，人有募筋；地有聚邑，人有䐃肉；岁有十二月，人有十二节；地有四时不生草，人有无子。此人与天地相应者也。

黄帝问于岐伯曰：余愿闻持针之数，内针之理，纵舍之意，扞皮开腠理，奈何？脉之屈折、出入之处，焉至而出？焉至而止？焉至而徐？焉至而疾？焉至而入？六腑之输于身者，余愿尽闻其序。别离之处，离而入阴，别而入阳，此何道而从行？愿尽闻其方。岐伯曰：帝之所问，针道毕矣。

黄帝曰：愿卒闻之。岐伯曰：手太阴之脉，出于大指之端，内屈循白肉际，至本节之后太渊，留以澹，外屈，上于本节下，内屈与阴诸络会于鱼际，数脉并注，其气滑利，伏行壅骨之下，外屈出于寸口而行，上至于肘内廉，入于大筋之下，内屈上行臑阴，入腋下，内屈走肺。此顺行逆数之屈折也。

心主之脉，出于中指之端，内屈循中指内廉以上，留于掌中，伏行两骨之间，外屈出两筋之间，骨肉之际，其气滑利，上行二寸，外屈出行两筋之间，上至肘内廉，入于小筋之下，留两骨之会，上入于胸中，内络于心脉。

黄帝曰：手少阴之脉独无腧，何也？岐伯曰：少阴，心脉也。心者，五脏六腑之大主也，精神之所舍也，其脏坚固，邪弗能容也，容之则心伤，心伤则神去，神去则死矣。故诸邪之在于心者，皆在于心之包络。包络者，心主之脉也，故独无腧焉。

黄帝曰：少阴独无腧者，不病乎？岐伯曰：其外经病而脏不病，故独取其经于掌后锐骨之端。其余脉出入屈折，其行之徐疾，皆如手少阴、心主之脉行也。故本腧者，皆因其气之虚实疾徐以取之，是谓因冲而泻，因衰而补。如是者，邪气得去，真气坚固，是谓因天之序。

黄帝曰：持针纵舍奈何？岐伯曰：必先明知十二经脉之本末，皮肤之寒热，脉之盛衰滑涩。其脉滑而盛者，病日进；虚而细者，久以持；大以涩者，为痛痹；阴阳如一者，病难治；其本末尚热者，病尚在；其热以衰者，其病亦去矣。持其尺，察其肉之坚脆、大小、滑涩、寒温、燥湿。因视目之五色，以知五脏而决死生；视其血脉，察其色，以知其寒热痛痹。

黄帝曰：持针纵舍，余未得其意也。岐伯曰：持针之道，欲端以正，安以静，先知虚实，而行疾徐，左手执骨，右手循之，无与肉果。泻欲端以正，补必闭肤，辅针导气，邪得淫泆，真气得居。

黄帝曰：扞皮开腠理奈何？岐伯曰：因其分肉，左别其肤，微内而徐端之，适神不散，邪气得去。

黄帝问于岐伯曰：人有八虚，各何以候？岐伯答曰：以候五脏。黄帝曰：候之奈何？岐伯曰：肺心有邪，其气留于两肘；肝有邪，其气流于两腋；脾有邪，其气留于两髀；肾有邪，其气留于两腘。凡此八虚者，皆机关之室，真气之所过，血络之所游，邪气恶血，固不得住留；住留则伤筋络骨节，机关不得屈伸，故痀挛也。

通天第七十二

黄帝问于少师曰：余尝闻人有阴阳，何谓阴人？何谓阳人？少师曰：天地之间，六合之内，不离于五，人亦应之，非徒一阴一阳而已也，而略言耳，口弗能遍明也。

黄帝曰：愿略闻其意。有贤人圣人，心能备而行之乎？少师曰：盖有太阴之人、少阴之人、太阳之人、少阳之人、阴阳和平之人。凡五人者，其态不同，其筋骨气血各不等。

黄帝曰：其不等者，可得闻乎？少师曰：太阴之人，贪而不仁，下齐湛湛，好内而恶出，心和而不发，不务于时，动而后之，此太阴之人也。

少阴之人，小贪而贼心，见人有亡，常若有得，好伤好害，见人有荣，乃反愠怒，心疾而无恩，此少阴之人也。

太阳之人，居处于于，好言大事，无能而虚说，志发于四野，举措不顾是非，为事如常自用，事虽败而常无悔，此太阳之人也。

少阳之人，諟谛好自贵，有小小官，则高自宜，好为外交而不内附，此少阳之人也。

阴阳和平之人，居处安静，无为惧惧，无为欣欣，婉然从物，或与不争，与时变化，尊则谦谦，谭而不治，是谓至治。

古人善用针艾者，视人五态乃治之，盛者泻之，虚者补之。

黄帝曰：治人之五态奈何？少师曰：太阴之人，多阴而无阳，其阴血浊，其卫气涩，阴阳不和，缓筋而厚皮，不之疾泻，不能移之。

少阴之人，多阴少阳，小胃而大肠，六腑不调，其阳明脉小，而太阳脉大，必审调之，其血易脱，其气易败也。

太阳之人，多阳而少阴，必谨调之，无脱其阴，而泻其阳，阳重脱者易狂，阴阳皆脱者，暴死不知人也。

少阳之人，多阳少阴，经小而络大，血在中而气外，实阴而虚阳，独泻其络脉则强，气脱而疾，中气不足，病不起也。

阴阳和平之人，其阴阳之气和，血脉调。谨诊其阴阳，视其邪正，安容仪，审有余不足，盛则泻之，虚则补之，不盛不虚，以经取之。此所以调阴阳，别五态之人者也。

黄帝曰：夫五态之人者，相与毋故，卒然新会，未知其行也，何以别之？少师答曰：众人之属，不如五态之人者，故五五二十五人，而五态之人不与焉。五态之人，尤不合于众者也。

黄帝曰：别五态之人奈何？少师曰：太阴之人，其状黮黮然黑色，念然下意，临临然长大，腘然未偻，此太阴之人也。

少阴之人，其状清然窃然，固以阴贼，立而躁崄，行而似伏，此少阴之人也。

太阳之人，其状轩轩储储，反身折腘，此太阳之人也。

少阳之人，其状立则好仰，行则好摇，其两臂两肘则常出于背，此少阳之人也。

阴阳和平之人，其状委委然，随随然，颙颙然，愉愉然，璇璇然，豆豆然，众人皆曰君子，此阴阳和平之人也。

卷之十一

官能第七十三

黄帝问于岐伯曰：余闻九针于夫子众多矣，不可胜数。余推而论之，以为一纪。余司诵之，子听其理，非则语余，请正其道，令可久传，后世无患，得其人乃传，非其人勿言。岐伯稽首再拜曰：请听圣王之道。

黄帝曰：用针之理，必知形气之所在，左右上下，阴阳表里，血气多少，行之逆顺，出入之合，谋伐有过。知解结，知补虚泻实，上下气门，明通于四海，审其所在，寒热淋露，以输异处，审于调气，明于经隧，左右肢络，尽知其会。寒与热争，能合而调之；虚与实邻，知决而通之；左右不调，把而行之。明于逆顺，乃知可治。阴阳不奇，故知起时。审于本末，察其寒热，得邪所在，万刺不殆。知官九针，刺道毕矣。

明于五腧，徐疾所在，屈伸出入，皆有条理。言阴与阳，合于五行，五脏六腑，亦有所藏，四时八风，尽有阴阳。各得其位，合于明堂，各处色部，五脏六腑。察其所痛，左右上下。知其寒温，何经所在。审皮肤之寒温滑涩，知其所苦；膈有上下，知其气所在。先得其道，稀而疏之，稍深以留，故能徐入之。大热在上，推而下之；从下上者，引而去之；视前痛者，常先取之。大寒在外，留而补之；入于中者，从合泻之。针所不为，灸之所宜。上气不足，推而扬之；下气不足，积而从之；阴阳皆虚，火自当之。厥而寒甚，骨廉陷下，寒过于膝，下陵三里。阴络所过，得之留止。寒入于中，推而行之；经陷下者，火则当之；结络坚紧，火所治之。不知所苦，两跷之下，男阴女阳，良工所禁，针论毕矣。

用针之服，必有法则，上视天光，下司八正，以辟奇邪，而观百姓，审于虚实，无犯其邪。是得天之露，遇岁之虚，救而不胜，反受其殃。故曰：必知天忌，乃言针意。法于往古，验于来今，观于窈冥，通于无穷，粗之所不见，良工之所贵，莫知其形，若神仿佛。

邪气之中人也，洒淅动形。正邪之中人也微，先见于色，不知于其身，若在若无，若亡若存，有形无形，莫知其情。是故上工之取气，乃救其萌芽；下工守其已成，因败其形。

是故工之用针也，知气之所在，而守其门户，明于调气，补泻所在，徐疾之意，所取之处。泻必用员，切而转之，其气乃行，疾而徐出，邪气乃出，伸而迎之，遥大其穴，气出乃疾。补必用方，外引其皮，令当其门，左引其枢，右推其肤，微旋而徐推之，必端以正，安以静，坚心无解，欲微以留，气下而疾出之，推其皮，盖其外门，真气乃存。用针之要，无忘其神。

雷公问于黄帝曰：《针论》曰：得其人乃传，非其人勿言。何以知其可传？黄帝曰：各得其人，任之其能，故能明其事。雷公曰：愿闻官能奈何？黄帝曰：明目者，可使视色；聪耳者，可使听音；捷疾辞语者，可使传论；语徐而安静，手巧而心审谛者，可使行针艾，理血气而调诸逆顺，察阴阳而兼诸方；缓节柔筋而心和调者，可使导引行气；疾毒言语轻人者，可使唾痈咒病；爪苦手毒，为事善伤者，可使按积抑痹。各得其能，方乃可行，其名乃彰。不得其人，其功不成，其师无名。故曰：得其人乃言，非其人勿传，此之谓也。手毒者，可使试按龟，置龟于器下，而按其上，五十日而死矣；手甘者，复生如故也。

论疾诊尺第七十四

黄帝问于岐伯曰：余欲无视色持脉，独调其尺，以言其病，从外知内，为之奈何？岐伯曰：审其尺之缓急、小大、滑涩，肉之坚脆，而病形定矣。

视人之目窠上微痈，如新卧起状，其颈脉动，时咳，按其手足上，窅而不起者，风水肤胀也。

尺肤滑，其淖泽者，风也。尺肉弱者，解㑊。安卧脱肉者，寒热，不治。尺肤滑而泽脂者，风也。尺肤涩者，风痹也。尺肤粗如枯鱼之鳞者，水泆饮也。尺肤热甚，脉盛躁者，病温也，其脉盛而滑者，病且出也。尺肤寒，其脉小者，泄少气。尺肤炬然，先热后寒者，寒热也。尺肤先寒，久持之而热者，亦寒热也。

肘所独热者，腰以上热；手所独热者，腰以下热。肘前独热者，膺前热；肘后独热者，肩背热。臂中独热者，腰腹热；肘后粗以下三四寸热者，肠中有虫。掌中热者，腹中热；掌中寒者，腹中寒。鱼上白肉有青血脉者，胃中有寒。尺炬然热，人迎大者，当夺血。尺坚大，脉小甚，少气，悗有加，立死。

目赤色者病在心，白在肺，青在肝，黄在脾，黑在肾。黄色不可名者，病在胸中。

诊目痛，赤脉从上下者，太阳病；从下上者，阳明病；从外走内者，少阳病。

诊寒热，赤脉上下至瞳子，见一脉，一岁死；见一脉半，一岁半死；见二脉，二岁死；见二脉半，二岁半死；见三脉，三岁死。

诊龋齿痛，按其阳之来，有过者独热，在左左热，在右右热，在上上热，在下下热。

诊血脉者，多赤多热，多青多痛，多黑为久痹，多赤、多黑、多青皆见者，寒热身痛。而色微黄，齿垢黄，爪甲上黄，黄疸也。安卧，小便黄赤，脉小而涩者，不嗜食。

人病，其寸口之脉，与人迎之脉小大等，及其浮沉等者，病难已也。女子手少阴脉动甚者、妊子。

婴儿病，其头毛皆逆上者，必死。耳间青脉起者，掣痛。大便赤瓣，飧泄，脉小者，手足寒，难已；飧泄，脉小，手足温，泄易已。

四时之变，寒暑之胜，重阴必阳，重阳必阴。故阴主寒，阳主热，故寒甚则热，热甚则寒。故曰寒生热，热生寒，此阴阳之变也。故曰冬伤于寒，春生瘅热；春伤于风，夏生后泄肠澼；夏伤于暑，秋生痎疟；秋伤于湿，冬生咳嗽。是谓四时之序也。

刺节真邪第七十五

黄帝问于岐伯曰：余闻刺有五节，奈何？岐伯曰：固有五节：一曰振埃，二曰发蒙，三曰去爪，四曰彻衣，五曰解惑。黄帝曰：夫子言五节，余未知其意。岐伯曰：振埃者，刺外经，去阳病也；发蒙者，刺腑输，去腑病也；去爪者，刺关节肢络也；彻衣者，尽刺诸阳之奇输也；解惑者，尽知调阴阳，补泻有余不足，相倾移也。

黄帝曰：刺节言振埃，夫子乃言刺外经，去阳病，余不知其所谓也。愿卒闻之。岐伯曰：振埃者，阳气大逆，上满于胸中，愤䐜肩息，大气逆上，喘喝坐伏，病恶埃烟，䭇不得息。请言振埃，尚疾于振埃。黄帝曰：善。取之何如？岐伯曰：取之天容。黄帝曰：其咳上气，穷诎胸痛者，取之奈何？岐伯曰：取之廉泉。黄帝曰：取之有数乎？岐伯曰：取天容者，无过一里；取廉泉者，血变而止。帝曰：善哉！

黄帝曰：刺节言发蒙，余不得其意。夫发蒙者，耳无所闻，目无所见，夫子乃言刺腑输，去腑病，何输使然？愿闻其故。岐伯曰：妙乎哉问也！此刺之大约，针之极也，神明之类也，口说书卷，犹不能及也。请言发蒙耳，尚疾于发蒙也。黄帝曰：善。愿卒闻之。岐伯曰：刺此者，必于日中，刺其听宫，中其眸子，声闻于耳，此其输也。黄帝曰：善。何谓声闻于耳？岐伯曰：刺邪以手坚按其两鼻窍而疾偃，其声必应于针也。黄帝曰：善。此所谓弗见为之，而无目视，见而取之，神明相得者也。

黄帝曰：刺节言去爪，夫子乃言刺关节肢络，愿卒闻之。岐伯曰：腰脊者，身之大关节也；肢胫者，人之管以趋翔也；茎垂者，身中之机，阴精之候，津液之道也。故饮食不节，喜怒不时，津液内溢，乃下留于睾，血道不通，日大不休，俯仰不便，趋翔不能。此病荥然有水，不上不下，铍石所取，形不可匿，常不得蔽，故命曰去爪。帝曰：善。

黄帝曰：刺节言彻衣，夫子乃言尽刺诸阳之奇输，未有常处也。愿卒闻之。岐伯曰：是阳气有余，而阴气不足。阴气不足则内热，阳气有余则外热，内热相搏，热于怀炭，外畏绵帛近，不可近身，又不可近席。腠理闭塞，则汗不出，舌焦唇槁腊干嗌燥，饮食不让美恶。黄帝曰：善。取之奈何？岐伯曰：取之于其天府、大杼三痏，又刺中膂，以去其热，补足手太阴，以去其汗，热去汗稀，疾于彻衣。黄帝曰：善。

黄帝曰：刺节言解惑，夫子乃言尽知调阴阳，补泻有余不足，相倾移也，惑何以解之？岐伯曰：大风在身，血脉偏虚，虚者不足，实者有余，轻重不得，倾侧宛伏，不知东西，不知南北，乍上乍下，乍反乍复，颠倒无常，甚于迷惑。黄帝曰：善。取之奈何？岐伯曰：泻其有余，补其不足，阴阳平复。用针若此，疾于解惑。黄帝曰：善。请藏之灵兰之室，不敢妄出也。

黄帝曰：余闻刺有五邪，何谓五邪？岐伯曰：病有持痈者，有容大者，有狭小者，有热者，有寒者，是谓五邪。黄帝曰：刺五邪奈何？岐伯曰：凡刺五邪之方，不过五章，痹热消灭，肿聚散亡，寒痹益温，小者益阳，大者必去，请道其方。

凡刺痈邪无迎陇，易俗移性不得脓，脆道更行去其乡，不安处所乃散亡。诸阴阳过痈者，取之其输泻之。

凡刺大邪日以小，泄夺其有余乃益虚。剽其通针其邪，肌肉亲，视之毋有反其真，刺诸阳分肉间。

凡刺小邪日以大，补其不足乃无害。视其所在迎之界，远近尽至其不得外，侵而行之乃自费，刺分肉间。

凡刺热邪越而苍，出游不归乃无病，为开道乎辟门户，使邪得出病乃已。

凡刺寒邪日以温，徐往徐来致其神，门户已闭气不分，虚实得调，其气存也。

黄帝曰：官针奈何？岐伯曰：刺痈者用铍针，刺大者用锋针，刺小者用员利针，刺热者用镵针，刺寒者用毫针也。

请言解论，与天地相应，与四时相副，人参天地，故可为解。下有渐洳，上生苇蒲，此所以知形气之多少也。阴阳者，寒暑也，热则滋雨而在上，根荄少汁。人气在外，皮肤缓，腠理开，血气减，汁大泄，皮淖泽。寒则地冻水冰，人气在中，皮肤致，腠理闭，汗不出，血气强，肉坚涩。当是之时，善行水者，不能往冰；善穿地者，不能凿冻；善用针者，亦不能取四厥。血脉凝结，坚搏不往来者，亦未可即柔。故行水者，必待天温冰释冻解，而水可行，地可穿也。人脉犹是也。治厥者，必先熨调和其经，掌与腋、肘与脚、项与脊以调之，火气已通，血脉乃行。然后视其病，脉淖泽者，刺而平之；坚紧者，破而散之，气下乃止。此所谓以解结者也。

用针之类，在于调气。气积于胃，以通营卫，各行其道。宗气留于海，其下者注于气街，其上者走于息道。故厥在于足，宗气不下，脉中之血，凝而留止，弗之火调，弗能取之。用针者，必先察其经络之实虚，切而循之，按而弹之，视其应动者，乃后取之而下之。六经调者，谓之不病，虽病，谓之自已也。一经上实下虚而不通者，此必有横络盛加于大经，令之不通，视而泻之。此所谓解结也。

上寒下热，先刺其项太阳，久留之，已刺则熨项与肩胛，令热下合乃止。此所谓推而上之者也。上热下寒，视其虚脉而陷之于经络者取之，气下乃止。此所谓引而下之者也。

大热遍身，狂而妄见、妄闻、妄言，视足阳明及大络取之，虚者补之，血而实者泻之，因其偃卧，居其头前，以两手四指挟按颈动脉，久持之，卷而切推，下至缺盆中，而复止如前，热去乃止。此所谓推而散之者也。

黄帝曰：有一脉生数十病者，或痛、或痈、或热、或寒、或痒、或痹、或不仁，变化无穷。其故何也？岐伯曰：此皆邪气之所生也。

黄帝曰：余闻气者，有真气，有正气，有邪气。何谓真气？岐伯曰：真气者，所受于天，与谷气并而充身也。正气者，正风也，从一方来，非实风又非虚风也。邪气者，虚风之贼伤人也，其中人也深，不能自去。正风者，其中人也浅，合而自去，其气来柔弱，不能胜真气，故自去。

虚邪之中人也，洒淅动形，起毫毛而发腠理。其入深，内搏于骨，则为骨痹。搏于筋，则为筋挛。搏于脉中，则为血闭不通，则为痈。搏于肉，与卫气相搏，阳胜者则为热，阴胜者则为寒，寒则真气去，去则虚，虚则寒。搏于皮肤之间，其气外发，腠理开，毫毛摇，气往来行，则为痒。留而不去，则痹。卫气不行，则为不仁。

虚邪偏客于身半，其入深，内居荣卫，荣卫稍衰，则真气去，邪气独留，发为偏枯。其邪气浅者，脉偏痛。

虚邪之入于身也深，寒与热相搏，久留而内著，寒胜其热，则骨疼肉枯，热胜其寒，则烂肉腐肌为脓，内伤骨，内伤骨为骨蚀。有所疾前筋，筋屈不得伸，邪气居其间而不反，发于筋溜。有所结，气归之，卫气留之，不得反，津液久留，合而为肠瘤，久者数岁乃成，以手按之柔。已有所结，气归之，津液留之，邪气中之，凝结日以易甚，连以聚居，为昔瘤，以手按之坚。有所结，深中骨，气因于骨，骨与气并，日以益大，则为骨疽。有所结，中于肉，宗气归之，邪留而不去，有热则化而为脓，无热则为肉疽。凡此数气者，其发无常处，而有常名也。

卫气行第七十六

黄帝问于岐伯曰：愿闻卫气之行，出入之合，何如？岐伯曰：岁有十二月，日有十二辰，子午为经，卯酉为纬。天周二十八宿，而一面七星，四七二十八星，房昴为纬，虚张为经。是故房至毕为阳，昴至心为阴，阳主昼，阴主夜。故卫气之行，一日一夜五十周于身，昼日行于阳二十五周，夜行于阴二十五周，周于五脏。

是故平旦阴尽，阳气出于目，目张则气上行于头，循项下足太阳，循背下至小指之端。其散者，别于目锐眦，下手太阳，下至手小指之端外侧。其散者，别于目锐眦，下足少阳，注小指次指之间。以上循手少阳之分，下至小指次指之间。别者以上至耳前，合于颔脉，注足阳明，以下行至跗上，入五指之间。其散者，从耳下下手阳明，入大指之间，入掌中。其至于足也，入足心，出内踝下，行阴分，复合于目，故为一周。

是故日行一舍，人气行一周与十分身之八；日行二舍，人气行三周于身与十分身之六；日行三舍，人气行于身五周与十分身之四；日行四舍，人气行于身七周与十分身之二；日行五舍，人气行于身九周；日行六舍，人气行于身十周与十分身之八；日行七舍，人气行于身十二周在身与十分身之六；日行十四舍，人气二十五周于身有奇分与十分身之四。阳尽于阴，阴受气矣。其始入于阴，常从足少阴注于肾，肾注于心，心注于肺，肺注于肝，肝注于脾，脾复注于肾为周。是故夜行一舍，人气行于阴脏一周与十分脏之八，亦如阳行之二十五周，而复合于目。阴阳一日一夜，合有奇分十分身之二，与十分脏之二。是故人之所以卧起之时有早晏者，奇分不尽故也。

黄帝曰：卫气之在于身也，上下往来不以期，候气而刺之奈何？伯高曰：分有多少，日有长短，春秋冬夏，各有分理，然后常以平旦为纪，以夜尽为始。是故一日一夜，水下百刻，二十五刻者，半日之度也，常如是毋已，日入而止，随日之长短，各以为纪而刺之。谨候其时，病可与期，失时反候者，百病不治。故曰：刺实者，刺其来也；刺虚者，刺其去也。此言气存亡之时，以候虚实而刺之。是故谨候气之所在而刺之，是谓逢时。在病于三阳，必候其气在于阳而刺之；病在于三阴，必候其气在阴分而刺之。

水下一刻，人气在太阳；水下二刻，人气在少阳；水下三刻，人气在阳明；水下四刻，人气在阴分。水下五刻，人气在太阳；水下六刻，人气在少阳；水下七刻，人气在阳明；水下八刻，人气在阴分。水下九刻，人气在太阳；水下十刻，人气在少阳；

水下十一刻，人气在阳明；水下十二刻，人气在阴分。水下十三刻，人气在太阳；水下十四刻，人气在少阳；水下十五刻，人气在阳明；水下十六刻，人气在阴分。水下十七刻，人气在太阳；水下十八刻，人气在少阳；水下十九刻，人气在阳明；水下二十刻，人气在阴分。水下二十一刻，人气在太阳；水下二十二刻，人气在少阳；水下二十三刻，人气在阳明；水下二十四刻，人气在阴分。水下二十五刻，人气在太阳，此半日之度也。从房至毕一十四舍，水下五十刻，日行半度。回行一舍，水下三刻与七分刻之四。《大要》曰常以日之加于宿上也，人气在太阳。是故日行一舍，人气行三阳行与阴分，常如是无已，与天地同纪，纷纷盼盼，终而复始，一日一夜，水下百刻而尽矣。

九宫八风第七十七

合八风虚实邪正

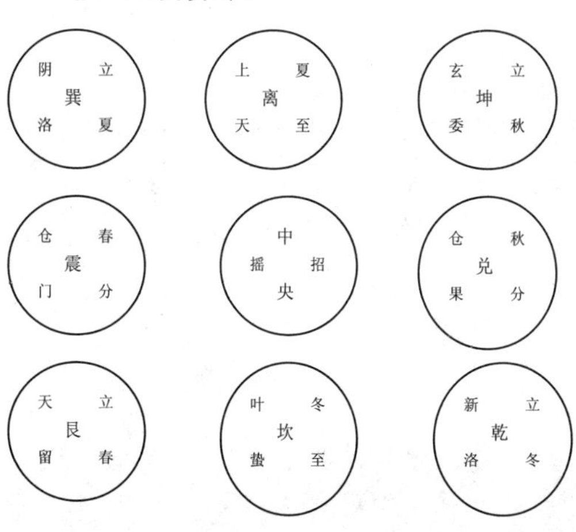

立夏	四阴洛东南方	夏至	九上天南方
立秋	二玄委西南方	春分	三仓门东方
招摇	五中央	秋风	七仓果西方
立春	八天留东北方	冬至	一叶蛰北方
立冬	六新洛西北方		

太一常以冬至之日，居叶蛰之宫四十六日，明日居天留四十六日，明日居仓门四十六日，明日居阴洛四十五日，明日居天宫四十六日，明日居玄委四十六日，明日居仓果四十六日，明日居新洛四十五日，明日复居叶蛰之宫，曰冬至矣。

太一日游，以冬至之日，居叶蛰之宫，数所在，日从一处，至九日，复反于一。常如是无已，终而复始。

太一移日，天必应之以风雨，以其日风雨则吉，岁美民安少病矣。先之则多雨，后之则多旱。

太一在冬至之日有变，占在君；太一在春分之日有变，占在相；太一在中宫之日有变，占在吏；太一在秋分之日有变，占在将；太一在夏至之日有变，占在百姓。所谓有变者，太一居五宫之日，病风折树木，扬沙石。各以其所主占贵贱。因视风所从来而占之。风从其所居之乡来为实风，主生，长养万物；从其冲后来为虚风，伤人者也，主杀、主害者。谨候虚风而避之，故圣人日避虚邪之道，如避矢石然，邪弗能害，此之谓也。

是故太一入徙，立于中宫，乃朝八风，以占吉凶也。风从南方来，名曰大弱风，其伤人也，内舍于心，外在于脉，气主热。风从西南方来，名曰谋风，其伤人也，内舍于脾，外在于肌，其气主为弱。风从西方来，名曰刚风，其伤人也，内舍于肺，外在于皮肤，其气主为燥。风从西北方来，名曰折风，其伤人也，内舍于小肠，外在于手太阳脉，脉绝则溢，脉闭则结不通，善暴死。风从北方来，名曰大刚风，其伤人也，内舍于肾，外在于骨与肩背之膂筋，其气主为寒也。风从东北方来，名曰凶风，其伤人也，内舍于大肠，外在于两胁腋骨下及肢节。风从东方来，名曰婴儿风，其伤人也，内舍于肝，外在于筋纽，其气主为身湿。风从东南方来，名曰弱风，其伤人也，内舍于胃，外在肌肉，其气主体重。

此八风皆从其虚之乡来，乃能病人。三虚相搏，则为暴病卒死。两实一虚，病则为淋露寒热。犯其雨湿之地，则为痿。故圣人避风，如避矢石焉。其有三虚而偏中于邪风，则为击仆偏枯矣。

卷之十二

九针论第七十八

黄帝曰：余闻九针于夫子，众多博大矣，余犹不能寤，敢问九针焉生？何因而有名？岐伯曰：九针者，天地之大数也，始于一而终于九。故曰：一以法天，二以法地，三以法人，四以法时，五以法音，六以法律，七以法星，八以法风，九以法野。

黄帝曰：以针应九之数奈何？岐伯曰：夫圣人之起天地之数也，一而九之，故以立九野，九而九之，九九八十一，以起黄钟数焉，以针应数也。

一者天也，天者阳也，五脏之应天者肺，肺者五脏六腑之盖也，皮者肺之合也，人之阳也。故为之治针，必以大其头而锐其末，令无得深入而阳气出。

二者地也，人之所以应土者肉也。故为之治针，必筒其身而员其末，令无得伤肉分，伤则气得竭。

三者人也，人之所以成生者血脉也。故为之治针，必大其身而员其末，令可以按脉勿陷，以致其气，令邪气独出。

四者时也，时者四时八风之客于经络之中，为瘤病者也。故为之治针，必筒其身而锋其末，令可以泻热出血，而痼病竭。

五者音也，音者冬夏之分，分于子午，阴与阳别，寒与热争，两气相搏，合为痈脓者也。故为之治针，必令其末如剑锋，可以取大脓。

六者律也，律者调阴阳四时而合十二经脉，虚邪客于经络而为暴痹者也。故为之治针，必令尖如氂，且员且锐，中身微大，以取暴气。

七者星也，星者人之七窍，邪之所客于经，而为痛痹，舍于经络者也。故为之治针，令尖如蚊虻喙，静以徐往，微以久留，正气因之，真邪俱往，出针而养者也。

八者风也，风者人之股肱八节也。八正之虚风，八风伤人，内舍于骨解腰脊节腠理之间，为深痹也。故为之治针，必长其身，锋其末，可以取深邪远痹。

九者野也，野者人之节解皮肤之间也。淫邪流溢于身，如风水之状，而溜不能过于机关大节者也。故为之治针，令尖如挺，其锋微员，以取大气之不能过于关节者也。

黄帝曰：针之长短有数乎？岐伯曰：一曰镵针者，取法于巾针，去末半寸，卒锐之，长一寸六分，主热在头身也。二曰员针，取法于絮针，筒其身而卵其锋，长一寸六分，主治分间气。三曰鍉针，取法于黍粟之锐，长三寸半，主按脉取气，令邪出。四曰锋针，取法于絮针，筒其身，锋其末，长一寸六分，主痈热出血。五曰铍针，取法于剑锋，广二分半，长四寸，主大痈脓，两热争者也。六曰员利针，取法于氂针，微大其末，反小其身，令可深内也，长一寸六分，主取痈痹者也。七曰毫针，取法于毫毛，长一寸六分，主寒热痛痹在络者也。八曰长针，取法于綦针，长七寸，主取深邪远痹者也。九曰大针，取法于锋针，其锋微员，长四寸，主取大气不出关节者也。针形毕矣。此九针大小长短法也。

黄帝曰：愿闻身形应九野奈何？岐伯曰：请言身形之应九野也。左足应立春，其日戊寅己丑；左胁应春分，其日乙卯；左手应立夏，其日戊辰己巳；膺喉首头应夏至，其日丙午；右手应立秋，其日戊申己未；右胁应秋分，其日辛酉；右足应立冬，其日戊戌己亥；腰尻下窍应冬至，其日壬子。六腑膈下三脏应中州，其大禁，大禁太一所在之日，及诸戊己。凡此九者，善候八正所在之处。所主左右上下身体有痈肿者，欲治之，无以其所直之日溃治之，是谓天忌日也。

形乐志苦，病生于脉，治之以灸刺。形苦志乐，病生于筋，治之以熨引。形乐志乐，病生于肉，治之以针石。形苦志苦，病生于咽喝，治之以甘药。形数惊恐，筋脉不通，病生于不仁，治之以按摩醪药，是谓形。

五脏气：心主噫，肺主咳，肝主语，脾主吞，肾主欠。

六腑气：胆为怒，胃为气逆为哕，大肠小肠为泄，膀胱不约为遗溺，下焦溢为水。

五味：酸入肝，辛入肺，苦入心，甘入脾，咸入肾，淡入胃，是谓五味。

五并：精气并肝则忧，并心则喜，并肺则悲，并肾则恐，并脾则畏，是谓五精之气并于脏也。

五恶：肝恶风，心恶热，肺恶寒，肾恶燥，脾恶湿，此五脏气所恶也。

五液：心主汗，肝主泣，肺主涕，肾主唾，脾主涎，此五液所出也。

五劳：久视伤血，久卧伤气，久坐伤肉，久立伤骨，久行伤筋，此五久劳所病也。

五走：酸走筋，辛走气，苦走血，咸走骨，甘走肉，是谓五走也。

五裁：病在筋，无食酸；病在气，无食辛；病在骨，无食咸；病在血，无食苦；病在肉，无食甘。口嗜而欲食之，不可多也，必自裁也，命曰五裁。

五发：阴病发于骨，阳病发于血，以味发于气，阳病发于冬，阴病发于夏。

五邪：邪入于阳，则为狂；邪入于阴，则为血痹；邪入于阳，转则为癫疾；邪入于阴，转则为喑；阳入之于阴，病静；阴出之于阳，病喜怒。

五藏：心藏神，肺藏魄，肝藏魂，脾藏意，肾藏精志也。

五主：心主脉，肺主皮，肝主筋，脾主肌，肾主骨。

阳明多血多气，太阳多血少气，少阳多气少血，太阴多血少气，厥阴多血少气，少阴多气少血。故曰：刺阳明出血气，刺太阳出血恶气，刺少阳出气恶血，刺太阴出血恶气，刺厥阴出血恶气，刺少阴出气恶血也。

足阳明太阴为表里，少阳厥阴为表里，太阳少阴为表里，是谓足之阴阳也；手阳明太阴为表里，少阳心主为表里，太阳少阴为表里，是谓手之阴阳也。

岁露论第七十九

黄帝问于岐伯曰：经言夏日伤暑，秋病疟。疟之发以时，其故何也？岐伯对曰：邪客于风府，病循膂而下，卫气一日一夜，常大会于风府，其明日日下一节，故其日作晏。此其先客于脊背也，故每至于风府则腠理开，腠理开则邪气入，邪气入则病作，此所以日作尚晏也。卫气之行风府，日下一节，二十一日下至尾底，二十二日入脊内，注入伏冲之脉，其行九日，出于缺盆之中，其气上行，故其病稍益至。其内搏于五脏，横连募原，其道远，其气深，其行迟，不能日作，故次日乃稸积而作焉。

黄帝曰：卫气每至于风府，腠理乃发，发则邪入焉。其卫气日下一节，则不当风府，奈何？岐伯曰：风府无常，卫气之所应，必开其腠理，气之所舍节，则其府也。

黄帝曰：善。夫风之与疟也，相与同类，而风常在，而疟特以时休，何也？岐伯曰：风气留其处，疟气随经络沉以内搏，故卫气应乃作也。帝曰：善。

黄帝问于少师曰：余闻四时八风之中人也，故有寒暑，寒则皮肤急而腠理闭，暑则皮肤缓而腠理开。贼风邪气因得以入乎？将必须八正虚邪，乃能伤人乎？少师答曰：不然。贼风邪气之中人也，不得以时。然必因其开也，其入深，其内极病，其病人也卒暴；因其闭也，其入浅以留，其病也徐以迟。

黄帝曰：有寒温和适，腠理不开，然有卒病者，其故何也？少师答曰：帝弗知邪入乎？虽平居，其腠理开闭缓急，其故常有时也。黄帝曰：可得闻乎？少师曰：人与天地相参也，与日月相应也。故月满则海水西盛，人血气积，肌肉充，皮肤致，毛发坚，腠理郄，烟垢著。当是之时，虽遇贼风，其入浅不深。至其月郭空，则海水东盛，人气血虚，其卫气去，形独居，肌肉减，皮肤纵，腠理开，毛发残，膲理薄，烟垢落。当是之时，遇贼风则其入深，其病人也卒暴。

黄帝曰：其有卒然暴死暴病者，何也？少师答曰：三虚者，其死暴疾也；得三实者，邪不能伤人也。黄帝曰：愿闻三虚。少师曰：乘年之衰，逢月之空，失时之和，因为贼风所伤，是谓三虚。故论不知三虚，工反为粗。帝曰：愿闻三实。少师曰：逢年之盛，遇月之满，得时之和，虽有贼风邪气，不能危之也，命曰三实。黄帝曰：善乎哉论！明乎哉道！请藏之金匮。然此一夫之论也。

黄帝曰：愿闻岁之所以皆同病者，何因而然？少师曰：此八正之候也。黄帝曰：候之奈何？少师曰：候此者，常以冬至之日，太一立于叶蛰之宫，其至也，天必应之以风雨者矣。风雨从南方来者，为虚风，贼伤人者也。其以夜半至也，万民皆卧而弗犯也，故其岁民小病。其以昼至者，万民懈惰而皆中于虚风，故万民多病。虚邪入客于骨而不发于外，至其立春，阳气大发，腠理开，因立春之日，风从西方来，万民又皆中于虚风，此两邪相搏，经气结代者矣。故诸逢其风而遇其雨者，命曰遇岁露焉。因岁之和，而少贼风者，民少病而少死；岁多贼风邪气，寒温不和，则民多病而死矣。

黄帝曰：虚邪之风，其所伤贵贱何如？候之奈何？少师答曰：正月朔日，太一居天留之宫，其日西北风，不雨，人多死矣。正月朔日，平旦北风，春，民多死。正月朔日，平旦北风行，民病多者，十有三也。正月朔日，日中北风，夏，民多死。正月朔日，夕时北风，秋，民多死。终日北风，大病死者十有六。正月朔日，风从南方来，命曰旱乡；从西方来，命曰白骨，将国有殃，人多死亡。正月朔日，风从东方来，发屋，扬沙石，国有大灾也。正月朔日，风从东南方行，春有死亡。正月朔日，天和温不风，籴贱，民不病；天寒而风，籴贵，民多病。

此所谓候岁之风，戋伤人者也。二月丑不风，民多心腹病；三月戌不温，民多寒热；四月巳不暑，民多瘅病；十月申不寒，民多暴死。诸所谓风者，皆发屋，折树木，扬沙石，起毫毛，发腠理者也。

大惑论第八十

黄帝问于岐伯曰：余尝上于清泠之台，中阶而顾，匍匐而前，则惑。余私异之，窃内怪之，独瞑独视，安心定气，久而不解。独转独眩，披发长跪，俯而视之，后久之不已也。卒然自上，何气使然？

岐伯对曰：五脏六腑之精气，皆上注于目而为之精。精之窠为眼，骨之精为瞳子，筋之精为黑眼，血之精为络，其窠气之精为白眼，肌肉之精为约束，裹撷筋骨血气之精而与脉并为系，上属于脑，后出于项中。故邪中于项，因逢其身之虚，其入深，则随眼系以入于脑，入于脑则脑转，脑转则引目系急，目系急则目眩以转矣。邪其精，其精所中不相比也则精散，精散则视歧，视歧见两物。目者，五脏六腑之精也，营卫魂魄之所常营也，神气之所生也。故神劳则魂魄散，志意乱。是故瞳子、黑眼法于阴，白眼、赤脉法于阳也。故阴阳合传而精明也。目者，心使也；心者，神之舍也。故神分精乱而不转，卒然见非常处，精神魂魄，散不相得，故曰惑也。

黄帝曰：余疑其然。余每之东苑，未曾不惑，去之则复，余唯独为东苑劳神乎？何其异也？岐伯曰：不然也。心有所喜，神有所恶，卒然相感，则精气乱，视误故惑，神移乃复。是故间者为迷，甚者为惑。

黄帝曰：人之善忘者，何气使然？岐伯曰：上气不足，下气有余，肠胃实而心肺虚。虚则营卫留于下，久之不以时上，故善忘也。

黄帝曰：人之善饥而不嗜食者，何气使然？岐伯曰：精气并于脾，热气留于胃，胃热则消谷，谷消故善饥。胃气逆上，则胃脘寒，故不嗜食也。

黄帝曰：病而不得卧者，何气使然？岐伯曰：卫气不得入于阴，常留于阳。留于阳则阳气满，阳气满则阳跷盛；不得入于阴则阴气虚，故目不瞑矣。

黄帝曰：病目而不得视者，何气使然？岐伯曰：卫气留于阴，不得行于阳。留于阴则阴气盛，阴气盛则阴跷满；不得入于阳则阳气虚，故目闭也。

黄帝曰：人之多卧者，何气使然？岐伯曰：此人肠胃大而皮肤湿，而分肉不解焉。肠胃大则卫气留久，皮肤湿则分肉不解，其行迟。夫卫气者，昼日常行于阳，夜行于阴，故阳气尽则卧，阴气尽则寤。故肠胃大，则卫气行留久；皮肤湿，分肉不解，则行迟。留于阴也久，其气不清，则欲瞑，故多卧矣。其肠胃小，皮肤滑以缓，分肉解利，卫气之留于阳也久，故少瞑焉。

黄帝曰：其非常经也，卒然多卧者，何气使然？岐伯曰：邪气留于上焦，上焦闭而不通，已食若饮汤，卫气留久于阴而不行，故卒然多卧焉。

黄帝曰：善。治此诸邪奈何？岐伯曰：先其脏腑，诛其小过，后调其气，盛者泻之，虚者补之。必先明知其形志之苦乐，定乃取之。

痈疽第八十一

黄帝曰：余闻肠胃受谷，上焦出气，以温分肉，而养骨节，通腠理。中焦出气如露，上注溪谷，而渗孙脉，津液和调，变化而赤为血。血和则孙脉先满溢，乃注于络脉，皆盈乃注于经脉。阴阳已张，因息乃行，行有经纪，周有道理，与天合同，不得休止。切而调之，从虚去实，泻则不足，疾则气减，留则先后。从实去虚，补则有余。血气已调，形气乃持。余已知血气之平与不平，未知痈疽之所从生，成败之时，死生之期有远近，何以度之？可得闻乎？

岐伯曰：经脉流行不止，与天同度，与地合纪。故天宿失度，日月薄蚀；地经失纪，水道流溢，草萓不成，五谷不殖；径路不通，民不往来，巷聚邑居，则别离异处。血气犹然，请言其故。夫血脉营卫，周流不休，上应星宿，下应经数。寒邪客于经络之中，则血泣，血泣则不通，不通则卫气归之，不得复反，故痈肿。寒气化为热，热胜则腐肉，肉腐则为脓，脓不泻则烂筋，筋烂则伤骨，骨伤则髓消，不当骨空，不得泄泻，血枯空虚，则筋骨肌肉不相荣，经脉败漏，熏于五脏，脏伤故死矣。

黄帝曰：愿尽闻痈疽之形，与忌日名。岐伯曰：痈发于嗌中，名曰猛疽。猛疽不治，化为脓，脓不泻，塞咽，半日死；其化为脓者，泻则合豕膏，冷食，三日而已。

发于颈，名曰夭疽。其痈大以赤黑，不急治，则热气下入渊腋，前伤任脉，内熏肝肺，熏肝肺十余日而死矣。

阳气大发，消脑留项，名曰脑烁。其色不乐，项痛而如刺以针，烦心者，死不可治。

发于肩及臑，名曰疵痈。其状赤黑，急治之，此令人汗出至足，不害五脏。痈发四五日，逞焫之。

发于腋下赤坚者，名曰米疽。治之以砭石，欲细而长，疏砭之，涂以豕膏，六日已，勿裹之。其痈坚而不溃者，为马刀挟瘿，急治之。

发于胸，名曰井疽。其状如大豆，三四日起，不早治，下入腹，不治，七日死矣。

发于膺，名曰甘疽。色青，其状如谷实菰蓏，常苦寒热，急治之，去其寒热，十岁死，死后出脓。

发于胁，名曰败疵。败疵者，女子之病也。灸之，其病大痈脓，治之，其中乃有生肉，大如赤小豆。剉陵翘草根各一升，以水一斗六升煮之，竭为取三升，则强饮厚衣，坐于釜上，令汗出至足已。

发于股胫，名曰股胫疽。其状不甚变，而痈脓搏骨，不急治，三十日死矣。

发于尻，名曰锐疽。其状赤坚大，急治之。不治，三十日死矣。

发于股阴，名曰赤施。不急治，六十日死。在两股之内，不治，十日而当死。

发于膝，名曰疵痈。其状大痈，色不变，寒热，如坚石，勿石，石之者死。须其柔，乃石之者生。

诸痈疽之发于节而相应者，不可治也。发于阳者，百日死；发于阴者，三十日死。

发于胫，名曰兔啮。其状赤至骨，急治之，不治害人也。

发于内踝，名曰走缓。其状痈也，色不变，数石其输，而止其寒热，不死。

发于足上下，名曰四淫。其状大痈，急治之，百日死。

发于足傍，名曰厉痈。其状不大，初如小指发，急治之，去其黑者；不消辄益，不治，百日死。

发于足指，名脱痈。其状赤黑，死不治；不赤黑，不死。不衰，急斩之，不则死矣。

黄帝曰：夫子言痈疽，何以别之？岐伯

曰：营卫稽留于经脉之中，则血泣而不行，不行则卫气从之而不通，壅遏而不得行，故热。大热不止，热胜则肉腐，肉腐则为脓，然不能陷，骨髓不为燋枯，五脏不为伤，故命曰痈。

黄帝曰：何谓疽？岐伯曰：热气淳盛，下陷肌肤，筋髓枯，内连五脏，血气竭，当其痈下，筋骨良肉皆无余，故命曰疽。疽者，上之皮夭以坚，上如牛领之皮。痈者，其皮上薄以泽。此其候也。

黄帝八十一难经

目录

一难曰：十二经皆有动脉，独取寸口，以决五脏六腑死生吉凶之法，何谓也？

然：寸口者，脉之大会，手太阴之脉动也。人一呼脉行三寸，一吸脉行三寸，呼吸定息，脉行六寸。人一日一夜，凡一万三千五百息，脉行五十度，周于身。漏水下百刻，荣卫行阳二十五度，行阴亦二十五度，为一周也，故五十度，复会于手太阴。寸口者，五脏六腑之所终始，故法取于寸口也。

二难曰：脉有尺寸，何谓也？

然：尺寸者，脉之大要会也。从关至尺，是尺内，阴之所治也；从关至鱼际，是寸内，阳之所治也。故分寸为尺，分尺为寸。故阴得尺内一寸，阳得寸内九分，尺寸终始一寸九分，故曰尺寸也。

三难曰：脉有太过，有不及，有阴阳相乘，有覆有溢，有关有格，何谓也。

然：关之前者，阳之动也，脉当见九分而浮。过者，法曰太过。减者，法曰不及。遂上鱼为溢，为外关内格，此阴乘之脉也。关以后者，阴之动也，脉当见一寸而沉。过者，法曰太过；减者，法曰不及。遂入尺为覆，为内关外格，此阳乘之脉也。故曰覆溢，是其真脏之脉，人不病而死也。

四难曰：脉有阴阳之法，何谓也？

然：呼出心与肺，吸入肾与肝，呼吸之间，脾受谷味也，其脉在中。浮者阳也，沉者阴也，故曰阴阳也。

心肺俱浮，何以别之？

然：浮而大散者，心也；浮而短涩者，肺也。

肾肝俱沉，何以别之？

然：牢而长者，肝也。按之濡，举指来实者，肾也。脾者中州，故其脉在中，是阴阳之法也。

脉有一阴一阳，一阴二阳，一阴三阳；有一阳一阴，一阳二阴，一阳三阴。如此之言，寸口有六脉俱动耶？

然：此言者，非有六脉俱动也，谓浮沉长短滑涩也。浮者阳也，滑者阳也，长者阳也；沉者阴也，短者阴也，涩者阴也。所谓一阴一阳者，谓脉来沉而滑也；一阴二阳者，谓脉来沉滑而长也；一阴三阳者，谓脉来浮滑而长，时一沉也；所谓一阳一阴者，谓脉来浮而涩也；一阳二阴者，谓脉来长而沉涩也；一阳三阴者，谓脉来沉涩而短，时一浮也。各以其经所在，名病逆顺也。

五难曰：脉有轻重，何谓也？

然：初持脉如三菽之重，与皮毛相得者，肺部也。如六菽之重，与血脉相得者，心部也。如九菽之重，与肌肉相得者，脾部也。如十二菽之重，与筋平者，肝部也。按之至骨，举指来疾者，肾也。故曰轻重也。

六难曰：脉有阴盛阳虚，阳盛阴虚，何谓也？

然：浮之损小，沉之实大，故曰阴盛阳虚。沉之损小，浮之实大，故曰阳盛阴虚。是阴阳虚实之意也。

七难曰：经言少阳之至，乍小乍大，乍短乍长；阳明之至，浮大而短；太阳之至，洪大而长；太阴之至，紧大而长；少阴之至，紧细而微；厥阴之至，沉短而敦。此六者，是平脉邪？将病脉耶？

然：皆王脉也。其气以何月，各王几日？

然：冬至之后，得甲子少阳王，复得甲子阳明王，复得甲子太阳王，复得甲子太阴王，复得甲子少阴王，复得甲子厥阴王。王各六十日，六六三百六十日，以成一岁。此三阳三阴之王时日大要也。

八难曰：寸口脉平而死者，何谓也？

然：诸十二经脉者，皆系于生气之原。所谓生气之原者，谓十二经之根本也，谓肾间动气也。此五脏六腑之本，十二经脉之根，呼吸之门，三焦之原，一名守邪之神。故气者，人之根本也，根绝则茎叶枯矣。寸口脉平而死者，生气独绝于内也。

九难曰：何以别知脏腑之病耶？

然：数者腑也，迟者脏也。数则为热，迟则为寒。诸阳为热，诸阴为寒。故以别知脏腑之病也。

十难曰：一脉为《十变》者，何谓也？

然：五邪刚柔相逢之意也。假令心脉急甚者，肝邪干心也。心脉微急者，胆邪干小肠也。心脉大甚者，心邪自干心也。心脉微大者，小肠邪自干小肠也。心脉缓甚者，脾邪干心也。心脉微缓者，胃邪干小肠也。心脉涩甚者，肺邪干心也。心脉微涩者，大肠邪干小肠也。心脉沉甚者，肾邪干心也。心脉微沉者，膀胱邪干小肠也。五脏各有刚柔邪？故令一脉辄变为十也。

十一难曰：经言脉不满五十动而一止，一脏无气者，何脏也？

然：人吸者随阴入，呼者因阳出。今吸不能至肾，至肝而还。故知一脏无气者，肾气先尽也。

十二难曰：经言五脏脉已绝于内，用针者反实其外。五脏脉已绝于外，用针者反实其内。内外之绝，何以别之？

然：五脏脉已绝于内者，肾肝气已绝于内也，而医反补其心肺。五脏脉已绝于外者，其心肺脉已绝于外也，而医反补其肾肝。阳绝补阴，阴绝补阳，是谓实实虚虚，损不足益有余。如此死者，医杀之耳。

十三难曰：经言见其色而不得其脉，反得相胜之脉者，即死。得相生之脉者，病即自已。色之与脉，当参相应，为之奈何？

然：五脏有五色，皆见于面，亦当与寸口尺内相应。假令色青，其脉当弦而急；色赤，其脉浮大而散；色黄，其脉中缓而大；色白，其脉浮涩而短；色黑，其脉沉濡而滑。此所谓五色之与脉，当参相应也。脉数，尺之皮肤亦数；脉急，尺之皮肤亦急；脉缓，尺之皮肤亦缓；脉涩，尺之皮肤亦涩；脉滑，尺之皮肤亦滑。

五脏各有声色臭味，当与寸口尺内相应，其不相应者病也。假令色青，其脉浮涩而短，若大而缓为相胜；浮大而散，若小而滑为相生也。

经言：知一为下工，知二为中工，知三为上工。上工者十全九，中工者十全八，下工者十全六。此之谓也。

十四难曰：脉有损至，何谓也？

然：至之脉，一呼再至曰平，三至曰离经，四至曰夺精，五至曰死，六至曰命绝，此至之脉也。何谓损？一呼一至曰离经，再呼一至曰夺精，三呼一至曰死，四呼一至曰命绝，此损之脉也。至脉从下上，损脉从上下也。

损脉之为病，奈何？

然：一损损于皮毛，皮聚而毛落；二损损于血脉，血脉虚少，不能荣于五脏六腑；三损损于肌肉，肌肉消瘦，饮食不能为肌肤；四损损于筋，筋缓不能自收持；五损损于骨，骨痿不能起于床。反此者至于收病也。从上下者，骨痿不能起于床者死。从下上者，皮聚而毛落者死。

治损之法奈何？

然：损其肺者，益其气。损其心者，调其荣卫。损其脾者，调其饮食，适其寒温。损其肝者，缓其中。损其肾者，益其精。此治损之法也。

脉有一呼再至，一吸再至；有一呼三至，一吸三至；有一呼四至，一吸四至；有一呼五至，一吸五至；有一呼六至，一吸六至；有一呼一至，一吸一至；有再呼一至，再吸一至；有呼吸再至。脉来如此，何以别知其病也？

然：脉来一呼再至，一吸再至，不大不小，曰平。一呼三至，一吸三至，为适得病，前大后小，即头痛目眩，前小后大，即胸满短气。一呼四至，一吸四至，病欲甚，脉洪大者，苦烦满，沉细者，腹中痛，滑者伤热，涩者中雾露。一呼五至，一吸五至，其人当困，沉细夜加，浮大昼加，不大不小，虽困可治；其有大小者，为难治。一呼六至，一吸六至，为死脉也，沉细夜死，浮大昼死。一呼一至，一吸一至，名曰损，人虽能行，犹当着床，所以然者，血气皆不足故也；再呼一至，再吸一至，名曰无魂，无魂者当死也，人虽能行，名曰行尸。

上部有脉，下部无脉，其人当吐，不吐者死。上部无脉，下部有脉，虽困无能为害也。所以然者，譬如人之有尺，树之有根，枝叶虽枯槁，根本将自生。脉有根本，人有元气，故知不死。

十五难曰：经言春脉弦，夏脉钩，秋脉毛，冬脉石，是王脉耶？将病脉也？

然：弦钩毛石者，四时之脉也。春脉弦者，肝东方木也，万物始生，未有枝叶，故其脉之来，濡弱而长，故曰弦。

夏脉钩者，心南方火也，万物之所盛，垂枝布叶，皆下曲如钩，故其脉之来疾去迟，故曰钩。

秋脉毛者，肺西方金也，万物之所终，草木华叶，皆秋而落，其枝独在，若毫毛也，故其脉之来，轻虚以浮，故曰毛。

冬脉石者，肾北方水也，万物之所藏也，盛冬之时，水凝如石，故其脉之来，沉濡而滑，故曰石。此四时之脉也。

如有变奈何？

然：春脉弦，反者为病。

何谓反？

然：其气来实强，是谓太过，病在外；气来虚微，是谓不及，病在内。气来厌厌聂聂，如循榆叶，曰平。益实而滑，如循长竿，曰病。急而劲益强，如新张弓弦，曰死。春脉微弦，曰平。弦多胃气少，曰病。但弦无胃气，曰死。春以胃气为本。

夏脉钩，反者为病。何谓反？

然：气来实强，是谓太过，病在外；气来虚微，是谓不及，病在内。其脉来累累如环，如循琅玕，曰平。来而益数，如鸡举足者，曰病。前曲后居，如操带钩，曰死。夏脉微钩，曰平。钩多胃气少，曰病。但钩无胃气，曰死。夏以胃气为本。

秋脉微毛，反者为病。何谓反？

然：其气来实强，是谓太过，病在外；气来虚微，是谓不及，病在内。其脉来蔼蔼如车盖，按之益大，曰平。不上不下，如循鸡羽，曰病。按之萧索，如风吹毛，曰死。秋脉微毛，曰平。毛多胃气少，曰病。但毛无胃气，曰死。秋以胃气为本。

冬脉石，反者为病。何谓反？

然：其气来实强，是谓太过，病在外；气来虚微，是谓不及，病在内。脉来上大下兑，濡滑如雀之喙，曰平。啄啄连属，其中微曲，曰病。来如解索，去如弹石，曰死。冬脉微石，曰平。石多胃气少。曰病。但石无胃气，曰死。冬以胃气为本。

胃者，水谷之海也，主禀四时，故皆以胃气为本，是谓四时之变病，死生之要会也。脾者，中州也，其平和不可得见，衰乃见耳。来如雀之啄，如水之下漏，是脾之衰见也。

十六难曰：脉有三部九候，有阴阳，有轻重，有六十首，一脉变为四时，离圣久远，各自是其法，何以别之？

然：是其病有内外证。

其病为之奈何？

然：假令得肝脉，其外证善洁、面青、善怒。其内证齐左有动气，按之牢若痛。其病四肢满、闭癃、溲便难、转筋。有是者肝也，无是者非也。

假令得心脉，其外证面赤、口干、喜笑。其内证齐上有动气，按之牢若痛。其病烦心，心痛，掌中热而啘。有是者心也，无是者非也。

假令得脾脉，其外证面黄、善噫、善思、善味。其内证当齐有动气，按之牢若痛。其病腹胀满、食不消、体重节痛、怠堕嗜卧、四肢不收。有是者脾也，无是者非也。

假令得肺脉，其外证面白、善嚏、悲愁不乐、欲哭。其内证齐右有动气，按之牢若痛。其病喘咳、洒淅寒热。有是者肺也，无是者非也。

假令得肾脉，其外证面黑、喜恐、欠。其内证齐下有动气，按之牢若痛。其病逆气、少腹急痛、泄如下重、足胫寒而逆。有是者肾也，无是者非也。

十七难曰：经言病或有死，或有不治自愈，或连年月不已，其死生存亡，可切脉而知之耶？

然：可尽知也。诊病，若闭目不欲见人者，脉当得肝脉强急而长，而反得肺脉浮短而涩者，死也。

病若开目而渴，心下牢者，脉当得紧实而数，反得沉濡而微者，死也。

病若吐血，复鼽衄血者，脉当沉细，而反浮大而牢者，死也。

病若谵言妄语，身当有热，脉当洪大，而反手足厥逆，脉沉细而微者，死也。

病若大腹而泄者，脉当微细而涩，反紧大而滑者，死也。

十八难曰：脉有三部，部有四经。手有太阴、阳明，足有太阳、少阴，为上下部，何谓也？

然：手太阴、阳明金也，足少阴、太阳水也。金生水，水流下行而不能上，故在下部也。足厥阴、少阳木也，生手太阳、少阴火，火炎上行而不能下，故为上部。手心主少阳火，生足太阴阳明土，土主中官，故在中部也。此皆五行子母更相生养者也。

脉有三部九候，各何所主之？

然：三部者，寸关尺也；九候者，浮中沉也。上部法天，主胸以上至头之有疾也；中部法人，主膈以下至齐之有疾也；下部法地，主齐以下至足之有疾也。审而刺之者也。

人病有沉滞久积聚，可切脉而知之耶？

然：诊在右胁有积气，得肺脉结，脉结甚则积甚，结微则气微。

诊不得肺脉，而右胁有积气者，何也？

然：肺脉虽不见，右手脉当沉伏。

其外痼疾同法耶？将异也？

然：结者，脉来去时一止无常数，名曰结也。伏者，脉行筋下也。浮者，脉在肉上行也。左右表里，法皆如此。假令脉结伏者，内无积聚，脉浮结者，外无痼疾；有积聚，脉不结伏，有痼疾脉不浮结，为脉不应病，病不应脉，是为死病也。

十九难曰：经言脉有逆顺，男女有常，而反者，何谓也？

然：男子生于寅，寅为木，阳也。女子生于申，申为金，阴也。故男脉在关上，女脉在关下，是以男子尺脉恒弱，女子尺脉恒盛，是其常也。反者，男得女脉，女得男脉也。

其为病何如？

然：男得女脉为不足，病在内，左得之病则在左，右得之病则在右，随脉言之也。女得男脉为太过，病在四肢，左得之病在左，右得之病在右，随脉言之，此之谓也。

二十难曰：经言脉有伏匿，伏匿于何脏，而言伏匿耶？

然：谓阴阳更相乘，更相伏也。脉居阴部，而反阳脉见者，为阳乘阴也，脉虽时沉涩而短，此谓阳中伏阴也。脉居阳部，而反阴脉见者，为阴乘阳也，脉虽时浮滑而长，此谓阴中伏阳也。

重阳者狂，重阴者癫；脱阳者见鬼，脱阴者目盲。

二十一难曰：经言人形病，脉不病，曰生；脉病，形不病，曰死。何谓也？

然：人形病，脉不病，非有不病者也，谓息数不应脉数也，此大法。

二十二难曰：经言脉有是动，有所生病，一脉辄变为二病者，何也？

然：经言是动者，气也；所生病者，血也。邪在气，气为是动；邪在血，血为所生病。气主呴之，血主濡之。气留而不行者，为气先病也，血壅而不濡者，为血后病也。故先为是动，后所生病也。

二十三难曰：手足三阴三阳，脉之度数，可晓以不？

然：手三阳之脉，从手至头，长五尺，五六合三丈。

手三阴之脉，从手至胸中，长三尺五寸，三六一丈八尺，五六三尺，合二丈一尺。

足三阳之脉，从足至头，长八尺，六八四丈八尺。

足三阴之脉，从足至胸，长六尺五寸，六六三丈六尺，五六三尺，合三丈九尺。

人两足跷脉，从足至目，长七尺五寸，二七一丈四尺。二五一尺，合一丈五尺。

督脉、任脉，各长四尺五寸，二四八尺，二五一尺，合九尺。

凡脉长一十六丈二尺，此所谓经脉长短之数也。

经脉十二，络脉十五，何始何穷也？

然：经脉者，行血气，通阴阳，以荣于身者也。其始从中焦，注手太阴、阳明，阳明注足阳明、太阴，太阴注手少阴、太阳，太阳注足太阳、少阴，少阴注手心主、少阳，少阳注足少阳、厥阴，厥阴复还注手太阴；别络十五，皆因其原，如环无端，转相溉灌，朝于寸口、人迎，以处百病，而决死生也。

经曰：明知终始，阴阳定矣，何谓也？

然：终始者，脉之纪也。寸口、人迎，阴阳之气通于朝，使如环无端，故曰始也。终者，三阴三阳之脉绝，绝则死，死各有形，故曰终也。

二十四难曰：手足三阴三阳气已绝，何以为候，可知其吉凶不？

然：足少阴气绝，即骨枯。少阴者，冬脉也，伏行而温于骨髓。故骨髓不温，即肉不著骨。骨肉不相亲，即肉滞而却。肉濡而却，故齿长而枯，发无润泽。无润泽者，骨先死。戊日笃，己日死。

足太阴气绝，则脉不荣其口唇。口唇者，肌肉之本也。脉不荣则肌肉不滑泽，肌肉不滑泽则肉满，肉满则唇反，唇反则肉先死，甲日笃，乙日死。

足厥阴气绝，即筋缩引卵与舌卷。厥阴者，肝脉也。肝者，筋之合也。筋者，聚于阴器，而络于舌本。故脉不荣，则筋缩急。筋缩急，即引卵与舌，故舌卷卵缩，此筋先死。庚日笃，辛日死。

手太阴气绝，即皮毛焦。太阴者，肺也，行气温于皮毛者也。气弗荣，则皮毛焦。皮毛焦，则津液去。津液去即皮节伤。皮节伤，则皮枯毛折。毛折者，则毛先死。丙日笃，丁日死。

手少阴气绝，则脉不通，脉不通则血不流，血不流则色泽去，故面色黑如黧，此血先死。壬日笃，癸日死。

三阴气俱绝者，则目眩转、目瞑。目瞑者为失志，失志者，则志先死，死即目瞑也。

六阳气俱绝者，则阴与阳相离。阴阳相离，则腠理泄。绝汗乃出，大如贯珠，转出不流，即气先死。旦占夕死，夕占旦死。

二十五难曰：有十二经，五脏六腑十一耳。其一经者，何等经也？

然：一经者，手少阴与心主别脉也。心主与三焦为表里，俱有名而无形，故言经有十二也，

二十六难曰：经有十二，络有十五，余三络者，是何等络也？

然：有阳络，有阴络，有脾之大络。阳络者，阳跷之络也；阴络者，阴跷之络也，故络有十五焉。

二十七难曰：脉有奇经八脉者，不拘于十二经，何也？

然：有阳维，有阴维，有阳跷，有阴跷，有冲，有督，有任，有带之脉。凡此八脉者，皆不拘于经，故曰奇经八脉也。

经有十二，络有十五，凡二十七气，相随上下，何独不拘于经也？

然：圣人图设沟渠，通利水道，以备不虞。天雨降下，沟渠溢满，当此之时，雾霈妄行，圣人不能复图也。此络脉满溢，诸经不能复拘也。

二十八难曰：其奇经八脉者，既不拘于十二经，皆何起何继也？

然：督脉者，起于下极之俞，并于脊里，上至风府，入属于脑。

任脉者，起于中极之下，以上毛际，循腹里，上关元，至喉咽。

冲脉者，起于气冲，并足阳明之经，夹齐上行，至胸中而散也。

带脉者，起于季胁，回身一周。

阳跷脉者，起于跟中，循外踝上行，入风池。

阴跷脉者，亦起于跟中，循内踝上行，至咽喉，交贯冲脉。

阳维、阴维者，维络于身，溢畜不能环流灌溉诸经者也。故阳维起于诸阳会也。阴维起于诸阴交也。

比于圣人图设沟渠，沟渠满溢，流于深湖，故圣人不能拘通也。而人脉隆盛，入于八脉，而不环周，故十二经亦不能拘之。其受邪气，畜则肿热，砭射之也。

二十九难曰：奇经之为病，何如？

然：阳维维于阳。阴维维于阴，阴阳不能自相维，则怅然失志，溶溶不能自收

持。阴跷为病，阳缓而阴急。阳跷为病，阴缓而阳急。冲之为病，逆气而里急。督之为病，脊强而厥。任之为病，其内苦结，男子为七疝，女子为瘕聚。带之为病，腹满，腰溶溶若坐水中。此奇经八脉之为病也。

三十难曰：荣气之行，常与卫气相随不？

然：经言：人受气于谷，谷入于胃，乃传与五脏六腑，五脏六腑皆受于气。其清者为荣，浊者为卫。荣行脉中，卫行脉外，荣周不息，五十而复大会，阴阳相贯，如环之无端，故知荣卫相随也。

三十一难曰：三焦者，何禀何生，何始何终，其治常在何许，可晓以不？

然：三焦者，水谷之道路，气之所终始也。上焦者，在心下，下膈，在胃上口，主内而不出，其治在膻中，玉堂下一寸六分，直两乳间陷者是。中焦者，在胃中脘，不上不下，主腐熟水谷，其治在脐傍；下焦者，当膀胱上口，主分别清浊，主出而不内，以传导也，其治在齐下一寸，故名曰三焦。其腑在气街。

三十二难曰：五脏俱等，而心肺独在膈上者，何也？

然：心者血，肺者气，血为荣，气为卫，相随上下，谓之荣卫，通行经络，营周于外，故令心肺在膈上也。

三十三难曰：肝青象木，肺白象金。肝得水而沉，木得水而浮。肺得水而浮，金得水而沉，其意何也？

然：肝者，非为纯木也，乙角也，庚之柔。大言阴与阳，小言夫与妇，释其微阳，而吸其微阴之气，其意乐金，又行阴道多，故令肝得水而沉也。肺者，非为纯金也，辛商也，丙之柔。大言阴与阳，小言夫与妇，释其微阴，婚而就火，其意乐火，又行阳道多，故令肺得水而浮也。

肺熟而复沉，肝熟而复浮者，何也？故知辛当归庚，乙当归甲也。

三十四难曰：五脏各有声色臭味，可晓知以不？

然：《十变》言：肝色青，其臭臊，其味酸，其声呼，其液泣。心色赤，其臭焦，其味苦，其声言，其液汗。脾色黄，其臭香，其味甘，其声歌，其液涎。肺色白，其臭腥，其味辛，其声哭，其液涕。肾色黑，其臭腐，其味咸，其声呻，其液唾。是五脏声色臭味也。

五脏有七神，各何所藏耶？

然：脏者，人之神气所舍藏也。故肝藏魂，肺藏魄，心藏神，脾藏意与智，肾藏精与志也。

三十五难曰：五脏各有所腑，皆相近，而心肺独去大肠小肠远者，何谓也？

然：经言心荣肺卫，通行阳气，故居在上。大肠小肠，传阴气而下，故居在下，所以相去而远也。

又诸腑者，皆阳也，清净之处。今大肠小肠，胃与膀胱，皆受不净，其意何也？

然：诸腑者谓是，非也。经言：小肠者，受盛之腑也；大肠者，传泻行道之腑也；胆者，清净之腑也；胃者，水谷之腑也；膀胱者，津液之腑也。一腑犹无两名，故知非也。

小肠者，心之腑；大肠者，肺之腑；胃者，脾之腑；胆者，肝之腑；膀胱者，肾之腑。

小肠谓赤肠，大肠谓白肠，胆者谓青

肠，胃者谓黄肠，膀胱者谓黑肠。下焦所治也。

三十六难曰：脏各有一耳，肾独有两者，何也？

然：肾两者，非皆肾也，其左者为肾，右者为命门。命门者，诸神精之所舍，原气之所系也。故男子以藏精，女子以系胞。故知肾有一也。

三十七难曰：五脏之气，于何发起，通于何许，可晓以不？

然：五脏者，当上关于九窍也。故肺气通于鼻，鼻和则知香臭矣；肝气通于目，目和则知黑白矣；脾气通于口，口和则知谷味矣；心气通于舌，舌和则知五味矣；肾气通于耳，耳和则知五音矣。五脏不和，则九窍不通，六腑不和，则留结为痈。

邪在六腑，则阳脉不和，阳脉不和，则气留之，气留之，则阳脉盛矣。邪在五脏，则阴脉不和，阴脉不和，则血留之，血留之，则阴脉盛矣。阴气太盛，则阳气不得相营也，故曰格。阳气太盛，则阴气不得相营也，故曰关。阴阳俱盛，不得相营也，故曰关格。关格者，不得尽其命而死矣。

经言气独行于五脏，不营于六腑者，何也？

然：气之所行也，如水之流不得息也。故阴脉营于五脏，阳脉营于六腑，如环无端，莫知其纪，终而复始，其不覆溢。人气内温于脏腑，外濡于腠理。

三十八难曰：脏唯有五，腑独有六者，何也？

然：所以腑有六者，谓三焦也，有原气之别焉，主持诸气，有名而无形，其经属手少阳。此外腑也，故言腑有六焉。

三十九难曰：经言腑有五，脏有六者，何也？

然：六腑者，正有五腑也。然。五脏有六脏者，谓肾有两脏也，其左为肾，右为命门。命门者，谓精神之所舍也，男子以藏精，女子以系胞。其气与肾通，故言脏有六也。

腑有五者，何也？

然：五脏各一腑，三焦亦是一腑，然不属于五脏，故言腑有五焉。

四十难曰：经言肝主色，心主臭，脾主味，肺主声，肾主液。鼻者肺之候，而反知香臭，耳者肾之候，而反闻声，其意何也？

然：肺者西方金也，金生于巳，巳者南方火也，火者心，心主臭，故令鼻知香臭。肾者北方水也，水生于申，申者西方金，金者肺，肺主声，故令耳闻声。

四十一难曰：肝独有两叶，以何应也？

然：肝者东方木也，木者，春也，万物始生，其尚幼小，意无所亲，去太阴尚近，离太阳不远，犹有两心，故有两叶，亦应木叶也。

四十二难曰：人肠胃长短，受水谷多少，各几何？

然：胃大一尺五寸，径五寸，长二尺六寸，横屈受水谷三斗五升，其中常留谷二斗，水一斗五升。小肠大二寸半，径八分，分之少半，长三丈二尺，受谷二斗四升，水六升三合，合之大半。回肠大四寸，径一寸半，长二丈一尺，受谷一斗，水七升半。广肠大八寸，径二寸半，长二尺八寸，受谷九升三合，八分合之一。故肠胃凡长五丈八尺四寸，合受水谷八斗七升六合八分合之一。

此肠胃长短，受水谷之数也。

肝重四斤四两，左三叶右四叶，凡七叶，主藏魂。心重十二两，中有七孔三毛，盛精汁三合，主藏神。脾重二斤三两，扁广三寸，长五寸，有散膏半斤，主裹血，温五脏，主藏意。肺重三斤三两，六叶两耳，凡八叶，主藏魄。肾有两枚，重一斤一两，主藏志。

胆在肝之短叶间，重三两三铢，盛精汁三合。胃重二斤二两，纡曲屈伸，长二尺六寸，大一尺五寸，径五寸，盛谷二斗，水一斗五升。小肠重二斤十四两，长三丈二尺，广二寸半，径八分，分之少半，左回叠积十六曲，盛谷二斗四升，水六升三合，合之大半。大肠重二斤十二两，长二丈一尺，广四寸，径一寸，当齐右回十六曲，盛谷一斗，水七升半。膀胱重九两二铢，纵广九寸，盛溺九升九合。

口广二寸半，唇至齿长九分，齿以后至会厌，深三寸半，大容五合。舌重十两，长七寸，广二寸半。咽门重十两，广二寸半，至胃长一尺六寸。喉咙重十二两，广二寸，长一尺二寸，九节。肛门重十二两，大八寸，径二寸大半，长二尺八寸，受谷九升三合，八分合之一。

四十三难曰：人不食饮，七日而死者，何也？

然：人胃中当有留谷二斗，水一斗五升，故平人日再至圊，一行二升半；一日中五升，七日五七三斗五升，而水谷尽矣。故平人不食饮七日而死者，水谷津液俱尽，即死矣。

四十四难曰：七冲门何在？

然：唇为飞门，齿为户门，会厌为吸门，胃为贲门，太仓下口为幽门，大肠小肠会为阑门，下极为魄门，故曰七冲门也。

四十五难曰：经言八会者，何也？

然：腑会太仓，脏会季胁，筋会阳陵泉，髓会绝骨，血会鬲俞，骨会大杼，脉会太渊，气会三焦外一筋直两乳内也。热病在内者，取其会之气穴也。

四十六难曰：老人卧而不寐，少壮寐而不寤者，何也？

然：经言：少壮者，血气盛，肌肉滑，气道通，荣卫之行，不失于常，故昼日精，夜不寤。老人血气衰，肌肉不滑，荣卫之道涩，故昼日不能精，夜不得寐也。故知老人不得寐也。

四十七难曰：人面独能耐寒者，何也？

然：人头者，诸阳之会也，诸阴脉皆至颈、胸中而还，独诸阳脉皆上至头耳，故令面耐寒也。

四十八难曰：人有三虚三实，何谓也？

然：有脉之虚实，有病之虚实，有诊之虚实也。脉之虚实者，濡者为虚，紧牢者为实。病之虚实者，出者为虚，入者为实，言者为虚，不言者为实；缓者为虚，急者为实。诊之虚实者，痒者为虚，痛者为实；外痛内快，为外实内虚，内痛外快，为内实外虚。故曰虚实也。

四十九难曰：有正经自病，有五邪所伤，何以别之？

然：经言忧愁思虑则伤心，形寒饮冷则伤肺。恚怒气逆，上而不下则伤肝。饮食劳倦则伤脾。久坐湿地，强力入水则伤肾。是正经之自病也。

何谓五邪？

然：有中风，有伤暑，有饮食劳倦，有伤寒，有中湿。之谓五邪。

假令心病，何以知中风得之？

然：其色当赤。何以言之？肝主色，自入为青，入心为赤，入脾为黄，入肺为白，入肾为黑。肝为心邪，故知当赤色。其病身热，胁下满痛，其脉浮大而弦。

何以知伤暑得之？

然：当恶焦臭。何以言之？心主臭，自入为焦臭，入脾为香臭，入肝为臊臭，入肾为腐臭，入肺为腥臭。故知心病伤暑得之。当恶焦臭，其病身热而烦，心痛，其脉浮大而散。

何以知饮食劳倦得之？

然：当喜苦味也。何以言之？脾主味，入肝为酸，入心为苦，入肺为辛，入肾为咸，自入为甘。故知脾邪入心，为喜苦味也。其病身热而体重嗜卧，四肢不收，其脉浮大而缓。

何以知伤寒得之？

然：当谵言妄语。何以言之？肺主声，入肝为呼，入心为言，入脾为歌，入肾为呻，自入为哭，故知肺邪入心，为谵言妄语也。其病身热，洒洒恶寒，甚则喘咳，其脉浮大而涩。

何以知中湿得之？

然：当喜汗出不可止。何以言之？肾主液，入肝为泣，入心为汗，入脾为涎，入肺为涕，自入为唾。故知肾邪入心，为汗出不可止也。其病身热，而小腹痛，足胫寒而逆，其脉沉濡而大。此五邪之法也。

五十难曰：病有虚邪，有实邪，有贼邪，有微邪，有正邪，何以别之？

然：从后来者，为虚邪；从前来者，为实邪；从所不胜来者，为贼邪；从所胜来者，为微邪；自病者，为正邪。何以言之？假令心病，中风得之为虚邪，伤暑得之为正邪，饮食劳倦得之为实邪，伤寒得之为微邪，中湿得之，为贼邪。

五十一难曰：病有欲得温者，有欲得寒者，有欲得见人者，有不欲得见人者，而各不同，病在何脏腑也？

然：病欲得寒，而欲见人者，病在腑也；病欲得温，而不欲得见人者，病在脏也，何以言之？腑者阳也，阳病欲得寒，又欲见人；脏者阴也，阴病欲得温，又欲闭户独处，恶闻人声。故以别知脏腑之病也。

五十二难曰：腑脏发病，根本等不？

然：不等也。

其不等奈何？

然：脏病者，止而不移，其病不离其处。腑病者，仿佛贲响，上下行流，居处无常，故以此知脏腑根本不同也。

五十三难曰：经言七传者死，间脏者生，何谓也？

然：七传者，传其所胜也。间脏者，传其子也。何以言之？假令心病传肺，肺传肝，肝传脾，脾传肾，肾传心，一脏不再伤，故言七传者死也。间脏者，传其所生也。假令心病传脾，脾传肺，肺传肾，肾传肝，肝传心，是母子相传，竟而复始，如环无端，故言生也。

五十四难曰：脏病难治，腑病易治，何谓也？

然：脏病所以难治者，传其所胜也。腑病易治者，传其子也。与七传间脏同法也。

五十五难曰：病有积、有聚，何以别之？

然：积者，阴气也；聚者，阳气也。故阴沉而伏，阳浮而动。气之所积，名曰积，气之所聚，名曰聚。故积者，五脏所生，聚者，六腑所成也。积者，阴气也，其始发有常处，其痛不离其部，上下有所终始，左右有所穷处；聚者，阳气也，其始发无根本，上下无所留止，其痛无常处，谓之聚。故以是别知积聚也。

五十六难曰：五脏之积，各有名乎？以何月何日得之？

然：肝之积名曰肥气，在左胁下，如覆杯，有头足，久不愈，令人发咳逆瘖疟，连岁不已，以季夏戊己日得之。何以言之？肺病传于肝，肝当传脾，脾季夏适王，王者不受邪，肝复欲还肺，肺不肯受，故留结为积，故知肥气以季夏戊己日得之。

心之积名曰伏梁，起齐上，大如臂，上至心下，久不愈，令人病烦心，以秋庚辛日得之。何以言之？肾病传心，心当传肺，肺以秋适王，王者不受邪，心复欲还肾，肾不肯受，故留结为积。故知伏梁以秋庚辛日得之。

脾之积名曰痞气，在胃脘，覆大如盘，久不愈，令人四肢不收，发黄疸，饮食不为肌肤，以冬壬癸日得之。何以言之？肝病传脾，脾当传肾，肾以冬适王，王者不受邪，脾复欲还肝，肝不肯受，故留结为积。故知痞气以冬壬癸日得之。

肺之积名曰息贲，在右胁下，覆大如杯，久不已，令人洒淅寒热，喘咳，发肺壅，以春甲乙日得之。何以言之？心病传肺，肺当传肝，肝以春适王，王者不受邪，肺复欲还心，心不肯受，故留结为积。故知息贲以春甲乙日得之。

肾之积名曰奔豚，发于少腹，上至心下，若豚状，或上或下无时，久不已，令人喘逆，骨痿少气，以夏丙丁日得之。何以言之？脾病传肾，肾当传心，心以夏适王，王者不受邪，肾复欲还脾，脾不肯受，故留结为积。故知贲豚以夏丙丁日得之。

此五积之要法也。

五十七难曰：泄凡有几，皆有名不？

然：泄凡有五，其名不同。有胃泄，有脾泄，有大肠泄，有小肠泄，有大瘕泄，名曰后重。胃泄者，饮食不化，色黄；脾泄者，腹胀满，泄注，食即呕吐逆；大肠泄者，食已窘迫，大便色白，肠鸣切痛；小肠泄者，溲而便脓血，少腹痛；大瘕泄者，里急后重，数至圊而不能便，茎中痛。

此五泄要之法也。

五十八难曰：伤寒有几，其脉有变不？

然：伤寒有五，有中风，有伤寒，有湿温，有热病，有温病，其所苦各不同。

中风之脉，阳浮而滑，阴濡而弱；湿温之脉，阳濡而弱，阴小而急；伤寒之脉，阴阳俱盛而紧涩；热病之脉，阴阳俱浮，浮之而滑，沉之散涩；温病之脉，行在诸经，不知何经之动也，各随其经所在而取之。

伤寒有汗出而愈，下之而死者；有汗出而死，下之而愈者，何也？

然：阳虚阴盛，汗出而愈，下之即死；阳盛阴虚，汗出而死，下之而愈。

寒热之病，候之如何也？

然：皮寒热者，皮不可近席，毛发焦，鼻槁，不得汗；肌寒热者，肌痛，唇舌槁，无汗；骨寒热者，病无所安，汗注不休，齿本槁痛。

五十九难曰：狂癫之病，何以别之？

然：狂疾之始发，少卧而不饥，自高贤

也，自辨智也，自贵倨也，妄笑好歌乐，妄行不休是也。癫疾始发，意不乐，直视僵仆，其脉三部阴阳俱盛是也。

六十难曰：头心之病，有厥痛，有真痛，何谓也？

然：手三阳之脉，受风寒，伏留而不去者，则名厥头痛；入连在脑者，名真头痛。其五脏气相干，名厥心痛；其痛甚，但在心，手足青者，即名真心痛。其真心痛者，旦发夕死，夕发旦死。

六十一难曰：经言望而知之，谓之神；闻而知之，谓之圣；问而知之，谓之工；切脉而知之，谓之巧。何谓也？

然：望而知之者，望见其五色，以知其病；闻而知之者，闻其五音，以别其病；问而知之者，问其所欲五味，以知其病所起所在也；切脉而知之者，诊其寸口，视其虚实，以知其病，病在何脏腑也。经言以外知之，曰圣；以内知之，曰神。此之谓也。

六十二难曰：脏井荥有五，腑独有六者，何谓也？

然：腑者，阳也，三焦行于诸阳，故置一俞，名曰原。腑有六者，亦与三焦共一气也。

六十三难曰：《十变》言：五脏六腑荥合，皆以井为始者，何也？

然：井者，东方春也，万物之始生，诸蚑行喘息，蜎飞蠕动，当生之物，莫不以春而生。故岁数始于春，日数始于甲，故以井为始也。

六十四难曰：《十变》又言：阴井木，阳井金；阴荥火，阳荥水；阴俞土，阳俞木；阴经金，阳经火；阴合水，阳合土。阴阳皆不同，其意何也？

然：是刚柔之事也。阴井乙木，阳井庚金。阳井庚，庚者，乙之刚也。阳井乙，乙者，庚之柔也。乙为木，故言阴井木也。庚为金，故言阳井金也。余皆仿此。

六十五难曰：经言：所出为井，所入为合，其法奈何？

然：所出为井，井者，东方春也，万物之始生，故言所出为井也。所入为合，合者，北方冬也，阳气入藏，故言所入为合也。

六十六难曰：经言肺之原，出于太渊；心之原，出于大陵；肝之原，出于太冲；脾之原，出于太白；肾之原，出于太谿，少阴之原，出于兑骨；胆之原，出于丘墟；胃之原，出于冲阳；三焦之原，出于阳池；膀胱之原，出于京骨；大肠之原，出于合谷；小肠之原，出于腕骨。十二经皆以俞为原者，何也？

然：五脏俞者，三焦之所行，气之所留止也。

三焦所行之俞为原者，何也？

然：脐下肾间动气者，人之生命也，十二经之根本也，故名曰原。三焦者，原气之别使也，主通行三气，经历于五脏六腑。原者，三焦之尊号也。故所止辄为原，五脏六腑之有病者，皆取其原也。

六十七难曰：五脏募皆在阴，而俞在阳者，何谓也？

然：阴病行阳，阳病行阴，故令募在阴，俞在阳。

六十八难曰：五脏六腑，皆有井荥俞经合，皆何所主？

然：经言所出为井，所流为荥，所注为俞，所行为经，所入为合。井主心下满，荥主身热，俞主体重节痛，经主喘咳寒热，合主逆气而泄。此五脏六腑其井荥俞经合所主病也。

六十九难曰：经言虚者补之，实者泻之，不实不虚，以经取之。何谓也？

然：虚者补其母，实者泻其子。当先补之，然后泻之。不实不虚，以经取之者，是正经自生病，不中他邪也，当自取其经，故言以经取之。

七十难曰：经言春夏刺浅，秋冬刺深者，何谓也？

然：春夏者，阳气在上，人气亦在上，故当浅取之。秋冬者，阳气在下，人气亦在下，故当深取之。

春夏各致一阴，秋冬各致一阳者，何谓也？

然：春夏温，必致一阴者，初下针，沉之至肾肝之部，得气，引持之阴也。秋冬寒，必致一阳者，初内针，浅而浮之，至心肺之部，得气，推内之阳也。是谓春夏必致一阴，秋冬必致一阳。

七十一难曰：经言刺荣无伤卫，刺卫无伤荣，何谓也？

然：针阳者，卧针而刺之。刺阴者，先以左手摄按所针荥俞之处，气散乃内针。是谓刺荣无伤卫，刺卫无伤荣也。

七十二难曰：经言能知迎随之气，可令调之，调气之方，必在阴阳，何谓也？

然：所谓迎随者，知荣卫之流行，经脉之往来也，随其逆顺而取之，故曰迎随。调气之方，必在阴阳者，知其内外表里，随其阴阳而调之。故曰：调气之方，必在阴阳。

七十三难曰：诸井者，肌肉浅薄，气少，不足使也，刺之奈何？

然：诸井者，木也，荥者，火也。火者木之子，当刺井者，以荥泻之。故经言补者不可以为泻，泻者不可以为补，此之谓也。

七十四难曰：经言春刺井，夏刺荥，季夏刺俞，秋刺经，冬刺合者，何谓也？

然：春刺井者，邪在肝；夏刺荥者，邪在心；季夏刺俞者，邪在脾；秋刺经者，邪在肺；冬刺合者，邪在肾。

其肝心脾肺肾，而系于春夏秋冬者，何也？

然：五藏一病，辄有五也。假令肝病，色青者肝也，臊臭者肝也，喜酸者肝也，喜呼者肝也，喜泣者肝也。其病众多，不可尽言也。四时有数，而并系于春夏秋冬者也，针之要妙，在于秋毫者，

七十五难曰：经言东方实，西方虚，泻南方，补北方，何谓也？

然：金木水火土，当更相平。东方木也，西方金也。木欲实，金当平之。火欲实，水当平之。土欲实，木当平之。金欲实，火当平之。水欲实，土当平之。

东方肝也，则知肝实；西方肺也，则知肺虚。泻南方火，补北方水，南方火，火者木之子也，北方水，水者木之母也。水胜火，子能令母实，母能令子虚，故泻火补水，欲令金得平木也。经曰：不能治其虚，何问其余。此之谓也。

七十六难曰：何谓补泻，当补之时，何所取气，当泻之时，何所置气？

然：当补之时，从卫取气。当泻之时，从荣置气。其阳气不足，阴气有余，当先补其阳，而后泻其阴。阴气不足，阳气有余，当先补其阴，而后泻其阳。荣卫通行，此其要也。

七十七难曰：经言上工治未病，中工治已病者，何谓也？

然：所谓治未病者，见肝之病，则知肝当传之与脾，故先实其脾气，无令得受肝之邪，故曰治未病焉。中工者，见肝之病，不晓相传，但一心治肝，故曰治已病也。

七十八难曰：针有补泻，何谓也？

然：补泻之法，非必呼吸出内针也。然知为针者，信其左；不知为针者，信其右。当刺之时，必先以左手，压按所针荥俞之处，弹而努之，爪而下之，其气之来，如动脉之状。顺针而刺之，得气因推而内之，是谓补。动而伸之，是谓泻。不得气，乃与男外女内，不得气，是为十死不治也。

七十九难曰：经言迎而夺之，安得无虚；随而济之，安得无实？虚之与实，若得若失，实之与虚，若有若无，何谓也？

然：迎而夺之者，泻其子也，随而济之者，补其母也。假令心病，泻手心主俞，是谓迎而夺之者也；补手心主井，是谓随而济之者也。所谓实之与虚者，牢濡之意也，气来实者为得，濡虚者为失，故曰若得若失也。

八十难曰：经言有见如入，有见如出者，何谓也？

然：所谓有见如入、有见如出者，谓左手见气来至，乃内针，针入见气尽，乃出针，是谓有见如入，有见如出也。

八十一难曰：经言无实实虚虚，损不足而益有余，是寸口脉耶？将病自有虚实耶？其损益奈何？

然：是病非谓寸口脉也，谓病自有虚实也。假令肝实而肺虚，肝者木也，肺者金也，金木当更相平，当知金平木。假令肺实而肝虚微少气，用针不补其肝，而反重实其肺，故曰实实虚虚，损不足而益有余，此者中工之所害也。

神农本草经

《神农本草经》序

医经从来鲜有古本，至《本草经》而极矣。盖《素》《灵》《难经》及仲景书，俱有宋人所校。如《本草经》，则自陶隐居为之《集注》，而苏长史续有《新修》之撰，而后转辗附益非一。而旧经之文，竟并合于诸家书中，无复专本之能传于后矣，赭鞭之事，邈乎远矣。要是往圣识识相因之遗言，则后之讲药性之理者，舍此将何从焉？但其转辗附益之非一，朱墨之相错，文字讹脱，亦复在所不免，此岂可听其沿革而不知所以考订之也耶？明庐不远有见于斯，摘录为编，以收入于《医种子》中。然不远本无学识，徒采之李氏《纲目》，纰缪百出，何有于古本乎？嘉庆中孙伯渊及凤卿有辑校本，颇称精善，然其叙次犹据李氏，而其名目亦或私意更改，且以序例退置编末，附以药对、诸药佐使，如此之类，均不免杜撰，顾彼土唐以上旧帙之存者不似。

皇国之多，文献无征，仍所以有此陋也欤。福山医员森立夫，才敏力学，枕葄此经，盖亦有年，近日征之唐以上旧帙，恍然悟古本之叙次，因又推而是正朱墨混淆者，参互审勘，务复隐居所睹之旧，录成清本，刊印传布之。盖《本草经》旧本面目，于是乎始显白于世。使后之讲药性者，人人得津逮于此，则立夫之功，不亦伟欤。立夫更著《本草经》考注若干卷，考证极密。余将怂恿其成，以俾与此本并行云。

嘉永七年岁在阏逢摄提格五月壬子江户侍医尚药兼医学教谕

丹波元坚撰

重辑《神农本草经》序

夫医之有《本草》，犹学者之有《说文》也；药性之有良毒，犹篆文之有六书也。未有不辨药性而能为医者，亦未有不知篆文而能为字者也。余从幼注意于本草学，日夜研究殆三十年矣，每叹近世以本草为家者，大抵奉李氏《纲目》以为圭臬，不知古本草之为何物，则其弊有不可胜道者焉。余尝窃欲复古本草之旧，仍取《证类本草》读之，而始知《纲目》之杜撰妄改不足据矣。再校以《新修本草》，而又知《证类》之已经宋人修改不足信也。更以真本《千金方》，及皇国《医心方》《太平御览》所引校之，而知苏敬时校改亦复不少也。于是反复校雠，而后白黑二文始得复陶氏之旧，而后神农之经，可因以窥其全貌焉。遂就中采摭白字，辑为四卷。

考经名以本草者，盖谓药物以草为本。故《说文解字》云："药，治病草也。"《吕氏春秋·孟夏纪》云："是月也，聚蓄百药。"高诱注："是月，阳气极，百草成，故聚积也。"百药即是为百草所成，则可见药物以草为本也，明矣。其玉石、鸟兽、虫鱼属亦谓之药，则六书转注之义。《本经》记药品每称几种，亦与此一例。《本草》释云："药之众者，莫过于草。故举多者，言之本草。"惟宗时俊《医家千字文》引。韩保昇云："按药有玉石、草木、虫兽，而直云'本草'者，为诸药中草类最众也。"《证类本草》引。此说是也。

其冠以"神农"二字者，犹《内经》冠以"黄帝"二字，未始出神农氏也。陶氏《本草经》序云："轩辕以前，文字未传，如六爻指垂画像，稼穑即事成迹。至于药性所主，当识识相因，不尔者，何由得闻？至桐雷乃著在于篇简。此书应与《素问》同类，但后人多更修饬之尔。"掌禹锡等云："盖上世未著文字，师学相传，谓之本草。两汉以来，名医甚多，张机、华佗辈，始因古学，附以新说，通为编述，《本草》由是见于经录，此说是也。"按《帝王世纪》云："炎帝神农氏，尝味草木，宜药疗疾，救夭伤之命，百姓日用而不知，著《本草》四卷。"自此言始出，学者习见，以为《本草》神农所作，而或疑以禹余粮、胡麻为后人所增，殊不知虽白字经文未详成于何时，然以黑字已出，吴普、李当之辈推之，则其迢出于西汉以前可寻也，则其有禹余粮、胡麻，乃与《灵枢》有十二水名同例，复奚疑乎？

其书《汉志》不著录，唯《平帝纪·郊祀志》及《楼护传》并有本草之目，盖本草汉时方术之士专修之，所以汉书每连言方术、本草也。其谓上古无为，莫有疾病，纵有微恙，不至沉痼，故云上药养命、中药养性、下药治病，是固神农家古义。孙真人云："古者日长，药在土下，自养经久，气味真实，百姓少欲，禀气忠信，感病轻微，易为医疗。"此之谓也。其上、中二品中多有轻身延年之语者，盖谓此诸药，便为益气通脉之物，多服之，则耳目聪明、九窍通畅，久服乃至轻身延年也。

如古本草分类次序，以玉石为第一，次之以草木，次之以虫兽，次之以果菜，次之以米食。凡药以远于常食者为尊，故置之最初，以人常食者为卑，故置之最后，其尊卑等级乃与《素问·上古天真论》所称"真人、至人、圣人、贤人"次第正同。《医心方》引《养生要集》云："郗悟《千金》载此文，悟作愔论服药云：'夫欲服食，当寻性里所宜，审冷热之适，不可见彼得力，我便服之。初御药，先草次木次石，将药之大较，所谓精粗相代，阶粗以至精者也。'"可以证矣。

其卷数，《隋志》有《神农本草经》三卷旧、新唐志并同；又有《神农本草》四卷，雷公集注；《本草经》四卷，蔡英撰；《本草钞》四卷。《帝王世纪》云："炎帝神农氏著《本草》四卷。"《抱朴子》亦引《神农》四经，陶氏序云："今之所存，有此四卷，是其本经。"而《嘉祐本草》掌禹锡云："唐本亦作四卷。"韩保昇亦云："《神农本草》上、中、下并序录，合四卷。"然则陶氏以前本经正文必是四卷。据上药本上经、中药本中经、下药本下经之文，则三品三卷，并序录为四卷，宜如保昇所言也。而掌禹锡乃云："四字当做三，传写之误也。"何则？按梁《七录》云："《神农本草》三卷。"又据今《本经》陶序后朱书云："《本草经》卷上、卷中、卷下，卷上注云：'序药性之源本，论病名之形诊。'卷中云：'玉石、草木三品。'卷下云：'虫兽、果菜、米食三品。'"即不云三卷外别有序录。明知韩保昇所云，又据误本，妄生曲说。今当从三卷为正，此说非是。何以知然？陶序后有云："右三卷其中下两卷，药合七百三十种。"据此则知陶所云"三卷"者，即唐宋诸类书等所引《本草经》朱墨混杂者。而《梁录》《隋志》所称《神农本草经》三卷，盖斥是也。若陶氏以前本，则必是四卷，非三卷也。而《纲目》序例，载《本草经》上药百二十品、中药百二十品、下药百二十五品目录。明·卢复《医种子》本依之，妄意条析，以充《本经》三卷之数，则潜妄不足据矣。清·孙星衍所辑《神农本经》三卷，考证颇精，然其体式，一依《证类》，此亦未足据也。今复古体，以序录为一卷，上药为一卷，中药为一卷，下药为一卷，凡四卷。

至于每卷各药次序，更不可问，但《证类》陶序后，引唐本注云"岂使草木同品，虫兽共条，披览既难，图绘非易"，据此则知苏敬以前陶氏七卷本，必是草木同品、虫兽共条矣。今据《真本千金方》及《医心方》所载七情条例，以草木混同、虫兽合并；如其无七情药，则依见存旧钞《新修本草》次序以补之。《新修》所缺则又依《本草和名》以足之。《本草和名》部分及药名次序，本之《新修本草》，故今复依之。

每条体例，一依《太平御览》，药名下直列一名，《证类本草》黑字鸬鹚屎，一名蜀水花，《新修本草》同，此特与《御览》合，据此则今本以一名置条末者，系苏敬所改。此条偶未历校改，足观旧本面目也。次举气味，干漆及白头翁条，气味下有“无毒”二白字，《御览》白头翁下亦有此二字，因考。每条有毒、无毒等语，原是白字，今此二条，白字无毒，黑字有毒，仅存古色，且《御览》及《嘉祐》，往往引吴氏载《神农》无毒等语，则无毒、有毒等字，盖《本经》既有之，《别录》亦有，陶朱墨杂书时，其相同者，皆从墨字例。但此二条，《本经》无毒，《别录》有毒，故不得不朱墨两书。《开宝》重定时，依此亦白黑两书也。可知《御览》撰修时，此二字已朱书也。然《御览》无毒、有毒等字，或有或无，殆不一定，今不得悉依此以补订，姑录俟考。次记出处，《御览》气味下每有“生山谷”等语，必是朱书原文。主治末亦有“生太山”等字，必是墨书原文。苏敬《新修》时，一变此体，直于主治下，记“生太山山谷”等语。《开宝》以后，全仿此体，古色不可见。今依《御览》补“生山谷”等字。陶氏以前之旧面，盖如此矣。但朱书原文，或有已经后人掺入者。《尔雅》释文引《本草》云：“苦菜生益州川谷。”《名医别录》云：“生山陵道旁。”是似“益州”二字，本经朱字已有之。而《颜氏家训》云：“《本草》，神农所述，而有豫章朱崖等郡县名，皆由后人所掺，非本文也。”然则陆氏所见七卷《本草》，已为掺入本，未必仿于苏敬时也。次录主治，今本白字中亦似间有错入黑字者，滑石、车前子、石韦、瞿麦、发髲、燕矢、斑蝥、贝子、冬葵子条，并有“癃”字。石胆、石龙刍、石龙子、桑螵蛸、马刀条，并有“淋”字。石蚕条，“癃”“淋”并称之类是也。今不可分别，以备后日参考耳。经文一从《证类本草》，是为《开宝》以来摹刻所传，尤可据也。其白黑分书，《大观》《政和》二本，互有出入。

及皇国所传各种古籍，唐宋诸类书所引，异同不少。亦皆一一校勘，别作考异，以附于后。但恐寡闻浅见，不免遗漏，以俟识者补订耳。

嘉永七年甲寅正月福山森立之书于员山温知药室中

序录

上药一百二十种为君，主养命，以应天。无毒，多服久服不伤人。欲轻身益气不老延年者，本上经。

中药一百二十种为臣，主养性，以应人。无毒有毒，斟酌其宜。欲遏病补虚羸者，本中经。

下药一百二十五种为佐使，主治病，以应地。多毒，不可久服。欲除寒热邪气、破积聚愈疾者，本下经。

药有君臣佐使，以相宣摄，合和宜用一君二臣五佐，又可一君三臣九佐。

药有阴阳配合，子母兄弟，根茎花实，草石骨肉。有单行者，有相须者，有相使者，有相畏者，有相恶者，有相反者，有相杀者，凡此七情，合和视之。当用相须、相使者良，勿用相恶、相反者。若有毒宜制，可用相畏、相杀者，不尔勿用也。

药有酸咸甘苦辛五味，又有寒热温凉四气，及有毒无毒、阴干暴干、采治时月、生熟、土地所出、真伪陈新，并各有法。

药有宜丸者，宜散者，宜水煮者，宜酒渍者，宜膏煎者，亦有一物兼宜者，亦有不可入汤酒者，并随药性，不得违越。

欲治病，先察其源，候其病机。五脏未虚，六腑未竭，血脉未乱，精神未散，服药必活。若病已成，可得半愈，病势已过，命将难全。

若用毒药疗病，先起如黍粟，病去既止，不去倍之，不去十之，取去为度。

治寒以热药，治热以寒药，饮食不消以吐下药，鬼注蛊毒以毒药，痈肿疮瘤以疮药，风湿以风湿药，各随其所宜。

病在胸膈以上者，先食后服药；病在心腹以下者，先服药而后食。病在四肢血脉者，宜空腹而在旦；病在骨髓者，宜饱满而在夜。

夫大病之主，有中风伤寒、寒热温疟、中恶霍乱、大腹水肿、肠澼下利、大小便不通、奔豚上气、咳逆呕吐、黄疸消渴、恶饮癖食、坚积癥瘕、惊邪癫痫、鬼注、喉痹齿痛、耳聋目盲、金创踒折、痈肿恶疮、痔瘘瘿瘤，男子五劳七伤、虚乏羸瘦，女子带下崩中、血闭阴蚀，虫蛇蛊毒所伤。此大略宗兆，其间变动枝叶，各宜依端绪以取之。

目录

卷上

卷中

卷下

卷　　上

玉　　泉

一名玉札。味甘平，生山谷。治五脏百病，柔筋强骨，安魂魄，长肌肉，益气。久服耐寒暑，不饥渴，不老神仙，人临死服五斤，死三年色不变。

丹　　砂

味甘微寒，生山谷。治身体五脏百病，养精神，安魂魄，益气明目，杀精魅邪恶气。久服通神明不老。能化为汞。

水　　银

味辛寒，生平土。治疥瘙痂疡白秃，杀皮肤中虫虱，堕胎，除热，杀金银铜锡毒。熔化还复为丹。久服神仙不死。

空　　青

味甘寒，生山谷。治青盲耳聋，明目，利九窍，通血脉，养精神。久服轻身延年不老。能化铜铁铅锡作金。

曾　　青

味酸小寒，生山谷。治目痛，止泪出，风痹，利关节，通九窍，破癥坚积聚。久服轻身不老。能化金铜。

白　　青

味甘平，生山谷。明目，利九窍，耳聋，心下邪气，令人吐，杀诸毒三虫。久服通神明，轻身延年不老。

扁　　青

味甘平，生山谷。治目痛，明目，折跌痈肿，金疮不瘳，破积聚，解毒气，利精神。久服轻身不老。

石　　胆

一名毕石。味酸寒，生山谷。明目，目痛，金疮，诸痫痉，女子阴蚀痛，石淋寒热，崩中下血，诸邪毒气，令人有子。炼饵服之不老，久服增寿神仙。能化铁为铜，成金银。

云　　母

一名云珠，一名云华，一名云英，一名云液，一名云沙，一名磷石。味甘平，生山谷。治身皮死肌，中风寒热如在车船上，除邪气，安五脏，益子精，明目。久服轻身延年。

朴　　硝

味苦寒，生山谷。治百病，除寒热邪

气，逐六腑积聚，结固留癖，能化七十二种石。炼饵服之，轻身神仙。

硝　石

一名芒硝。味苦寒，生山谷。治五脏积热，胃胀闭，涤去蓄结饮食，推陈致新，除邪气。炼之如膏，久服轻身。

矾　石

一名羽涅。味酸寒，生山谷。治寒热泄利，白沃阴蚀，恶疮目痛，坚骨齿。炼饵服之，轻身不老增年。

滑　石

味甘寒，生山谷。治身热泄澼，女子乳难，癃闭，利小便，荡胃中积聚寒热，益精气。久服轻身耐饥长年。

紫石英

味甘温，生山谷。治心腹咳逆邪气，补不足，女子风寒在子宫，绝孕十年无子。久服温中轻身延年。

白石英

味甘微温，生山谷。治消渴，阴痿不足，咳逆，胸膈间久寒，益气，除风湿痹。久服轻身长年。

青石、赤石、黄石、白石、黑石脂等

味甘平，生山谷。治黄疸，泄利，肠澼脓血，阴蚀下血赤白，邪气痈肿，疽痔恶疮，头疡疥瘙。久服补髓益气，肥健不饥，轻身延年。五石脂各随五色补五脏。

大一禹余粮

一名石脑。味甘平，生山谷。治咳逆上气，癥瘕，血闭漏下，除邪气。久服耐寒暑不饥，轻身飞行千里神仙。

禹余粮

味甘寒，生池泽。治咳逆，寒热烦满，下利赤白，血闭癥瘕大热。炼饵服之，不饥轻身延年。

青　芝

一名龙芝。味酸平，生山谷。明目，补肝气，安精魂，仁恕。久食轻身不老，延年神仙。

赤　芝

一名丹芝。味苦平，生山谷。治胸中结，益心气，补中，增智慧，不忘。久食轻身不老，延年神仙。

黄　芝

一名金芝。味甘平，生山谷。治心腹五邪，益脾气，安神，忠信和乐。久食轻身不老，延年神仙。

白　芝

一名玉芝。味辛平，生山谷。治咳逆上气，益肺气，通利口鼻，强志意勇悍，安魂。久食轻身不老，延年神仙。

黑　芝

一名玄芝。味咸平，生山谷。治癃，利水道，益肾气，通九窍，聪察。久食轻身不老，延年神仙。

紫芝

一名木芝。味甘温，生山谷。治耳聋，利关节，保神，益精气，坚筋骨，好颜色。久服轻身不老，延年神仙。

赤箭

一名离母，一名鬼督邮。味辛温，生川谷。杀鬼精物，治蛊毒恶气。久服益气力，长阴肥健，轻身增年。

茯苓

一名茯菟。味甘平，生山谷。治胸胁逆气，忧恚，惊邪，恐悸，心下结痛，寒热，烦满咳逆，止口焦舌干，利小便。久服安魂魄，养神，不饥延年。

松脂

一名松膏，一名松肪。味苦温，生山谷。治痈疽恶疮，头疡白秃，疥瘙风气，安五脏，除热。久服轻身不老延年。

柏实

味甘平，生山谷。治惊悸，安五脏，益气，除风湿痹。久服令人润泽美色，耳目聪明，不饥不老，轻身延年。

菌桂

味辛温，生山谷。治百疾，养精神，和颜色，为诸药先娉通使。久服轻身不老，面生光华，媚好常如童子。

牡桂

味辛温，生山谷。治上气咳逆，结气，喉痹吐吸，利关节，补中益气。久服通神，轻身不老。

天门冬

一名颠勒。味苦平，生山谷。治诸暴风湿偏痹，强骨髓，杀三虫，去伏尸。久服轻身益气延年。

麦门冬

味甘平，生川谷。治心腹结气，伤中伤饱，胃络脉绝，羸瘦短气。久服轻身，不老不饥。

术

一名山蓟。味苦温，生山谷。治风寒湿痹死肌、痉、疸，止汗除热，消食，作煎饵。久服轻身，延年不饥。

女萎

味甘平，生川谷。治中风暴热不能动摇，跌筋结肉，诸不足，去面黑皯，好颜色润泽。久服轻身不老。

干地黄

一名地髓。味甘寒，生川泽。治折跌绝筋、伤中，逐血痹，填骨髓，长肌肉。作汤，除寒热积聚，除痹，生者尤良。久服轻身不老。

菖蒲

一名昌阳。味辛温，生池泽。治风寒湿痹，咳逆上气，开心孔，补五脏，通九窍，明耳目，出音声。久服轻身，不忘，不迷惑，延年。

远志

一名棘菀，一名要绕，一名细草。味苦温，生川谷。治咳逆伤中，补不足，除邪气，利九窍，益智慧，耳目聪明，不忘，强志倍力。久服轻身不老。叶名小草。

泽泻

一名水泻，一名芒芋，一名鹄泻。味甘寒，生池泽。治风寒湿痹，乳难，消水，养五脏，益气力，肥健。久服耳目聪明，不饥，延年轻身，面生光，能行水上。

薯蓣

一名山芋。味甘温，生山谷。治伤中，补虚羸，除寒热邪气，补中益气力，长肌肉。久服耳目聪明，轻身不饥延年。

菊花

一名节华。味苦平，生川泽。治风头，头眩肿痛，目欲脱，泪出，皮肤死肌，恶风湿痹。久服利血气，轻身耐老延年。

甘草

味甘平，生川谷。治五脏六腑寒热邪气，坚筋骨，长肌肉，倍力，金创，尰，解毒。久服轻身延年。

人参

一名人衔，一名鬼盖。味甘微寒，生山谷。补五脏，安精神，定魂魄，止惊悸，除邪气，明目，开心益智。久服轻身延年。

石斛

一名林兰。味甘平，生山谷。治伤中，除痹下气，补五脏，虚劳羸瘦，强阴。久服厚肠胃，轻身延年。

石龙芮

一名鲁果能，一名地椹。味苦平，生川泽。治风寒湿痹，心腹邪气，利关节，止烦满。久服轻身，明目，不老。

石龙刍

一名龙须，一名续断。味苦微寒，生山谷。治心腹邪气，小便不利，淋闭，风湿，鬼注，恶毒。久服补虚羸，轻身，耳目聪明，延年。

落石

一名石鲮。味苦温，生川谷。治风热死肌，痈伤，口干舌焦，痈肿不消，喉舌肿，水浆不下。久服轻身明目，润泽好颜色，不老延年。

王不留行

味苦平，生山谷。治金创，止血逐痛，出刺，除风痹内寒。久服轻身耐老增寿。

蓝实

味苦寒，生平泽。解诸毒，杀蛊蚑注鬼螫毒。久服头不白轻身。

景天

一名戒火，一名慎火。味苦平，生川谷。治大热火疮，身热烦，邪恶气。花，治女人漏下赤白，轻身明目。

龙　胆

一名陵游。味苦寒，生山谷。治骨间寒热，惊痫邪气，续绝伤，定五脏，杀蛊毒。久服益智不忘，轻身耐老。

牛　膝

一名百倍。味苦平，生川谷。治寒湿痿痹，四肢拘挛，膝痛不可屈伸，逐血气，伤热火烂，堕胎。久服轻身耐老。

杜　仲

一名思仙。味辛平，生山谷。治腰脊痛，补中，益精气，坚筋骨，强志，除阴下痒湿，小便余沥。久服轻身耐老。

干　漆

味辛温，无毒，生川谷。治绝伤，补中，续筋骨，填髓脑，安五脏，五缓六急，风寒湿痹。生漆，去长虫。久服轻身耐老。

卷　柏

一名万岁。味辛温，生山谷。治五脏邪气，女子阴中寒热痛，癥瘕，血闭，绝子。久服轻身，和颜色。

细　辛

一名小辛。味辛温，生山谷。治咳逆，头痛脑动，百节拘挛，风湿痹痛，死肌，明目，利九窍。久服轻身长年。

独　活

一名羌活，一名羌青，一名护羌使者。味苦平，生川谷。治风寒所击，金创，止痛，奔豚，痫痉，女子疝瘕。久服轻身耐老。

升　麻

一名周麻。味甘平，生山谷。解百毒，杀百精老物殃鬼，辟瘟疫瘴邪蛊毒。久服不夭，轻身长年。

柴　胡

一名地熏。味苦平，生川谷。治心腹肠胃中结气，饮食积聚，寒热邪气，推陈致新。久服轻身，明目益精。

房　葵

一名梨盖，味辛寒，生川谷。治疝瘕肠泄，膀胱热结，溺不下，咳逆，温疟，癫痫，惊邪狂走。久服坚骨髓，益气轻身。

蓍　实

味苦平，生山谷。治阴痿水肿，益气，充肌肤，明目，聪慧先知。久服不饥，不老轻身。

酸　枣

味酸平，生川泽。治心腹寒热邪结气，四肢酸疼湿痹。久服安五脏，轻身延年。

槐　实

味苦寒，生平泽。治五内邪气热，止涎唾，补绝伤，五痔火疮，妇人乳瘕，子脏急痛。

枸　杞

一名杞根，一名地骨，一名苟忌，一名

地辅。味苦寒，生平泽。治五内邪气，热中消渴，周痹，久服坚筋骨，轻身耐老。

橘　柚

一名橘皮。味辛温，生川谷。治胸中瘕热气，利水谷。久服去臭下气，通神。

菴　蕳　子

味苦微寒，生川谷。治五脏瘀血，腹中水气，胪胀留热，风寒湿痹，身体诸痛。久服轻身延年不老。

薏　苡　子

一名解蠡。味甘微寒，生平泽。治筋急拘挛不可屈伸，风湿痹，下气。久服轻身益气。其根下三虫。

车　前　子

一名当道。味甘寒，生平泽。治气癃，止痛，利水道小便，除湿痹。久服轻身耐老。

蛇　床　子

一名蛇粟，一名蛇米。味苦平，生川谷。治妇人阴中肿痛，男子阴痿湿痒，除痹气，利关节，癫痫恶疮。久服轻身。

茵　陈　蒿

味苦平。治风湿寒热邪气，热结黄疸。久服轻身益气耐老。

漏　芦

一名野兰。味苦寒，生山谷。治皮肤热，恶疮疽痔，湿痹，下乳汁。久服轻身益气，耳目聪明，不老延年。

菟　丝　子

一名菟芦。味辛平，生山谷。续绝伤，补不足，益气力，肥健。汁，去面䵟。久服明目，轻身延年。

白　英

一名谷菜。味甘寒，生山谷。治寒热，八疸，消渴，补中益气。久服轻身延年。

白　蒿

味甘平，生川泽。治五脏邪气，风寒湿痹，补中益气，长毛发令黑，疗心悬，少食常饥。久服轻身，耳目聪明不老。

肉　苁　蓉

味甘微温，生山谷。治五劳七伤，补中，除茎中寒热痛，养五脏，强阴，益精气，多子，妇人癥瘕。久服轻身。

地　肤　子

一名地葵。味苦寒，生平泽。治膀胱热，利小便，补中益精气。久服耳目聪明，轻身耐老。

菥　蓂　子

一名蔑菥，一名大蕺，一名马辛。味辛微温，生川泽。明目，目痛泪出，除痹，补五脏，益精光。久服轻身不老。

茺　蔚　子

一名益母，一名益明，一名大札。味辛微温，生池泽。明目益精，除水气。久服轻身。茎，治瘾疹痒，可作浴汤。

木　香

味辛温，生山谷。治邪气，辟毒疫温鬼，强志，治淋露。久服不梦寤魇寐。

蒺藜子

一名旁通，一名屈人，一名止行，一名豺羽，一名升推。味苦温，生平泽。治恶血，破癥结积聚，喉痹乳难。久服长肌肉，明目轻身。

天名精

一名麦句姜，一名虾蟆蓝，一名豕首。味甘寒，生川泽。治瘀血，血瘕欲死，下血，止血，利小便，除小虫，去痹，除胸中结热，止烦渴。久服轻身耐老。

蒲　黄

味甘平，生池泽。治心腹膀胱寒热，利小便，止血消瘀血。久服轻身，益气力，延年神仙。

香　蒲

一名睢。味甘平，生池泽。治五脏心下邪气，口中烂臭，坚齿，明目聪耳。久服轻身耐老。

兰　草

一名水香。味辛平，生池泽。利水道，杀蛊毒，辟不祥。久服益气，轻身不老，通神明。

云　实

味辛温，生川谷。治泄利肠澼，杀虫蛊毒，去邪恶结气，止痛，除寒热。花，见鬼精物，多食令人狂走。久服轻身，通神明。

徐长卿

一名鬼督邮。味辛温，生山谷。治鬼物百精蛊毒，疫疾邪恶气，温疟。久服强悍轻身。

茜　根

味苦寒，生山谷，治寒湿风痹，黄疸，补中。

营　实

一名墙薇，一名墙麻，一名牛棘。味酸温，生川谷。治痈疽恶疮，结肉跌筋，败疮热气，阴蚀不瘳，利关节。

旋　花

一名筋根花，一名金沸。味甘温，生平泽。益气，去面皯黑色，媚好。其根，味辛，治腹中寒热邪气，利小便，久服不饥轻身。

白兔藿

一名白葛。味苦平，生山谷。治蛇虺、蜂虿、猘狗、菜、肉、蛊毒，鬼注。

青　蘘

味甘寒，生川谷。治五脏邪气，风寒湿痹，益气，补脑髓，坚筋骨。久服耳目聪明，不饥不老，增寿。巨胜，苗也。

蔓荆实

味苦微寒，生山谷。治筋骨间寒热，湿痹拘挛，明目坚齿，利九窍，去白虫。久服轻身耐老。小荆实亦等。

秦椒

味辛温，生川谷。治风邪气，温中，除寒痹，坚齿，长发，明目。久服轻身，好颜色，耐老，增年，通神。

女贞实

味苦平，生川谷。补中安脏，养精神，除百疾。久服肥健，轻身不老。

桑上寄生

一名寄屑，一名寓木，一名宛童。味苦平，生川谷。治腰痛，小儿背强，痈肿，安胎，充肌肤，坚发齿，长须眉。其实，明目，轻身，通神。

蕤核

味甘温，生川谷。治心腹邪结气，明目，目痛赤伤泪出。久服轻身，益气，不饥。

辛夷

一名辛矧，一名侯桃，一名房木。味辛温，生川谷。治五脏身体寒风，风头脑痛，面䵟。久服下气，轻身明目，增年耐老。

木兰

一名林兰。味苦寒，生山谷。治身有大热在皮肤中，去面热，赤疱，酒皶，恶风癫疾，阴下痒湿，明目。

榆皮

一名零榆。味甘平，生山谷。治大小便不通，利水道，除邪气。久服轻身不饥。其实尤良。

龙骨

味甘平，生川谷。治心腹鬼注，精物老魅，咳逆，泄利脓血，女子漏下，癥瘕坚结，小儿热气惊痫。龙齿，治小儿大人惊痫癫疾狂走，心下结气，不能喘息，诸痉，杀精物。久服轻身，通神明，延年。

牛黄

味苦平，生平泽。治惊痫寒热，热盛狂痉，除邪逐鬼。

牛角䚡

下闭血，瘀血疼痛，女子带下。血、髓，补中填骨髓，久服增年。胆，可丸药。

麝香

味辛温，生川谷。辟恶气，杀鬼精物，温疟，蛊毒，痫痉，去三虫。久服除邪，不梦寤魇寐。

发髲

味苦温，生平泽。治五癃，关格，不得小便，利水道，治小儿痫、大人痉，仍自还神化。

熊脂

味甘微寒，生山谷。治风痹不仁，筋急，五脏腹中积聚，寒热羸瘦，头疡白秃，面皯疱。久服强志，不饥轻身。

石蜜

一名石饴。味甘平，生山谷。治心腹邪气，诸惊痫痉，安五脏，诸不足，益气补中，止痛解毒，除众病，和百药。久服强志轻身，不饥不老。

蜜 蜡

味甘微温，生山谷。治下利脓血，补中，续绝伤金创，益气不饥耐老。

蜂 子

一名蜚零。味甘平，生山谷。治风头，除蛊毒，补虚羸伤中。久服令人光泽，好颜色不老。大黄蜂子，治心腹胀满痛，轻身益气。土蜂子，治痈肿。

白 胶

一名鹿肉胶。味甘平。治伤中劳绝，腰痛羸瘦，补中益气，妇人血闭无子，止痛安胎。久服轻身延年。

阿 胶

一名傅致胶。味甘平，出东阿。治心腹内崩，劳极洒洒如疟状，腰腹痛，四肢酸疼，女子下血，安胎。久服轻身益气。

丹 雄 鸡

味甘微温，生平泽。治女子崩中漏下赤白沃，补虚温中，止血通神，杀毒辟不祥。头，杀鬼。肪，治耳聋。鸡肠，治遗尿。膍胵裹黄皮，治泄利。矢白，治消渴，伤寒寒热。翮羽，下血闭。鸡子，除热火疮，治痫痓，可作虎魄神物。鸡白蠹，能肥脂。

雁 肪

一名鹜肪。味甘平，生池泽。治风击拘急，偏枯，气不通利。久服益气不饥，轻身耐老。

牡 蛎

一名蛎蛤。味咸平，生池泽。治伤寒寒热，温疟洒洒，惊恚怒气，除拘缓鼠瘘，女子带下赤白。久服强骨节，杀邪鬼，延年。

鲤 鱼 胆

味苦寒，生池泽。治目热赤痛，青盲，明目。久服强悍益志气。

蠡 鱼

一名鲖鱼。味甘寒，生池泽。治湿痹面目浮肿，下大水。

葡 萄

味甘平，生山谷。治筋骨湿痹，益气倍力强志，令人肥健，耐饥忍风寒。久食轻身不老，延年。可作酒。

蓬 蔂

一名覆盆。味酸平，生平泽。安五脏，益精气，长阴令坚，强志倍力，有子。久服轻身不老。

大 枣

味甘平，生平泽。治心腹邪气，安中养脾，助十二经，平胃气，通九窍，补少气少津，身中不足，大惊，四肢重，和百药。久服轻身长年。叶，覆麻黄能出汗。

藕 实 茎

一名水芝丹。味甘平，生池泽。补中养神，益气力，除百疾。久服轻身耐老，不饥延年。

鸡头实

一名雁喙实。味甘平，生池泽。治湿痹腰脊膝痛，补中，除暴疾，益精气，强志，耳目聪明。久服轻身不饥，耐老神仙。

白瓜子

一名水芝。味甘平，生平泽。令人悦泽，好颜色，益气不饥。久服轻身耐老。

瓜　蒂

味苦寒，生平泽。治大水，身面四肢浮肿，下水，杀蛊毒，咳逆上气，食诸果不消，病在胸腹中，皆吐下之。

冬葵子

味甘寒。治五脏六腑，寒热羸瘦，五癃，利小便。久服坚骨，长肌肉，轻身延年。

苋　实

一名马苋。味甘寒，生川泽。治青盲明目，除邪利大小便，去寒热。久服益气力，不饥轻身。

苦　菜

一名荼草，一名选。味苦寒，生川谷。治五脏邪气，厌谷胃痹。久服安心益气，聪察少卧，轻身耐老。

胡　麻

一名巨胜。味甘平，生川泽。治伤中虚羸，补五内，益气力，长肌肉，填髓脑。久服轻身不老。叶名青蘘。

麻　蕡

一名麻勃。味辛平，生川泽。治七伤，利五脏，下血寒气，多食令人见鬼狂走。久服通神明轻身。麻子，补中益气。久服肥健不老。

卷　中

雄　黄

一名黄食石。味苦平，生山谷。治寒热鼠瘘，恶疮疽痔，死肌，杀精物恶鬼邪气，百虫毒肿，胜五兵。炼食之，轻身神仙。

雌　黄

味辛平，生山谷。治恶疮头秃痂疥，杀毒虫虱，身痒，邪气，诸毒蚀。炼之久服，轻身增年不老。

石钟乳

味甘温，生山谷。治咳逆上气，明目益精，安五脏，通百节，利九窍，下乳汁。

殷　蘖

一名姜石。味辛温，生山谷。治烂伤瘀血，泄利，寒热，鼠瘘，癥瘕，结气。

孔公蘖

味辛温，生山谷。治伤食不化，邪结气，恶疮疽瘘痔，利九窍，下乳汁。

石硫黄

味酸温，生谷中。治妇人阴蚀，疽痔恶血，坚筋，头秃。能化金银铜铁奇物。

凝水石

一名白水石。味辛寒，生山谷。治身热，腹中积聚邪气，皮中如火烧烂烦满。水饮之。久服不饥。

石　膏

味辛微寒，生山谷。治中风寒热，心下逆气惊喘，口干舌焦不能息，腹中坚痛，除邪鬼，产乳，金创。

阳起石

一名白石。味咸微温，生山谷。治崩中漏下，破子脏中血，癥瘕结气，寒热腹痛，无子，阴阳痿不合，补不足。

磁　石

一名玄石。味辛寒，生川谷。治周痹风湿，肢节中痛不可持物，洗洗酸痟，除大热烦满及耳聋。

理　石

一名立制石。味辛寒，生山谷。治身热，利胃解烦，益精明目，破积聚，去三虫。

长　石

一名方石。味辛寒，生山谷。治身热，

四肢寒厥，利小便，通血脉，明目，去翳眇，去三虫，杀蛊毒。久服不饥。

肤　青

味辛平，生川谷。治蛊毒、毒蛇、菜、肉诸毒，恶疮。

铁　落

味辛平，生平泽。治风热恶疮，疡疽疮痂，疥气在皮肤中。铁，坚肌，耐痛。铁精，明目，化铜。

当　归

一名干归。味甘温，生川谷。治咳逆上气，温疟寒热洗洗在皮肤中，妇人漏下绝子，诸恶疮疡，金创。煮饮之。

防　风

一名铜芸。味甘温，生川泽。治大风头眩痛，恶风风邪，目盲无所见，风行周身，骨节疼痹烦满。久服轻身。

秦　艽

味苦平，生山谷。治寒热邪气，寒湿风痹肢节痛，下水利小便。

黄　芪

一名戴糁。味甘微温，生山谷。治痈疽久败疮，排脓止痛，大风癞疾，五痔鼠瘘，补虚，小儿百病。

吴茱萸

一名藙。味辛温，生川谷。温中下气止痛，咳逆，寒热，除湿血痹，逐风邪，开腠理。根，杀三虫。

黄　芩

一名腐肠。味苦平，生川谷。治诸热黄疸，肠澼泄利，逐水下血闭，恶疮，疽蚀，火疡。

黄　连

一名王连。味苦寒，生川谷。治热气，目痛眦伤泣出，明目，肠澼，腹痛下利，妇人阴中肿痛。久服令人不忘。

五　味

味酸温，生山谷。益气，咳逆上气，劳伤羸瘦，补不足，强阴，益男子精。

决　明

味咸平，生川泽。治青盲，目淫，肤赤，白膜，眼赤痛泪出。久服益精光，轻身。

芍　药

味苦平，生川谷。治邪气腹痛，除血痹，破坚积，寒热，疝瘕，止痛，利小便，益气。

桔　梗

味辛微温，生山谷。治胃胁痛如刀刺，腹满肠鸣幽幽，惊恐悸气。

干　姜

味辛温，生川谷。治胸满咳逆上气，温中止血出汗，逐风湿痹，肠澼下利，生者尤良。久服去臭气，通神明。

芎 䓖

味辛温，生川谷。治中风入脑头痛，寒痹筋挛缓急，金创，妇人血闭无子。

蘼 芜

一名薇芜，味辛温，生川泽。治咳逆，定惊气，辟邪恶，除蛊毒鬼注，去三虫，久服通神。

藁 本

一名鬼卿，一名地新。味辛温，生山谷。治妇人疝瘕，除中寒肿痛，腹中急，除风头痛，长肌肤，悦颜色。

麻 黄

一名龙沙。味苦温，生川谷。治中风伤寒头痛，温疟，发表出汗，去邪热气，止咳逆上气，除寒热，破癥坚积聚。

葛 根

一名鸡奇根。味甘平，生川谷。治消渴，身大热，呕吐诸痹，起阴气，解诸毒。葛谷，治下利十岁以上。

知 母

一名蚳母，一名连母，一名野蓼，一名地参，一名水参，一名水浚，一名货母，一名蝭母。味苦寒，生川谷。治消渴热中，除邪气，肢体浮肿，下水，补不足益气。

贝 母

一名空草。味辛平。治伤寒烦热，淋沥，邪气，疝瘕，喉痹乳难，金创风痉。

栝 楼

一名地楼。味苦寒，生川谷。治消渴，身热烦满，大热，补虚安中，续绝伤。

丹 参

一名郄蝉草。味苦微寒，生川谷。治心腹邪气，肠鸣幽幽如走水，寒热积聚，破癥除瘕，止烦满，益气。

龙 眼

一名益智。味甘平，生山谷。治五脏邪气，安志厌食，久服强魂魄，聪察，轻身不老，通神明。

厚 朴

味苦温，生山谷。治中风伤寒头痛，寒热惊气，血痹死肌，去三虫。

猪 苓

一名豭猪屎，味甘平，生山谷。治痎疟，解毒，蛊注不祥，利水道。久服轻身耐老。

竹 叶

味苦平。治咳逆上气，溢筋恶疡，杀小虫。根，作汤，益气止渴，补虚下气。汁，治风痉痹。实，通神明，轻身益气。

枳 实

味苦寒，生川泽。治大风在皮肤中如麻豆苦痒，除寒热热结，止利，长肌肉，利五脏，益气轻身。

玄　参

一名重台。味苦微寒，生川谷。治腹中寒热积聚，女子产乳余疾，补肾气，令人目明。

沙　参

一名知母。味苦微寒，生川谷。治血积惊气，除寒热，补中益肺气。久服利人。

苦　参

一名水槐，一名苦蘵。味苦寒，生山谷。治心腹结气，癥瘕积聚，黄疸，溺有余沥，逐水，除痈肿，补中，明目止泪。

续　断

一名龙豆，一名属折。味苦微温，生山谷。治伤寒，补不足，金创痈伤折跌，续筋骨，妇人乳难，久服益气力。

山茱萸

一名蜀枣。味酸平，生山谷。治心下邪气，寒热，温中，逐寒湿痹，去三虫。久服轻身。

桑根白皮

味甘寒，生山谷。治伤中，五劳六极，羸瘦，崩中脉绝，补虚益气。叶，除寒热，出汗。桑耳，黑者，治女子漏下赤白汁，血病，癥瘕积聚，腹痛，阴阳寒热无子。五木耳名檽，益气不饥，轻身强志。

松　萝

一名女萝。味苦平，生川谷。治瞋怒邪气，止虚汗出，风头，女子阴寒肿痛。

白　棘

一名棘针。味辛寒，生川谷。治心腹痛，痈肿，溃脓止痛。

狗　脊

一名百枝。味苦平，生川谷。治腰背强，关机缓急，周痹，寒湿膝痛，颇利老人。

萆　薢

味苦平，生山谷。治腰背痛强，骨节风寒湿，周痹，恶疮不瘳，热气。

通　草

一名附支。味辛平，生山谷。去恶虫，除脾胃寒热，通利九窍、血脉、关节，令人不忘。

石　韦

一名石韀。味苦平，生山谷。治劳热邪气，五癃闭不通，利小便水道。

瞿　麦

一名巨句麦。味苦寒，生川谷。治关格，诸癃结，小便不通，出刺，决痈肿，明目去翳，破胎堕子，下闭血。

败　酱

一名鹿肠。味苦平，生川谷。治暴热火疮，赤气，疥瘙疽痔，马鞍热气。

秦　皮

味苦微寒，生川谷。治风寒湿痹，洗

洗寒气，除热，目中青翳白膜。久服头不白轻身。

白芷

一名芳香。味辛温，生川谷。治女人漏下赤白，血闭阴肿，寒热，风头侵目泪出，长肌肤润泽，可作面脂。

杜若

一名杜蘅。味辛微温，生川泽。治胸胁下逆气，温中，风入脑户，头肿痛，多涕泪出。久服益精，明目，轻身。

蘗木

一名檀桓。味苦寒，生山谷。治五脏肠胃中结气热，黄疸，肠痔，止泄利，女子漏下赤白，阴阳蚀疮。

栀子

一名木丹。味苦寒，生川谷。治五内邪气，胃中热气，面赤，酒皰皶鼻，白癞，赤癞，疮疡。

合欢

味甘平，生川谷。安五脏，和心志，令人欢乐无忧。久服轻身明目，得所欲。

卫矛

一名鬼箭。味苦寒，生山谷。治女子崩中下血，腹满汗出，除邪，杀鬼毒蛊注。

紫葳

味酸微寒，生川谷。治妇人乳余疾，崩中，癥瘕，血闭，寒热羸瘦，养胎。

芜荑

一名无姑，一名蕨蓎。味辛平，生川谷。治五内邪气，散皮肤骨节中淫淫行毒，去三虫，化食。

紫草

一名紫丹，一名紫芙。味苦寒，生山谷。治心腹邪气，五疸，补中益气，利九窍，通水道。

紫菀

味苦温，生山谷。治咳逆上气，胸中寒热结气，去蛊毒，痿蹷，安五脏。

白鲜

味苦寒，生川谷。治头风黄疸，咳逆淋沥，女子阴中肿痛，湿痹死肌，不可屈伸起止行步。

白薇

味苦平，生川谷。治暴中风身热，肢满，忽忽不知人，狂惑邪气，寒热酸疼，温疟洗洗发作有时。

薇衔

一名麋衔。味苦平，生川泽。治风湿痹，历节痛，惊痫吐舌，悸气，贼风，鼠瘘痈肿。

枲耳

一名胡枲，一名地葵。味甘温。治风头寒痛，风湿周痹，四肢拘挛痛，恶肉死肌，久服益气，耳目聪明，强志轻身。

茅根

一名蔄根，一名茹根。味甘寒，生山谷。治劳伤虚羸，补中益气，除瘀血血闭寒热，利小便。其苗，下水。

百合

味甘平，生川谷。治邪气腹胀心痛，利大小便，补中益气。

酸浆

一名酢浆。味酸平，生川泽。治热烦满，定志益气，利水道产难，吞其实立产。

蠡实

一名剧草，一名三坚，一名豕首。味甘平，生川谷。治皮肤寒热，胃中热气，风寒湿痹，坚筋骨，令人嗜食。久服轻身。花叶，去白虫。

王孙

味苦平，生川谷。治五脏邪气，寒湿痹，四肢疼酸，膝冷痛。

爵床

味咸寒，生川谷。治腰脊痛不得著床，俯仰艰难，除热，可作浴汤。

王瓜

一名土瓜。味苦寒，生平泽。治消渴内痹，瘀血月闭，寒热酸疼，益气愈聋。

马先蒿

一名马矢蒿。味苦平，生川泽。治寒热鬼注，中风湿痹，女子带下病，无子。

蜀羊泉

味苦微寒，生川谷。治头秃恶疮，热气疥瘙，痂癣虫。

积雪草

味苦寒，生川谷。治大热，恶疮痈疽，浸淫赤熛，皮肤赤，身热。

水萍

一名水花。味辛寒，生池泽。治暴热身痒，下水气，胜酒，长须发，止消渴。久服轻身。

海藻

一名落首。味苦寒，生池泽。治瘿瘤气，颈下核，破散结气，痈肿，癥瘕坚气，腹中上下鸣，下十二水肿。

假苏

一名鼠蓂。味辛温，生川泽。治寒热鼠瘘，瘰疬生疮，结聚气破散之，下瘀血，除湿痹。

犀角

味苦寒，生川谷。治百毒蛊注，邪鬼瘴气，杀钩吻、鸩羽、蛇毒，除邪，不迷惑魇寐。久服轻身。

羚羊角

味咸寒，生川谷。明目益气起阴，去恶血注下，辟虫毒、恶鬼不祥，安心气，常不魇寐。久服强筋骨轻身。

羖羊角

味咸温，生川谷。治青盲，明目，杀疥虫，止寒泄，辟狼，止惊悸。久服安心，益气力轻身。

白马茎

味咸平，生平泽。治伤中脉绝，阴不起，强志益气，长肌肉，肥健生子。眼，治惊痫，腹满，疟疾。悬蹄，治惊痫瘛疭，乳难，辟恶气鬼毒，蛊注不祥。

牡狗阴茎

一名狗精。味咸平，生平泽。治伤中，阴痿不起，令强热。大，生子，除女子带下十二疾。胆，明目。

鹿茸

味甘温。治漏下恶血，寒热惊痫，益气强志，生齿不老。角，治恶疮痈肿，逐邪恶气，留血在阴中。

伏翼

一名蝙蝠。味咸平，生川谷。治目瞑，明目，夜视有精光。久服令人喜乐媚好无忧。

猬皮

味苦平，生川谷。治五痔阴蚀，下血赤白，五色血汁不止，阴肿痛引腰背。酒煮杀之。

石龙子

一名蜥蜴。味咸寒，生川谷。治五癃邪结气，破石淋，下血，利小便水道。

露蜂房

一名蜂场。味苦平，生山谷。治惊痫瘛疭，寒热邪气癫疾，鬼精蛊毒，肠痔。火熬之良。

樗鸡

味苦平，生川谷。治心腹邪气，阴痿，益精强志，生子好色，补中轻身。

蚱蝉

味咸寒，生杨柳上。治小儿惊痫，夜啼，癫病寒热。

白僵蚕

味咸平，生平泽。治小儿惊痫，夜啼，去三虫，灭黑皯，令人面色好，男子阴疡病。

木虻

一名魂常。味苦平，生川泽。治目赤痛，眦伤泪出，瘀血血闭，寒热酸惭，无子。

蜚虻

味苦微寒，生川谷。逐瘀血，破下血积坚痞，癥瘕寒热，通利血脉及九窍。

蜚廉

味咸寒，生川泽。治血瘀，癥坚，寒热，破积聚，喉咽痹，内寒无子。

桑螵蛸

一名蚀肬。味咸平，生桑枝上。治伤

中，疝瘕，阴痿，益精生子，女子血闭腰痛，通五淋，利小便水道。采蒸之。

䗪　虫

一名地鳖。味咸寒，生川泽。治心腹寒热洗洗，血积，癥瘕，破坚下血闭，生子大良。

蛴　螬

一名蟦蛴。味咸微温，生平泽。治恶血血瘀，痹气，破折血在胁下坚满痛，月闭，目中淫肤，青翳白膜。

蛞　蝓

一名陵蠡。味咸寒，生池泽。治贼风㖞僻，转筋及脱肛，惊痫挛缩。

水　蛭

味咸平，生池泽。治恶血瘀血月闭，破血瘕积聚，无子，利水道。

海　蛤

一名魁蛤。味苦平，生池泽。治咳逆上气，喘息烦满，胸痛寒热。文蛤，治恶疮，蚀五痔。

龟　甲

一名神屋。味咸平，生池泽。治漏下赤白，破癥瘕，痎疟，五痔阴蚀，湿痹四肢重弱，小儿囟不合。久服轻身不饥。

鳖　甲

味咸平，生池泽。治心腹癥瘕，坚积寒热，去痞息肉，阴蚀痔恶肉。

鮀　鱼　甲

味辛微温，生池泽。治心腹癥瘕，伏坚，积聚寒热，女子崩中下血五色，小腹阴中相引痛，疮疥死肌。

乌贼鱼骨

味咸微温，生池泽。治女子漏下，赤白经汁，血闭，阴蚀肿痛，寒热癥瘕，无子。

蟹

味咸寒，生池泽。治胁中邪气，热结痛，㖞僻面肿，败漆。烧之致鼠。

梅　实

味咸平，生川谷。下气，除热烦满，安心，肢体痛，偏枯不仁，死肌，去青黑痣恶疾。

蓼　实

味辛温，生川泽。明目，温中，耐风寒，下水气，面目浮肿，痈疡。马蓼，去肠中蛭虫，轻身。

葱　实

味辛温，生平泽。明目，补中不足。其茎中作浴汤，治伤寒寒热出汗，中风面目肿。薤，治金创创败，轻身不饥耐老。

水　苏

味辛微温，生池泽。下气杀谷，除饮食，辟口臭，去毒，辟恶气，久服通神明，轻身耐老。

大豆黄卷

味甘平，生平泽。治湿痹筋挛膝痛。生大豆，涂痈肿。煮饮汁，杀鬼毒，止痛。赤小豆，下水，排痈肿脓血。

卷　下

青琅玕

一名石珠。味辛平，生平泽。治身痒火疮，痈伤疥瘙，死肌。

礜石

一名青分石，一名立制石，一名固羊石。味辛大热，生山谷。治寒热鼠瘘蚀疮，死肌风痹，腹中坚邪气，除热。

代赭

一名须丸。味苦寒，生山谷。治鬼注，贼风，蛊毒，杀精物恶鬼，腹中毒邪气，女子赤沃漏下。

卤碱

味苦寒，生池泽。治大热消渴狂烦，除邪，及吐下蛊毒，柔肌肤。戎盐，明目，目痛，益气，坚肌骨，去毒蛊。大盐，令人吐。

白垩

味苦温，生山谷。治女子寒热，癥瘕，月闭积聚，阴肿痛，漏下无子。

铅丹

味辛微寒，生平泽。治咳逆胃反，惊痫癫疾，除热下气，炼化还成九光。久服通神明。

粉锡

一名解锡。味辛寒，生山谷。治伏尸毒螫，杀三虫。锡镜鼻，治女子血闭，癥瘕伏肠，绝孕。

石灰

一名恶灰。味辛温，生川谷。治疽疡疥瘙，热气恶疮，癞疾死肌堕眉，杀痔虫，去黑子、息肉。

冬灰

一名藜灰。味辛微温，生川泽。治黑子，去疣息肉、疽蚀、疥瘙。

大黄

味苦寒，生山谷。下瘀血血闭，寒热，破癥瘕积聚，留饮宿食，荡涤肠胃，推陈至新，通利水谷，调中化食，安和五脏。

蜀椒

味辛温，生川谷。治邪气咳逆，温中，逐骨节皮肤死肌，寒湿痹痛，下气。久服之头不白，轻身增年。

莽　草

味辛温，生山谷。治风头，痈肿乳痈，疝瘕，除结气，疥瘙虫疽疮，杀虫鱼。

郁　核

一名爵李。味酸平，生川谷。治大腹水肿，面目四肢浮肿，利小便水道。根，治齿断肿、龋齿、坚齿。鼠李，治寒热瘰疬疮。

巴　豆

一名巴椒。味辛温，生川谷。治伤寒，温疟寒热，破癥瘕、结坚、积聚，留饮痰癖，大腹水胀，荡练五脏六腑，开通闭塞，利水谷道，去恶肉，除鬼蛊毒注邪物，杀虫鱼。

甘　遂

一名主田。味苦寒，生川谷。治大腹疝瘕腹满，面目浮肿，留饮宿食，破癥坚积聚，利水谷道。

葶　苈

一名大室，一名大适。味辛寒，生平泽。治癥瘕积聚结气，饮食寒热，破坚逐邪，通利水道。

大　戟

一名卬钜。味苦寒。治蛊毒十二水，腹满急痛，积聚中风，皮肤疼痛，吐逆。

泽　漆

味苦微寒，生川泽。治皮肤热，大腹水气，四肢面目浮肿，丈夫阴气不足。

芫　花

一名去水。味辛温，生川谷。治咳逆上气，喉鸣喘，咽肿气短，蛊毒鬼疟，疝瘕痈肿，杀虫鱼。

荛　花

味苦寒，生川谷。治伤寒温疟，下十二水，破积聚大坚，癥瘕，荡涤肠胃中留癖、饮食，寒热邪气，利水道。

旋　覆　花

一名金沸草，一名盛椹。味咸温，生川谷。治结气，胁下满，惊悸，除水，去五脏间寒热，补中下气。

钩　吻

一名野葛。味辛温，生山谷。治金疮乳痓，中恶风，咳逆上气水肿，杀鬼注蛊毒。

狼　毒

一名续毒。味辛平，生山谷。治咳逆上气，破积聚、饮食，寒热水气，恶疮，鼠瘘，疽蚀，鬼精蛊毒，杀飞鸟走兽。

鬼　臼

一名爵犀，一名马目毒公，一名九臼。味辛温，生山谷。杀蛊毒、鬼注、精物，辟恶气不祥，逐邪解百毒。

萹　蓄

味苦平，生山谷。治浸淫、疥瘙、疽痔，杀三虫。

商陆

一名蒙根，一名夜呼。味辛平，生川谷。治水胀，疝瘕痹，熨除痈肿，杀鬼精物。

女青

一名雀瓢。味辛平，生山谷。治蛊毒，逐邪恶气，杀鬼，温疟，辟不祥。

天雄

一名白幕。味辛温，生山谷。治大风，寒湿痹，历节痛，拘挛缓急，破积聚，邪气金疮，强筋骨，轻身健行。

乌头

一名奚毒，一名即子，一名乌喙。味辛温，生山谷。治中风恶风洗洗出汗，除寒湿痹，咳逆上气，破积聚寒热。其汁煎之，名射罔，杀禽兽。

附子

味辛温，生山谷。治风寒咳逆邪气，温中，金疮，破癥坚积聚，血瘕，寒湿踒躄拘挛，膝痛不能行步。

羊踯躅

味辛温，生川谷。治贼风在皮肤中淫淫痛，温疟恶毒，诸痹。

茵芋

味苦温，生川谷。治五脏邪气，心腹寒热羸瘦，疟状发作有时，诸关节风湿痹痛。

射干

一名乌扇，一名乌蒲。味苦平，生川谷。治咳逆上气，喉痹咽痛不得消息，散结气，腹中邪逆，食饮大热。

鸢尾

味苦平，生山谷。治蛊毒邪气，鬼注诸毒，破癥瘕积聚，去水，下三虫。

皂荚

味辛温，生川谷。治风痹死肌，邪气风头泪出，下水利九窍，杀鬼精物。

楝实

味苦寒，生山谷。治温疾伤寒，大热烦狂，杀三虫，疥疡，利小便水道。

柳花

一名柳絮。味苦寒，生川泽。治风水，黄疸面热黑。叶，治马疥痂疮。实，溃痈逐脓血。子汁，疗渴。

桐叶

味苦寒，生山谷。治恶蚀疮著阴。皮，治五痔，杀三虫。花，敷猪疮，肥大三倍。

梓白皮

味苦寒，生山谷。治热，去三虫。花叶，捣敷猪疮，肥大易养三倍。

恒山

一名互草。味苦寒，生川谷。治伤寒寒热，热发温疟，鬼毒，胸中痰结，吐逆。

蜀漆

味辛平，生川谷。治疟及咳逆寒热，腹中癥坚，痞结积聚，邪气蛊毒鬼注。

青葙

一名草蒿，一名萋蒿。味苦微寒，生平谷。治邪气皮肤中热，风瘙身痒，杀三虫。子，名草决明，疗唇口青。

半夏

一名地文，一名水玉。味辛平，生川谷。治伤寒寒热，心下坚，下气，喉咽肿痛，头眩胸胀，咳逆肠鸣，止汗。

款冬

一名橐吾，一名颗东，一名虎须，一名菟奚。味辛温，生山谷。治咳逆上气，善喘喉痹，诸惊痫，寒热邪气。

牡丹

一名鹿韭，一名鼠姑。味辛寒，生山谷。治寒热中风，瘈疭痉，惊痫邪气，除癥坚瘀血，留舍肠胃，安五脏，疗痈疮。

防己

一名解离。味辛平，生川谷。治风寒温疟热气，诸痫，除邪，利大小便。

巴戟天

味辛微温，生山谷。治大风邪气，阴痿不起，强筋骨，安五脏，补中，增志，益气。

石南草

一名鬼目。味辛平，生山谷。养肾气，内伤阴衰，利筋骨皮毛。实，杀蛊毒，破积聚，逐风痹。

女菀

味辛温，生川谷。治风寒洗洗，霍乱泄利，肠鸣上下无常处，惊痫寒热百疾。

地榆

味苦微寒，生山谷。治妇人乳痓痛，七伤带下病，止痛，除恶肉，止汗，疗金创。

五加

一名豺漆。味辛温。治心腹疝气腹痛，益气，疗躄，小儿不能行，疽疮阴蚀。

泽兰

一名虎兰，一名龙枣。味苦微温，生池泽。治乳妇内衄，中风余疾，大腹水肿，身面四肢浮肿，骨节中水，金创，痈肿疮脓血。

黄环

一名陵泉，一名大戟。味苦平，生山谷。治蛊毒鬼注鬼魅，邪气在脏中，除咳逆寒热。

紫参

一名牡蒙。苦寒，生山谷。治心腹积聚，寒热邪气，通九窍，利大小便。

雚菌

一名雚芦。味咸平，生池泽。治心痛，

温中，去长虫，白癣，蛲虫，蛇螫毒，癥瘕诸虫。

连　翘

一名异翘，一名蕳华，一名折根，一名轵，一名三廉。味苦平，生山谷。治寒热鼠瘘，瘰疬痈肿，恶疮瘿瘤，结热蛊毒。

白头翁

一名野长人，一名胡王使者。味苦温无毒，生川谷。治温疟，狂易，寒热，癥瘕积聚，瘿气，逐血止痛，疗金疮。

贯　众

一名贯节，一名贯渠，一名百头，一名虎卷，一名扁苻。味苦微寒生山谷。治腹中邪热气，诸毒，杀三虫。

狼　牙

一名牙子。味苦寒，生川谷。治邪气热气，疥瘙，恶疡，疮痔，去白虫。

藜　芦

一名葱苒。味辛寒，生山谷。治蛊毒，咳逆，泄利肠澼，头疡疥瘙恶疮，杀诸虫毒，去死肌。

蕳　茹

味辛寒，生川谷。治蚀恶肉，败疮，死肌，杀疥虫，排脓恶血，除大风热气，善忘不乐。

羊　桃

一名鬼桃，一名羊肠。味苦寒，生川谷。治熛热，身暴赤色，风水积聚，恶疡，除小儿热。

羊　蹄

一名东方宿，一名连虫陆，一名鬼目。味苦寒，生川泽。治头秃疥瘙，除热，女子阴蚀。

鹿　藿

味苦平，生山谷。治蛊毒，女子腰腹痛不乐，肠痈，瘰疬，疡气。

牛　扁

味苦微寒，生川谷。治身皮疮热气，可作浴汤，杀牛虱小虫，又疗牛病。

陆　英

味苦寒，生川谷。治骨间诸痹，四肢拘挛疼酸，膝寒痛，阴痿，短气不足，脚肿。

白　蔹

一名菟核，一名白草。味苦平，生山谷。治痈肿疽疮，散结气，止痛除热，目中赤，小儿惊痫，温疟，女子阴中肿痛。

白　及

一名甘根，一名连及草。味苦平，生川谷。治痈肿恶疮败疽，伤阴，死肌，胃中邪气，贼风鬼击，痱缓不收。

蛇　全

一名蛇衔。味苦微寒，生山谷。治惊痫，寒热邪气，除热，金创，疽痔，鼠瘘，恶疮，头伤。

草蒿

一名青蒿，一名方溃。味苦寒，生川泽。治疥瘙痂痒恶疮，杀虱，留热在骨节间，明目。

雷丸

味苦寒，生山谷。杀三虫，逐毒气，胃中热，利丈夫，不利女子。作膏摩小儿百病。

溲疏

味辛寒，生川谷。治身皮肤中热，除邪气，止遗尿。可作浴汤。

药实根

一名连木。味辛温，生山谷。治邪气诸痹疼酸，续绝伤，补骨髓。

飞廉

一名飞轻。味苦平，生川泽。治骨节热，胫重酸疼。久服令人轻身。

淫羊藿

一名刚前。味辛寒，生山谷。治阴痿，绝伤，茎中痛，利小便，益气力强志。

虎掌

味苦温，生山谷。治心痛，寒热结气，积聚伏梁，伤筋痿拘缓，利水道。

莨菪子

一名横唐。味苦寒，生川谷。治齿痛，出虫，肉痹拘急，使人健行，见鬼，多食令人狂走。久服轻身，走及奔马，强志益力通神。

栾花

味苦寒，生山谷。治目痛泣出，伤眦，消目肿。

蔓椒

一名豕椒。味苦温，生川谷。治风寒湿痹，历节疼痛，除四肢厥气，膝痛。

荩草

味苦平，生川谷。治久咳上气，喘逆久寒，惊悸，痂疥白秃疡气，杀皮肤小虫。

夏枯草

一名夕句，一名乃东。味苦寒，生川谷。治寒热瘰疬，鼠瘘，头疮，破癥，散瘿结气，脚肿湿痹，轻身。

乌韭

味甘寒，生山谷。治皮肤往来寒热，利小肠膀胱气。

蚤休

一名螫休。味苦微寒，生川谷。治惊痫摇头弄舌，热气在腹中，癫疾，痈疮，阴蚀，下三虫，去蛇毒。

石长生

一名丹草。味咸微寒，生山谷。治寒热，恶疮大热，辟鬼气不祥。

姑活

一名冬葵子。味甘温，生川泽。治大风

邪气，湿痹寒痛。久服轻身，益寿耐老。

别　羁

味苦微温，生川谷。治风寒湿痹，身重四肢疼酸，寒邪历节痛。

石下长卿

一名徐长卿。味咸平，生池泽。治鬼注精物，邪恶气，杀百精蛊毒，老魅注易，亡走啼哭，悲伤恍惚。

翘　根

味甘寒，生平泽。下热气，益阴精，令人面悦好，明目。久服轻身耐老。

屈　草

味苦微寒，生川泽。治胸胁下痛，邪气肠间寒热，阴痹。久服轻身益气耐老。

淮　木

一名百岁城中木。味苦平，生平泽。治久咳上气，伤中虚羸，女子阴蚀，漏下赤白沃。

六畜毛蹄甲

味咸平，生平谷。治鬼注蛊毒，寒热，惊痫，痓，癫疾狂走。骆驼毛尤良。鼺鼠，堕胎，生乳易。

麋　脂

一名官脂。味辛温，生山谷。治痈肿恶疮，死肌，寒风湿痹，四肢拘缓不收，风头肿气，通腠理。

豚　卵

一名豚颠。味甘温。治惊痫癫疾，鬼注蛊毒，除寒热贲豚，五癃，邪气挛缩。猪悬蹄，治五痔，伏肠，肠痈内蚀。

燕　矢

味辛平，生平谷。治蛊毒鬼注，逐不祥邪气，破五癃，利小便。

天　鼠　矢

一名鼠姑，一名石肝。味辛寒，生山谷。治面痈肿，皮肤洗洗时痛，腹中血气，破寒热积聚，除惊悸。

虾　蟆

味辛寒，生池泽。治邪气，破癥坚血，痈肿阴疮，服之不患热病。

石　蚕

一名沙虱。味咸寒，生池泽。治五癃，破石淋，堕胎。肉，解结气，利水道，除热。

蛇　蜕

一名龙子衣，一名蛇符，一名龙子单衣，一名弓皮。味咸平，生川谷。治小儿百二十种惊痫，瘈疭癫疾，寒热肠痔，虫毒蛇痫。火熬之良。

蜈　蚣

味辛温，生川谷。治鬼注蛊毒，噉诸蛇虫鱼毒，杀鬼物老精，温疟，去三虫。

马陆

一名百足。味辛温，生川谷。治腹中大坚癥，破积聚，息肉，恶疮，白秃。

蠮螉

味辛平，生川谷。治久聋，咳逆毒气，出刺，出汗。

雀瓮

一名躁舍。味甘平，生树枝间。治小儿惊痫，寒热结气。蛊毒鬼注。

彼子

味甘温，生山谷。治腹中邪气，去三虫，蛇螫蛊毒，鬼注伏尸。

鼠妇

一名蟠负，一名伊威。味酸温，生平谷。治气癃不得小便，妇人月闭血瘕，痫痉寒热，利水道。

荧火

一名夜光。味辛微温，生池泽。明目，小儿火疮，伤热气，蛊毒鬼注，通神精。

衣鱼

一名白鱼。味咸温，生平泽。治妇人疝瘕，小便不利，小儿中风项强，皆宜摩之。

白颈蚯蚓

味咸寒，生平土。治蛇瘕，去三虫，伏尸鬼注蛊毒，杀长虫，仍自化作水。

蝼蛄

一名惠姑，一名天蝼，一名螜。味咸寒，生平泽。治产难，出肉中刺，溃痈肿，下哽噎，解毒，除恶疮。夜出者良。

蜣螂

一名蛣蜣。味咸寒，生池泽。治小儿惊痫瘈疭，腹胀寒热，大人癫疾狂易。火熬之良。

斑蝥

一名龙尾。味辛寒，生川谷。治寒热鬼注蛊毒，鼠瘘恶疮疽蚀，死肌，破石癃。

地胆

一名元青味辛寒，生川谷。治鬼注寒热，鼠瘘恶疮，死肌，破癥瘕，堕胎。

马刀

味辛微寒，生池泽。治漏下赤白寒热，破石淋，杀禽兽，贼鼠。

贝子

味咸平，生池泽。治目翳，鬼注蛊毒，腹痛下血，五癃，利水道。烧用之良。

杏核

味甘温，生川谷。治咳逆上气，雷鸣喉痹，下气，产乳金创，寒心奔豚。

桃核

味苦平，生川谷。治瘀血血闭瘕，邪气，杀小虫。桃花，杀注恶鬼，令人好色。

桃枭，杀百鬼精物。桃毛，下血瘕，寒热积聚，无子。桃蠹，杀鬼，辟不祥。

苦瓠

味苦寒，生川泽。治大水面目四肢浮肿，下水，令人吐。

水靳

一名水英。味甘平，生池泽。治女子赤沃，止血养精，保血脉，益气，令人肥健嗜食。

腐婢

味辛平。治痎疟寒热，邪气泄利，阴不起，病酒头痛。

伤寒论

汉·张仲景 著

伤寒卒病论集自序

论曰：余每览越人入虢之诊，望齐侯之色，未尝不慨然叹其才秀也。怪当今居世之士，曾不留神医药，精究方术，上以疗君亲之疾，下以救贫贱之厄，中以保身长全，以养其生，但竞逐荣势，企踵权豪，孜孜汲汲，惟名利是务，崇饰其末，忽弃其本，华其外而悴其内，皮之不存，毛将安附焉？卒然遭邪风之气，婴非常之疾，患及祸至，而方震栗，降志屈节，钦望巫祝，告穷归天，束手受败。赍百年之寿命，持至贵之重器，委付凡医，恣其所措。咄嗟呜呼！厥身以毙，神明消灭，变为异物，幽潜重泉，徒为啼泣。痛夫！举世昏迷，莫能觉悟，不惜其命，若是轻生，彼何荣势之云哉？而进不能爱人知人，退不能爱身知己，遇灾值祸，身居厄地，蒙蒙昧昧，蠢若游魂。哀乎！趋世之士，驰竞浮华，不固根本，忘躯徇物，危若冰谷，至于是也！

余宗族素多，向余二百。建安纪年以来，犹未十稔，其死亡者，三分有二，伤寒十居其七。感往昔之沦丧，伤横夭之莫救，乃勤求古训，博采众方，撰用《素问》《九卷》《八十一难》《阴阳大论》《胎胪药录》，并平脉辨证，为《伤寒杂病论》，合十六卷。虽未能尽愈诸病，庶可以见病知源。若能寻余所集，思过半矣。

夫天布五行，以运万类，人禀五常，以有五脏。经络腑俞，阴阳会通，玄冥幽微，变化难极。自非才高识妙，岂能探其理致哉！上古有神农、黄帝、岐伯、伯高、雷公、少俞、少师、仲文，中世有长桑、扁鹊，汉有公乘阳庆及仓公，下此以往，未之闻也。观今之医，不念思求经旨，以演其所知；各承家技，始终顺旧，省疾问病，务在口给；相对斯须，便处汤药；按寸不及尺，握手不及足；人迎趺阳，三部不参，动数发息，不满五十；短期未知决诊，九候曾无仿佛；明堂阙庭，尽不见察，所谓窥管而已。夫欲视死别生，实为难矣！

孔子云：生而知之者上，学则亚之。多闻博识，知之次也。余宿尚方术，请事斯语。

目录

卷第四

卷第五

卷第六

卷第七

卷第八

卷第九

卷第十

卷第一

辨脉法第一

问曰：脉有阴阳，何谓也？答曰：凡脉大、浮、数、动、滑，此名阳也；脉沉、涩、弱、弦、微，此名阴也。凡阴病见阳脉者生，阳病见阴脉者死。

问曰：脉有阳结、阴结者，何以别之？答曰：其脉浮而数，能食，不大便者，此为实，名曰阳结也，期十七日当剧。其脉沉而迟，不能食，身体重，大便反硬，名曰阴结也，期十四日当剧。

问曰：病有洒淅恶寒，而复发热者何？答曰：阴脉不足，阳往从之，阳脉不足，阴往乘之。曰：何谓阳不足？答曰：假令寸口脉微，名曰阳不足，阴气上入阳中，则洒淅恶寒也。曰：何谓阴不足？答曰：尺脉弱，名曰阴不足，阳气下陷入阴中，则发热也。阳脉浮，（一作微。）阴脉弱者，则血虚，血虚则筋急也。其脉沉者，荣气微也。其脉浮，而汗出如流珠者，卫气衰也。荣气微者，加烧针，则血留不行，更发热而躁烦也。

脉蔼蔼如车盖者，名曰阳结也。（一云秋脉。）

脉累累如循长竿者，名曰阴结也。（一云夏脉。）

脉瞥瞥，如羹上肥者，阳气微也。

脉萦萦如蜘蛛丝者，阳气衰也。（一云阴气。）

脉绵绵如泻漆之绝者，亡其血也。

脉来缓，时一止复来者，名曰结。脉来数，时一止复来者，名曰促。（一作纵。）脉阳盛则促，阴盛则结，此皆病脉。

阴阳相搏，名曰动。阳动则汗出，阴动则发热。形冷恶寒者，此三焦伤也。若数脉见于关上，上下无头尾，如豆大，厥厥动摇者，名曰动也。

阳脉浮大而濡，阴脉浮大而濡，阴脉与阳脉同等者，名曰缓也。

脉浮而紧者，名曰弦也。弦者，状如弓弦，按之不移也。脉紧者，如转索无常也。

脉弦而大，弦则为减，大则为芤，减则为寒，芤则为虚，寒虚相搏，此名为革，妇人则半产漏下，男子则亡血失精。

问曰：病有战而汗出，因得解者，何也？答曰：脉浮而紧，按之反芤，此为本虚，故当战而汗出也。其人本虚，是以发战，以脉浮，故当汗出而解也。若脉浮而数，按之不芤，此人本不虚，若欲自解，但汗出耳，不发战也。

问曰：病有不战而汗出解者，何也？答曰：脉大而浮数，故知不战汗出而解也。

问曰：病有不战不汗出而解者，何也？答曰：其脉自微，此以曾发汗、若吐、若下、若亡血，以内无津液，此阴阳自和，必自愈，故不战不汗出而解也。

问曰：伤寒三日，脉浮数而微，病人身凉和者，何也？答曰：此为欲解也，解以夜半。脉浮而解者，濈然汗出也；脉数而解者，必能食也；脉微而解者，必大汗出也。

问曰：脉病欲知愈未愈者，何以别之？答曰：寸口、关上、尺中三处，大小浮沉迟数同等，虽有寒热不解者，此脉阴阳为和平，虽剧当愈。

师曰：立夏得洪（一作浮）大脉，是其本位，其人病身体苦疼重者，须发其汗。若明日身不疼不重者，不须发汗。若汗濈濈自出者，明日便解矣。何以言之？立夏脉洪大，是其时脉，故使然也。四时仿此。

问曰：凡病欲知何时得，何时愈？答曰：假令夜半得病者，明日日中愈，日中得病者，夜半愈。何以言之？日中得病，夜半愈者，以阳得阴则解也；夜半得病，明日日中愈者，以阴得阳则解也。

寸口脉浮为在表，沉为在里，数为在腑，迟为在脏，假令脉迟，此为在脏也。

趺阳脉浮而涩，少阴脉如经者，其病在脾，法当下利。何以知之？若脉浮大者，气实血虚也。今趺阳脉浮而涩，故知脾气不足，胃气虚也。以少阴脉弦而浮（一作沉）才见，此为调脉，故称如经也。若反滑而数者，故知当屎脓也。（《玉函》作溺。）

寸口脉浮而紧，浮则为风，紧则为寒。风则伤卫，寒则伤荣，荣卫俱病，骨节烦疼，当发其汗也。

趺阳脉迟而缓，胃气如经也。趺阳脉浮而数，浮则伤胃，数则动脾，此非本病，医特下之所为也。荣卫内陷，其数先微，脉反但浮，其人必大便硬，气噫而除，何以言之？本以数脉动脾，其数先微，故知脾气不治，大便硬，气噫而除。今脉反浮，其数改微，邪气独留，心中则饥，邪热不杀谷，潮热发渴，数脉当迟缓，脉因前后度数如法，病者则饥，数脉不时，则生恶疮也。

师曰：病人脉微而涩者，此为医所病也。大发其汗，又数大下之，其人亡血，病当恶寒，后乃发热，无休止时。夏月盛热，欲著复衣；冬月盛寒，欲裸其身。所以然者，阳微则恶寒，阴弱则发热，此医发其汗，使阳气微，又大下之，令阴气弱。五月之时，阳气在表，胃中虚冷，以阳气内微，不能胜冷，故欲著复衣。十一月之时，阳气在里，胃中烦热，以阴气内弱，不能胜热，故欲裸其身。又阴脉迟涩，故知亡血也。

脉浮而大，心下反硬，有热，属脏者，攻之，不令发汗；属腑者，不令溲数，溲数则大便硬。汗多则热愈，汗少则便难，脉迟尚未可攻。

脉浮而洪，身汗如油，喘而不休，水浆不下，形体不仁，乍静乍乱，此为命绝也。又未知何脏先受其灾，若汗出发润，喘不休者，此为肺先绝也。阳反独留，形体如烟熏，直视摇头者，此为心绝也。唇吻反青，四肢漐习者，此为肝绝也。环口黧黑，柔汗发黄者，此为脾绝也。溲便遗失，狂言，目反直视者，此为肾绝也。又未知何脏阴阳前绝，若阳气前绝，阴气后竭者，其人死，身色必青；阴气前绝，阳气后竭者，其人死，身色必赤，腋下温，心下热也。

寸口脉浮大，而医反下之，此为大逆。浮则无血，大则为寒，寒气相搏，则为肠鸣。医乃不知，而反饮冷水，令汗大出，水得寒气，冷必相搏，其人即䭇（音噎，下同）。

趺阳脉浮，浮则为虚，浮虚相搏，故令气（䭇），言胃气虚竭也。脉滑则为哕，此为医咎，责虚取实，守空迫血。脉浮，鼻中燥者，必衄也。

诸脉浮数，当发热而洒淅恶寒，若有痛处，饮食如常者，蓄积有脓也。

脉浮而迟，面热赤而战惕者，六七日当汗出而解，反发热者，差迟。迟为无阳，不能作汗，其身必痒也。

寸口脉阴阳俱紧者，法当清邪中于上焦，浊邪中于下焦。清邪中上，名曰洁也；浊邪中下，名曰浑也。阴中于邪，必内栗也。表气微虚，里气不守，故使邪中于阴也。阳中于邪，必发热头痛，项强颈挛，腰痛胫酸，所为阳中雾露之气，故曰清邪中上，浊邪中下。阴气为栗，足膝逆冷，便溺妄出。表气微虚，里气微急，三焦相溷，内外不通。上焦怫（音佛，下同）。郁，脏气相熏，口烂食龂也。中焦不治，胃气上冲，脾气不转，胃中为浊，荣卫不通，血凝不流。若卫气前通者，小便赤黄，与热相搏，因热作使，游于经络，出入脏腑，热气所过，则为痈脓。若阴气前通者，阳气厥微，阴无所使，客气内入，嚏而出之，声嗢（乙骨切）。咽塞，寒厥相追，为热所拥，血凝自下，状如豚肝。阴阳俱厥，脾气孤弱，五液注下。下焦不盍（一作阖），清便下重，令便数难，齐筑湫痛，命将难全。

脉阴阳俱紧者，口中气出，唇口干燥，蜷卧足冷，鼻中涕出，舌上苔滑，勿妄治也。到七日以来，其人微发热，手足温者，此为欲解；或到八日以上，反大发热者，此为难治。设使恶寒者，必欲呕也；腹内痛者，必欲利也。

脉阴阳俱紧，至于吐利，其脉独不解；紧去人安，此为欲解。若脉迟，至六七日不欲食，此为晚发，水停故也，为未解；食自可者，为欲解。病六七日，手足三部脉皆至，大烦而口噤不能言，其人躁扰者，必欲解也。若脉和，其人大烦，目重，脸内际黄者，此欲解也。

脉浮而数，浮为风，数为虚，风为热，虚为寒，风虚相搏，则洒淅恶寒也。

脉浮而滑，浮为阳，滑为实，阳实相搏，其脉数疾，卫气失度。浮滑之脉数疾，发热汗出者，此为不治。

伤寒咳逆上气，其脉散者死，谓其形损故也。

平脉法第二

问曰：脉有三部，阴阳相乘，荣卫血气，在人体躬。呼吸出入，上下于中，因息游布，津液流通。随时动作，效象形容。春弦秋浮，冬沉夏洪。察色观脉，大小不同，一时之间，变无经常。尺寸参差，或短或长，上下乖错，或存或亡。病辄改易，进退低昂，心迷意惑，动失纪纲。愿为具陈，令得分明。师曰：子之所问，道之根源。脉有三部，尺寸及关，荣卫流行，不失衡铨。肾沉心洪，肺浮肝弦，此自经常，不失铢分。出入升降，漏刻周旋，水下百刻，一周循环。当复寸口，虚实见焉，变化相乘，阴阳相干。风则浮虚，寒则牢坚，沉潜水滀，支饮急弦。动则为痛，数则热烦，设有不应，知变所缘。三部不同，病各异端，大过可怪，不及亦然。邪不空见，终必有奸，审察表里，三焦别焉。知其所舍，消息诊看，料度脏腑，独见若神。为子条纪，传与贤人。

师曰：呼吸者，脉之头也。初持脉，来疾去迟，此出疾入迟，名曰内虚外实也。初持脉，来迟去疾，此出迟入疾，名曰内实外虚也。

问曰：上工望而知之，中工问而知之，下工脉而知之，愿闻其说。师曰：病家人请云，病人苦发热，身体疼，病人自卧，师到诊其脉，沉而迟者，知其差也。何以知之？若表有病者，脉当浮大，今脉反沉迟，故知愈也。假令病人云腹内卒痛，病人自坐，师到脉之，浮而大者，知其差也。何以知之？若里有病者，脉当沉而细，今脉浮大，故知愈也。

师曰：病家人来请云，病人发热烦极。明日师到，病人向壁卧，此热已去也。设令脉不和，处言已愈。设令向壁卧，闻师到，不惊起而盻视，若三言三止，脉之咽唾者，此诈病也。设令脉自和，处言此病大重，当须服吐下药，针灸数十百处乃愈。

师持脉，病人欠者，无病也。脉之呻者，病也。言迟者，风也。摇头言者，里痛也。行迟者，表强也。坐而伏者，短气也。坐而下一脚者，腰痛也。里实护腹，如怀卵物者，心痛也。

师曰：伏气之病，以意候之。今月之内，欲有伏气，假令旧有伏气，当须脉之。若脉微弱者，当喉中痛似伤，非喉痹也。病人云：实咽中痛。虽尔，今复欲下利。

问曰：人恐怖者，其脉何状？师曰：脉形如循丝累累然，其面白脱色也。

问曰：人不饮，其脉何类？师曰：脉自涩，唇口干燥也。

问曰：人愧者，其脉何类？师曰：脉浮而面色乍白乍赤。

问曰：经说脉有三菽六菽重者，何谓也？师曰：脉人以指按之，如三菽之重者，肺气也；如六菽之重者，心气也；如九菽之重者，脾气也；如十二菽之重者，肝气也；按之至骨者，肾气也。（菽者，小豆也。）假令下利，寸口、关上、尺中，悉不见脉，然尺中时一小见，脉再举头（一云按投）者，肾气也。若见损脉来至，为难治。（肾为脾所胜，脾胜不应时。）

问曰：脉有相乘，有纵有横，有逆有顺，何谓也？师曰：水行乘火，金行乘木，名曰纵；火行乘水，木行乘金，名曰横；水行乘金，火行乘木，名曰逆；金行乘水，木行乘火，名曰顺也。

问曰：脉有残贼，何谓也？师曰：脉有弦、紧、浮、滑、沉、涩，此六脉名曰残贼，能为诸脉作病也。

问曰：脉有灾怪，何谓也？师曰：假令人病，脉得太阳，与形证相应，因为作汤，比还送汤，如食顷，病人乃大吐，若下利，腹中痛。师曰：我前来不见此证，今乃变异，是名灾怪。又问曰：何缘作此吐利？答曰：或有旧时服药，今乃发作，故为灾怪耳。

问曰：东方肝脉，其形何似？师曰：肝者，木也，名厥阴，其脉微弦濡弱而长，是肝脉也。肝病自得濡弱者，愈也。假令得纯弦脉者，死。何以知之？以其脉如弦直，此是肝脏伤，故知死也。

南方心脉，其形何似？师曰：心者，火也，名少阴，其脉洪大而长，是心脉也。心病自得洪大者，愈也。假令脉来微去大，故名反，病在里也。脉来头小本大，故名覆，病在表也。上微头小者，则汗出。下微本大者，则为关格不通，不得尿。头无汗者，可治，有汗者死。

西方肺脉，其形何似？师曰：肺者，金也，名太阴，其脉毛浮也。肺病自得此脉，若得缓迟者，皆愈。若得数者则剧。何以知之？数者，南方火，火克西方金，法当痈肿，为难治也。

问曰：二月得毛浮脉，何以处言至秋当死？师曰：二月之时，脉当濡弱，反得毛浮者，故知至秋死。二月肝用事，肝属木，脉应濡弱，反得毛浮脉者，是肺脉也。肺属金，金来克木，故知至秋死。他皆仿此。

师曰：脉肥人责浮，瘦人责沉。肥人当沉，今反浮，瘦人当浮，今反沉，故责之。

师曰：寸脉下不至关，为阳绝；尺脉上不至关，为阴绝，此皆不治，决死也。若计其余命生死之期，期以月节克之也。

师曰：脉病人不病，名曰行尸，以无旺气，卒眩仆不识人者，短命则死。人病脉不病，名曰内虚，以无谷神，虽困无苦。

问曰：翕奄沉，名曰滑，何谓也？师曰：沉为纯阴，翕为正阳，阴阳和合，故令脉滑，关尺自平。阳明脉微沉，食饮自可。少阴脉微滑，滑者，紧之浮名也，此为阴实，其人必股内汗出，阴下湿也。

问曰：曾为人所难，紧脉从何而来？师曰：假令亡汗，若吐，以肺里寒，故令脉紧也。假令咳者，坐饮冷水，故令脉紧也。假令下利，以胃虚冷，故令脉紧也。

寸口卫气盛，名曰高，（高者，暴狂而肥。）荣气盛，名曰章。（章者，暴泽而光。）高章相搏，名曰纲。（纲者，身筋急，脉强直故也。）卫气弱，名曰惵。（惵者，心中气动迫怯。）荣气弱，名曰卑。（卑者，心中常自羞愧。）惵卑相搏，名曰损。（损者，五脏六腑俱乏气虚惙故也。）卫气和，名曰缓。（缓者，四肢不能自收。）荣气和，名曰迟。（迟者，身体俱重，但欲眠也。）缓迟相搏，名曰沉。（沉者，腰中直，腹内急痛，但欲卧，不欲行。）

寸口脉缓而迟，缓则阳气长，其色鲜，其颜光，其声商，毛发长。迟则阴气盛，骨髓生，血满，肌肉紧薄鲜硬，阴阳相抱，荣卫俱行，刚柔相得，名曰强也。

趺阳脉滑而紧，滑者胃气实，紧者脾气强，持实击强，痛还自伤，以手把刃，坐作疮也。

寸口脉浮而大，浮为虚，大为实，在尺为关，在寸为格，关则不得小便，格则吐逆。

趺阳脉伏而涩，伏则吐逆，水谷不化，涩则食不得入，名曰关格。

脉浮而大，浮为风虚，大为气强，风气相搏，必成隐疹，身体为痒。痒者，名泄风，久久为痂癞。（眉少发稀，身有干疮而腥臭也。）

寸口脉弱而迟，弱者卫气微，迟者荣中寒。荣为血，血寒则发热。卫为气，气微者心内饥，饥而虚满，不能食也。

趺阳脉大而紧者，当即下利，为难治。

寸口脉弱而缓，弱者阳气不足，缓者胃气有余，噫而吞酸，食卒不下，气填于膈上也。（一作下。）

趺阳脉紧而浮，浮为气，紧为寒，浮为腹满，紧为绞痛，浮紧相搏，肠鸣而转，转即气动，膈气乃下，少阴脉不出，其阴肿大而虚也。

寸口脉微而涩，微者卫气不行，涩者荣气不逮，荣卫不能相将，三焦无所仰，身体痹不仁。荣气不足，则烦疼口难言。卫气虚者，则恶寒数欠。三焦不归其部，上焦不归者，噫而酢吞；中焦不归者，不能消谷引食；下焦不归者，则遗溲。

趺阳脉沉而数，沉为实，数消谷，紧者病难治。

寸口脉微而涩，微者卫气衰，涩者荣气不足。卫气衰，面色黄，荣气不足，面色青。荣为根，卫为叶，荣卫俱微，则根叶枯槁而寒栗、咳逆、唾腥、吐涎沫也。

趺阳脉浮而芤，浮者卫气虚，芤者荣气伤，其身体瘦，肌肉甲错，浮芤相搏，宗气微衰，四属断绝。（四属者，谓皮、肉、脂、髓。俱竭，宗气则衰矣。）

寸口脉微而缓，微者卫气疏，疏则其肤空；缓者胃气实，实则谷消而水化也。谷入于胃，脉道乃行，水入于经，其血乃成。荣盛则其肤必疏，三焦绝经，名曰血崩。

趺阳脉微而紧，紧则为寒，微则为虚，微紧相搏，则为短气。

少阴脉弱而涩，弱者微烦，涩者厥逆。

趺阳脉不出，脾不上下，身冷肤硬，

少阴脉不至，肾气微，少精血，奔气促迫，上入胸膈，宗气反聚，血结心下，阳气退下，热归阴股，与阴相动，令身不仁，此为尸厥，当刺期门、巨阙。（宗气者，三焦归气也，有名无形，气之神使也。下荣玉茎，故宗筋聚缩之也。）

寸口脉微，尺脉紧，其人虚损多汗，知阴常在，绝不见阳也。

寸口诸微亡阳，诸濡亡血，诸弱发热，诸紧为寒。诸乘寒者，则为厥，郁冒不仁，以胃无谷气，脾涩不通，口急不能言，战而栗也。

问曰：濡弱何以反适十一头？师曰：五脏六腑相乘，故令十一。

问曰：何以知乘腑？何以知乘脏？师曰：诸阳浮数为乘腑，诸阴迟涩为乘脏也。

卷第二

伤寒例第三

立春正月节斗指艮　雨水正月中指寅
惊蛰二月节指甲　春分二月中指卯
清明三月节指乙　谷雨三月中指辰
立夏四月节指巽　小满四月中指巳
芒种五月节指丙　夏至五月中指午
小暑六月节指丁　大暑六月中指未
立秋七月节指坤　处暑七月中指申
白露八月节指庚　秋分八月中指酉
寒露九月节指辛　霜降九月中指戌
立冬十月节指乾　小雪十月中指亥
大雪十一月节指壬　冬至十一月中指子
小寒十二月节指癸　大寒十二月中指丑

四时八节二十四气七十二候决病法：

二十四气，书有十二，中气有十二，五日为一候，气亦同，合有七十二候，决病生死。

此须洞解之出。

《阴阳大论》云：春气温和，夏气暑热，秋气清凉，冬气冰列，此则四时正气之序也。冬时严寒，万类深藏，君子固密，则不伤于寒，触冒之者，乃名伤寒耳。其伤于四时之气，皆能为病，以伤寒为毒者，以其最成杀厉之气也。中而即病者，名曰伤寒。不即病者，寒毒藏于肌肤，至春变为温病，至夏变为暑病。暑 病者，热极重于温也。是以辛苦之人，春夏多温热病者，皆由冬时触寒所致，非时行之气也。凡时行者，春时应暖而反大寒，夏时应热而反大凉，秋时应凉而反大热，冬时应寒而反大温，此非其时而有其气。是以一岁之中，长幼之病多相似者，此则时行之气也。夫欲候知四时正气为病及时行疫气之法，皆当按斗历占之。九月霜降节后宜渐寒，向冬大寒，至正月雨水节后宜解也。所以谓之雨水者，以冰雪解而为雨水故也。至惊蛰二月节后，气渐和暖，向夏大热，至秋便凉。从霜降以后，至春分以前，凡有触冒霜露，体中寒即病者，谓之伤寒也。九月十月，寒气尚微，为病则轻。十一月十二月，寒冽已严，为病则重。正月二月，寒渐将解，为病亦轻。此以冬时不调，适有伤寒之人，即为病也。其冬有非节之暖者，名为冬温。冬温之毒，与伤寒大异。冬温复有先后，更相重沓，亦有轻重，为治不同，证如后章。从立春节后，其中无暴大寒，又不冰雪，而有人壮热为病者，此属春时阳气发于冬时伏寒，变为温病。从春分以后至秋分节前，天有暴寒者，皆为时行寒疫也。三月四月，或有暴寒，其时阳气尚弱，为寒所折，病热犹轻。五月六月，阳气已盛，为寒所折，病热则重。七月八月，阳气已衰，为寒所折，病热亦微，其病与温及暑病相似，但治有殊耳。十五日得一气，于四时之中，一时有六气，四六名为二十四气。然气候亦有应至仍不至，或有未应至而至者，或有至而太过者，皆成病气也。但天地动静，阴阳鼓击者，各正一气耳。是以彼春之暖，为夏之暑；彼秋之忿，为冬之怒。是故冬至之后，一阳爻升，一阴爻降也；夏至之后，一阳气下，一阴气上也。斯则冬夏二至，阴阳合也；春秋二分，阴阳离也。阴阳交易，人变病焉。此君子春夏养阳，秋冬养阴，顺天地之刚柔也。小人触冒，必婴暴疹。须知毒烈之气，留在何经，而发何病，详而取之。是以春伤于风，夏必飧泄；夏伤于暑，秋必病疟；秋伤于湿，冬必咳嗽；冬伤于寒，春必病温。此必然之道，可不审明之。伤寒之病，逐日浅深，以施方治。今世人伤寒，或始不早治，或治不对病，或日数久淹，困乃告医，医人又不依次第而治之，则不中病，皆宜临时消息制方，无不效也。今搜采仲景旧论，录其证候诊脉声色对病真方有神验者，拟防世急也。

又土地温凉，高下不同；物性刚柔，飡居亦异。是故黄帝兴四方之问，岐伯举四治之能，以训后贤，开其未悟者。临病之工，宜须两审也。

凡伤于寒，则为病热，热虽甚，不死。若两感于寒而病者，必死。

尺寸俱浮者，太阳受病也，当一二日发。以其脉上连风府，故头项痛，腰脊强。

尺寸俱长者，阳明受病也，当二三日发。以其脉夹鼻络于目，故身热目疼鼻干，不得卧。

尺寸俱弦者，少阳受病也，当三四日发。以其脉循胁络于耳，故胸胁痛而耳聋。此三经皆受病，未入于腑者，可汗而已。

尺寸俱沉细者，太阴受病也，当四五日发。以其脉布胃中，络于嗌，故腹满而嗌干。

尺寸俱沉者，少阴受病也，当五六日发。以其脉贯肾络于肺，系舌本，故口燥舌干而渴。

尺寸俱微缓者，厥阴受病也，当六七日发。以其脉循阴器络于肝，故烦满而囊缩。此三经皆受病，已入于腑，可下而已。

若两感于寒者，一日太阳受之，即与少阴俱病，则头痛口干，烦满而渴。二日阳明受之，即与太阴俱病，则腹满，身热，不欲食，谵（之廉切，又女监切，下同。）语。三日少阳受之，即与厥阴俱病，则耳聋，囊缩而厥，水浆不入，不知人者，六日死。若三阴三阳，五脏六腑皆受病，则荣卫不行，脏腑不通，则死矣。其不两感于寒，更不传经，不加异气者，至七日太阳病衰，头痛少愈也。八日阳明病衰，身热少歇也。九日少阳病衰，耳聋微闻也。十日太阴病衰，腹减如故，则思饮食。十一日少阴病衰，渴止舌干，已而嚏也。十二日厥阴病衰，囊纵，少腹微下，大气皆去，病人精神爽慧也。若过十三日以上不间，寸尺陷者，大危。若更感异气，变为他病者，当依后坏病证而治之。若脉阴阳俱盛，重感于寒者，变成温疟。阳脉浮滑，阴脉濡弱者，更遇于风，变为风温。阳脉洪数，阴脉实大者，更遇温热，变为温毒，温毒为病最重也。阳脉濡弱，阴脉弦紧者，更遇温气，变为温疫。（一本作疟。）以此冬伤于寒，发为温病。脉之变证，方治如说。

凡人有疾，不时即治，隐忍冀差，以成痼疾。小儿女子，益以滋甚。时气不和，便当早言，寻其邪由，及在腠理，以时治之，罕有不愈者。患人忍之，数日乃说，邪气入脏，则难可制。此为家有患，备虑之要。凡作汤药，不可避晨夜，觉病须臾，即宜便治，不等早晚，则易愈矣。如或差迟，病即传变，虽欲除治，必难为力。服药不如方法，纵意违师，不须治之。

凡伤寒之病，多从风寒得之。始表中风寒，入里则不消矣，未有温覆而当不消散者。不在证治，拟欲攻之，犹当先解表，乃可下之。若表已解，而内不消，非大满，犹生寒热，则病不除。若表已解，而内不消，大满大实坚有燥屎，自可除下之，虽四五日，不能为祸也。若不宜下，而便攻之，内虚热入，协热遂利，烦躁诸变，不可胜数，轻者困笃，重者必死矣。

夫阳盛阴虚，汗之则死，下之则愈。阳虚阴盛，汗之则愈，下之则死。夫如是，则神丹安可以误发，甘遂何可以妄攻！虚盛之治，相背千里，吉凶之机，应若影响，岂容易哉！况桂枝下咽，阳盛即毙；承气入胃，阴盛以亡。死生之要，在乎须臾，视身之尽，不暇计日，此阴阳虚实之交错，其候至微，发汗吐下之相反，其祸至速。而医术浅狭，懵然不知病源，为治乃误，使病者殒没，自谓其分。至令冤魂塞于冥路，死尸盈于旷野，仁者鉴此，岂不痛欤！

凡两感病俱作，治有先后。发表攻里，本自不同，而执迷用意者，乃云神丹甘遂合而饮之，且解其表，又除其里。言巧似是，其理实违。夫智者之举错也，常审以慎；愚者之动作也，必果而速。安危之变，岂可诡哉！世上之士，但务彼翕习之荣，而莫见此倾危之败。惟明者居然能护其本，近取诸身，夫何远之有焉？

凡发汗温暖汤药，其方虽言日三服，若病剧不解，当促其间，可半日中尽三服。若与病相阻，即便有所觉。病重者，一日一夜当晬时观之。如服一剂，病证犹在，故当复作本汤服之。至有不肯汗出，服三剂乃解。若汗不出者，死病也。

凡得时气病，至五六日而渴欲饮水，饮不能多，不当与也。何者？以腹中热尚少，不能消之，便更与人作病也。至七八日，大渴欲饮水者，犹当依证而与之。与之常令不足，勿极意也，言能饮一斗，与五升。若饮而腹满，小便不利，若喘若哕，不可与之也。忽然大汗出，是为自愈也。

凡得病，反能饮水，此为欲愈之病。其不晓病者，但闻病饮水自愈，小渴者乃强与饮之，因成其祸，不可复数也。

凡得病，厥脉动数，服汤药更迟，脉浮大减小，初躁后静，此皆愈证也。

凡治温病，可刺五十九穴。又，身之穴三百六十有五，其三十穴，灸之有害，七十九穴，刺之为灾，并中髓也。

脉四损，三日死。平人四息，病人脉一至，名曰四损。

脉五损，一日死。平人五息，病人脉一至，名曰五损。

脉六损，一时死。平人六息，病人脉一至，名曰六损。

脉盛身寒，得之伤寒；脉虚身热，得之伤暑。脉阴阳俱盛，大汗出不解者死。脉阴阳俱虚，热不止者死。脉至乍数乍疏者死。脉至如转索，其日死。谵言妄语，身微热，脉浮大，手足温者生；逆冷，脉沉细者，不过一日死矣。此以前是伤寒热病证候也。

辨痓湿暍脉证第四

痓音炽，又作痉，巨郢切，下同

伤寒所致太阳病痓、湿、暍，此三种宜应别论，以为与伤寒相似，故此见之。

太阳病，发热无汗，反恶寒者，名曰刚痓。

太阳病，发热汗出，而不恶寒（《病源》云恶寒），名曰柔痓。

太阳病，发热，脉沉而细者，名曰痓。

太阳病，发汗太多，因致痓。

病身热足寒，颈项强急，恶寒，时头热面赤，目脉赤，独头面摇，卒口噤，背反张者，痓病也。

太阳病，关节疼痛而烦，脉沉而细（一作缓）者，此名湿痹（一云中湿）。湿痹之候，其人小便不利，大便反快，但当利其小便。湿家之为病，一身尽疼，发热，身色如似熏黄。湿家，其人但头汗出，背强，欲得被覆向火，若下之早则哕。胸满，小便不利，舌上如苔者，以丹田有热，胸中有寒，渴欲得水而不能饮，口燥烦也。

湿家下之，额上汗出，微喘，小便利（一云不利）者死；若下利不止者，亦死。

问曰：风湿相搏，一身尽疼痛，法当汗出而解。值天阴雨不止，医云此可发汗，汗之病不愈者，何也？答曰：发其汗，汗大出者，但风气去，湿气在，是故不愈也。若治风湿者，发其汗，但微微似欲出汗者，风湿俱去也。

湿家病，身上疼痛，发热，面黄而喘，头痛鼻塞而烦，其脉大，自能饮食，腹中和无病，病在头中寒湿，故鼻塞。纳药鼻中，则愈。

病者一身尽疼，发热，日晡所剧者，此名风湿。此病伤于汗出当风，或久伤取冷所致也。

太阳中热者，暍是也。其人汗出恶寒，身热而渴也。

太阳中暍者，身热疼重，而脉微弱，此以夏月伤冷水，水行皮中所致也。

太阳中暍者，发热，恶寒，身重而疼痛，其脉弦细芤迟，小便已，洒洒然毛耸，手足逆冷，小有劳身即热，口开，前板齿燥。若发汗则恶寒甚，加温针则发热甚，数下之则淋甚。

辨太阳病脉证并治（上）第五

合一十六法，方一十四首

太阳中风，阳浮阴弱，热发汗出，恶寒，鼻鸣干呕者，桂枝汤主之。第一。（五味。前有太阳病一十一证。）

太阳病，头痛发热，汗出恶风者，桂枝汤主之。第二。（用前第一方。）

太阳病，项背强几几，反汗出恶风者，桂枝加葛根汤主之。第三。（七味。）

太阳病，下之后，其气上冲者，桂枝汤主之。第四。（用前第一方。下有太阳坏病一证。）

桂枝本为解肌，若脉浮紧，发热汗不出者，不可与之。第五。（下有酒客不可与桂枝一证。）

喘家作桂枝汤，加厚朴杏子。第六。（下有服汤吐脓血一证。）

太阳病，发汗遂漏不止，恶风，小便难，四肢急，难以屈伸，桂枝加附子汤主之。第七。（六味。）

太阳病，下之后，脉促胸满者，桂枝去芍药汤主之。第八。（四味。）

若微寒者，桂枝去芍药加附子汤主之。第九。（五味。）

太阳病，八九日如疟壮，热多寒少，不呕，清便自可，宜桂枝麻黄各半汤。第十。（七味。）

太阳病，服桂枝汤，烦不解，先刺风池、风府，却与桂枝汤。第十一。（用前第一方。）

服桂枝汤，大汗出，脉洪大者，与桂枝汤。若形似疟，一日再发者，宜桂枝二麻黄一汤。第十二。（七味。）

服桂枝汤，大汗出，大烦渴不解，脉洪大者，白虎加人参汤主之。第十三。（五味。）

太阳病，发热恶寒，热多寒少，脉微弱者，宜桂枝二越婢一汤。第十四。（七味。）

服桂枝，或下之，头项强痛，发热无汗，心下满痛，小便不利者，桂枝去桂加茯苓白术汤主之。第十五。（六味。）

伤寒脉浮，自汗出，小便数，心烦，微恶寒，脚挛急，与桂枝，得之便厥，咽干，烦躁，吐逆，作甘草干姜汤与之。厥愈，更作芍药甘草汤与之，其脚伸。若胃气不和，与调胃承气汤。若重发汗，加烧针者，四逆汤主之。第十六。（甘草干姜汤、芍药甘草汤并二味。调胃承气汤、四逆汤并三味。）

太阳之为病，脉浮，头项强痛而恶寒。[1]

太阳病，发热，汗出，恶风，脉缓者，名为中风。[2]

太阳病，或已发热，或未发热，必恶寒，体痛，呕逆，脉阴阳俱紧者，名为伤寒。[3]

伤寒一日，太阳受之，脉若静者，为不传；颇欲吐，若躁烦，脉数急者，为传也。[4]

伤寒二三日，阳明、少阳证不见者，为不传也。[5]

太阳病，发热而渴，不恶寒者，为温病。若发汗已，身灼热者，名风温。风温为病，脉阴阳俱浮，自汗出，身重，多眠睡，鼻息必鼾，语言难出。若被下者，小便不利，直视失溲，若被火者，微发黄色，剧则如惊痫，时瘛疭，若火熏之。一逆尚引日，再逆促命期。[6]

病有发热恶寒者，发于阳也；无热恶寒者，发于阴也。发于阳，七日愈；发于阴，六日愈。以阳数七，阴数六故也。[7]

太阳病，头痛至七日以上自愈者，以行其经尽故也。若欲作再经者，针足阳明，使经不传则愈。[8]

太阳病欲解时，从巳至未上。[9]

风家，表解而不了了者，十二日愈。[10]

病人身大热，反欲得衣者，热在皮肤，寒在骨髓也；身大寒，反不欲近衣者，寒在皮肤，热在骨髓也。[11]

太阳中风，阳浮而阴弱。阳浮者，热自发，阴弱者，汗自出。啬啬恶寒，淅淅恶风，翕翕发热，鼻鸣干呕者，**桂枝汤**主之。方一。[12]

桂枝汤方

桂枝三两，去皮　芍药三两　甘草二两，炙　生姜三两，切　大枣十二枚，擘

上五味，㕮咀三味，以水七升，微火煮取三升，去滓，适寒温，服一升。服已须臾，啜热稀粥一升余，以助药力。温覆令一时许，遍身絷絷微似有汗者益佳，不可令如水流漓，病必不除。若一服汗出病瘥，停后服，不必尽剂。若不汗，更服依前法。又不汗，服后小促其间，半日许，令三服尽。若病重者，一日一夜服，周时观之。服一剂尽，病证犹在者，更作服。若汗不出，乃服至二三剂。禁生冷、黏滑、肉面、五辛、酒酪、臭恶等物。

太阳病，头痛，发热，汗出，恶风，桂枝汤主之。方二。（用前第一方。）[13]

太阳病，项背强几几，反汗出恶风者，**桂枝加葛根汤**主之。方三。[14]

桂枝加葛根汤方

葛根四两　麻黄三两，去节　芍药二

两　生姜三两，切　甘草二两，炙　大枣十二枚，擘　桂枝二两，去皮

上七味，以水一斗，先煮麻黄、葛根，减二升，去上沫，纳诸药，煮取三升，去滓。温服一升，覆取微似汗，不须啜粥，余如桂枝法将息及禁忌。（臣亿等谨按，仲景本论，太阳中风自汗用桂枝，伤寒无汗用麻黄，今证云汗出恶风，而方中有麻黄，恐非本意也。第三卷有葛根汤证，云无汗、恶风，正与此方同，是合用麻黄也。此云桂枝加葛根汤，恐是桂枝中但加葛根耳。）

太阳病，下之后，其气上冲者，可与桂枝汤。方用前法。若不上冲者，不得与之。四。[15]

太阳病三日，已发汗，若吐、若下、若温针，仍不解者，此为坏病，桂枝不中与之也。观其脉症，知犯何逆，随证治之。桂枝本为解肌，若其人脉浮紧，发热汗不出者，不可与之也。常须识此，勿令误也。五。[16]

若酒客病，不可与桂枝汤，得之则呕，以酒客不喜甘故也。[17]

喘家，作桂枝汤加厚朴杏子佳。六。[18]

凡服桂枝汤吐者，其后必吐脓血也。[19]

太阳病，发汗，遂漏不止，其人恶风，小便难，四肢微急，难以屈伸者，**桂枝加附子汤**主之。方七。[20]

桂枝加附子汤方

桂枝三两，去皮　芍药三两　甘草三两，炙　生姜三两，切　大枣十二枚，擘　附子一枚，炮，去皮，破八片

上六味，以水七升，煮取三升，去滓，温服一升。本云，桂枝汤今加附子。将息如前法。

太阳病，下之后，脉促胸满者，**桂枝去芍药汤**主之。方八。（促，一作纵。）[21]

桂枝去芍药汤方

桂枝三两，去皮　甘草二两，炙　生姜三两，切　大枣十二枚，擘

上四味，以水七升，煮取三升，去滓，温服一升。本云，桂枝汤今去芍药。将息如前法。

若微恶寒者，**桂枝去芍药加附子汤**主之。方九。[22]

桂枝去芍药加附子汤方

桂枝三两，去皮　甘草二两，炙　生姜三两，切　大枣十二枚，擘　附子一枚，炮，去皮，破八片

上五味，以水七升，煮取三升，去滓，温服一升。本云，桂枝汤今去芍药加附子。将息如前法。

太阳病，得之八九日，如疟状，发热恶寒，热多寒少，其人不呕，清便欲自可，一日二三度发。脉微缓者，为欲愈也；脉微而恶寒者，此阴阳俱虚，不可更发汗、更下、更吐也；面色反有热色者，未欲解也，以其不能得小汗出，身必痒，宜**桂枝麻黄各半汤**。方十。[23]

桂枝麻黄各半汤方

桂枝一两十六铢，去皮　芍药　生姜切　甘草炙　麻黄各一两，去节　大枣四枚，擘　杏仁二十四枚，汤浸，去皮尖及两仁者

上七味，以水五升，先煮麻黄一二沸，去上沫，纳诸药，煮取一升八合，去滓，温服六合。本云，桂枝汤三合，麻黄汤三合，并为六合，顿服。将息如上法。（臣亿等谨按，桂枝汤方，桂枝、芍药、生姜各三两，甘草二两，大枣十二枚。麻黄汤方，麻黄三两，桂枝二两，甘草一两，杏仁七十个。今以算法约之，二汤各取三分之一，即得桂枝一两十六铢，芍药、生姜、甘草各一两，大枣四枚，杏仁二十三个零三分枚之一，收之得二十四个，合方。详此方乃三分之一，非

各半也，宜云合半汤。）

太阳病，初服桂枝汤，反烦不解者，先刺风池、风府，却与桂枝汤则愈。方十一。（用前第一方。）[24]

服桂枝汤，大汗出，脉洪大者，与桂枝汤如前法。若形似疟，一日再发者，汗出必解，宜**桂枝二麻黄一汤**。方十二。[25]

桂枝二麻黄一汤方

桂枝一两十七铢，去皮　芍药一两六铢　麻黄十六铢，去节　生姜一两六铢，切　杏仁十六个，去皮尖　甘草一两二铢，炙　大枣五枚，擘

上七味，以水五升，先煮麻黄一二沸，去上沫，纳诸药，煮取二升，去滓，温服一升，日再服。本云，桂枝汤二分，麻黄汤一分，合为二升，分再服。今合为一方，将息如前法。（臣亿等谨按，桂枝汤方，桂枝、芍药、生姜各三两，甘草二两，大枣十二枚。麻黄汤方，麻黄三两，桂枝二两，甘草一两，杏仁七十个。今以算法约之，桂枝汤取十二分之五，即得桂枝、芍药、生姜各一两六铢，甘草二十铢，大枣五枚。麻黄汤取九分之二，即得麻黄十六铢，桂枝十铢三分铢之二，收之得十一铢，甘草五铢三分铢之一，收之得六铢，杏仁十五个九分枚之四，收之得十六个。二汤所取相合，即共得桂枝一两十七铢，麻黄十六铢，生姜、芍药各一两六铢，甘草一两二铢，大枣五枚，杏仁十六个，合方。）

服桂枝汤，大汗出后，大烦渴不解，脉洪大者，**白虎加人参汤**主之。方十三。[26]

白虎加人参汤方

知母六两　石膏一斤，碎，绵裹　甘草炙，二两　粳米六合　人参三两

上五味，以水一斗，煮米熟汤成，去滓，温服一升，日三服。

太阳病，发热恶寒，热多寒少。脉微弱者，此无阳也，不可发汗，宜**桂枝二越婢一汤**。方十四。[27]

桂枝二越婢一汤方

桂枝去皮　芍药　麻黄　甘草各十八铢，炙　大枣四枚，擘　生姜一两二铢，切　石膏二十四铢，碎，绵裹

上七味，以水五升，煮麻黄一二沸，去上沫，纳诸药，煮取二升，去滓，温服一升。本云，当裁为越婢汤桂枝汤，合之饮一升。今合为一方，桂枝汤二分，越婢汤一分。（臣亿等谨按，桂枝汤方，桂枝、芍药、生姜各三两，甘草二两，大枣十二枚。越婢汤方，麻黄二两，生姜三两，甘草二两，石膏半斤，大枣十五枚。今以算法约之，桂枝汤取四分之一，即得桂枝、芍药、生姜各十八铢，甘草十二铢，大枣三枚。越婢汤取八分之一，即得麻黄十八铢，生姜九铢，甘草六铢，石膏二十四铢，大枣一枚八分之七，弃之。二汤所取相合，即共得桂枝、芍药、甘草、麻黄各十八铢，生姜一两三铢，石膏二十四铢，大枣四枚，合方。旧云，桂枝三，今取四分之一，即当云桂枝二也。越婢汤方，见仲景杂方中。《外台秘要》一云起脾汤。）

服桂枝汤，或下之，仍头项强痛，翕翕发热，无汗，心下满，微痛，小便不利者，**桂枝去桂加茯苓白术汤**主之。方十五。[28]

桂枝去桂加茯苓白术汤方

芍药三两　甘草二两，炙　生姜切　白术　茯苓各三两　大枣十二枚，擘

上六味，以水八升，煮取三升，去滓，温服一升，小便利则愈。本云，桂枝汤今去桂枝，加茯苓、白术。

伤寒脉浮，自汗出，小便数，心烦，微恶寒，脚挛急，反与桂枝欲攻其表，此误也，得之便厥。咽中干，烦躁，吐逆者，作**甘草**

干姜汤与之，以复其阳。若厥愈足温者，更作**芍药甘草汤**与之，其脚即伸。若胃气不和，谵语者，少与**调胃承气汤**。若重发汗，复加烧针者，**四逆汤**主之。方十六。[29]

甘草干姜汤方

甘草四两，炙　干姜二两

上二味，以水三升，煮取一升五合，去滓，分温再服。

芍药甘草汤方

芍药　甘草各四两，炙

上二味，以水三升，煮取一升五合，去滓，分温再服。

调胃承气汤方

大黄四两，去皮，清酒洗　甘草二两，炙芒硝半升

上三味，以水三升，煮取一升，去滓，纳芒硝，更上火微煮令沸，少少温服之。

四逆汤方

甘草二两，炙　干姜一两半　附子一枚，生用，去皮，破八片

上三味，以水三升，煮取一升二合，去滓，分温再服。强人可大附子一枚，干姜三两。

问曰：证象阳旦，按法治之而增剧，厥逆，咽中干，两胫拘急而谵语。师曰：言夜半手足当温，两脚当伸，后如师言。何以知此？答曰：寸口脉浮而大，浮为风，大为虚，风则生微热，虚则两胫挛，病形象桂枝，因加附子参其间，增桂令汗出，附子温经，亡阳故也。厥逆，咽中干，烦躁，阳明内结，谵语烦乱，更饮甘草干姜汤，夜半阳气还，两足当热，胫尚微拘急，重与芍药甘草汤，尔乃胫伸，以承气汤微溏，则止其谵语，故知病可愈。[30]

卷第三

辨太阳病脉证并治（中）第六

合六十六法，方三十九首，并见太阳阳明合病法

太阳病，项背强几几，无汗恶风，葛根汤主之。第一。（七味。）

太阳阳明合病，比自利，葛根汤主之。第二。（用前第一方。一云，用后第四方。）

太阳阳明合病，不下利，但呕者，葛根加半夏汤主之。第三。（八味。）

太阳病，桂枝证，医反下之，利不止，葛根黄芩黄连汤主之。第四。（四味。）

太阳病，头痛发热，身疼，恶风，无汗而喘者，麻黄汤主之。第五。（四味。）

太阳阳明合病，喘而胸满，不可下，宜麻黄汤主之。第六。（用前第五方。）

太阳病，十日以去，脉浮细而嗜卧者，外已解。设胸满痛，与小柴胡汤。脉但浮者，与麻黄汤。第七。（用前第五方。小柴胡汤，七味）。

太阳中风，脉浮紧，发热恶寒，身疼痛，不汗出而烦躁者，大青龙汤主之。第八。（七味。）

伤寒，脉浮缓，身不疼，但重，乍有轻时，无少阴证，大青龙汤发之。第九。（用前第八方。）

伤寒表不解，心下有水气，干呕，发热而咳，小青龙汤主之。第十。（八味，加减法附。）

伤寒心下有水气，咳而微喘，小青龙汤主之。第十一。（用前第十方。）

太阳病，外证未解，脉浮弱者，当以汗解，宜桂枝汤。第十二。（五味。）

太阳病，下之微喘者，表未解，桂枝加厚朴杏子汤主之。第十三。（七味。）

太阳病，外证未解，不可下也，下之为逆，解外宜桂枝汤。第十四。（用前第十二方。）

太阳病，先发汗不解，复下之，脉浮者，当解外，宜桂枝汤。第十五。（用前第十二方。）

太阳病，脉浮紧无汗，发热身疼痛，八九日不解，表证在，发汗已，发烦，必衄，麻黄汤主之。第十六。（用前第五方，下有太阳病，并二阳并病四证。）

脉浮者，病在表，可发汗，宜麻黄汤。第十七。（用前第五方。一法用桂枝汤。）

脉浮数者，可发汗，宜麻黄汤。第十八。（用前第五方。）

病常自汗出，荣卫不和也，发汗则愈，宜桂枝汤。第十九。（用前第十二方。）

病人藏无他病，时自汗出，卫气不和也，宜桂枝汤。第二十。（用前第十二方。）

伤寒脉浮紧，不发汗，因衄，麻黄汤主之。第二十一。（用前第五方。）

伤寒不大便，六七日，头痛，有热，与承气汤。小便清者，知不在里，当发汗，宜桂枝汤。第二十二。（用前第十二方。）

伤寒发汗解半日许，复热烦，脉浮数者，可更发汗，宜桂枝汤。第二十三。（用前第十二方。下别有三病证。）

下之后，复发汗，昼日烦躁不得眠，夜而安静，不呕不渴，无表证，脉沉微者，干姜附子汤主之。第二十四。（二味。）

发汗后，身疼痛，脉沉迟者，桂枝加芍药生姜各一两，人参三两新加汤主之。第二十五，（六味。）

发汗后，不可行桂枝汤。汗出而喘，无大热者，可与麻黄杏子甘草石膏汤。第二十六。（四味。）

发汗过多，其人叉手自冒心，心悸欲得按者，桂枝甘草汤主之。第二十七。（二味。）

发汗后，脐下悸，欲作奔豚，茯苓桂枝甘草大枣汤主之。第二十八。（四味。下有作甘烂水法。）

发汗后，腹胀满者，厚朴生姜半夏甘草人参汤主之。第二十九。（五味。）

伤寒吐下后，心下逆满，气上冲胸，头眩，脉沉紧者，茯苓桂枝白术甘草汤主之。第三十。（四味。）

发汗病不解，反恶寒者，虚故也，芍药甘草附子汤主之。第三十一。（三味。）

发汗若下之，不解，烦躁者，茯苓四逆汤主之。第三十二。（五味。）

发汗后，恶寒，虚故也；不恶寒，但热者，实也，与调胃承气汤。第三十三。（三味。）

太阳病，发汗后，大汗出，胃中干燥，不能眠，欲饮水，小便不利者，五苓散主之。第三十四。（五味，即猪苓散是。）

发汗已，脉浮数，烦渴者，五苓散主之。第三十五。（用前第三十四方。）

伤寒汗出而渴者，五苓散；不渴者，茯苓甘草汤主之。第三十六。（四味。）

中风发热，六七日不解而烦，有表里证，渴欲饮水，水入则吐，名曰水逆，五苓散主之。第三十七。（用前第三十四方。下别有三病证。）

发汗吐下后，虚烦不得眠，心中懊侬，栀子豉汤主之。若少气者，栀子甘草豉汤主之。若呕者，栀子生姜豉汤主之。第三十八。（栀子豉汤二味。栀子甘草豉汤、栀子生姜豉汤，并三味。）

发汗，若下之，烦热，胸中窒者，栀子豉汤主之。第三十九。（用上初方。）

伤寒五六日，大下之，身热不去，心中结痛者，栀子豉汤主之。第四十。（用上初方。）

伤寒下后，心烦腹满，卧起不安者，栀子厚朴汤主之。第四十一。（三味。）

伤寒，医以丸药下之，身热不去，微烦者，栀子干姜汤主之。第四十二。（二味。下有不可与栀子汤一证。）

太阳病，发汗不解，仍发热，心下悸，头眩，身瞤，真武汤主之。第四十三。（五味。下有不可汗五证。）

汗家重发汗，必恍惚心乱，禹余粮丸主之。第四十四。（方本阙。下有吐蚘、先汗下二证。）

伤寒，医下之，清谷不止，身疼痛，急当救里。后身疼痛，清便自调，急当救表。救里宜四逆汤，救表宜桂枝汤。第四十五。（桂枝汤用前第十二方。四逆汤三味。）

太阳病未解，脉阴阳俱停，阴脉微者，下之解，宜调胃承气汤。第四十六。（用前第三十三方。一云，用大柴胡汤。前有太阳病一证。）

太阳病，发热汗出，荣弱卫强，故使汗出。欲救邪风，宜桂枝汤。第四十七。（用前第十二方。）

伤寒五六日，中风，往来寒热，胸胁满，不欲食，心烦喜呕者，小柴胡汤主之。第四十八。（再见柴胡汤，加减法附。）

血弱气尽，腠理开，邪气因入，与正气分争，往来寒热，休作有时小柴胡汤主之。第四十九。（用前方。渴者属阳明证附，下有柴胡不中与一证。）

伤寒四五日，身热恶风，项强，胁下满，手足温而渴者，小柴胡汤主之。第五十。（用前方。）

伤寒阳脉涩，阴脉弦，法当腹中急痛，先与小建中汤。不瘥者，小柴胡汤主之。第五十一。（用前方。小建中汤六味。下有呕家不可用建中汤，并服小柴胡一证。）

伤寒二三日，心中悸而烦者，小建中汤主之。第五十二。（用前第五十一方。）

太阳病，过经十余日，反二三下之，后四五日，柴胡证仍在，微烦者，大柴胡汤主之。第五十三。（加大黄，八味。）

伤寒十三日不解，胸胁满而呕，日晡发潮热，柴胡加芒消汤主之。第五十四。（八味。）

伤寒十三日，过经谵语者，调胃承气汤主之。第五十五。（用前第三十二方。）

太阳病不解，热结膀胱，其人如狂，宜桃核承气汤。第五十六。（五味。）

伤寒八九日，下之，胸满烦惊，小便不利，谵语，身重者，柴胡加龙骨牡蛎汤主之。第五十七。（十二味。）

伤寒腹满谵语，寸口脉浮而紧，此肝乘脾也，名曰纵，刺期门。第五十八。

伤寒发热，啬啬恶寒，大渴，欲饮水，其腹必满，自汗出，小便利，此肝乘肺也，名曰横，刺期门。第五十九。（下有太阳病二证。）

伤寒脉浮，医火劫之，亡阳，必惊狂，卧起不安者，桂枝去芍药加蜀漆牡蛎龙骨救逆汤主之。第六十。（七味。下有不可火五证。）

烧针被寒，针处核起，必发奔豚气，桂枝加桂汤主之。第六十一。（五味。）

火逆下之，因烧针烦躁者，桂枝甘草龙骨牡蛎汤主之。第六十二。（四味。下有太阳四证。）

太阳病，过经十余日，温温欲吐，胸中痛，大便微溏，与调胃承气汤。第六十三。（用前第二十三方。）

太阳病，六七日，表证在，脉微沉，不结胸，其人发狂，以热在下焦，少腹满，小便自利者，下血乃愈，抵当汤主之。第六十四。（四味。）

太阳病，身黄，脉沉结，少腹硬，小便自利，其人如狂者，血证谛也，抵当汤主之。第六十五。（用前方。）

伤寒有热，少腹满，应小便不利，今反利者，有血也，当下之，宜抵当丸。第六十六。（四味。下有太阳病一证。）

太阳病，项背强几几，无汗恶风，**葛根汤**主之。方一。[31]

葛根汤方

葛根四两　麻黄三两，去节　桂枝二两，去皮　生姜三两，切　甘草二两，炙　芍药二两　大枣十二枚，擘

上七味，以水一斗，先煮麻黄、葛根，减二升，去白沫，纳诸药，煮取三升，去滓，温服一升，覆取微似汗，余如桂枝法将息及禁忌。诸汤皆仿此。

太阳与阳明合病者，必自下利，葛根汤

主之。方二。（用前第一方。一云，用后第四方。）[32]

太阳与阳明合病，不下利，但呕者，**葛根加半夏汤**主之。方三。[33]

葛根加半夏汤方

葛根四两 麻黄三两，去节 甘草二两，炙 芍药二两 桂枝二两，去皮 生姜二两，切 半夏半升，洗 大枣十二枚，擘

上八味，以水一斗，先煮葛根、麻黄，减二升，去白沫，纳诸药，煮取三升，去滓，温服一升，覆取微似汗。

太阳病，桂枝证，医反下之，利遂不止，脉促者，表未解也，喘而汗出者，**葛根黄芩黄连汤**主之。方四。（促，一作纵。）[34]

葛根黄芩黄连汤方

葛根半斤 甘草二两，炙 黄芩三两 黄连三两

上四味，以水八升，先煮葛根，减二升，纳诸药，煮取二升，去滓，分温再服。

太阳病，头痛发热，身疼腰痛，骨节疼痛，恶风无汗而喘者，**麻黄汤**主之。方五。[35]

麻黄汤方

麻黄三两，去节 桂枝二两，去皮 甘草一两，炙 杏仁七十个，去皮尖

上四味，以水九升，先煮麻黄，减二升，去上沫，纳诸药，煮取二升半，去滓，温服八合。覆取微似汗，不须啜粥，余如桂枝法将息。

太阳与阳明合病，喘而胸满者，不可下，宜麻黄汤。六。（用前第五方。）[36]

太阳病，十日以去，脉浮细而嗜卧者，外已解也。设胸满胁痛者，与小柴胡汤。脉但浮者，与麻黄汤。七。（用前第五方。）[37]

小柴胡汤方

柴胡半斤 黄芩 人参 甘草炙 生姜各三两，切 大枣十二枚，擘 半夏半升，洗

上七味，以水一斗二升，煮取六升，去滓，再煎取三升。温服一升，日三服。

太阳中风，脉浮紧，发热恶寒，身疼痛，不汗出而烦躁者，大青龙汤主之。若脉微弱，汗出恶风者，不可服之。服之则厥逆，筋惕肉瞤，此为逆也。**大青龙汤**方。八。[38]

大青龙汤方

麻黄六两，去节 桂枝二两，去皮 甘草二两，炙 杏仁四十枚，去皮尖 生姜三两，切 大枣十枚，擘 石膏如鸡子大，碎

上七味，以水九升，先煮麻黄，减二升，去上沫，纳诸药，煮取三升，去滓，温服一升，取微似汗。汗出多者，温粉粉之。一服汗者，停后服。若复服，汗多亡阳遂（一作逆）虚，恶风烦躁，不得眠也。

伤寒，脉浮缓，身不疼、但重，乍有轻时，无少阴证者，大青龙汤发之。九。用前第八方。[39]

伤寒表不解，心下有水气，干呕，发热而咳，或渴，或利，或噎，或小便不利、少腹满，或喘者，**小青龙汤**主之。方十。[40]

小青龙汤方

麻黄去节 芍药 细辛 干姜 甘草炙 桂枝各三两，去皮 五味子半升 半夏半升，洗

上八味，以水一斗，先煮麻黄，减二升，去上沫，纳诸药，煮取三升，去滓，温服一升。若渴，去半夏，加栝楼根三两；若微利，去麻黄，加荛花，如一鸡子，熬令赤色；若噎者，去麻黄，加附子一枚，炮；若小便不利、少腹满者，去麻黄，加茯苓四两；若喘，去麻黄，加杏仁半升，去皮尖。且荛花不治利，麻黄主喘，今此语反之，疑非仲景意。（臣亿等谨按，小青龙汤，大要治水。又按《本草》，荛花下十二水，若水

去，利则止也。又按，《千金》，形肿者应纳麻黄，乃纳杏仁者，以麻黄发其阳故也。以此证之，岂非仲景意也。）

伤寒，心下有水气，咳而微喘，发热不渴。服汤已渴者，此寒去欲解也。小青龙汤主之。十一。（用前第十方。）［41］

太阳病，外证未解，脉浮弱者，当以汗解，宜**桂枝汤**。方十二。［42］

桂枝汤方

桂枝去皮　芍药　生姜各三两，切　甘草三两，炙　大枣十二枚，擘

上五味，以水七升，煮取三升，去滓，温服一升，须臾，啜热稀粥一升，助药力，取微汗。

太阳病，下之微喘者，表未解故也，**桂枝加厚朴杏子汤**主之。方十三。［43］

桂枝加厚朴杏子汤方

桂枝三两，去皮　甘草二两，炙　生姜三两，切　芍药三两　大枣十二枚，擘　厚朴二两，炙，去皮　杏仁五十枚，去皮尖

上七味，以水七升，微火煮取三升，去滓，温服一升，覆取微似汗。

太阳病，外证未解，不可下也，下之为逆，欲解外者，宜桂枝汤。十四。（用前第十二方。）［44］

太阳病，先发汗不解，而复下之，脉浮者不愈。浮为在外，而反下之，故令不愈。今脉浮，故在外，当须解外则愈，宜桂枝汤。十五。（用前第十二方。）［45］

太阳病，脉浮紧，无汗，发热，身疼痛，八九日不解，表证仍在，此当发其汗。服药已微除，其人发烦目瞑，剧者必衄，衄乃解。所以然者，阳气重故也。麻黄汤主之。十六。（用前第五方。）［46］

太阳病，脉浮紧，发热，身无汗，自衄者，愈。［47］

二阳并病，太阳初得病时，发其汗，汗先出不彻，因转属阳明，续自微汗出，不恶寒。若太阳病证不罢者，不可下，下之为逆，如此可小发汗。设面色缘缘正赤者，阳气怫郁在表，当解之熏之。若发汗不彻，不足言，阳气怫郁不得越，当汗不汗，其人躁烦，不知痛处，乍在腹中，乍在四肢，按之不可得，其人短气但坐，以汗出不彻故也，更发汗则愈。何以知汗出不彻？以脉涩故知也。［48］

脉浮数者，法当汗出而愈。若下之，身重心悸者，不可发汗，当自汗出乃解。所以然者，尺中脉微，此里虚，须表里实，津液自和，便自汗出愈。［49］

脉浮紧者，法当身疼痛，宜以汗解之。假令尺中迟者，不可发汗。何以知然？以荣气不足，血少故也。［50］

脉浮者，病在表，可发汗，宜麻黄汤。十七。（用前第五方，法用　桂枝汤。）［51］

脉浮而数者，可发汗，宜麻黄汤。十八。（用前第五方。）［52］

病常自汗出者，此为荣气和，荣气和者，外不谐，以卫气不共荣气谐和故尔。以荣行脉中，卫行脉外。复发其汗，荣卫和则愈。宜桂枝汤。十九。（用前第十二方。）［53］

病人脏无他病，时发热，自汗出，而不愈者，此卫气不和也。先其时发汗则愈，宜桂枝汤。二十。（用前第十二方。）［54］

伤寒，脉浮紧，不发汗，因致衄者，麻黄汤主之。二十一。（用前第五方。）［55］

伤寒，不大便六七日，头痛有热者，与承气汤。其小便清者（一云大便青），知不在里，仍在表也，当须发汗。若头痛者，必衄。宜桂枝汤。二十二。（用前第十二方。）［56］

伤寒，发汗已解，半日许复烦，脉浮数

者，可更发汗，宜桂枝汤。二十三。(用前第十二方。)[57]

凡病，若发汗，若吐若下，若亡血、亡津液，阴阳自和者，必自愈。[58]

大下之后，复发汗，小便不利者，亡津液故也。勿治之，得小便利，必自愈。[59]

下之后，复发汗，必振寒，脉微细。所以然者，以内外俱虚故也。[60]

下之后，复发汗，昼日烦躁不得眠，夜而安静，不呕，不渴，无表证，脉沉微，身无大热者，**干姜附子汤**主之。方二十四。[61]

干姜附子汤方

干姜一两　附子一枚，生用，去皮，切八片

上二味，以水三升，煮取一升，去滓，顿服。

发汗后，身疼痛，脉沉迟者，**桂枝加芍药生姜各一两人参三两新加汤**主之。方二十五。[62]

桂枝加芍药生姜各一两人参三两新加汤方

桂枝三两，去皮　芍药四两　甘草二两，炙　人参三两　大枣十二枚，擘　生姜四两

上六味，以水一斗二升，煮取三升，去滓，温服一升。本云，桂枝汤今加芍药、生姜、人参。

发汗后，不可更行桂枝汤，汗出而喘，无大热者，可与**麻黄杏仁甘草石膏汤**。方二十六。[63]

麻黄杏仁甘草石膏汤方

麻黄四两，去节　杏仁五十个，去皮尖　甘草二两，炙　石膏半斤，碎，绵裹

上四味，以水七升，煮麻黄，减二升，去上沫，纳诸药，煮取二升，去滓，温服一升。本云，黄耳杯。

发汗过多，其人叉手自冒心，心下悸，欲得按者，**桂枝甘草汤**主之。方二十七。[64]

桂枝甘草汤方

桂枝四两，去皮　甘草二两，炙

上二味，以水三升，煮取一升，去滓，顿服。

发汗后，其人脐下悸者，欲作奔豚，**茯苓桂枝甘草大枣汤**主之。方二十八。[65]

茯苓桂枝甘草大枣汤方

茯苓半斤　桂枝四两，去皮　甘草二两，炙　大枣十五枚，擘

上四味，以甘澜水一斗，先煮茯苓，减二升，纳诸药，煮取三升，去滓，温服一升，日三服。作甘澜水法：取水二斗，置大盆内，以杓扬之，水上有珠子五六千颗相逐，取用之。

发汗后，腹胀满者，**厚朴生姜半夏甘草人参汤**主之。方二十九。[66]

厚朴生姜半夏甘草人参汤方

厚朴半斤，炙，去皮　生姜半斤，切　半夏半升，洗　甘草二两　人参一两

上五味，以水一斗，煮取三升，去滓，温服一升，日三服。

伤寒，若吐，若下后，心下逆满，气上冲胸，起则头眩，脉沉紧，发汗则动经，身为振振摇者，**茯苓桂枝白术甘草汤**主之。方三十。[67]

茯苓桂枝白术甘草汤方

茯苓四两　桂枝三两，去皮　白术　甘草各二两，炙

上四味，以水六升，煮取三升，去滓，分温三服。

发汗，病不解，反恶寒者，虚故也，**芍药甘草附子汤**主之。方三十一。[68]

芍药甘草附子汤方

芍药　甘草各三两，炙　附子一枚，炮，去皮，破八片

上三味，以水五升，煮取一升五合，去

滓，分温三服。疑非仲景方。

发汗，若下之，病仍不解，烦躁者，**茯苓四逆汤**主之。方三十二。[69]

茯苓四逆汤方

茯苓四两　人参一两　附子一枚，生用，去皮，破八片　甘草二两，炙　干姜一两半

上五味，以水五升，煮取三升，去滓，温服七合，日二服。

发汗后，恶寒者，虚故也。不恶寒，但热者，实也。当和胃气，与**调胃承气汤**。方三十三。(《五函》云，与小承气汤。)[70]

调胃承气汤方

芒硝半升　甘草二两，炙　大黄四两，去皮，清酒洗

上三味，以水三升，煮取一升，去滓，纳芒硝，更煮两沸，顿服。

太阳病，发汗后，大汗出，胃中干，烦躁不得眠，欲得饮水者，少少与饮之，令胃气和则愈。若脉浮，小便不利，微热消渴者，**五苓散**主之。方三十四。(即猪苓散是。)[71]

五苓散方

猪苓十八铢，去皮　泽泻一两六铢　白术十八铢　茯苓十八铢　桂枝半两，去皮

上五味，捣为散，以白饮和服方寸匕，日三服，多饮暖水，汗出愈。如法将息。

发汗已，脉浮数烦渴者，五苓散主之。三十五。(用前第三十四方。)[72]

伤寒，汗出而渴者，五苓散主之；不渴者，**茯苓甘草汤**主之。方三十六。[73]

茯苓甘草汤方

茯苓二两　桂枝二两，去皮　甘草一两，炙　生姜三两，切

上四味，以水四升，煮取二升，去滓，分温三服。

中风发热，六七日不解而烦，有表里证，渴欲饮水，水入则吐者，名曰水逆，五苓散主之。方三十七。(用前第三十四方。)[74]

未持脉时，病人手叉自冒心，师因教试令咳而不咳者，此必两耳聋无闻也。所以然者，以重发汗，虚，故如此。发汗后，饮水多必喘，以水灌之亦喘。[75]

发汗后，水药不得入口为逆，若更发汗，必吐下不止。发汗、吐下后，虚烦不得眠，若剧者，必反复颠倒，(音到，下同。)心中懊侬，(上乌浩，下奴冬切，下同。)**栀子豉汤**主之；若少气者，**栀子甘草豉汤**主之；若呕者，**栀子生姜豉汤**主之。三十八。[76]

栀子豉汤方

栀子十四个，擘　香豉四合，绵裹

上二味，以水四升，先煮栀子，得二升半，纳豉，煮取一升半，去滓，分为二服，温进一服，得吐者，止后服。

栀子甘草豉汤方

栀子十四个，擘　甘草二两，炙　香豉四两，绵裹

上三味，以水四升，先煮栀子、甘草，取二升半，内豉，煮取一升半，去滓，分二服，温进一服，得吐者，止后服。

栀子生姜豉汤方

栀子十四个，擘　生姜五两　香豉四合，绵裹

上三味，以水四升，先煮栀子、生姜，取二升半，纳豉，煮取一升半，去滓，分二服，温进一服，得吐者，止后服。

发汗，若下之，而烦热，胸中窒者，栀子豉汤主之。三十九。(用上初方。)[77]

伤寒五六日，大下之后，身热不去，心中结痛者，未欲解也，栀子豉汤主之。四十。(用上初方。)[78]

伤寒下后，心烦腹满，卧起不安者，**栀子厚朴汤**主之。方四十一。[79]

栀子厚朴汤方

栀子十四个，擘　厚朴四两，炙，去皮　枳实四枚，水浸，炙令黄

上三味，以水三升半，煮取一升半，去滓，分二服，温进一服，得吐者，止后服。

伤寒，医以丸药大下之，身热不去，微烦者，**栀子干姜汤**主之。方四十二。[80]

栀子干姜汤方

栀子十四个，擘　干姜二两

上二味，以水三升半，煮取一升半，去滓，分二服，温进一服，得吐者，止后服。

凡用栀子汤，病人旧微溏者，不可与服之。[81]

太阳病发汗，汗出不解，其人仍发热，心下悸，头眩，身瞤动，振振欲擗（一作僻。）地者，**真武汤**主之。方四十三。[82]

真武汤方

茯苓　芍药　生姜各三两，切　白术二两　附子一枚，炮，去皮，破八片

上五味，以水八升，煮取三升，去滓，温服七合，日三服。

咽喉干燥者，不可发汗。[83]

淋家，不可发汗，发汗必便血。[84]

疮家，虽身疼痛，不可发汗，汗出则痓。[85]

衄家，不可发汗，汗出必额上陷，脉急紧，直视不能眴，（音唤，又胡绢切，下同。一作瞬。）不得眠。[86]

亡血家，不可发汗，发汗则寒栗而振。[87]

汗家，重发汗，必恍惚心乱，小便已阴疼，与禹余粮丸。四十四。（方本阙。）[88]

病人有寒，复发汗，胃中冷，必吐蛔。（一作逆。）[89]

本发汗，而复下之，此为逆也；若先发汗，治不为逆。本先下之，而反汗之，为逆；若先下之，治不为逆。[90]

伤寒，医下之，续得下利，清谷不止，身疼痛者，急当救里；后身疼痛，清便自调者，急当救表。救里宜四逆汤，救表宜桂枝汤。四十五。（用前第十二方。）[91]

病发热头痛，脉反沉，若不瘥，身体疼痛，当救其里。**四逆汤**方。[92]

四逆汤方

甘草二两，炙　干姜一两半　附子一枚，生用，去皮，破八片

上三味，以水三升，煮取一升二合，去滓，分温再服。强人可大附子一枚，干姜三两。

太阳病，先下而不愈，因复发汗，以此表里俱虚，其人因致冒，冒家汗出自愈。所以然者，汗出表和故也。里未和，然后复下之。[93]

太阳病未解，脉阴阳俱停，（一作微。）必先振栗汗出而解。但阳脉微者，先汗出而解。但阴脉微（一作尺脉实）者，下之而解。若欲下之，宜调胃承气汤。四十六。（用前第三十三方。一云用大柴胡汤。）[94]

太阳病，发热汗出者，此为荣弱卫强，故使汗出，欲救邪风者，宜桂枝汤。四十七。（方用前法。）[95]

伤寒五六日中风，往来寒热，胸胁苦满，嘿嘿不欲饮食，心烦喜呕，或胸中烦而不呕，或渴，或腹中痛，或胁下痞硬，或心下悸、小便不利，或不渴、身有微热，或咳者，**小柴胡汤**主之。方四十八。[96]

小柴胡汤方

柴胡半斤　黄芩三两　人参三两　半夏半升，洗　甘草炙　生姜各三两，切　大枣十二枚，擘

上七味，以水一斗二升，煮取六升，去

滓，再煎取三升，温服一升，日三服。若胸中烦而不呕者，去半夏、人参，加栝楼实一枚；若渴，去半夏，加人参合前成四两半、栝楼根四两；若腹中痛者，去黄芩，加芍药三两；若胁下痞硬，去大枣，加牡蛎四两；若心下悸、小便不利者，去黄芩，加茯苓四两；若不渴，外有微热者，去人参，加桂枝三两，温覆微汗愈；若咳者，去人参、大枣、生姜，加五味子半升、干姜二两。

血弱气尽，腠理开，邪气因入，与正气相搏，结于胁下。正邪分争，往来寒热，休作有时，嘿嘿不欲饮食。脏腑相连，其痛必下，邪高痛下，故使呕也。（一云脏腑相连，其病必下，胁膈中痛。）小柴胡汤主之。服柴胡汤已，渴者，属阳明，以法治之。四十九。（用前方。）[97]

得病六七日，脉迟浮弱，恶风寒，手足温，医二三下之，不能食，而胁下满痛，面目及身黄，颈项强，小便难者，与柴胡汤，后必下重。本渴饮水而呕者，柴胡汤不中与也，食谷者哕。[98]

伤寒四五日，身热恶风，颈项强，胁下满，手足温而渴者，小柴胡汤主之。五十。（用前方。）[99]

伤寒，阳脉涩，阴脉弦，法当腹中急痛，先与**小建中汤**，不瘥者，小柴胡汤主之。五十一。（用前方。）[100]

小建中汤方

桂枝三两，去皮　甘草二两，炙　大枣十二枚，擘　芍药六两　生姜三两，切　胶饴一升

上六味，以水七升，煮取三升，去滓，纳饴，更上微火消解，温服一升，日三服。呕家不可用建中汤，以甜故也。

伤寒中风，有柴胡证，但见一证便是，不必悉具。凡柴胡汤病证而下之，若柴胡证不罢者，复与柴胡汤，必蒸蒸而振，却复发热汗出而解。[101]

伤寒二三日，心中悸而烦者，小建中汤主之。五十二。（用前第五十一方。）[102]

太阳病，过经十余日，反二三下之，后四五日，柴胡证仍在者，先与小柴胡。呕不止，心下急，（一云呕止小安。）郁郁微烦者，为未解也，与**大柴胡汤**，下之则愈。方五十三。[103]

大柴胡汤方

柴胡半斤　黄芩三两　芍药三两　半夏半升，洗　生姜五两，切　枳实四枚，炙　大枣十二枚，擘

上七味，以水一斗二升，煮取六升，去滓再煎，温服一升，日三服。一方加大黄二两；若不加，恐不为大柴胡汤。

伤寒，十三日不解，胸胁满而呕，日晡所发潮热，已而微利，此本柴胡证，下之以不得利，今反利者，知医以丸药下之，此非其治也。潮热者，实也，先宜服小柴胡汤以解外，后以**柴胡加芒硝汤**主之。五十四。[104]

柴胡加芒硝汤方

柴胡二两十六铢　黄芩一两　人参一两　甘草一两，炙　生姜一两，切　半夏二十铢，（本云五枚，洗）大枣四枚，擘　芒硝二两

上八味，以水四升，煮取二升，去滓，纳芒硝，更煮微沸，分温再服，不解更作。（臣亿等谨按，《金匮五函》方中无芒硝。别一方云，以水七升，下芒硝二合，大黄四两，桑螵蛸五枚，煮取一升米，服五合，微下即愈。本云柴胡再服，以解其外，余二升加芒硝、大黄、桑螵蛸也。）

伤寒十三日，过经谵语者，以有热也，当以汤下之。若小便利者，大便当硬，而反下利，脉调和者，知医以丸药下之，非其治也。若自下利者，脉当微厥，今反和者，此

为内实也，调胃承气汤主之。五十五。（用前第三十三方。）[105]

太阳病不解，热结膀胱，其人如狂，血自下，下者愈。其外不解者，尚未可攻，当先解其外；外解已，但少腹急结者，乃可攻之，宜**桃核承气汤**。方五十六。（后云，解外宜 桂枝汤。）[106]

桃核承气汤方

桃仁五十个，去皮尖 大黄四两 桂枝二两，去皮 甘草二两，炙 芒硝二两

上五味，以水七升，煮取二升半，去滓，纳芒硝，更上火，微沸下火，先食温服五合，日三服，当微利。

伤寒八九日，下之，胸满烦惊，小便不利，谵语，一身尽重，不可转侧者，**柴胡加龙骨牡蛎汤**主之。方五十七。[107]

柴胡加龙骨牡蛎汤方

柴胡四两 龙骨 黄芩 生姜切 铅丹 人参 桂枝去皮 茯苓各一两半 半夏二合半，洗 大黄二两 牡蛎一两半，熬 大枣六枚，擘

上十二味，以水八升，煮取四升，纳大黄，切如棋子，更煮一两沸，去滓，温服一升。本云，柴胡汤今加龙骨等。

伤寒，腹满谵语，寸口脉浮而紧，此肝乘脾也，名曰纵，刺期门。五十八。[108]

伤寒发热，啬啬恶寒，大渴欲饮水，其腹必满，自汗出，小便利，其病欲解，此肝乘肺也，名曰横，刺期门。五十九。[109]

太阳病，二日反躁，凡熨其背而大汗出，大热入胃，（一作二日内，烧瓦熨背，大汗出，火气入胃。）胃中水竭，躁烦必发谵语；十余日，振栗自下利者，此为欲解也。故其汗从腰以下不得汗，欲小便不得，反呕，欲失溲，足下恶风，大便硬，小便当数，而反不数及不多，大便已，头卓然而痛，其人足心必热，谷气下流故也。[110]

太阳病中风，以火劫发汗，邪风被火热，血气流溢，失其常度。两阳相熏灼，其身发黄。阳盛则欲衄，阴虚小便难。阴阳俱虚竭，身体则枯燥，但头汗出，剂颈而还，腹满微喘，口干咽烂，或不大便，久则谵语，甚则至哕，手足躁扰，捻衣摸床。小便利者，其人可治。[111]

伤寒脉浮，医以火迫劫之，亡阳必惊狂，卧起不安者，**桂枝去芍药加蜀漆牡蛎龙骨救逆汤**主之。方六十。[112]

桂枝去芍药加蜀漆牡蛎龙骨救逆汤方

桂枝三两，去皮 甘草二两，炙 生姜三两，切 大枣十二枚，擘 牡蛎五两，熬 蜀漆三两，洗去腥 龙骨四两

上七味，以水一斗二升，先煮蜀漆，减二升，纳诸药，煮取三升，去滓，温服一升。本云，桂枝汤今去芍药加蜀漆、牡蛎、龙骨。

形作伤寒，其脉不弦紧而弱。弱者必渴，被火者必谵语。弱者，发热脉浮，解之当汗出愈。[113]

太阳病，以火熏之，不得汗，其人必躁，到经不解，必清血，名为火邪。[114]

脉浮热甚，而反灸之，此为实，实以虚治，因火而动，必咽燥吐血。[115]

微数之脉，慎不可灸，因火为邪，则为烦逆，追虚逐实，血散脉中，火气虽微，内攻有力，焦骨伤筋，血难复也。脉浮，宜以汗解，用火灸之，邪无从出，因火而盛，病从腰以下必重而痹，名火逆也。欲自解者，必当先烦，烦乃有汗而解。何以知之？脉浮，故知汗出解。[116]

烧针令其汗，针处被寒，核起而赤者，必发奔豚。气从少腹上冲心者，灸其核上各一壮，与**桂枝加桂汤**，更加桂二两也。方

六十一。[117]

桂枝加桂汤方

桂枝五两，去皮　芍药三两　生姜三两，切　甘草二两，炙　大枣十二枚，擘

上五味，以水七升，煮取三升，去滓，温服一升。本云，桂枝汤今加桂满五两。所以加桂者，以能泄奔豚气也。

火逆下之，因烧针烦躁者，**桂枝甘草龙骨牡蛎汤**主之。方六十二。[118]

桂枝甘草龙骨牡蛎汤方

桂枝一两，去皮　甘草二两，炙　牡蛎二两，熬　龙骨二两

上四味，以水五升，煮取二升半，去滓，温服八合，日三服。

太阳伤寒者，加温针必惊也。[119]

太阳病，当恶寒发热，今自汗出，反不恶寒发热，关上脉细数者，以医吐之过也。一二日吐之者，腹中饥，口不能食；三四日吐之者，不喜糜粥，欲食冷食，朝食暮吐。以医吐之所致也，此为小逆。[120]

太阳病吐之，但太阳病当恶寒，今反不恶寒，不欲近衣，此为吐之内烦也。[121]

病人脉数，数为热，当消谷引食，而反吐者，此以发汗，令阳气微，膈气虚，脉乃数也。数为客热，不能消谷，以胃中虚冷，故吐也。[122]

太阳病，过经十余日，心下温温欲吐，而胸中痛，大便反溏，腹微满，郁郁微烦。先此时自极吐下者，与调胃承气汤。若不尔者，不可与。但欲呕，胸中痛，微溏者，此非柴胡汤证，以呕故知极吐下也。调胃承气汤。六十三。（用前第三十三方。）[123]

太阳病六七日，表证仍在，脉微而沉，反不结胸，其人发狂者，以热在下焦，少腹当硬满，小便自利者，下血乃愈。所以然者，以太阳随经，瘀热在里故也。**抵当汤**主之。方六十四。[124]

抵当汤方

水蛭熬　虻虫各三十个，去翅足，熬　桃仁二十个，去皮尖　大黄三两，酒洗

上四味，以水五升，煮取三升，去滓，温服一升，不下，更服。

太阳病，身黄，脉沉结，少腹硬，小便不利者，为无血也；小便自利，其人如狂者，血证谛也，抵当汤主之。六十五。（用前方。）[125]

伤寒有热，少腹满，应小便不利，今反利者，为有血也，当下之，不可余药，宜**抵当丸**。方六十六。[126]

抵当丸方

水蛭二十个，熬　虻虫二十个，去翅足，熬　桃仁二十五个，去皮尖　大黄三两

上四味，捣分四丸，以水一升，煮一丸，取七合服之，晬时当下血，若不下者，更服。

太阳病，小便利者，以饮水多，必心下悸；小便少者，必苦里急也。[127]

卷第四

辨太阳病脉证并治下第七

合三十九法，方三十首，并见太阳少阳合病法

结胸，项强，如柔痓状，下则和，宜大陷胸丸。第一。六味。（前后有结胸脏结病六证。）

太阳病，心中懊憹，阳气内陷，心下硬，大陷胸汤主之。第二。（三味。）

伤寒六七日，结胸热实，脉沉紧，心下痛，大陷胸汤主之。第三。（用前第二方。）

伤寒十余日，热结在里，往来寒热者，与大柴胡汤。第四。（八味。水结附。）

太阳病，重发汗，复下之，不大便五六日，舌燥而渴，潮热，从心下至少腹满痛，不可近者，大陷胸汤主之。第五。（用前第二方。）

小结胸病，正在心下，按之痛，脉浮滑者，小陷胸汤主之。第六。（三味。下有太阳病二证。）

病在阳，应以汗解，反以水潠，热不得去，益烦不渴，服文蛤散，不瘥，与五苓散。寒实结胸，无热证者，与三物小陷胸汤，白散亦可服。第七。（文蛤散一味。五苓散五味。小陷胸汤用前第六方。白散三味。）

太阳少阳并病，头痛，眩冒，心下痞者，刺肺俞、肝俞，不可发汗，发汗则谵语，谵语不止，当刺期门。第八。

妇人中风，经水适来，热除脉迟，胁下满，谵语，当刺期门。第九。

妇人中风，七八日，寒热，经水适断，血结如疟状，小柴胡汤主之。第十。（七味。）

妇人伤寒，经水适来，谵语，无犯胃气，及上二焦，自愈。第十一。

伤寒六七日，发热，微恶寒，支节疼，微呕，心下支结，柴胡桂枝汤主之。第十二。（九味。）

伤寒五六日，已发汗，复下之，胸胁满，小便不利，渴而不呕，头汗出，往来寒热，心烦，柴胡桂枝干姜汤主之。第十三。（七味。）

伤寒五六日，头汗出，微恶寒，手足冷，心下满，不欲食，大便硬，脉细者，为阳微结，非少阴也，可与小柴胡汤。第十四。（用前第十方。）

伤寒五六日，呕而发热，以他药下之，柴胡征仍在，可与柴胡汤，蒸蒸而振，却发热汗出解。心满痛者，为结胸。但满而不痛为痞，宜半夏泻心汤。第十五。（七味。下有太阳并病并气二证。）

太阳中风，下利呕逆，表解，乃可攻之，十枣汤主之。第十六。（三味。下有太阳一证。）

心下痞，按之濡者，大黄黄连泻心汤主

之。第十七。(二味。)

心下痞，而复恶寒汗出者，附子泻心汤主之。第十八。(四味。)

心下痞，与泻心汤，不解者，五苓散主之。第十九。(用前第七证方。)

伤寒汗解后，胃中不和，心下痞，生姜泻心汤主之。第二十。(八味。)

伤寒中风，反下之，心下痞，医复下之，痞益甚，甘草泻心汤主之。第二十一。(六味。)

伤寒服药，利不止，心下痞，与理中，利益甚，宜赤石脂禹余粮汤。第二十二。(二味。下有痞一证。)

伤寒发汗，若吐下，心下痞，噫不除者，旋覆代赭汤主之。第二十三。(七味。)

下后，不可更行桂枝汤，汗出而喘，无大热者，可与麻黄杏子甘草石膏汤。第二十四。(四味。)

太阳病，外未除，数下之，遂泻热而利，桂枝人参汤主之。第二十五。(五味。)

伤寒大下后，复发汗，心下痞，恶寒者，不可攻痞，先解表，表解乃可攻痞。解表宜桂枝汤，攻痞宜大黄黄连泻心汤。第二十六。(泻心汤用前第十七方。)

伤寒发热，汗出不解，心中痞，呕吐下利者，大柴胡汤主之。第二十七。(用前第四方。)

病如桂枝证，头不痛，项不强，寸脉浮，胸中痞，气上冲不得息，当吐之，宜瓜蒂散。第二十八。(三味。下有不可与瓜蒂散证。)

病胁下素有痞，连脐痛，引少腹者，此名脏结。第二十九。

伤寒，若吐下后，不解，热结在里，恶风，大渴，白虎加人参汤主之。第三十。(五味。下有不可与白虎证。)

伤寒无大热，口燥渴，背微寒者，白虎加人参汤主之。第三十一。(用前方。)

伤寒脉浮，发热无汗，表未解，不可与白虎汤。渴者，白虎加人参汤主之。第三十二。(用前第三十方。)

太阳少阳并病，心下硬，颈项强而眩者，刺大椎、肺俞、肝俞，慎勿下之。第三十三。

太阳少阳合病，自下利，黄芩汤；若呕，黄芩加半夏生姜汤主之。第三十四。(黄芩汤四味，加半夏生姜汤六味。)

伤寒胸中有热，胃中有邪气，腹中痛，欲呕者，黄连汤主之。第三十五。(七味。)

伤寒八九日，风温相抟，身疼烦，不能转侧，不呕、不渴，脉浮虚而涩者，桂枝附子汤主之。大便硬，一云脐下心下硬。小便自利者，去桂加白术汤主之。第三十六。(桂附汤加术汤并五味。)

风湿相抟，骨节疼烦，掣痛不得屈伸，汗出短气，小便不利，恶风，或身微肿者，甘草附子汤主之。第三十七。(四味。)

伤寒脉浮滑，此表有热，里有寒，白虎汤主之。第三十八。(四味。)

伤寒脉结代，心动悸，炙甘草汤主之。第三十九。(九味。)

问曰：病有结胸，有脏结，其状何如？答曰：按之痛，寸脉浮，关脉沉，名曰结胸也。[128]

何为脏结？答曰：如结胸状，饮食如故，时时下利，寸脉浮，关脉小细沉紧，名曰脏结。舌上白苔滑者。难治。[129]

脏结无阳证，不往来寒热，(一云，寒而不热。)其人反静，舌上苔滑者，不可攻也。[130]

病发于阳，而反下之，热入因作结胸；

病发于阴，而反下之，（一作汗出。）因作痞也。所以成结胸者，以下之太早故也。结胸者，项亦强，如柔痓状，下之则和，宜**大陷胸丸**。方一。[131]

大陷胸丸方

大黄半斤　葶苈子半升，熬　芒硝半升　杏仁半升，去皮尖，熬黑

上四味，捣筛二味，纳杏仁、芒硝，合研如脂，和散。取如弹丸一枚，别捣甘遂末一钱匕，白蜜二合，水二升，煮取一升，温顿服之，一宿乃下，如不下，更服，取下为效。禁如药法。

结胸证，其脉浮大者，不可下，下之则死。[132]

结胸证悉具，烦躁者亦死。[133]

太阳病，脉浮而动数，浮则为风，数则为热，动则为痛，数则为虚。头痛发热，微盗汗出，而反恶寒者，表未解也。医反下之，动数变迟，膈内拒痛，（一云头痛即眩。）胃中空虚，客气动膈，短气躁烦，心中懊憹，阳气内陷，心下因硬，则为结胸，大陷胸汤主之。若不结胸，但头汗出，余处无汗，剂颈而还，小便不利，身必发黄。**大陷胸汤**。方二。[134]

大陷胸汤方

大黄六两，去皮　芒硝一升　甘遂一钱匕

上三味，以水六升，先煮大黄，取二升，去滓，纳芒硝，煮一两沸，纳甘遂末。温服一升，得快利，止后服。

伤寒六七日，结胸热实，脉沉而紧，心下痛，按之石硬者，大陷胸汤主之。三。（用前第二方。）[135]

伤寒十余日，热结在里，复往来寒热者，与大柴胡汤。但结胸，无大热者，此为水结在胸胁也。但头微汗出者，大陷胸汤主之。四。（用前第二方。）[136]

大柴胡汤方

柴胡半斤　枳实四枚，炙　生姜五两，切　黄芩三两　芍药三两　半夏半升，洗　大枣十二枚，擘

上七味，以水一斗二升，煮取六升，去滓，再煎。温服一升，日三服。一方加大黄二两，若不加，恐不名大柴胡汤。

太阳病，重发汗而复下之，不大便五六日，舌上燥而渴，日晡所小有潮热，（一云，日晡所发，心胸大烦。）从心下至少腹硬满，而痛不可近者，大陷胸汤主之。五。（用前第二方。）[137]

小结胸病，正在心下，按之则痛，脉浮滑者，**小陷胸汤**主之。方六。[138]

小陷胸汤方

黄连一两　半夏半升，洗　瓜蒌大者一枚

上三味，以水六升，先煮瓜蒌，取三升，去滓，纳诸药，煮取二升，去滓。分温三服。

太阳病，二三日，不能卧，但欲起，心下必结，脉微弱者，此本有寒分也。反下之，若利止，必作结胸；未止者，四日复下之，此作协热利也。[139]

太阳病，下之，其脉促，（一作纵。）不结胸者，此为欲解也。脉浮者，必结胸。脉紧者，必咽痛。脉弦者，必两胁拘急。脉细数者，头痛未止。脉沉紧者，必欲呕。脉沉滑者，协热利。脉浮滑者，必下血。[140]

病在阳，应以汗解之，反以冷水潠之，若灌之，其热被劫不得去，弥更益烦，肉上粟起，意欲饮水，反不渴者，服文蛤散；若不瘥者，与五苓散。寒实结胸，无热证者，与三物小陷胸汤。（用前第六方。）白散亦可服。七。（一云与三物小白散。）[141]

文蛤散方

文蛤五两

上一味为散，以沸汤和一方寸匕服，汤用五合。

五苓散方

猪苓十八铢，去黑皮　白术十八铢　泽泻一两六铢　茯苓十八铢　桂枝半两，去皮

上五味为散，更于臼中杵之。白饮和方寸匕服之，日三服，多饮暖水，汗出愈。

白散方

桔梗三分　巴豆一分，去皮心，熬黑，研如脂　贝母三分

上三味为散，纳巴豆，更于臼中杵之。以白饮和服，强人半钱匕，羸者减之。病在膈上必吐，在膈下必利，不利，进热粥一杯，利过不止，进冷粥一杯。身热，皮粟不解，欲引衣自覆，若以水潠之、洗之，益令热却不得出，当汗而不汗则烦。假令汗出已，腹中痛，与芍药三两如上法。

太阳与少阳并病，头项强痛，或眩冒，时如结胸，心下痞硬者，当刺大椎第一间、肺俞、肝俞，慎不可发汗。发汗则谵语、脉弦，五日谵语不止，当刺期门。八。[142]

妇人中风，发热恶寒，经水适来，得之七八日，热除而脉迟身凉，胸胁下满，如结胸状，谵语者，此为热入血室也。当刺期门，随其实而取之。九。[143]

妇人中风，七八日续得寒热，发作有时，经水适断者，此为热入血室，其血必结，故使如疟状，发作有时，**小柴胡汤**主之。方十。[144]

小柴胡汤方

柴胡半斤　黄芩三两　人参三两　半夏半升，洗　甘草三两　生姜三两，切　大枣十二枚，擘

上七味，以水一斗二升，煮取六升，去滓，再煎取三升。温服一升，日三服。

妇人伤寒，发热，经水适来，昼日明了，暮则谵语，如见鬼状者，此为热入血室。无犯胃气及上二焦，必自愈。十一。[145]

伤寒六七日，发热，微恶寒，支节烦疼，微呕，心下支结，外证未去者，**柴胡桂枝汤**主之。方十二。[146]

柴胡桂枝汤方

桂枝去皮　黄芩一两半　人参一两半　甘草一两，炙　半夏二合半，洗　芍药一两半　大枣六枚，擘　生姜一两半，切　柴胡四两

上九味，以水七升，煮取三升，去滓。温服一升。本云，人参汤作如桂枝法，加半夏、柴胡、黄芩，复如柴胡法，今用人参作半剂。

伤寒五六日，已发汗而复下之，胸胁满微结，小便不利，渴而不呕，但头汗出，往来寒热，心烦者，此为未解也，**柴胡桂枝干姜汤**主之。方十三。[147]

柴胡桂枝干姜汤方

柴胡半斤　桂枝三两，去皮　干姜二两　栝楼根四两　黄芩三两　牡蛎二两，熬　甘草二两，炙

上七味，以水一斗二升，煮取六升，去滓，再煎取三升。温服一升，日三服，初服微烦，复服汗出便愈。

伤寒五六日，头汗出，微恶寒，手足冷，心下满，口不欲食，大便硬，脉细者，此为阳微结，必有表，复有里也，脉沉亦在里也。汗出为阳微，假令纯阴结，不得复有外证，悉入在里，此为半在里半在外也。脉虽沉紧，不得为少阴病。所以然者，阴不得有汗，今头汗出，故知非少阴也，可与小柴胡汤。设不了了者，得屎而解。十四。（用前第十方。）[148]

伤寒五六日，呕而发热者，柴胡汤证具，而以他药下之，柴胡证仍在者，复与柴胡汤。此虽已下之，不为逆，必蒸蒸而振，

却发热汗出而解。若心下满而硬痛者，此为结胸也，大陷胸汤主之。但满而不痛者，此为痞，柴胡不中与之，宜**半夏泻心汤**。方十五。[149]

半夏泻心汤方

半夏半升，洗　黄芩　干姜　人参　甘草炙，各三两　黄连一两　大枣十二枚，擘

上七味，以水一斗，煮取六升，去滓，再煎取三升，温服一升，日三服。须大陷胸汤者，方用前第二法。(一方用　半夏一升。)

太阳少阳并病，而反下之，成结胸，心下硬，下利不止，水浆不下，其人心烦。[150]

脉浮而紧，而复下之，紧反入里，则作痞，按之自濡，但气痞耳。[151]

太阳中风，下利，呕逆，表解者，乃可攻之。其人漐漐汗出，发作有时，头痛，心下痞硬满，引胁下痛，干呕短气，汗出不恶寒者，此表解里未和也。**十枣汤**主之。方十六。[152]

十枣汤方

芫花熬　甘遂　大戟

上三味，等份，各别捣为散。以水一升半，先煮大枣肥者十枚，取八合，去滓，纳药末。强人服一钱匕，羸人服半钱，温服之，平旦服。若下少，病不除者，明日更服，加半钱。得快下利后，糜粥自养。

太阳病，医发汗，遂发热恶寒，因复下之，心下痞，表里俱虚，阴阳气并竭。无阳则阴独，复加烧针，因胸烦，面色青黄，肤瞤者，难治。今色微黄，手足温者，易愈。[153]

心下痞，按之濡，其脉关上浮者，**大黄黄连泻心汤**主之。方十七。[154]

大黄黄连泻心汤方

大黄二两　黄连一两

上二味，以麻沸汤二升渍之，须臾，绞去滓。分温再服。(臣亿等看详：大黄黄连泻心汤，诸本皆二味。又后附子泻心汤，用大黄、黄连、黄芩、附子，恐是前方中亦有黄芩，后但加附子也，故后云附子泻心汤。本云加附子也。)

心下痞，而复恶寒汗出者，**附子泻心汤**主之。方十八。[155]

附子泻心汤方

大黄二两　黄连一两　黄芩一两　附子一枚，炮，去皮，破，别煮取汁

上四味，切三味，以麻沸汤二升渍之，须臾，绞去滓，纳附子汁。分温再服。

本以下之，故心下痞。与泻心汤，痞不解。其人渴而口燥烦，小便不利者，五苓散主之。十九。一方云，忍之一日乃愈。(用前第七证方。)[156]

伤寒，汗出解之后，胃中不和，心下痞硬，干噫食臭，胁下有水气，腹中雷鸣下利者，**生姜泻心汤**主之。方二十。[157]

生姜泻心汤方

生姜四两，切　甘草三两，炙　人参三两　干姜一两　黄芩三两　半夏半升，洗　黄连一两　大枣十二枚，擘

上八味，以水一斗，煮取六升，去滓，再煎取三升。温服一升，日三服。附子泻心汤，本云加附子。半夏泻心汤、甘草泻心汤，同体别名耳。生姜泻心汤，本云理中人参黄芩汤，去桂枝、术，加黄连，并泻肝法。

伤寒中风，医反下之，其人下利日数十行，谷不化，腹中雷鸣，心下痞硬而满，干呕心烦不得安，医见心下痞，谓病不尽，复下之，其痞益甚。此非结热，但以胃中虚，客气上逆，故使硬也。**甘草泻心汤**主之。方二十一。[158]

甘草泻心汤方

甘草四两，炙　黄芩三两　干姜三两　半夏半升，洗　大枣十二枚，擘　黄连一两

上六味，以水一斗，煮取六升，去滓，再煎取三升。温服一升，日三服。（臣亿等谨按，上生姜泻心汤法，本云理中人参黄芩汤，今详泻心以疗痞，痞气因发阴而生，是半夏、生姜、甘草泻心三方，皆本于理中也，其方必各有人参。今甘草泻心汤中无者，脱落之也。又按《千金》并《外台秘要》，治伤寒䘌食，用此方皆有人参，知脱落无疑。）

伤寒服汤药，下利不止，心下痞硬，服泻心汤已，复以他药下之，利不止，医以理中与之，利益甚。理中者，理中焦，此利在下焦，赤石脂禹余粮汤主之。复不止者，当利其小便。**赤石脂禹余粮汤**。方二十二。［159］

赤石脂禹余粮汤方

赤石脂一斤，碎　太一禹余粮一斤，碎

上二味，以水六升，煮取二升，去滓。分温三服。

伤寒吐下后，发汗，虚烦，脉甚微，八九日心下痞硬，胁下痛，气上冲咽喉，眩冒，经脉动惕者，久而成痿。［160］

伤寒发汗，若吐，若下，解后心下痞硬，噫气不除者，**旋覆代赭汤**主之。方二十三。［161］

旋覆代赭汤方

旋覆花三两　人参二两　生姜五两　代赭一两　甘草三两，炙　半夏半升，洗　大枣十二枚，擘

上七味，以水一斗，煮取六升，去滓，再煎取三升。温服一升，日三服。

下后，不可更行桂枝汤，若汗出而喘，无大热者，可与**麻黄杏子甘草石膏汤**。方二十四。［162］

麻黄杏子甘草石膏汤方

麻黄四两　杏仁五十个，去皮尖　甘草二两，炙　石膏半斤，碎，绵裹

上四味，以水七升，先煮麻黄，减二升，去白沫，纳诸药，煮取三升，去滓。温服一升。本云黄耳杯。

太阳病，外证未除，而数下之，遂协热而利，利下不止，心下痞硬，表里不解者，**桂枝人参汤**主之。方二十五。［163］

桂枝人参汤方

桂枝四两，别切　甘草四两，炙　白术三两　人参三两　干姜三两

上五味，以水九升，先煮四味，取五升，纳桂，更煮取三升，去滓。温服一升，日再夜一服。

伤寒大下后，复发汗，心下痞，恶寒者，表未解也。不可攻痞，当先解表，表解乃可攻痞。解表宜桂枝汤，攻痞宜大黄黄连泻心汤。二十六。（泻心汤用前第十七方。）［164］

伤寒发热，汗出不解，心中痞硬，呕吐而下利者，大柴胡汤主之。二十七。（用前第四方。）［165］

病如桂枝证，头不痛，项不强，寸脉微浮，胸中痞硬，气上冲喉咽不得息者，此为胸有寒也。当吐之，宜**瓜蒂散**。方二十八。［166］

瓜蒂散方

瓜蒂一分，熬　黄赤小豆一分

上二味，各别捣筛，为散已，合治之，取一钱匕。以香豉一合，用热汤七合煮作稀糜，去滓。取汁和散，温顿服之。不吐者，少少加，得快吐乃止。诸亡血虚家，不可与瓜蒂散。

病胁下素有痞，连在脐傍，痛引少腹，入阴筋者，此名脏结，死。二十九。［167］

伤寒，若吐若下后，七八日不解，热结在里，表里俱热，时时恶风，大渴，舌上干燥而烦，欲饮水数升者，**白虎加人参汤**主之。方三十。[168]

白虎加人参汤方

知母六两　石膏一斤，碎　甘草二两，炙　人参二两　粳米六合

上五味，以水一斗，煮米熟汤成，去滓。温服一升，日三服。此方立夏后、立秋前乃可服，立秋后不可服。正月、二月、三月尚凛冷，亦不可与服之，与之则呕利而腹痛。诸亡血虚家亦不可与，得之则腹痛。利者，但可温之，当愈。

伤寒无大热，口燥渴，心烦，背微恶寒者，白虎加人参汤主之。三十一。(用前方。)[169]

伤寒脉浮，发热无汗，其表不解，不可与白虎汤。渴欲饮水，无表证者，白虎加人参汤主之。三十二。(用前方。)[170]

太阳少阳并病，心下硬，颈项强而眩者，当刺大椎、肺俞、肝俞，慎勿下之。三十三。[171]

太阳与少阳合病，自下利者，与黄芩汤；若呕者，黄芩加半夏生姜汤主之。三十四。[172]

黄芩汤方

黄芩三两　芍药二两　甘草二两，炙　大枣十二枚，擘

上四味，以水一斗，煮取三升，去滓。温服一升，日再夜一服。

黄芩加半夏生姜汤方

黄芩三两　芍药二两　甘草二两，炙　大枣十二枚，擘　半夏半升，洗　生姜一两半，一方三两，切

上六味，以水一斗，煮取三升，去滓。温服一升，日再夜一服。

伤寒，胸中有热，胃中有邪气，腹中痛，欲呕吐者，**黄连汤**主之。方三十五。[173]

黄连汤方

黄连三两　甘草三两，炙　干姜三两　桂枝三两，去皮　人参二两　半夏半升，洗　大枣十二枚，擘

上七味，以水一斗，煮取六升，去滓。温服，昼三夜二。疑非仲景方。

伤寒八九日，风湿相搏，身体疼烦，不能自转侧，不呕，不渴，脉浮虚而涩者，**桂枝附子汤**主之。若其人大便硬，(一云脐下心下硬。)小便自利者，**去桂加白术汤**主之。三十六。[174]

桂枝附子汤方

桂枝四两，去皮　附子三枚，炮，去皮，破　生姜三两，切　大枣十二枚，擘　甘草二两，炙

上五味，以水六升，煮取二升，去滓。分温三服。

去桂加白术汤方

附子三枚，炮，去皮，破　白术四两　生姜三两，切　甘草二两，炙　大枣十二枚，擘

上五味，以水六升，煮取二升，去滓。分温三服。初一服，其人身如痹，半日许复服之，三服都尽，其人如冒状，勿怪，此以附子、术，并走皮内，逐水气未得除，故使之耳，法当加桂四两。此本一方二法，以大便硬，小便自利，去桂也；以大便不硬，小便不利，当加桂。附子三枚恐多也，虚弱家及产妇，宜减服之。

风湿相搏，骨节疼烦，掣痛不得屈伸，近之则痛剧，汗出短气，小便不利，恶风不欲去衣，或身微肿者，**甘草附子汤**主之。方三十七。[175]

甘草附子汤方

甘草二两，炙　附子二枚，炮，去皮，破　白术二两　桂枝四两，去皮

上四味，以水六升，煮取三升，去滓。温服一升，日三服。初服得微汗则解。能食，汗止复烦者，将服五合。恐一升多者，宜服六七合为始。

伤寒脉浮滑，此以表有热，里有寒，**白虎汤**主之。方三十八。［176］

白虎汤方

知母六两　石膏一斤，碎　甘草二两，炙　粳米六合

上四味，以水一斗，煮米熟汤成，去滓。温服一升，日三服。（臣亿等谨按，前篇云，热结在里，表里俱热者，白虎汤主之。又云，其表不解，不可与白虎汤。此云，脉浮滑，表有热，里有寒者，必表里字差矣。又，阳明一证云，脉浮迟，表热里寒，四逆汤主之。又，少阴一证云，里寒外热，通脉四逆汤主之。以此表里自差明矣。《千金翼》云白通汤，非也。）

伤寒脉结代，心动悸，**炙甘草汤**主之。方三十九。［177］

炙甘草汤方

甘草四两，炙　生姜三两，切　人参二两　生地黄一斤　桂枝三两，去皮　阿胶二两　麦门冬半升，去心　麻仁半升　大枣三十枚，擘

上九味，以清酒七升，水八升，先煮八味，取三升，去滓，纳胶烊消尽。温服一升，日三服。一名复脉汤。

脉按之来缓，时一止复来者，名曰结。又脉来动而中止，更来小数，中有还者反动，名曰结，阴也。脉来动而中止，不能自还，因而复动者，名曰代，阴也。得此脉者，必难治。［178］

卷第五

辨阳明病脉证并治第八

合四十四法，方一十首，一方附，并见阳明少阳合病法

阳明病，不吐不下，心烦者，可与调胃承气汤。第一。（三味，前有阳明病二十七证。）

阳明病，脉迟，汗出不恶寒，身重短气，腹满潮热，大便硬，大承气汤主之。若腹大满不通者，与小承气汤。第二。（大承气四味，小承气三味。）

阳明病，潮热，大便微硬者，可与大承气汤。若不大便六七日，恐有燥屎，与小承气汤。若不转失气，不可攻之。后发热复硬者，小承气汤和之。第三。（用前第一方，下有二病证。）

伤寒若吐下不解，至十余日，潮热，不恶寒，如见鬼状，微喘直视，大承气汤主之。第四。（用前第二方。）

阳明病，多汗，胃中燥，大便鞕，谵语，小承气汤主之。第五。（用前第二方。）

阳明病，谵语，潮热，脉滑疾者，小承气汤主之。第六。（用前第二方。）

阳明病，谵语，潮热，不能食，胃中有燥屎，宜大承气汤下之。第七。（用前第二方。下有阳明病一证。）

汗出谵语，有燥屎在胃中，过经乃可下之，宜大承气汤。第八。（用前第二方，下有伤寒病一证。）

三阳合病，腹满身重，谵语遗尿，白虎汤主之。第九。（四味。）

二阳并病，太阳证罢，潮热汗出，大便难，谵语者，宜大承气汤。第十。（用前第二方。）

阳明病，脉浮紧，咽燥口苦，腹满而喘，发热汗出，恶热身重。若下之，则胃中空虚，客气动膈，心中懊憹，舌上胎者，栀子豉汤主之。第十一。（二味。）

若渴欲饮水，舌燥者，白虎加人参汤主之。第十二。（五味。）

若脉浮发热，渴欲饮水，小便不利者，猪苓汤主之。第十三。（五味。下有不可与猪苓汤一证。）

脉浮迟，表热里汗，下利清谷者，四逆汤主之。第十四。（三味。下有二病证。）

阳明病，下之，外有热，手足温，不结胸，心中懊憹，不能食，但头汗出，栀子豉汤主之。第十五。（用前第十一方。）

阳明病，发潮热，大便溏，胸满不去者，与小柴胡汤。第十六。（七味。）

阳明病，胁下满，不大便而呕，舌上胎者，与小柴胡汤。第十七。（用上方。）

阳明中风，脉弦浮大，短气腹满，胁下及心痛，鼻干部得汗，嗜卧，身黄，小便难，潮热而哕，与小柴胡汤。第十八。（用上方。）

脉但浮，无余证者，与麻黄汤。第十九。（四味。）

阳明病，自汗出，若发汗，小便利，津液内竭，虽硬，不可攻之。烦自大便，蜜煎导而通之，若土瓜根，猪胆汁。第二十。（一味猪胆方附。二味。）

阳明病，脉迟，汗出多，微恶寒，表未解，宜桂枝汤。第二十一。（五味。）

阳明病，脉浮，无汗而喘，发汗则愈，宜麻黄汤。第二十二。（用前第十九方。）

阳明病，但头汗出，小便不利，身必发黄，茵陈蒿汤主之。第二十三。（三味。）

阳明证，喜忘，必有蓄血，大便黑，宜抵当汤下之。第二十四。（四味。）

阳明病，下之，心中懊憹而烦，胃中有燥屎者，宜大承气汤。第二十五。（用前第二方。下有一病证。）

病人烦热，汗出解，如疟状，日晡发热。脉实者，宜大承气汤；脉浮虚者，宜桂枝汤。第二十六。大承气汤，用前第二方。桂枝汤，用前第二十一方。

大下后，六七日不大便，烦不解，腹满痛，本有宿食，宜大承气汤。第二十七。（用前第二方。）

病人小便不利，大便乍难乍易，时有微热，宜大承气汤。第二十八。（用前第二方。）

食谷欲呕，属阳明也，吴茱萸汤主之。第二十九。（四味。）

太阳病，发热，汗出恶寒，不呕，心下痞，此以医下之也。如不下，不恶寒而渴，属阳明，但以法救之，宜五苓散。第三十。（五味。下有二病证。）

趺阳脉浮而涩，小便数，大便硬，其脾为约，麻子仁丸主之。第三十一。（六味。）

太阳病三日，发汗不解，蒸蒸热者，调胃承气汤主之。第三十三。（用前第一方。）

伤寒吐后，腹胀满者，与调胃承气汤。第三十三。（用前第一方。）

太阳病，若吐下发汗后，微烦，大便硬，与小承气汤和之。第三十四。（用前第二方。）

得病二三日，脉弱，无太阳柴胡征，烦躁，心下硬，小便利，屎定硬，宜大承气汤。第三十五。（用前第二方。）

伤寒六七日，目中不了了，睛不和，无表里证，大便难，宜大承气汤。第三十六。（用前第二方。）

阳明病，发热汗多者，急下之，宜大承气汤。第三十七。（用前第二方。）

发汗不解，腹满痛者，急下之，宜大承气汤。第三十八。（用前第二方。）

腹满不减，减不足言，当下之，宜大承气汤。第三十九。（用前第二方。）

阳明少阳合病，必下利脉滑而数，有宿食也，当下之，宜大承气汤。第四十。（用前第二方。）

病人无表里证，发热七八日，脉数，可下之。假令已下，不大便者，有瘀血，宜抵当汤。第四十一。（用前第二十四方，下有二病证。）

伤寒七八日，身黄如橘色，小便不利，茵陈蒿汤主之。第四十二。（用前第二十三方。）

伤寒身黄发热，栀子檗皮汤主之。第四十三。（三味。）

伤寒瘀热在里，身必黄，麻黄连轺赤小豆汤主之。第四十四。（八味。）

问曰：病有太阳阳明，有正阳阳明，有少阳阳明，何谓也？答曰：太阳阳明者，脾约（一云络。）是也；正阳阳明者，胃家实是也；少阳阳明者，发汗、利小便已，胃中燥、烦、实，大便难是也。[179]

阳明之为病，胃家实（一作寒。）是也。[180]

问曰：何缘得阳明病？答曰：太阳病，若发汗，若下，若利小便，此亡津液，胃中干燥，因转属阳明。不更衣，内实，大便难者，此名阳明也。[181]

问曰：阳明病外证云何？答曰：身热，汗自出，不恶寒，反恶热也。[182]

问曰：病有得之一日，不发热而恶寒者，何也？答曰：虽得之一日，恶寒将自罢，即自汗出而恶热也。[183]

问曰：恶寒何故自罢？答曰：阳明居中，主土也，万物所归，无所复传，始虽恶寒，二日自止，此为阳明病也。[184]

本太阳，初得病时，发其汗，汗先出不彻，因转属阳明也。伤寒发热，无汗，呕不能食，而反汗出濈濈然者，是转属阳明也。[185]

伤寒三日，阳明脉大。[186]

伤寒脉浮而缓，手足自温者，是为系在太阴。太阴者，身当发黄；若小便自利者，不能发黄。至七八日，大便硬者，为阳明病也。[187]

伤寒转系阳明者，其人濈然微汗出也。[188]

阳明中风，口苦咽干，腹满微喘，发热恶寒，脉浮而紧，若下之，则腹满小便难也。[189]

阳明病，若能食，名中风；不能食，名中寒。[190]

阳明病，若中寒者，不能食，小便不利，手足濈然汗出，此欲作固瘕，必大便初硬后溏。所以然者，以胃中冷，水谷不别故也。[191]

阳明病，初欲食，小便反不利，大便自调，其人骨节疼，翕翕如有热状，奄然发狂，濈然汗出而解者，此水不胜谷气，与汗共并，脉紧则愈。[192]

阳明病欲解时，从申至戌上。[193]

阳明病，不能食，攻其热必哕。所以然者，胃中虚冷故也。以其人本虚，攻其热必哕。[194]

阳明病，脉迟，食难用饱，饱则微烦头眩，必小便难，此欲作谷瘅。虽下之，腹满如故，所以然者，脉迟故也。[195]

阳明病，法多汗，反无汗，其身如虫行皮中状者，此以久虚故也。[196]

阳明病，反无汗而小便利，二三日呕而咳，手足厥者，必苦头痛。若不咳不呕，手足不厥者，头不痛。（一云冬阳明。）[197]

阳明病，但头眩，不恶寒，故能食而咳，其人咽必痛。若不咳者，咽不痛。（一云冬阳明。）[198]

阳明病，无汗，小便不利，心中懊侬者，身必发黄。[199]

阳明病，被火，额上微汗出，而小便不利者，必发黄。[200]

阳明病，脉浮而紧者，必潮热，发作有时，但浮者，必盗汗出。[201]

阳明病，口燥，但欲漱水不欲咽者，此必衄。[202]

阳明病，本自汗出，医更重发汗，病已瘥，尚微烦不了了者，此必大便硬故也。以亡津液，胃中干燥，故令大便硬。当问其小便日几行，若本小便日三四行，今日再行，故知大便不久出。今为小便数少，以津液当还入胃中，故知不久必大便也。[203]

伤寒呕多，虽有阳明证，不可攻之。[204]

阳明病，心下硬满者，不可攻之。攻之，利遂不止者死，利止者愈。[205]

阳明病，面合色赤，不可攻之，必发

热。色黄者，小便不利也。[206]

阳明病，不吐不下，心烦者，可与**调胃承气汤**。方一。[207]

调胃承气汤方

甘草二两，炙　芒硝半升　大黄四两，清酒洗

上三味，切，以水三升，煮二物至一升，去滓，纳芒硝，更上微火一二沸。温顿服之，以调胃气。

阳明病，脉迟，虽汗出不恶寒者，其身必重，短气，腹满而喘，有潮热者，此外欲解，可攻里也。手足濈然汗出者，此大便已硬也，**大承气汤**主之。若汗多，微发热恶寒者，外未解也，（一法与桂枝汤。）其热不潮，未可与承气汤。若腹大满不通者，可与**小承气汤**，微和胃气，勿令至大泄下。大承气汤。方二。[208]

大承气汤方

大黄四两，酒洗　厚朴半斤，炙，去皮　枳实五枚，炙　芒硝三合

上四味，以水一斗，先煮二物，取五升，去滓，纳大黄，更煮取二升，去滓，纳芒硝，更上微火一两沸。分温再服，得下，余勿服。

小承气汤方

大黄四两　厚朴二两，炙，去皮　枳实三枚，大者，炙

上三味，以水四升，煮取一升二合，去滓。分温二服，初服汤当更衣，不尔者，尽饮之；若更衣者，勿服之。

阳明病，潮热，大便微硬者，可与大承气汤；不硬者，不可与之。若不大便六七日，恐有燥屎，欲知之法，少与小承气汤，汤入腹中，转矢气者，此有燥屎也，乃可攻之。若不转矢气者，此但初头硬，后必溏，不可攻之，攻之必胀满不能食也。欲饮水者，与水则哕。其后发热者，必大便复硬而少也，以小承气汤和之。不转矢气者，慎不可攻也。小承气汤。三。（用前第二方。）[209]

夫实则谵语，虚则郑声。郑声者，重语也。直视、谵语、喘满者死，下利者亦死。[210]

发汗多，若重发汗者，亡其阳。谵语，脉短者死；脉自和者不死。[211]

伤寒，若吐若下后不解，不大便五六日，上至十余日，日晡所发潮热，不恶寒，独语如见鬼状。若剧者，发则不识人，循衣摸床，惕而不安，（一云顺衣妄撮，怵惕不安。）微喘直视，脉弦者生，涩者死。微者，但发热谵语者，大承气汤主之。若一服利，则止后服。四。（用前第二方。）[212]

阳明病，其人多汗，以津液外出，胃中燥，大便必硬，硬则谵语，小承气汤主之。若一服谵语止者，更莫复服。五。（用前第二方。）[213]

阳明病，谵语，发潮热，脉滑而疾者，小承气汤主之。因与承气汤一升，腹中转气者，更服一升，若不转气者，勿更与之。明日又不大便，脉反微涩者，里虚也，为难治，不可更与承气汤也。六。（用前第二方。）[214]

阳明病，谵语，有潮热，反不能食者，胃中必有燥屎五六枚也；若能食者，但硬耳。宜大承气汤下之。七。（用前第二方。）[215]

阳明病，下血、谵语者，此为热入血室。但头汗出者，刺期门，随其实而泻之，濈然汗出则愈。[216]

汗（汗一作卧。）出谵语者，以有燥屎在胃中，此为风也，须下者，过经乃可下之。下之若早，语言必乱，以表虚里实故也。下之愈，宜大承气汤。八。（用前第二

方，一云大柴胡汤。）[217]

伤寒四五日，脉沉而喘满，沉为在里，而反发其汗，津液越出，大便为难，表虚里实，久则谵语。[218]

三阳合病，腹满身重，难以转侧，口不仁，面垢，（又作枯，一云向经。）谵语，遗尿。发汗则谵语，下之则额上生汗，手足逆冷。若自汗出者，**白虎汤**主之。方九。[219]

白虎汤方

知母六两　石膏一斤，碎　甘草二两，炙　粳米六合

上四味，以水一斗，煮米熟汤成，去滓。温服一升，日三服。

二阳并病，太阳证罢，但发潮热，手足漐漐汗出，大便难而谵语者，下之则愈，宜大承气汤。十。（用前第二方。）[220]

阳明病，脉浮而紧，咽燥口苦，腹满而喘，发热汗出，不恶寒反恶热，身重。若发汗则燥，心愦愦（公对切）反谵语。若加温针，必怵惕、烦躁不得眠。若下之，则胃中空虚，客气动膈，心中懊憹，舌上苔者，**栀子豉汤**主之。方十一。[221]

栀子豉汤方

肥栀子十四枚，擘　香豉四合，绵裹

上二味，以水四升，煮栀子取二升半，去滓，纳豉，更煮取一升半，去滓。分二服，温进一服，得快吐者，止后服。

若渴欲饮水，口干舌燥者，**白虎加人参汤**主之。方十二。[222]

白虎加人参汤方

知母六两　石膏一斤，碎　甘草二两，炙　粳米六合　人参三两

上五味，以水一斗，煮米熟汤成，去滓。温服一升，日三服。

若脉浮，发热，渴欲饮水，小便不利者，**猪苓汤**主之。方十三。[223]

猪苓汤方

猪苓去皮　茯苓　泽泻　阿胶　滑石碎，各一两

上五味，以水四升，先煮四味，取二升，去滓，纳阿胶烊消。温服七合，日三服。

阳明病，汗出多而渴者，不可与猪苓汤，以汗多胃中燥，猪苓汤复利其小便故也。[224]

脉浮而迟，表热里寒，下利清谷者，**四逆汤**主之。方十四。[225]

四逆汤方

甘草二两，炙　干姜一两半　附子一枚，生用，去皮，破八片

上三味，以水三升，煮取一升二合，去滓。分温二服。强人可大附子一枚，干姜三两。

若胃中虚冷，不能食者，饮水则哕。[226]

脉浮发热，口干鼻燥，能食者则衄。[227]

阳明病，下之，其外有热，手足温，不结胸，心中懊憹，饥不能食，但头汗出者，栀子豉汤主之。十五。（用前第十一方。）[228]

阳明病，发潮热，大便溏，小便自可，胸胁满不去者，与**小柴胡汤**。方十六。[229]

小柴胡汤方

柴胡半斤　黄芩三两　人参三两　半夏半升，洗　甘草三两，炙　生姜三两，切　大枣十二枚，擘

上七味，以水一斗二升，煮取六升，去滓，再煎取三升。温服一升，日三服。

阳明病，胁下硬满，不大便而呕，舌上白苔者，可与小柴胡汤。上焦得通，津液得下，胃气因和，身濈然汗出而解。十七。（用

上方。）［230］

阳明中风，脉弦浮大而短气，腹都满，胁下及心痛，久按之气不通，鼻干，不得汗，嗜卧，一身及目悉黄，小便难，有潮热，时时哕，耳前后肿，刺之小瘥，外不解，病过十日，脉续浮者，与小柴胡汤。十八。（用上方。）［231］

脉但浮，无余证者，与麻黄汤。若不尿，腹满加哕者，不治。**麻黄汤**。方十九。［232］

麻黄汤方

麻黄三两，去节　桂枝二两，去皮　甘草一两，炙　杏仁七十个，去皮尖

上四味，以水九升，煮麻黄，减二升，去白沫，纳诸药，煮取二升半，去滓。温服八合，覆取微似汗。

阳明病，自汗出，若发汗，小便自利者，此为津液内竭，虽硬不可攻之，当须自欲大便，宜**蜜煎**导而通之。若土瓜根及大猪胆汁，皆可为导。二十。［233］

蜜煎方

食蜜七合

上一味，于铜器内，微火煎，当须凝如饴状，搅之勿令焦著，欲可丸，并手捻作挺，令头锐，大如指，长二寸许。当热时急作，冷则硬。以纳谷道中，以手急抱，欲大便时乃去之。疑非仲景意，已试甚良。

又，大猪胆一枚，泻汁，和少许法醋，以灌谷道内，如一食顷，当大便出宿食恶物，甚效。

阳明病，脉迟，汗出多，微恶寒者，表未解也，可发汗，宜**桂枝汤**。二十一。［234］

桂枝汤方

桂枝三两，去皮　芍药三两　生姜三两　甘草二两，炙　大枣十二枚，擘

上五味，以水七升，煮取三升，去滓。温服一升，须臾，啜热稀粥一升，以助药力取汗。

阳明病，脉浮，无汗而喘者，发汗则愈，宜麻黄汤。二十二。（用前第十九方。）［235］

阳明病，发热汗出者，此为热越，不能发黄也。但头汗出，身无汗，剂颈而还，小便不利，渴饮水浆者，此为瘀热在里，身必发黄，**茵陈蒿汤**主之。方二十三。［236］

茵陈蒿汤方

茵陈蒿六两　栀子十四枚，擘　大黄二两，去皮

上三味，以水一斗二升，先煮茵陈，减六升，纳二味，煮取三升，去滓。分三服。小便当利，尿如皂荚汁状，色正赤，一宿腹减，黄从小便去也。

阳明证，其人喜忘者，必有蓄血。所以然者，本有久瘀血，故令喜忘。屎虽硬，大便反易，其色必黑者，宜**抵当汤**下之。方二十四。［237］

抵当汤方

水蛭熬　虻虫去翅足，熬，各三十个　大黄三两，酒洗　桃仁二十个，去皮尖及（二仁）者

上四味，以水五升，煮取三升，去滓。温服一升，不下更服。

阳明病，下之，心中懊憹而烦；胃中有燥屎者，可攻；腹微满，初头硬，后必溏，不可攻之。若有燥屎者，宜大承气汤。方二十五。（用前第二方。）［238］

病人不大便五六日，绕脐痛，烦躁，发作有时者，此有燥屎，故使不大便也。［239］

病人烦热，汗出则解，又如疟状，日晡所发热者，属阳明也。脉实者，宜下之；脉浮虚者，宜发汗。下之与大承气汤，发汗宜桂枝汤。二十六。（大承气汤用前第二方。桂枝汤用前第二十一方。）［240］

大下后，六七日不大便，烦不解，腹满痛者，此有燥屎也。所以然者，本有宿食故也，宜大承气汤。二十七。（用前第二方。）[241]

病人小便不利，大便乍难乍易，时有微热，喘冒（一作怫郁。）不能卧者，有燥屎也，宜大承气汤。二十八。（用前第二方。）[242]

食谷欲呕，属阳明也，吴茱萸汤主之。得汤反剧者，属上焦也。**吴茱萸汤**。方二十九。[243]

吴茱萸汤方

吴茱萸一升，洗　人参三两　生姜六两，切　大枣十二枚，擘

上四味，以水七升，煮取二升，去滓，温服七合，日三服。

太阳病，寸缓、关浮、尺弱，其人发热汗出，复恶寒，不呕，但心下痞者，此以医下之也。如其不下者，病人不恶寒而渴者，此转属阳明也。小便数者，大便必硬，不更衣十日，无所苦也。渴欲饮水，少少与之，但以法救之。渴者，宜**五苓散**。方三十。[244]

五苓散方

猪苓去皮　白术　茯苓各十八铢　泽泻一两六铢　桂枝半两，去皮

上五味，为散。白饮和服方寸匕，日三服。

脉阳微而汗出少者，为自和（一作如。）也；汗出多者，为太过。阳脉实，因发其汗，出多者，亦为太过。太过者，为阳绝于里，亡津液，大便因硬也。[245]

脉浮而芤，浮为阳，芤为阴，浮芤相搏，胃气生热，其阳则绝。[246]

趺阳脉浮而涩，浮则胃气强，涩则小便数，浮涩相搏，大便则硬，其脾为约，**麻子仁丸**主之。方三十一。[247]

麻子仁丸方

麻子仁二升　芍药半斤　枳实半斤，炙　大黄一斤，去皮　厚朴一尺，炙，去皮　杏仁一升，去皮尖，熬，别作脂

上六味，蜜和丸如梧桐子大。饮服十丸，日三服，渐加，以知为度。

太阳病三日，发汗不解，蒸蒸发热者，属胃也，调胃承气汤主之。方三十二。（用前第一方。）[248]

伤寒吐后，腹胀满者，与调胃承气汤。三十三。（用前第一方。）[249]

太阳病，若吐，若下，若发汗后，微烦，小便数，大便因硬者，与小承气汤和之愈。三十四。（用前第二方。）[250]

得病二三日，脉弱，无太阳柴胡证，烦躁，心下硬，至四五日，虽能食，以小承气汤，少少与，微和之，令小安，至六日，与承气汤一升。若不大便六七日，小便少者，虽不受食，（一云不大便。）但初头硬，后必溏，未定成硬，攻之必溏；须小便利，屎定硬，乃可攻之，宜大承气汤。三十五。（用前第二方。）[251]

伤寒六七日，目中不了了，睛不和，无表里证，大便难，身微热者，此为实也，急下之，宜大承气汤。三十六。（用前第二方。）[252]

阳明病，发热汗多者，急下之，宜大承气汤。三十七。（用前第二方，一云大柴胡汤。）[253]

发汗不解，腹满痛者，急下之，宜大承气汤。三十八。（用前第二方。）[254]

腹满不减，减不足言，当下之，宜大承气汤。三十九。（用前第二方。）[255]

阳明少阳合病，必下利，其脉不负者，为顺也。负者，失也，互相克贼，名为负也。脉滑而数者，有宿食也，当下之，宜大

承气汤。四十。（用前第二方。）［256］

病人无表里证，发热七八日，虽脉浮数者，可下之。假令已下，脉数不解，合热则消谷喜饥，至六七日不大便者，有瘀血，宜抵当汤。四十一。（用前第二十四方。）［257］

若脉数不解，而下不止，必协热便脓血也。［258］

伤寒发汗已，身目为黄，所以然者，以寒湿（一作温）在里不解故也，以为不可下也，于寒湿中求之。［259］

伤寒七八日，身黄如橘子色，小便不利，腹微满者，茵陈蒿汤主之。四十二。（用前第二十三方。）［260］

伤寒，身黄发热，**栀子柏皮汤**主之。方四十三。［261］

栀子柏皮汤方

肥栀子十五个，擘　甘草一两，炙　黄柏二两

上三味，以水四升，煮取一升半，去滓。分温再服。

伤寒，瘀热在里，身必黄，**麻黄连轺赤小豆汤**主之。方四十四。［262］

麻黄连轺赤小豆汤方

麻黄二两，去节　连轺二两，连翘根是　杏仁四十个，去皮尖　赤小豆一升　大枣十二枚，擘　生梓白皮切，一升　生姜二两，切　甘草二两，炙

上八味，以潦水一斗，先煮麻黄再沸，去上沫，纳诸药，煮取三升，去滓。分温三分，半日服尽。

辨少阳病脉证并治第九

方一首，并见三阳合病法

太阳病不解，转入少阳，胁下硬满，干呕，不能食，往来寒热，尚未吐下，脉沉紧者，与小柴胡汤。第一。（七味。）

少阳之为病，口苦，咽干，目眩也。［263］

少阳中风，两耳无所闻，目赤，胸中满而烦者，不可吐下，吐下则悸而惊。［264］

伤寒，脉弦细，头痛发热者，属少阳。少阳不可发汗，发汗则谵语，此属胃。胃和则愈，胃不和，烦而悸。（一云躁。）［265］

本太阳病不解，转入少阳者，胁下硬满，干呕不能食，往来寒热，尚未吐下，脉沉紧者，与**小柴胡汤**。方一。［266］

小柴胡汤方

柴胡八两　人参三两　黄芩三两　甘草三两，炙　半夏半升，洗　生姜三两，切　大枣十二枚，擘

上七味，以水一斗二升，煮取六升，去滓，再煎取三升。温服一升，日三服。

若已吐下、发汗、温针，谵语，柴胡汤证罢，此为坏病。知犯何逆，以法治之。［267］

三阳合病，脉浮大，上关上，但欲眠睡，目合则汗。［268］

伤寒六七日，无大热，其人躁烦者，此为阳去入阴故也。［269］

伤寒三日，三阳为尽，三阴当受邪，其人反能食而不呕，此为三阴不受邪也。［270］

伤寒三日，少阳脉小者，欲已也。［271］

少阳病欲解时，从寅至辰上。［272］

卷第六

辨太阴病脉证并治第十

合三方，方三首

太阴病，脉浮，可发汗，宜桂枝汤。第一。五味。前有太阴病三证。

自利不渴者，属太阴，以其脏寒故也，宜服四逆辈。第二。下有利自止一证。

本太阳病，反下之，因腹满痛，属太阴，桂枝加芍药汤主之；大实痛者，桂枝加大黄汤主之。第三。桂枝加芍药汤，五味。加大黄汤，六味。减大黄、芍药法附。

太阴之为病，腹满而吐，食不下，自利益甚，时腹自痛。若下之，必胸下结硬。[273]

太阴中风，四肢烦疼，阳微阴涩而长者，为欲愈。[274]

太阴病欲解时，从亥至丑上。[275]

太阴病，脉浮者，可发汗，宜**桂枝汤**。方一。[276]

桂枝汤方

桂枝三两，去皮　芍药三两　甘草二两，炙　生姜三两，切　大枣十二枚，擘

上五味，以水七升，煮取三升，去滓。温服一升，须臾，啜热稀粥一升，以助药力，温覆取汗。

自利不渴者，属太阴，以其脏有寒故也，当温之，宜服四逆辈。二。[277]

伤寒脉浮而缓，手足自温者，系在太阴。太阴当发身黄，若小便自利者，不能发黄。至七八日，虽暴烦下利日十余行，必自止，以脾家实，腐秽当去故也。[278]

本太阳病，医反下之，因尔腹满时痛者，属太阴也，**桂枝加芍药汤**主之。大实痛者，**桂枝加大黄汤**主之。三。[279]

桂枝加芍药汤方

桂枝三两，去皮　芍药六两　甘草二两，炙　大枣十二枚，擘　生姜三两，切

上五味，以水七升，煮取三升，去滓。温分三服。本云，桂枝汤今加芍药。

桂枝加大黄汤方

桂枝三两，去皮　大黄二两　芍药六两　生姜三两，切　甘草二两，炙　大枣十二枚，擘

上六味，以水七升，煮取三升，去滓。温服一升，日三服。

太阴为病，脉弱，其人续自便利，设当行大黄、芍药者，宜减之，以其人胃气弱，易动故也。（下利者，先煎芍药三沸。）[280]

辨少阴病脉证并治第十一

合二十三法，方一十九首

少阴病，始得之，发热脉沉者，麻黄细辛附子汤主之。第一。（三味，前有少阴病二十证。）

少阴病，二三日，麻黄附子甘草汤微发汗。第二。（三味。）

少阴病，二三日以上，心烦不得卧，黄连阿胶汤主之。第三。（五味。）

少阴病，一二日口中和，其背恶寒，附子汤主之。第四。（五味。）

少阴病，身体痛，手足寒，骨节痛，脉沉者，附子汤主之。第五。（用前第四方。）

少阴病，下利便脓血者，桃花汤主之。第六。（三味。）

少阴病，二三日至四五日，腹痛，小便不利，便脓血者，桃花汤主之。第七。（用前第六方，下有少阴病一证。）

少阴病，吐利，手足逆冷，烦躁欲死者，吴茱萸汤主之。第八。（四味。）

少阴病，下利咽痛，胸满心烦者，猪肤汤主之。第九。（三味。）

少阴病，二三日，咽痛，与甘草汤；不瘥，与桔梗汤。第十。（甘草汤一味，桔梗汤一味。）

少阴病，咽中生疮，不能语言，声不出者，苦酒汤主之。第十一。（三味。）

少阴病，咽痛，半夏散及汤主之。第十二。（三味。）

少阴病，下利，白通汤主之。第十三。（三味。）

少阴病，下利，脉微，与白通汤；利不止，厥逆无脉，干呕者，白通如猪胆汁汤主之。第十四。（白通汤用前第十三方，加猪胆汁汤，五味。）

少阴病，至四五日，腹痛，小便不利，四肢沉重疼痛，自下利，真武汤主之。第十五。（五味，加减法附。）

少阴病，下利清谷，里寒外热，手足厥逆，脉微欲绝，恶寒，或利火，脉不出，通脉四逆汤主之。第十六。（三味，加减法附。）

少阴病，四逆，或咳，或悸，四逆散主之。第十七。（四味，加减法附。）

少阴病，下利六七日，咳而呕，渴烦不得眠，猪苓汤主之。第十八。（五味。）

少阴病，二三日，口燥咽干者，宜大承气汤，第十九。（四味。）

少阴病，自利清水，心下痛，口干者，宜大承气汤。第二十。（用前第十九方。）

少阴病，六七日，腹满不大便，宜大承气汤。第二十一。（用前第十九方。）

少阴病，脉沉者，急温之，宜四逆汤。第二十二。（三味。）

少阴病，食入则吐，心中温温欲吐，手足寒，脉弦迟，当温之，宜四逆汤。第二十三。（用前第二十二方，下有少阴病一证。）

少阴之为病，脉微细，但欲寐也。［281］

少阴病，欲吐不吐，心烦，但欲寐，五六日自利而渴者，属少阴也，虚故引水自救。若小便色白者，少阴病形悉具。小便白者，以下焦虚，有寒，不能制水，故令色白也。［282］

病人脉阴阳俱紧，反汗出者，亡阳也，此属少阴，法当咽痛而复吐利。［283］

少阴病，咳而下利谵语者，被火气劫故也，小便必难，以强责少阴汗也。［284］

少阴病，脉细沉数，病为在里，不可发汗。［285］

少阴病，脉微，不可发汗，亡阳故也。阳已虚，尺脉弱涩者，复不可下之。［286］

少阴病，脉紧，至七八日，自下利，脉暴微，手足反温，脉紧反去者，为欲解也，虽烦，下利必自愈。［287］

少阴病，下利，若利自止，恶寒而蜷卧，手足温者，可治。［288］

少阴病，恶寒而蜷，时自烦，欲去衣被者，可治。[289]

少阴中风，脉阳微阴浮者，为欲愈。[290]

少阴病欲解时，从子至寅上。[291]

少阴病，吐利，手足不逆冷，反发热者，不死。脉不至者，(至一作足。)灸少阴七壮。[292]

少阴病，八九日，一身手足尽热者，以热在膀胱，必便血也。[293]

少阴病，但厥无汗，而强发之，必动其血，未知从何道出，或从口鼻，或从目出者，是名下厥上竭，为难治。[294]

少阴病，恶寒，身蜷而利，手足逆冷者，不治。[295]

少阴病，吐利，躁烦，四逆者，死。[296]

少阴病，下利止而头眩，时时自冒者，死。[297]

少阴病，四逆，恶寒而身蜷，脉不至，不烦而躁者，死。(一作吐利而躁逆者死。)[298]

少阴病六七日，息高者，死。[299]

少阴病，脉微细沉，但欲卧，汗出不烦，自欲吐，至五六日自利，复烦躁，不得卧寐者，死。[300]

少阴病，始得之，反发热，脉沉者，**麻黄细辛附子汤主之。方一。**[301]

麻黄细辛附子汤方

麻黄二两，去节　细辛二两　附子一枚，炮，去皮，破八片

上三味，以水一斗，先煮麻黄，减二升，去上沫，纳诸药，煮取三升，去滓。温服一升，日三服。

少阴病，得之二三日，**麻黄附子甘草汤**微发汗。以二三日无证，故微发汗也。方二。[302]

麻黄附子甘草汤方

麻黄二两，去节　甘草二两，炙　附子一枚，炮，去皮，破八片

上三味，以水七升，先煮麻黄一两沸，去上沫，纳诸药，煮取三升，去滓。温服一升，日三服。

少阴病，得之二三日以上，心中烦，不得卧，**黄连阿胶汤**主之。方三。[303]

黄连阿胶汤方

黄连四两　黄芩二两　芍药二两　鸡子黄二枚　阿胶三两，一云三挺

上五味，以水六升，先煮三物，取二升，去滓，纳胶烊尽，小冷，纳鸡子黄，搅令相得。温服七合，日三服。

少阴病，得之一二日，口中和，其背恶寒者，当灸之，**附子汤**主之。方四。[304]

附子汤方

附子二枚，炮，去皮，破八片　茯苓三两　人参二两　白术四两　芍药三两

上五味，以水八升，煮取三升，去滓。温服一升，日三服。

少阴病，身体痛，手足寒，骨节痛，脉沉者，附子汤主之。五。(用前第四方。)[305]

少阴病，下利便脓血者，**桃花汤**主之。方六。[306]

桃花汤方

赤石脂一斤，一半全用，一半筛末　干姜一两　粳米一升

上三味，以水七升，煮米令熟，去滓。温服七合，纳赤石脂末方寸匕，日三服。若一服愈，余勿服。

少阴病，二三日至四五日腹痛，小便不利，下利不止，便脓血者，桃花汤主之。七。(用前第六方。)[307]

少阴病，下利便脓血者，可刺。[308]

少阴病，吐利，手足逆冷，烦躁欲死者，**吴茱萸汤**主之。方八。[309]

吴茱萸汤方

吴茱萸一升　人参二两　生姜六两，切　大枣十二枚，擘

上四味，以水七升，煮取二升，去滓。温服七合，日三服。

少阴病，下利，咽痛，胸满，心烦，**猪肤汤**主之。方九。[310]

猪肤汤方

猪肤一斤

上一味，以水一斗，煮取五升，去滓，加白蜜一升，白粉五合，熬香，和令相得。温分六服。

少阴病二三日，咽痛者，可与**甘草汤**，不瘥，与**桔梗汤**。十。[311]

甘草汤方

甘草二两

上一味，以水三升，煮取一升半，去滓。温服七合，日二服。

桔梗汤方

桔梗一两　甘草二两

上二味，以水三升，煮取一升，去滓。温分再服。

少阴病，咽中伤，生疮，不能语言，声不出者，**苦酒汤**主之。方十一。[312]

苦酒汤方

半夏洗，破如枣核，十四枚　鸡子一枚，去黄，纳上苦酒，着鸡子壳中

上二味，纳半夏著苦酒中，以鸡子壳置刀环中，安火上，令三沸，去滓。少少含咽之，不瘥，更作三剂。

少阴病，咽中痛，**半夏散及汤**主之。方十二。[313]

半夏散及汤方

半夏洗　桂枝去皮　甘草炙

上三味，等份，各别捣散已，合治之。白饮和服方寸匕，日三服。若不能散服者，以水一升，煎七沸，纳散两方寸匕，更煮三沸，下火令小冷，少少咽之。半夏有毒，不当散服。

少阴病，下利，**白通汤**主之。方十三。[314]

白通汤方

葱白四茎　干姜一两　附子一枚，生，去皮，破八片

上三味，以水三升，煮取一升，去滓。分温再服。

少阴病，下利，脉微者，与白通汤。利不止，厥逆无脉，干呕烦者，**白通加猪胆汁汤**主之。服汤脉暴出者，死；微续者，生。白通加猪胆汤。方十四。（白通汤用上方。）[315]

白通加猪胆汁汤方

葱白四茎　干姜一两　附子一枚，生，去皮，破八片　人尿五合　猪胆汁一合

上五味，以水三升，煮取一升，去滓，纳胆汁、人尿，和令相得。分温再服。若无胆，亦可用。

少阴病，二三日不已，至四五日，腹痛，小便不利，四肢沉重疼痛，自下利者，此为有水气，其人或咳，或小便利，或下利，或呕者，**真武汤**主之。方十五。[316]

真武汤方

茯苓三两　芍药三两　白术二两　生姜三两，切　附子一枚，炮，去皮，破八片

上五味，以水八升，煮取三升，去滓。温服七合，日三服。若咳者，加五味子半升、细辛一两、干姜一两；若小便利者，去茯苓；若下利者，去芍药，加干姜二两；若呕者，去附子，加生姜，足前为半斤。

少阴病，下利清谷，里寒外热，手足厥

逆，脉微欲绝，身反不恶寒，其人面色赤，或腹痛，或干呕，或咽痛，或利止脉不出者，**通脉四逆汤**主之。方十六。[317]

通脉四逆汤方

甘草二两，炙　附子大者一枚，生用，去皮，破八片　干姜三两，强人可四两

上三味，以水三升，煮取一升二合，去滓。分温再服。其脉即出者愈。面色赤者，加葱九茎；腹中痛者，去葱，加芍药二两；呕者，加生姜二两；咽痛者，去芍药，加桔梗一两；利止脉不出者，去桔梗，加人参二两。病皆与方相应者，乃服之。

少阴病，四逆，其人或咳，或悸，或小便不利，或腹中痛，或泄利下重者，**四逆散**主之。方十七。[318]

四逆散方

甘草炙　枳实破，水渍，炙干　柴胡　芍药

上四味，各十分，捣筛。白饮和服方寸匕，日三服。咳者，加五味子、干姜各五分，并主下利；悸者，加桂枝五分；小便不利者，加茯苓五分；腹中痛者，加附子一枚，炮令坼；泄利下重者，先以水五升，煮薤白三升，煮取三升，去滓，以散三方寸匕，纳汤中，煮取一升半，分温再服。

少阴病，下利六七日，咳而呕渴，心烦不得眠者，**猪苓汤**主之。方十八。[319]

猪苓汤方

猪苓去皮　茯苓　阿胶　泽泻　滑石各一两

上五味，以水四升，先煮四物，取二升，去滓，纳阿胶烊尽。温服七合，日三服。

少阴病，得之二三日，口燥咽干者，急下之，宜**大承气汤**。方十九。[320]

大承气汤方

枳实五枚，炙　厚朴半斤，去皮，炙　大黄四两，酒洗　芒硝三合

上四味，以水一斗，先煮二味，取五升，去滓，纳大黄，更煮取二升，去滓，纳芒硝，更上火，令一两沸。分温再服，一服得利，止后服。

少阴病，自利清水，色纯青，心下必痛，口干燥者，可下之，宜大承气汤。二十。（用前第十九方。一法用大柴胡。）[321]

少阴病，六七日，腹胀，不大便者，急下之，宜大承气汤。二十一。（用前第十九方。）[322]

少阴病，脉沉者，急温之，宜**四逆汤**。方二十二。[323]

四逆汤方

甘草二两，炙　干姜一两半　附子一枚，生用，去皮，破八片

上三味，以水三升，煮取一升二合，去滓。分温再服。强人可大附子一枚、干姜三两。

少阴病，饮食入口则吐，心中温温欲吐，复不能吐。始得之，手足寒，脉弦迟者，此胸中实，不可下也，当吐之。若膈上有寒饮，干呕者，不可吐也，当温之，宜四逆汤。二十三。（方依上法。）[324]

少阴病，下利，脉微涩，呕而汗出，必数更衣，反少者，当温其上，灸之。（《脉经》云，灸厥阴可五十壮。）[325]

辨厥阴病脉证并治第十二

厥利呕哕附，合一十九法，方一十六首

伤寒病，蛔厥，静而时烦，为脏寒，蛔上入膈，故烦。得食而呕吐蛔者，乌梅丸主之。第一。（十味。前后有厥阴病四证，哕逆一十九证。）

伤寒，脉滑而厥，里有热，白虎汤主之。第二。（四味。）

手足厥寒，脉细欲绝者，当归四逆汤主之。第三。（七味。）

若内有寒者，宜当归四逆加吴茱萸生姜汤。第四。（九味。）

大汗出，热不去，内拘急，四肢疼，下利厥逆，恶寒者，四逆汤主之。第五。（三味。）

大汗，若大下利而厥冷者，四逆汤主之。第六。（用前第五方。）

病人手足厥冷，脉乍紧，心下满而烦，宜瓜蒂散。第七。（三味。）

伤寒厥而心下悸，宜先治水，当服茯苓甘草汤。第八。（四味。）

伤寒六七日，大下后，寸脉沉迟，手足厥逆，麻黄升麻汤主之。第九。（十四味。下有欲自利一证。）

伤寒本自寒下，医复吐下之，若食入口即吐，干姜黄芩黄连人参汤主之。第十。（四味。下有下利一十病证。）

下利清谷，里寒外热，汗出而厥者，通脉四逆汤主之。第十一。（三味。）

热利下重者，白头翁汤主之。第十二。（四味。）

下利腹胀满，身疼痛者，先温里，乃攻表。温里宜四逆汤，攻表宜桂枝汤。第十三。（四逆汤用前第五方。桂枝汤五味。）

下利欲饮水者，以有热也，白头翁汤主之。第十四。（用前第十二方。）

下利谵语者，有燥屎也，宜小承气汤。第十五。（三味。）

下利后更烦，按之心下濡者，虚烦也，宜栀子豉汤。第十六。（二味。）

呕而脉弱，小便利，身有微热，见厥者难治，四逆汤主之。第十七。（用前第五方。前有呕脓一证。）

干呕，吐涎沫，头痛者，吴茱萸汤主之。第十八。（四味。）

呕而发热者，小柴胡汤主之。第十九。（七味，下有哕二证。）

厥阴之为病，消渴，气上撞心，心中疼热，饥而不欲食，食则吐蛔，下之利不止。[326]

厥阴中风，脉微浮为欲愈，不浮为未愈。[327]

厥阴病欲解时，从丑至卯上。[328]

厥阴病，渴欲饮水者，少少与之愈。[329]

诸四逆厥者，不可下之，虚家亦然。[330]

伤寒，先厥后发热而利者，必自止，见厥复利。[331]

伤寒始发热六日，厥反九日而利。凡厥利者，当不能食，今反能食者，恐为除中。（一云消中。）食以索饼，不发热者，知胃气尚在，必愈，恐暴热来出而复去也。后日脉之，其热续在者，期之旦日夜半愈。所以然者，本发热六日，厥反九日，复发热三日，并前六日，亦为九日，与厥相应，故期之旦日夜半愈。后三日脉之而脉数，其热不罢者，此为热气有余，必发痈脓也。[332]

伤寒脉迟六七日，而反与黄芩汤彻其热，脉迟为寒，今与黄芩汤复除其热，腹中应冷，当不能食，今反能食，此名除中，必死。[333]

伤寒，先厥后发热，下利必自止，而反汗出，咽中痛者，其喉为痹。发热无汗，而利必自止，若不止，必便脓血，便脓血者，其喉不痹。[334]

伤寒，一二日至四五日厥者，必发热。前热者，后必厥；厥深者，热亦深；厥微者，热亦微。厥应下之，而反发汗者，必口伤烂赤。[335]

伤寒病，厥五日，热亦五日，设六日当复厥，不厥者自愈。厥终不过五日，以热五日，故知自愈。[336]

凡厥者，阴阳气不相顺接，便为厥。厥者，手足逆冷者是也。[337]

伤寒脉微而厥，至七八日肤冷，其人躁，无暂安时者，此为脏厥，非蛔厥也。蛔厥者，其人当吐蛔。令病者静，而复时烦者，此为脏寒。蛔上入其膈，故烦，须臾复止，得食而呕，又烦者，蛔闻食臭出，其人常自吐蛔。蛔厥者，**乌梅丸**主之。又主久利。方一。[338]

乌梅丸方

乌梅三百枚　细辛六两　干姜十两　黄连十六两　当归四两　附子六两，炮，去皮　蜀椒四两，出汗　桂枝去皮，六两　人参六两　黄柏六两

上十味，异捣筛，合治之，以苦酒渍乌梅一宿，去核，蒸之五斗米下，饭熟捣成泥，和药令相得，纳臼中，与蜜杵二千下，丸如梧桐子大。先食饮服十丸，日三服，稍加至二十丸。禁生冷、滑物、臭食等。

伤寒，热少微厥，指（一作稍。）头寒，嘿嘿不欲食，烦躁，数日小便利，色白者，此热除也，欲得食，其病为愈。若厥而呕，胸胁烦满者，其后必便血。[339]

病者手足厥冷，言我不结胸，小腹满，按之痛者，此冷结在膀胱关元也。[340]

伤寒，发热四日，厥反三日，复热四日，厥少热多者，其病当愈。四日至七日，热不除者，必便脓血。[341]

伤寒，厥四日，热反三日，复厥五日，其病为进。寒多热少，阳气退，故为进也。[342]

伤寒六七日，脉微，手足厥冷，烦躁，灸厥阴。厥不还者，死。[343]

伤寒，发热，下利，厥逆，躁不得卧者，死。[344]

伤寒，发热，下利至甚，厥不止者，死。[345]

伤寒六七日，不利，便发热而利，其人汗出不止者，死。有阴无阳故也。[346]

伤寒五六日，不结胸，腹濡，脉虚复厥者，不可下，此亡血，下之死。[347]

发热而厥，七日下利者，为难治。[348]

伤寒脉促，手足厥逆，可灸之。（促，一作纵。）[349]

伤寒，脉滑而厥者，里有热，**白虎汤**主之。方二。[350]

白虎汤方

知母六两　石膏一斤，碎，绵裹　甘草二两，炙　粳米六合

上四味，以水一斗，煮米熟汤成，去滓。温服一升，日三服。

手足厥寒，脉细欲绝者，**当归四逆汤**主之。方三。[351]

当归四逆汤方

当归三两　桂枝三两，去皮　芍药三两　细辛三两　甘草二两，炙　通草二两　大枣二十五枚，擘。一法，十二枚

上七味，以水八升，煮取三升，去滓。温服一升，日三服。

若其人内有久寒者，宜**当归四逆加吴茱萸生姜汤**。方四。[352]

当归四逆加吴茱萸生姜汤方

当归三两　芍药三两　甘草二两，炙　通草二两　桂枝三两，去皮　细辛三两　生姜半斤，切　吴茱萸二升　大枣二十五枚，擘

上九味，以水六升，清酒六升，和煮取五升，去滓。温分五服。（一方，水酒各四升。）

大汗出，热不去，内拘急，四肢疼，又下利厥逆而恶寒者，**四逆汤**主之。方五。[353]

四逆汤方

甘草二两，炙　干姜一两半　附子一枚，生用，去皮，破八片

上三味，以水三升，煮取一升二合，去滓。分温再服。若强人，可用大附子一枚、干姜三两。

大汗，若大下利而厥冷者，四逆汤主之。六。（用前第五方。）[354]

病人手足厥冷，脉乍紧者，邪结在胸中，心下满而烦，饥不能食者，病在胸中，当须吐之，宜**瓜蒂散**。方七。[355]

瓜蒂散方

瓜蒂　赤小豆

上二味，各等份，异捣筛，合纳臼中，更治之。别以香豉一合，用热汤七合，煮作稀糜，去滓取汁。和散一钱匕，温顿服之。不吐者，少少加，得快吐乃止。诸亡血虚家，不可与瓜蒂散。

伤寒，厥而心下悸，宜先治水，当服茯苓甘草汤，却治其厥。不尔，水渍入胃，必作利也。**茯苓甘草汤**。方八。[356]

茯苓甘草汤方

茯苓二两　甘草一两，炙　生姜三两，切　桂枝二两，去皮

上四味，以水四升，煮取二升，去滓。分温三服。

伤寒六七日，大下后，寸脉沉而迟，手足厥逆，下部脉不至，喉咽不利，唾脓血，泄利不止者，为难治，**麻黄升麻汤**主之。方九。[357]

麻黄升麻汤方

麻黄二两半，去节　升麻一两一分　当归一两一分　知母十八铢　黄芩十八铢　葳蕤十八铢，（一作菖蒲）　芍药六铢　天门冬六铢，去心　桂枝六铢，去皮　茯苓六铢　甘草六铢，炙　石膏六铢，碎，绵裹　白术六铢　干姜六铢

上十四味，以水一斗，先煮麻黄一两沸，去上沫，纳诸药，煮取三升，去滓。分温三服，相去如炊三斗米顷，令尽，汗出愈。

伤寒四五日，腹中痛，若转气下趋少腹者，此欲自利也。[358]

伤寒本自寒下，医复吐下之，寒格，更逆吐下，若食入口即吐，**干姜黄芩黄连人参汤**主之。方十。[359]

干姜黄芩黄连人参汤方

干姜　黄芩　黄连　人参各三两

上四味，以水六升，煮取二升，去滓。分温再服。

下利，有微热而渴，脉弱者，今自愈。[360]

下利，脉数，有微热汗出，今自愈，设复紧，为未解。（一云，设脉浮复紧。）[361]

下利，手足厥冷，无脉者，灸之不温，若脉不还，反微喘者，死。少阴负趺阳者，为顺也。[362]

下利，寸脉反浮数，尺中自涩者，必清脓血。[363]

下利清谷，不可攻表，汗出必胀满。[364]

下利，脉沉弦者，下重也；脉大者，为未止；脉微弱数者，为欲自止，虽发热，不死。[365]

下利，脉沉而迟，其人面少赤，身有微热，下利清谷者，必郁冒汗出而解，病人必微厥。所以然者，其面戴阳，下虚故也。[366]

下利，脉数而渴者，今自愈；设不瘥，必清脓血，以有热故也。[367]

下利后，脉绝，手足厥冷，晬时脉还，手足温者生，脉不还者死。[368]

伤寒，下利日十余行，脉反实者，死。[369]

下利清谷，里寒外热，汗出而厥者，**通脉四逆汤**主之。方十一。[370]

通脉四逆汤方

甘草二两，炙　附子大者一枚，生，去皮，破八片　干姜三两，强人可四两

上三味，以水三升，煮取一升二合，去滓。分温再服，其脉即出者愈。

热利下重者，**白头翁汤**主之。方十二。[371]

白头翁汤方

白头翁二两　黄柏三两　黄连三两　秦皮三两

上四味，以水七升，煮取二升，去滓。温服一升，不愈，更服一升。

下利，腹胀满，身体疼痛者，先温其里，乃攻其表。温里宜四逆汤，攻表宜**桂枝汤**。十三。（四逆汤，用前第五方。）[372]

桂枝汤方

桂枝三两，去皮　芍药三两　甘草二两，炙　生姜三两，切　大枣十二枚，擘

上五味，以水七升，煮取三升，去滓。温服一升，须臾，啜热稀粥一升，以助药力。

下利欲饮水者，以有热故也，白头翁汤主之。十四。（用前第十二方。）[373]

下利谵语者，有燥屎也，宜**小承气汤**。方十五。[374]

小承气汤方

大黄四两，酒洗　枳实三枚，炙　厚朴二两，去皮，炙

上三味，以水四升，煮取一升二合，去滓。分二服，初一服，谵语止，若更衣者，停后服，不尔，尽服之。

下利后更烦，按之心下濡者，为虚烦也，宜**栀子豉汤**。方十六。[375]

栀子豉汤方

肥栀子十四个，擘　香豉四合，绵裹

上二味，以水四升，先煮栀子，取二升半，纳豉，更煮取一升半，去滓。分再服，一服得吐，止后服。

呕家有痈脓者，不可治呕，脓尽自愈。[376]

呕而脉弱，小便复利，身有微热，见厥者，难治，四逆汤主之。十七。（用前第五方。）[377]

干呕，吐涎沫，头痛者，**吴茱萸汤**主之。方十八。[378]

吴茱萸汤方

吴茱萸一升，汤洗七遍　人参三两　大枣十二枚，擘　生姜六两，切

上四味，以水七升，煮取二升，去滓。温服七合，日三服。

呕而发热者，**小柴胡汤**主之。方十九。[379]

小柴胡汤方

柴胡八两　黄芩三两　人参三两　甘草三两，炙　生姜三两，切　半夏半升，洗　大枣十二枚，擘

上七味，以水一斗二升，煮取六升，去滓，更煎取三升。温服一升，日三服。

伤寒，大吐大下之，极虚，复极汗者，其人外气怫郁，复与之水，以发其汗，因得哕。所以然者，胃中寒冷故也。[380]

伤寒，哕而腹满，视其前后，知何部不利，利之即愈。[381]

卷第七

辨霍乱病脉证并治第十三

合六法，方六首

恶寒脉微而利，利止者，亡血也，四逆加人参汤主之。第一。（四味，前有吐利三证。）

霍乱，头痛，发热，身疼，热多饮水者，五苓散主之。寒多不用水者，理中丸主之。第二。（五苓散，五味。理中丸，四味。作加减法附。）

吐利止，身痛不休，宜桂枝汤，小和之。第三。（五味。）

吐利汗出，发热恶寒，四肢拘急，手足厥冷者，四逆汤主之。第四。（三味。）

吐利，小便利，大汗出，下利清谷，内寒外热，脉微欲绝，四逆汤主之。第五。（用前第四方。）

吐已下断，汗出而厥，四肢不解，脉微绝，通脉四逆加猪胆汤主之。第六。（四味。下有不胜谷气一证。）

问曰：病有霍乱者何？答曰：呕吐而利，此名霍乱。[382]

问曰：病发热头痛，身疼恶寒吐利者，此属何病？答曰：此名霍乱。霍乱自吐下，又利止，复更发热也。[383]

伤寒，其脉微涩者，本是霍乱，今是伤寒，却四五日，至阴经上，转入阴必利；本呕下利者，不可治也。欲似大便，而反矢气，仍不利者，此属阳明也，便必硬，十三日愈。所以然者，经尽故也。下利后，当便硬，硬则能食者愈。今反不能食，到后经中，颇能食，复过一经能食，过之一日当愈；不愈者，不属阳明也。[384]

恶寒，脉微（一作缓）而复利，利止，亡血也，**四逆加人参汤**主之。方一。[385]

四逆加人参汤方

甘草二两，炙　附子一枚，生，去皮，破八片　干姜一两半　人参一两

上四味，以水三升，煮取一升二合，去滓。分温再服。

霍乱，头痛发热，身疼痛，热多欲饮水者，**五苓散**主之；寒多不用水者，**理中丸**主之。二。[386]

五苓散方

猪苓去皮　白术　茯苓各十八铢　桂枝半两，去皮　泽泻一两六铢

上五味，为散，更治之。白饮和服方寸匕，日三服。多饮暖水，汗出愈。

理中丸方（下有作汤，加减法。）

人参　干姜　甘草炙　白术各三两

上四味，捣筛，蜜和为丸，如鸡子黄许大。以沸汤数合，和一丸，研碎，温服之，日三四，夜二服；腹中未热，益至三四

丸，然不及汤。汤法，以四物依两数切，用水八升，煮取三升，去滓，温服一升，日三服。若脐上筑者，肾气动也，去术，加桂四两；吐多者，去术，加生姜三两；下多者，还用术；悸者，加茯苓二两；渴欲得水者，加术，足前成四两半；腹中痛者，加人参，足前成四两半；寒者，加干姜，足前成四两半；腹满者，去术，加附子一枚。服汤后如食顷，饮热粥一升许，微自温，勿发揭衣被。

吐利止，而身痛不休者，当消息和解其外，宜**桂枝汤**小和之。方三。[387]

桂枝汤方

桂枝三两，去皮　芍药三两　生姜三两　甘草二两，炙　大枣十二枚，擘

上五味，以水七升，煮取三升，去滓，温服一升。

吐利汗出，发热恶寒，四肢拘急，手足厥冷者，**四逆汤**主之。方四。[388]

四逆汤方

甘草二两，炙　干姜一两半　附子一枚，生，去皮，破八片

上三味，以水三升，煮取一升二合，去滓，分温再服。强人可大附子一枚、干姜三两。

既吐且利，小便复利，而大汗出，下利清谷，内寒外热，脉微欲绝者，四逆汤主之。五。（用前第四方。）[389]

吐已下断，汗出而厥，四肢拘急不解，脉微欲绝者，**通脉四逆加猪胆汤**主之。方六。[390]

通脉四逆加猪胆汤方

甘草二两，炙　干姜三两，强人可四两　附子大者一枚，生，去皮，破八片猪胆汁半合

上四味，以水三升，煮取一升二合，去滓，纳猪胆汁。分温再服，其脉即来。无猪胆，以羊胆代之。

吐利发汗，脉平，小烦者，以新虚不胜谷气故也。[391]

辨阴阳易瘥后劳复病脉证并治第十四

合六法，方六首

伤寒阴易病，身重，少腹里急，热上冲胸，头重不欲举，眼中生花，烧裈散主之。第一。（一味。）

大病瘥后劳复者，枳实栀子汤主之。第二。（三味。下有宿食，加大黄法附。）

伤寒瘥以后，更发热，小柴胡汤主之。第三。（七味。）

大病瘥后，从腰以下有水气者，牡蛎泽泻散主之。第四。（七味。）

大病瘥后，喜唾，久不了了，胸上有寒，当归丸药温之，宜理中丸。第五。（四味。）

伤寒解后，虚羸少气，气逆欲吐，竹叶石膏汤主之。第六。（七味。下有病新瘥一证。）

伤寒阴易之为病，其人身体重，少气，少腹里急，或引阴中拘挛，热上冲胸，头重不欲举，眼中生花，（花，一作眵。）膝胫拘急者，**烧裈散**主之。方一。[392]

烧裈散方

妇人中裈，近隐处，取烧作灰。

上一味，水服方寸匕，日三服，小便即利，阴头微肿，此为愈矣。妇人病取男子裈烧服。

大病瘥后，劳复者，**枳实栀子汤**主之。方二。[393]

枳实栀子汤方

枳实三枚，炙　栀子十四个，擘　豉一升，绵裹

上三味，以清浆水七升，空煮取四升，纳枳实、栀子，煮取二升，下豉，更煮五六沸，去滓。温分再服，覆令微似汗。若有宿食者，纳大黄如博棋子五六枚，服之愈。

伤寒瘥以后，更发热，**小柴胡汤**主之。脉浮者，以汗解之；脉沉实（一作紧）者，以下解之。方三。[394]

小柴胡汤方

柴胡八两　人参二两　黄芩二两　甘草二两，炙　生姜二两　半夏半升，洗　大枣十二枚，擘

上七味，以水一斗二升，煮取六升，去滓，再煎取三升。温服一升，日三服。

大病瘥后，从腰以下有水气者，**牡蛎泽泻散**主之。方四。[395]

牡蛎泽泻散方

牡蛎熬　泽泻　蜀漆暖水洗，去腥　葶苈子熬　商陆根熬　海藻洗，去咸　栝楼根各等份

上七味，异捣，下筛为散，更于臼中治之。白饮和服方寸匕，日三服。小便利，止后服。

大病瘥后，喜唾，久不了了，胸上有寒，当以丸药温之，宜**理中丸**。方五。[396]

理中丸方

人参　白术　甘草炙　干姜各三两

上四味，捣筛，蜜和为丸，如鸡子黄许大。以沸汤数合，和一丸，研碎，温服之，日三服。

伤寒解后，虚羸少气，气逆欲吐，**竹叶石膏汤**主之。方六。[397]

竹叶石膏汤方

竹叶二把　石膏一斤　半夏半升，洗　麦门冬一升，去心　人参二两　甘草二两，炙　粳米半升

上七味，以水一斗，煮取六升，去滓，纳粳米，煮米熟汤成，去米。温服一升，日三服。

病人脉已解，而日暮微烦，以病新瘥，人强与谷，脾胃气尚弱，不能消谷，故令微烦，损谷则愈。[398]

辨不可发汗病脉证并治第十五

一法，方本阙

汗家不可发汗，发汗必恍惚心乱，小便已，阴疼，宜禹余粮丸。第一。（方本阙。前后有二十九病证。）

夫以为疾病至急，仓卒寻按，要者难得，故重集诸可与不可方治，比之三阴三阳篇中，此易见也。又时有不止是三阴三阳，出在诸可与不可中也。

少阴病，脉细沉数，病为在里，不可发汗。

脉浮紧者，法当身疼痛，宜以汗解之。假令尺中迟者，不可发汗。何以知然？以荣气不足，血少故也。

少阴病，脉微，不可发汗，亡阳故也。

脉濡而弱，弱反在关，濡反在巅，微反在上，涩反在下。微则阳气不足，涩则无血，阳气反微，中风汗出，而反躁烦，涩则无血，厥而且寒，阳微发汗，躁不得眠。

动气在右，不可发汗。发汗则衄而渴，心苦烦，饮即吐水。

动气在左，不可发汗。发汗则头眩，汗不止，筋惕肉瞤。

动气在上，不可发汗。发汗则气上冲，正在心端。

动气在下，不可发汗。发汗则无汗，心

中大烦，骨节苦疼，目运恶寒，食则反吐，谷不得前。

咽中闭塞，不可发汗。发汗则吐血，气微绝，手足厥冷，欲得蜷卧，不能自温。

诸脉得数动微弱者，不可发汗，发汗则大便难，腹中干（一云小便难，胞中干），胃躁而烦，其形相象，根本异源。

脉濡而弱，弱反在关，濡反在巅，弦反在上，微反在下。弦为阳运，微为阴寒，上实下虚，意欲得温。微弦为虚，不可发汗。发汗则寒栗，不能自还。

咳者则剧，数吐涎沫，咽中必干，小便不利，心中饥烦，晬时而发，其形似疟，有寒无热，虚而寒栗。咳而发汗，蜷而苦满，腹中复坚。

厥，脉紧，不可发汗。发汗则声乱，咽嘶，舌萎，声不得前。

诸逆发汗，病微者难瘥，剧者言乱，目眩者死（一云谵言目眩睛乱者死），命将难全。

太阳病，得之八九日，如疟状，发热恶寒，热多寒少，其人不呕，清便续自可，一日二三度发，脉微而恶寒者，此阴阳俱虚，不可更发汗也。

太阳病，发热恶寒，热多寒少，脉微弱者，无阳也，不可发汗。

咽喉干燥者，不可发汗。

亡血，不可发汗，发汗则寒栗而振。

衄家，不可发汗。汗出必额上陷，脉急紧，直视不能眴，不得眠。（音见上。）

汗家，不可发汗。发汗必恍惚心乱，小便已，阴疼，宜禹余粮丸。一。（方本阙。）

淋家，不可发汗，发汗必便血。

疮家，虽身疼痛，不可发汗，汗出则痓。

下利，不可发汗，汗出必胀满。

咳而小便利，若失小便者，不可发汗，汗出则四肢厥逆冷。

伤寒一二日至四五日厥者，必发热。前厥者，后必热；厥深者，热亦深；厥微者，热亦微。厥应下之，而反发汗者，必口伤烂赤。

伤寒脉弦细，头痛发热者，属少阳。少阳不可发汗。

伤寒头痛，翕翕发热，形象中风，常微汗出。自呕者，下之益烦，心懊侬如饥；发汗则致痓，身强，难以伸屈；熏之则发黄，不得小便，久则发咳唾。

太阳与少阳并病，头项强痛，或眩冒，时如结胸，心下痞硬者，不可发汗。

太阳病，发汗，因致痓。

少阴病，咳而下利，谵语者，此被火气劫故也。小便必难，以强责少阴汗也。

少阴病，但厥无汗，而强发之，必动其血，未知从何道出，或从口鼻，或从目出者，是名下厥上竭，为难治。

辨可发汗病脉证并治第十六

合四十一法，方一十四首

太阳病，外证未解，脉浮弱，当以汗解，宜桂枝汤。第一。（五味。前有四法。）

脉浮而数者，可发汗，属桂枝汤证。第二。（用前第一方，一法用　麻黄汤。）

阳明病，脉迟，汗出多，微恶寒，表未解也，属桂枝汤证。第三。（用前第一方。下有可汗二证。）

病人烦热，汗出解，又如疟状，脉浮虚者，当发汗，属桂枝汤证。第四。（用前第一方。）

病常自汗出，此荣卫不和也，发汗则

愈，属桂枝汤证。第五。（用前第一方。）

病人脏无他病，时发热，汗出，此卫气不和也，先其时发汗则愈，属桂枝汤证。第六。（用前第一方。）

脉浮紧，浮为风，紧为寒。风伤卫，寒伤荣，荣卫俱病，骨节烦疼，可发汗，宜麻黄汤。第七。（四味。）

太阳病不解，热结膀胱，其人如狂，血自下愈。外未解者，属桂枝汤证。第八。（用前第一方。）

太阳病，下之微喘者，表未解，宜桂枝加厚朴杏子汤。第九。（七味。）

伤寒脉浮紧，不发汗，因衄者，属麻黄汤证。第十。（用前第七方。）

阳明病，脉浮，无汗而喘者，发汗愈，属麻黄汤证。第十一。（用前第七方。）

太阴病，脉浮者，可发汗，属桂枝汤证。第十二。（用前第一方。）

太阳病，脉浮紧，无汗，发热，身疼痛，八九日表证在，当发汗，属麻黄汤证。第十三。（用前第七方。）

脉浮者，病在表，可发汗，属麻黄汤证。第十四。（用前第七方。一法用桂枝汤。）

伤寒不大便六七日，头痛，有热者，与承气汤。其小便清者，知不在里，续在表，属桂枝汤证。第十五。（用前第一方。）

下利，腹胀满，身疼痛者，先温里，乃攻表。温里，宜四逆汤；攻表，宜桂枝汤。第十六。（四逆汤三味，桂枝汤（用前第一方。）

下利后，身疼痛，清便自调者，急当救表，宜桂枝汤。第十七。（用前第一方。）

太阳病，头痛，发热，汗出，恶风寒者，属桂枝汤证。第十八。（用前第一方。）

太阳中风，阳浮阴弱，发热汗出，恶寒恶风，鼻鸣干呕者，属桂枝汤证。第十九。（用前第一方。）

太阳病，发热汗出，此为荣弱卫强，属桂枝汤证。第二十。（用前第一方。）

太阳病，下之，气上冲者，属桂枝汤证。第二十一。（用前第一方。）

太阳病，服桂枝汤，反烦者，先刺风池、风府，却与桂枝汤愈。第二十二。（用前第一方。）

烧针被寒，针处核起者，必发奔豚气，与桂枝加桂汤。第二十三。（五味。）

太阳病，项背强几几，汗出，恶风者，宜桂枝加葛根汤。第二十四。（七味。注见第二卷中。）

太阳病，项背强几几，无汗，恶风者，属葛根汤证。第二十五。（用前方。）

太阳阳明合病，自利，属葛根汤证。第二十六。（用前方，一云用后第二十八方。）

太阳阳明合病，不利，但呕者，属葛根加半夏汤。第二十七。（八味。）

太阳病，桂枝证，反下之，利遂不止。脉促者，表未解也；喘而汗出，属葛根黄芩黄连汤。第二十八。（四味。）

太阳病，头痛，发热，身疼，恶风，无汗，属麻黄汤证。第二十九。（用前第七方。）

太阳阳明合病，喘而胸满者，不可下，属麻黄汤证。第三十。（用前第七方。）

太阳中风，脉浮紧，发热，恶寒，身疼，不汗而烦躁者，大青龙汤主之。第三十一。（七味。下有一病证。）

阳明中风，脉弦浮大，短气，腹满，胁下及心痛，鼻干，不得汗，嗜卧，身黄，小便难，潮热，外不解。过十日，脉浮者，与小柴胡汤；脉但浮，无余证者，与麻黄汤。第三十二。（小柴胡汤七味，麻黄汤用前第七方。）

太阳病，十日以去，脉浮细，嗜卧者，外解也；设胸满胁痛者，与小柴胡汤；脉但浮，与麻黄汤。第三十三。（并用前方。）

伤寒脉浮缓，身不疼，但重，乍有轻时，无少阴证，可与大青龙汤发之。第三十四。（用前第三十一方。）

伤寒表不解，心下有水气，干呕，发热而咳，或渴，或利，或噎，或小便不利，或喘，小青龙汤主之。第三十五。（八味。加减法附。）

伤寒心下有水气，咳而微喘，发热不渴，属小青龙汤证。第三十六。（用前方。）

伤寒五六日，中风，往来寒热，胸胁苦满，不欲饮食，心烦喜呕者，属小柴胡汤证。第三十七。（用前第三十二方。）

伤寒四五日，身热，恶风，颈项强，胁下满，手足温而渴，属小柴胡汤证。第三十八。（用前第三十二方。）

伤寒六七日，发热，微恶寒，支节烦疼，微呕，心下支结，外证未去者，柴胡桂枝汤主之。第三十九。（九味。）

少阴病，得之二三日，麻黄附子甘草汤微发汗。第四十。（三味。）

脉浮，小便不利，微热，消渴者，与五苓散。第四十一。（五味。）

大法，春夏宜发汗。

凡发汗，欲令手足俱周，时出似漐漐然，一时间许益佳，不可令如水流离。若病不解，当重发汗，汗多者必亡阳，阳虚不得重发汗也。

凡服汤发汗，中病便止，不必尽剂也。

凡云可发汗，无汤者，丸散亦可用，要以汗出为解，然不如汤随证良验。

太阳病，外证未解，脉浮弱者，当以汗解，宜**桂枝汤**。方一。

桂枝汤方

桂枝三两，去皮　芍药三两　甘草二两，炙　生姜三两，切　大枣十二枚，擘

上五味，以水七升，煮取三升，去滓，温服一升。啜粥，将息如初法。

脉浮而数者，可发汗，属桂枝汤证。二。（用前第一方，一法用麻黄汤。）

阳明病，脉迟，汗出多，微恶寒者，表未解也，可发汗，属桂枝汤证。三。（用前第一方。）

夫病脉浮大，问病者，言但便硬耳。设利者，为大逆。硬为实，汗出而解。何以故？脉浮，当以汗解。

伤寒，其脉不弦紧而弱，弱者必渴，被火必谵语，弱者发热脉浮，解之，当汗出愈。

病人烦热，汗出即解，又如疟状，日晡所发热者，属阳明也。脉浮虚者，当发汗，属桂枝汤证。四。（用前第一方。）

病常自汗出者，此为荣气和。荣气和者，外不谐，以卫气不共荣气谐和故尔。以荣行脉中，卫行脉外，复发其汗，荣卫和则愈，属桂枝汤证。五。（用前第一方。）

病人脏无他病，时发热，自汗出而不愈者，此卫气不和也。先其时发汗则愈，属桂枝汤证。六。（用前第一方。）

脉浮而紧，浮则为风，紧则为寒。风则伤卫，寒则伤荣，荣卫俱病，骨节烦疼，可发其汗，宜**麻黄汤**。方七。

麻黄汤方

麻黄三两，去节　桂枝二两　甘草一两，炙　杏仁七十个，去皮尖

上四味，以水八升，先煮麻黄，减二升，去上沫，纳诸药，煮取二升半，去滓，温服八合。温覆取微似汗，不须啜粥，余如桂枝将息。

太阳病不解，热结膀胱，其人如狂，血自下，下者愈。其外未解者，尚未可攻，当先解其外，属桂枝汤证。八。（用前第一方。）

太阳病，下之微喘者，表未解也，宜**桂枝加厚朴杏子汤**。方九。

桂枝加厚朴杏子汤方

桂枝三两，去皮　芍药三两　生姜三两，切　甘草二两，炙　厚朴二两，炙，去皮　杏仁五十个，去皮尖　大枣十二枚，擘

上七味，以水七升，煮取三升，去滓，温服一升。

伤寒脉浮紧，不发汗，因致衄者，属麻黄汤证。十。(用前第七方。)

阳明病，脉浮，无汗而喘者，发汗则愈，属麻黄汤证。十一。(用前第七方。)

太阴病，脉浮者，可发汗，属桂枝汤证。十二。(用前第一方。)

太阳病，脉浮紧，无汗，发热，身疼痛，八九日不解，表证仍在，当复发汗。服汤已，微除，其人发烦，目瞑，剧者必衄，衄乃解。所以然者，阳气重故也，属麻黄汤证。十三。(用前第七方。)

脉浮者，病在表，可发汗，属麻黄汤证。十四。(用前第七方，一法用桂枝汤。)

伤寒不大便六七日，头痛有热者，与承气汤；其小便清者(一云大便青)，知不在里，续在表也，当须发汗；若头痛者，必衄，属桂枝汤证。十五。(用前第一方。)

下利，腹胀满，身体疼痛者，先温其里，乃攻其表。温里，宜四逆汤；攻表，宜桂枝汤。十六。(用前第一方。)

四逆汤方

甘草二两，炙　干姜一两半　附子一枚，生，去皮，破八片

上三味，以水三升，煮取一升二合，去滓，分温再服。强人可大附子一枚，干姜三两。

下利后，身疼痛，清便自调者，急当救表，宜桂枝汤发汗。十七。(用前第一方。)

太阳病，头痛，发热，汗出，恶风寒者，属桂枝汤证。十八。(用前第一方。)

太阳中风，阳浮而阴弱。阳浮者，热自发；阴弱者，汗自出。啬啬恶寒，淅淅恶风，翕翕发热，鼻鸣干呕者，属桂枝汤证。十九。(用前第一方。)

太阳病，发热汗出者，此为荣弱卫强，故使汗出，欲救邪风，属桂枝汤证。二十。(用前第一方。)

太阳病，下之后，其气上冲者，属桂枝汤证。二十一。(用前第一方。)

太阳病，初服桂枝汤，反烦不解者，先刺风池、风府，却与桂枝汤则愈。二十二。(用前第一方。)

烧针令其汗，针处被寒，核起而赤者，必发奔豚。气从少腹上撞心者，灸其核上各一壮，与**桂枝加桂汤**。方二十三。

桂枝加桂汤方

桂枝五两，去皮　甘草二两，炙　大枣十二枚，擘　芍药三两　生姜三两，切

上五味，以水七升，煮取三升，去滓，温服一升。本云桂枝汤，今加桂满五两。所以加桂者，以能泄奔豚气也。

太阳病，项背强几几，反汗出恶风者，宜**桂枝加葛根汤**。方二十四。

桂枝加葛根汤方

葛根四两　麻黄三两，去节　甘草二两，炙　芍药三两　桂枝二两　生姜三两　大枣十二枚，擘

上七味，以水一斗，先煮麻黄、葛根，减二升，去上沫，纳诸药，煮取三升，去滓，温服一升。覆取微似汗，不须啜粥助药力，余将息依桂枝法。(注见第二卷中。)

太阳病，项背强几几，无汗，恶风者，属葛根汤证。二十五。(用前第二十四方。)

太阳与阳明合病，必自下利，不呕者，属葛根汤证。二十六。(用前方，一云用后

第二十八方。)

太阳与阳明合病，不下利，但呕者，宜**葛根加半夏汤**。方二十七。

葛根加半夏汤方

葛根四两 半夏半升，洗 大枣十二枚，擘 桂枝去皮，二两 芍药二两 甘草二两，炙 麻黄三两，去节 生姜三两

上八味，以水一斗，先煮葛根、麻黄，减二升，去上沫，纳诸药，煮取三升，去滓，温服一升，覆取微似汗。

太阳病，桂枝证，医反下之，利遂不止，脉促者，表未解也，喘而汗出者，宜**葛根黄芩黄连汤**。方二十八。(促作纵。)

葛根黄芩黄连汤方

葛根八两 黄连三两 黄芩三两 甘草二两，炙

上四味，以水八升，先煮葛根，减二升，纳诸药，煮取二升，去滓，分温再服。

太阳病，头痛发热，身疼腰痛，骨节疼痛，恶风无汗而喘者，属麻黄汤证。二十九。(用前第七方。)

太阳与阳明合病，喘而胸满者，不可下，属麻黄汤证。三十。(用前第七方。)

太阳中风，脉浮紧，发热恶寒，身疼痛，不汗出而烦躁者，大青龙汤主之。若脉微弱，汗出恶风者，不可服之，服之则厥逆，筋惕肉瞤，此为逆也。**大青龙汤**方。三十一。

大青龙汤方

麻黄六两，去节 桂枝二两，去皮 杏仁四十枚，去皮尖 甘草二两，炙 石膏如鸡子大，碎 生姜三两，切 大枣十二枚，擘

上七味，以水九升，先煮麻黄，减二升，去上沫，纳诸药，煮取三升，温服一升，覆取微似汗。汗出多者，温粉粉之。一服汗者，勿更服。若复服，汗出多者，亡阳，遂(一作逆)虚，恶风，烦躁，不得眠也。

阳明中风，脉弦浮大而短气，腹都满，胁下及心痛，久按之，气不通，鼻干，不得汗，嗜卧，一身及目悉黄，小便难，有潮热，时时哕，耳前后肿，刺之小瘥，外不解，过十日，脉续浮者，与**小柴胡汤**。脉但浮，无余证者，与麻黄汤(用前第七方)；不溺，腹满，加哕者，不治。三十二。

小柴胡汤方

柴胡八两 黄芩三两 人参三两 甘草三两，炙 生姜三两，切 半夏半升，洗 大枣十二枚，擘

上七味，以水一斗二升，煮取六升，去滓，再煎取三升，温服一升，日三服。

太阳病，十日以去，脉浮而细，嗜卧者，外已解也。设胸满胁痛者，与小柴胡汤；脉但浮者，与麻黄汤。三十三。(并用前方。)

伤寒，脉浮缓，身不疼，但重，乍有轻时，无少阴证者，可与大青龙汤发之。三十四。(用前第三十一方。)

伤寒表不解，心下有水气，干呕，发热而咳，或渴，或利，或噎，或小便不利、少腹满，或喘者，宜**小青龙汤**。方三十五。

小青龙汤方

麻黄二两，去节 芍药二两 桂枝二两，去皮 甘草二两，炙 细辛二两 五味子半升 半夏半升，洗 干姜三两

上八味，以水一斗，先煮麻黄，减二升，去上沫，纳诸药，煮取三升，去滓，温服一升。若渴，去半夏，加栝楼根三两；若微利，去麻黄，加荛花如一鸡子，熬令赤色；若噎，去麻黄，加附子一枚，炮；若小便不利，少腹满，去麻黄，加茯苓四两；若喘，去麻黄，加杏仁半升，去皮尖。且荛花不治利，麻黄主喘，今此语反之，疑非仲景

意。（注见第三卷中。）

伤寒，心下有水气，咳而微喘，发热，不渴。服汤已，渴者，此寒去欲解也，属小青龙汤证。三十六。（用前方。）

中风，往来寒热，伤寒五六日以后，胸胁苦满，嘿嘿不欲饮食，烦心喜呕，或胸中烦而不呕，或渴，或腹中痛，或胁下痞硬，或心下悸、小便不利，或不渴、身有微热，或咳者，属小柴胡汤证。三十七。（用前第三十二方。）

伤寒四五日，身热，恶风，颈项强，胁下满，手足温而渴者，属小柴胡汤证。三十八。（用前第三十二方。）

伤寒六七日，发热，微恶寒，支节烦疼，微呕，心下支结，外证未去者，**柴胡桂枝汤**主之。方三十九。

柴胡桂枝汤方

柴胡四两　黄芩一两半　人参一两半　桂枝一两半，去皮　生姜一两半，切　半夏二合半，洗　芍药一两半　大枣六枚，擘　甘草一两，炙

上九味，以水六升，煮取三升，去滓，温服一升，日三服。本云人参汤，作如桂枝法，加半夏、柴胡、黄芩，如柴胡法，今著人参，作半剂。

少阴病，得之二三日，**麻黄附子甘草汤**微发汗。以二三日无证，故微发汗也。四十。

麻黄附子甘草汤方

麻黄二两，去根节　甘草二两，炙　附子一枚，炮，去皮，破八片

上三味，以水七升，先煮麻黄一二沸，去上沫，纳诸药，煮取二升半，去滓，温服八合，日三服。

脉浮，小便不利，微热，消渴者，与**五苓散**利小便，发汗。四十一。

五苓散方

猪苓十八铢，去皮　茯苓十八铢　白术十八铢　泽泻一两六铢　桂枝半两，去皮

上五味，捣为散，以白饮和服方寸匕，日三服。多饮暖水，汗出愈。

卷第八

辨发汗后病脉证并治第十七

合二十五法，方二十四首

太阳病，发汗，遂漏不止，恶风，小便难，四肢急，难以屈伸者，属桂枝加附子汤。第一。（六味。前有八病证。）

太阳病，服桂枝汤，烦不解，先刺风池、风府，却与桂枝汤。第二。（五味。）

服桂枝汤，汗出，脉洪大者，与桂枝汤。若形似疟，一日再发者，属桂枝二麻黄一汤。第三。（七味。）

服桂枝汤，汗出后，烦渴不解，脉洪大者，属白虎加人参汤。第四。（五味。）

伤寒，脉浮，自汗出，小便数，心烦，恶寒，脚挛急，与桂枝攻表。得之便厥，咽干，烦躁，吐逆，作甘草干姜汤。厥愈，更作芍药甘草汤，其脚即伸。若胃气不和，与调胃承气汤；若重发汗，加烧针者，与四逆汤。第五。（甘草干姜汤、芍药甘草汤并二味，调胃承气汤、四逆汤并三味。）

太阳病，脉浮紧，无汗，发热，身疼，八九日不解。服汤已，发烦必衄，宜麻黄汤。第六。（四味。）

伤寒，发汗已解，半日复烦，脉浮数者，属桂枝汤证。第七。（用前第二方。）

发汗后，身疼，脉沉迟者，属桂枝加芍药生姜各一两人参三两新加汤。第八。（六味。）

发汗后，不可行桂枝汤，汗出而喘，无大热者，可与麻黄杏子甘草石膏汤。第九。（四味。）

发汗过多，其人叉手自冒心，心下悸，欲得按者，属桂枝甘草汤。第十。（二味。）

发汗后，脐下悸，欲作奔豚，属茯苓桂枝甘草大枣汤。第十一。（四味。甘澜水法附。）

发汗后，腹胀满者，属厚朴生姜半夏甘草人参汤。第十二。（五味。）

发汗，病不解，反恶寒者，虚也，属芍药甘草附子汤。第十三。（三味。）

发汗后，不恶寒，但热者，实也，当和胃气，属调胃承气汤证。十四。（用前第五方。）

太阳病，发汗后，大汗出，胃中干，烦躁，不得眠。若脉浮，小便不利，渴者，属五苓散。第十五。（五味。）

发汗已，脉浮数，烦渴者，属五苓散证。第十六。（用前第十五方。）

伤寒，汗出而渴者，宜五苓散；不渴者，属茯苓甘草汤。第十七。（四味。）

太阳病，发汗不解，发热，心悸，头眩，身瞤动，欲擗（一作僻）地者，属真武汤。第十八。（五味。）

伤寒，汗出解之后，胃中不和，心下痞，干噫，腹中雷鸣，下利者，属生姜泻心汤。第十九。（八味。）

伤寒，汗出不解，心中痞，呕吐，下利者，属大柴胡汤。第二十。（八味。）

阳明病，自汗，若发其汗，小便自利，虽硬不可攻，须自欲大便，宜蜜煎，若土瓜根猪胆汁为导。第二十一。（蜜煎一味，猪胆方二味。）

太阳病三日，发汗不解，蒸蒸发热者，属调胃承气汤证。第二十二。（用前第五方。）

大汗出，热不去，内拘急，四肢疼，又下利，厥逆，恶寒者，属四逆汤证。第二十三。（用前第五方。）

发汗后不解，腹满痛者，急下之，宜大承气汤。第二十四。（四味。）

发汗多，亡阳，谵语者，不可下，与柴胡桂枝汤和其荣卫，后自愈。第二十五。（九味。）

二阳并病，太阳初得病时，发其汗，汗先出不彻，因转属阳明，续自微汗出，不恶寒。若太阳病证不罢者，不可下，下之为逆，如此可小发汗。设面色缘缘正赤者，阳气怫郁在表，当解之，熏之。若发汗不彻，不足言，阳气怫郁不得越，当汗不汗，其人烦躁，不知痛处，乍在腹中，乍在四肢，按之不可得，其人短气，但坐，以汗出不彻故也，更发汗则愈。何以知汗出不彻？以脉涩故知也。

未持脉时，病人叉手自冒心，师因教试令咳而不即咳者，此必两耳聋无闻也。所以然者，以重发汗，虚故如此。

发汗后，饮水多，必喘；以水灌之，亦喘。

发汗后，水药不得入口，为逆。若更发汗，必吐下不止。

阳明病，本自汗出，医更重发汗，病已瘥，尚微烦不了了者，必大便硬故也。以亡津液，胃中干燥，故令大便硬。当问小便日几行，若本小便日三四行，今日再行，故知大便不久出。今为小便数少，以津液当还入胃中，故知不久必大便也。

发汗多，若重发汗者，亡其阳，谵语。脉短者，死；脉自和者，不死。

伤寒，发汗已，身目为黄，所以然者，以寒湿（一作温）在里，不解故也。以为不可下也，于寒湿中求之。

病人有寒，复发汗，胃中冷，必吐蛔。

太阳病，发汗，遂漏不止，其人恶风，小便难，四肢微急，难以屈伸者，属**桂枝加附子汤**。方一。

桂枝加附子汤方

桂枝三两，去皮　芍药三两　甘草二两，炙　生姜三两，切　大枣十二枚，擘　附子一枚，炮

上六味，以水七升，煮取三升，去滓，温服一升。本云桂枝汤，今加附子。

太阳病，初服桂枝汤，反烦不解者，先刺风池、风府，却与**桂枝汤**则愈。方二。

桂枝汤方

桂枝三两，去皮　芍药三两　生姜三两，切　甘草二两，炙　大枣十二枚，擘

上五味，以水七升，煮取三升，去滓，温服一升。须臾，啜热稀粥一升，以助药力。

服桂枝汤，大汗出，脉洪大者，与桂枝汤如前法。若形似疟，一日再发者，汗出必解，属**桂枝二麻黄一汤**。方三。

桂枝二麻黄一汤方

桂枝一两十七铢　芍药一两六铢　麻黄一十六铢，去节　生姜一两六铢　杏仁十六个，去皮尖　甘草一两二铢，炙　大枣五枚，擘

上七味，以水五升，先煮麻黄一二沸，去上沫，纳诸药，煮取二升，去滓，温服一升，日再服。本云桂枝汤二分，麻黄汤一

分，合为二升，分再服，今合为一方。

服桂枝汤，大汗出后，大烦渴不解，脉洪大者，属**白虎加人参汤**。方四。

白虎加人参汤方

知母六两　石膏一斤，碎，绵裹　甘草二两，炙　粳米六合　人参二两

上五味，以水一斗，煮米熟汤成，去滓，温服一升，日三服。

伤寒，脉浮，自汗出，小便数，心烦，微恶寒，脚挛急，反与桂枝，欲攻其表，此误也。得之便厥，咽中干，烦躁，吐逆者，作**甘草干姜汤**与之，以复其阳。若厥愈足温者，更作**芍药甘草汤**与之，其脚即伸；若胃气不和，谵语者，少与**调胃承气汤**；若重发汗，复加烧针者，与**四逆汤**。五。

甘草干姜汤方

甘草四两，炙　干姜二两

上二味，以水三升，煮取一升五合，去滓，分温再服。

芍药甘草汤方

白芍药四两　甘草四两，炙

上二味，以水三升，煮取一升五合，去滓，分温再服。

调胃承气汤方

大黄四两，去皮，清酒洗　甘草二两，炙　芒硝半升

上三味，以水三升，煮取一升，去滓，纳芒硝，更上微火，煮令沸，少少温服之。

四逆汤方

甘草二两，炙　干姜一两半　附子一枚，生用，去皮，破八片

上三味，以水三升，煮取一升二合，去滓，分温再服。强人可大附子一枚，干姜三两。

太阳病，脉浮紧，无汗，发热，身疼痛，八九日不解，表证仍在，此当复发汗。服汤已，微除，其人发烦，目瞑，剧者必衄，衄乃解。所以然者，阳气重故也，宜**麻黄汤**。方六。

麻黄汤方

麻黄三两，去节　桂枝二两，去皮　甘草一两，炙　杏仁七十个，去皮尖

上四味，以水九升，先煮麻黄减二升，去上沫，纳诸药，煮取二升半，去滓，温服八合。覆取微似汗，不须啜粥。

伤寒，发汗已解，半日许，复烦，脉浮数者，可更发汗，属桂枝汤证。七。（用前第二方。）

发汗后，身疼痛，脉沉迟者，属**桂枝加芍药生姜各一两人参三两新加汤**。方八。

桂枝加芍药生姜各一两人参三两新加汤方

桂枝三两，去皮　芍药四两　生姜四两　甘草二两，炙　人参三两　大枣十二枚，擘

上六味，以水一斗二升，煮取三升，去滓，温服一升。本云桂枝汤，今加芍药、生姜、人参。

发汗后，不可更行桂枝汤，汗出而喘，无大热者，可与**麻黄杏子甘草石膏汤**。方九。

麻黄杏子甘草石膏汤方

麻黄四两，去节　杏仁五十个，去皮尖　甘草二两，炙　石膏半斤，碎

上四味，以水七升，先煮麻黄，减二升，去上沫，纳诸药，煮取二升，去滓，温服一升。本云黄耳杯。

发汗过多，其人叉手自冒心，心下悸，欲得按者，属**桂枝甘草汤**。方十。

桂枝甘草汤方

桂枝二两，去皮　甘草二两，炙

上二味，以水三升，煮取一升，去滓，顿服。

发汗后，其人脐下悸者，欲作奔豚，属**茯苓桂枝甘草大枣汤**。方十一。

茯苓桂枝甘草大枣汤方

茯苓半斤　桂枝四两，去皮　甘草一两，炙　大枣十五枚，擘

上四味，以甘澜水一斗，先煮茯苓，减二升，纳诸药，煮取三升，去滓，温服一升，日三服。

作甘澜水法：取水二斗，置大盆内，以杓扬之，水上有珠子五六千颗相逐，取用之。

发汗后，腹胀满者，属**厚朴生姜半夏甘草人参汤**。方十二。

厚朴生姜半夏甘草人参汤方

厚朴半斤，炙　生姜半斤　半夏半升，洗　甘草二两，炙　人参一两

上五味，以水一斗，煮取三升，去滓，温服一升，日三服。

发汗，病不解，反恶寒者，虚故也，属**芍药甘草附子汤**。方十三。

芍药甘草附子汤方

芍药三两　甘草三两　附子一枚，炮，去皮，破六片

上三味，以水三升，煮取一升二合，去滓，分温三服。疑非仲景方。

发汗后，恶寒者，虚故也；不恶寒，但热者，实也，当和胃气，属调胃承气汤证。十四。(用前第五方，一法用小承气汤。)

太阳病，发汗后，大汗出，胃中干，烦躁不得眠，欲得饮水者，少少与饮之，令胃气和则愈。若脉浮，小便不利，微热消渴者，属**五苓散**。方十五。

五苓散方

猪苓十八铢，去皮　泽泻一两六铢　白术十八铢　茯苓十八铢　桂枝半两，去皮

上五味，捣为散，以白饮和服方寸匕，日三服。多饮暖水，汗出愈。

发汗已，脉浮数，烦渴者，属五苓散证。十六。(用前第十五方。)

伤寒，汗出而渴者，宜五苓散；不渴者，属**茯苓甘草汤**。方十七。

茯苓甘草汤方

茯苓二两　桂枝二两　甘草一两，炙　生姜一两

上四味，以水四升，煮取二升，去滓，分温三服。

太阳病发汗，汗出不解，其人仍发热，心下悸，头眩，身瞤动，振振欲擗(一作僻)地者，属**真武汤**。方十八。

真武汤方

茯苓三两　芍药三两　生姜三两，切　附子一枚，炮，去皮，破八片　白术二两

上五味，以水八升，煮取三升，去滓，温服七合，日三服。

伤寒，汗出解之后，胃中不和，心下痞硬，干噫食臭，胁下有水气，腹中雷鸣，下利者，属**生姜泻心汤**。方十九。

生姜泻心汤方

生姜四两　甘草三两，炙　人参三两　干姜一两　黄芩三两　半夏半升，洗　黄连一两　大枣十二枚，擘

上八味，以水一斗，煮取六升，去滓，再煎取三升，温服一升，日三服。生姜泻心汤，本云理中人参黄芩汤，去桂枝、术，加黄连，并泻肝法。

伤寒发热，汗出不解，心中痞硬，呕吐而下利者，属**大柴胡汤**。方二十。

大柴胡汤方

柴胡半斤　枳实四枚，炙　生姜五两　黄芩三两　芍药三两　半夏半升，洗　大枣十二枚，擘

上七味，以水一斗二升，煮取六升，去

滓，再煎取三升，温服一升，日三服。一方加大黄二两，若不加，恐不名大柴胡汤。

阳明病，自汗出。若发汗，小便自利者，此为津液内竭，虽硬不可攻之，须自欲大便，宜蜜煎导而通之，若土瓜根及大猪胆汁，皆可为导。二十一。

蜜煎方

食蜜七合

上一味，于铜器内，微火煎，当须凝如饴状，搅之勿令焦著，欲可丸，并手捻作挺，令头锐，大如指许，长二寸。当热时急作，冷则硬。以纳谷道中，以手急抱，欲大便时，乃去之。疑非仲景意，已试甚良。

又大猪胆一枚，泻汁，和少许法醋，以灌谷道内，如一食顷，当大便出宿食恶物，甚效。

太阳病三日，发汗不解，蒸蒸发热者，属胃也，属调胃承气汤证。二十二。（用前第五方。）

大汗出，热不去，内拘急，四肢疼，又下利，厥逆而恶寒者，属四逆汤证。二十三。（用前第五方。）

发汗后不解，腹满痛者，急下之，宜**大承气汤**。方二十四。

大承气汤方

大黄四两，酒洗　厚朴半斤，炙　枳实五枚，炙　芒硝三合

上四味，以水一斗，先煮二物，取五升，纳大黄，更煮取二升，去滓，纳芒硝，更一二沸，分再服。得利者，止后服。

发汗多，亡阳，谵语者，不可下，与**柴胡桂枝汤**，和其荣卫，以通津液，后自愈。方二十五。

柴胡桂枝汤方

柴胡四两　桂枝一两半，去皮　黄芩一两半　芍药一两半　生姜一两半　大枣六个，擘　人参一两半　半夏二合半，洗　甘草一两，炙

上九味，以水六升，煮取三升，去滓，温服一升，日三服。

辨不可吐第十八

合四证

太阳病，当恶寒发热，今自汗出，反不恶寒发热，关上脉细数者，以医吐之过也。若得病一二日吐之者，腹中饥，口不能食；三四日吐之者，不喜糜粥，欲食冷食，朝食暮吐。以医吐之所致也，此为小逆。

太阳病，吐之，但太阳病当恶寒，今反不恶寒，不欲近衣者，此为吐之，内烦也。

少阴病，饮食入口则吐，心中温温欲吐，复不能吐。始得之，手足寒，脉弦迟者，此胸中实，不可下也。若膈上有寒饮，干呕者，不可吐也，当温之。

诸四逆厥者，不可吐之，虚家亦然。

辨可吐第十九

合二法，五证

大法，春宜吐。

凡用吐，汤中病便止，不必尽剂也。

病如桂枝证，头不痛，项不强，寸脉微浮，胸中痞硬，气上撞咽喉，不得息者，此为有寒，当吐之。（一云，此以内有久痰，宜吐之。）

病胸上诸实（一作寒），胸中郁郁而痛，不能食，欲使人按之，而反有涎唾，下利日十余行，其脉反迟，寸口脉微滑，此可吐

之。吐之，利则止。

少阴病，饮食入口则吐，心中温温欲吐，复不能吐者，宜吐之。

宿食在上管者，当吐之。

病手足逆冷，脉乍结，以客气在胸中，心下满而烦，欲食不能食者，病在胸中，当吐之。

卷第九

辨不可下病脉证并治第二十

合四法，方六首

阳明病，潮热，大便微硬，与大承气汤。若不大便六七日，恐有燥屎，与小承气汤和之。第一。（大承气四味，小承气三味。前有四十病证。）

伤寒中风，反下之，心下痞，医复下之，痞益甚，属甘草泻心汤。第二。（六味。）

下利，脉大者，虚也，以强下之也。设脉浮革，肠鸣者，属当归四逆汤。第三。（七味。下有阳明病二证。）

阳明病，汗自出，若发汗，小便利，津液内竭，虽硬不可攻，须自大便，宜蜜煎，若土瓜根猪胆汁导之。第四。（蜜煎一味，猪胆汁二味。）

脉濡而弱，弱反在关，濡反在巅，微反在上，涩反在下。微则阳气不足，涩则无血，阳气反微，中风汗出，而反躁烦；涩则无血，厥而且寒。阳微则不可下，下之则心下痞硬。

动气在右，不可下。下之则津液内竭，咽燥，鼻干，头眩，心悸也。

动气在左，不可下。下之则腹内拘急，食不下，动气更剧，虽有身热，卧则欲蜷。

动气在上，不可下。下之则掌握热烦，身上浮冷，热汗自泄，欲得水自灌。

动气在下，不可下。下之则腹胀满，卒起头眩，食则下清谷，心下痞也。

咽中闭塞，不可下。下之则上轻下重，水浆不下，卧则欲蜷，身急痛，下利日数十行。

诸外实者，不可下。下之则发微热，亡脉厥者，当齐握热。

诸虚者，不可下。下之则大渴，求水者易愈，恶水者剧。

脉濡而弱，弱反在关，濡反在巅，弦反在上，微反在下。弦为阳运，微为阴寒，上实下虚，意欲得温。微弦为虚，虚者不可下也。微则为咳，咳则吐涎，下之则咳止，而利因不休。利不休则胸中如虫啮，粥入则出，小便不利，两胁拘急，喘息为难，颈背相引，臂则不仁，极寒反汗出，身冷若冰，眼睛不慧，语言不休，而谷气多入，此为除中（亦云消中），口虽欲言，舌不得前。

脉濡而弱，弱反在关，濡反在巅，浮反在上，数反在下。浮为阳虚，数为无血；浮为虚，数生热。浮为虚，自汗出而恶寒；数为痛，振而寒慄。微弱在关，胸下为急，喘汗而不得呼吸，呼吸之中，痛在于胁，振寒相搏，形如疟状。医反下之，故令脉数，发热，狂走见鬼，心下为痞，小便淋漓，少腹甚硬，小便则尿血也。

脉濡而紧，濡则卫气微，紧则荣中寒。

阳微卫中风，发热而恶寒；荣紧胃气冷，微呕心内烦。医谓有大热，解肌而发汗，亡阳虚烦躁，心下苦痞坚。表里俱虚竭，卒起而头眩，客热在皮肤，怅怏不得眠。不知胃气冷，紧寒在关元，技巧无所施，汲水灌其身。客热应时罢，栗栗而振寒，重被而覆之，汗出而冒巅，体惕而又振，小便为微难。寒气因水发，清谷不容间，呕变反肠出，颠倒不得安，手足为微逆，身冷而内烦，迟欲从后救，安可复追还。

脉浮而大，浮为气实，大为血虚。血虚为无阴，孤阳独下阴部者，小便当赤而难，胞中当虚。今反小便利，而大汗出，法应卫家当微，今反更实，津液四射，荣竭血尽，干烦而不眠，血薄肉消，而成暴（一云黑）液。医复以毒药攻其胃，此为重虚，客阳去有期，必下如污泥而死。

脉浮而紧，浮则为风，紧则为寒，风则伤卫，寒则伤荣。荣卫俱病，骨节烦疼，当发其汗，而不可下也。

趺阳脉迟而缓，胃气如经也。趺阳脉浮而数，浮则伤胃，数则动脾，此非本病，医特下之所为也。荣卫内陷，其数先微，脉反但浮，其人必大便硬，气噫而除。何以言之，本以数脉动脾，其数先微，故知脾气不治，大便硬，气噫而除。今脉反浮，其数改微，邪气独留，心中则饥，邪热不杀谷，潮热发渴，数脉当迟缓，脉因前后度数如法，病者则饥。数脉不时，则生恶疮也。

脉数者，久数不止，止则邪结，正气不能复，正气却结于脏，故邪气浮之，与皮毛相得。脉数者不可下，下之必烦，利不止。

少阴病，脉微，不可发汗，亡阳故也。阳已虚，尺中弱涩者，复不可下之。

脉浮大，应发汗，医反下之，此为大逆也。

脉浮而大，心下反硬，有热。属脏者，攻之，不令发汗；属腑者，不令溲数，溲数则大便硬。汗多则热愈，汗少则便难，脉迟尚未可攻。

二阳并病，太阳初得病时，而发其汗，汗先出不彻，因转属阳明，续自微汗出，不恶寒。若太阳证不罢者，不可下，下之为逆。

结胸证，脉浮大者，不可下，下之即死。

太阳与阳明合病，喘而胸满者，不可下。

太阳与少阳合病者，心下硬，颈项强而眩者，不可下。

诸四逆厥者，不可下之。虚家亦然。

病欲吐者，不可下。

太阳病，有外证未解，不可下，下之为逆。

病发于阳，而反下之，热入因作结胸；病发于阴，而反下之，因作痞。

病脉浮而紧，而复下之，紧反入里，则作痞。

夫病阳多者热，下之则硬。

本虚，攻其热，必哕。

无阳阴强，大便硬者，下之必清谷腹满。

太阴之为病，腹满而吐，食不下，自利益甚，时腹自痛，下之必胸下结硬。

厥阴之为病，消渴，气上撞心，心中疼热，饥而不欲食，食则吐蛔，下之利不止。

少阴病，饮食入口则吐，心中温温欲吐，复不能吐，始得之，手足寒，脉弦迟者，此胸中实，不可下也。

伤寒五六日，不结胸，腹濡，脉虚，复厥者，不可下。此亡血，下之死。

伤寒，发热，头痛，微汗出，发汗则不

识人；熏之则喘，不得小便，心腹满；下之则短气，小便难，头痛背强；加温针则衄。

伤寒，脉阴阳俱紧，恶寒发热，则脉欲厥。厥者，脉初来大，渐渐小，更来渐大，是其候也。如此者，恶寒甚者，翕翕汗出，喉中痛；若热多者，目赤，脉多，睛不慧。医复发之，咽中则伤；若复下之，则两目闭。寒多便清谷，热多便脓血；若熏之，则身发黄；若熨之，则咽燥。若小便利者，可救之；若小便难者，为危殆。

伤寒发热，口中勃勃气出，头痛，目黄，衄不可制，贪水者必呕，恶水者厥。若下之，咽中生疮，假令手足温者，必下重，便脓血。头痛目黄者，若下之，则目闭。贪水者，若下之，其脉必厥，其声嘤，咽喉塞；若发汗，则战栗，阴阳俱虚。恶水者，若下之，则里冷，不嗜食，大便完谷出；若发汗，则口中伤，舌上白苔，烦躁。脉数实，不大便六七日，后必便血；若发汗，则小便自利也。

得病二三日，脉弱，无太阳柴胡证，烦躁，心下痞；至四日，虽能食，以承气汤少少与微和之，令小安；至六日，与承气汤一升。若不大便六七日，小便少，虽不大便，但头硬，后必溏，未定成硬，攻之必溏；须小便利，屎定硬，乃可攻之。

脏结无阳证，不往来寒热，其人反静，舌上苔滑者，不可攻也。

伤寒呕多，虽有阳明证，不可攻之。

阳明病，潮热，大便微硬者，可与大承气汤；不硬者，不可与之。若不大便六七日，恐有燥屎，欲知之法，少与小承气汤，汤入腹中，转矢气者，此有燥屎也，乃可攻之；若不转矢气者，此但初头硬，后必溏，不可攻之，攻之必胀满，不能食也，欲饮水者，与水则哕。其后发热者，大便必复硬而少也，宜小承气汤和之。不转矢气者，慎不可攻也。**大承气汤**。方一。

大承气汤方

大黄四两　厚朴八两，炙　枳实五枚，炙　芒硝三合

上四味，以水一斗，先煮二味，取五升，下大黄，煮取二升，去滓，下芒硝，再煮一二沸，分二服，利则止后服。

小承气汤方

大黄四两，酒洗　厚朴二两，炙，去皮　枳实三枚，炙

上三味，以水四升，煮取一升二合，去滓，分温再服。

伤寒中风，医反下之，其人下利日数十行，谷不化，腹中雷鸣，心下痞硬而满，干呕，心烦不得安。医见心下痞，谓病不尽，复下之，其痞益甚。此非结热，但以胃中虚，客气上逆，故使硬也，属**甘草泻心汤**。方二。

甘草泻心汤方

甘草四两，炙　黄芩三两　干姜三两　大枣十二枚，擘　半夏半升，洗　黄连一两

上六味，以水一斗，煮取六升，去滓，再煎取三升，温服一升，日三服。

下利，脉大者，虚也，以强下之故也。设脉浮革，因尔肠鸣者，属**当归四逆汤**。方三。

当归四逆汤方

当归三两　桂枝三两，去皮　细辛三两　甘草二两，炙　通草二两　芍药三两　大枣二十五枚，擘

上七味，以水八升，煮取三升，去滓，温服一升半，日三服。

阳明病，身合色赤，不可攻之，必发热，色黄者，小便不利也。

阳明病，心下硬满者，不可攻之。攻

之，利遂不止者死，利止者愈。

阳明病，自汗出，若发汗，小便自利者，此为津液内竭，虽硬不可攻之，须自欲大便，宜蜜煎导而通之，若土瓜根及猪胆汁，皆可为导。方四。

蜜煎方

食蜜七合

上一味，于铜器内，微火煎，当须凝如饴状，搅之勿令焦著，欲可丸，并手捻作挺，令头锐，大如指，长二寸许。当热时急作，冷则硬。以纳谷道中，以手急抱，欲大便时，乃去之。疑非仲景意，已试甚良。又大猪胆一枚，泻汁，和少许法醋，以灌谷道内，如一食顷，当大便出宿食恶物，甚效。

辨可下病脉证并治第二十一

合四十四法，方一十一首

阳明病，汗多者，急下之，宜大柴胡汤。第一。(加大黄，八味。一法用小承气汤。前别有二法。)

少阴病，得之二三日，口燥咽干者，急下之，宜大承气汤。第二。(四味。)

少阴病，六七日，腹满不大便者，急下之，宜大承气汤。第三。(用前第二方。)

少阴病，下利清水，心下痛，口干者，可下之，宜大柴胡、大承气汤。第四。(大柴胡汤用前第一方，大承气汤用前第二方。)

下利，三部脉平，心下硬者，急下之，宜大承气汤。第五。(用前第二方。)

下利，脉迟滑者，内实也。利未止，当下之，宜大承气汤。第六。(用前第二方。)

阳明少阳合病，下利，脉不负者，顺也；脉滑数者，有宿食，当下之，宜大承气汤。第七。(用前第二方。)

寸脉浮大反涩，尺中微而涩，故知有宿食，当下之，宜大承气汤。第八。(用前第二方。)

下利，不欲食者，以有宿食，当下之，宜大承气汤。第九。(用前第二方。)

下利瘥，至其年月日时复发者，以病不尽，当下之，宜大承气汤。第十。(用前第二方。)

病腹中满痛，此为实，当下之，宜大承气、大柴胡汤。第十一。(大承气用前第二方，大柴胡用前第一方。)

下利，脉反滑，当有所去，下乃愈，宜大承气汤。第十二。(用前第二方。)

腹满不减，减不足言，当下之，宜大柴胡、大承气汤。第十三。(大柴胡用前第一方，大承气用前第二方。)

伤寒后，脉沉。沉者，内实也，下之解，宜大柴胡汤。第十四。(用前第一方。)

伤寒六七日，目中不了了，睛不和，无表里证，大便难，身微热者，实也，急下之，宜大承气、大柴胡汤。第十五。(大柴胡用前第一方，大承气用前第二方。)

太阳病未解，脉阴阳俱停，先振栗汗出而解。阴脉微者，下之解，宜大柴胡汤。第十六。(用前第一方，一法用调胃承气汤。)

脉双弦而迟者，心下硬；脉大而紧者，阳中有阴也，可下之，宜大承气汤。第十七。(用前第二方。)

结胸者，项亦强，如柔痓状，下之和。第十八。(结胸门用大陷胸丸。)

病人无表里证，发热七八日，虽脉浮数者，可下之，宜大柴胡汤。第十九。(用前第一方。)

太阳病，表证仍在，脉微而沉，不结胸，发狂，少腹满，小便利，下血愈。宜下之，以抵当汤。第二十。(四味。)

太阳病，身黄，脉沉结，少腹硬，小便自利，其人如狂，血证谛，属抵当汤证。第二十一。（用前第二十方。）

伤寒有热，少腹满，应小便不利，今反利，为有血，当下之，宜抵当丸。第二十二。（四味。）

阳明病，但头汗出，小便不利，身必发黄，宜下之，茵陈蒿汤。第二十三。（三味。）

阳明证，其人喜忘，必有蓄血，大便色黑，宜抵当汤下之。第二十四。（用前第二十方。）

汗出谵语，以有燥屎，过经可下之，宜大柴胡、大承气汤。第二十五。（大柴胡用前第一方，大承气用前第二方。）

病人烦热，汗出，如疟状，日晡发热，脉实者，可下之，宜大柴胡、大承气汤。第二十六。（大柴胡用前第一方，大承气用前第二方。）

阳明病，谵语，潮热，不能食，胃中有燥屎；若能食，但硬耳，属大承气汤证。第二十七。（用前第二方。）

下利，谵语者，有燥屎也，属小承气汤。第二十八。（三味。）

得病二三日，脉弱，无太阳柴胡证，烦躁，心下痞。小便利，屎定硬，宜大承气汤。第二十九。（用前第二方，一云大柴胡汤。）

太阳中风，下利，呕逆。表解，乃可攻之，属十枣汤。第三十。（二味。）

太阳病不解，热结膀胱，其人如狂，宜桃核承气汤。第三十一。（五味。）

伤寒七八日，身黄如橘子色，小便不利，腹微满者，属茵陈蒿汤证。第三十二。（用前第二十三方。）

伤寒发热，汗出不解，心中痞硬，呕吐下利者，属大柴胡汤证。第三十三。（用前第一方。）

伤寒十余日，热结在里，往来寒热者，属大柴胡汤证。第三十四。（用前第一方。）

但结胸，无大热，水结在胸胁也，头微汗出者，属大陷胸汤。第三十五。（三味。）

伤寒六七日，结胸热实，脉沉紧，心下痛者，属大陷胸汤证。第三十六。（用前第三十五方。）

阳明病，多汗，津液外出，胃中燥，大便必硬，谵语，属小承气汤证。第三十七。（用前第二十八方。）

阳明病，不吐下，心烦者，属调胃承气汤。第三十八。（三味。）

阳明病，脉迟，虽汗出，不恶寒，身必重，腹满而喘，有潮热，大便硬，大承气汤主之；若汗出多，微发热恶寒，桂枝汤主之；热不潮，腹大满不通，与小承气汤。三十九。（大承气汤用前第二方，小承气汤用前第二十八方，桂枝汤五味。）

阳明病，潮热，大便微硬，与大承气汤。若不大便六七日，恐有燥屎，与小承气汤，若不转气，不可攻之。后发热，大便复硬者，宜以小承气汤和之。第四十。（并用前方。）

阳明病，谵语，潮热，脉滑疾者，属小承气汤证。第四十一。（用前第二十八方。）

二阳并病，太阳证罢，但发潮热，汗出，大便难，谵语者，下之愈，宜大承气汤。第四十二。（用前第二方。）

病人小便不利，大便乍难乍易，微热喘冒者，属大承气汤证。第四十三。（用前第二方。）

大下，六七日不大便，烦不解，腹满痛者，属大承气汤证。第四十四。（用前第二方。）

大法，秋宜下。

凡可下者，用汤胜丸散，中病便止，不必尽剂也。

阳明病，发热，汗多者，急下之，宜**大柴胡汤**。方一。（一法用小承气汤。）

大柴胡汤方

柴胡八两 枳实四枚，炙 生姜五两 黄芩三两 芍药三两 大枣十二枚，擘 半夏半升，洗

上七味，以水一斗二升，煮取六升，去滓，更煎取三升，温服一升，日三服。一方云，加大黄二两。若不加，恐不成大柴胡汤。

少阴病，得之二三日，口燥咽干者，急下之，宜**大承气汤**。方二。

大承气汤方

大黄四两，酒洗 厚朴半斤，炙，去皮 枳实五枚，炙 芒硝三合

上四味，以水一斗，先煮二物，取五升，纳大黄，更煮取二升，去滓，纳芒硝，更上微火一两沸，分温再服。得下，余勿服。

少阴病六七日，腹满，不大便者，急下之，宜大承气汤。三。（用前第二方。）

少阴病，下利清水，色纯青，心下必痛，口干燥者，可下之，宜大柴胡、大承气汤。四。（用前第二方。）

下利，三部脉皆平，按之心下硬者，急下之，宜大承气汤。五。（用前第二方。）

下利，脉迟而滑者，内实也，利未欲止，当下之，宜大承气汤。六。（用前第二方。）

阳明少阳合病，必下利，其脉不负者，为顺也。负者，失也，互相克贼，名为负也。脉滑而数者，有宿食，当下之，宜大承气汤。七。（用前第二方。）

问曰：人病有宿食，何以别之？师曰：寸口脉浮而大，按之反涩，尺中亦微而涩，故知有宿食。当下之，宜大承气汤。八。（用前第二方。）

下利，不欲食者，以有宿食故也，当下之，宜大承气汤。九。（用前第二方。）

下利瘥，至其年月日时复发者，以病不尽故也，当下之，宜大承气汤。十。（用前第二方。）

病腹中满痛者，此为实也，当下之，宜大承气、大柴胡汤。十一。（用前第一、第二方。）

下利，脉反滑，当有所去，下乃愈，宜大承气汤。十二。（用前第二方。）

腹满不减，减不足言，当下之，宜大柴胡、大承气汤。十三。（用前第一、第二方。）

伤寒后脉沉，沉者，内实也，下之解，宜大柴胡汤。十四。（用前第一方。）

伤寒六七日，目中不了了，睛不和，无表里证，大便难，身微热者，此为实也，急下之，宜大承气、大柴胡汤。十五。（用前第一、第二方。）

太阳病未解，脉阴阳俱停（一作微），必先振栗汗出而解。但阴脉微（一作尺脉实）者，下之而解，宜大柴胡汤。十六。（用前第一方，一法用调胃承气汤。）

脉双弦而迟者，必心下硬，脉大而紧者，阳中有阴也，可下之，宜大承气汤。十七。（用前第二方。）

结胸者，项亦强，如柔痓状，下之则和。十八。（结胸门用大陷胸丸。）

病人无表里证，发热七八日，虽脉浮数者，可下之，宜大柴胡汤。十九。（用前第一方。）

太阳病六七日，表证仍在，脉微而沉，反不结胸，其人发狂者，以热在下焦，少腹当硬满，而小便自利者，下血乃愈。所以然

者，以太阳随经，瘀热在里故也，宜下之，以**抵当汤**。方二十。

抵当汤方

水蛭（三十枚，熬） 桃仁（二十枚，去皮尖） 虻虫（三十枚，去翅足，熬） 大黄（三两，去皮，破六片）

上四味，以水五升，煮取三升，去滓，温服一升。不下者，更服。

太阳病，身黄，脉沉结，少腹硬满，小便不利者，为无血也；小便自利，其人如狂者，血证谛，属抵当汤证。二十一。（用前第二十方。）

伤寒有热，少腹满，应小便不利，今反利者，为有血也，当下之，宜**抵当丸**。方二十二。

抵当丸方

大黄三两 桃仁二十五个，去皮尖 虻虫去翅足，熬 水蛭各二十个，熬

上四味，捣筛，为四丸，以水一升，煮一丸，取七合服之。晬时当下血，若不下者，更服。

阳明病，发热汗出者，此为热越，不能发黄也；但头汗出，身无汗，剂颈而还，小便不利，渴引水浆者，以瘀热在里，身必发黄，宜下之，以**茵陈蒿汤**。方二十三。

茵陈蒿汤方

茵陈蒿六两 栀子十四个，擘 大黄二两，破

上三味，以水一斗二升，先煮茵陈，减六升，纳二味，煮取三升，去滓，分温三服。小便当利，尿如皂荚汁状，色正赤。一宿腹减，黄从小便去也。

阳明证，其人喜忘者，必有蓄血。所以然者，本有久瘀血，故令喜忘。屎虽硬，大便反易，其色必黑，宜抵当汤下之。二十四。（用前第二十方。）

汗（一作卧）出谵语者，以有燥屎在胃中，此为风也。须下者，过经乃可下之。下之若早者，语言必乱，以表虚里实故也。下之愈，宜大柴胡、大承气汤。二十五。（用前第一、第二方。）

病人烦热，汗出则解，又如疟状，日晡所发热者，属阳明也。脉实者，可下之，宜大柴胡、大承气汤。二十六。（用前第一、第二方。）

阳明病，谵语，有潮热，反不能食者，胃中有燥屎五六枚也；若能食者，但硬耳，属大承气汤证。二十七。（用前第二方。）

下利，谵语者，有燥屎也，属**小承气汤**。方二十八。

小承气汤方

大黄四两 厚朴二两，炙，去皮 枳实三枚，炙

上三味，以水四升，煮取一升二合，去滓，分温再服。若更衣者，勿服之。

得病二三日，脉弱，无太阳、柴胡证，烦躁，心下痞；至四五日，虽能食，以承气汤少少与微和之，令小安；至六日，与承气汤一升。若不大便六七日，小便少者，虽不大便，但初头硬，后必溏，此未定成硬也，攻之必溏。须小便利，屎定硬，乃可攻之，宜大承气汤。二十九。（用前第二方，一云大柴胡汤。）

太阳病中风，下利，呕逆，表解者，乃可攻之。其人漐漐汗出，发作有时，头痛，心下痞硬满，引胁下痛，干呕则短气，汗出不恶寒者，此表解里未和也，属**十枣汤**。方三十。

十枣汤方

芫花熬赤 甘遂 大戟各等份

上三味，各异捣筛，秤已，合治之。以水一升半，煮大肥枣十枚，取八合，去枣，纳药末。强人服重一钱匕，羸人半钱，温服

之，平旦服。若下少，病不除者，明日更服，加半钱。得快下利后，糜粥自养。

太阳病不解，热结膀胱，其人如狂，血自下，下者愈。其外未解者，尚未可攻，当先解其外；外解已，但少腹急结者，乃可攻之，宜**桃核承气汤**。方三十一。

桃核承气汤方

桃仁五十枚，去皮尖　大黄四两　甘草二两，炙　芒硝二两　桂枝二两，去皮

上五味，以水七升，煮四物，取二升半，去滓，纳芒硝，更上火煎微沸。先食温服五合，日三服，当微利。

伤寒七八日，身黄如橘子色，小便不利，腹微满者，属茵陈蒿汤证。三十二。（用前第二十三方。）

伤寒发热，汗出不解，心中痞硬，呕吐而下利者，属大柴胡汤证。三十三。（用前第一方。）

伤寒十余日，热结在里，复往来寒热者，属大柴胡汤证。三十四。（用前第一方。）

但结胸，无大热者，以水结在胸胁也，但头微汗出者，属**大陷胸汤**。方三十五。

大陷胸汤方

大黄六两　芒硝一升　甘遂末一钱匕

上三味，以水六升，先煮大黄，取二升，去滓，纳芒硝，更煮一二沸，纳甘遂末，温服一升。

伤寒六七日，结胸热实，脉沉而紧，心下痛，按之石硬者，属大陷胸汤证。三十六。（用前第三十五方。）

阳明病，其人多汗，以津液外出，胃中燥，大便必硬，硬则谵语，属小承气汤证。三十七。（用前第二十八方。）

阳明病，不吐不下，心烦者，属**调胃承气汤**。方三十八。

调胃承气汤方

大黄四两，酒洗　甘草二两，炙　芒硝半升

上三味，以水三升，煮取一升，去滓，纳芒硝，更上火微煮，令沸，温顿服之。

阳明病，脉迟，虽汗出，不恶寒者，其身必重，短气，腹满而喘，有潮热者，此外欲解，可攻里也。手足濈然汗出者，此大便已硬也，大承气汤主之；若汗出多，微发热恶寒者，外未解也，**桂枝汤**主之。其热不潮，未可与承气汤。若腹大满不通者，与小承气汤，微和胃气，勿令至大泄下。三十九。（大承气汤用前第二方，小承气用前第二十八方。）

桂枝汤方

桂枝去皮　芍药　生姜切，各三两　甘草二两，炙　大枣十二枚，擘

上五味，以水七升，煮取三升，去滓，温服一升。服汤后，饮热稀粥一升余，以助药力，取微似汗。

阳明病，潮热，大便微硬者，可与大承气汤；不硬者，不可与之。若不大便六七日，恐有燥屎，欲知之法，少与小承气汤，汤入腹中，转矢气者，此有燥屎也，乃可攻之。若不转矢气者，此但初头硬，后必溏，不可攻之，攻之必胀满，不能食也，欲饮水者，与水则哕。其后发热者，大便必复硬而少也，宜以小承气汤和之。不转矢气者，慎不可攻也。四十。（并用前方。）

阳明病，谵语，发潮热，脉滑而疾者，小承气汤主之。因与承气汤一升，腹中转气者，更服一升；若不转气者，勿更与之。明日又不大便，脉反微涩者，里虚也，为难治，不可更与承气汤。四十一。（用前第二十八方。）

二阳并病，太阳证罢，但发潮热，手足漐漐汗出，大便难而谵语者，下之则愈，宜

大承气汤。四十二。（用前第二方。）

病人小便不利，大便乍难乍易，时有微热，喘冒不能卧者，有燥屎也，属大承气汤证。四十三。（用前第二方。）

大下后，六七日不大便，烦不解，腹满痛者，此有燥屎也。所以然者，本有宿食故也，属大承气汤证。四十四。（用前第二方。）

卷 第 十

辨发汗吐下后病脉证并治第二十二

合四十八法，方三十九首

太阳病八九日，如疟状，热多寒少，不呕，清便，脉微而恶寒者，不可更发汗吐下也，以其不得小汗，身必痒，属桂枝麻黄各半汤。第一。（七味。前有二十二病证。）

服桂枝汤，或下之，仍头项强痛，发热，无汗，心下满痛，小便不利，属桂枝去桂加茯苓白术汤。第二。（六味。）

太阳病，发汗不解而下之，脉浮者，为在外，宜桂枝汤。第三。（五味。）

下之后，复发汗，昼日烦躁，夜安静，不呕，不渴，无表证，脉沉微者，属干姜附子汤。第四。（二味。）

伤寒若吐下后，心下逆满，气上冲胸，起则头眩，脉沉紧，发汗则身为振摇者，属茯苓桂枝白术甘草汤。第五。（四味。）

发汗，若下之，病不解。烦躁者，属茯苓四逆汤。第六。（五味。）

发汗吐下后，虚烦不眠。若剧者，反覆颠倒，心中懊憹，属栀子豉汤；少气者，栀子甘草豉汤；呕者，栀子生姜豉汤。第七。（栀子豉汤二味，栀子甘草豉汤、栀子生姜豉汤，并三味。）

发汗，下之而烦热，胸中窒者，属栀子豉汤证。第八。（用上初方。）

太阳病，过经十余日，心下欲吐，胸中痛，大便溏，腹满，微烦，先此时极吐下者，与调胃承气汤。第九。（三味。）

太阳病，重发汗，复下之，不大便五六日，舌上燥而渴，日晡潮热，心腹硬满，痛不可近者，属大陷胸汤。第十。（三味。）

伤寒五六日，发汗，复下之，胸胁满，微结，小便不利，渴而不呕，头汗出，寒热，心烦者，属柴胡桂枝干姜汤。第十一。（七味。）

伤寒发汗吐下，解后，心下痞硬，噫气不除者，属旋覆代赭汤。第十二。（七味。）

伤寒下之，复发汗，心下痞，恶寒，表未解也。表解，乃可攻痞。解表，宜桂枝汤；攻痞，宜大黄黄连泻心汤。第十三。（桂枝汤用前第三方，大黄泻心汤二味。）

伤寒吐下后，七八日不解，热结在里，表里俱热，恶风，大渴，舌上燥而烦，欲饮水数升者，属白虎加人参汤。第十四。（五味。）

伤寒吐下后，不解，不大便至十余日，日晡发潮热，不恶寒，如见鬼状。剧者不识人，循衣摸床，惕而不安，微喘直视，发热谵语者，属大承气汤。第十五。（四味。）

三阳合病，腹满，身重，口不仁，面垢，谵语，遗尿。发汗则谵语；下之则额上汗，手足逆冷，自汗出者，属白虎汤。第十六。（四味。）

阳明病，脉浮紧，咽燥口苦，腹满而喘，发热汗出，反恶热，身重。若发汗，则谵语；加温针，必怵惕，烦躁不眠；若下之，则心中懊憹，舌上苔者，属栀子豉汤证。第十七。（用前第七方。）

阳明病，下之，心中懊憹而烦，胃中有燥屎，可攻，宜大承气汤。第十八。（用前第十五方。）

太阳病，吐下发汗后，微烦，小便数，大便硬者，与小承气汤和之。第十九。（三味。）

大汗大下而厥者，属四逆汤。第二十。（三味。）

太阳病，下之，气上冲者，与桂枝汤。第二十一。（用前第三方。）

太阳病，下之后，脉促胸满者，属桂枝去芍药汤。第二十二。（四味。）

若微寒者，属桂枝去芍药加附子汤。第二十三。（五味。）

太阳桂枝证，反下之，利不止，脉促，喘而汗出者，属葛根黄芩黄连汤。第二十四。（四味。）

太阳病，下之，微喘者，表未解也，属桂枝加厚朴杏子汤。第二十五。（七味。）

伤寒，不大便六七日，头痛，有热者，与承气汤。小便清者（一云大便青），知不在里，当发汗，宜桂枝汤。第二十六。（用前第三方。）

伤寒五六日，下之后，身热不去，心中结痛者，属栀子豉汤证。第二十七。（用前第七方。）

伤寒下后，心烦，腹满，卧起不安，属栀子厚朴汤。第二十八。（三味。）

伤寒，以丸药下之，身热不去，微烦者，属栀子干姜汤。第二十九。（二味。）

伤寒下之，续得下利不止，身疼痛，急当救里。后身疼痛，清便自调者，急当救表。救里，宜四逆汤；救表，宜桂枝汤。第三十。（并用前方。）

太阳病，过经十余日，二三下之，柴胡证仍在，与小柴胡。呕止小安，郁郁微烦者，可与大柴胡汤。第三十一。（八味。）

伤寒十三日不解，胸胁满而呕，日晡发潮热，微利。潮热者，实也，先服小柴胡汤以解外，后以柴胡加芒消汤主之。第三十二。（八味。）

伤寒十三日过经，谵语，有热也。若小便利，当大便硬，而反利者，知以丸药下之也。脉和者，内实也，属调胃承气汤证。第三十三。（用前第九方。）

伤寒八九日，下之，胸满烦惊，小便不利，谵语，身重不可转侧者，属柴胡加龙骨牡蛎汤。第三十四。（十二味。）

火逆，下之，因烧针烦躁者，属桂枝甘草龙骨牡蛎汤。第三十五。（四味。）

太阳病，脉浮而动数，头痛，发热，盗汗，恶寒，反下之，膈内拒痛，短气，躁烦，心中懊憹，心下因硬，则为结胸，属大陷胸汤证。第三十六。（用前第十方。）

伤寒五六日，呕而发热者，小柴胡汤证具，以他药下之，柴胡证仍在者，复与柴胡汤，必蒸蒸而振，却发热，汗出而解。若心满而硬痛者，此为结胸，大陷胸汤主之；但满而不痛者，为痞，属半夏泻心汤。第三十七。（七味。）

本以下之，故心下痞，其人渴而口燥烦，小便不利者，属五苓散。第三十八。（五味。）

伤寒中风，下之，其人下利日数十行，腹中雷鸣，心下痞硬，干呕，心烦。复下之，其痞益甚，属甘草泻心汤。第三十九。（六味。）

伤寒服药，下利不止，心下痞硬。复下之，利不止，与理中，利益甚，属赤石脂禹余粮汤。第四十。（二味。）

太阳病，外证未除，数下之，遂协热而利，利不止，心下痞硬，表里不解，属桂枝人参汤。第四十一。（五味。）

下后，不可更行桂枝汤，汗出而喘，无大热者，属麻黄杏子甘草石膏汤。第四十二。（四味。）

阳明病，下之，外有热，手足温，心中懊侬，饥不能食，但头汗出，属栀子豉汤证。第四十三。（用前第七方。）

伤寒吐后，腹胀满者，属调胃承气汤证。第四十四。（用前第九方。）

病人无表里证，发热七八日，脉虽浮数，可下之。假令已下，脉数不解，不大便者，有瘀血，属抵当汤。第四十五。（四味。）

本太阳病，反下之，腹满痛，属太阴也，属桂枝加芍药汤。第四十六。（五味。）

伤寒六七日，大下，寸脉沉而迟，手足厥，下部脉不至，喉咽不利，唾脓血者，属麻黄升麻汤。第四十七。（十四味。）

伤寒本自寒下，复吐下之，食入口即吐，属干姜黄芩黄连人参汤。第四十八。（四味。）

师曰：病人脉微而涩者，此为医所病也。大发其汗，又数大下之，其人亡血，病当恶寒，后乃发热，无休止时。夏月盛热，欲著复衣；冬月盛寒，欲裸其身。所以然者，阳微则恶寒，阴弱则发热，此医发其汗，使阳气微，又大下之，令阴气弱。五月之时，阳气在表，胃中虚冷，以阳气内微，不能胜冷，故欲著复衣；十一月之时，阳气在里，胃中烦热，以阴气内弱，不能胜热，故欲裸其身。又阴脉迟涩，故知亡血也。

寸口脉浮大，而医反下之，此为大逆。浮则无血，大则为寒，寒气相搏，则为肠鸣。医乃不知，而反饮冷水，令汗大出，水得寒气，冷必相搏，其人则。

太阳病三日，已发汗，若吐，若下，若温针，仍不解者，此为坏病，桂枝不中与之也。观其脉证，知犯何逆，随证治之。

脉浮数者，法当汗出而愈，若下之，身重，心悸者，不可发汗，当自汗出乃解。所以然者，尺中脉微，此里虚，须表里实，津液和，便自汗出愈。

凡病，若发汗，若吐，若下，若亡血，无津液，阴阳脉自和者，必自愈。

大下之后，复发汗，小便不利者，亡津液故也，勿治之，得小便利，必自愈。

下之后，复发汗，必振寒，脉微细。所以然者，以内外俱虚故也。

本发汗，而复下之，此为逆也；若先发汗，治不为逆。本先下之，而反汗之，为逆；若先下之，治不为逆。

太阳病，先下而不愈，因复发汗，以此表里俱虚，其人因致冒，冒家汗出自愈。所以然者，汗出表和故也。得表和，然后复下之。

得病六七日，脉迟浮弱，恶风寒，手足温，医二三下之，不能食而胁下满痛，面目及身黄，颈项强，小便难者，与柴胡汤，后必下重。本渴饮水而呕者，柴胡不中与也，食谷者哕。

太阳病，二三日不能卧，但欲起，心下必结，脉微弱者，此本有寒分也。反下之，若利止，必作结胸；未止者，四日复下之，此作协热利也。

太阳病，下之，其脉促（一作纵），不

结胸者，此为欲解也。脉浮者，必结胸；脉紧者，必咽痛；脉弦者，必两胁拘急；脉细数者，头痛未止；脉沉紧者，必欲呕；脉沉滑者，协热利；脉浮滑者，必下血。

太阳少阳并病，而反下之，成结胸，心下硬，下利不止，水浆不下，其人心烦。

脉浮而紧，而复下之，紧反入里，则作痞，按之自濡，但气痞耳。

伤寒吐下发汗后，虚烦，脉甚微。八九日心下痞硬，胁下痛，气上冲咽喉，眩冒，经脉动惕者，久而成痿。

阳明病，能食，下之不解者，其人不能食，若攻其热，必哕。所以然者，胃中虚冷故也，以其人本虚，攻其热必哕。

阳明病，脉迟，食难用饱，饱则发烦，头眩，必小便难，此欲作谷疸，虽下之，腹满如故。所以然者，脉迟故也。

夫病，阳多者热，下之则硬；汗多，极发其汗，亦硬。

太阳病，寸缓关浮尺弱，其人发热，汗出，复恶寒，不呕，但心下痞者，此以医下之也。

太阴之为病，腹满而吐，食不下，自利益甚，时腹自痛。若下之，必胸下结硬。

伤寒，大吐大下之，极虚，复极汗者，其人外气怫郁，复与之水，以发其汗，因得哕。所以然者，胃中寒冷故也。

吐利发汗后，脉平，小烦者，以新虚不胜谷气故也。

太阳病，医发汗，遂发热恶寒，因复下之，心下痞。表里俱虚，阴阳气并竭，无阳则阴独。复加烧针，因胸烦，面色青黄，肤瞤者，难治。今色微黄，手足温者，易愈。

太阳病，得之八九日，如疟状，发热恶寒，热多寒少，其人不呕，清便欲自可，一日二三度发，脉微缓者，为欲愈也；脉微而恶寒者，此阴阳俱虚，不可更发汗、更下、更吐也；面色反有热色者，未欲解也，以其不能得小汗出，身必痒，属**桂枝麻黄各半汤**。方一。

桂枝麻黄各半汤方

桂枝一两十六铢　芍药一两　生姜一两，切　甘草一两，炙　麻黄一两，去节　大枣四枚，擘　杏仁二十四个，汤浸，去皮尖及两人者

上七味，以水五升，先煮麻黄一二沸，去上沫，纳诸药，煮取一升八合，去滓，温服六合。本云桂枝汤三合，麻黄汤三合，并为六合，顿服。

服桂枝汤，或下之，仍头项强痛，翕翕发热，无汗，心下满微痛，小便不利者，属**桂枝去桂加茯苓白术汤**。方二。

桂枝去桂加茯苓白术汤方

芍药三两　甘草二两，炙　生姜三两，切　白术三两　茯苓三两　大枣十二枚，擘

上六味，以水八升，煮取三升，去滓，温服一升，小便利则愈。本云桂枝汤，今去桂枝，加茯苓、白术。

太阳病，先发汗不解，而下之，脉浮者不愈。浮为在外，而反下之，故令不愈。今脉浮，故在外，当须解外则愈，宜**桂枝汤**。方三。

桂枝汤方

桂枝三两，去皮　芍药三两　生姜三两，切　甘草二两，炙　大枣十二枚，擘

上五味，以水七升，煮取三升，去滓，温服一升。须臾，啜热稀粥一升，以助药力，取汗。

下之后，复发汗，昼日烦躁不得眠，夜而安静，不呕，不渴，无表证，脉沉微，身无大热者，属**干姜附子汤**。方四。

干姜附子汤方

干姜一两　附子一枚，生用，去皮，破八片

上二味，以水三升，煮取一升，去滓，顿服。

伤寒，若吐若下后，心下逆满，气上冲胸，起则头眩，脉沉紧，发汗则动经，身为振振摇者，属**茯苓桂枝白术甘草汤**。方五。

茯苓桂枝白术甘草汤方

茯苓四两 桂枝三两，去皮 白术二两 甘草二两，炙

上四味，以水六升，煮取三升，去滓，分温三服。

发汗若下之后，病仍不解，烦躁者，属**茯苓四逆汤**。方六。

茯苓四逆汤方

茯苓四两 人参一两 附子一枚，生用，去皮，破八片 甘草二两，炙 干姜一两半

上五味，以水五升，煮取二升，去滓，温服七合，日三服。

发汗吐下后，虚烦不得眠，若剧者，必反复颠倒，心中懊侬，属**栀子豉汤**。若少气者，**栀子甘草豉汤**；若呕者，**栀子生姜豉汤**。七。

栀子豉汤方

肥栀子十四枚，擘 香豉四合，绵裹

上二味，以水四升，先煮栀子，得二升半，纳豉，煮取一升半，去滓。分为二服，温进一服，得吐者，止后服。

栀子甘草豉汤方

肥栀子十四个，擘 甘草二两，炙 香豉四合，绵裹

上三味，以水四升，先煮二味，取二升半，纳豉，煮取一升半，去滓。分二服，温进一服，得吐者，止后服。

栀子生姜豉汤方

肥栀子十四个，擘 生姜五两，切 香豉四合，绵裹

上三味，以水四升，先煮二味，取二升半，纳豉，煮取一升半，去滓。分二服，温进一服，得吐者，止后服。

发汗若下之，而烦热，胸中窒者，属栀子豉汤证。八。（用前初方。）

太阳病，过经十余日，心下温温欲吐，而胸中痛，大便反溏，腹微满，郁郁微烦，先此时极吐下者，与调胃承气汤。若不尔者，不可与。但欲呕，胸中痛，微溏者，此非柴胡汤证。以呕，故知极吐下也，**调胃承气汤**。方九。

调胃承气汤方

大黄四两，酒洗 甘草二两，炙 芒硝半升

上三味，以水三升，煮取一升，去滓，纳芒硝，更上火令沸，顿服之。

太阳病，重发汗而复下之，不大便五六日，舌上燥而渴，日晡所小有潮热（一云日晡所发，心胸大烦），从心下至少腹硬满而痛，不可近者，属**大陷胸汤**。方十。

大陷胸汤方

大黄六两，去皮，酒洗 芒硝一升 甘遂末一钱匕

上三味，以水六升，煮大黄，取二升，去滓，纳芒硝，煮两沸，纳甘遂末。温服一升，得快利，止后服。

伤寒五六日，已发汗而复下之，胸胁满，微结，小便不利，渴而不呕，但头汗出，往来寒热，心烦者，此为未解也，属**柴胡桂枝干姜汤**。方十一。

柴胡桂枝干姜汤方

柴胡半斤 桂枝三两，去皮 干姜二两 栝楼根四两 黄芩三两 甘草二两，炙 牡蛎二两，熬

上七味，以水一斗二升，煮取六升，去滓，再煎取三升，温服一升，日三服。初服微烦，后汗出便愈。

伤寒发汗，若吐若下，解后，心下痞

硬，噫气不除者，属**旋覆代赭汤**。方十二。

旋覆代赭汤方

旋覆花三两　人参二两　生姜五两　代赭一两　甘草三两，炙　半夏半升，洗　大枣十二枚，擘

上七味，以水一斗，煮取六升，去滓，再煎取三升，温服一升，日三服。

伤寒大下之，复发汗，心下痞，恶寒者，表未解也，不可攻痞，当先解表，表解乃攻痞。解表，宜桂枝汤，用前方；攻痞，宜**大黄黄连泻心汤**。方十三。

大黄黄连泻心汤方

大黄二两，酒洗　黄连一两

上二味，以麻沸汤二升渍之，须臾，绞去滓，分温再服。（有黄芩，见第四卷中。）

伤寒若吐下后，七八日不解，热结在里，表里俱热，时时恶风，大渴，舌上干燥而烦，欲饮水数升者，属**白虎加人参汤**。方十四。

白虎加人参汤方

知母六两　石膏一斤，碎　甘草二两，炙　粳米六合　人参三两

上五味，以水一斗，煮米熟汤成，去滓，温服一升，日三服。

伤寒，若吐若下后，不解，不大便五六日，上至十余日，日晡所发潮热，不恶寒，独语如见鬼状。若剧者，发则不识人，循衣摸床，惕而不安（一云顺衣妄撮，怵惕不安），微喘直视，脉弦者生，涩者死。微者，但发热，谵语者，属**大承气汤**。方十五。

大承气汤方

大黄四两，去皮，酒洗　厚朴半斤，炙　枳实五枚，炙　芒硝三合

上四味，以水一斗，先煮二味，取五升，纳大黄，煮取二升，去滓，纳芒硝，更煮令一沸，分温再服。得利者，止后服。

三阳合病，腹满，身重，难以转侧，口不仁，面垢（又作枯，一云向经）。谵语，遗尿，发汗则谵语，下之则额上生汗。若手足逆冷，自汗出者，属**白虎汤**。十六。

白虎汤方

知母六两　石膏一斤，碎　甘草二两，炙　粳米六合

上四味，以水一斗，煮米熟汤成，去滓，温服一升，日三服。

阳明病，脉浮而紧，咽燥口苦，腹满而喘，发热汗出，不恶寒，反恶热，身重。若发汗则躁，心愦愦而反谵语；若加温针，必怵惕，烦躁不得眠；若下之，则胃中空虚，客气动膈，心中懊憹，舌上苔者，属栀子豉汤证。十七。（用前第七方。）

阳明病，下之，心中懊憹而烦，胃中有燥屎者，可攻；腹微满，初头硬，后必溏，不可攻之。若有燥屎者，宜大承气汤。第十八。（用前第十五方。）

太阳病，若吐若下若发汗后，微烦，小便数，大便因硬者，与**小承气汤**和之愈。方十九。

小承气汤方

大黄四两，酒洗　厚朴二两，炙　枳实三枚，炙

上三味，以水四升，煮取一升二合，去滓，分温二服。

大汗，若大下而厥冷者，属**四逆汤**。方二十。

四逆汤方

甘草二两，炙　干姜一两半　附子一枚，生用，去皮，破八片

上三味，以水三升，煮取一升二合，去滓，分温再服。强人可大附子一枚，干姜四两。

太阳病，下之后，其气上冲者，可与　桂枝汤；若不上冲者，不得与之。二十一。（用前第三方。）

太阳病，下之后，脉促，胸满者，属**桂枝去芍药汤**。方二十二。（促，一作纵。）

桂枝去芍药汤方

桂枝三两，去皮　甘草二两，炙　生姜三两　大枣十二枚，擘

上四味，以水七升，煮取三升，去滓，温服一升。本云桂枝汤，今去芍药。

若微寒者，属**桂枝去芍药加附子汤**。方二十三。

桂枝去芍药加附子汤方

桂枝三两，去皮　甘草二两，炙　生姜三两，切　大枣十二枚，擘　附子一枚，炮

上五味，以水七升，煮取三升，去滓，温服一升。本云桂枝汤，今去芍药，加附子。

太阳病，桂枝证，医反下之，利遂不止。脉促者，表未解也；喘而汗出者，属**葛根黄芩黄连汤**。方二十四。（促，一作纵。）

葛根黄芩黄连汤方

葛根半斤　甘草二两，炙　黄芩三两　黄连三两

上四味，以水八升，先煮葛根，减二升，纳诸药，煮取二升，去滓，温分再服。

太阳病，下之微喘者，表未解故也，属**桂枝加厚朴杏子汤**。方二十五。

桂枝加厚朴杏子汤方

桂枝三两，去皮　芍药三两　生姜三两，切　甘草二两，炙　厚朴二两，炙，去皮　大枣十二枚，擘　杏仁五十个，去皮尖

上七味，以水七升，煮取三升，去滓，温服一升。

伤寒，不大便六七日，头痛，有热者，与承气汤。其小便清者（一云大便青），知不在里，仍在表也，当须发汗；若头痛者，必衄，宜桂枝汤。二十六。（用前第三方。）

伤寒五六日，大下之后，身热不去，心中结痛者，未欲解也，属栀子豉汤证。二十七。（用前第七方。）

伤寒下后，心烦腹满，卧起不安者，属**栀子厚朴汤**。方二十八。

栀子厚朴汤方

栀子十四枚，擘　厚朴四两，炙　枳实四个，水浸，炙令赤

上三味，以水三升半，煮取一升半，去滓。分二服，温进一服，得吐者，止后服。

伤寒，医以丸药大下之，身热不去，微烦者，属**栀子干姜汤**。方二十九。

栀子干姜汤方

栀子十四个，擘　干姜二两

上二味，以水三升半，煮取一升半，去滓。分二服，一服得吐者，止后服。

凡用栀子汤，病人旧微溏者，不可与服之。

伤寒，医下之，续得下利清谷不止，身疼痛者，急当救里；后身疼痛，清便自调者，急当救表。救里，宜四逆汤；救表，宜桂枝汤。三十。（并用前方。）

太阳病，过经十余日，反二三下之，后四五日，柴胡证仍在者，先与小柴胡。呕不止，心下急（一云呕止小安），郁郁微烦者，为未解也，可与**大柴胡汤**，下之则愈。方三十一。

大柴胡汤方

柴胡半斤　黄芩三两　芍药三两　半夏半升，洗　生姜五两　枳实四枚，炙　大枣十二枚，擘

上七味，以水一斗二升，煮取六升，去滓，再煎取三升，温服一升，日三服。一方加大黄二两，若不加，恐不为大柴胡汤。

伤寒十三日不解，胸胁满而呕，日晡所发潮热，已而微利。此本柴胡，下之不得利，今反利者，知医以丸药下之，此非其治也。潮热者，实也，先服小柴胡汤以解外，

后以**柴胡加芒消汤**主之。方三十二。

柴胡加芒消汤方

柴胡二两十六铢　黄芩一两　人参一两　甘草一两，炙　生姜一两　半夏二十铢，旧云五枚，洗　大枣四枚，擘　芒硝二两

上八味，以水四升，煮取二升，去滓，纳芒硝，更煮微沸，温分再服，不解更作。

伤寒十三日过经，谵语者，以有热也，当以汤下之。若小便利者，大便当硬，而反下利，脉调和者，知医以丸药下之，非其治也。若自下利者，脉当微厥，今反和者，此为内实也，属调胃承气汤证。三十三。（用前第九方。）

伤寒八九日，下之胸满烦惊，小便不利，谵语，一身尽重，不可转侧者，属**柴胡加龙骨牡蛎汤**。方三十四。

柴胡加龙骨牡蛎汤方

柴胡四两　龙骨一两半　黄芩一两半　生姜一两半，切　铅丹一两半　人参一两半　桂枝一两半，去皮　茯苓一两半　半夏二合半，洗　大黄二两　牡蛎一两半，熬　大枣六枚，擘

上十二味，以水八升，煮取四升，内大黄，切如棋子，更煮一两沸，去滓，温服一升。本云柴胡汤，今加龙骨等。

火逆，下之，因烧针烦躁者，属**桂枝甘草龙骨牡蛎汤**。方三十五。

桂枝甘草龙骨牡蛎汤方

桂枝一两，去皮　甘草二两，炙　龙骨二两　牡蛎二两，熬

上四味，以水五升，煮取二升半，去滓，温服八合，日三服。

太阳病，脉浮而动数，浮则为风，数则为热，动则为痛，数则为虚。头痛发热，微盗汗出而反恶寒者，表未解也。医反下之，动数变迟，膈内拒痛（一云头痛即眩），胃中空虚，客气动膈，短气躁烦，心中懊侬，阳气内陷，心下因硬，则为结胸，属大陷胸汤证。若不结胸，但头汗出，余处无汗，剂颈而还，小便不利，身必发黄。三十六。（用前第十方。）

伤寒五六日，呕而发热者，柴胡汤证具，而以他药下之，柴胡证仍在者，复与柴胡汤。此虽已下之，不为逆，必蒸蒸而振，却发热汗出而解。若心下满而硬痛者，此为结胸也，大陷胸汤主之，用前方；但满而不痛者，此为痞，柴胡不中与之，属**半夏泻心汤**。方三十七。

半夏泻心汤方

半夏半升，洗　黄芩三两　干姜三两　人参三两　甘草三两，炙　黄连一两　大枣十二枚，擘

上七味，以水一斗，煮取六升，去滓，再煎取三升，温服一升，日三服。

本以下之，故心下痞，与泻心汤。痞不解，其人渴而口燥烦，小便不利者，属**五苓散**。方三十八。（一方云，忍之一日乃愈。）

五苓散方

猪苓十八铢，去黑皮　白术十八铢　茯苓十八铢　泽泻一两六铢　桂心半两，去皮

上五味，为散，白饮和服方寸匕，日三服。多饮暖水，汗出愈。

伤寒中风，医反下之，其人下利日数十行，谷不化，腹中雷鸣，心下痞硬而满，干呕，心烦不得安。医见心下痞，谓病不尽，复下之，其痞益甚。此非结热，但以胃中虚，客气上逆，故使硬也，属**甘草泻心汤**。方三十九。

甘草泻心汤方

甘草四两，炙　黄芩三两　干姜三两　半夏半升，洗　大枣十二枚，擘　黄连一两

上六味，以水一斗，煮取六升，去滓，再煎取三升，温服一升，日三服。（有人参，见第四卷中。）

伤寒，服汤药，下利不止，心下痞硬。服泻心汤已，复以他药下之，利不止。医以理中与之，利益甚。理中，理中焦，此利在下焦，属**赤石脂禹余粮汤**。复不止者，当利其小便。方四十。

赤石脂禹余粮汤方

赤石脂一斤，碎　太一禹余粮一斤，碎

上二味，以水六升，煮取二升，去滓，分温三服。

太阳病，外证未除，而数下之，遂协热而利，利下不止，心下痞硬，表里不解者，属**桂枝人参汤**。方四十一。

桂枝人参汤方

桂枝四两，别切，去皮　甘草四两，炙　白术三两　人参三两　干姜三两

上五味，以水九升，先煮四味，取五升，纳桂，更煮取三升，去滓。温服一升，日再，夜一服。

下后，不可更行桂枝汤，汗出而喘，无大热者，属**麻黄杏子甘草石膏汤**。方四十二。

麻黄杏子甘草石膏汤方

麻黄四两，去节　杏仁五十个，去皮尖　甘草二两，炙　石膏半斤，碎

上四味，以水七升，先煮麻黄，减二升，去上沫，纳诸药，煮取三升，去滓，温服一升。本云黄耳杯。

阳明病，下之，其外有热，手足温，不结胸，心中懊侬，饥不能食，但头汗出者，属栀子豉汤证。四十三。（用前第七初方。）

伤寒吐后，腹胀满者，属调胃承气汤证。四十四。（用前第九方。）

病人无表里证，发热七八日，脉虽浮数者，可下之。假令已下，脉数不解，今热则消谷喜饥，至六七日，不大便者，有瘀血，属**抵当汤**。方四十五。

抵当汤方

大黄三两，酒洗　桃仁二十枚，去皮尖　水蛭三十枚，熬　虻虫去翅足，三十枚，熬

上四味，以水五升，煮取三升，去滓，温服一升。不下，更服。

本太阳病，医反下之，因尔腹满时痛者，属太阴也，属**桂枝加芍药汤**。方四十六。

桂枝加芍药汤方

桂枝三两，去皮　芍药六两　甘草二两，炙　大枣十二枚，擘　生姜三两，切

上五味，以水七升，煮取三升，去滓，分温三服。本云桂枝汤，今加芍药。

伤寒六七日，大下，寸脉沉而迟，手足厥逆，下部脉不至，喉咽不利，唾脓血，泄利不止者，为难治，属**麻黄升麻汤**。方四十七。

麻黄升麻汤方

麻黄二两半，去节　升麻一两六铢　当归一两六铢　知母十八铢　黄芩十八铢　葳蕤十八铢，一作菖蒲　芍药六铢　天门冬六铢，去心　桂枝六铢，去皮　茯苓六铢　甘草六铢，炙　石膏六铢，碎，绵裹　白术六铢　干姜六铢

上十四味，以水一斗，先煮麻黄一两沸，去上沫，纳诸药，煮取三升，去滓，分温三服。相去如炊三斗米顷，令尽，汗出愈。

伤寒，本自寒下，医复吐下之，寒格更逆吐下，若食入口即吐，属**干姜黄芩黄连人参汤**。方四十八。

干姜黄芩黄连人参汤方

干姜　黄芩　黄连　人参各三两

上四味，以水六升，煮取二升，去滓，分温再服。

伤寒论后序

夫治伤寒之法，历观诸家方书，得仲景之多者，惟孙思邈。犹曰："见大医疗伤寒，惟大青、知母等诸冷物投之，极与仲景本意相反。"又曰："寻方之大意，不过三种：一则桂枝，二则麻黄，三则青龙，凡疗伤寒，不出之也。"呜呼！是未知法之深者也。奈何仲景之意，治病发于阳者，以桂枝、生姜、大枣之类；发于阴者，以干姜、甘草、附子之类，非谓全用温热药，盖取《素问》辛甘发散之说。且风与寒，非辛甘不能发散之也。而又中风自汗用桂枝；伤寒无汗用麻黄；中风见寒脉，伤寒见风脉，用青龙。若不知此，欲治伤寒者，是未得其门矣。然则此之三方，春冬所宜用之，若夏秋之时，病多中暍，当行白虎也。故《阴阳大论》云：脉盛身寒，得之伤寒；脉虚身热，得之伤暑。又云：五月六月，阳气已盛，为寒所折，病热则重。《别论》云：太阳中热，暍是也，其人汗出恶寒，身热而渴，白虎汤主之。若误服桂枝、麻黄辈，未有不黄发斑出，脱血而得生者。此古人所未至，故附于卷之末云。

金匮要略

汉·张仲景 著

金匮要略方论序

张仲景为《伤寒杂病论》，合十六卷，今世但传《伤寒论》十卷，杂病未见其书，或于诸家方中载其一二矣。翰林学士王洙在馆阁日，于蠹简中得仲景《金匮玉函要略方》三卷，上则辨伤寒，中则论杂病，下则载其方，并疗妇人。乃录而传之士流，才数家耳。尝以对方证对者，施之于人，其效若神。然而或有证而无方，或有方而无证，救疾治病，其有未备。国家诏儒臣校正医书，臣奇先校定《伤寒论》，次校定《金匮玉函经》，今又校成此书，仍以逐方次于证候之下，使仓卒之际，便于检用也。又采散在诸家之方，附于逐篇之末，以广其法。以其伤寒文多节略，故所自杂病以下，终于饮食禁忌，凡二十五篇，除重复，合二百六十二方，勒成上、中、下三卷，依旧名曰《金匮方论》。臣奇尝读《魏志·华佗传》云："出书一卷，曰，此书可以活人。"每观华佗凡所疗病，多尚奇怪，不合圣人之经，臣奇谓活人者，必仲景之书也。

大哉炎农圣法，属我盛旦，恭惟主上，丕承大统，抚育元元，颁行方书，拯济疾苦，使和气盈溢而万物莫不尽和矣。

太子右赞善大夫臣高保衡

尚书都官员外郎臣孙奇　等传上

尚书司封郎中充秘阁校理臣林亿

目录

卷中

卷下

卷　上

脏腑经络先后病脉证第一

论十三首，脉证二条

问曰：上工治未病，何也？师曰：夫治未病者，见肝之病，知肝传脾，当先实脾。四季脾王不受邪，即勿补之。中工不晓相传，见肝之病，不解实脾，惟治肝也。

夫肝之病，补用酸，助用焦苦，益用甘味之药调之。酸入肝，焦苦入心，甘入脾。脾能伤肾，肾气微弱，则水不行；水不行，则心火气盛，则伤肺；肺被伤，则金气不行；金气不行，则肝气盛，则肝自愈。此治肝补脾之要妙也。肝虚则用此法，实则不在用之。

经曰："虚虚实实，补不足，损有余"，是其义也。余脏准此。

夫人秉五常，因风气而生长，风气虽能生万物，亦能害万物，如水能浮舟，亦能覆舟。若五脏元真通畅，人即安和，客气邪风，中人多死。千般疢难，不越三条：一者，经络受邪入脏腑，为内所因也；二者，四肢九窍，血脉相传，壅塞不通，为外皮肤所中也；三者，房室、金刃、虫兽所伤，以此详之，病由都尽。

若人能养慎，不令邪风干忤经络，适中经络，未流传腑脏，即医治之；四肢才觉重滞，即导引、吐纳、针灸、膏摩，勿令九窍闭塞；更能无犯王法、禽兽灾伤；房室勿令竭乏，服食节其冷热苦酸辛甘，不遣形体有衰，病则无由入其腠理。腠者，是三焦通会元真之处，为血气所注；理者，是皮肤脏腑之纹理也。

问曰：病人有气色见于面部，愿闻其说。师曰：鼻头色青，腹中痛，苦冷者死。（一云腹中冷，苦痛者死。）鼻头色微黑者，有水气；色黄者，胸上有寒；色白者，亡血也，设微赤，非时者，死；其目正圆者，痉，不治。又色青为痛，色黑为劳，色赤为风，色黄者便难，色鲜明者有留饮。

师曰：病人语声寂然，喜惊呼者，骨节间病；语声喑喑然不彻者，心膈间病；语声啾啾然细而长者，头中病（一作痛）。

师曰：息摇肩者，心中坚；息引胸中上气者，咳；息张口短气者，肺痿唾沫。

师曰：吸而微数，其病在中焦，实也，当下之即愈，虚者不治。在上焦者，其吸促；在下焦者，其吸远，此皆难治。呼吸动摇振振者，不治。

师曰：寸口脉动者，因其王时而动。假令肝王色青，四时各随其色。肝色青而反色白，非其时色脉，皆当病。

问曰：有未至而至，有至而不至，有至而不去，有至而太过，何谓也？师曰：冬至之后，甲子夜半少阳起，少阴之时阳始生，天得温和。以未得甲子，天因温和，此为未至而至也；以得甲子而天未温和，为至而不至也；以得甲子而天大寒不解，此为至而不去也；以得甲子而天温如盛夏五六月时，此为至而太过也。

师曰：病人脉浮者在前，其病在表；浮者在后，其病在里，腰痛背强不能行，必短气而极也。

问曰：经云厥阳独行，何谓也？师曰：此为有阳无阴，故称厥阳。

问曰：寸脉沉大而滑，沉则为实，滑则为气，实气相搏，血气入脏即死，入腑即愈，此为卒厥。何谓也？师曰：唇口青，身冷，为入脏，即死；如身和，汗自出，为入腑，即愈。

问曰：脉脱入脏即死，入腑即愈，何谓也？师曰：非为一病，百病皆然。譬如浸淫疮，从口起流向四肢者，可治；从四肢流来入口者，不可治。病在外者可治，入里者即死。

问曰：阳病十八，何谓也？师曰：头痛，项、腰、脊、臂、脚掣痛。

阴病十八，何谓也？师曰：咳、上气、喘、哕、咽、肠鸣、胀满、心痛、拘急。

五脏病各有十八，合为九十病。人又有六微，微有十八病，合为一百八病。五劳、七伤、六极、妇人三十六病，不在其中。

清邪居上，浊邪居下，大邪中表，小邪中里，法饪之邪，从口入者，宿食也。五邪中人，各有法度，风中于前，寒中于暮，湿伤于下，雾伤于上，风令脉浮，寒令脉急，雾伤皮腠，湿流关节，食伤脾胃，极寒伤经，极热伤络。

问曰：病有急当救里、救表者，何谓也？师曰：病，医下之，续得下利清谷不止，身体疼痛者，急当救里；后身体疼痛，清便自调者，急当救表也。

夫病痼疾，加以卒病，当先治其卒病，后乃治其痼疾也。

师曰：五脏病各有得者愈，五脏病各有所恶，各随其所不喜者为病。病者素不应食，而反暴思之，必发热也。

夫诸病在脏，欲攻之，当随其所得而攻之，如渴者，与猪苓汤。余皆仿此。

痉湿暍病脉证第二

论一首，脉证十二条，方十一首

太阳病，发热无汗，反恶寒者，名曰刚痉。（一作痓，余同。）

太阳病，发热汗出而不恶寒，名曰柔痉。

太阳病，发热，脉沉而细者，名曰痉，为难治。

太阳病，发汗太多，因致痉。

夫风病下之则痉，复发汗，必拘急。

疮家虽身疼痛，不可发汗，汗出则痉。

病者身热足寒，颈项强急，恶寒，时头热，面赤目赤，独头动摇，卒口噤，背反张者，痉病也。若发其汗者，寒湿相得，其表益虚，即恶寒甚；发其汗已，其脉如蛇。（一云其脉浛。）

暴腹胀大者，为欲解，脉如故，反伏弦者，痉。

夫痉脉，按之紧如弦，直上下行。（一作筑筑而弦。《脉经》云：痉家其脉伏坚，直上下。）

痉病有灸疮，难治。

太阳病，其证备，身体强，几几然，脉反沉迟，此为痉，**栝楼桂枝汤**主之。

栝楼桂枝汤方

栝楼根二两　桂枝三两　芍药三两　甘草

二两　生姜三两　大枣十二枚

上六味，以水九升，煮取三升，分温三服，取微汗。汗不出，食顷，啜热粥发之。

太阳病，无汗而小便反少，气上冲胸，口噤不得语，欲作刚痉，**葛根汤**主之。

葛根汤方

葛根四两　麻黄三两，去节　桂枝二两，去皮　芍药二两　甘草二两，炙　生姜三两　大枣十二枚

上七味，㕮咀，以水七升，先煮麻黄、葛根，减二升，去沫，纳诸药，煮取三升，去滓，温服一升，覆取微似汗，不须啜粥。余如桂枝汤法将息及禁忌。

痉为病（一本痉字上有刚字），胸满口噤，卧不着席，脚挛急，必龂齿，可与**大承气汤**。

大承气汤方

大黄四两，酒洗　厚朴半斤，炙，去皮　枳实五枚，炙　芒硝三合

上四味，以水一斗，先煮二物，取五升；去滓，纳大黄，煮取二升；去滓，纳芒硝，更上火微一二沸，分温再服，得下止服。

太阳病，关节疼痛而烦，脉沉而细（一作缓）者，此名湿痹（《玉函》云中湿）。湿痹之候，小便不利，大便反快，但当利其小便。

湿家之为病，一身尽疼（一云疼烦），发热，身色如熏黄也。

湿家，其人但头汗出，背强，欲得被覆向火。若下之早则哕，或胸满，小便不利（一云利），舌上如苔者，以丹田有热，胸上有寒，渴欲得饮而不能饮，则口燥烦也。

湿家下之，额上汗出，微喘，小便利（一云不利）者，死；若下利不止者，亦死。

风湿相搏，一身尽疼痛，法当汗出而解，值天阴雨不止，医云此可发汗。汗之病不愈者，何也？盖发其汗，汗大出者，但风气去，湿气在，是故不愈也。若治风湿者，发其汗，但微微似欲出汗者，风湿俱去也。

湿家病，身疼发热，面黄而喘，头痛，鼻塞而烦，其脉大，自能饮食，腹中和无病，病在头中寒湿，故鼻塞，纳药鼻中则愈。（《脉经》云：病人喘，而无“湿家病”以下至“而喘”十一字。）

湿家身烦疼，可与**麻黄加术汤**发其汗为宜，慎不可以火攻之。

麻黄加术汤方

麻黄三两，去节　桂技二两，去皮　甘草一两，炙　杏仁七十个，去皮尖　白术四两

上五味，以水九升，先煮麻黄，减二升，去上沫，纳诸药，煮取二升半，去滓，温服八合，覆取微似汗。

病者一身尽疼，发热，日晡所剧者，名风湿。此病伤于汗出当风，或久伤取冷所致也，可与**麻黄杏仁薏苡甘草汤**。

麻黄杏仁薏苡甘草汤方

麻黄去节，半两，汤泡　甘草一两，炙　薏苡仁半两　杏仁十个，去皮尖，炒

上剉麻豆大，每服四钱匕，水盏半，煮八分，去滓，温服。有微汗，避风。

风湿，脉浮，身重，汗出，恶风者，**防己黄芪汤**主之。

防己黄芪汤方

防己一两　甘草半两，炒　白术七钱半　黄芪一两一分，去芦

上剉麻豆大，每抄五钱匕，生姜四片，大枣一枚，水盏半，煎八分，去滓，温服，良久再服。喘者，加麻黄半两；胃中不和者，加芍药三分；气上冲者，加桂枝三分；下有陈寒者，加细辛三分。服后当如虫行皮中，从腰下如冰，后坐被上，又以一被绕腰

以下，温，令微汗，瘥。

伤寒八九日，风湿相搏，身体疼烦，不能自转侧，不呕，不渴，脉浮虚而涩者，**桂枝附子汤**主之。若大便坚，小便自利者，**去桂加白术汤**主之。

桂枝附子汤方

桂枝四两，去皮　生姜三两，切　附子三枚，炮，去皮，破八片　甘草二两，炙　大枣十二枚，擘

上五味，以水六升，煮取二升，去滓，分温三服。

白术附子汤方

白术二两　附子一枚半，炮，去皮　甘草一两，炙　生姜一两半，切　大枣六枚

上五味，以水三升，煮取一升，去滓，分温三服。一服觉身痹，半日许再服，三服都尽，其人如冒状，勿怪，即是术、附并走皮中逐水气，未得除故耳。

风湿相搏，骨节疼烦，掣痛不得屈伸，近之则痛剧，汗出短气，小便不利，恶风不欲去衣，或身微肿者，**甘草附子汤**主之。

甘草附子汤方

甘草二两，炙　白术二两　附子二枚，炮，去皮　桂枝四两，去皮

上四味，以水六升，煮取三升，去滓，温服一升，日三服。初服得微汗则解，能食，汗出复烦者，服五合。恐一升多者，服六七合为妙。

太阳中暍，发热恶寒，身重而疼痛，其脉弦细芤迟。小便已，洒洒然毛耸，手足逆冷，小有劳，身即热，口开前板齿燥。若发其汗，则恶寒甚；加温针，则发热甚；数下之，则淋甚。

太阳中热者，暍是也。汗出恶寒，身热而渴，**白虎人参汤**主之。

白虎人参汤方

知母六两　石膏一斤，碎　甘草二两　粳米六合　人参三两

上五味，以水一斗，煮米熟汤成，去滓，温服一升，日三服。

太阳中暍，身热疼重而脉微弱，此以夏月伤冷水，水行皮中所致也，**一物瓜蒂汤**主之。

一物瓜蒂汤方

瓜蒂二十个

上剉，以水一升，煮取五合，去滓，顿服。

百合狐惑阴阳毒病脉证治第三

论一首，证三条，方二十首

论曰：百合病者，百脉一宗，悉致其病也。意欲食复不能食，常默默欲卧不能卧，欲行不能行，饮食或有美时，或有不用闻食臭时，如寒无寒，如热无热，口苦，小便赤，诸药不能治，得药则剧吐利，如有神灵者，身形如和，其脉微数。

每溺时头痛者，六十日乃愈；若溺时头不痛，淅然者，四十日愈；若溺快然，但头眩者，二十日愈。其证或未病而预见，或病四五日而出，或病二十日或一月微见者，各随证治之。

百合病，发汗后者，**百合知母汤**主之。

百合知母汤方

百合七枚，擘　知母三两，切

上先以水洗百合，渍一宿，当白沫出，去其水，更以泉水二升，煎取一升，去滓；别以泉水二升煎知母，取一升，去滓，后合和煎，取一升五合，分温再服。

百合病，下之后者，**滑石代赭汤**主之。

滑石代赭汤方

百合七枚，擘　滑石三两，碎，绵裹　代赭

石如弹丸大一枚，碎，绵裹

上先以水洗百合，渍一宿，当白沫出，去其水，更以泉水二升，煎取一升，去滓；别以泉水二升煎滑石、代赭，取一升，去滓，后合和重煎，取一升五合，分温服。

百合病吐之后者，**百合鸡子汤**主之。

百合鸡子汤方

百合七枚，擘　鸡子黄一枚

上先以水洗百合，渍一宿，当白沫出，去其水，更以泉水二升，煎取一升，去滓；纳鸡子黄，搅匀，煎五分，温服。

百合病，不经吐、下、发汗，病形如初者，**百合地黄汤**主之。

百合地黄汤方

百合七枚，擘　生地黄汁一升

上以水洗百合，渍一宿，当白沫出，去其水，更以泉水二升，煎取一升，去滓；纳地黄汁，煎取一升五合，分温再服，中病，勿更服，大便当如漆。

百合病，一月不解，变成渴者，**百合洗方**主之。

百合洗方

上以百合一升，以水一斗，渍之一宿，以洗身。洗已，食煮饼，勿以盐豉也。

百合病，渴不瘥者，**栝楼牡蛎散**主之。

栝楼牡蛎散方

栝楼根　牡蛎熬，等份

上为细末，饮服方寸匕，日三服。

百合病，变发热者（一作发寒热），**百合滑石散**主之。

百合滑石散方

百合一两，炙　滑石三两

上为散，饮服方寸匕，日三服，当微利者，止服，热则除。

百合病见于阴者，以阳法救之；见于阳者，以阴法救之。见阳攻阴，复发其汗，此为逆，见阴攻阳，乃复下之，此亦为逆。

狐惑之为病，状如伤寒，默默欲眠，目不得闭，卧起不安，蚀于喉为惑，蚀于阴为狐，不欲饮食，恶闻食臭，其面目乍赤、乍黑、乍白。蚀于上部则声喝（一作嗄），**甘草泻心汤**主之。

甘草泻心汤方

甘草四两　黄芩三两　人参三两　干姜三两　黄连一两　大枣十二枚　半夏半升

上七味，水一斗，煮取六升，去滓，再煎，温服一升，日三服。

蚀于下部则咽干，**苦参汤**洗之。

苦参汤方

苦参一升

川水一斗，煎取七升，去滓，熏洗，日三服。

蚀于肛者，**雄黄**熏之。

雄黄熏方

雄黄

上一味，为末，筒瓦二枚合之，烧，向肛熏之。(《脉经》云：病人或从呼吸上蚀其咽，或从下焦蚀其肛阴。蚀上为惑，蚀下为狐。狐惑病者，猪苓散主之。)

病者脉数，无热，微烦，默默但欲卧，汗出，初得之三四日，目赤如鸠眼；七八日，目四眦（一本此有黄字）黑。若能食者，脓已成也，**赤豆当归散**主之。

赤豆当归散方

赤小豆三升，浸令芽出，曝干　当归三两

上二味，杵为散，浆水服方寸匕，日三服。

阳毒之为病，面赤斑斑如锦纹，咽喉痛，唾脓血。五日可治，七日不可治，升麻鳖甲汤主之。

阴毒之为病，面目青，身痛如被杖，咽

喉痛。五日可治，七日不可治，**升麻鳖甲汤去雄黄、蜀椒**主之。

升麻鳖甲汤方

升麻二两　当归一两　蜀椒炒去汗，一两　甘草二两　雄黄半两，研　鳖甲手指大一片，炙

上六味，以水四升，煮取一升，顿服之，老小再服，取汗。

（《肘后》《千金方》：阳毒用升麻汤，无鳖甲，有桂；阴毒用甘草汤，无雄黄。）

疟病脉证并治第四

证二条，方六首

师曰：疟脉自弦，弦数者多热，弦迟者多寒。弦小紧者下之瘥，弦迟者可温之，弦紧者可发汗、针灸也。浮大者可吐之，弦数者风发也，以饮食消息止之。

病疟，以月一日发，当以十五日愈；设不瘥，当月尽解；如其不瘥，当云何？师曰：此结为癥瘕，名曰疟母，急治之，宜**鳖甲煎丸**。

鳖甲煎丸方

鳖甲十二分，炙　乌扇三分，烧　黄芩三分　柴胡六分　鼠妇三分，熬　干姜三分　大黄三分　芍药五分　桂枝三分　葶苈一分，熬　石韦三分，去毛　厚朴三分　牡丹五分，去心　瞿麦二分　紫葳三分　半夏一分　人参一分　䗪虫五分，熬　阿胶三分，炙　蜂窠四分，炙　赤硝十二分　蜣螂六分，熬　桃仁二分

上二十三味，为末。取煅灶下灰一斗，清酒一斛五斗，浸灰，候酒尽一半，着鳖甲于中，煮令泛烂如胶漆，绞取汁，纳诸药，煎为丸，如梧子大，空心服七丸，日三服。

（《千金方》用鳖甲十二片，又有海藻三分、大戟一分、䗪虫五分，无鼠妇、赤硝二味，以鳖甲煎和诸药为丸。）

师曰：阴气孤绝，阳气独发，则热而少气烦冤，手足热而欲呕，名曰瘅疟。若但热不寒者，邪气内藏于心，外舍分肉之间，令人消铄脱肉。

温疟者，其脉如平，身无寒但热，骨节疼烦，时呕，**白虎加桂枝汤**主之。

白虎加桂枝汤方

知母六两　甘草二两，炙　石膏一斤　粳米二合　桂去皮，三两

上剉，每五钱，水一盏半，煎至八分，去滓，温服，汗出愈。

疟多寒者，名曰牝疟，**蜀漆散**主之。

蜀漆散方

蜀漆烧去腥　云母烧二日夜　龙骨等份

上三味，杵为散，未发前，以浆水服半钱。温疟加蜀漆半分，临发时，服一钱匕。（一方云母作云实。）

附《外台秘要》方：

牡蛎汤方

治牡疟。

牡蛎四两，熬　麻黄四两，去节　甘草二两　蜀漆三两

上四味，以水八升，先煮蜀漆、麻黄，去上沫，得六升，纳诸药，煮取二升，温服一升。若吐，则勿更服。

柴胡去半夏加栝楼汤方

治疟病发渴者，亦治劳疟。

柴胡八两　人参三两　黄芩三两　甘草三两　栝楼根四两　生姜二两　大枣十二枚

上七味，以水一斗二升，煮取六升，去滓，再煎取三升，温服一升，日二服。

柴胡桂姜汤方

治疟寒多微有热，或但寒不热。（服一

剂如神。）

柴胡半斤　桂枝三两，去皮　干姜二两　黄芩三两　栝楼根四两　牡蛎三两，熬　甘草二两，炙

上七味，以水一斗二升，煮取六升，去滓，再煎取三升，温服一升，日三服。初服微烦，复服汗出，便愈。

中风历节病脉证并治第五

论一首，脉证三条，方十二首

夫风之为病，当半身不遂；或但臂不遂者，此为痹。脉微而数，中风使然。

寸口脉浮而紧，紧则为寒，浮则为虚，寒虚相搏，邪在皮肤；浮者血虚，络脉空虚，贼邪不泻，或左或右，邪气反缓，正气即急，正气引邪，㖞僻不遂。邪在于络，肌肤不仁；邪在于经，即重不胜；邪入于腑，即不识人；邪入于脏，舌即难言，口吐涎。

侯氏黑散方

治大风，四肢烦重，心中恶寒不足者。（《外台》治风癫。）

菊花四十分　白术十分　细辛三分　茯苓三分　牡蛎三分　桔梗八分　防风十分　人参三分　矾石三分　黄芩五分　当归三分　干姜三分　川芎三分　桂枝三分

上十四味，杵为散，酒服方寸匕，日一服。初服二十日，温酒调服，禁一切鱼、肉、大蒜，常宜冷食，六十日止，即药积在腹中不下也，热食即下矣，冷食自能助药力。

寸口脉迟而缓，迟则为寒，缓则为虚，营缓则为亡血，卫缓则为中风。邪气中经，则身痒而隐疹。心气不足，邪气入中，则胸满而短气。

风引汤方

除热瘫痫。

大黄　干姜　龙骨各四两　桂枝三两　甘草　牡蛎各二两　寒水石　滑石　赤石脂　白石脂　紫石英　石膏各六两

上十二味，杵，粗筛，以韦囊盛之，取三指撮，井花水三升，煮三沸，温服一升。（治大人风引，少小惊痫瘈疭，日数十发，医所不疗，除热方。巢氏云：脚气宜风引汤。）

防己地黄汤方

治病如狂状，妄行，独语不休，无寒热，其脉浮。

防己一分　桂枝三分　防风三分　甘草二分

上四味，以酒一杯，浸之一宿，绞取汁，生地黄二斤，㕮咀，蒸之如斗米饭久，以铜器盛其汁，更绞地黄汁，和分再服。

头风摩散方

大附子一枚，炮　盐等份

上二味，为散，沐了，以方寸匕，已摩疢上，令药力行。

寸口脉沉而弱，沉即主骨，弱即主筋，沉即为肾，弱即为肝。汗出入水中，如水伤心，历节黄汗出，故曰历节。

趺阳脉浮而滑，滑则谷气实，浮则汗自出。

少阴脉浮而弱，弱则血不足，浮则为风，风血相搏，即疼痛如掣。

盛人脉涩小，短气自汗出，历节疼不可屈伸，此皆饮酒汗出当风所致。

诸肢节疼痛，身体尪羸，脚肿如脱，头眩短气，温温欲吐，**桂枝芍药知母汤**主之。

桂枝芍药知母汤方

桂枝四两　芍药三两　甘草二两　麻黄二两　生姜五两　白术五两　知母四两　防风四两　附子二枚，炮

上九味，以水七升，煮取二升，温服七合，日三服。

味酸则伤筋，筋伤则缓，名曰泄；咸则伤骨，骨伤则痿，名曰枯；枯泄相搏，名曰断泄。荣气不通，卫不独行，荣卫俱微，三焦无所御，四属断绝，身体羸瘦，独足肿大，黄汗出，胫冷。假令发热，便为历节也。

病历节，不可屈伸，疼痛，**乌头汤**主之。

乌头汤方

治脚气疼痛，不可屈伸。

麻黄　芍药　黄芪各三两　甘草三两，炙　川乌五枚，㕮咀，以蜜二升，煎取一升，即出乌头

上五味，㕮咀四味，以水三升，煮取一升，去滓，纳蜜煎中，更煎之，服七合。不知，尽服之。

矾石汤方

治脚气冲心。

矾石二两

上一味，以浆水一斗五升，煎三五沸，浸脚良。

附方：

《古今录验》续命汤方

治中风痱，身体不能自收，口不能言，冒昧不知痛处，或拘急不得转侧。（姚云：与大续命同，兼治妇人产后去血者，及老人、小儿。）

麻黄　桂枝　当归　人参　石膏　干姜　甘草各三两　川芎一两　杏仁四十枚

上九味，以水一斗，煮取四升，温服一升，当小汗，薄覆脊，凭几坐，汗出则愈。不汗，更服，无所禁，勿当风。并治但伏不得卧，咳逆上气，面目浮肿。

《千金》三黄汤方

治中风手足拘急，百节疼痛，烦热心乱，恶寒，经日不欲饮食。

麻黄五分　独活四分　细辛二分　黄芪二分　黄芩三分

上五味，以水六升，煮取二升，分温三服。一服小汗，二服大汗。心热加大黄二分，腹满加枳实一枚，气逆加人参三分，悸加牡蛎三分，渴加栝楼根三分，先有寒加附子一枚。

《近效方》术附子汤方

治风虚头重眩，苦极，不知食味，暖肌补中，益精气。

白术二两　甘草一两，炙　附子一枚半，炮，去皮

上三味，剉，每五钱匕，姜五片，枣一枚，水盏半，煎七分，去滓，温服。

崔氏八味丸方

治脚气上入，少腹不仁。

干地黄八两　山茱萸　薯蓣各四两　泽泻　茯苓　牡丹皮各三两　桂枝一两　附子一两，炮

上八味，末之，炼蜜和丸梧子大，酒下十五丸，日再服。

《千金方》越婢加术汤方

治肉极热，则身体津脱，腠理开，汗大泄，厉风气，下焦脚弱。

麻黄六两　石膏半斤　生姜三两　甘草二两　白术四两　大枣十五枚

上六味，以水六升，先煮麻黄，去上沫，纳诸药，煮取三升，分温三服。恶风加附子一枚，炮。

血痹虚劳病脉证并治第六

论一首，脉证九条，方九首

问曰：血痹病从何得之？师曰：夫尊荣

人，骨弱肌肤盛，重困疲劳汗出，卧不时动摇，加被微风，遂得之。但以脉自微涩，在寸口、关上小紧，宜针引阳气，令脉和紧去则愈。

血痹阴阳俱微，寸口关上微，尺中小紧，外证身体不仁，如风痹状，**黄芪桂枝五物汤**主之。

黄芪桂枝五物汤方

黄芪三两　芍药三两　桂枝三两　生姜六两　大枣十二枚

上五味，以水六升，煮取二升，温服七合，日三服。(一方有人参。)

夫男子平人，脉大为劳，极虚亦为劳。

男子面色薄者，主渴及亡血，卒喘悸，脉浮者，里虚也。

男子脉虚沉弦，无寒热，短气里急，小便不利，面色白，时目瞑，兼衄，少腹满，此为劳使之然。

劳之为病，其脉浮大，手足烦，春夏剧，秋冬瘥，阴寒精自出，酸削不能行。

男子脉浮弱而涩，为无子，精气清冷(一作冷)。

夫失精家，少腹弦急，阴头寒，目眩(一作目眶痛)，发落，脉极虚芤迟，为清谷，亡血，失精。脉得诸芤动微紧，男子失精，女子梦交，**桂枝加龙骨牡蛎汤**主之。

桂枝加龙骨牡蛎汤方

(《小品》云：虚弱浮热汗出者，除桂，加白薇、附子各三分，故曰二加龙骨汤)

桂枝　芍药　生姜各三两　甘草二两　大枣十二枚　龙骨　牡蛎各三两

上七味，以水七升，煮取三升，分温三服。

天雄散方

天雄三两，炮　白术八两　桂枝六两　龙骨三两

上四味，杵为散，酒服半钱匕，日三服，不知，稍增之。

男子平人，脉虚弱细微者，善盗汗也。

人年五六十，其病脉大者，痹侠背行，若肠鸣，马刀侠瘿者，皆为劳得之。

脉沉小迟，名脱气，其人疾行则喘喝，手足逆寒，腹满，甚则溏泄，食不消化也。

脉弦而大，弦则为减，大则为芤，减则为寒，芤则为虚，虚寒相搏，此名为革。妇人则半产漏下，男子则亡血失精。

虚劳里急，悸，衄，腹中痛，梦失精，四肢酸疼，手足烦热，咽干口燥，**小建中汤**主之。

小建中汤方

桂枝三两，去皮　甘草三两，炙　大枣十二枚　芍药六两　生姜二两　胶饴一升

上六味，以水七升，煮取三升，去滓，纳胶饴，更上微火消解，温服一升，日三服。(呕家不可用建中汤，以甜故也。)

(《千金》疗男女因积冷气滞，或大病后不复常，苦四肢沉重，骨肉酸疼，吸吸少气，行动喘乏，胸满气急，腰背强痛，心中虚悸，咽干唇燥，面体少色，或饮食无味，胁肋腹胀，头重不举，多卧少起，甚者积年，轻者百日，渐致瘦弱，五脏气竭，则难可复常，六脉俱不足，虚寒乏气，少腹拘急，羸瘠百病，名曰黄芪建中汤，又有人参二两。)

虚劳里急，诸不足，黄芪建中汤主之。(于小建中汤内加黄芪一两半，余依上法。气短胸满者，加生姜；腹满者，去枣，加茯苓一两半；及疗肺虚损不足，补气加半夏三两。)

虚劳腰痛，少腹拘急，小便不利者，**八味肾气丸**主之。(方见脚气中。)

虚劳诸不足，风气百疾，**薯蓣丸**主之。

薯蓣丸方

薯蓣三十分　当归　桂枝　干地黄　曲豆黄卷各十分　甘草二十八分　芎䓖　麦门冬　芍药　白术　杏仁各六分　人参七分　柴胡　桔梗　茯苓各五分　阿胶七分　干姜三分　白蔹二分　防风六分　大枣百枚，为膏

上二十一味，末之，炼蜜和丸，如弹子大，空腹酒服一丸，一百丸为剂。

虚劳虚烦不得眠，**酸枣汤**主之。

酸枣汤方

酸枣仁二升　甘草一两　知母二两　茯苓二两　川芎二两（《深师》有生姜二两）

上五味，以水八升，煮酸枣仁，得六升，纳诸药，煮取三升，分温三服。

五劳虚极羸瘦，腹满不能饮食，食伤，忧伤，饮伤，房室伤，饥伤，劳伤，经络荣卫气伤，内有干血，肌肤甲错，两目黯黑。缓中补虚，**大黄䗪虫丸**主之。

大黄䗪虫丸方

大黄十分，蒸　黄芩二两　甘草三两　桃仁一升　杏仁一升　芍药四两　干地黄十两　干漆一两　虻虫一升　水蛭百枚　蛴螬一升　䗪虫半升

上十二味，末之，炼蜜和丸小豆大，酒饮服五丸，日三服。

附方：

《千金翼》炙甘草汤（一云复脉汤）

治虚劳不足，汗出而闷，脉结悸，行动如常，不出百日，危急者，十一日死。

甘草四两，炙　桂枝　生姜各三两　麦门冬半升　麻仁半升　人参　阿胶各二两　大枣三十枚　生地黄一斤

上九味，以酒七升，水八升，先煮八味，取三升，去滓，纳胶消尽，温服一升，日三服。

《肘后》獭肝散方

治冷劳，又主鬼疰一门相染。

獭肝一具

炙干，末之，水服方寸匕，日三服。

肺痿肺痈咳嗽上气病脉证治第七

论三首，脉证四条，方十六首

问曰：热在上焦者，因咳为肺痿。肺痿之病，从何得之？师曰：或从汗出，或从呕吐，或从消渴，小便利数，或从便难，又被快药下利，重亡津液，故得之。曰：寸口脉数，其人咳，口中反有浊唾涎沫者何？师曰：为肺痿之病。若口中辟辟燥，咳即胸中隐隐痛，脉反滑数，此为肺痈，咳唾脓血。脉数虚者为肺痿，数实者为肺痈。

问曰：病咳逆，脉之何以知此为肺痈？当有脓血，吐之则死，其脉何类？

师曰：寸口脉微而数，微则为风，数则为热；微则汗出，数则恶寒。风中于卫，呼气不入；热过于营，吸而不出。风伤皮毛，热伤血脉。风舍于肺，其人则咳，口干喘满，咽燥不渴，多唾浊沫，时时振寒。热之所过，血为之凝滞，蓄结痈脓，吐如米粥。始萌可救，脓成则死。

上气面浮肿，肩息，其脉浮大，不治；又加利尤甚。

上气喘而躁者，属肺胀，欲作风水，发汗则愈。

肺痿吐涎沫而不咳者，其人不渴，必遗尿，小便数，所以然者，以上虚不能制下故也。此为肺中冷，必眩，多涎唾，**甘草干姜汤**以温之。若服汤已渴者，属消渴。

甘草干姜汤方

甘草四两，炙　干姜二两，炮

上㕮咀，以水三升，煮取一升五合，去滓，分温再服。

咳而上气，喉中水鸡声，**射干麻黄汤**主之。

射干麻黄汤方

射干十三枚，一法三两　麻黄四两　生姜四两　细辛三两　紫菀三两　款冬花三两　五味子半升　大枣七枚　半夏大者八枚，洗，一法半升

上九味，以水一斗二升，先煮　麻黄两沸，去上沫，纳诸药，煮取三升，分温三服。

咳逆上气，时时吐浊，但坐不得眠，**皂荚丸**主之。

皂荚丸方

皂荚八两，刮去皮，用酥炙

上一味，末之，蜜丸梧子大，以枣膏和汤服三丸，日三夜一服。

咳而脉浮者，**厚朴麻黄汤**主之。

厚朴麻黄汤方

厚朴五两　麻黄四两　石膏如鸡子大　杏仁半升　半夏半升　干姜二两　细辛二两　小麦一升　五味子半升

上九味，以水一斗二升，先煮小麦熟，去滓，纳诸药，煮取三升，温服一升，日三服。

脉沉者，**泽漆汤**主之。

泽漆汤方

半夏半升　紫参五两，一作紫菀　泽漆三斤，以东流水五斗，煮取一斗五升　生姜五两　白前五两　甘草　黄芩　人参　桂枝各三两

上九味，㕮咀，纳泽漆汁中，煮取五升，温服五合，至夜尽。

火逆上气，咽喉不利，止逆下气者，**麦门冬汤**主之。

麦门冬汤方

麦门冬七升　半夏一升　人参二两　甘草二两　粳米三合　大枣十二枚

上六味，以水一斗二升，煮取六升，温服一升，日三夜一服。

肺痈，喘不得卧，**葶苈大枣泻肺汤**主之。

葶苈大枣泻肺汤方

葶苈熬令黄色，捣丸如弹丸大　大枣十二枚

上先以水三升，煮枣取二升，去枣，纳葶苈，煮取一升，顿服。

咳而胸满，振寒脉数，咽干不渴，时出浊唾腥臭，久久吐脓如米粥者，为肺痈，**桔梗汤**主之。

桔梗汤方（亦治血痹）

桔梗一两　甘草二两

上二味，以水三升，煮取一升，分温再服，则吐脓血也。

咳而上气，此为肺胀。其人喘，目如脱状，脉浮大者，**越婢加半夏汤**主之。

越婢加半夏汤方

麻黄六两　石膏半斤　生姜三两　大枣十五枚　甘草二两　半夏半升

上六味，以水六升，先煮　麻黄，去上沫，纳诸药，煮取三升，分温三服。

肺胀，咳而上气，烦躁而喘，脉浮者，心下有水，**小青龙加石膏汤**主之。

小青龙加石膏汤方（《千金》证治同，外更加胁下痛引缺盆）

麻黄　芍药　桂枝细辛　甘草　干姜各三两　五味子　半夏各半升　石膏二两

上九味，以水一斗，先煮麻黄，去沫，纳诸药，煮取三升。强人服一升，羸者减之，日三服，小儿服四合。

附方：

《外台》炙甘草汤方

治肺痿涎唾多，心中温温液液者。（方见虚劳。）

《千金》甘草汤方

甘草

上一味，以水三升，煮减半，分温三服。

《千金》生姜甘草汤方

治肺痿咳唾涎沫不止，咽燥而渴。

生姜五两　人参三两　甘草四两　大枣十五枚

上四味，以水七升，煮取三升，分温三服。

《千金》桂枝去芍药加皂荚汤方

治肺痿吐涎沫。

桂枝三两　生姜三两　甘草二两　大枣十枚　皂荚一枚，去皮子，炙焦

上五味，以水七升，微微火煮取三升，分温三服。

《外台》桔梗白散方

治咳而胸满，振寒脉数，咽干不渴，时出浊唾腥臭，久久吐脓如米粥者，为肺痈。

桔梗　贝母各三分　巴豆一分，去皮，熬，研如脂

上三味，为散，强人饮服半钱匕，羸者减之。病在膈上者吐脓血，膈下者泻出，若下多不止，饮冷水一杯则定。

《千金》苇茎汤方

治咳有微热，烦满，胸中甲错，是为肺痈。

苇茎二升　薏苡仁半升　桃仁五十枚　瓜瓣半升

上四味，以水一斗，先煮苇茎得五升，去滓，纳诸药，煮取二升，服一升，再服，当吐如脓。

肺痈胸满胀，一身面目浮肿，鼻塞清涕出，不闻香臭酸辛，咳逆上气，喘鸣迫塞，葶苈大枣泻肺汤主之。（方见上，三日一剂，可至三四剂，此先服小青龙汤一剂，乃进。小青龙方见咳嗽门中。）

奔豚气病脉证治第八

论二首，方三首

师曰：病有奔豚，有吐脓，有惊怖，有火邪，此四部病，皆从惊发得之。

师曰：奔豚病，从少腹起，上冲咽喉，发作欲死，复还止。皆从惊恐得之。

奔豚气上冲胸，腹痛，往来寒热，奔豚汤主之。

奔豚汤方

甘草　川芎　当归各二两　半夏四两　黄芩二两　生葛五两　芍药二两　生姜四两　甘李根白皮一升

上九味，以水二斗，煮取五升，温服一升，日三夜一服。

发汗后，烧针令其汗，针处被寒，核起而赤者，必发奔豚，气从少腹上至心，灸其核上各一壮，与桂枝加桂汤主之。

桂枝加桂汤方

桂枝五两　芍药三两　甘草二两，炙　生姜三两　大枣十二枚

上五味，以水七升，微火煮取三升，去滓，温服一升。

发汗后，脐下悸者，欲作奔豚，茯苓桂枝甘草大枣汤主之。

茯苓桂枝甘草大枣汤方

茯苓半斤　甘草二两，炙　大枣十五枚　桂枝四两

上四味，以甘澜水一斗，先煮茯苓，减

二升，纳诸药，煮取三升，去滓，温服一升，日三服。（甘澜水法：取水二斗，置大盆内，以杓扬之，水上有珠子五六千颗相逐，取用之。）

胸痹心痛短气病脉证治第九

论一首，证一首，方十首

师曰：夫脉当取太过不及，阳微阴弦，即胸痹而痛，所以然者，责其极虚也。今阳虚知在上焦，所以胸痹、心痛者，以其阴弦故也。

平人无寒热，短气不足以息者，实也。

胸痹之病，喘息咳唾，胸背痛，短气，寸口脉沉而迟，关上小紧数，**栝楼薤白白酒汤**主之。

栝楼薤白白酒汤方

栝楼实一枚，捣　薤白半升　白酒七升

上三味，同煮，取二升，分温再服。

胸痹不得卧，心痛彻背者，**栝楼薤白半夏汤**主之。

栝楼薤白半夏汤方

栝楼实一枚　薤白三两　半夏半斤　白酒一斗

上四味，同煮，取四升，温服一升，日三服。

胸痹心中痞，留气结在胸，胸满，胁下逆抢心，枳实薤白桂枝汤主之。人参汤亦主之。

枳实薤白桂枝汤方

枳实四枚　厚朴四两　薤白半斤　桂枝一两　栝楼实一枚，捣

上五味，以水五升，先煮枳实、厚朴，取二升，去滓，纳诸药，煮数沸，分温三服。

人参汤方

人参　甘草　干姜　白术各三两

上四味，以水八升，煮取三升，温服一升，日三服。

胸痹，胸中气塞，短气，**茯苓杏仁甘草汤**主之；**橘枳姜汤**亦主之。

茯苓杏仁甘草汤方

茯苓三两　杏仁五十个　甘草一两

上三味，以水一斗，煮取五升，温服一升，日三服。（不瘥，更服。）

橘枳姜汤方

橘皮一斤　枳实三两　生姜半斤

上三味，以水五升，煮取二升，分温再服。（《肘后》《千金》云：治胸痹，胸中愊愊如满，噎塞，习习如痒，喉中涩燥，唾沫。）

胸痹缓急者，**薏苡附子散**主之。

薏苡附子散方

薏苡仁十五两大　附子十枚，炮

上二味，杵为散，服方寸匕，日三服。

心中痞，诸逆，心悬痛，**桂枝生姜枳实汤**主之。

桂枝生姜枳实汤方

桂枝三两　生姜三两　枳实五枚

上三味，以水六升，煮取三升，分温三服。

心痛彻背，背痛彻心，**乌头赤石脂丸**主之。

乌头赤石脂丸方

蜀椒一两，一法二分　乌头一分，炮　附子半两，炮，一法一分　干姜一两，一法一分　赤石脂一两，一法二分

上五味，末之，蜜丸如桐子大，先食服一丸，日三服。（不知，稍加服。）

附方：

九痛丸方　治九种心痛。

附子三两，炮　生狼牙一两，炙香　巴豆一

两，去皮心，熬，研如脂　人参　干姜　吴茱萸各一两

上六味，末之，炼蜜丸如桐子大，酒下，强人初服三丸，日三服，弱者二丸。兼治卒中恶，腹胀痛，口不能言；又治连年积冷，流注心胸痛，并冷肿上气，落马坠车，血疾等，皆主之。忌口如常法。

腹满寒疝宿食病脉证治第十

论一首，脉证十六条，方十四首

趺阳脉微弦，法当腹满，不满者必便难，两胠疼痛，此虚寒从下上也，当以温药服之。

病者腹满，按之不痛为虚，痛者为实，可下之。舌黄未下者，下之黄自去。

腹满时减，复如故，此为寒，当与温药。

病者萎黄，躁而不渴，胸中寒实而利不止者，死。

寸口脉弦者，即胁下拘急而痛，其人啬啬恶寒也。

夫中寒家，喜欠，其人清涕出，发热色和者，善嚏。

中寒，其人下利，以里虚也，欲嚏不能，此人肚中寒（一云痛）。

夫瘦人绕脐痛，必有风冷，谷气不行，而反下之，其气必冲，不冲者，心下则痞也。

病腹满，发热十日，脉浮而数，饮食如故，**厚朴七物汤**主之。

厚朴七物汤方

厚朴半斤　甘草三两　大黄三两　大枣十枚　枳实五枚　桂枝二两　生姜五两

上七味，以水一斗，煮取四升，温服八合，日三服。呕者加半夏五合；下利去大黄；寒多者加生姜至半斤。

腹中寒气，雷鸣切痛，胸胁逆满，呕吐，**附子粳米汤**主之。

附子粳米汤方

附子一枚，炮　半夏半升　甘草一两　大枣十枚　粳米半升

上五味，以水八升，煮米熟，汤成，去滓，温服一升，日三服。

痛而闭者，**厚朴三物汤**主之。

厚朴三物汤方

厚朴八两　大黄四两　枳实五枚

上三味，以水一斗二升，先煮二味，取五升，纳大黄，煮取三升，温服一升，以利为度。

按之心下满痛者，此为实也，当下之，宜**大柴胡汤**。

大柴胡汤方

柴胡半斤　黄芩三两　芍药三两　半夏半升，洗　枳实四枚，炙　大黄二两　大枣十二枚　生姜五两

上八味，以水一斗二升，煮取六升，去滓，再煎，温服一升，日三服。

腹满不减，减不足言，当须下之，宜大承气汤。

大承气汤方

大黄四两，酒洗　厚朴半斤，去皮，炙　枳实五枚，炙　芒硝三合

上四味，以水一斗，先煮二物，取五升；去滓，纳大黄，煮取二升；纳芒硝，更上火微一二沸，分温再服，得下，余勿服。

心胸中大寒痛，呕不能饮食，腹中寒，上冲皮起，出见有头足，上下痛而不可触近，**大建中汤**主之。

大建中汤方

蜀椒二合，去汗　干姜四两　人参二两

上三味，以水四升，煮取二升，去滓，纳胶饴一升，微火煎取一升半，分温再服；如一炊顷，可饮粥二升，后更服，当一日食糜，温覆之。

胁下偏痛，发热，其脉紧弦，此寒也，以温药下之，宜**大黄附子汤**。

大黄附子汤方

大黄三两　附子三枚，炮　细辛二两

上三味，以水五升，煮取二升，分温三服；若强人，煮取二升半，分温三服。服后如人行四五里，进一服。

寒气厥逆，**赤丸主**之。

赤丸方

茯苓四两　乌头二两，炮　半夏四两，洗，一方用桂　细辛一两，《千金》作人参

上四味，末之，纳真朱为色，炼蜜丸如麻子大，先食酒饮下三丸，日再夜一服；不知，稍增之，以知为度。

腹痛，脉弦而紧，弦则卫气不行，即恶寒，紧则不欲食，邪正相搏，即为寒疝。绕脐痛，若发则白汗出，手足厥冷，其脉沉弦者，**大乌头煎**主之。

乌头煎方

乌头（大者五枚，熬去皮，不㕮咀）

上以水三升，煮取一升，去滓，纳蜜二升，煎令水气尽，取二升，强人服七合，弱人服五合。不瘥，明日更服，不可日再服。

寒疝腹中痛，及胁痛里急者，**当归生姜羊肉汤**主之。

当归生姜羊肉汤方

当归三两　生姜五两　羊肉一斤

上三味，以水八升，煮取三升，温服七合，日三服。若寒多者，加生姜成一斤；痛多而呕者，加橘皮二两，白术一两。加生姜者，亦加水五升，煮取三升二合，服之。

寒疝腹中痛，逆冷，手足不仁，若身疼痛，灸刺诸药不能治，**抵当乌头桂枝汤**主之。

乌头桂枝汤方

乌头

上一味，以蜜二斤，煎减半，去滓，以桂枝汤五合解之，得一升后，初服二合，不知，即服三合，又不知，复加至五合。其知者，如醉状。得吐者，为中病。

桂枝汤方

桂枝三两，去皮　芍药三两　甘草二两，炙　生姜三两　大枣十二枚

上五味，剉，以水七升，微火煮取三升，去滓。

其脉数而紧乃弦，状如弓弦，按之不移。脉数弦者，当下其寒；脉紧大而迟者，必心下坚；脉大而紧者，阳中有阴，可下之。

附方：

《外台》乌头汤方

治寒疝腹中绞痛，贼风入攻五脏，拘急不得转侧，发作有时，使人阴缩，手足厥逆。（方见上。）

《外台》柴胡桂枝汤方

治心腹卒中痛者。

柴胡四两　黄芩　人参　芍药　桂枝　生姜各一两半　甘草一两　半夏二合半　大枣六枚

上九味，以水六升，煮取三升，温服一升，日三服。

《外台》走马汤方

治中恶心痛腹胀，大便不通。

杏仁二枚　巴豆二枚，去皮心，熬

上二味，以绵缠，槌令碎，热汤二合，捻取白汁饮之，当下。老小量之，通治飞尸鬼击病。

问曰：人病有宿食，何以别之？师曰：寸口脉浮而大，按之反涩，尺中亦微而涩，故知有宿食，**大承气汤**主之。

脉数而滑者，实也，此有宿食，下之愈，宜**大承气汤**。

下利不饮食者，有宿食也，当下之，宜**大承气汤**。

大承气汤方（见前痉病中）

宿食在上脘，当吐之，宜**瓜蒂散**。

瓜蒂散方

瓜蒂一分，熬黄　赤小豆一分，煮

上二味，杵为散，以香豉七合煮取汁，和散一钱匕，温服之。不吐者，少加之，以快吐为度而止。（亡血及虚者，不可与之。）

脉紧如转索无常者，有宿食也。

脉紧头痛，风寒，腹中有宿食不化也。（一云寸口脉紧。）

音释

声（音谷，即谷也）　几（音殊）　龂（音介，戛也）

卷　中

五脏风寒积聚病脉证并治第十一

论二首，脉证十七条，方二首

肺中风者，口燥而喘，身运而重，冒而肿胀。

肺中寒，吐浊涕。

肺死脏，浮之虚，按之弱如葱叶，下无根者，死。

肝中风者，头目瞤，两胁痛，行常伛，令人嗜甘。

肝中寒者，两臂不举，舌本燥，喜太息，胸中痛，不得转侧，食则吐而汗出也。（《脉经》《千金》云：时盗汗，咳，食已吐其汁。）

肝死脏，浮之弱，按之如索不来，或曲如蛇行者，死。

肝着，其人常欲蹈其胸上，先未苦时，但欲饮热，旋覆花汤主之。（臣亿等校诸本旋覆花汤方，皆同。）

心中风者，翕翕发热，不能起，心中饥，食即呕吐。

心中寒者，其人苦病心如啖蒜状，剧者心痛彻背，背痛彻心，譬如蛊注。其脉浮者，自吐乃愈。

心伤者，其人劳倦，即头面赤而下重，心中痛而自烦，发热，当脐跳，其脉弦，此为心脏伤所致也。

心死脏，浮之实如麻豆，按之益躁疾者，死。

邪哭使魂魄不安者，血气少也；血气少者属于心，心气虚者，其人则畏，合目欲眠，梦远行。而精神离散，魂魄妄行。阴气衰者为癫，阳气衰者为狂。

脾中风者，翕翕发热，形如醉人，腹中烦重，皮目瞤瞤而短气。

脾死脏，浮之大坚，按之如覆杯洁洁，状如摇者，死。（臣亿等详五脏各有中风中寒，今脾只载中风，肾中风、中寒俱不载者，以古文简乱极多，去古既远，无文可以补缀也。）

趺阳脉浮而涩，浮则胃气强，涩则小便数，浮涩相搏，大便则坚，其脾为约，**麻子仁丸**主之。

麻子仁丸方

麻子仁二升　芍药半斤　枳实一斤　大黄一斤　厚朴一尺　杏仁一升

上六味，末之，炼蜜和丸梧子大，饮服十丸，日三，以知为度。

肾着之病，其人身体重，腰中冷，如坐水中，形如水状，反不渴，小便自利，饮食如故，病属下焦，身劳汗出，衣（一作表）里冷湿，久久得之，腰以下冷痛，腹重如带五千钱，**甘姜苓术汤**主之。

甘草干姜茯苓白术汤方

甘草二两　白术二两　干姜四两　茯苓四两

上四味，以水五升，煮取三升，分温三服，腰中即温。

肾死脏，浮之坚，按之乱如转丸，益下入尺中者，死。

问曰：三焦竭部，上焦竭，善噫，何谓也？师曰：上焦受中焦气未和，不能消谷，故能噫耳。下焦竭，即遗溺失便，其气不和，不能自禁制，不须治，久则愈。

师曰：热在上焦者，因咳为肺痿；热在中焦者，则为坚；热在下焦者，则尿血，亦令淋秘不通。大肠有寒者，多鹜溏；有热者，便肠垢。小肠有寒者，其人下重便血；有热者，必痔。

问曰：病有积、有聚、有气，何谓也？师曰：积者，脏病也，终不移；聚者，腑病也，发作有时，展转痛移，为可治；气者，胁下痛，按之则愈，复发为气。诸积大法，脉来细而附骨者，乃积也。寸口，积在胸中；微出寸口，积在喉中；关上，积在脐旁；上关上，积在心下；微下关，积在少腹；尺中，积在气冲。脉出左，积在左；脉出右，积在右；脉两出，积在中央。各以其部处之。

痰饮咳嗽病脉证并治第十二

论一首，脉证二十一条，方十八首

问曰：夫饮有四，何谓也？师曰：有痰饮，有悬饮，有溢饮，有支饮。

问曰：四饮何以为异？

师曰：其人素盛今瘦，水走肠间，沥沥有声，谓之痰饮；饮后水流在胁下，咳唾引痛，谓之悬饮；饮水流行，归于四肢，当汗出而不汗出，身体疼重，谓之溢饮；咳逆倚息，气短不得卧，其形如肿，谓之支饮。

水在心，心下坚筑，短气，恶水不欲饮。

水在肺，吐涎沫，欲饮水。

水在脾，少气身重。

水在肝，胁下支满，嚏而痛。

水在肾，心下悸。

夫心下有留饮，其人背寒冷如手大。

留饮者，胁下痛引缺盆，咳嗽则辄已（一作转甚）。

胸中有留饮，其人短气而渴，四肢历节痛。脉沉者，有留饮。

膈上病痰，满喘咳吐，发则寒热，背痛腰疼，目泣自出，其人振振身瞤剧，必有伏饮。

夫病人饮水多，必暴喘满；凡食少饮多，水停心下，甚者则悸，微者短气。脉双弦者，寒也，皆大下后善虚；脉偏弦者，饮也。

肺饮不弦，但苦喘短气。

支饮亦喘而不能卧，加短气，其脉平也。

病痰饮者，当以温药和之。

心下有痰饮，胸胁支满，目眩，**苓桂术甘汤**主之。

茯苓桂枝白术甘草汤方

茯苓四两　桂枝三两　白术三两　甘草二两

上四味，以水六升，煮取三升，分温三服，小便则利。

夫短气，有微饮，当从小便去之，苓桂术甘汤主之；（方见上。）肾气丸亦主之。（方见脚气中。）

病者脉伏，其人欲自利，利反快，虽利，心下续坚满，此为留饮欲去故也，**甘遂半夏汤**主之。

甘遂半夏汤方

甘遂大者，三枚　半夏十二枚，以水一升，煮取半升，去滓　芍药五枚　甘草如指大一枚，炙，一本作无

上四味，以水二升，煮取半升，去滓，以蜜半升，和药汁煎取八合，顿服之。

脉浮而细滑，伤饮。

脉弦数，有寒饮，冬夏难治。

脉沉而弦者，悬饮内痛。

病悬饮者，**十枣汤**主之。

十枣汤方

芫花熬　甘遂　大戟各等份

上三味，捣筛，以水一升五合，先煮肥　大枣十枚，取八合，去滓，纳药末。强人服一钱匕，羸人服半钱，平旦温服之；不下者，明日更加半钱，得快下后，糜粥自养。

病溢饮者，当发其汗，**大青龙汤**主之；**小青龙汤**亦主之。

大青龙汤方

麻黄六两，去节　桂枝二两，去皮　甘草二两，炙　杏仁四十个，去皮尖　生姜三两，切　大枣十二枚　石膏如鸡子大，碎

上七味，以水九升，先煮　麻黄，减二升，去上沫，纳诸药，煮取三升，去滓，温服一升，取微似汗。汗多者，温粉粉之。

小青龙汤方

麻黄三两，去节　芍药三两　五味子半升　干姜三两　甘草三两，炙　细辛三两　桂枝三两，去皮　半夏半升，洗

上八味，以水一斗，先煮麻黄减二升，去上沫，纳诸药，煮取三升，去滓，温服一升。

膈间支饮，其人喘满，心下痞坚，面色黧黑，其脉沉紧，得之数十日，医吐下之不愈，**木防己汤**主之。虚者即愈；实者三日复发，复与不愈者，宜**木防己汤去石膏加茯苓芒硝汤**主之。

木防己汤方

木防己三两　石膏十二枚，鸡子大　桂枝二两　人参四两

上四味，以水六升，煮取二升，分温再服。

木防己加茯苓芒硝汤方

木防己二两　桂枝二两　人参四两　芒硝三合　茯苓四两

上五味，以水六升，煮取二升，去滓，纳芒硝，再微煎，分温再服，微利则愈。

心下有支饮，其人苦冒眩，**泽泻汤**主之。

泽泻汤方

泽泻五两　白术二两

上二味，以水二升，煮取一升，分温再服。

支饮胸满者，**厚朴大黄汤**主之。

厚朴大黄汤方

厚朴一尺　大黄六两　枳实四枚

上三味，以水五升，煮取二升，分温再服。

支饮不得息，**葶苈大枣泻肺汤**主之。（方见肺痈中。）

呕家本渴，渴者为欲解。今反不渴，心下有支饮故也，**小半夏汤**主之。（《千金》云：小半夏加茯苓汤。）

小半夏汤方

半夏一升　生姜半斤

上二味，以水七升，煮取一升半，分温再服。

腹满，口舌干燥，此肠间有水气，**己椒苈黄丸**主之。

己椒苈黄丸方

防己　椒目　葶苈熬　大黄各一两

上四味，末之，蜜丸如梧子大，先食饮服一丸，日三服，稍增，口中有津液。渴者，加芒硝半两。

卒呕吐，心下痞，膈间有水，眩悸者，**小半夏加茯苓汤**主之。

小半夏加茯苓汤方

半夏一升　生姜半斤　茯苓三两，一法四两

上三味，以水七升，煮取一升五合，分温再服。

假令瘦人，脐下有悸，吐涎沫而癫眩，此水也，**五苓散**主之。

五苓散方

泽泻一两一分　猪苓三分，去皮　茯苓三分　白术三分　桂二分，去皮

上五味，为末，白饮服方寸匕，日三服，多饮暖水，汗出愈。

附方：

《外台》茯苓饮

治心胸中有停痰宿水，自吐出水后，心胸间虚，气满不能食，消痰气，令能食。

茯苓　人参　白术各三两　枳实二两　橘皮二两半　生姜四两

上六味，水六升，煮取一升八合，分温三服，如人行八九里，进之。

咳家其脉弦，为有水，十枣汤主之。（方见上。）

夫有支饮家，咳烦，胸中痛者，不卒死，至一百日或一岁，宜十枣汤。（方见上。）

久咳数岁，其脉弱者，可治；实大数者，死。其脉虚者，必苦冒，其人本有支饮在胸中故也，治属饮家。

咳逆倚息不得卧，**小青龙汤**主之。（方见上，又见肺痈中。）

青龙汤下已，多唾口燥，寸脉沉，尺脉微，手足厥逆，气从小腹上冲胸咽，手足痹，其面翕热如醉状，因复下流阴股，小便难，时复冒者，与**茯苓桂枝五味甘草汤**，治其气冲。

桂苓五味甘草汤方

茯苓四两　桂枝四两，去皮　甘草三两，炙　五味子半升

上四味，以水八升，煮取三升，去滓，分温三服。

冲气即低，而反更咳，胸满者，用**桂苓五味甘草汤，去桂加干姜、细辛**，以治其咳满。

苓甘五味姜辛汤方

茯苓四两　甘草三两　干姜三两　细辛三两　五味子半升

上五味，以水八升，煮取三升，去滓，温服半升，日三服。

咳满即止，而更复渴，冲气复发者，以细辛、干姜为热药也。服之当遂渴，而渴反止者，为支饮也。支饮者，法当冒，冒者必呕，呕者复纳半夏，以去其水。

桂苓五味甘草去桂加姜辛夏汤方

茯苓四两　甘草二两　细辛二两　干姜二两　五味子　半夏各半升

上六味，以水八升，煮取三升，去滓，温服半升，日三服。

水去呕止，其人形肿者，加杏仁主之。其证应纳麻黄，以其人遂痹，故不纳之。若逆而纳之者，必厥，所以然者，以其人血虚，麻黄发其阳故也。

苓甘五味加姜辛半夏杏仁汤方

茯苓四两　甘草三两　五味半升　干姜三两　细辛三两　半夏半升　杏仁半升，去皮尖

上七味，以水一斗，煮取三升，去滓，温服半升，日三服。

若面热如醉，此为胃热上冲熏其面，加大黄以利之。

苓甘五味加姜辛半杏大黄汤方

茯苓四两　甘草三两　五味子半升　干姜三两　细辛三两　半夏半升　杏仁半升　大黄三两

上八味，以水一斗，煮取三升，去滓，温服半升，日三服。

先渴后呕，为水停心下，此属饮家，小半夏加茯苓汤主之。（方见上。）

消渴小便利淋病脉证并治第十三

脉证九条，方六首

厥阴之为病，消渴，气上冲心，心中疼热，饥而不欲食，食即吐，下之不肯止。

寸口脉浮而迟，浮即为虚，迟即为劳，虚则卫气不足，劳则荣气竭。趺阳脉浮而数，浮即为气，数即为消谷而大坚（一作紧），气盛则溲数，溲数即坚，坚数相搏，即为消渴。

男子消渴，小便反多，以饮一斗，小便一斗，肾气丸主之。（方见脚气中。）

脉浮，小便不利，微热消渴者，宜利小便，发汗，五苓散主之。（方见上。）

渴欲饮水，水入则吐者，名曰水逆，五苓散主之。（方见上。）

渴欲饮水不止者，**文蛤散**主之。

文蛤散方

文蛤五两

上一味，杵为散，以沸汤五合，和服方寸匕。

淋之为病，小便如粟状，小腹弦急，痛引脐中。

趺阳脉数，胃中有热，即消谷引食，大便必坚，小便即数。

淋家不可发汗，发汗则必便血。

小便不利者，有水气，其人若渴，**栝楼瞿麦丸**主之。

栝楼瞿麦丸方

栝楼根二两　茯苓三两　薯蓣三两　附子一枚，炮　瞿麦一两

上五味，末之，炼蜜丸梧子大，饮服三丸，日三服。不知，增至七八丸，以小便利，腹中温为知。

小便不利，**蒲灰散**主之；**滑石白鱼散**、**茯苓戎盐汤**并主之。

蒲灰散方

蒲灰七分　滑石三分

上二味，杵为散，饮服方寸匕，日三服。

滑石白鱼散方

滑石二分　乱发二分，烧　白鱼二分

上三味，杵为散，饮服方寸匕，日三服。

茯苓戎盐汤方

茯苓半斤　白术二两　戎盐弹丸大，一枚

上三味，先将茯苓、白术煎成，入戎盐，再煎，分温三服。

渴欲饮水，口干舌燥者，白虎加人参汤主之。（方见中暍篇中。）

脉浮，发热，渴欲饮水，小便不利者，**猪苓汤**主之。

猪苓汤方

猪苓去皮　茯苓　阿胶　滑石　泽泻各一两

上五味，以水四升，先煮四味，取二升，去滓，纳胶烊消，温服七合，日三服。

水气病脉证并治第十四

论七首，脉证五条，方八首

师曰：病有风水，有皮水，有正水，有石水，有黄汗。风水，其脉自浮，外证骨节疼痛，恶风；皮水，其脉亦浮，外证胕肿，

按之没指，不恶风，其腹如鼓，不渴，当发其汗。正水，其脉沉迟，外证自喘；石水，其脉自沉，外证腹满不喘；黄汗，其脉沉迟，身发热，胸满，四肢头面肿，久不愈，必致痈脓。

脉浮而洪，浮则为风，洪则为气，风气相搏，风强则为隐疹，身体为痒，痒为泄风，久为痂癞。气强则为水，难以俯仰。风气相击，身体洪肿，汗出乃愈。恶风则虚，此为风水；不恶风者，小便通利，上焦有寒，其口多涎，此为黄汗。

寸口脉沉滑者，中有水气，面目肿大，有热，名曰风水。视人之目窠上微拥，如蚕新卧起状，其颈脉动，时时咳，按其手足上，陷而不起者，风水。

太阳病，脉浮而紧，法当骨节疼痛。反不疼，身体反重而酸，其人不渴，汗出即愈，此为风水。恶寒者，此为极虚，发汗得之。渴而不恶寒者，此为皮水，身肿而冷，状如周痹。胸中窒，不能食，反聚痛，暮躁不得眠，此为黄汗，痛在骨节。咳而喘，不渴者，此为脾胀，其状如肿，发汗即愈。然诸病此者，渴而下利，小便数者，皆不可发汗。

里水者，一身面目黄肿，其脉沉，小便不利，故令病水。假如小便自利，此亡津液，故令渴也。越婢加术汤主之。（方见下。）

趺阳脉当伏，今反紧，本自有寒，疝瘕，腹中痛，医反下之，下之即胸满短气。

趺阳脉当伏，今反数，本自有热，消谷，小便数，今反不利，此欲作水。

寸口脉浮而迟，浮脉则热，迟脉则潜，热潜相搏，名曰沉。趺阳脉浮而数，浮脉即热，数脉即止，热止相搏，名曰伏。沉伏相搏，名曰水。沉则络脉虚，伏则小便难，虚难相搏，水走皮肤，即为水矣。

寸口脉弦而紧，弦则卫气不行，即恶寒，水不沾流，走于肠间。

少阴脉紧而沉，紧则为痛，沉则为水，小便即难。

脉得诸沉，当责有水，身体肿重，水病脉出者，死。

夫水病人，目下有卧蚕，面目鲜泽，脉伏，其人消渴。病水腹大，小便不利，其脉沉绝者，有水，可下之。

问曰：病下利后，渴饮水，小便不利，腹满阴肿者，何也？答曰：此法当病水，若小便自利及汗出者，自当愈。

心水者，其身重而少气，不得卧，烦而躁，其人阴肿。

肝水者，其腹大，不能自转侧，胁下腹痛，时时津液微生，小便续通。

肺水者，其身肿，小便难，时时鸭溏。

脾水者，其腹大，四肢苦重，津液不生，但苦少气，小便难。

肾水者，其腹大，脐肿腰痛，不得溺，阴下湿如牛鼻上汗，其足逆冷，面反瘦。

师曰：诸有水者，腰以下肿，当利小便；腰以上肿，当发汗乃愈。

师曰：寸口脉沉而迟，沉则为水，迟则为寒，寒水相搏，趺阳脉伏，水谷不化，脾气衰则鹜溏，胃气衰则身肿。少阳脉卑，少阴脉细，男子则小便不利，妇人则经水不通。经为血，血不利则为水，名曰血分。

问曰：病有血分、水分，何也？师曰：经水前断，后病水，名曰血分，此病难治；先病水，后经水断，名曰水分，此病易治。何以故？去水，其经自下。

问曰：病者苦水，面目身体四肢皆肿，小便不利，脉之，不言水，反言胸中痛，气上冲咽，状如炙肉，当微咳喘，审如师言，其脉何类？

师曰：寸口脉沉而紧，沉为水，紧为寒，沉紧相搏，结在关元，始时尚微，年盛不觉，阳衰之后，荣卫相干，阳损阴盛，结寒微动，肾气上冲，喉咽塞噎，胁下急痛。医以为留饮而大下之，气击不去，其病不除。后重吐之，胃家虚烦，咽燥欲饮水，小便不利，水谷不化，面目手足浮肿。又与葶苈丸下水，当时如小瘥，食饮过度，肿复如前，胸胁苦痛，象若奔豚，其水扬溢，则浮咳喘逆。当先攻击冲气，令止，乃治咳；咳止，其喘自瘥。先治新病，病当在后。

风水，脉浮身重，汗出恶风者，**防己黄芪汤**主之。腹痛加芍药。

防己黄芪汤方（方见湿病中）

风水恶风，一身悉肿，脉浮不渴，续自汗出，无大热，**越婢汤**主之。

越婢汤方

麻黄六两　石膏半斤　生姜三两　大枣十五枚　甘草二两

上五味，以水六升，先煮　麻黄，去上沫，纳诸药，煮取三升，分温三服。恶风者，加附子一枚（炮）；风水，加术四两。（《古今录验》）

皮水为病，四肢肿，水气在皮肤中，四肢聂聂动者，**防己茯苓汤**主之。

防己茯苓汤方

防己三两　黄芪三两　桂枝三两　茯苓六两　甘草二两

上五味，以水六升，煮取二升，分温三服。

里水，**越婢加术汤**主之；**甘草麻黄汤**亦主之。

越婢加术汤方（见上，于内加白术四两，又见脚气中。）

甘草麻黄汤方

甘草二两　麻黄四两

上二味，以水五升，先煮麻黄，去上沫，纳甘草，煮取三升，温服一升，重覆汗出，不汗，再服。慎风寒。

水之为病，其脉沉小，属少阴；浮者为风。无水虚胀者，为气。水，发其汗即已。脉沉者，宜**麻黄附子汤**；浮者，宜**杏子汤**。

麻黄附子汤方

麻黄三两　甘草二两　附子一枚，炮

上三味，以水七升，先煮　麻黄，去上沫，纳诸药，煮取二升半，温服八合，日三服。

杏子汤方（未见，恐是麻黄杏仁甘草石膏汤。）

厥而皮水者，**蒲灰散**主之。（方见消渴中。）

问曰：黄汗之为病，身体肿（一作重），发热汗出而渴，状如风水，汗沾衣，色正黄如柏汁，脉自沉，何从得之？师曰：以汗出入水中浴，水从汗孔入得之，宜**芪芍桂酒汤**主之。

黄芪芍桂苦酒汤方

黄芪五两　芍药三两　桂枝三两

上三味，以苦酒一升，水七升，相和，煮取三升，温服一升，当心烦，服至六七日，乃解。若心烦不止者，以苦酒阻故也。（一方用美酒醯代苦酒。）

黄汗之病，两胫自冷；假令发热，此属历节。食已汗出，又身常暮盗汗出者，此劳气也。若汗出已，反发热者，久久其身必甲错；发热不止者，必生恶疮。若身重，汗出已辄轻者，久久必身瞤，瞤即胸中痛，又从腰以上必汗出，下无汗，腰髋弛痛，如有物在皮中状，剧者不能食，身疼重，烦躁，小便不利，此为黄汗，**桂枝加黄芪汤**主之。

桂枝加黄芪汤方

桂枝三两　芍药三两　甘草二两　生姜三两　大枣十二枚　黄芪二两

上六味，以水八升，煮取三升，温服一升，须臾饮热稀粥一升余，以助药力，温服取微汗；若不汗，更服。

师曰：寸口脉迟而涩，迟则为寒，涩为血不足。趺阳脉微而迟，微则为气，迟则为寒。寒气不足，则手足逆冷；手足逆冷，则荣卫不利；荣卫不利，则腹满肠鸣相逐；气转膀胱，荣卫俱劳；阳气不通即身冷，阴气不通即骨疼；阳前通则恶寒，阴前通则痹不仁；阴阳相得，其气乃行，大气一转，其气乃散；实则失气，虚则遗尿，名曰气分。

气分，心下坚，大如盘，边如旋杯，水饮所作，**桂枝去芍药加麻辛附子汤**主之。

桂枝去芍药加麻黄细辛附子汤方

桂枝三两　生姜三两　甘草二两　大枣十二枚　麻黄二两　细辛二两　附子一枚，炮

上七味，以水七升，煮麻黄，去上沫，纳诸药，煮取二升，分温三服，当汗出，如虫行皮中，即愈。

心下坚，大如盘，边如旋盘，水饮所作，**枳术汤**主之。

枳术汤方

枳实七枚　白术二两

上二味，以水五升，煮取三升，分温三服，腹中软，即当散也。

附方：

《外台》防己黄芪汤方

治风水，脉浮为在表，其人或头汗出，表无他病，病者但下重，从腰以上为和，腰以下当肿及阴，难以屈伸。（方见风湿中。）

黄疸病脉证并治第十五

论二首，脉证十四条，方七首

寸口脉浮而缓，浮则为风，缓则为痹，痹非中风，四肢苦烦，脾色必黄，瘀热以行。

趺阳脉紧而数，数则为热，热则消谷；紧则为寒，食即为满。尺脉浮为伤肾，趺阳脉紧为伤脾。风寒相搏，食谷即眩，谷气不消，胃中苦浊，浊气下流，小便不通，阴被其寒，热流膀胱，身体尽黄，名曰谷疸。

额上黑，微汗出，手足中热，薄暮即发，膀胱急，小便自利，名曰女劳疸；腹如水状不治。

心中懊憹而热，不能食，时欲吐，名曰酒疸。

阳明病，脉迟者，食难用饱，饱则发烦头眩，小便必难，此欲作谷疸。虽下之，腹满如故，所以然者，脉迟故也。

夫病酒黄疸，必小便不利，其候心中热，足下热，是其证也。

酒黄疸者，或无热，靖言了了，腹满欲吐，鼻燥。其脉浮者，先吐之；沉弦者，先下之。

酒疸，心中热，欲吐者，吐之愈。

酒疸下之，久久为黑疸，目青面黑，心中如啖蒜齑状，大便正黑，皮肤爪之不仁，其脉浮弱，虽黑微黄，故知之。

师曰：病黄疸，发热烦喘，胸满口燥者，以病发时，火劫其汗，两热相得。然黄家所得，从湿得之。一身尽发热而黄，肚热，热在里，当下之。

脉沉，渴欲饮水，小便不利者，皆发黄。

腹满，舌痿黄，躁不得睡，属黄家。（舌痿疑作身痿。）

黄疸之病，当以十八日为期，治之十日以上瘥，反极为难治。

疸而渴者，其疸难治；疸而不渴者，其疸可治。发于阴部，其人必呕；阳部，其人

振寒而发热也。

谷疸之为病，寒热不食，食即头眩，心胸不安，久久发黄，为谷疸，**茵陈蒿汤**主之。

茵陈蒿汤方

茵陈蒿六两　栀子十四枚　大黄二两

上三味，以水一斗，先煮茵陈，减六升，纳二味，煮取三升，去滓，分温三服。小便当利，尿如皂角汁状，色正赤，一宿腹减，黄从小便去也。

黄家日晡所发热，而反恶寒，此为女劳得之。膀胱急，少腹满，身尽黄，额上黑，足下热，因作黑疸。其腹胀如水状，大便必黑，时溏，此女劳之病，非水也。腹满者难治。**硝矾石散**主之。

硝石矾石散方

硝石　矾石烧，等份

上二味，为散，以大麦粥汁，和服方寸匕，日三服。病随大小便去，小便正黄，大便正黑，是候也。

酒黄疸，心中懊侬，或热痛，**栀子大黄汤**主之。

栀子大黄汤方

栀子十四枚　大黄一两　枳实五枚　豉一升

上四味，以水六升，煮取二升，分温三服。

诸病黄家，但利其小便。假令脉浮，当以汗解之，宜**桂枝加黄芪汤**主之。（方见水气病中。）

诸黄，**猪膏发煎**主之。

猪膏发煎方

猪膏半斤　乱发如鸡子大，三枚

上二味，和膏中煎之，发消药成，分再服。病从小便出。

黄疸病，**茵陈五苓散**主之。（一本云茵陈汤及五苓散并主之。）

茵陈五苓散方

茵陈蒿末十分　五苓散五分，方见痰饮中

上二物和，先食饮方寸匕，日三服。

黄疸腹满，小便不利而赤，自汗出，此为表和里实，当下之，宜**大黄硝石汤**。

大黄硝石汤方

大黄　黄柏　硝石各四两　栀子十五枚

上四味，以水六升，煮取二升，去滓，纳硝，更煮取一升，顿服。

黄疸病，小便色不变，欲自利，腹满而喘，不可除热，热除必哕。哕者，小半夏汤主之。（方见消渴中。）

诸黄，腹痛而呕者，宜柴胡汤。（必小柴胡汤。方见呕吐中。）

男子黄，小便自利，当与虚劳小建中汤。（方见虚劳中。）

附方：

瓜蒂汤方

治诸黄。（方见暍病中。）

《千金》麻黄醇酒汤方

治黄疸。

麻黄三两

上一味，以美清酒五升，煮取二升半，顿服尽。冬月用酒，春月用水煮之。

惊悸吐衄下血胸满瘀血病脉证治第十六

脉证十二条，方五首

寸口脉动而弱，动即为惊，弱则为悸。

师曰：尺脉浮，目睛晕黄，衄未止；晕黄去，目睛慧了，知衄今止。

又曰：从春至夏衄者太阳；从秋至冬衄者阳明。

衄家不可汗，汗出必额上陷，脉紧急，

直视不能眴，不得眠。

病人面无色，无寒热。脉沉弦者，衄；浮弱，手按之绝者，下血；烦咳者，必吐血。

夫吐血，咳逆上气，其脉数而有热，不得卧者，死。

夫酒客咳者，必致吐血，此因极饮过度所致也。

寸口脉弦而大，弦则为减，大则为芤，减则为寒，芤则为虚，寒虚相击，此名曰革，妇人则半产漏下，男子则亡血。

亡血不可发其表，汗出即寒栗而振。

病人胸满，唇痿舌青，口燥，但欲漱水不欲咽，无寒热，脉微大来迟，腹不满，其人言我满，为有瘀血。

病者如热状，烦满，口干燥而渴，其脉反无热，此为阴伏，是瘀血也，当下之。

火邪者，**桂枝去芍药加蜀漆牡蛎龙骨救逆汤**主之。

桂枝救逆汤方

桂枝三两，去皮　甘草二两，炙　生姜三两　牡蛎五两，熬　龙骨四两　大枣十二枚　蜀漆三两，洗去腥

上为末，以水一斗二升，先煮蜀漆，减二升，纳诸药，煮消三升，去滓，温服一升。

心下悸者，**半夏麻黄丸**主之。

半夏麻黄丸方

半夏　麻黄等份

上二味，末之，炼蜜和丸小豆大，饮服三丸，日三服。

吐血不止者，**柏叶汤**主之。

柏叶汤方

柏叶　干姜各三两　艾三把

上三味，以水五升，取马通汁一升，合煮，取一升，分温再服。

下血，先便后血，此远血也，**黄土汤**主之。

黄土汤方（亦主吐血，衄血。）

甘草　干地黄　白术　附子炮　阿胶　黄芩各三两　灶中黄土半斤

上七味，以水八升，煮取三升，分温二服。

下血，先血后便，此近血也，赤小豆当归散主之。（方见狐惑中。）

心气不足，吐血、衄血，**泻心汤**主之。

泻心汤方（亦治霍乱。）

大黄二两　黄连一两　黄芩一两

上三味，以水三升，煮取一升，顿服之。

呕吐哕下利病脉证治第十七

论一首，脉证二十七条，方二十三首

夫呕家有痈脓，不可治呕，脓尽自愈。

先呕却渴者，此为欲解。先渴却呕者，为水停心下，此属饮家。

呕家本渴，今反不渴者，以心下有支饮故也，此属支饮。

问曰：病人脉数，数为热，当消谷引食，而反吐者，何也？

师曰：以发其汗，令阳微，膈气虚，脉乃数，数为客热，不能消谷，胃中虚冷故也。

脉弦者，虚也。胃气无余，朝食暮吐，变为胃反。寒在于上，医反下之，今脉反弦，故名曰虚。

寸口脉微而数，微则无气，无气则荣虚，荣虚则血不足，血不足则胸中冷。

趺阳脉浮而涩，浮则为虚，涩则伤脾，

脾伤则不磨，朝食暮吐，暮食朝吐，宿谷不化，名曰胃反。脉紧而涩，其病难治。

病人欲吐者，不可下之。

哕而腹满，视其前后，知何部不利，利之即愈。

呕而胸满者，**茱萸汤**主之。

茱萸汤方

吴茱萸一升　人参三两　生姜六两　大枣十二枚

上四味，以水五升，煮取三升，温服七合，日三服。

干呕，吐涎沫，头痛者，茱萸汤主之。（方见上。）

呕而肠鸣，心下痞者，**半夏泻心汤**主之。

半夏泻心汤方

半夏半升，洗　黄芩三两　干姜三两　人参三两　黄连一两　大枣十二枚　甘草三两，炙

上七味，以水一斗，煮取六升，去滓，再煮取三升，温服一升，日三服。

干呕而利者，**黄芩加半夏生姜汤**主之。

黄芩加半夏生姜汤方

黄芩三两　甘草二两，炙　芍药二两　半夏半升　生姜三两　大枣十二枚

上六味，以水一斗，煮取三升，去滓，温服一升，日再夜一服。

诸呕吐，谷不得下者，小半夏汤主之。（方见痰饮中。）

呕吐而病在膈上，后思水者，解，急与之。思水者，**猪苓散**主之。

猪苓散方

猪苓　茯苓　白术各等份

上三味，杵为散，饮服方寸匕，日三服。

呕而脉弱，小便复利，身有微热，见厥者，难治，**四逆汤**主之。

四逆汤方

附子一枚，生用　干姜一两半　甘草二两，炙

上三味，以水三升，煮取一升二合，去滓，分温再服。强人可大附子一枚，干姜三两。

呕而发热者，**小柴胡汤**主之。

小柴胡汤方

柴胡半斤　黄芩三两　人参三两　甘草三两　半夏半斤　生姜三两　大枣十二枚

上七味，以水一斗二升，煮取六升，去滓，再煎取三升，温服一升，日三服。

胃反呕吐者，**大半夏汤**主之。（《千金》云：治胃反不受食，食入即吐。《外台》云：治呕，心下痞硬者。）

大半夏汤方

半夏二升，洗完用　人参三两　白蜜一升

上三味，以水一斗二升，和蜜扬之二百四十遍，煮取二升半，温服一升，余分再服。

食已即吐者，**大黄甘草汤**主之。（《外台》方，又治吐水。）

大黄甘草汤方

大黄四两　甘草一两

上二味，以水三升，煮取一升，分温再服。

胃反，吐而渴欲饮水者，**茯苓泽泻汤**主之。

茯苓泽泻汤方（《外台》云：治消渴脉绝，胃反吐食之，有小麦一升。）

茯苓半斤　泽泻四两　甘草二两　桂枝二两　白术三两　生姜四两

上六味，以水一斗，煮取三升，纳泽泻，再煮取二升半，温服八合，日三服。

吐后，渴欲得水而贪饮者，**文蛤汤**主之；兼主微风，脉紧头痛。

文蛤汤方

文蛤五两　麻黄三两　甘草三两　生姜三两　石膏五两　杏仁五十枚　大枣十二枚

上七味，以水六升，煮取二升，温服一升，汗出即愈。

干呕，吐逆，吐涎沫，**半夏干姜散**主之。

半夏干姜散方

半夏　干姜等份

上二味，杵为散，取方寸匕，浆水一升半，煎取七合，顿服之。

病人胸中似喘不喘，似呕不呕，似哕不哕，彻心中愦愦然无奈者，**生姜半夏汤**主之。

生姜半夏汤方

半夏半斤　生姜汁一升

上二味，以水三升，煮　半夏，取二升，纳生姜汁，煮取一升半，小冷，分四服，日三夜一服。止，停后服。

干呕哕，若手足厥者，**橘皮汤**主之。

橘皮汤方

橘皮四两　生姜半斤

上二味，以水七升，煮取三升，温服一升，下咽即愈。

哕逆者，**橘皮竹茹汤**主之。

橘皮竹茹汤方

橘皮二升　竹茹二升　大枣三十枚　生姜半斤　甘草五两　人参一两

上六味，以水一斗，煮取三升，温服一升，日三服。

夫六腑气绝于外者，手足寒，上气，脚缩；五脏气绝于内者，利不禁，下甚者，手足不仁。

下利脉沉弦者，下重；脉大者，为未止，脉微弱数者，为欲自止，虽发热不死。

下利，手足厥冷，无脉者，灸之不温，若脉不还，反微喘者，死。少阴负趺阳者，为顺也。

下利有微热而渴，脉弱者，今自愈。

下利脉数，有微热汗出，今自愈；设脉紧为未解。

下利脉数而渴者，今自愈；设不瘥，必清脓血，以有热故也。

下利脉反弦，发热身汗者，自愈。

下利气者，当利其小便。

下利，寸脉反浮数，尺中自涩者，必清脓血。

下利清谷，不可攻其表，汗出必胀满。

下利脉沉而迟，其人面少赤，身有微热，下利清谷者，必郁冒，汗出而解，病人必微热。所以然者，其面戴阳，下虚故也。

下利后，脉绝，手足厥冷，晬时脉还，手足温者生，脉不还者死。

下利，腹胀满，身体疼痛者，先温其里，乃攻其表。温里宜**四逆汤**，攻表宜**桂枝汤**。

四逆汤方（见上）

桂枝汤方

桂枝三两，去皮　芍药三两　甘草二两，炙　生姜三两　大枣十二枚

上五味，㕮咀，以水七升，微火煮取三升，去滓，适寒温，服一升。服已须臾，啜稀粥一升，以助药力，温覆令一时许，遍身絷絷微似有汗者益佳，不可令如水淋漓。若一服汗出病瘥，停后服。

下利，三部脉皆平，按之心下坚者，急下之，宜**大承气汤**。

下利，脉迟而滑者，实也，利未欲止，急下之，宜**大承气汤**。

下利，脉反滑者，当有所去，下乃愈，宜**大承气汤**。

下利已瘥，至其年月日时复发者，以病不尽故也，当下之，宜**大承气汤**。

大承气汤方（见痉病中。）

下利谵语者，有燥屎也，**小承气汤**

主之。

小承气汤方

大黄四两　厚朴二两，炙　枳实大者三枚，炙

上三味，以水四升，煮取一升二合，去滓，分温二服。得利则止。

下利便脓血者，**桃花汤**主之。

桃花汤方

赤石脂一斤，一半剉，一半筛末　干姜一两　粳米一升

上三味，以水七升，煮米令熟，去滓，温七合，纳赤石脂末方寸匕，日三服。若一服愈，余勿服。

热利下重者，**白头翁汤**主之。

白头翁汤方

白头翁二两　黄连三两　黄柏三两　秦皮三两

上四味，以水七升，煮取二升，去滓，温服一升，不愈更服。

下利后更烦，按之心下濡者，为虚烦也，**栀子豉汤**主之。

栀子豉汤方

栀子十四枚　香豉四合，绵裹

上二味，以水四升，先煮栀子得二升半，纳豉，煮取一升半，去滓，分二服，温进一服，得吐则止。

下利清谷，里寒外热，汗出而厥者，**通脉四逆汤**主之。

通脉四逆汤方

附子大者一枚，生用　干姜三两，强人可四两　甘草二两，炙

上三味，以水三升，煮取一升二合，去滓，分温再服。

下利肺痛，**紫参汤**主之。

紫参汤方

紫参半斤　甘草三两

上二味，以水五升，先煮紫参，取二升，纳甘草，煮取一升半，分温三服。（疑非仲景方。）

气利，**诃黎勒散**主之。

诃黎勒散方

诃黎勒十枚，煨

上一味，为散，粥饮和，顿服。（疑非仲景方。）

附方：

《千金翼》小承气汤方

治大便不通，哕，数谵语。（方见上。）

《外台》黄芩汤方

治干呕下利。

黄芩三两　人参三两　干姜三两　桂枝一两　大枣十二枚　半夏半升

上六味，以水七升，煮取三升，温分三服。

疮痈肠痈浸淫病脉证并治第十八

论一首，脉证三条，方五首

诸浮数脉，应当发热，而反洒淅恶寒，若有痛处，当发其痈。

师曰：诸痈肿，欲知有脓无脓，以手掩肿上，热者为有脓，不热者为无脓。

肠痈之为病，其身甲错，腹皮急，按之濡，如肿状，腹无积聚，身无热，脉数，此为腹内有痈脓，薏苡附子败酱散主之。

薏苡附子败酱散方

薏苡仁十分　附子二分　败酱五分

上三味，杵为末，取方寸匕，以水二升，煎减半，顿服。小便当下。

肠痈者，少腹肿痞，按之即痛如淋，小便自调，时时发热，自汗出，复恶寒。其脉迟紧者，脓未成，可下之，当有血。

脉洪数者，脓已成，不可下也。大黄牡丹汤主之。

大黄牡丹汤方

大黄四两　牡丹一两　桃仁五十枚　瓜子半升　芒硝三合

上五味，以水六升，煮取一升，去滓，纳芒硝，再煎沸，顿服之。有脓当下，如无脓，当下血。

问曰：寸口脉浮微而涩，法当亡血，若汗出，设不汗者云何？答曰：若身有疮，被刀斧所伤，亡血故也。

病金疮，**王不留行散**主之。

王不留行散方

王不留行十分，八月八日采　蒴藋细叶十分，七月七日采　桑东南根白皮十分，三月三日采　甘草十八分　川椒三分，除目及闭口者，去汗　黄芩二分　干姜二分　芍药　厚朴各二分

上九味，桑根皮以上三味，烧灰存性，勿令灰过，各别杵筛，合治之为散，服方寸匕。小疮即粉之，大疮但服之。产后亦可服。如风寒，桑东根勿取之。前三物，皆阴干百日。

排脓散方

枳实十六枚　芍药六分　桔梗二分

上三味，杵为散，取鸡子黄一枚，以药散与鸡黄相等，揉和令相得，饮和服之，日一服。

排脓汤方

甘草二两　桔梗三两　生姜一两　大枣十枚

上四味，以水三升，煮取一升，温服五合，日再服。

浸淫疮，从口流向四肢者可治，从四肢流来入口者不可治。

浸淫疮，**黄连粉**主之。（方未见。）

趺蹶手指臂肿转筋阴狐疝蛔虫病脉证治第十九

论一首，脉证一条，方四首

师曰：病趺蹶，其人但能前，不能却，刺腨入二寸，此太阳经伤也。

病人常以手指臂肿动，此人身体瞤瞤者，**藜芦甘草汤**主之。

藜芦甘草汤方（未见）

转筋之为病，其人臂脚直，脉上下行，微弦。转筋入腹者，**鸡屎白散**主之。

鸡屎白散方

鸡屎白

上一味，为散，取方寸匕，以水六合，和，温服。

阴狐疝气者，偏有小大，时时上下，**蜘蛛散**主之。

蜘蛛散方

蜘蛛十四枚，熬焦　桂枝半两

上二味，为散，取八分一匕，饮和服，日再服，蜜丸亦可。

问曰：病腹痛有虫，其脉何以别之？师曰：腹中痛，其脉当沉，若弦，反洪大，故有蛔虫。

蛔虫之为病，令人吐涎，心痛，发作有时。毒药不止，**甘草粉蜜汤**主之。

甘草粉蜜汤方

甘草二两　粉一两　蜜四两

上三味，以水三升，先煮甘草，取二升，去滓，纳粉蜜，搅令和，煎如薄粥，温服一升，瘥即止。

蛔厥者，当吐蛔，令病者静而复时烦，此为脏寒，蛔上入膈，故烦。须臾复止，得食而呕，又烦者，蛔闻食臭出，其人当自

吐蛔。

蛔厥者，**乌梅丸**主之。

乌梅丸方

乌梅三百枚　细辛六两　干姜十两　黄连一斤　当归四两　附子六两，炮　川椒四两，去汗　桂枝六两　人参六两　黄柏六两

上十味，异捣筛，合治之，以苦酒渍乌梅一宿，去核，蒸之五升米下，饭熟，捣成泥，和药令相得，纳臼中，与蜜杵二千下，丸如梧子大。先食，饮服十丸，三服，稍加至二十丸。禁生冷滑臭等食。

音释

鹜溏（鹜，音牧，即后，鸭溏也）髋（枯官切，髀也）眴（胡娟切，目摇也）漐（音质，汗出貌）腨（音兖，腓肠）

卷　下

妇人妊娠病脉证并治第二十

证三条，方八首

师曰：妇人得平脉，阴脉小弱，其人渴，不能食，无寒热，名妊娠，桂枝汤主之。（方见下利中。）于法六十日当有此证，设有医治逆者，却一月，加吐下者，则绝之。

妇人宿有癥病，经断未及三月，而得漏下不止，胎动在脐上者，为癥痼害。妊娠六月动者，前三月经水利时，胎也；下血者，后断三月，衃也。所以血不止者，其癥不去故也，当下其癥，**桂枝茯苓丸**主之。

桂枝茯苓丸方

桂枝　茯苓　牡丹去心　桃仁去皮尖，熬　芍药各等份

上五味，末之，炼蜜和丸如兔屎大，每日食前服一丸。不知，加至三丸。

妇人怀娠六七月，脉弦发热，其胎愈胀，腹痛恶寒者，少腹如扇。所以然者，子脏开故也，当以附子汤温其脏。（方未见。）

师曰：妇人有漏下者，有半产后因续下血都不绝者，有妊娠下血者。假令妊娠腹中痛，为胞阻，**胶艾汤**主之。

芎归胶艾汤方（一方加干姜一两。胡氏治妇人胞动，无干姜。）

川芎二两　阿胶二两　甘草二两　艾叶三两　当归三两　芍药四两　干地黄四两

上七味，以水五升，清酒三升，合煮，取三升，去滓，纳胶令消尽，温服一升，日三服。不瘥更作。

妇人怀妊，腹中㽲痛，**当归芍药散**主之。

当归芍药散方

当归三两　芍药一斤　茯苓四两　白术四两　泽泻半斤　川芎半斤，一作三两

上六味，杵为散，取方寸匕，酒和，日三服。

妊娠呕吐不止，**干姜人参半夏丸**主之。

干姜人参半夏丸方

干姜一两　人参一两　半夏二两

上三味，末之，以生姜汁糊为丸如梧子大，饮服十丸，日三服。

妊娠小便难，饮食如故，**归母苦参丸**主之。

当归贝母苦参丸方（男子加滑石半两）

当归　贝母　苦参各四两

上三味，末之，炼蜜丸如小豆大，饮服三丸，加至十丸。

妊娠有水气，身重，小便不利，洒淅恶寒，起即头眩，**葵子茯苓散**主之。

葵子茯苓散方

葵子一斤　茯苓三两

上二味，杵为散，饮服方寸匕，日三

服。小便利则愈。

妇人妊娠，宜常服**当归散**主之。

当归散方

当归 黄芩 芍药 川芎各一斤 白术半斤

上五味，杵为散，酒饮服方寸匕，日再服。妊娠常服即易产，胎无苦疾。产后百病悉主之。

妊娠养胎，**白术散**主之。

白术散方（见《外台》）

白术 川芎各四分 蜀椒三分，去汗 牡蛎二分

上四味，杵为散，酒服一钱匕，日三服，夜一服。但苦痛，加 芍药；心下毒痛，倍加芎䓖；心烦吐痛，不能食饮，加细辛一两，半夏大者二十枚。服之后更以醋浆水服之；若呕，以醋浆水服之复不解者，小麦汁服之；已后渴者，大麦粥服之。病虽愈，服之勿置。

妇人伤胎，怀身腹满，不得小便，从腰以下重，如有水气状，怀身七月，太阴当养不养，此心气实，当刺泻劳宫及关元。小便微利则愈。（见《玉函》。）

妇人产后病脉证治第二十一

论一首，证六条，方七首

问曰：新产妇人有三病，一者病痉，二者病郁冒，三者大便难，何谓也？师曰：新产血虚，多汗出，喜中风，故令病痉；亡血复汗，寒多，故令郁冒；亡津液胃燥，故大便难。

产妇郁冒，其脉微弱，不能食，大便反坚，但头汗出。所以然者，血虚而厥，厥而必冒。冒家欲解，必大汗出。以血虚下厥，孤阳上出，故头汗出。所以产妇喜汗出者，亡阴血虚，阳气独盛，故当汗出，阴阳乃复。大便坚，呕不能食，小柴胡汤主之。（方见呕吐中。）

病解能食，七八日更发热者，此为胃实，大承气汤主之。（方见痉中。）

产后腹中㽲痛，**当归生姜羊肉汤**主之，并治腹中寒疝，虚劳不足。

当归生姜羊肉汤方（见寒疝中。）

产后腹痛，烦满不得卧，**枳实芍药散**主之。

枳实芍药散方

枳实烧令黑，勿大过 芍药等份

上二味，杵为散，服方寸匕，日三服。并主痈脓，以麦粥下之。

师曰：产妇腹痛，法当以枳实芍药散。假令不愈者，此为腹中有干血着脐下，宜**下瘀血汤**主之。亦主经水不利。

下瘀血汤方

大黄二两 桃仁二十枚 䗪虫二十枚，熬，去足

上三味，末之，炼蜜和为四丸，以酒一升，煎一丸，取八合，顿服之。新血下如豚肝。

产后七八日，无太阳证，少腹坚痛，此恶露不尽，不大便，烦躁发热，切脉微实，再倍发热，日晡时烦躁者，不食，食则谵语，至夜即愈，宜大承气汤主之。热在里，结在膀胱也。（方见痉病中。）

产后风，续之数十日不解，头微痛，恶寒，时时有热，心下闷，干呕汗出。虽久，阳旦证续在耳，可与阳旦汤。（即桂枝汤方，见下利中。）

产后中风发热，面正赤，喘而头痛，**竹叶汤**主之。

竹叶汤方

竹叶一把 葛根三两 防风 桔梗 桂

枝　人参　甘草各一两　附子一枚，炮　大枣十五枚　生姜五两

上十味，以水一斗，煮取二升半，分温三服，温覆使汗出。颈项强，用大附子一枚，破之如豆大，煎药扬去沫。呕者，加半夏半升洗。

妇人乳中虚，烦乱呕逆，安中益气，**竹皮大丸**主之。

竹皮大丸方

生竹茹二分　石膏二分　桂枝一分　甘草七分　白薇一分

上五味，末之，枣肉和丸弹子大，以饮服一丸，日三夜二服。有热者，倍白薇；烦喘者，加柏实一分。

产后下利虚极，**白头翁加甘草阿胶汤**主之。

白头翁加甘草阿胶汤方

白头翁　甘草　阿胶各二两　秦皮　黄连　柏皮各三两

上六味，以水七升，煮取二升半，纳胶，令消尽，分温三服。

附方：

《千金》三物黄芩汤方

治妇人在草蓐，自发露得风，四肢苦烦热。头痛者，与小柴胡汤；头不痛，但烦者，此汤主之。

黄芩一两　苦参二两　干地黄四两

上三味，以水八升，煮取二升，温服一升。多吐下虫。

《千金》内补当归建中汤方

治妇人产后虚羸不足，腹中刺痛不止，吸吸少气，或苦少腹中急摩痛，引腰背，不能食饮。产后一月，日得服四五剂为善。令人强壮，宜。

当归四两　桂枝三两　芍药六两　生姜三两　甘草二两　大枣十二枚

上六味，以水一斗，煮取三升，分温三服，一日令尽。若大虚，加饴糖六两，汤成纳之，于火上暖令饴消；若去血过多，崩伤内衄不止，加地黄六两，阿胶二两，合八味，汤成纳阿胶。若无当归，以川芎代之；若无生姜，以干姜代之。

妇人杂病脉证并治第二十二

论一首，脉证合十四条，方十三首

妇人中风，七八日续来寒热，发作有时，经水适断，此为热入血室，其血必结，故使如疟状，发作有时，小柴胡汤主之。（方见呕吐中。）

妇人伤寒发热，经水适来，昼日明了，暮则谵语，如见鬼状者，此为热入血室，治之无犯胃气及上二焦，必自愈。

妇人中风，发热恶寒，经水适来，得七八日，热除脉迟，身凉和，胸胁满，如结胸状，谵语者，此为热入血室也。当刺期门，随其实而取之。

阳明病，下血谵语者，此为热入血室，但头汗出，当刺期门，随其实而泻之。濈然汗出者愈。

妇人咽中如有炙脔，**半夏厚朴汤**主之。

半夏厚朴汤方（《千金》作胸满，心下坚，咽中帖帖，如有炙肉，吐之不出，吞之不下。）

半夏一升　厚朴三两　茯苓四两　生姜五两　干苏叶二两

上五味，以水七升，煮取四升，分温四服，日三夜一服。

妇人脏躁，喜悲伤欲哭，象如神灵所作，数欠伸，**甘麦大枣汤**主之。

甘草小麦大枣汤方

甘草三两　小麦一升　大枣十枚

上三味，以水六升，煮取三升，温分三服。亦补脾气。

妇人吐涎沫，医反下之，心下即痞，当先治其吐涎沫，**小青龙汤**主之。涎沫止，乃治痞，**泻心汤**主之。

小青龙汤方（见痰饮中。）

泻心汤方（见惊悸中。）

妇人之病，因虚、积冷、结气，为诸经水断绝，至有历年，血寒积结，胞门寒伤，经络凝坚。

在上呕吐涎唾，久成肺痈，形体损分；在中盘结，绕脐寒疝；或两胁疼痛，与脏相连；或结热中，痛在关元，脉数无疮，肌若鱼鳞，时着男子，非止女身。在下未多，经候不匀，令阴掣痛，少腹恶寒，或引腰脊，下根气街，气冲急痛，膝胫疼烦。奄忽眩冒，状如厥癫，或有忧惨，悲伤多嗔，此皆带下，非有鬼神。

久则羸瘦，脉虚多寒。三十六病，千变万端；审脉阴阳，虚实紧弦；行其针药，治危得安，其虽同病，脉各异源；子当辨记，勿谓不然。

问曰：妇人年五十所，病下利数十日不止，暮即发热，少腹里急，腹满，手掌烦热，唇口干燥，何也？师曰：此病属带下。何以故？曾经半产，瘀血在少腹不去。何以知之？其证唇口干燥，故知之。当以**温经汤**主之。

温经汤方

吴茱萸三两　当归二两　川芎二两　芍药二两　人参二两　桂枝二两　阿胶二两　生姜二两　牡丹皮二两，去心　甘草二两　半夏半升　麦门冬一升，去心

上十二味，以水一斗，煮取三升，分温三服。亦主妇人少腹寒，久不受胎，兼取崩中去血，或月水来过多，及至期不来。

带下，经水不利，少腹满痛，经一月再见者，**土瓜根散**主之。

土瓜根散方（阴㿗肿亦主之。）

土瓜根　芍药　桂枝　䗪虫各三两

上四味，杵为散，酒服方寸匕，日三服。

寸口脉弦而大，弦则为减，大则为芤，减则为寒，芤则为虚，寒虚相搏，此名曰革，妇人则半产漏下，**旋覆花汤**主之。

旋覆花汤方

旋覆花三两　葱十四茎　新绛少许

上三味，以水三升，煮取一升，顿服之。

妇人陷经，漏下黑不解，胶姜汤主之。（臣亿等校诸本无胶姜汤方，想是前妊娠中胶艾汤。）

妇人少腹满如敦状，小便微难而不渴，生后者，此为水与血俱结在血室也，**大黄甘遂汤**主之。

大黄甘遂汤方

大黄四两　甘遂二两　阿胶二两

上三味，以水三升，煮取一升，顿服之，其血当下。

妇人经水不利下，**抵当汤**主之。（亦治男子膀胱满急，有瘀血者。）

抵当汤方

水蛭三十个，熬　虻虫三十枚，熬，去翅足　桃仁二十个，去皮尖　大黄三两，酒浸

上四味，为末，以水五升，煮取三升，去滓，温服一升。

妇人经水闭，不利，脏坚癖不止，中有干血，下白物，**矾石丸**主之。

矾石丸方

矾石三分，烧　杏仁一分

上二味，末之，炼蜜和丸枣核大，纳脏中，剧者再纳之。

妇人六十二种风，及腹中血气刺痛，**红蓝花酒**主之。

红蓝花酒方（疑非仲景方。）

红蓝花一两

上一味，以酒一大升，煎减半，顿服一半。未止再服。

妇人腹中诸疾痛，**当归芍药散**主之。

当归芍药散方（见前妊娠中。）

妇人腹中痛，**小建中汤**主之。

小建中汤方（见前虚劳中。）

问曰：妇人病，饮食如故，烦热不得卧而反倚息者，何也？师曰：此名转胞，不得溺也，以胞系了戾，故致此病。但利小便则愈，宜肾气丸主之。

肾气丸方

干地黄八两　薯蓣四两　山茱萸四两　泽泻三两　茯苓三两　牡丹皮三两　桂枝一两　附子一两，炮

上八味，末之，炼蜜和丸梧子大，酒下十五丸，加至二十五丸，日再服。

蛇床子散方

温阴中坐药。

蛇床子仁

上一味，末之，以白粉少许，和令相得，如枣大，绵裹纳之，自然温。

少阴脉滑而数者，阴中即生疮，阴中蚀疮烂者，**狼牙汤**洗之。

狼牙汤方

狼牙三两

上一味，以水四升，煮取半升，以绵缠筋如茧，浸汤沥阴中，日四遍。

胃气下泄，阴吹而正喧，此谷气之实也，**膏发煎**导之。

膏发煎方（见黄疸中。）

小儿疳虫蚀齿方（疑非仲景方。）

雄黄　葶苈

上二味，末之，取腊月猪脂镕，以槐枝绵裹头四五枚，点药烙之。

杂疗方第二十三

论一首，证一条，方二十三首

退五脏虚热。

四时加减柴胡饮子方

冬三月加：柴胡八分白术八分陈皮五分大腹槟榔四枚，并皮、子用生姜五分桔梗七分

春三月加：枳实，减：白术，共六味。

夏三月加：生姜三分枳实五分甘草三分，共八味。

秋三月加：陈皮三分，共六味。

上各㕮咀，分为三贴，一贴以水三升，煮取二升，分温三服。如人行四五里，进一服。如四体壅，添甘草少许，每贴分作三小贴，每小贴以水一升，煮取七合，温服。再合滓为一服，重煮，都成四服。（疑非仲景方。）

长服诃黎勒丸方（疑非仲景方。）

诃黎勒煨　陈皮　厚朴各三两

上三味，末之，炼蜜丸，如梧子大，酒饮服二十丸，加至三十丸。

三物备急丸方（见《千金》，司空裴秀为散用。亦可先和成汁，乃倾口中，令从齿间得入，至良验）

大黄一两　干姜一两　巴豆一两，去皮心，熬，外研如脂

上药各须精新，先捣大黄、干姜为末，研巴豆纳中，合治一千杵，用为散，蜜和丸亦佳，密器中贮之，莫令歇。主心腹诸卒暴百病。若中恶客忤，心腹胀满，卒痛如

锥刺，气急口噤，停尸卒死者，以暖水若酒，服大豆许三四丸，或不下，捧头起，灌令下咽，须臾当瘥。如未瘥，更与三丸，当腹中鸣，即吐下，便瘥。若口噤，亦须折齿灌之。

治伤寒，令愈不复，**紫石寒食散方**。（见《千金翼》）

紫石寒食散方

紫石英　白石英　赤石脂　钟乳碓炼　栝楼根　防风　桔梗　文蛤　鬼臼各十分　太一余粮十分，烧　干姜　附子炮，去皮　桂枝去皮，各四分

上十三味，杵为散，酒服方寸匕。

救卒死方

薤捣汁，灌鼻中。

又方：

雄鸡冠割取血，管吹纳鼻中。

猪脂如鸡子大，苦酒一升，煮沸，灌喉中。

鸡肝及血涂面上，以灰围四旁，立起。

大豆二七粒，以鸡子白并酒和，尽以吞之。

救卒死而壮热者方

矾石半斤，以水一斗半，煮消，以渍脚，令没踝。

救卒死而目闭者方

骑牛临面，捣薤汁灌耳中，吹皂荚末鼻中，立效。

救卒死而张口反折者方

灸手足两爪后十四壮了，饮以五毒诸膏散（有巴豆者）。

救卒死而四肢不收失便者方

马屎一升，水三斗，煮取二斗，以洗之。又取牛洞（稀粪也）一升，温酒灌口中；灸心下一寸、脐上三寸、脐下四寸，各一百壮，瘥。

救小儿卒死而吐利不知是何病方

狗屎一丸，绞取汁，以灌之。无湿者，水煮干者，取汁。

治尸厥方

尸厥，脉动而无气，气闭不通，故静而死也。（脉证见上卷。）

菖蒲屑，纳鼻两孔中，吹之。令人以桂屑着舌下。

又方：

剔取左角发方寸，烧末，酒和，灌令入喉，立起。

救卒死客忤死还魂汤主之方（《千金方》云：主卒忤鬼击飞尸，诸奄忽气绝无复觉，或已无脉，口噤拗不开，去齿下汤。汤下口，不下者，分病人发左右，捉揄肩引之，药下，复增取一升，须臾立苏。）

麻黄三两，去节，一方四两　杏仁七十个，去皮尖　甘草一两，炙，《千金》用桂心二两

上三味，以水八升，煮取三升，去滓，分令咽之。通治诸感忤。

又方：

韭根一把　乌梅二十枚　吴茱萸半升，炒

上三味，以水一斗，煮之。以病人栉内中，三沸，栉浮者生，沉者死。煮取三升，去滓，分饮之。

救自缢死方

救自缢死，旦至暮，虽已冷，必可治；暮至旦，小难也。恐此当言阴气盛故也。然夏时夜短于昼，又热，犹应可治。又云：心下若微温者，一日以上，犹可治之。方：

徐徐抱解，不得截绳，上下安被卧之。一人以脚踏其两肩，手少挽其发，常弦弦勿纵之。一人以手按据胸上，数动之。一人摩捋臂胫，屈伸之。若已僵，但渐渐强屈之，并按其腹。如此一炊顷，气从口出，呼吸眼开，而犹引按莫置，亦勿苦劳之。须臾，可

少桂汤及粥清含与之，令濡喉，渐渐能咽，乃稍止。若向令两人以管吹其两耳，罙好。此法最善，无不活也。

疗中暍方

凡中暍死，不可使得冷，得冷便死，疗之方。

屈草带，绕暍人脐，使三两人溺其中，令温。亦可用热泥和屈草，亦可扣瓦椀底按及车缸以着暍人，取令溺，须得流去。此谓道路穷，卒无汤，当令溺其中，欲使多人溺，取令温。若有汤，便可与之，不可泥及车缸，恐此物冷。暍既在夏月，得热泥土、暖车缸，亦可用也。

救溺死方

取灶中灰两石余，以埋人，从头至足，水出七孔，即活。

上疗自缢、溺、暍之法，并出自张仲景为之。其意殊绝，殆非常情所及，本草所能关，实救人之大术矣。伤寒家数有暍病，非此遇热之暍。（见《外台》《肘后》目。）

治马坠及一切筋骨损方（见《肘后方》。）

大黄一两，切，浸，汤成下　绯帛如手大，烧灰　乱发如鸡子大，烧灰用　久用炊单布一尺，烧灰　败蒲一握，三寸　桃仁四十九个，去皮尖，熬　甘草如中指节，炙，剉

上七味，以童子小便量多少，煎汤成，纳酒一大盏，次下大黄，去滓，分温三服。先剉败蒲席半领，煎汤浴，衣被盖覆，斯须通利数行，痛楚立瘥。利及浴水赤，勿怪，即瘀血也。

禽兽鱼虫禁忌并治第二十四

论辨二首，合九十法，方二十一首

凡饮食滋味，以养于生，食之有妨，反能为害。自非服药炼液，焉能不饮食乎？切见时人，不闲调摄，疾疢竞起，若不因食而生，苟全其生，须知切忌者矣。所食之味，有与病相宜，有与身为害，若得宜则益体，害则成疾，以此致危，例皆难疗。凡煮药饮汁，以解毒者，虽云救急，不可热饮，诸毒病得热更甚，宜冷饮之。

肝病禁辛，心病禁咸，脾病禁酸，肺病禁苦，肾病禁甘。春不食肝，夏不食心，秋不食肺，冬不食肾，四季不食脾。辩曰：春不食肝者，为肝气王，脾气败，若食肝，则又补肝，脾气败尤甚，不可救。又肝王之时，不可以死气入肝，恐伤魂也。若非王时，即虚，以肝补之佳，余脏准此。

凡肝脏，自不可轻啖，自死者弥甚。

凡心皆为神识所舍，勿食之，使人来生复其报对矣。

凡肉及肝，落地不着尘土者，不可食之。

猪肉落水浮者，不可食。

诸肉及鱼，若狗不食、鸟不啄者，不可食。

诸肉不干，火炙不动，见水自动者，不可食之。

肉中有如朱点者，不可食之。

六畜肉，热血不断者，不可食之。

父母及身本命肉，食之令人神魂不安。

食肥肉及热羹，不得饮冷水。

诸五脏及鱼，投地尘土不污者，不可食之。

秽饭、馁肉、臭鱼，食之皆伤人。

自死肉，口闭者，不可食之。

六畜自死，皆疫死，则有毒，不可食之。

兽自死，北首及伏地者，食之杀人。

食生肉，饱饮乳，变成白虫。（一作血蛊。）

疫死牛肉，食之令病洞下，亦致坚积，宜利药下之。

脯藏米瓮中，有毒，及经夏食之，发肾病。

治自死六畜肉中毒方

黄柏屑，捣服方寸匕。

治食郁肉漏脯中毒方（郁肉，密器盖之，隔宿者是也。漏脯，茅屋漏下，沾着者是也。）

烧犬屎，酒服方寸匕，每服人乳汁亦良。

饮生韭汁三升，亦得。

治黍米中藏干脯食之中毒方

大豆浓煮汁，饮数升即解。

亦治狸肉、漏脯等毒。

治食生肉中毒方

掘地深三尺，取其下土三升，以水五升，煮数沸，澄清汁，饮一升，即愈。

治六畜鸟兽肝中毒方

水浸豆豉，绞取汁，服数升愈。

马脚无夜眼者，不可食之。

食酸马肉，不饮酒，则杀人。

马肉不可热食，伤人心。

马鞍下肉，食之杀人。

白马黑头者，不可食之。

白马青蹄者，不可食之。

马肉、豚肉共食，饱醉卧，大忌。

驴马肉合猪肉食之，成霍乱。

马肝及毛，不可妄食，中毒害人。

治马肝毒中人未死方

雄鼠屎二七粒，末之，水和服，日再服。（屎尖者是。）

又方：

人垢，取方寸匕，服之佳。

治食马肉中毒欲死方

香豉二两　杏仁三两

上二味，蒸一食顷，熟，杵之服，日再服。

又方：

煮芦根汁，饮之良。

疫死牛，或目赤，或黄，食之大忌。

牛肉共猪肉食之，必作寸白虫。

青牛肠，不可合犬肉食之。

牛肺，从三月至五月，其中有虫如马尾，割去勿食，食则损人。

牛、羊、猪肉，皆不得以楮木、桑木蒸炙，食之，令人腹内生虫。

啖蛇牛肉杀人，何以知之？啖蛇者，毛发向后顺者是也。

治啖蛇牛肉食之欲死方

饮人乳汁一升，立愈。

又方：

以泔洗头，饮一升，愈。

牛肚细切，以水一斗，煮取一升，暖饮之，大汗出者愈。

治食牛肉中毒方

甘草煮汁，饮之即解。

羊肉，其有宿热者，不可食之。

羊肉，不可共生鱼、酪食之，害人。

羊蹄甲中有珠子白者，名羊悬筋，食之令人癫。

白羊黑头，食其脑，作肠痈。

羊肝共生椒食之，破人五脏。

猪肉共羊肝和食之，令人心闷。

猪肉以生胡荽同食，烂人脐。

猪脂不可合梅子食之。

猪肉合葵食之，少气。

鹿肉不可合蒲白作羹，食之发恶疮。

麋脂及梅李子，若妊妇食之，令子青盲，男子伤精。獐肉不可合虾及生菜、梅李果食之，皆病人。

痼疾人，不可食熊肉，令终身不愈。

白犬自死，不出舌者，食之害人。

食狗鼠余，令人发瘘疮。

治食犬肉不消，心下坚，或腹胀，口干大渴，心急发热，妄语如狂，或洞下方

杏仁一升，合皮，熟，研用

上一味，以沸汤三升和，取汁分三服，利下肉片，大验。

妇人妊娠，不可食兔肉、山羊肉，及鳖、鸡、鸭，令子无声音。

兔肉不可合白鸡肉食之，令人面发黄。

兔肉着干姜食之，成霍乱。

凡鸟自死，口不闭，翅不合者，不可食之。

诸禽肉，肝青者，食之杀人。

鸡有六翮四距者，不可食之。

乌鸡白首者，不可食之。

鸡不可共葫蒜食之，滞气。（一云鸡子。）

山鸡不可合鸟兽肉食之。

雉肉久食之，令人瘦。

鸭卵不可合鳖肉食之。

妇人妊娠食雀肉，令子淫乱无耻。

雀肉不可合李子食之。

燕肉勿食，入水为蛟龙所啖。

鸟兽有中毒箭死者，其肉有毒，解之方

大豆煮汁，及盐汁，服之解。

鱼头正白如连珠，至脊上，食之杀人。

鱼头中无鳃者，不可食之，杀人。

鱼无肠胆者，不可食之，三年阴不起，女子绝生。

鱼头似有角者，不可食之。

鱼目合者，不可食之。

六甲日，勿食鳞甲之物。

鱼不可合鸡肉食之。

鱼不得合鸬鹚肉食之。

鲤鱼鲊，不可合小豆藿食之；其子，不可合猪肝食之，害人。

鲤鱼不可合犬肉食之。

鲫鱼不可合猴雉肉食之。一云不可合猪肝食。

鳀鱼合鹿肉生食，令人筋甲缩。

青鱼鲊不可合生胡荽及生葵，并麦中食之。

鳝、鳝不可合白犬血食之。

龟肉不可合酒、果子食之。

鳖目凹陷者，及厌下有王字形者，不可食之。又其肉，不得合鸡鸭子食之。

龟、鳖肉，不可合苋菜食之。

虾无须及腹下通黑，煮之反白者，不可食之。

食脍，饮乳酪，令人腹中生虫，为瘕。

鲙食之，在心胸间不化，吐复不出，速下除之，久成癥病，治之方

橘皮一两　大黄二两　朴硝二两

上三味，以水一大升，煮至小升，顿服即消。

食鲙多不消，结为癥病，治之方

马鞭草

上一味，捣汁饮之。或以姜叶汁，饮之一升，亦消。又可服吐药吐之。

食鱼后食毒，面肿烦乱，治之方

橘皮

浓煎汁，服之即解。

食鯸鮧鱼中毒方

芦根

煮汁，服之即解。

蟹目相向，足斑目赤者，不可食之。

食蟹中毒治之方

紫苏煮汁，饮之三升。紫苏子捣汁饮之，亦良。

又方：

冬瓜汁，饮二升，食冬瓜亦可。

凡蟹未遇霜，多毒，其熟者乃可食之。

蜘蛛落食中，有毒，勿食之。

凡蜂蝇虫蚁等多集食上，食之致瘘。

果实菜谷禁忌并治第二十五

果子生食，生疮。

果子落地经宿，虫蚁食之者，人大忌食之。

生米停留多日，有损处，食之伤人。

桃子多食，令人热，仍不得入水浴，令人病淋沥寒热病。

杏酪不熟，伤人。

梅多食，坏人齿。

李不可多食，令人胪胀。

林檎不可多食，令人百脉弱。

橘柚多食，令人口爽，不知五味。

梨不可多食，令人寒中。金疮、产妇亦不宜食。

樱桃、杏，多食伤筋骨。

安石榴不可多食，损人肺。

胡桃不可多食，令人动痰饮。

生枣多食，令人热渴气胀。寒热羸瘦者，弥不可食，伤人。

食诸果中毒治之方

猪骨烧灰

上一味，末之，水服方寸匕。亦治马肝，漏脯等毒。

木耳赤色及仰生者，勿食。

菌仰卷及赤色者，不可食。

食诸菌中毒，闷乱欲死，治之方

人粪汁，饮一升。土浆，饮一二升。大豆浓煮汁，饮之。服诸吐利药，并解。

食枫柱菌而哭不止，治之以前方。

误食野芋，烦毒欲死，治之以前方。（其野芋根，山东人名魁芋。人种芋，三年不收，亦成野芋，并杀人。）

蜀椒闭口者有毒，误食之，戟人咽喉，气病欲绝，或吐下白沫，身体痹冷，急治之方

肉桂煎汁饮之，饮冷水一二升，或食蒜，或饮地浆，或浓煮豉汁饮之，并解。

正月勿食生葱，令人面生游风。

二月勿食蓼，伤人肾。

三月勿食小蒜，伤人志性。

四月、八月勿食胡荽，伤人神。

五月勿食韭，令人乏气力。

五月五日勿食一切生菜，发百病。

六月、七月勿食茱萸，伤神气。

八月、九月勿食姜，伤人神。

丨月勿食椒，损人心，伤心脉。

十一月、十二月勿食薤，令人多涕唾。

四季勿食生葵，令人饮食不化，发百病。非但食中，药中皆不可用，深宜慎之。

时病瘥未健，食生菜，手足必肿。

夜食生菜，不利人。

十月勿食被霜生菜，令人面无光，目涩，心痛，腰疼，或发心疟。疟发时，手足十指爪皆青，困委。

葱、韭初生芽者，食之伤人心气。

饮白酒，食生韭，令人病增。

生葱不可共蜜食之，杀人。独颗蒜弥忌。

枣合生葱食之，令人病。

生葱和雄鸡、雉、白犬肉食之，令人七窍经年流血。

食糖、蜜后四日内，食生葱、蒜，令人心痛。

夜食诸姜、蒜、葱等，伤人心。

芜菁根多食，令人气胀。

薤不可共牛肉作羹食之，成瘕病。韭亦然。

莼多食，动痔疾。

野苣不可同蜜食之，作内痔。

白苣不可共酪同食，作䘌虫。

黄瓜食之，发热病。

葵心不可食，伤人。叶尤冷，黄背赤茎者，勿食之。

胡荽久食之，令人多忘。

病人不可食胡荽及黄花菜。

芋不可多食，动病。

妊妇食姜，令子余指。

蓼多食，发心痛。

蓼和生鱼食之，令人夺气，阴核疼痛。

芥菜不可共兔肉食之，成恶邪病。

小蒜多食，伤人心力。

食躁式躁方

豉

浓煮汁饮之。

误食钩吻杀人解之方

钩吻与芹菜相似，误食之，杀人，解之方（《肘后》云：与茱萸、食芹相似。）

荠苨八两

上一味，水六升，煮取二升，分温二服。（钩吻生地傍无它草，其茎有毛者，以此别之。）

治误食水莨菪中毒方

菜中有水莨菪，叶圆而光，有毒。误食之，令人狂乱，状如中风，或吐血，治之方：

甘草

煮汁，服之即解。

治食芹菜中龙精毒方

春秋二时，龙带精入芹菜中，人偶食之为病，发时手青腹满，痛不可忍，名蛟龙病，治之方：

硬糖二三升

上一味，日两度服之，吐出如蜥蜴三五枚，瘥。

食苦瓠中毒治之方

黎穰

煮汁，数服之，解。

扁豆，寒热者不可食之。

久食小豆，令人枯燥。

食大豆屑，忌啖猪肉。

大麦久食，令人作疥。

白黍米不可同饴、蜜食，亦不可合葵食之。

荞麦面多食，令人发落。

盐多食，伤人肺。

食冷物，冰人齿。

食热物，勿饮冷水。

饮酒食生苍耳，令人心痛。

夏月大醉汗流，不得冷水洗着身，及使扇，即成病。

饮酒，大忌灸腹背，令人肠结。

醉后勿饱食，发寒热。

饮酒食猪肉，卧秫稻穰中，则发黄。

食饴，多饮酒，大忌。

凡水及酒，照见人影动者，不可饮之。

醋合酪食之，令人血瘕。

食白米粥，勿食生苍耳，成走疰。

食甜粥已，食盐即吐。

犀角筋搅饮食，沫出及浇地坟起者，食之杀人。

饮食中毒，烦满，治之方

苦参三两　苦酒一升半

上二味，煮三沸，三上三下，服之，吐食出，即瘥。或以水煮亦得。

又方：

犀角汤亦佳。

贪食，食多不消，心腹坚满痛，治之方

盐一升　水三升

上二味，煮令盐消，分三服，当吐出食，便瘥。

矾石，生入腹，破人心肝。亦禁水。

商陆，以水服，杀人。

葶苈子，傅头疮，药成入脑，杀人。

水银入人耳及六畜等，皆死。以金银着耳边，水银则吐。

苦楝无子者，杀人。

凡诸毒，多是假毒以投，不知时，宜煮甘草荠苨汁饮之，通除诸毒药。

音释

疞（古巧切） 冞（莫兮切，深入也）

华氏中藏经

汉·华佗 撰

序

华先生讳佗，字元化，性好恬淡，喜味方书，多游名山幽洞，往往有所遇。一日因酒息于公宜山古洞前，忽闻人论疗病之法，先生讶其异，潜逼洞窃听，须臾有人云：华先生在迩，术可付焉。复有一人曰：道生性贪，不悯生灵，安得付也？先生不觉愈骇，跃进洞，见二老人衣木皮、项草冠。先生躬趋左右而拜曰：适闻贤者论方术，遂乃忘归，况济人之道素所好为，所恨者，未遇一法可以施验，徒自不足耳，愿贤者少察，愚诚乞与开悟，终身不负恩首，首坐先生云：术亦不惜，恐异日与子为累，若无高下，无贫富，无贵贱，不务财贿，不惮劳苦，矜老恤幼为急，然后可脱于祸。先生再拜谢曰：贤圣之语，一一不敢忘，俱能从之，二老笑指东洞云：石床上有一书函，子自取之，速出吾居，勿示俗流，宜秘密之。先生时得书，回首已不见老人。先生慑怯离洞，忽然不见，云奔雨泻，石洞摧塌。既览其方，论多奇怪。从兹施试，效无不存神，先生未六旬，果为魏所戮，老人之言预有斯验。余乃先生外孙也，因吊先生寝室，梦先生引余坐，语：《中藏经》真活人法也，子可取之，勿传非人。余觉，惊怖不定，遂讨先生旧物，获石函一具，开之，得书一帙，乃《中藏经》也。予性拙于用，复授次子思，因以志其实，甲寅秋九月序。

应灵洞主探微真人少室山邓处中撰

目录

卷上

卷中

卷下

卷　上

人法于天地论第一

人者，上禀天，下委地；阳以辅之，阴以佐之；天地顺则人气泰，天地逆则人气否。是以天地有四时五行，寒暄动静。其变也，喜为雨，怒为风，结为霜，张为虹，此天地之常也。

人有四肢五脏，呼吸寤寐，精气流散，行为荣，张为气，发为声，此人之常也。阳施于形，阴慎于精，天地之同也。失其守，则蒸而热发，否而寒生，结作瘿瘤，陷作痈疽，盛而为喘，减而为枯，彰于面部，见于形体，天地通塞，一如此矣！

故五纬盈亏，星辰差忒，日月交蚀，彗孛飞走，乃天地之灾怪也。寒暄不时，则天地之蒸否也；土起石立，则天地之痈疽也；暴风疾雨，则天地之喘乏也；江河竭耗，则天地之枯焦也。

鉴者决之以药，济之以针，化之以道，佐之以事。故形体有可救之病，天地有可去之灾，人之危厄死生，禀于天地。阴之病也，来亦缓，而去亦缓。阳之病也，来亦速，而去亦速。阳生于热，热而舒缓；阴生于寒，寒则挛急。寒邪中于下，热邪中于上，饮食之邪中于中。人之动止，本乎天地。知人者有验于天，知天者必有验于人。天合于人，人法于天。见天地逆从，则知人衰盛。人有百病，病有百候，候有百变，皆天地阴阳逆从而生。苟能穷究乎此，如其神耳！

阴阳大要调神论第二

天者，阳之宗；地者，阴之属。阳者，生之本；阴者，死之基。天地之间，阴阳辅佐者，人也。得其阳者生，得其阴者死。

阳中之阳为高真，阴中之阴为幽鬼。故钟于阳者长，钟于阴者短。多热者，阳之主；多寒者，阴之根。阳务其上，阴务其下；阳行也速，阴行也缓；阳之体轻，阴之体重。阴阳平，则天地和而人气宁；阴阳逆，则天地否而人气厥。故天地得其阳则炎炽，得其阴则寒凛。阳始于子前末于午后，阴始于午后末于子前。阴阳盛衰，各在其时，更始更末，无有休息，人能从之亦智也。金匮曰：秋首养阳，春首养阴，阳勿外闭，阴勿外侵，火出于木，水生于金，水火通济，上下相寻，人能循此，永不湮沉，此之谓也。

呜呼！凡愚岂知是理，举止失宜，自致其罹，外以风寒暑湿，内以饥饱劳役，为败欺残，正体消亡，正神缚绊。其身死，生告陈。殊不知，脉有五死，气有五生，阴家脉重，阳家脉轻；阳病阴脉则不永，阴病阳脉则不成；阳候多语，阴症无声；多语者易济，无声者难荣；阳病则旦静，阴病则夜宁。

阴阳运动，得时而行，阳虚则暮乱，阴虚则朝争，朝暮交错，其气厥横，死生致理，阴阳中明。阴气下而不上曰断络，阳气上而不下曰绝经。阴中之邪曰浊，阳中之邪曰清。火来坎户，水到离扃，阴阳相应，方乃和平。

阴不足，则济之以水母；阳不足，则助之以火精。阴阳济等，各有攀陵，上通三寸曰阳之神路，下通三寸曰阴之鬼程。阴常宜损，阳常宜盈，居之中者，阴阳匀停。是以阳中之阳，天仙赐号；阴中之阴，下鬼持名。顺阴者，多消灭；顺阳者，多长生。逢斯妙趣，无所不灵。

生成论第三

阴阳者，天地之枢机；五行者，阴阳之终始。非阴阳则不能为天地，非五行则不能为阴阳。故人者，成于天地，败于阴阳也，由五行逆从而生焉。天地有阴阳五行，人有血脉五脏。

五行者，金、木、水、火、土也；五脏者，肺、肝、心、肾、脾也。金生水，水生木，木生火，火生土，土生金，则生成之道，循环无穷；肺生肾，肾生肝，肝生心，心生脾，脾生肺，上下荣养，无有休息。

故《金匮至真要论》云：心生血，血为肉之母；脾生肉，肉为血之舍；肺属气，气为骨之基；肾应骨，骨为筋之本；肝系筋，筋为血之源。五脏五行，相成相生，昼夜流转，无有始终。从之则吉，逆之则凶。天地阴阳，五行之道，中含于人。人得者，可以出阴阳之数，夺天地之机，悦五行之要，无终无始，神仙不死矣！

阳厥论第四

骤风暴热，云物飞飏，晨晦暮晴，夜炎昼冷，应寒不寒，当雨不雨，水竭土坏，时岁大旱，草木枯悴，江河乏涸，此天地之阳厥也。暴壅塞，忽喘促，四肢不收，二腑不利，耳聋目盲，咽干口焦，舌生疮，鼻流清涕，颊赤心烦，头昏脑重，双睛似火，一身如烧，素不能者乍能，素不欲者乍欲，登高歌笑，弃衣奔走，狂言妄语，不辨亲疏，发躁无度，饮水不休，胸膈膨胀，腹与胁满闷，背疽肉烂，烦溃消中，食不入胃，水不穿肠，骤肿暴满，叫呼昏冒，不省人事，疼痛不知去处，此人之阳厥也。阳厥之脉，举按有力者生，绝者死。

阴厥论第五

飞霜走雹，朝昏暮霭，云雨飘飖，风露寒冷，当热不热，未寒而寒，时气霖霪，泉生田野，山摧地裂，土壤河溢，月晦日昏，此天地之阴厥也。暴哑卒寒，一身拘急，四肢拳挛，唇青面黑，目直口噤，心腹满痛，头颔摇鼓，腰脚沉重，语言蹇涩，上吐下泻，左右不仁，大小便活，吞吐酸渌，悲忧惨戚，喜怒无常者，此人之阴厥也。阴厥之脉，举指弱，按指大者生，举按俱绝者死；一身悉冷，额汗自出者亦死。阴厥之病，过三日勿治。

阴阳否格论第六

阳气上而不下曰否，阴气下而不上亦曰否；阳气下而不上曰格，阴气上而不下亦曰格。否格者，谓阴阳不相从也。阳奔于上则燔，脾肺生其疸也。其色黄赤，皆起于阳极也。阴走于下则冰，肾肝生其厥也。其色青黑，皆发于阴极也。疸为黄疸也，厥为寒厥也，由阴阳否格不通而生焉。阳燔则治以水，阴厥则助以火，乃阴阳相济之道耳。

寒热论第七

人之寒热往来者，其病何也？此乃阴阳相胜也。阳不足则先寒后热，阴不足则先热后寒。

又，上盛则发热，下盛则发寒。皮寒而燥者，阳不足；皮热而燥者，阴不足。皮寒而寒者，阴盛也；皮热而热者，阳盛也。发热于下，则阴中之阳邪也；发热于上，则阳中之阳邪也。寒起于上，则阳中之阴邪也；寒起于下，则阴中之阴邪也。寒而颊赤多言者，阳中之阴邪也；热而面青多言者，阴中之阳邪也。寒而面青多言者，阴中之阴邪也；若不言者，不可治也。阴中之阴中者，一生九死；阳中之阳中者，九生一死。阴病难治，阳病易医。诊其脉候，数在上，则阳中之阳也；数在下，则阴中之阳也。迟在上，则阳中之阴也；迟在下，则阴中之阴也。数在中，则中热；迟在中，则中寒。寒用热取，热以寒攻，逆顺之法，从乎天地，本乎阴阳也。天地者，人之父母也；阴阳者，人之根本也。未有不从天地阴阳者也。从者生，逆者死，寒之又寒，热之又热者生。《金匮大要论》云：夜发寒者从，夜发热者逆；昼发热者从，昼发寒者逆。从逆之兆，亦在乎审明。

虚实大要论第八

病有脏虚脏实，腑虚腑实，上虚上实，下虚下实，状各不同，宜深消息。

肠鸣气走，足冷手寒，食不入胃，吐逆无时，皮毛憔悴，肌肉皱皴，耳目昏塞，语声破散，行步喘促，精神不收，此五脏之虚也。诊其脉，举指而活，按之而微，看在何部，以断其脏也。

又，按之沉小弱微，短涩软濡，俱为脏虚也。虚则补益，治之常情耳。饮食过多，大小便难，胸膈满闷，肢节疼痛，身体沉重，头目昏眩，唇肿胀，咽喉闭塞，肠中气急，皮肉不仁，暴生喘乏，偶作寒热，疮疽并起，悲喜时来，或自痿弱，或自高强，气不舒畅，血不流通，此脏之实也。诊其脉，举按俱盛者，实也。

又，长浮数疾，洪紧弦大，俱曰实也，看在何经，而断其脏也。头疼目赤，皮热骨寒，手足舒缓，血气壅塞，丹瘤更生，咽喉肿痛，轻按之痛，重按之快，食饮如故，曰腑实也。诊其脉，浮而实大者是也。

皮肤搔痒，肌肉䐜胀，食饮不化，大便滑而不止，诊其脉，轻手按之得滑，重手按之得平，此乃腑虚也，看在何经，而正其时也。胸膈痞满，头目碎痛，饮食不下，脑项昏重，咽喉不利，涕唾稠黏，诊其脉，左右寸口沉结实大者，上实也。

颊赤心忪，举动颤栗，语声嘶嗄，唇焦口干，喘乏无力，面少颜色，颐颔肿满，诊其左右寸脉，弱而微者，上虚也。

大小便难，饮食如故，腰脚沉重，脐腹疼痛，诊其左右手脉，尺中脉伏而涩者，下实也。

大小便难，饮食进退，腰脚沉重，如坐水中，行步艰难，气上奔冲，梦寐危险，诊其左右尺中脉滑而涩者，下虚也。病人脉微涩短小，俱属下虚也。

上下不宁论第九

脾病者，上下不宁，何谓也？脾上有心之母，下有肺之子，心者，血也，属阴，肺者，气也，属阳。脾病，则上母不宁；母不宁，则为阴不足也；阴不足，则发热。又，脾病则下子不宁，子不宁，则为阳不足也，阳不足，则发寒。脾病，则血气俱不宁，血气不宁，则寒热往来，无有休息，故脾如疟也。谓脾者，土也，心者，火也，肺者，金也。火生土，土生金，故曰上有心母，下有肺子，脾居其中，病则如斯耳。他脏上下皆法于此也。

脉要论第十

脉者，乃气血之先也。气血盛，则脉盛；气血衰，则脉衰；气血热，则脉数；气血寒，则脉迟；气血微，则脉弱；气血平，则脉缓。又，长人脉长，短人脉短，性急则脉急，性缓则脉缓，反此者逆，顺此者从也。又，诸数为热，诸迟为寒，诸紧为痛，诸浮为风，诸滑为虚，诸伏为聚，诸长为实，诸短为虚。又，短涩沉迟伏皆属阴，数滑长浮紧皆属阳。阴得阴者从，阳得阳者顺，违之者逆。阴阳消息，以经而处之，假令数在左手，得之浮者，热入小肠，得之沉者，热入于心，余皆仿此。

五色（一作绝）脉论第十一

面青无右关脉者，脾绝也；面赤无右寸脉者，肺绝也；面白无左关脉者，肝绝也；面黄无左尺脉者，肾绝也；面黑无左寸脉者，心绝也。五绝者死。夫五绝当时即死，非其时则半岁死。然五色虽见，而五脉不见，即非病者矣。

脉病外内证决论第十二

病风人，脉肾数浮沉，有汗出不止呼吸有声者死，不然则生。

病气人，一身悉肿，四肢不收，喘无时，厥逆不湿，脉候沉小者，死。浮大者，生。

病劳人，脱肛，骨肉相失，声散呕血，阳事不禁，梦寐交侵，呼吸不相从，昼凉夜热者，死。吐脓血者，亦死。其脉不数，有根蒂者，及颊不赤者，生。

病肠澼者，下脓血，病人脉急，皮热，食不入，腹胀，目瞪者，死。或一身厥冷，脉沉细而不生者，亦死。食如故，脉沉浮有力而不绝者，生。

病热人，四肢厥，脉弱，不欲见人，食不入，利下不止者，死。食入，四肢温，脉大，语狂无睡者，生。

病寒人，狂言不寐，身冷，脉数，喘息目直者，死。脉有力，而不喘者，生。

阳病人，精神颠倒，寐而不惺，言语失次，脉候浮沉有力者，生；无力及食不入，胃下利不定者，死。

久病人，脉大，身瘦，食不充肠，言如不病，坐卧困顿者，死。若饮食进退，脉小而有力，言语轻嘶，额无黑气，大便结涩者，生。

大凡阳病阴证，阴病阳证，身瘦，脉大，肥人脉衰，上下交变，阴阳颠倒，冷热相乘，皆属不吉，从者生，逆者死，治疗之法，宜深消息。

生死要论第十三

凡不病而五行绝者，死；

不病而性变者，死；

不病而暴语妄者，死；

不病而暴不语者，死；

不病而暴喘促者，死；

不病而暴强厥（一作中）者，死；

不病而暴目盲者，死；

不病而暴耳聋者，死；

不病而暴痿缓者，死；

不病而暴肿满者，死；

不病而暴大小便结者，死；

不病而暴无脉者，死；

不病而暴昏冒如醉者，死。

此皆内气先尽（一作绝）故也。逆者即死，顺者二年无有生者也。

病有灾怪论第十四

病有灾怪，何谓也？病者应寒而反热，应热而反寒，应吐而不吐，应泻而不泻，应汗而不汗，应语而不语，应寐而不寐，应水而不水，皆属灾怪也。此乃五脏之气，不相随从而致之矣。四逆者，不治。四逆者，谓主客运气，俱不得时也。

水法有六论第十五

病起于六腑者，阳之系也。

阳之发也，或上或下，或内或外，或蓄在中，行之极也。有能歌笑者，有能悲泣者，有能奔走者，有能呻吟者，有自委曲者，有自高贤者，有寤而不寐者，有寐而不寤者，有能食而不便利者，有不能食而便自利者，有能言而声清者，有不能言而声昧者，状各不同，皆生六腑也。

喜其通者，因以通之；喜其塞者，因以塞之；喜其水者，以水济之；喜其冰者，以冰助之。病者之乐，慎勿违背，亦不可强抑之也。如此从顺，则十生其十，百生其百，疾无不愈矣！

火法有五论第十六

病起于五脏者，皆阴之属也。

其发也，或偏枯，或痿躄，或外寒而内热，或外热而内寒，或心腹膨胀，或手足拳挛，或口眼不正，或皮肤不仁，或行步艰难，或身体强硬，或吐泻不息，或疼痛不宁，或暴无语，或久无音，绵绵默默，状若死人。如斯之候，备出于阴。阴之盛也，阳必不足；阳之盛也，阴必不盈。故前论云：阳不足，则助之以火精；阴不足，则济之以水母者是也。

故喜其汗者，汗之；喜其温者，温之；喜其热者，热之；喜其火者，火之；喜其汤者，汤之。温热汤火，亦在其宜，慎勿强之，如是则万全其万。水火之法，真阴阳也，治救之道，当详明矣！

风中有五生死论第十七

风中有五者，谓肝、心、脾、肺、肾也。五脏之中，其言生死，状各不同。

心风之状（一作候），汗自出而好偃，仰卧不可转侧，言语狂妄，若唇正赤者，生，宜于心俞灸之。若唇面或青或黄，或白或黑，其色不定，眼瞤动不休者，心绝也，不可救，过五六日即死耳。

肝风之状，青色围目连额上，但坐不得倨偻者，可治；若喘而目直视，唇面俱青者，死。肝风宜于肝俞灸之。

脾风之状，一身通黄，腹大而满不嗜食，四肢不收持，若手足未青而面黄者，可治，不然即死。脾风宜于脾俞灸之。

肾风之状，但踞坐而腰脚重痛也。视其胁下未生黄点者，可治，不然即死矣。肾风宜灸肾俞穴也。

肺风之状，胸中气满，冒昧汗出，鼻不闻香臭，喘而不得卧者，可治；若失血及妄语者，不可治，七八日死。肺风宜于肺俞灸之。

凡诊其脉滑而散者，风也。缓而大，浮而紧（一作虚），软而弱，皆属风也。

中风之病，鼻下赤黑，相兼吐沫，而身直者，七日死也。

又，中风之病，口噤筋急，脉迟者，生；脉急而数者，死。

又，心脾俱中风，则舌强不能言也；肝肾俱中风，则手足不遂也。

风之厥，皆由于四时不从之气，故为病焉，有瘾疹者，有偏枯者，有失音者，有历节者，有癫厥者，有疼痛者，有聋瞽者，有疮癞者，有胀满者，有喘乏者，有赤白者，有青黑者，有瘙痒者，有狂妄者，皆起于风也。其脉浮虚者，自虚而得之；实大者，自实而得之；弦紧者，汗出而得之；喘乏者，饮酒而得之；癫厥者，自劳而得之；手足不中者，言语蹇涩者，房中而得之；瘾疹者，自痹（一作卑）湿而得之；历节疼痛者，因醉犯房而得之；聋瞽疮癞者，自五味饮食冒犯禁忌而得之。千端万状，莫离于五脏六腑而生矣。所使之候配以此耳！

积聚癥瘕杂虫论第十八

积聚、癥瘕、杂虫者，皆五脏六腑真气失而邪气并，遂乃生焉，久之不除也。或积或聚，或癥或瘕，或变为虫，其状各异。有能害人者，有不能害人者，有为病缓者，有为病速者，有疼者，有痒者，有生头足者，有如杯块者，势类不同。盖因内外相感，真邪相犯，气血熏抟，交合而成也。

积者，系于脏也；聚者，系于腑也；癥者，系于气也；瘕者，系于血也；虫者，乃血气食物相感而化也。故积有五，聚有六，症有十二，瘕有八，虫有九，其名各不同也。

积有心肝脾肺肾也，聚有大肠小肠胆胃膀胱三焦之六名也，癥有劳气冷热虚实风湿食药思忧之十二名也，瘕有青黄燥血脂狐蛇鳖之八名也，虫有伏蛇白肉肺胃赤弱蛲之九名也。为病之说，出于诸论，治疗之法，皆具于后。

劳伤论第十九

劳者，劳于神气也；伤者，伤于形容也。饥饱无度则伤脾，思虑过度则伤心，色欲过度则伤肾，起居过常则伤肝，喜怒悲愁过度则伤肺。

又，风寒暑湿则伤于外，饥饱劳役则败于内；昼感之则病荣，夜感之则病卫。荣卫经行，内外交运，而各从其昼夜也。

劳于一，一起为二，二传于三，三通于四，四干于五，五复犯一。一至于五，邪乃深藏，真气自失，使人肌肉消，神气弱，饮食减，行步艰难，及其如此，虽司命亦不能生也。

故《调神气论》曰：调神气，慎酒色，节起居，省思虑，薄滋味者，长生之大端也。

诊其脉，甚数（一作数甚，余下仿此）甚急、甚细、甚弱、甚微、甚涩、甚滑、甚短、甚长、甚浮、甚沉、甚紧、甚弦、甚洪、甚实、皆生于劳伤。

传尸论第二十

传尸者，非一门相染而成也。人之血气衰弱，脏腑虚羸，中于鬼气，因感其邪，遂成其疾也。其候或咳嗽不已，或胸膈妨闷，或肢体疼痛，或肌肤消瘦，或饮食不入，或吐利不定，或吐脓血，或嗜水浆，或好歌咏，或爱悲愁，或癫风（一作狂）发歇，或便溺艰难。或因酒食而遇，或因风雨而来，或问病吊丧而得，或朝走暮游而逢，或因气聚，或因血行，或露卧于田野，或偶会于园林，钟此病死之气，染而为疾，故曰传尸也。治疗之方，备于篇末。

论五脏六腑虚实寒热生死逆顺之法第二十一

夫人有五脏六腑，虚实寒热，生死逆顺，皆见于形证，脉气若非诊察，无由识也。虚则补之，实则泻之，寒则温之，热则凉之，不虚不实，以经调之，此乃良医之大法也。其于脉证，具如篇末。

论肝脏虚实寒热生死逆顺脉证之法第二十二

肝者，与胆为表里，足厥阴少阳是其经也，王于春。

春乃万物之始生，其气嫩而软，虚而宽，故其脉弦软，不可发汗；弱则不可下。

弦长曰平，反此曰病，脉虚而弦，是谓太过。病在外太过，则令人善忘，忽忽眩冒。

实而微，是谓不及。病在内不及，则令人胸痛，引两胁胀满。

大凡肝实，则引两胁下痛，引小腹令人（一本无此五字）喜怒；虚则如人将捕之；其气逆则头痛耳聋颊赤（一作肿）。

其脉沉之而急，浮之亦然，主胁肋（一作支）满，小便难，头痛目眩；其脉急甚，恶言；微急，气在胸胁下；缓甚，呕逆；微缓，水痹；大急，内痈，吐血；微大，筋痹；小甚，多饮；微大（一本作小），消瘅（一本作痹）；滑甚，颓疝；微滑，遗溺；涩甚，流饮；微涩，疭挛变也（一本无此二字）。

又，肝之积气在胁，久不发为咳逆，或为痎疟也。虚则梦花草茸茸，实则梦山林茂盛。

肝之病旦喜（一作慧），晚甚，夜静。肝病则头痛胁痛（一本无此二字），目眩肢满，囊缩，小便不通（一作利），十日死。

又，身热恶寒，四肢不举，其脉当弦长而急，反短而涩，乃金克木也，十死不治。

又，肝中寒，则两臂痛不能举，舌本燥，多太息，胸中痛，不能转侧，其脉左关上迟而涩者是也；肝中热，则喘满而多怒，目疼，腹胀满，不嗜食，所作不定，睡中惊悸，眼赤视不明，其脉左关阴实者是也；肝虚冷，则胁下坚痛，目盲臂痛，发寒热如疟状，不欲食。妇人则月水不来而气急，其脉左关上沉而弱者是也。

论胆虚实寒热生死逆顺脉证之法第二十三

胆者，中正之腑也，号曰将军，决断出焉，言能喜怒刚柔也，与肝为表里，足少阳是其经也。

虚则伤寒，寒则恐畏，头眩不能独卧；实则伤热，热则惊悸，精神不守，卧起不宁。

又，玄水发则其根在于胆，先从头面起，肿至足也。

又，肝咳久不已，则传邪入于胆，呕清苦汁也。

又，胆病则喜太息，口苦，呕清汁（一作宿汁），心中澹澹，恐如人将捕之，咽中介介然，数唾。

又，胆胀则舌（一作胁）下痛，口苦，太息也。

邪气客于胆，则梦斗讼，其脉诊，在左手关上浮而得之者，是其部也。胆实热，则精神不守。

又，胆热则多睡，胆冷则无眠。

又，左关上脉阳微者，胆虚也；阳数者，胆实也；阳虚者，胆绝也。

论心脏虚实寒热生死逆顺脉证之法第二十四

心者，五脏之尊，号帝王之称也，与小肠为表里，神之所舍。又主于血，属于火，王于夏，手少阴是其经也。

凡夏脉钩，来盛去衰，故曰钩。反此者病，来盛去亦盛，此为太过。病在外，来衰去盛，此为不及；病在内，太过则令人身热而骨痛，口疮舌焦。引水不及，则令人烦躁（一作心），上为咳唾，下为气泄。

其脉来累累如连珠，如循琅玕曰平；脉来累累（一本无此四字却作喘喘），连属其中，微曲曰病；来前曲后倨，如操带，钩曰死。

又，思虑过多则怵惕，怵惕伤心，心伤则神失，神失则恐惧。

又，真心痛，手足寒，过节五寸，则旦得夕死，夕得旦死。

又，心有水气则痹，气滞身肿不得卧，烦而躁，其阴肿也。

又，心中风则翕翕（一作吸），发热不能行立，心中饥而不能食，食则吐呕。

夏心王左手，寸口脉洪浮大而散，曰平；反此则病。若沉而滑者，水来克火，十死不治；弦而长者，木来归子，其病自愈；缓而大者，土来入火，为微邪，相干无所害。

又，心病则胸中痛，四（一作胁）肢满胀，肩背臂膊皆痛；虚则多惊悸，惕惕然无眠，胸腹及腰背引痛，喜（一作善）悲时眩，仆心积气，久不去则苦忧烦，心中痛。实则喜笑不息，梦火发。心气盛则梦喜笑，及恐畏。邪气客于心，则梦山丘烟火。心胀则心烦短气，夜卧不宁，心腹痛，懊憹，肿气来往，上下行痛，有时休作。心腹中热，喜水涎出，是蚘蛟心也。心病则曰中慧，夜半甚，平旦静。

又，左手寸口脉大甚，则手内热，赤（一作服）肿太甚，则胸中满而烦，澹澹面赤目黄也。

又，心病则先心痛而咳不止，关膈（一作格）不通，身重不已，三日死。心虚则畏人，瞑目欲眠，精神不倚，魂魄妄乱。心脉沉小而紧浮，主气喘。若心下气坚实不下，喜咽干手热，烦满多忘、太息，此得之思忧太过也。

其脉急甚，则发狂笑；微缓，则吐血；大甚，则喉闭（一作痹）；微大，则心痛引背，善泪出；小甚，则哕；微小，则笑，消瘅（一作痹）；滑甚，则为渴；微滑则心疝，引脐腹（一作肠）鸣；涩甚，则喑不能言；

微涩，则血溢，手足厥，耳鸣，癫疾。

又，心脉抟坚而长，主舌强不能语（一作言）；软而散，当慑怯不食也。

又，急甚，则心疝，脐下有病形，烦闷少气，大热上煎。

又，心病，狂言汗出如珠，身厥冷，其脉当浮而大，反沉濡而滑甚；色当赤，今反黑者，水克火，十死不治。

又，心之积，沉之而空空然，时上下往来无常处，病胸满悸，腰腹中热，颊（一作面）赤咽乾，心烦，掌中热，甚则呕血，夏瘥（一本作春瘥）冬甚，宜急疗之，止于旬日也。

又，赤黑色入口，必死也；面黄目赤者，亦（一作不）死；赤如衃血，亦死。

又，忧恚思虑太过，心气内索，其色反和而盛者，不出十日死。

扁鹊曰：心绝则一日死。色见凶多而人虽健敏，名为行尸，一岁之中，祸必至矣。

又，其人语声前宽而后急，后声不接前声，其声浊恶，其口不正，冒昧喜笑，此风入心也。

又，心伤则心坏，为水所乘，身体手足不遂，骨节解，舒缓不自由，下利无休息，此疾急宜治之，不过十日而亡也。

又，笑不待呻而复忧，此水乘火也。阴系于阳，阴起阳伏，伏则生热，热则生狂，冒昧妄乱，言语错误，不可采问（一作闻），心已损矣。

扁鹊曰：其人唇口赤即可治，青黑即死。

又，心疟则先烦（一作颤）而后渴，翕翕发热也，其脉浮紧而大者是也。

心气实则小便不利，腹满，身热而重，温温欲吐，吐而不出，喘息急不安卧，其脉左寸口与人迎皆实大者是也。

心虚则恐惧多惊，忧思不乐，胸腹中苦痛，言语战栗，恶寒恍惚，面赤目黄，喜衄血，诊其脉左右寸口两虚而微者是也。

论小肠虚实寒热生死逆顺脉证之法第二十五

小肠者，受盛之腑也，与心为表里，手太阳是其经也。

心与（一作无此二字）小肠绝者，六日死。经则发直如麻，汗出不已，不得屈伸者是也。

又，心咳（一本作病）久不已（一本无此二字），则传小肠，小肠咳则气咳俱出也。

小肠实则伤热，热则口生疮；虚则生寒，寒则泄浓血，或泄黑水，其根在小肠也。

又，小肠寒则下肿，重有热，久不出，则渐生痔疾。有积，则当暮发热，明旦而止也。病气发，则令人腰下重，食则窘迫而便难是其候也。小肠胀则小腹䐜胀，引腹而痛也。厥邪入小肠，则梦聚井邑中，或咽痛颔肿，不可回首，肩如杖（一作拔），脚如折也。

又，黄帝曰：心者，主也，神之舍也。其脏周密而不伤，伤神去神，去则身亡矣。故人心多不病，病即死，不可治也。惟小肠受病多矣。

又，左手寸口阳绝者，无小肠脉也，六日死。病脐痹，小腹中有疝瘕也。左手寸口脉实大者，小肠实也，有热邪则小便赤涩。

又，实热则口生疮，身热去来，心中烦满，体重。

又，小肠主于舌之官也，和则能言而机关利健，善别其味也。虚则左寸口脉浮而微软，弱不禁按，病为惊狂，无所守下，空空然不能语者是也。

论脾脏虚实寒热生死逆顺脉证之法第二十六

脾者，土也，谏议之官，主意与智，消磨五谷，寄在其中，养于四旁，王于四季，正王长夏，与胃为表里，足太阴是其经也。

扁鹊曰：脾病则面色萎黄，实则舌强直，不嗜食，呕逆，四肢缓；虚则精不胜，元气乏，失溺不能自持。

其脉来似水之流，曰太过；病在外，其脉来如鸟之距，曰不及。病在内太过，则令人四肢沉重，语言蹇涩；不及，令人中满不食，乏力，手足缓弱不遂，涎引口中（一作出），四肢肿胀，溏泻（一作泄）不时，梦中饮食。脾脉来而和柔，去似鸡距践地，曰平脉；来实而满稍数，如鸡举足，曰病。

又，如乌（一作雀）之啄，如鸟之距，如屋之漏，曰死。中风则翕翕发热，状若醉人，腹中烦满，皮肉瞤瞤，短气者是也。

王时其脉阿阿然，缓曰平。反弦急者，肝来克脾，真鬼相遇，大凶之兆；反微涩而短者，肺来乘脾，不治而自愈；反沉而滑者，肾来从脾，亦为不妨；反浮而洪，心来生脾，不为疾耳。

脾病，面黄体重，失便目直，视唇反张，手足爪甲青，四肢逆，吐食，百节疼痛不能举，其脉当浮大而缓，今反弦急，其色当黄而反青，此十死不治也。

又，脾病，其色黄，饮食不消，心腹胀满，身体重，肢节痛，大便硬，小便不利，其脉微缓而长者，可治。脾气虚，则大便滑，小便利，汗出不止，五液注下，为五色注利下也。

又，积癥瘕，久不愈，则四肢不收，黄疸，饮食不为肌肤，气满胀而喘不定也。

又，脾实，则时梦筑垣墙盖屋；脾盛，则梦歌乐；虚，则梦饮食不足。

厥邪客于脾，则梦大泽，丘陵，风雨坏屋。

脾胀则善哕，四肢急，体重，不食，善噫。

脾病则日昳慧，平旦甚，日中持，下晡静。

脉急甚，则瘈疭；微急，则胸膈中不利，食入而还出；脉缓盛，则痿厥；微缓，则风痿，四肢不收；大甚，则击仆；微大，则脾疝气；里大，脓血在胃肠之外；小甚，则寒热作；微小，则消瘅；滑甚，则癞疝；微滑，则虫毒，肠鸣，中热；涩甚，则肠□；微涩，则内溃，下脓血。

脾脉之至也，大而虚，则有积气在，腹中有厥气，名曰厥疝，女子同法，得之四肢汗出当风也，脾绝则十日死。

又，脐出（一作凸）者亦死。

唇焦枯，无纹理而青黑者，脾先绝也。

脾病，面黄目赤者可治，青黑色入口则半岁死。色如枳实者，一（一作半）月死。吉凶休否（一作咎）皆见其色，出于部分也。

又，口噤唇黑，四肢重如山，不能自收持，大小便利无休歇，饮食不入，七日死。

又，唇虽痿黄，语声啭啭者，可治。脾病疟气久不去，腹中痛鸣，徐徐热汗出，其人本意宽缓，今忽反常而嗔怒，正言而鼻笑，不能答人者，此不过一月，祸必至矣。

又，脾中寒热，则皆使人腹中痛，不下食。

又，脾病则舌强语涩，转筋卵缩，牵阴股，引髀痛，身重不思食，臌胀变则水泄，不能卧者，死不治也。脾正热则面黄目赤，季胁痛满也；寒则吐涎沫而不食，四肢痛滑泄不已。手足厥甚则颤栗如疟也。

临病之时，要在明证详脉，然后投汤丸，求其痊损耳。

论胃虚实寒热生死逆顺脉证之法第二十七

胃者，腑也。又名水谷之海，与脾为表里。胃者，人之根本也，胃气壮则五脏六腑皆壮，足阳明是其经也。

胃气绝，则五日死；实则中胀便难，肢节疼痛，不下食，呕吐不已；虚则肠鸣胀满，引水滑泄；寒则腹中痛，不能食冷物；热则面赤，如醉人，四肢不收持，不得安卧，语狂目乱，便硬者是也。病甚则腹胁胀满，吐逆不入食，当心痛，上下不通，恶闻食臭，嫌人语，振寒，喜伸欠。

胃中热则唇黑，热甚则登高而歌，弃衣而走，癫狂不定，汗出额上，鼽衄不止。虚极则四肢肿满，胸中短气，谷不化，中消也。胃中风则溏泄不已。胃不足则多饥不消食。病人鼻下平则胃中病，渴者不可治（一本无上十三字作微燥而渴者可治）。

胃脉博坚而长，其色黄赤者，当病折腰（一作髀）。其脉软而散者，病食痹。左关上脉浮而大者，虚也。浮而短涩者，实也。浮而微滑者，亦虚也。浮而迟者，寒也。浮而数者，实也。虚实寒热生死之法，察而端谨，则成神妙也。

论肺脏虚实寒热生死逆顺脉证之法第二十八

肺者，魄之舍，生气之源，号为上将军，乃五脏之华盖也。外养皮毛，内荣肠胃，与大肠为表里，手太阴是其经也。肺气通于鼻，和则能知香臭矣。

有寒则善咳（一本作有病则喜咳），实则鼻流清涕。凡虚实寒热，则皆使人喘嗽。实则梦刀兵恐惧，肩息胸中满；虚则寒生（一作热），咳（一作喘）息利下，少气力，多悲感。王于秋。其脉浮而毛曰平。

又，浮而短涩者，肺脉也。其脉来毛而中央坚，两头（一作傍）虚曰太过。病在外，其脉来毛而微曰不及。病在内，太过，则令人气逆，胸满，背痛；不及，则令人喘呼而咳（一作嗽），上气见血，下闻病音。

又，肺脉厌厌聂聂，如落榆荚曰平。来不上不下，如循鸡羽曰病。来如物之浮，如风吹鸟背上毛者，死。真肺脉至，大而虚。

又，如以毛羽中人皮肤，其色赤，其毛折者死。

又，微毛曰平，毛多曰病，毛而眩者曰春病，眩甚曰即病。

又，肺病，吐衄血，皮热，脉数颊赤者，死也。

又，久咳而见血，身热而短气，脉当涩，今反浮大；色当白，今反赤者，火克金，十死不治也。

肺病喘咳，身但寒无热，脉迟微者，可治。

秋王于肺，其脉当浮涩而短，曰平。而反洪大，而长，是火刑金，亦不可治。

又，得软而滑者，肾来乘肺，不治自愈；反浮大而缓者，是脾来生肺，不治而瘥。反弦而长者，是肺被肝从，为微邪，虽病不妨。虚则不能息，耳重，嗌干，喘咳上气，胸背痛有积，则胁下胀满。

中风，则口燥而喘，身运而重，汗出而冒闷，其脉按之虚弱如葱叶，下无根者，死。

中热，则唾血，其脉细紧浮数芤滑，皆失血病。此由燥扰嗔怒，劳伤得之，气壅结所为也。

肺胀，则其人喘咳，而目如脱，其脉浮大者是也。

又，肺痿则吐涎沫，而咽干欲饮者，为愈；不饮则未瘥。

又，咳而遗溺者，上虚不能制下也。其脉沉浊者，病在内；浮清者，病在外。

肺死，则鼻孔开，而黑枯，喘而目直视也。

又，肺绝则十二日死，其状足满，泻痢不觉出也。面白目青，此谓乱经，此虽天命，亦不可治。

又，饮酒当风，中于肺则咳嗽喘闷，见血者，不可治；无血者，可治；面黄目白者，可治；肺病颊赤者，死。

又，言音喘急，短气，好唾（一作睡），此为真鬼相害，十死十，百死百，大逆之兆也。

又，阳气上而不降，燔于肺，肺自结邪，胀满喘急，狂言瞑目，非常所说，而口鼻张，大小便，头俱胀，饮水无度，此因热伤于肺，肺化为血，不可治，则半岁死。

又，肺疟，使人心寒，寒甚则发热，寒热往来，休作不定，多惊咳喘，如有所见者是也，其脉浮而紧。又，滑而数；又，迟涩而小；皆为肺疟之脉也。

又，其人素声清而雄者，暴不响亮，而拖气用力，言语难出，视不转睛，虽未为病，其人不久。

又，肺病实则上气，喘急咳嗽，身热脉大也。虚则力乏喘促，右胁胀，语言气短（一作促）者是也。

又，乍寒乍热，鼻塞颐赤，面白皆肺病之候也。

论大肠虚实寒热生死逆顺脉证之法第二十九

大肠者，肺之腑也。为传送之司，号监仓之官。肺病久不已，则传入大肠，手阳明是其经也。

寒则泄，热则结，绝则泄利无度，利绝而死也。热极则便血。

又，风中大肠，则下血。

又，实热则胀满，而大便不通，虚寒则滑泄不定，大肠乍虚乍实，乍来乍去。寒则溏泄，热则垢重，有积物则寒栗而发热，有如疟状也。积冷不去，则当脐而痛，不能久立，痛已则泄白物是也。虚则喜满，喘咳，而喉咽中如核妨矣。

华氏中藏经卷上终

卷　中

论肾脏虚实寒热生死逆顺脉证之法第三十

肾者，精神之舍，性命之根，外通于耳，男以闭（一作库）精，女以包血，与膀胱为表里，足少阴太阳是其经也。肾气绝，则不尽其天命而死也，王于冬。

其脉沉濡曰平，反此者病。其脉弹石，名曰太过，病在外。其去如数者，为不及，病在内。太过则令人解㑊，脊脉痛而少气（一本作令人体瘠而少气不欲言）；不及则令人心悬如饥，眇中清，脊中痛，少肠腹满，小便滑（一本云心如悬少腹痛小便滑），变赤黄色也。

又，肾脉来，喘喘累累如钩，按之而坚曰平。

又，来如引葛，按之益坚曰病。来如转索，辟辟如弹石曰死。

又，肾脉但石无胃气亦死。

肾有水则腹大脐肿，腰重痛不得溺，阴下湿如牛鼻头汗出，是为逆寒，大便难，其面反瘦也。肾病手足逆冷，面赤目黄，小便不禁，骨节烦痛，小腹结痛，气上冲心，脉当沉细而滑，今反浮大而缓；其色当黑，其今反者，是土来克水，为大逆，十死不治也。

又，肾病面色黑，其气虚弱，翕翕少气，两耳若聋，精自出，饮食少，小便清，膝下冷，其脉沉滑而迟为可治。

又，冬脉沉濡而滑曰平，反浮涩而短，肺来乘肾，虽病易治；反弦细而长者，肝来乘肾，不治自愈；反浮大而洪，心来乘肾，不为害。

肾病腹大胫肿，喘咳身重，寝汗出，憎风虚则胸中痛，大腹小腹痛，清厥意不乐也。

阴邪入肾，则骨痛，腰上引项脊背疼，此皆举重用力，及遇房汗出当风浴水，或久立则伤肾也。

又，其脉急甚，则肾痿瘕疾；微急，则沉厥，奔豚，足不收；缓甚，则折脊；微缓，则洞泄，食不化，入咽还出；大甚，则阴痿；微大，则石水起脐下至小腹，其肿埵埵然而上至胃脘者，死不治；小甚，则洞泄；微小，则消瘅；滑甚，则癃㿉；微滑，则骨痿，坐弗能起，目视见花；涩甚，则大壅塞；微涩，则不月，疾痔。

又，其脉之至也，上坚而大，有脓气在阴中及腹内，名曰肾痹，得之因浴冷水而卧。脉来沉而大坚，浮而紧，苦手足骨肿厥，阴痿不起，腰背疼，小腹肿，心下水气，时胀满而洞泄，此皆浴水中身未干而合房得之也。

虚则梦舟溺，人得其时；梦伏水中，若有所畏。盛实则梦腰脊离解不相属。厥邪客于肾，则梦临深投水中。肾胀则腹痛满引背，怏怏然腰痹痛。肾病夜半患，四季甚，下晡静。肾生病则口热，舌干，咽肿，上气嗌干，及心烦而痛，黄疸，肠澼，痿厥，腰脊背急痛，嗜卧，足下热而痛，胻酸。病久不已，则腿筋痛，小便闭，而两胁胀支满，目盲者，死。肾之积，苦腰脊相引而疼，饥见饱减，此肾中寒结在脐下也。诸积大法，其脉来细软而附骨者是也。

又，面黑目白，肾已内伤，八日死。

又，阴缩小便不出，出而不快者，亦死。

又，其色青黄，连耳左右，其人年三十许，百日死。若偏在一边，一月死。

实则烦闷，脐下重；热则口舌干焦，而小便涩黄；寒则阴中与腰脊俱疼，面黑耳干，哕而不食，或呕血者是也。

又，喉中鸣，坐而喘咳，唾血出，亦为肾虚，寒气欲绝也。

寒热虚实既明，详细调救，即十可十全之道也。

论膀胱虚实寒热生死逆顺脉证之法第三十一

膀胱者，津液之腑，与肾为表里，号曰水曹掾，又名玉海，足太阳是其经也。总通于五腑，所以五腑有疾，即应膀胱，膀胱有疾，即应胞囊也。

伤热则小便不利，热入膀胱则其气急而苦小便黄涩也。膀胱寒则小便数而清也。

又，石水发则其根在膀胱，四肢瘦小，其腹胀大者是也。

又，膀胱咳久不已，则传入三焦，肠满而不欲饮食也。然上焦主心肺之病，人有热，则食不入胃，寒则精神不守，泄利不止，语声不出也。实则上绝于心，气不行也。虚则引起气之于肺也。其三焦之气和，则五脏六腑皆和；逆，则皆逆。

膀胱中有厥阴气，则梦行不快。满胀，则小便不下，脐下重闷，或肩痛也。绝，则三日死，死时鸡鸣也。其三焦之论，备云于后。

论三焦虚实寒热生死逆顺脉证之法第三十二

三焦者，人之三元之气也，号曰中清之腑。总领五脏六腑，荣卫经络，内外左右上下之气也。三焦通，则内外左右上下皆通也。其于周身灌体，和内调外，荣左养右，导上宣下，莫大于此者也。又名玉海水道，上则曰三管，中则名霍乱，下则曰走哺，名虽三，而归一，有其名，而无形者也，亦号曰孤独之腑。而卫出于上，荣出于中，上者，络脉之系也；中者，经脉之系也；下者，水道之系也。亦又属膀胱之宗始，主通阴阳，调虚实。

呼吸有病则苦腹胀，气满，小腹坚，溺而不得，便而窘迫也。溢则作水，留则为胀，足太阳是其经也。

又，上焦实热，则额汗出而身无汗，能食而气不利，舌干，口焦，咽闭之类，腹胀时时，胁肋痛也。寒则不入食，吐酸水，胸背引痛，嗌干，津不纳也。实则食已还出，膨膨然不乐。虚则不能制下，遗便溺而头面肿也。

中焦实热，则上下不通，腹胀而喘咳，下气不上，上气不下，关格而不通也。寒则不痢不止，食饮不消而中满也。虚则肠鸣臌胀也。

下焦实热，则小便不通而大便难，苦重痛也。虚寒则大小便泄下而不止。

三焦之气和，则内外和。逆，则内外逆。故云：三焦者，人之三元之气也，宜修养矣！

论痹第三十三

痹者，风寒暑湿之气，中于人脏腑之为也。入腑则病浅易治，入脏则病深难治。而有风痹，有寒痹，有湿痹，有热痹，有气痹，而又有筋骨血肉气之五痹也。大凡风寒暑湿之邪，入于肝则名筋痹，入于肾则名骨痹，入于心则名血痹，入于脾则名肉痹，入于肺则名气痹。感病则同，其治乃异。

痹者，闭也。五脏六腑感于邪气，乱于真气，闭而不仁，故曰痹病。或痛，或痒，或淋，或急，或缓而不能收持，或拳而不能舒张，或行立艰难，或言语蹇涩，或半身不遂，或四肢拳缩，或口眼偏斜，或手足欹侧，或能行步而不能言语，或能言语而不能行步，或左偏枯，或右壅滞，或上不通于下，或下不通于上，或大腑闭塞（一作小便秘涩），或左右手疼痛，或得疾而即死，或感邪而未亡，或喘满而不寐，或昏冒而不醒，种种诸症，皆出于痹也。

痹者，风寒暑湿之气中于人，则使之然也。其于脉候，形证，治疗之法亦各不同焉。

论气痹第三十四

气痹者，愁忧思喜怒过多，则气结于上，久而不消，则伤肺，肺伤则生气渐衰，则邪气愈胜，留于上，则胸腹痹而不能食，注于下则腰脚重而不能行，攻于左则左不遂，冲于右则右不仁，贯于舌则不能言，遗于肠中则不能溺，壅而不散则痛，流而不聚则麻。真经既损，难以医治。邪气不胜，易为痊愈，其脉右手寸口沉而迟涩者是也。宜节忧思以养气，慎（一作绝）喜怒以全真，此最为良法也。

论血痹第三十五

血痹者，饮酒过多，怀热太盛。或寒折于经络，或湿犯于荣卫，因而血抟，遂成其咎，故使人血不能荣于外，气不能养于内，内外已失，渐渐消削，左先枯则右不能举，右先枯则左不能伸，上先枯则上不能制于下，下先枯则下不能克于上，中先枯则不能通疏，百证千状，皆失血也。其脉左手寸口脉结而不流利，或如断绝者是也。

论肉痹第三十六

肉痹者，饮食不节，膏粱肥美之所为也。脾者，肉之本，脾气已失，则肉不荣，肉不荣则肌肤不滑泽，肌肉不滑泽则腠理疏，则风寒暑湿之邪易为入，故久不治，则为肉痹也。肉痹之状，其先能食而不能充悦四肢，缓而不收持者是也。其右关脉举按皆无力，而往来涩者是也。宜节饮食，以调其脏；常起居，以安其脾；然后依经补泻，以求其愈尔。

论筋痹第三十七

筋痹者，由怒叫无时，行步奔急，淫邪伤肝，肝失其气，因而寒热所客，久而不去，流入筋会，则使人筋急而不能行步舒缓也，故曰筋痹。宜活血以补肝，温气以养肾，然后服饵汤丸。治得其宜，即疾瘳已，不然则害人矣。其脉左关中弦急而数，浮沉有力者是也。

论骨痹第三十八

骨痹者，乃嗜欲不节，伤于肾也。肾气内消，则不能关禁，不能关禁，则中上俱乱，中上俱乱，则三焦之气痞而不通，三焦痞而饮食不糟粕，饮食不糟粕则精气日衰，精气日衰则邪气妄入，邪气妄入则上冲心舌，上冲心舌则为不语，中犯脾胃则为不充，下流腰膝则为不遂，傍攻四肢则为不仁。寒在中则脉迟，热在中则脉数，风在中则脉浮，湿在中则脉濡，虚在中则脉滑，其证不一，要在详明，治疗法列于后章。

论治中风偏枯之法第三十九

人病中风偏枯，其脉数而面干黑黧，手足不遂，语言蹇涩，治之奈何？在上则吐之，在中则泻之，在下则补之，在外则发之，在内则温之，按之熨之也。吐，谓出其涎也；泻，谓通其塞也；补，调益其不足也；发，调发其汗也；温，谓驱其湿也；按，谓散其气也；熨，谓助其阳也。治之各合其宜，安可一揆，在求其本。脉浮则发之，脉滑则吐之，脉伏而涩则泻之，脉紧则温之，脉迟则熨之，脉闭则按之。要察其可否，故不可一揆而治者也。

论五疔状候第四十

五疔者，皆由喜怒忧思，冲寒冒热，恣饮醇酒，多嗜甘肥，毒鱼酢酱，色欲过度之所为也。畜其毒邪，浸渍脏腑，久不摅散，始变为疔。其名有五，一曰白疔，二曰赤疔，三曰黄疔，四曰黑疔，五曰青疔。

白疔者，起于右鼻下，初起如粟米，根赤头白，或顽麻，或痛痒，使人憎寒头重，状若伤寒，不欲食，胸膈满闷，喘促昏冒者死，未者可治。此疾不过五日，祸必至矣，宜急治之。

赤疔在舌下，根头俱赤，发痛，舌本硬，不能言，多惊，烦闷，恍惚，多渴引（一作饮）水不休，小便不通，发狂者死，未者可治。此疾不过七日，祸必至也，不可治矣，大人小儿皆能患也。

黄疔者，起于唇齿龈边，其色黄，中有黄水，发则令人多（一作能）食而还（一作复）出，手足麻木，涎出不止，腹胀而烦，多睡不寐者死，未者可治。

黑疔者，起于耳前，状如瘢痕，其色黑，长减不定。使人牙关急，腰脊脚膝不仁，不然即痛，亦不出三岁，祸必至矣，不可治也。此由肾气渐绝故也，宜慎欲事。

青疔者，起于目下，始如瘤瘢，其色青，硬如石，使人目昏昏然无所见，多恐悸惕，睡不安宁，久不已则令人目盲，或脱精，有此则不出一年，祸必至矣。

白疔者，其根在肺；赤疔者，其根在心；黄疔者，其根在脾；黑疔者，其根在肾；青疔者，其根在肝。五疔之候（一作疾），最为巨疾（一作病），不可不察也。治疗之法，一一如左。

论痈疽疮肿第四十一

夫痈疽疮肿之所作也，皆五脏六腑畜毒不流则生（本作皆有）矣，非独因荣卫壅塞而发者也。其行也有处，其主也有归，假令发于喉舌者，心之毒也；发于皮毛者，发于肌肉者，脾之毒也；发于骨髓者，肾之毒也（缺肝毒）；发于下者，阴中之毒也；发于上者，阳中之毒也；发于外者，六腑之毒也；发于内者，五脏之毒也。故内曰坏，外曰溃，上曰从，下曰逆。发于上者得之速，发于下者得之缓，感于六腑则易治，感于五脏则难瘳也。

又，近骨者多冷，近虚者多热。近骨者久不愈，则化血成蛊。近虚者久不愈，则传气成漏。成蛊则多痒而少痛，或先痒后痛。成漏则多痛而少痒，或不痛或不痒。内虚外实者，多痒而少痛。外虚内实者，多痛而少痒。血不止者则多死，脓疾溃者则多生。或吐逆无度，饮食不时，皆痈疽之使然也。种候万一（一作多），端要凭详，治疗之法，列在后篇。

论脚弱状候不同第四十二

人之病脚气，与气脚之为异，何也？谓人之喜怒忧思，寒热邪毒之气，自内而注入于脚，则名气脚也。风寒暑湿邪毒之气，从外而入于脚膝，渐传于内，则名脚气也。然内外皆以邪夺正，故使人病形颇相类例。其于治疗，亦有上下先后也，故分别其目。若一揆而不察其由，则无理致其瘳也。夫喜怒忧思，寒热邪毒之气流入肢节，或注于脚膝，其状类诸风，历节，偏枯，痈肿之证。但入于脚膝，则谓之气脚也。若从外而入于足，从足而入脏者，乃谓之脚气也。气脚者，先治内而次治外；脚气者，先治外而次治内。实者利之，虚者益之。

又，人之病脚气多者，何也？谓人之心肺二经，起于手。脾肾肝三经，起于足。手则清邪中之，足则浊邪中之。人身之苦者，手足耳。而足则最重艰苦，故风寒暑湿之气，多中于足，以此脚气之病多也。然而得之病者，从渐而生疾，但始萌而不悟，悟亦不晓，医家不为脚气，将为别疾治疗，不明因循，至大身居危地。本从微起，浸成巨候，流入脏腑，伤于四肢、头项、腹背也。而疾未甚，终不能知觉也。特因他而作，或如伤寒，或如中暑，或腹背疼痛，或肢节不仁，或语言错乱，或精神昏昧，或时喘乏，或暴盲聋，或饮食不入，或脏腑不通，或挛急不遂，或舒缓不收，或口眼牵搐，或手足颤掉，种种多状，莫有达者，故使愚俗束手，受病死无告陈，仁者见之，岂不伤哉！今述始末，略示后学，请深消息。

至如醉入房中，饱眠露下，当风取凉，对月贪欢，沐浴未干而熟睡，房室才罢而冲轩，久立于低湿，久伫于水涯，冒雨而行，渎寒而寝，劳伤汗出，食饮悲生，犯诸禁忌，因成疾矣！其于不正之气，中于上则害于头目，害于中则蛊于心腹，形于下则灾于腰脚，及于旁则妨于肢节，千状万证，皆属于气脚，但起于脚膝，乃谓脚气也。形候脉证，亦在详明。

其脉浮而弦者，起于风；濡而弱者，起于湿；洪而数者，起于热；迟而涩者，起于寒；滑而微者，起于虚；牢而坚者，起于实。在于上则由于上，在于下则由于下，在于中则生于中。结而因气，散则因忧，紧则因怒，细则因悲。风者汗之而愈，湿者温之而愈，热者解之而愈，寒者熨之而愈。虚者补之，实者泻之，气者流之，忧者宽之，怒者悦之，悲者和之，能通此者，乃谓之良医。

又，脚气之病，传于心肾，则十死不治。入心则恍惚忘谬，呕吐食不入，眠不安宁，口眼不定，左手寸口脉乍大乍小，乍有乍无者是也。入肾则腰脚俱肿，小便不通，呻吟不绝，目额皆见黑色，气时上冲胸腹而喘，其左手尺中脉绝者是也，切宜详审矣！

论水肿脉证生死候第四十三

人中百病难疗者，莫过于水也。水者，肾之制也。肾者，人之本也。肾气壮则水还于海，肾气虚则水散于皮。又，三焦壅塞，荣卫闭格，血气不从，虚实交变，水随气流，故为水病。有肿于头目者，有肿于腰脚者，有肿于四肢者，有肿于双目者，有因嗽而发者，有因劳而生者，有因凝滞而起者，有因虚乏而成者，有因五脏而出者，有因六腑而来者，类目多种，而状各不同。所以难治者，由此百状，人难晓达，纵晓其端，则又苦人以娇恣，不循理法，触冒禁忌，弗能备矣！故人中水疾死者多矣。

水有十名具于篇末，一曰青水，二曰赤水，三曰黄水，四曰白水，五曰黑水，六曰玄水，七曰风水，八曰石水，九曰里水，十曰气水。青水者，其根起于肝，其状先从面肿，而渐行一身也。赤水者，其根起于心，其状先从胸肿起也。黄水者，其根起于脾，其状先从腹肿也。白水者，其根起于肺，其状先从脚肿而上，气喘嗽也。黑水者，其根起于肾，其状先从足趺肿。玄水者，其根起于胆，其状先从头面起，肿而至足者是也。风水者，其根起于胃，其状先从四肢起，腹满大而通身肿也。石水者，其根在膀胱，其状起脐下而腹独大是也。里水者，其根在小肠，其状先从小腹胀而不肿，渐渐而肿也（一作小腹胀而暴肿也）。气水者，其根在大肠，其状乍来乍去，乍盛乍衰者是也。此良由上下不通，关窍不利，气血痞格，阴阳不调而致之也。其脉洪大者，可治；微细者，不可治也。

又，消渴之疾久不愈，令人患水气，其水临时发散，归于五脏六腑，则生为病也。消渴者，因冒风冲热，饥饱失节，饮酒过量，嗜欲伤频，或饵金石，久而积成，使之然也。

论诸淋及小便不利第四十四

诸淋与小便不利者，皆由五脏不通，六腑不和，三焦痞涩，荣卫耗失，冒热饮酒，过醉入房，竭散精神，劳伤气血，或因女色兴而败精不出，或因迷宠不已而真髓多输，或惊惶不次，或思虑未宁，或饥饱过时，或奔驰不定，或隐忍大小便，或发泄久兴，或寒入膀胱，或暑中胞囊，伤兹不慎，致起斯疾。状候变异，名亦不同，则有冷、热、气、劳、膏、砂、虚、实之八种耳。

冷淋者，小便数，色白如泔也。

热淋者，小便涩而色赤如血也。

气淋者，脐腹满闷，小便不通利而痛也。

劳淋者，小便淋沥不绝，如水之滴漏而不断绝也。

膏淋者，小便中出物如脂膏也。

砂淋者，腹脐中隐痛，小便难，其痛不可忍，须臾从小便中下如砂石之类，有大者如皂子，或赤或白（一作黄），色泽不定，此由肾气弱而贪于女色，房而不泄，泄而不止，虚伤真气，邪热渐强，结聚而成砂；又如以水煮盐，火大水少，盐渐成石之类。谓肾者，水也，醎归于肾，水消于下，虚热日甚，煎结而成此，非一时而作也。盖远久乃发，成即五岁，败即三年，壮人五载，祸必至矣，宜乎急攻；八淋之中，唯此最危，其脉盛大而实者可治，虚小而涩者不可治。

虚者，谓肾与膀胱俱虚，而精滑梦泄，小便不禁者也。

实则谓经络闭涩，水道不利，而茎痛腿酸者也。

又，诸淋之病，与淋相从者活，反者死、凶，治疗之际，亦在详酌耳。

论服饵得失第四十五

石之与金，有服饵得失者，盖以其宜与不宜也。或草或木，或金或石，或单方得力，或群队获功，或金石毒发而致毙，或草木势助而能全，其验不一者，何也？其本实者，得宣通之性，必延其寿；基本虚者，得补益之情，必长其年。虚而过泻，实乃更增，千死其千，万殁其万，则决然也。又有年少之辈，富贵之人，恃其药力，恣其酒欲，夸弄其术，暗使精神，内捐药力扶持，忽然疾作，何能救疗，如是之者，岂知灾从内发，但恐药饵无微功，实可叹哉！其于久服方药，在审其宜，人药相合，效岂妄邪！假如脏不足则补其脏，腑有余则泻其腑，外实则理外，内虚则养内，上塞则引上，下塞则通下，中涩（一作结）则解中，左病则治左，右病则治右，上下左右内外虚实，各称其法，安有横夭者也。故药无不效，病无不愈者，切务于谨察矣！

辨三痞论并方第四十六

金石草木，单服皆可以不死者，有验无验，在乎有志无志也。虽能久服，而有其药热壅塞而不散，或上或下，或痞或涩，各有其候，请速详明。用其此法，免败其志，皆于寿矣！谨论候并方具在后篇。

辨上痞候并方

上痞者，头眩目昏，面赤心悸，肢节痛，前后不仁，多痰短气，惧火喜寒，又状若中风之类者是也，宜用后方：

桑白皮阔一寸长一尺　槟榔一枚　木通一尺去皮　一本作一两　大黄三分　湿纸煨　黄芩一分　泽泻二两

上剉为粗末，水五升，熬取三升，取清汁分二（一本作三）服，食后临卧服。

辨中痞候并方

中痞者，肠满四肢倦，行立难，难食已，呕吐冒昧，减食或渴者是也，宜用后方：

大黄一两　湿纸十重包裹煨令香，熟切作片子　槟榔一枚　木香一分

上为末，生蜜为丸，如桐子大，每服三十丸，生姜汤下食后，日午日进二服，未减加之，效即勿再服。

附方：

桂五钱不见火　槟榔一个　黑牵牛四两生为末二两

上为末，蜜酒调二钱，以利为度。

辨下痞候并方

下痞者，小便不利，脐下满硬，语言蹇滞，腰背疼痛，脚重不能行立者是也，宜用后方：

瞿麦头子一两　官桂一分　甘遂三分　车前子一两炒

上件为末，以猪猪肾一个，去筋膜，薄批开入药末二钱匀糁，湿纸裹，慢火煨熟，空心细嚼，温酒送下，以大利为度。小便未利，脐腹未软，更服附方：

葱白一寸去心

入硇砂末一钱，安葱心中，两头以线子系之，湿纸包煨，熟用，冷醇酒送下，空心服，以效为度。

论诸病治疗交错致于死候第四十七

失病者，有宜汤者，有宜丸者，有宜散者，有宜下者，有宜吐者，有宜汗者，有宜灸者，有宜针者，有宜补者，有宜按摩者，有宜导引者，有宜蒸熨者，有宜澡洗者，有宜悦愉者，有宜和缓者，有宜水者，有宜火者，种种之法，岂能一也。若非良善精博，难为取愈。其庸下识浅，乱投汤丸，下汗补吐，动使交错，轻者令重，重者令死，举世皆然。

且汤可以荡涤脏腑，开通经络，调品阴阳，祛分邪恶，润泽枯朽，悦养皮肤，益充气力，扶助困竭，莫离于汤也。丸可以逐风冷，破坚症，消积聚，进饮食，舒荣卫，开关窍，缓缓然，参合无出于丸也。散者，能祛风寒暑湿之气，摅寒湿秽毒之邪，发扬四肢之壅滞，除剪五脏之结伏，开肠和胃，行脉通经，莫过于散也。下则疏豁闭塞，补则益助虚乏，灸则起阴通阳，针则行荣引卫，导引则可以逐客邪于关节，按摩则可以驱浮淫于肌肉，蒸熨辟冷，暖洗生阳，悦愉爽神，和缓安气。

若实而不下，则使人心腹胀满，烦乱鼓肿。若虚而不补，则使人气血消散，精神耗亡，肌肉脱失，志意昏迷。可汗而不汗，则使人毛孔关塞，闷绝而终。合吐而不吐，则使人结胸上喘，水食不入而死。当灸而不灸，则使人冷气重凝，阴毒内聚，厥气上冲，分遂不散，以致消减。当针而不针，则使人荣卫不行，经络不利，邪渐胜真，冒昧而昏。宜导引而不导引，则使人邪侵关节，固结难通。宜按摩而不按摩，则使人淫随肌肉，久留不消。宜蒸熨而不蒸熨，则使人冷气潜伏，渐成痹厥。宜澡洗而不澡洗，则使人阳气上行，阴邪相害。不当下而下，则使人开肠荡胃，洞泄不禁。不当汗而汗，则使人肌肉消绝，津液枯耗。不当吐而吐，则使人心神烦乱，脏腑奔冲。不当灸而灸，则使人重伤经络，内蓄炎毒，反害中和，致于不可救。不当针而针，则使人气血散失，关机细缩。不当导引而导引，则使人真气劳败，邪气妄行。不当按摩而按摩，则使人肌肉䐜胀，筋骨舒张。不当蒸熨而蒸熨，则使人阳气遍行，阴气内聚。不当淋流而淋流，则使人湿侵皮肤，热生肌体。不当悦愉而悦愉，则使人神失气消，精神不快。不当和缓而和缓，则使人气停意折，健忘伤志。

大凡治疗，要合其宜，脉状病候，少陈于后。凡脉不紧数，则勿发其汗。脉不疾数，不可以下。心胸不闭，尺脉微弱，不可以吐。关节不急，荣卫不壅，不可以针。阴气不盛，阳气不衰，勿灸内。无客邪，勿导引。外无淫气，勿按摩。皮肤不痹，勿蒸熨。肌肉不寒，勿暖洗。神不凝迷，勿悦愉。气不急奔，勿和缓。顺此者生，逆此者死耳。脉病之法，备说在前。

论诊杂病必死候第四十八

夫人生气健壮者，外色光华，内脉平调。五脏六腑之气消耗，则脉无所依，色无所泽，如是者，百无一生。虽能饮食行立，而端然不悟，不知死之逼矣实为病□，其大法列之于后。

病瞪目引水，心下牢满，其脉濡而微者。

病吐衄泻血，其脉浮大牢数者。

病妄言身热，手足冷，其脉细微者。

病大泄不止，其脉紧大而滑者。

病头目痛，其脉涩短者。

病腹中痛，其脉浮大而长者。

病腹痛而喘，其脉滑而利，数而紧者。

病四逆者，其脉浮大而短者。

病耳无闻，其脉浮大而涩者。

病脑痛，其脉缓而大者。

左痛右痛，上痛下痛者。

下痛而脉病者。

病厥逆，呼之不应，脉绝者。

病人脉宜大，反小者。

肥人脉细欲绝者。

瘦人脉躁者。

人脉本滑利，而反涩者。

人脉本长，而反短者。

人尺脉上应寸口，太迟者。

温病三四日，未汗脉太疾者。

温病，脉细微而往来不快，胸中闭者。

温病，发热甚，脉反小者。

病甚，脉往来不调者。

温病，腹中痛，下痢者。

温病，汗不出，出不至足者。

病疟，腰脊强急，瘈疭者。

病心腹胀满，痛不止，脉坚大洪者。

痢血不止，身热脉数者。

病腹满四逆，脉长者。

热病，七八日汗当出，反不出，脉绝者。

热病，七八日不汗，躁狂，口舌焦黑，脉反细弱者。

热病，未汗出而脉大盛者。

热病，汗出而脉未尽，往来转大者。

病咳嗽，脉数，身瘦者。

暴咳嗽，脉散者。

病咳，形肥，脉急甚者。

病嗽而呕，便滑不禁，脉弦欲绝者。

病诸嗽喘，脉沉而浮者。

病上气，脉数者。

病肌热形瘦，脱肛，热不去，脉甚紧急者。

病肠癖转筋，脉极数者。

病中风，痿疾不仁，脉紧急者。

病上喘气急，四匝，脉涩者。

病寒热瘈疭，脉大者。

病金疮，血不止，脉大者。

病坠损内伤，脉小弱者。

病伤寒，身热甚，脉反小者。

病厥逆汗出，脉虚而缓者。

病洞泄，不下食，脉急者。

病肠澼，下白脓者。

病肠澼，下脓血，脉悬绝者。

病肠澼，下脓血，身有寒，脉绝者。

病咳嗽，脉沉坚者。

病肠中有积聚，脉虚弱者。

病水气，脉微而小者。

病水胀如鼓，脉虚小涩者。

病泄注，脉浮大而滑者。

病内外俱虚，卧不得安，身冷，脉细微，呕而不入食者。

病冷气上攻，脉逆而涩者。

卒死脉坚而细微者。

热病三五日，头痛身热，食如故，脉直而疾者，八日。

久病，脉实者。

又虚缓，虚微，虚滑，弦急者。

卒病，脉弦而数者。

凡此凶脉，十死十,百死百，不可治也。

察声色形证决死法第四十九

凡人五脏六腑，荣卫关窍，宜平生，气血顺度，循环无终，是为不病之本，若有缺绝，则祸必来矣。要在临病之时，存神内想，息气内观，心不妄视，着意精察，方能通神明，探幽微，断死决生，千无一误，其征兆具之于后。

黑色起于耳目鼻，上渐入于口者死。

赤色见于耳目额已五日者。

黑白色入口鼻目中已五日者。

黑或如马肝色，望之如青，近则如黑者。

张口如鱼，出气不反者。

循摸衣缝者。

妄语错乱，及不能语者死；热病即不死。

尸臭不可近者。

面目直视者。

肩息者已一日者。

面青人中反已三日者。

面无光牙齿黑者。

面青目黑者。

面白目黑已十日者。

面赤眼黄者。

面黑目白已八日者。

面青目黄已五日者。

眉系倾已七日者。

齿忽黑色已三十日者。

发直已十五日者。

遗尿不觉者五六日。

唇口乍干黑者。

爪中青黑色。

头目久痛卒视不明者。

舌卷卵缩者。

面黑直视者。

面青目白者。

面黄目白者。

面目俱白者。

面目青黑者。

面青唇黑者。

发如麻，喜怒不调者。

发肩如冲起者。

面色黑胁满不能反侧者。

面色苍黑卒肿者。

掌肿无纹，脐肿出，囊茎俱肿者。

手足爪甲肉黑色者。

汗出不流者。

唇反人中满者。

阴阳俱绝，目眶陷者。

五脏内外绝，神气不守，其声嘶者。

阳绝阴结，精神恍惚，撮空裂衣者。

阴阳俱闭，失音者。

荣卫耗散，面目浮肿者。

心绝于肾，肩息回眄，目直，已一日者。

肺绝则气去不反，口如鱼口，已三日者。

骨绝，腰脊痛，肾中重，不可反侧，足膝后平，已五日者。

肾绝，大便赤涩，下血，耳干，脚浮，舌肿，已六日者。又曰足肿，已九日者。

脾绝，口冷，足肿胀，泄不觉，已十二日者。

筋绝，魂惊虚恐，手足爪甲青，呼骂不休，已八九日者。

肝绝，汗出如水，恐惧不安，伏卧，目直面青，已八日者。

胃绝，齿落面黄，已七日者。

凡此察听之，更须详酌者矣！

华氏中藏经卷中终

卷　下

疗诸病药方六十道

万应丸

甘遂三两　芫花三两　大戟三两　大黄三两　三棱三两　巴豆二两和皮　干漆二两炒　蓬术二两　当归五两　桑皮二两　硼砂三两　泽泻八两　山栀仁二两　槟榔一两　木通一两　雷丸一两　诃子一两　黑牵牛五两　五灵脂五两　皂角七定去皮弦

上件二十味，剉碎，洗净，入米醋二斗，浸三日，入银器或石器内，慢火熬，令醋尽，焙干焦，再炒为黄色，存性入后药

木香一两　丁香一两　肉桂一两去皮　肉豆蔻一两　白术一两　黄芪一两　没药一两　附子一两炮去皮脐　茯苓一两　赤芍药一两　川芎二两　牡丹皮二两　白牵牛二两　干姜二两　陈皮二两　芸台二两炒　地黄三两　鳖田三两醋炙　青皮三两　南星二两浆水煮软切焙

上二十味，通前共四十味，同杵罗为末，醋煮面糊为丸，如绿豆大，用度谨具如左，合时须在一净室中，先严洁斋心，涤虑焚香，精诚恳诸方圣者，以助药力，尤效速也。

结胸伤寒用油浆水下七丸，当逐下恶物，如人行二十里未动（再服）。

多年积结，殗食癥块，临卧水下三丸至五丸，每夜服之，病即止。

如记得因伤物作积，即随所伤物下七丸（小儿、妊妇、老人勿服）。

水气通身肿黄者，茯苓汤下五丸，日二服，水消为度。如要消酒进食，生姜汤下一丸。

食后腹中一切痛，醋汤下七丸。

膈气噎病，丁香汤下三丸（夜一服）。

因伤盛劳，鳖甲汤下七丸（日三服渐安减服）。

小肠痃癖气，茴香汤下三丸。

大小便不通，蜜汤下五丸（未通加至七丸）。

九种心痛，茱萸汤下五丸（立止）。

尸注走痛，木瓜汤下三丸。

脚气，石楠汤下五丸（每日食前服）。

卒死气未绝，小便化七丸，灌之立活。

产后血不行，当归酒下三丸。

血晕、血迷、血蛊、血痢、血胀、血刺、血块、血积、血癥、血瘕，并用当归酒下二丸，逐日服。

难产横倒，榆白皮汤下二丸。

胎衣不下，烧称锤通红，以酒淬之，带热下二丸，惟孕妇患不可服，产急难，方可服之。

脾泻血痢，干姜汤下一丸。

赤白痢，甘草干姜汤下一丸。

赤痢，甘草汤下一丸。

白痢，干姜汤下一丸。

胃冷吐逆，并反胃吐食，丁香汤下二丸。

卒心腹痛，不可忍者，热醋盐汤下三丸。

如常服一丸，临卧茶清下。

五烂疾，牛乳下一丸（每日二服）。

如发疟时，童子小便酒下十丸，化开灌之，吐利即愈，其效如神。

疗万病六神丹

雄黄一两研　矾石一两烧　巴豆一两去皮　附子一两炮　藜芦三两　朱砂二两，一两别研，一两为衣

上为末，炼蜜为丸，如小豆，大一等，作黍米大，男子百疾以饮服二丸，小儿量度与小者，服得利，即瘥

安息香丸

治传尸，肺痿，骨蒸，鬼疰，卒心腹疼，霍乱吐泻，时气瘴疟，五利，血闭，痃癖，疔肿，惊邪诸疾。

安息香　木香　麝香　犀角　沉香　丁香　檀香　香附子　诃子　朱砂　白术　荜茇以上各一两　乳香　龙脑　苏合香以上各半两

上为末，炼蜜成剂，杵一千下，丸如桐子大，新汲水化下四丸，老幼皆一丸。以绛囊子盛一丸，弹子大，悬衣辟邪毒魍魉甚妙。合时忌鸡犬妇人见之。

明月丹

治传尸劳。

雄黄半两　兔粪二两　轻粉一两　木香半两　天灵盖一两炙　鳖甲一个大者去裙烂醋炙焦黄

上为末，醇酒一大升，大黄一两熬膏，入前药末为丸，如弹子大，朱砂为衣。

如是传尸劳，肌瘦面黄，呕吐血，咳嗽不定者是也。先烧安息香令烟起，吸之不嗽者，非传尸也，不可用此药。若吸烟入口，咳嗽不能禁止者，乃传尸也，宜用此药。五更初，勿令人知，以童子小便与醇酒共一盏，化一丸服之，如人行二十里，上吐出虫，其状若灯心，而细长及寸，或如烂李，又如虾蟆，状各不同。如未效，次日再服，以应为度。仍须初得血气未尽，精神未乱者，可用之。用甘草汤下二十丸，食后日三服，安即住服。

地黄煎

生地黄汁五升　生杏仁汁一升　薄荷汁一升　生藕汁一升　鹅梨汁一升　法酒二升　白蜜四两　生姜汁一升

以上同于银石器中，慢火熬成膏，却入后药。

柴胡四两去芦焙　木香四两　人参二两　白茯苓二两　山药二两　柏子仁二两　远志二两去心　白术二两　桔梗二两　枳实二两麸炒　秦艽三两去芦　麝香二钱另研　熟地黄四两

上末入前药膏中和再入臼中杵三二千下，丸如桐子大，每服食药用甘草汤下二十丸，食后日三服安即住服。

起蒸中央汤

黄连五两

上㕮咀，以醇酒二斗同熬成膏，每夜以好酒化下弹子大一丸，汗出为度，仍服补药射脐丸。

补药射脐丸

射一枚烧灰　地黄洗　地骨皮　山药　柴胡各一两　白术□□　活鳖一个重二斤者佳

上将鳖入醇酒一方，煮令烱熟，研细入汁，再熬膏入末，丸如桐子大，酒服二十丸，日二夜一。

蒸谓骨蒸也，气血相抟，久而瘦弱，遂成劳伤，肉消毛落，妄血喘咳者是也。宜以前法治之。

太上延年万胜追魂散

人参去芦 柴胡去苗 杏仁去皮尖 天灵盖炙各一两 蜀椒一分 桃柳心一小握

上为末，童子小便一升，末一两，垍瓶中煎令熟，空心日午各进一服，经五日效。

醉仙丹

主偏枯不遂，皮肤不仁。

麻黄一升去节水煮去沫焙干作末 南星七个大者 大附子三个黑者 地龙七条去土

上除麻黄外，先末之，次将麻黄末，用醇酒一方，熬成膏，入末，丸如弹子大，每服食后，临睡酒化一丸，汗出为度。

偏枯不遂，皮肤不仁，皆由五脏气虚，风寒暑湿之邪蓄积于中，久而不散，乃成疾焉，以前法主之。

灵乌丹

治一切冷疾疼痛麻痹风气。

川乌一斤，河水浸七日，换水浸去皮尖，切片干之 牛膝二两酒浸焙 何首乌四两制如川乌法

上为末，炼蜜丸如桐子大，朱砂为衣，空心酒下七丸，渐加至十丸，病已即止。

扁鹊玉壶丹

驻颜，补暖，祛万痛。

硫黄一斤，以桑灰淋浓汁五斗，煮硫黄令伏，以火煅之，研如粉，掘一地坑子，深二寸许，投水在里，候水清取调硫黄末，稀稠得所，磁器中煎干，用鏊一个，上敷以砂，砂上铺纸，鏊下以火煅热，即取硫黄滴其上，自然色如玉矣

上以新炊饭为丸，如麻子大，空心食前酒下十丸。

葛玄真人百补构精丸

熟地黄四两 山药二两 五味子六两 苁蓉三两，酒浸一宿 牛膝二两酒浸 山茱萸一两 泽泻一两 茯苓一两去皮 远志一两去心 巴戟天一两去心 赤石脂一两 石膏一两 柏子仁一两炒 杜仲三两去皮剉碎慢火炒令丝断

上为末，炼蜜丸如桐子大，空心温酒下二十丸，男子妇人皆可服。

涩精金锁丹

韭子一斤，酒浸三宿，滤出焙干，杵为末

上用酒糊为丸，如桐子大，朱砂为衣，空心酒下二十丸。

疗百疾延寿酒

黄精四斤 天门冬三斤 松叶六斤 苍术四斤 枸杞子五升

上以水三硕，煮一日取汁，如酿法成，空心任意饮之。

交藤丸

驻颜长算祛百疾。

交藤根一斤，紫色者，河水浸七日，竹刀刮去皮晒干 茯苓五两 牛膝二两

上为末，炼蜜搜成剂，杵一万下，丸如桐子大，纸袋盛之，酒下三十丸，空心服，久服延寿。忌猪羊肉。

天仙丸

补男子妇人虚乏。

天仙子 五灵脂各五两

上炒令焦黑色，杵末，以酒糊为丸，如绿豆大，食前酒服十五丸。

左慈真人千金地黄煎

生地黄一秤取汁于石器中，熬成膏，入熟干地黄末，看硬软剂杵千下

上丸如桐子大，每服二十丸，空心服，久服断欲，神仙不死。

取积聚方

轻粉　粉霜　朱砂各半两　巴豆霜二钱半

上同研匀，炼蜜作剂旋丸，如麻子大，生姜汤下三丸，量虚实加减。

治癥瘕方

大黄湿纸裹煨　三棱湿纸裹煨热剉　硼砂研　干漆炒令烟尽　巴豆去皮出油

已上各一两为末，醋一方，熬成膏，入后药

木香　丁香　枳实麸炒去穰　桂心各一两

上为末，入前项，膏子和成剂，杵千下为丸，如绿豆大，饮服三五丸，食后服。

通气阿魏丸

治诸气不通，胸背痛，结塞闷乱者，悉主之。

阿魏二两　沉香一两　桂心半两　牵牛末二两

上先用醇酒一升，熬阿魏成膏，入药末为丸，樱桃大，朱砂为衣，酒化一丸。

治尸厥卒痛方

尸厥者，谓忽如醉状，肢厥而不省人事也。卒痛者，谓心腹之间，或左右胁下，痛不可忍，俗谓鬼箭者是。

雄黄二两研　朱砂二两研

上二味再同研匀，用大蒜一头，湿纸裹煨，去纸，杵为丸，樱桃大，每服一丸，热酒化下。

鬼哭丹

主腹中诸痛，气血凝滞，饮食未消，阴阳痞隔，寒热相乘，抟而为痛，宜以此方主之。

川乌十四个生　朱砂一两　乳香一分

上为末，以醋一盏，五灵脂末一两，煮糊和丸，如桐子大，朱砂为衣，酒下七丸。男子温酒下，女人醋汤下。

治心痛不可忍者方

木香　蓬术各一两　干漆一分炒

上为末，每服一钱，热醋汤调下，入口立止。

取长虫兼治心痛方

大枣二十一个去核　绿矾一两作二十一块，子填枣中，面裹烧红，去面　雷丸七个　轻粉一钱　木香一钱　丁香一钱　水银半两入铅半两溶成砂子

上为末，取牛肉二两，车脂一两，与肉同剉令烂，米醋一升，煮肉令成膏，入药同熬，硬软得所，入臼中杵三二千下，丸如酸枣大，丸时先以绯线一条，丸在药中留二尺许作系。如有长虫者，五更初，油浆水吞下一丸，存线头勿令吞尽，候少顷，心中痛，线动，即急拽线令药出，则和虫出。若心气痛不可忍者，热醋汤化下一丸，立止。

治虫毒方

水银　密陀僧　黄丹　轻粉　大黄　丁香　诃子　雄雀粪各一两

上为末，每服二钱，用面半两，共水和成油饼食之。又法，作棋子入浆水，煮热食之。

破棺丹

治阴厥面目俱青，心下硬，四肢冷，脉细欲绝者。

硫黄一两，无灰酒煮三日三夜，如耗旋添暖酒，日足取出，研为末　丹砂一两研匀细

上以酒煮糊为丸，如鸡头大，有此病

者，先于净室中勿令人知，度病人长短，掘一地坑子，深一尺，以来用苜蓿火烧，令坑子极热，以醋五升，沃令气出，内铺衣被，盖坑以酒化下一丸，与病人服之，后令病人卧坑内，盖覆少时，汗出即扶病者令出，无风处盖覆，令病人四肢温，心下软，即渐去衣被，令通风，然后看虚实调补。

再生丸

起厥死犹暖者。

巴豆一两去皮研　朱砂一两细研　麝香半两研　川乌尖十四个为末　大黄一两炒取末

上件再同研匀，炼蜜和丸，如桐子大，每服三丸，水化下，折齿灌之立活。亦疗关膈结胸极效。

救生丸

治卒死。

大黄四两　轻粉半两　朱砂一两　雄黄一分　巴豆七个去皮细研取霜

上为末，以鲲胆汁和丸，如鸡头大，童子小便化开一丸，斡开口灌之，纳大葱一寸许入鼻中，如人行五七里，当吐出涎，即活。

治脾厥吐泻霍乱

黑附子炮去皮脐八破　干姜炮　甘草炙　肉豆各一两，印本无此一味有豉等份

上为末，水半升，末四钱（一本作二钱），枣七个，姜一分（一本作一钱），同煎去半，温服，连进三服。

三生散

起卒死，兼治阴盛，四逆，吐泻不止。

草乌七个　厚朴一尺　甘草三寸并生用

上为末，水一中盏，末一钱，枣七个，煎七分服，重者灌之。

起卒死

啖葱根二两　瓜蒂一分　丁香十四粒

上为末，吹一字入鼻中，男左女右，须臾自活，身冷强厥者，勿活。

浴肠汤

治阳厥发狂将成疸。

大黄四两湿纸裹煨　大青叶、栀子仁、甘草各一两炙

上为末，水五升，末四两，煎减二升，内朴硝五合，再熬去一升，取汁二升，分四服，量虚实与之，大泻为度。如喜水，即以水浇之，畏水者，勿与吃，大忌。

破黄七神丹

朴硝二斤　朱砂五两　大黄七两　甘遂二两　山栀二两　轻粉一两　豉半斤以绢袋盛之

上七味，以水二斗，熬令水尽，除去甘遂、豉、栀子、大黄，只取朴硝、朱砂、轻粉为末，以水浸豉汁，研匀后入末，三味同和，煮糯米糊为丸，如弹子大，新水化一丸，吐泻为度。

三黄丸

治三消、吐血、诸黄症。

黄连三两　黄芩二两　大黄一两

上为末，炼蜜为丸，如桐子大，食后温水下十五丸，量虚实加减服。

通中延命玄冥煮朱砂法

活尿血，开拥塞，解毒，治一切热病，风气，脚毒，蛊毒。

朱砂五两　朴硝半秤，水煮七遍，每遍用水三升，水尽为度，取霜再入水二升　苏木二两　大黄五两　郁金三两　山栀二两　人参二两　桑皮二两　甘草五两

上件同熬，水尽为度，只用朱砂，去余药，杵末，炼蜜丸桐子大，每服二十丸，饮下，可疏诸毒尤妙。

治暴热毒心肺烦而呕血方

大黄二两为末，以地黄汁拌匀，湿即焙干

上为末，每服二钱，地黄汁调下，以利为度，甘草汤亦得。

治吐血方

蛤粉四两　朱砂一两

上为末，新汲水调下五钱，未已，再服，止即已。

治中暍死心下犹暖起死方

令病者仰面卧，取温水不住手，浇淋脐中，次以童子小便合生地黄汁灌之自活。禁与冷水，只与温熟水饮之。

玉霜膏

治一切热毒喉闭。

朴硝一斤　牙硝半斤　硼砂四两　矾石二两

上为末，火镕成汁，筑一地坑子令实，倾入盆，覆一夕，取杵为末，入龙脑二两，研匀，新汲水半盏，合生蜜调一钱，小儿量与服。

百生方

救百物入咽喉鲠欲死者。

茯苓去皮　贯众　甘草

上件各等份为末，每服一钱，米饮调一分，立效。

治喉闭闷气欲死者，上取干漆，烧令烟出，竹筒子吸烟，吞之立效。

治漏胎胎损方

川芎　艾叶各一两炒　阿胶炒　白茯苓□□

上末之，糯米饮调，下二钱匕，日七服，仍食糯米粥养之。

治妇人血崩方

枳壳一钱面炒　地黄二钱烧醋淬十四次

上为末，醋汤调下一钱匕，连三服，效。

治妇人血闭方

干漆二两烧　生地黄汁五升

上熬成膏，酒化枣大许，空心服。

三不鸣散

治小便不通及五淋。

取水边、灯下、道边蝼蛄各一个三处取三个，令相咬，取活者一个，如后法，麝香酒食空下

上纳于瓶中封之，令相噬，取活者焙干，余皆为末，每服一钱匕，温酒调服，立通。（余皆二字恐误）

甘草汤

解方药毒。

甘草一十二两

上件剉碎，水二斗，煎至一斗取清，温冷得所服，仍尽量服。

治溺死方

取石灰三石，露首培之，令厚一尺五寸，候气出后，以苦葫芦穰作末，如无用瓜蒂

上用热茶调一钱，吐为度，省事后，以糜粥自调之。

治缢死方

先令人抱起解绳，不得用刀断。扶于通风处，高首卧，取淡葱根末，吹入两鼻中，更令亲人吹气入口，候喷出涎，即以矾石末取丁香煎汤，调一钱匕灌之。

槐子散

治久下血，亦治尿血。

槐用中黑子一升，合槐花二升，同炒焦。

上件为末，每服二钱，用水调下，空心食前各一服，病已止。

治肠风下血

荆芥穗　地黄各二两　甘草半两

上为末，每服一钱，温酒调下，食后日三夜一。

治暴喘欲死方

大黄一两　牵牛二两炒

上件为细末，每服二钱，蜜水调下立愈。治上热痰喘极效，若虚人肺虚冷者，不可用。

大圣通神乳香膏

贴诸毒疮肿，发背，痈疽。

乳香一两　没药一两　血竭一两　黄腊一两　黄丹二两　木鳖二两去壳　乌鱼骨二两　海桐皮二两　不灰木四两　历青四两　五灵脂二两　麝香二钱　腻粉五十个子此必有误

上并为末，用好油四两，熬令热，下药末熬，不住手搅之，令黑色，滴水中成珠即止。

水澄膏

治病同前

井泉石　白及各一两　龙骨　黄柏　郁金各半两　黄蜀葵花一分

上六味，并为末，每服二钱，新汲水一盏，调药打令匀，伺清澄去浮水，摊在纸花上贴之，肿毒发背皆治。

更苏膏

治一切不测，恶疮，欲垂□□。

南星一个　半夏七个　巴豆五个去壳　麝香半钱

上为细末，取腊月猪脂就膏令，如不痛疮，先以针刺破，候忍痛处，使以儿乳汁同调贴之。

千金膏

贴一切恶疮痈疖。

定粉　南粉　腻粉　黄丹各一分

上为末，入麝香一钱研匀，油调，得所成膏贴。

定命丸

治远年日近一切恶候漏疮

雄黄　乳香各一分　巴豆二十一粒去皮不去油

上研如粉，入白面三钱，水和丸如小豆或小麦粒大，两头尖，量病浅深，内疮中，上用乳香膏贴之效，服云母膏尤佳。

麝香丸

治一切气漏疮。

麝香一分　乳香一分　巴豆十四粒去皮

上为末，入枣肉和成剂，丸作铤子，看疮远近任药，以乳香膏贴之，以效为度。

香鼠散

治漏疮。

香鼠皮四十九个河中花背者是　龙骨半两　蝙蝠二个用心肝　黄丹一分　射香一钱　乳香一钱　没心草一两烧灰

上入埚，合中泥固，济炭三斤，煅火终，放冷为末，用葱浆水洗净，以药贴之，立效。

定痛生肌肉方

胭脂一分　血竭一两　乳香一分　寒水石三两烧

上为末，先以温浆水洗过拭干，敷疮甚妙。

又定痛生肌肉方

南星一个　乳香二钱　定粉半两　龙骨半两　不灰木一两烧过

上为末，先以温浆水洗疮口，以软帛拭干敷之。

治白疔增寒喘急昏冒方

葶苈　大黄各一两　桑白皮　茯苓各二两　槟榔七个　郁李仁　汉防己各三分

上件为末，每服三钱，蜜水调下，以疏下恶物为度。

又取白疔方

铅霜一分　胆矾　粉霜各一钱　蜈蚣一条

上件为末，先刺令血出，内药米心大，以醋面饼封口立愈。

治赤疔方

黄连　大黄各一两

上件为末，以生蜜和丸，如桐子大，每服三十丸，温水下，以利为度。

又取赤疔方

杏仁七个生用

上件嚼烂漱之，令津满口吐出，绵滤汁，入轻粉少许调匀，以鸡羽扫之。

治黄疔方

巴豆七个去心膜　青州枣七个去核安巴豆在枣内以面裹煨通赤

上件为末，以硼砂、醋作面糊为丸，如绿豆大，每服五丸至十丸，米饮下，以利为度。

又取黄疔方

黄柏二两　郁金半两

上件为细末，以鸡子清调，鸡羽扫上。

治黑疔方

菟丝子　菖蒲

上二味等份为末，酒浸取汁，扫疔上。更服肾气丸补之。

治青疔方

谷精草　蝉壳各一两　苍术五两

上为末，每服一钱，水调服，食前。

仍以针刺疔出，用桑柴灰汁洗之立效。

针灸甲乙经

晋·皇甫谧 著

皇甫序

夫医道所兴，其来久矣。上古神农始尝草木而知百药。黄帝咨访岐伯、伯高、少俞之徒，内考五脏六腑，外综经络血气色候，参之天地，验之人物，本性命，穷神极变，而针道生焉。其论至妙，雷公受业传之于后。伊尹以亚圣之才，撰用《神农本草》以为汤液。中古名医有俞跗、医缓、扁鹊，秦有医和，汉有仓公。其论皆经理识本，非徒诊病而已。汉有华佗、张仲景。其它奇方异治，施世者多，亦不能尽记其本末。若知直祭酒刘季琰，病发于畏恶，治之而瘥，云：后九年季琰病应发，发当有感，仍本于畏恶，病动必死，终如其言。仲景见侍中王仲宣，时年二十余，谓曰：君有病，四十当眉落，眉落半年而死，令服五石汤可免。仲宣嫌其言忤，受汤勿服。居三日，见仲宣谓曰：服汤否？仲宣曰：已服。仲景曰：色候固非服汤之胗，君何轻命也。仲宣犹不信。后二十年果眉落，后一百八十七日而死，终如其言。此二事虽扁鹊、仓公无以加也。华佗性恶矜技，终以戮死。仲景论广伊尹《汤液》为数十卷，用之多验。近代太医令王叔和撰次仲景，选论甚精，指事施用。按《七略·艺文志》:《黄帝内经》十八卷。今有《针经》九卷,《素问》九卷，二九十八卷，即《内经》也。亦有所忘失，其论遐远，然称述多而切事少，有不编次。比按仓公传，其学皆出于是,《素问》论病精微，《九卷》原本经脉，其义深奥，不易觉也。又有《明堂孔穴针灸治要》，皆黄帝岐伯选事也。三部同归，文多重复，错互非一。甘露中，吾病风加苦聋，百日方治，要皆浅近，乃撰集三部，使事类相从，删其浮辞，除其重复，论其精要，至为十二卷。《易》曰：观其所聚，而天地之情事见矣。况物理乎？事类相从，聚之义也。夫受先人之体，有八尺之躯，而不知医事，此所谓游魂耳。若不精通于医道，虽有忠孝之心，仁慈之性，君父危困，赤子涂地，无以济之。此固圣贤所以精思极论，尽其理也。由此言之，焉可忽乎？其本论，其文有理，虽不切于近事，不甚删也。若必精要，后其闲暇，当撰核以为教经云尔。

林　序

臣闻通天地人曰儒，通天地不通人曰技，斯医者虽曰方技，其实儒者之事乎。班固序《艺文志》，称儒者助人君，顺阴阳，明教化，此亦通天地人之理也。又云：方技者，盖论病以及国，原诊以知政。非能通三才之奥，安能及国之政哉。晋·皇甫谧博综典籍百家之言，沉静寡欲，有高尚之志。得风痹，因而学医，习览经方，遂臻至妙。取黄帝《素问》《针经》《明堂》三部之书，撰为《针灸经》十二卷，历古儒者之不能及也。或曰：《素问》《针经》《明堂》三部之书，非黄帝书，似出于战国。曰：人生天地之间，八尺之躯，藏之坚脆，府之大小，谷之多少，脉之长短，血之清浊，十二经之血气大数，皮肤包络其外，可剖而视之乎。非大圣上智，孰能知之，战国之人何与焉。大哉！《黄帝内经》十八卷，《针经》三卷，最出远古。皇甫士安能撰而集之，惜简编脱落者已多，是使文字错乱，义理颠倒，世失其传，学之者鲜矣。唐·甄权但修《明堂图》，孙思邈从而和之，其余篇第亦不能尽言之。国家诏儒臣校正医书，今取《素问》《九墟》《灵枢》《太素经》《千金方》及《翼》《外台秘要》诸家善书校对，玉成缮写，将备亲览。恭惟主上圣哲文明，光辉上下，孝慈仁德，蒙被众庶，大颁岐黄，远及方外，使皇化兆于无穷，和气浃而充塞，兹亦助人灵，顺阴阳，明教化之一端云。

国子博士臣高保衡

尚书屯田郎中臣孙奇　等上

光禄卿直秘阁臣林亿

序　例

诸问，黄帝及雷公皆曰问。其对也，黄帝曰答，岐伯之徒皆曰对。上章问及对已有名字者，则下章但言问言对，亦不更说名字也。若人异则重复更名字。此则其例也。诸言主之者可灸可刺，其言刺之者不可灸，言灸之者不可刺，亦其例也。

晋·玄晏先生皇甫谧士安集

朝散大夫守光禄直秘阁判登闻检院上护军臣林亿

朝奉郎守尚书屯田郎中同校正医书上骑都尉赐绯鱼袋臣孙奇

朝奉郎守国子博士同校正医书上骑都尉赐绯鱼袋臣高保衡明新安吴勉学校

目录

卷一

卷二

卷三

卷四

卷五

卷六

卷七

卷八

卷九

卷十

卷十一

卷十二

卷　一

精神五脏论第一

黄帝问曰：凡刺之法，必先本于神。血脉营气精神，此五脏之所藏也。何谓德、气、生、精、神、魂、魄、心、意、志、思、智、虑，请问其故？岐伯对曰：天之在我者德也，地之在我者气也，德流气薄而生也。故生之来谓之精，两精相搏谓之神，随神往来谓之魂，并精出入谓之魄，可以任物谓之心，心有所忆谓之意，意有所存谓之志，因志存变谓之思，因思远慕谓之虑，因虑处物谓之智。故智以养生也，必顺四时而适寒暑，和喜怒而安居处，节阴阳而调柔刚，如是则邪僻不生，长生久视。

是故怵惕思虑者则神伤，神伤则恐惧，流淫而不正。因悲哀动中者，则竭绝而失生。喜乐者，神惮散而不藏；愁忧者，气闭塞而不行；盛怒者，迷惑而不治；恐惧者，荡惮而不收（《太素》不收作失守）。

《素问》曰：怒则气逆，甚则呕血，及食而气逆，故气上。喜则气和志达，营卫通利，故气缓。悲则心系急，肺布叶举，两焦不通，营卫不散，热气在中，故气消。恐则精却，却则上焦闭，闭则气还，还则下焦胀，故气不行。寒则腠理闭，营卫不行，故气收矣。热则腠理开，营卫通，汗大泄。惊则心无所倚，神无所归，虑无所定，故气乱。劳则喘且汗出，内外皆越，故气耗。思则心有所伤，神有所止，气流而不行，故气结。（已上言九气，其义小异大同。）

肝藏血，血舍魂，在气为语，在液为泪。肝气虚则恐，实则怒。《素问》曰：人卧血归于肝，肝受血而能视，足受血而能步，掌受血而能握，指受血而能摄。

心藏脉，脉舍神，在气为吞，在液为汗。心气虚则悲忧，实则笑不休。

脾藏营，营舍意，在气为噫（噫音作嗳。），在液为涎。脾气虚则四肢不用，五脏不安；实则腹胀，泾溲不利。

肺藏气，气舍魄，在气为欬，在液为涕。肺气虚则鼻息不利少气，实则喘喝胸凭（《九墟》作盈）仰息。

肾藏精，精舍志，在气为欠，在液为唾。肾气虚则厥，实则胀，五脏不安。必审察五脏之病形，以知其气之虚实而谨调之。

肝气悲哀动中则伤魂，魂伤则狂妄，其精不守（一本作不精，不精则不正当）。令人阴缩而筋挛，两胁肋骨不举，毛悴色夭，死于秋。《素问》曰：肝在声为呼，在变动为握，在志为怒，怒伤肝。《九卷》及《素问》又曰：精气并于肝则忧。解曰：肝虚则恐，实则怒，怒而不已，亦生忧矣。肝之与肾，脾之与肺，互相成也。脾者土也，四脏皆受成焉。故恐发于肝而成于肾；忧发于脾而成于肝。肝合胆，胆者中精之府也。肾藏精，故恐同其怒，怒同其恐，一过其节，则二脏俱伤。（经言若错，其归一也。）

心怵惕思虑则伤神，神伤则恐惧自失，破䐃脱肉，毛悴色夭，死于冬。《素问》曰：心在声为笑，在变动为忧，在志为喜，喜伤心。《九卷》及《素问》又曰：精气并于心则喜，或言：心与肺脾二经有错，何谓也？解曰：心虚则悲，悲则忧；心实则笑，笑则喜。心之与肺，脾之与心，亦互相成也。故喜发于心而成于肺，思发于脾而成于心，一过其节，则二脏俱伤。（此经互言其义耳，非有错也。又杨上善云：心之忧在心变动，肺之忧在肺之志。是则肺主于秋，忧为正也；心主于夏，变而生忧也。）

脾愁忧不解则伤意，意伤则闷乱，四肢不举，毛悴色夭，死于春。《素问》曰：脾在声为歌，在变动为哕，在志为思，思伤脾。《九卷》及《素问》又曰：精气并于脾则饥（一作畏）。

肺喜乐无极则伤魄，魄伤则狂，狂者意不存，其人皮革焦，毛悴色夭，死于夏。《素问》曰：肺在声为哭，在变动为欬，在志为忧，忧伤肺。《九卷》及《素问》又曰：精气并于肺则悲。

肾盛怒未止则伤志，志伤则喜忘其前言，腰脊不可俯仰，毛悴色夭，死于季夏。《素问》曰：肾在声为呻，在变动为栗，在志为怒，怒伤肾。《九卷》及《素问》又曰：精气并于肾则恐，故恐惧而不改（一作解）则伤精，精伤则骨酸痿厥，精时自下。

是故五脏主藏精者也，不可伤；伤则失守阴虚，阴虚则无气，无气则死矣。是故用针者，观察病人之态，以知精神魂魄之存亡得失之意。五者已伤，针不可以治也。

五脏变腧第二

黄帝问曰；五脏五腧，愿闻其数？岐伯对曰：人有五脏，藏有五变，变有五腧，故五五二十五腧，以应五时。

肝为牡脏，其色青，其时春，其日甲乙，其音角，其味酸（《素问》曰：肝在味为辛，于经义为未通）。

心为牡脏，其色赤，其时夏，其日丙丁，其音徵，其味苦（《素问》曰：心在味为咸，于经义为未通）。

脾为牝脏，其色黄，其时长夏，其日戊己，其音宫，其味甘。

肺为牝脏，其色白，其时秋，其日庚辛，其音商，其味辛（《素问》曰：肺在味为苦，于经义为未通）。

肾为牝脏，其色黑，其时冬，其日壬癸，其音羽，其味咸。是谓五变。

脏主冬，冬刺井；色主春，春刺荥；时主夏，夏刺腧；音主长夏，长夏刺经；味主秋，秋刺合。是谓五变，以主五腧。

曰：诸原安合，以致五腧？曰：原独不应五时，以经合之，以应其数，故六六三十六腧。

曰：何谓脏主冬，时主夏，音主长夏，味主秋，色主春？曰：病在脏者取之井，病变于色者取之荥，病时间时甚者取之腧，病变于音者取之经，经（一作络）满而血者，病在胃（一作胸），及以饮食不节得病者取之合。故命曰：味主合，是谓五变也。人逆春气则少阳不生，肝气内变；逆夏气则太阳不长，心气内洞；逆秋气则太阴不收，肺气焦满；逆冬气则少阴不藏，肾气浊沉。

夫四时阴阳者，万物之根本也。所以圣人春夏养阳，秋冬养阴，以从其根，逆其根则伐其本矣。故阴阳者，万物之终始也。顺之则生，逆之则死；反顺为逆，是谓内格。是故圣人不治已病治未病，论五脏相传所胜也。假使心病传肺，肺未病逆治之耳。

五脏六腑阴阳表里第三

肺合大肠，大肠者，传道之府。心合小肠，小肠者，受盛之府。肝合胆，胆者清净之府。脾合胃，胃者五谷之府。肾合膀胱，膀胱者津液之府。少阴属肾，上连肺，故将两脏。三焦者，中渎之府，水道出焉，属膀胱，是孤之府。此六腑之所合者也。

《素问》曰：夫脑、髓、骨、脉、胆、女子胞，此六者，地气之所生也。皆藏于阴象于地，故藏而不泻，名曰奇恒之府。胃、大肠、小肠、三焦、膀胱，此五者，天气之所生也。其气象天，故泻而不藏，此受五脏浊气，名曰传化之府。此不能久留，输泻者也。魄门亦为五脏使，水谷不得久藏。五脏者，藏精神而不泻，故满而不能实。六腑者，传化物而不藏，故实而不能满。水谷入口，则胃实而肠虚，食下则肠实而胃虚，故实而不满，满而不实也。气口何以独为五脏主？胃者，水谷之海，六腑之大源也。（称六腑虽少错，于理相发为佳。）

肝胆为合，故足厥阴与少阳为表里。脾胃为合，故足太阴与阳明为表里。肾膀胱为合，故足少阴与太阳为表里。心与小肠为合，故手少阴与太阳为表里。肺大肠为合，故手太阴与阳明为表里。

五脏者，肺为之盖，巨肩陷咽喉，见于外。心为之主，缺盆为之道，骺（音滑）骨有余，以候内髑骭（音曷于）。肝为之主将，使之候外，欲知坚固，视目小大。脾主为胃（《九墟》《太素》作卫），使之迎粮，视唇舌好恶，以知吉凶。肾者主为外，使之远听，视耳好恶，以知其性。六腑者，胃为之海，广骸（《太素》作胻）大颈张胸，五谷乃容。鼻隧以长，以候大肠。唇厚人中长，以候小肠。目下裹大，其胆乃横。鼻孔在外，膀胱漏泄。鼻柱中央起，三焦乃约。此所以候六腑也。上下三等，脏安且良矣。

五脏六腑官第四

鼻者肺之官，目者肝之官，口唇者脾之官，舌者心之官，耳者肾之官。凡五官者，以候五脏。肺病者喘息鼻张，肝病者目眦青，脾病者唇黄，心病者舌卷颧赤，肾病者颧与颜黑。故肺气通于鼻，鼻和则能知香臭矣。心气通于舌，舌和则能知五味矣。《素问》曰：心在窍为耳（一云舌）。夫心者火也，肾者水也，水火既济。心气通于舌，舌非窍也，其通于窍者，寄在于耳（王冰云手少阴之络会于耳中）。故肝气通于目，目和则能视五色矣。《素问》曰：诸脉者皆属于目。又《九卷》曰：心藏脉，脉舍神。神明通体，故云属目。脾气通于口，口和则能别五谷味矣。肾气通于耳，耳和则能闻五音矣。

《素问》曰：肾在窍为耳。然则肾气上通于耳，下通于阴也。五脏不和，则九窍不通。六腑不和，则留结为痈。故邪在府则阳脉不和，阳脉不和则气留之，气留之则阳气盛矣。邪在脏则阴脉不和，阴脉不和则血留之，血留之则阴气盛矣。阴气太盛，则阳气不得相营也，故曰格。阴阳俱盛，不得自相营也，故曰关格。关格者，不得尽（一作尽期）而死矣。

五脏大小六腑应候第五

黄帝问曰：人俱受气于天，其有独尽天寿者，不免于病者，何也？岐伯对曰：五脏者，固有大小、高下、坚脆、端正、偏倾者，六腑亦有大小、长短、厚薄、结直、缓急者。凡此二十五变者，各各不同，或善或恶，或吉或凶也。

心小则安，邪弗能伤（《太素》云：外邪不能伤），易伤于忧；心大则忧弗能伤，易伤于邪（《太素》亦作外邪）；心高则满于肺中，闷而善忘，难开以言；心下则脏外，易伤于寒，易恐以言；心坚则脏安守固；心脆则善病消瘅热中；心端正则和利难伤；心偏倾则操持不一，无守司也。（杨上善云：心脏言神，有八变，后四脏但言脏变，不言神变者，以神为魂魄意之主，言其神变则四脏可知，故略而不言也。）

肺小则少饮，不病喘（一作喘喝）；肺大则多饮，善病胸痹，逆气；肺高则上气喘息欬逆；肺下则逼贲迫肝，善胁下痛；肺坚则不病欬逆上气；肺脆则善病消瘅易伤也（一云易伤于热喘息鼻衄）；肺端正则和利难伤；肺偏倾则病胸胁偏痛。

肝小则安，无胁下之病；肝大则逼胃迫咽，迫咽则善（一作苦）膈中，且胁下痛；肝高则上支贲，加胁下急，为息贲；肝下则逼胃，胁下空，空则易受邪；肝坚则脏安难伤；肝脆则善病消瘅易伤；肝端正则和利难伤；肝偏倾则胁下偏痛。

脾小则安，难伤于邪；脾大则善腠眇（音停）而痛，不能疾行；脾高则眇引季胁而痛；脾下则下加于大肠，下加于大肠则脏外易受邪；脾坚则脏安难伤；脾脆则善病消瘅易伤；脾端正则和利难伤；脾偏倾则瘈疭善胀。

肾小则安，难伤；肾大则（一本云：耳聋或鸣，汁出）善病腰痛，不可以俯仰，易伤于邪；肾高则善病背膂痛，不可以俯仰（一云背急缀耳脓血出或生肉塞）；肾下则腰尻痛，不可俯仰，为狐疝；肾坚则不病腰痛；肾脆则善病消瘅易伤；肾端正则和利难伤；肾偏倾则善腰尻痛。凡此二十五变者，人之所以善常病也。

曰：何以知其然？

曰：赤色小理者心小，粗理者心大，无髑骬者心高，髑骬小短举者心下，髑骬长者心坚，髑骬弱小以薄者心脆，髑骬直下不举者心端正，髑骬（一作面）一方者心偏倾。

白色小理者肺小，粗理者肺大，巨肩反（一作大）膺陷喉者肺高，合腋张胁者肺下，好肩背厚者肺坚，肩背薄者肺脆，背膺厚者肺端正，膺偏竦（一作欹）者肺偏倾。

青色小理者肝小，粗理者肝大，广胸反骹者肝高，合胁脆骹者肝下，胸胁好者肝坚，胁骨弱者肝脆，膺胁腹好相得者肝端正，胁骨偏举者肝偏倾。

黄色小理者脾小，粗理者脾大，揭唇者脾高，唇下纵者脾下，唇坚者脾坚，唇大而不坚者脾脆，唇上下好者脾端正，唇偏举者脾偏倾。

黑色小理者肾小，粗理者肾大，耳高者肾高，耳后陷者肾下，耳坚者肾坚，耳薄不坚者肾脆，耳好前居牙车者肾端正，耳偏高者肾偏倾。凡此诸变者，持则安，减则病也。

曰：愿闻人之有不可病者，至尽天寿，虽有深忧大恐怵惕之志，犹弗能感也，大寒甚热，弗能伤也；其有不离屏蔽室内，又无怵惕之恐，然不免于病者何也？曰：五脏六腑，邪之舍也。五脏皆小者，少病，善焦心，人愁忧。五脏皆大者，缓于事，难使以忧。五脏皆高者，好高举措。五脏皆下者，好出人下。五脏皆坚者，无病。五脏皆脆者，不离于病。五脏皆端正者，和利得人心。五脏皆偏倾者，邪心善盗，不可为人卒，反复言语也。

曰：愿闻六腑之应。曰：肺合大肠，大肠者，皮其应也。《素问》曰：肺之合皮也，其荣毛也，其主心也（下章言肾之应毫毛，于义为错）。心合小肠，小肠者，脉其应也。《素问》曰：心之合肺也，其荣色也，其主肾也。（其义相顺）。肝合胆，胆者，筋其应也。《素问》曰：肝之合筋也，其荣爪也，其主肺也（其义相顺）。脾合胃，胃者，肉其应也。《素问》曰：脾之合肉也，其荣唇也，其主肝也（其义相顺）。肾合三焦膀胱，三焦膀胱者，腠理毫毛其应也。《九卷》又曰：肾合骨。《素问》曰：肾之合骨也，其荣发也，其主脾也（其义相同）。

曰：应之奈何？曰：肺应皮。皮厚者大肠厚，皮薄者大肠薄，皮缓腹里，大者大肠缓而长，皮急而短，皮滑者大肠直，皮肉不相离者大肠结。

心应脉。皮厚者脉厚，脉厚者小肠厚，皮薄者脉薄；脉薄者小肠薄；皮缓者脉缓，脉缓者小肠大而长；皮薄而脉冲小者，小肠小而短；诸阳经脉皆多纡屈者，小肠结。

脾应肉。肉䐃坚大者胃厚，肉䐃么者胃薄，肉䐃小而么者胃不坚，肉䐃不称其身者胃下，胃下者小脘约不利（《太素》作下脘未约。），肉䐃不坚者胃缓，肉䐃无小裹紊标紧，（一本作无小裹累）者胃急，肉䐃多小裹紊（一本亦作累字）者胃结，胃结者，上脘约不利。

肝应筋。爪厚色黄者胆厚，爪薄色红者胆薄，爪坚色青者胆急，爪濡色赤者胆缓，爪直色白无约者胆直，爪恶色黑多文者胆结。

肾应骨。密理厚皮者三焦膀胱厚，粗理薄皮者三焦膀胱薄，腠理踈者三焦膀胱缓，皮急而无毫毛者三焦膀胱急，毫毛美而粗者三焦膀胱直，稀毫毛者三焦膀胱结。

曰：薄厚美恶皆有其形，愿闻其所病。曰：各视其外应，以知其内藏，则知所病矣。

十二原第六

五脏有六腑，六腑有十二原。十二原者，出于四关。四关主治五脏，五脏有疾，当取之十二原。十二原者，五脏之所以禀三百六十五骨之气味者也。五脏有疾，出于十二原，而原各有所出。明知其原，观其应，知五脏之害矣。阳中之少阴肺也，其原出于大渊二；阳中之太阳心也，其原出于太陵二；阴中之少阳肝也，其原出于太衝二；阴中之太阴肾也，其原出于太溪二；阴中之至阴脾也，其原出于太白二；膏之原出于鸠尾，一；肓之原出于脖（蒲没切）胦（乌朗切），一。凡十二原主治五脏六腑之有病者也。胀取三阳，飧泄取三阴（一云滞取三阴）。

今夫五脏之有病，譬犹刺也，犹污也，犹结也，犹闭也。刺虽久犹可拔也，污虽久犹可雪也，结虽久犹可解也，闭虽久犹可决也。或言久疾之不可取者，非其说也。夫善用针者，取其疾也，犹拔刺也，犹雪污也，犹解结也，犹决闭也，疾虽久犹可毕也。言不可治者，未得其术也。

十二经水第七

黄帝问曰：经脉十二者，外合于十二经

水而内属于五脏六腑。夫十二经水者，受水而行之。五脏者，合神气魂魄而藏之。六腑者，受谷而行之，受气而扬之。经脉者，受血而营之。合而以治奈何？刺之深浅，灸之壮数，可得闻乎？岐伯对曰：脏之坚脆，府之大小，谷之多少，脉之长短，血之清浊，气之多少，十二经中多血少气，与其少血多气，与其皆多气血，与其皆少血气，皆有定数。

其治以针灸，各调其经气，固其常有合也。此人之参天地而应阴阳，不可不审察之也。

足阳明外合于海，内属于胃；足太阳外合于清水，内属于膀胱，而通水道焉；足少阳外合于渭水，内属于胆；足太阴外合于湖水，内属于脾；足厥阴外合于渑水，内属于肝；足少阴外合于汝水，内属于肾；手阳明外合于江水，内属于大肠；手太阳外合于淮水，内属于小肠，而水道出焉；手少阳外合于漯水，内属于三焦；手太阴外合于河水，内属于肺；手心主外合于漳水，内属于心包；手少阴外合于济水，内属于心。

凡此五脏六腑十二经水者，皆外有源泉而内有所禀，此皆内外相贯，如环无端。人经亦然。故天为阳，地为阴，腰以上为天，下为地。故海以北者为阴，湖以北者为阴中之阴，漳以南者为阳，河以北至漳者为阳中之阴，漯以南至江者为阳中之阳，此一州之阴阳也。此人所以与天地相参也。

曰：夫经水之应经脉也，其远近之浅深，水血之多少，各不同。合而刺之奈何？曰：足阳明，五脏六腑之海也，其脉大而血多，气盛热壮，刺此者不深弗散，不留不泻。足阳明多血气，刺深六分，留十呼。足少阳少血气，刺深四分，留五呼。足太阳多血气，刺深五分，留七呼。足太阴多血少气，刺深三分，留四呼。足少阴少血多气，刺深二分，留三呼。足厥阴多血少气，刺深一分，留一呼。

手之阴阳，其受气之道近，其气之来也疾，其刺深皆无过二分，留皆无过一呼。其少长小大肥瘦，以心料之，命曰法天之常，灸之亦然。灸而过此者，得恶火则骨枯脉涩，刺而过此者则脱气。

曰：夫经脉之大小，血之多少，肤之厚薄，肉之坚脆，及腘之大小，可以为度量乎？曰：其可为度量者，取其中度者也，不甚脱肉而血气不衰者也。若失度人之，痟（音消，渴病）瘦而形肉脱者，乌可以度量刺乎。审、切、循、扪、按，视其寒温盛衰而调之，是谓因适而为之真也。

四海第八

人有四海，十二经水者，皆注于海。有髓海，有血海，有气海，有水谷之海。胃者为水谷之海，其腧上在气街，下至三里。冲脉者为十二经之海，其腧上在大杼，下出巨虚上下廉。膻中者为气之海，其腧上在柱骨之上下，前在人迎。脑者为髓之海，其腧上在其盖，下在风府。凡此四海者，得顺者生，得逆者败；知调者利，不知调者害。

曰：四海之逆顺奈何？曰：气海有余，则气满胸中，悗急息面赤；不足则气少不足以言。血海有余，则常想其身大，怫郁也。然不知其所病；不足则常想其身小，狭然不知其所病。水谷之海有余，则腹胀满；不足则饥不受谷食。髓海有余，则轻劲多力，自过其度；不足则脑转耳鸣，胫胻痠，眩冒目无所见，懈怠安卧。曰：调之奈何？曰：审守其腧而调其虚实，无犯其害；顺者得复，逆者必败。

气息周身五十营四时日分漏刻第九

黄帝问曰：五十营奈何？岐伯对曰：周天二十八宿，宿三十六分，人气行一周千八分。人经络上下左右前后二十八脉，周身十六丈二尺，以应二十八宿，漏水下百刻，以分昼夜。故人一呼，脉再动，气行三寸；一吸，脉亦再动，气行三寸；呼吸定息，气行六寸。十息，脉行六尺，日行二分。二百七十息，气行十六丈二尺，气行交通于中，一周于身，下水二刻，日行二十分有奇。五百四十息，气行再周于身，下水四刻，日行四十分有奇。二千七百息，气行十周于身，下水二十刻，日行五宿二百十分有奇。一万三千五百息，气行五十营于身，水下百刻，日行二十八宿，漏水皆尽，脉已终矣。（王冰曰：此略而言之也，细言之，则常以一千周加一分又十分分之六，乃奇分尽也）。所谓交通者，并行一数也。故五十营备，得尽天地之寿矣。气凡行八百一十丈也。一日一夜五十营，以营五脏之精。不应数者，谓之狂生。所谓五十营者，五脏皆受气也。（此段旧在经脉根结之末，今移在此。）

曰：卫气之行，出入之会何如？曰：岁有十二月，日有十二辰，子午为经，卯酉为纬；天一面七宿，周天四七二十八宿，房昴为纬，张虚为经；是故房至毕为阳，昴至心为阴。阳主昼，阴主夜；故卫气之行，一日一夜五十周于身。昼日行于阳二十五周，夜行于阴亦二十五周，周于五脏（一本作岁）；是故平旦阴气尽，阳气出于目，目张则气行于头，循于项，下足太阳，循背下至小指端。其散者，分于目别（一云别于目锐眦），下手太阳，下至手小指外侧。其散者，别于目锐眦，下足少阳，注小指次指之间。以上循手少阳之分侧，下至小指之间。别者以上至耳前，合于颔脉，注足阳明，下行至跗上。入足五指之间。其散者从耳，下手阳明入大指之间。入掌中，直至于足，入足心，出内踝下行阴分，复合于目，故为一周。

是故日行一舍，人气行于身一周与十分身之八；日行二舍，人气行于身三周与十分身之六；日行三舍，人气行于身五周与十分身之四；日行四舍，人气行于身七周与十分身之二；日行五舍，人气行于身九周；日行六舍，人气行于身十周与十分身之八；日行七舍，人气行于身十二周在身与十分身之六；日行十四舍，人气二十五周于身有奇分与十分身之四。阳尽于阴，阴受气矣。其始入于阴，常从足少阴注于肾，肾注于心，心注于肺，肺注于肝，肝注于脾，脾复注于肾，为一周。是故夜行一舍，人气行于身（一云阴脏）一周与十分藏之八，亦如阳之行二十五周而复会于目。阴阳一日一夜，舍于奇分十分身之四与十分藏之四（一作二，上文十分藏之八，此言十分藏之四，疑有误）。是故人之所以卧起之时有早晏者，以奇分不尽故也。

曰：卫气之在身也，上下往来无已，其候气而刺之奈何？曰：分有多少，日有长短，春秋冬夏，各有分理，然后常以平旦为纪，夜尽为始。是故一日一夜，漏水百刻。二十五刻者，半日之度也。常如是无已，日入而止，随日之长短，各以为纪。谨候气之所在而刺之。是谓逢时。病在于阳分，必先候其气之加在于阳分而刺之；病在于阴分，必先候其气之加在于阴分而刺之，谨候其时，病可与期；失时反候，百病不除。

水下一刻，人气在太阳；水下二刻，人

气在少阳；水下三刻，人气在阳明；水下四刻，人气在阴分；水下五刻，人气在太阳；水下六刻，人气在少阳；水下七刻，人气在阳明；水下八刻，人气在阴分；水下九刻，人气在太阳；水下十刻，人气在少阳；水下十一刻，人气在阳明；水下十二刻，人气在阴分；水下十三刻，人气在太阳；水下十四刻，人气在少阳；水下十五刻，人气在阳明；水下十六刻，人气在阴分；水下十七刻，人气在太阳；水下十八刻，人气在少阳；水下十九刻，人气在阳明；水下二十刻，人气在阴分；水下二十一刻，人气在太阳；水下二十二刻，人气在少阳；水下二十三刻，人气在阳明；水下二十四刻，人气在阴分；水下二十五刻，人气在太阳。此少半日之度也。

从房至毕一十四度，水下五十刻，半日之度也。从昴至心亦十四度，水下五十刻，终日之度也。日行一舍者，水下三刻与十（《素问》作七）分刻之四。《大要》常以日加之于宿上也，则知人气在太阳。是故日行一宿，人气在三阳与阴分。常如是无已，与天地同纪，纷纷盼盼（普巴切），终而复始。一日一夜，水行百刻而尽矣。故曰：刺实者刺其来，刺虚者刺其去，此言气之存亡之时，以候虚实而刺之也。

营气第十

营气之道，内谷为宝。谷入于胃，气传之肺，流溢于中，布散于外。精专者行于经隧，常营无已，终而复始，是谓天地之纪。故气从太阴出，循臂内上廉。

注手阳明上行至面。注足阳明，下行至跗上，注大指间，与太阴合。上行抵脾，从脾注心中。循手少阴出腋下臂，注小指之端。合手太阳上行乘腋，出䪼（一作项）内，注目内眦，上巅下项，合足太阳。循脊下尻，下行注小指之端。循足心，注足少阴，上行注肾，从肾注心，外散于胸中。循心注脉，出腋下臂，入（一作出）两筋之间，入掌中，出手中指之端，还注小指次指之端，合手少阳。上行注膻中，散于三焦，从三焦注胆出胁。注足少阳下行至跗上，复从跗注大指间，合足厥阴。上行至肝，从肝上注膈，上循喉咙，入颃颡之窍，究于畜门（一作关）。其支别者，上额循颠下项中，循脊入骶（音氐），是督脉也。络阴器，上过毛中，入脐中，上循腹里，入缺盆，下注肺中，复出太阴。此营气之行，逆顺之常也。

营卫三焦第十一

黄帝问曰：人焉受气，阴阳焉会，何气为营，何气为卫，营安从生，卫安从会？老壮不同气，阴阳异位，愿闻其会。岐伯对曰：人受气于谷，谷入于胃，气传于肺，五脏六腑皆以受气。其清者为营，浊者为卫，营行脉中，卫行脉外，营周不休，五十而复大会。阴阳相贯，如环无端，卫气行于阴二十五度，行于阳亦二十五度，分为昼夜。故至阳而起，至阴而止。故日中而阳陇（一作袭，下同）为重阳，夜半而阴陇为重阴。故太阴主内，太阳主外，各行二十五度，分为昼夜。夜半为阴陇，夜半后而阴衰，平旦阴尽而阳受气。日中为阳陇，日西而阳衰，日入阳尽而阴受气。夜半而大会，万民皆卧，名曰合阴。平旦阴尽而阳受气。如是无已，与天地同纪。

曰：老人不夜瞑，少壮不夜寤者，何气使然？曰：壮者之气血盛，其肌肉滑，气道利，营卫之行，不失其常，故昼精而夜瞑。

老者之气血减，其肌肉枯，气道涩，五脏之气相薄，营气衰少而卫气内伐，故昼不精而，夜不得瞑。

曰：愿闻营卫之所行，何道从始？曰：营出于中焦，卫出于上焦。上焦出于胃口，并咽以上贯膈而布胸中，走腋，循足太阴之分而行，还注手阳明，上至舌，下注足阳明，常与营俱行于阴阳各二十五度，为一周，故日夜五十周而复始，大会于手太阴。

曰：人有热饮食下胃，其气未定，则汗出于面，或出于背，或出于身半，其不循卫气之道而出何也？曰：此外伤于风，内开腠理，毛蒸理泄，卫气走之，固不得循其道，此气悍慓滑疾，见开而出，故不得从其道，名曰漏泄。中焦亦并于胃口，出上焦之后，此所以受气，泌糟粕，蒸津液，化其精微，上注于肺，乃化而为血，以奉生身，莫贵于此，故独得行于经隧，命曰营。

曰：血之与气，异名同类何也？曰：营卫者精气也，血者神气也，故血之与气，异名同类也。故夺血者无汗，夺汗者无血，故人有两死而无两生也。下焦者，别于回肠，注于膀胱而渗入焉。故水谷者，常并居于胃中，成糟粕而俱下于大肠，而为下焦，渗而俱下，渗泄别汁，循下焦而渗入膀胱也。

曰：人饮酒，酒亦入胃，米未熟而小便独先下者何也？曰：酒者熟谷之液也，其气悍以滑（一作清），故后谷而入先谷而液出也。故曰上焦如雾，中焦如沤，下焦如渎，此之谓也。

阴阳清浊精气津液血脉第十二

黄帝问曰：愿闻人气之清浊者何也？岐伯对曰：受谷者浊，受气者清。清者注阴，浊者注阳。浊而清者，上出于咽；清而浊者，下行于胃。清者上行，浊者下行。清浊相干，名曰乱气。

曰：夫阴清而阳浊，浊中有清，清中有浊，别之奈何？曰：气之大别，清者上注于肺，浊者下流于胃；胃之清气上出于口，肺之浊气下注于经，内积于海。曰：诸阳皆浊，何阳独甚？曰：手太阳独受阳之浊，手太阴独受阴之清。其清者上走孔窍，其浊者下行诸经。故诸阴皆清，足太阴独受其浊。

曰：治之奈何？曰：清者其气滑，浊者其气涩，此气之常也。故刺阴者深而留之，刺阳者浅而疾取之，清浊相干者，以数调之也。

曰：人有精、气、津、液、血、脉，何谓也？曰：两神相搏，合而成形，常先身生，是谓精。上焦开发，宣五谷味，熏肤充身泽毛，若雾露之溉，是谓气，腠理发泄，汗出腠理（一作溱溱）是谓津。谷入气满，淖泽注于骨，骨属屈伸，出泄，补益脑髓，皮肤润泽，是谓液。中焦受汁，变化而赤，是谓血。拥遏营气，令无所避，是谓脉也。

曰：六气者，有余不足，气之多少，脑髓之虚实，血脉之清浊，何以知之？曰：精脱者耳聋；气脱者目不明；津脱者腠理开，汗大泄；液脱者骨痹，屈伸不利，色夭，脑髓消，胻痠，耳数鸣；血脱者色白，夭然不泽；脉脱者其脉空虚。此其候也。曰：六气贵贱何如？曰：六气者，各有部主也，其贵贱善恶可为常主，然五谷与胃为大海也。

津液五别第十三

黄帝问曰：水谷入于口，输于肠胃，其液别为五。天寒衣薄，则为溺与气，天暑衣厚则为汗，悲哀气并则为泣，中热胃缓则为唾，邪气内逆，则气为之闭塞而不行，不行则为水胀，不知其何由生？岐伯对曰：水谷皆入于口，其味有五，分注其海，津液各走其道。故上焦（一作三焦）出气以温肌肉充皮肤者为津，其留而不行者为液。天暑衣厚，则腠理开，故汗出。寒留于分肉之间，聚沫则为痛。天寒则腠理闭，气涩不行，水下流于膀胱，则为溺与气。

五脏六腑，心为之主，耳为之听，目为之候，肺为之相，肝为之将，脾为之卫，肾为之主外，故五脏六腑之津液，尽上渗于目。心悲气并则心系急，急则肺叶举，举则液上溢。夫心系急，肺不能常举，乍上乍下，故欬而涎出矣。中热则胃中消谷，消谷则虫上下作矣，肠胃充郭故胃缓，缓则气逆，故唾出矣。五谷之津液和合而为膏者，内渗入于骨空，补益脑髓，而下流于阴股。阴阳不和，则使液溢而下流于阴，髓液皆减而下，下过度则虚，虚则腰脊痛而胻痠，阴阳气道不通，四海闭塞，三焦不泻，津液不化，水谷并于肠胃之中，别于回肠，留于下焦，不得渗于膀胱，则下焦胀，水溢则为水胀。此津液五别之顺逆也。

奇邪血络第十四

黄帝问曰：愿闻其奇邪而不在经者，何也？岐伯对曰：血络是也。曰：刺血络而仆者，何也？血出而射者，何也？血出黑而浊者，血出清而半为汁者，何也？发针而肿者，何也？血出若多若少而面色苍苍然者，何也？发针而面色不变而烦闷者，何也？血出多而不动摇者，何也？愿闻其故。曰：脉气甚而血虚者，刺之则脱气，脱气则仆。血气俱盛而阴气多者，其血滑，刺之则射。阳气积蓄久留不泻者，其血黑以浊，故不能射。新饮而液渗于络，而未和合于血，故血出而汁别焉。其不新饮者，身中有水，久则为肿，阴气积于阳，其气因于络，故刺之血未出而气先行，故肿。阴阳之气，其新相得而未和合，因而泻之，则阴阳俱脱，表里相离，故脱色而苍苍然也。刺之不变而烦闷者，刺络而虚经，虚经之属于阴者，阴气脱，故烦闷。阴阳相得而合为痹者，此为内溢于经，而外注于络，如是，阴阳皆有余，虽多出血，弗能虚也。

曰：相之奈何？曰：血脉盛，坚横以赤，上下无常处，小者如针，大者如筯，刺而泻之万全，故无失数；失数而返，各如其度。曰：针入肉着，何也？曰：热气因于针则热，热则肉着于针，故坚焉。

五色第十五

雷公问曰：闻风者，百病之始也；厥逆，寒湿之所起也。别之奈何？黄帝答曰：当候眉间（《太素》作关中）。薄泽为风，冲浊为痹，在地为厥，此其常也，各以其色言其病也。

曰：人有不病卒死，何以知之？曰：大气入于脏腑者，不病而卒死矣。曰：凡病少愈而卒死者，何以知之？曰：赤色出于两颧，大如拇指者，病虽少愈，必卒死。黑色出于颜（《太素》作庭），大如拇指，不病亦必卒死矣。

曰：其死有期乎？曰：察其色以言其时。颜者，首面也。眉间以上者，咽喉也（《太素》眉间以上作阙上）。眉间以中（《太素》亦作阙中）者，肺也。下极者，心也。直下者，肝也。肝左者，胆也。下者，脾也。方上者，胃也。中央者，大肠也，侠傍者，肾也。当肾者，脐也。面王以上者（王古本作壬字），小肠也。面王以下者，膀胱字子处也。髃者，肩也。后髃者，臂也。臂以下者，手也。目内眦上者，膺乳也。侠绳而上者，背也。循牙车以上者，股也。中央者，膝也。膝以下者，胻也。当胻以下者，足也。巨分者，股里也。巨屈者，膝膑也。此五脏六腑支局（一作节）之部也。五脏五色之见者，皆出其部也。其部骨陷者，必不免于病也。其部色乘袭者，虽病甚不死也。

曰：五官具五色，何也？曰：青黑为痛，黄赤为热，白为寒，是谓五官。曰：以色言病之间甚奈何？曰：其色麄以明者为间，沉垩（一作夭，下同）者为甚，其色上行者病亦甚，其色下行如云彻散者病方已。五色各有藏部，有外部，有内部。其色从外部走内部者，其病从外走内。其色从内部走外部者，其病从内走外。病生于内者，先治其阴，后治其阳，反者益甚。病生于外者，先治其阳，后治其阴（《太素》云：病生于阳者，先治其外，后治其内。与此文异，义同），反者益甚。

用阳和阴，用阴和阳。审明部分，万举万当。能别左右，是谓大通。男女异位，故曰阴阳。审察泽垩，谓之良工。沉浊为内，浮清为外，黄赤为风，青黑为痛，白为寒，黄而膏泽者为脓，赤甚者为血，痛甚者为挛，寒甚者为皮不仁。各见其部，察其浮沉，以知浅深，审其泽垩，以观成败，察其散浮，以知近远，视色上下，以知病处，积神于心，以知往今。故相气不微，不知是非。属意勿去，乃知新故。色明不粗，沉垩为甚。不明不泽，其病不甚，其色散驹驹然未有聚，其病散而气痛，聚未成也。肾乘心，心先病，肾为应，色其（一作皆）如是。

男子色在面王，为少腹痛，下为卵痛，其圜直为茎痛，高为本，下为首，狐疝㿉阴病之属也。女子色在面王，为膀胱字子处病，散为痛，搏为聚，方圜左右各如其色形，其随而下至骶为淫，有润如膏状，为暴食不洁，左为右（一作左），右为左（一作右），其色有邪，聚空满而不端，面色所指者也。色者，青黑赤白黄，皆端满有别乡。别乡赤者，其色亦赤，大如榆荚，在面王为不月。其色上锐首空上向，下锐下向，在左右如法。以五色命脏，青为肝，赤为心，白为肺，黄为脾，黑为肾。肝合筋，青当筋，心合脉，赤当脉。脾合肉，黄当肉。肺合皮，白当皮。肾合骨，黑当骨。

夫精明五色者，气之华也。赤欲如白裹朱，不欲如赭色也。白欲如白璧之泽（一云鹅羽），不欲如垩（一云盐）也。青欲如苍璧之泽，不欲如蓝也。黄欲如罗裹雄黄，不欲如黄土也。黑欲如重漆色，不欲如炭（《素问》作地苍）也。

五色精微象见，其寿不久也。青如草滋，黑如炲煤，黄如枳实，赤如衃（音披）血，白如枯骨，此五色见而死也。青如翠羽，黑如乌羽，赤如鸡冠，黄如蟹腹，白如豕膏，此五色见而生也。生于心，如以缟裹朱；生于肺，如以缟裹红；生于肝，如以缟裹绀；生于脾，如以缟裹栝楼实；生于肾，如以缟裹紫。此五脏所生之外营也。凡相五色，面黄目青，面黄目赤，面黄目白，面黄目黑者，皆不死也。面青目赤（一作青），面赤目白，面青目黑，面黑目白，面赤目青者，皆死也。

阴阳二十五人形性血气不同第十六

黄帝问曰：人有阴阳，何谓阴人，何谓

阳人？少师对曰：天地之间，不离于五，人亦应之，非徒一阴一阳而已。盖有太阴之人，少阴之人，太阳之人，少阳之人，阴阳和平之人。凡此五人者，其态不同，其筋骨血气亦不同也。

太阴之人，贪而不仁，下济湛湛，好内而恶出，心抑而不发，不务于时，动而后人，此太阴之人也。

少阴之人，少贪而贼心，见人有亡，常若有得，好伤好害，见人有荣，乃反愠怒，心嫉而无恩，此少阴之人也。

太阳之人，居处于于，好言大事，无能而虚说，志发于四野，举措不顾是非，为事如常自用，事虽败而无改（一作悔），此太阳之人也。

少阳之人，禔谛好自贵，有小小官，则高自宣，好为外交而不内附，此少阳之人也。

阴阳和平之人，居处安静，无为惧惧，无为欣欣，婉然从物，或与不争，与时变化，尊而谦让，卑而不谄，是谓至治。

古之善用针灸者，视人五态乃治之，盛者泻之，虚者补之。

太阴之人，多阴而无阳，其阴血浊，其卫气涩，阴阳不和，缓筋而厚皮，不之疾泻，不能移之。

少阴之人，多阴而少阳，小胃而大肠，六腑不调，其阳明脉小而太阳脉大，必审而调之，其血易脱，其气易败。

太阳之人，多阳而无阴，必谨调之，无脱其阴而泻其阳，阳重脱者易狂，阴阳皆脱者暴死不知人。

少阳之人，多阳而少阴，经小而络大，血在中而气在外，实阴而虚阳，独泻其络脉则强，气脱而疾，中气重不足，病不起矣。

阴阳和平之人，其阴阳之气和，血脉调，宜谨审其阴阳，视其邪正，安其容仪，审其有余，察其不足，盛者泻之，虚者补之，不盛不虚，以经取之，此所以调阴阳，别五态之人也。

太阴之人，其状黮黮（音朕）然黑色，念然下意，临临然长大，腘（音窘）然未偻。

少阴之人，其状清然窃然，固以阴贼，立而躁崄，行而似伏。

太阳之人，其状轩轩储储，反身折腘。

少阳之人，其状立则好仰，行则好摇，其两臂两肘皆出于背。

阴阳和平之人，其状逶逶然，随随然，颙颙然，衮衮然，豆豆然，众人皆曰君子。（一本多愉愉然，暶暶然。）

黄帝问曰：余闻阴阳之人于少师。少师曰：天地之间不离于五，故五五二十五人之形，血气之所生别，而以候从外知内何如？岐伯对曰：先立五形，金木水火土，别其五色，异其五声，而二十五人具也。

木形之人，比于上角，苍色小头，长面大肩，平背直身，小手足，好有材，好劳心，少力，多忧劳于事，奈春夏不奈秋冬，感而成病，主足厥阴佗佗然。大角（一曰左角）之人，比于左足少阳，少阳之上遗遗然。右角（一曰少角）之人，比于右足少阳，少阳之下随随然。钛角（音太，一曰右角）之人，比于右足少阳，少阳之下鸠鸠然（一曰推推然）。判角之人，比于左足少阳，少阳之下括括然。

火形之人，比于上征，赤色，广朋，兑面小头，好肩背髀腹，小手足，行安地，疾心行摇，肩背肉满，有气轻财，少信多虑，见事明了，好颜急心，不寿暴死，奈春夏不奈秋冬，感而生病，主手少阴窍窍然（一曰核核然）。太征之人，比于左手太阳，太阳之上肌肌然。少征之人，比于右手太阳，太阳之下慆慆然（慆音剔，又音倘）。右征之人，比于右手太阳，太阳之上鲛鲛然（一曰熊熊然）。判征之人，比于左手太阳，太阳之下支支然，熙熙然。

土形之人，比于上宫，黄色，大头圆面，美肩背，大腹，好股胫，小手足，多肉，上下相称，行安地，举足浮，安心，好利人，不喜权势，善附人，奈秋冬不奈春夏，春夏感而生病，主足太阴敦敦然。太宫之人，比于左足阳明，阳明之上婉婉然。加宫之人，比于左足阳明，阳明之下炫炫（音欸）然（一曰坎坎然）。少宫之人，比于右足阳明，阳明之上枢枢然。左宫之人，比于右足阳明，阳明之下兀兀然（一曰众之人，一曰阳明之上）。

金形之人，比于上商，白色，小头方面，小肩背，小腹，小手足，如骨发踵，外骨轻身（一曰发动轻身）清廉急心，静悍善为吏，奈秋冬不奈春夏，春夏感而生病，主手太阴敦敦然。太商之人，奈比于左手阳明，阳明之上廉廉然。右商之人，比于左手阳明，阳明之下脱脱然。左商之人，比于右手阳明，阳明之上监监然。少商之人，比于右手阳明，阳明之下严严然。

水形之人，比于上羽，黑色，大头面不平（一云曲面），广颐小肩，大腹小手足（小作大），发行摇身，下尻长，背延延然，不敬畏，善欺给人，殆戮死，奈秋冬不奈春夏，春夏感而生病，主足少阴污污然。

大羽之人，比于右足太阳，太阳之上颊颊然。

少羽之人，比于左足太阳，太阳之下纡纡然。

众之为人，比于右足太阳，太阳之下洁洁然。

桎之为人，比于左足太阳，太阳之上安安然。

曰：得其形不得其色何如？曰：形胜色，色胜形者，至其胜时年加，害则病行，失则忧矣。形色相得，富贵大乐。曰：其形色相胜之时，年加可知乎？曰：凡人之大忌常加七岁。九岁，十六岁，二十五岁，三十四岁，四十三岁，五十二岁，六十一岁，皆人之忌，不可不自安也。感则病，失则忧矣。

曰：脉之上下血气之候，以知形气奈何？

曰：足阳明之上，血气盛则须美长，血多气少则须短，气多血少则须少，血气俱少则无须，两吻多画。（须字一本俱作髯字，吻音稳。）足阳明之下，血气盛则下毛美长至胸；血多气少则下毛美短至脐，行则善高举足，足大指少肉，足善寒，血少气多则肉善瘃（瘃音斸）；血气皆少则无毛，有则稀而枯瘁，善痿厥足痹。

足少阳之上，血气盛则通须美长，血多气少则通须美短，血少气多则少须，血气皆少则无须，感于寒湿，则善痹骨痛爪枯。足少阳之下，血气盛则胫毛美长，外踝肥；血多气少则胫毛美短，外踝皮坚而厚；血少气多则胻毛少，外踝皮薄而软；血气皆少则无毛，外踝瘦而无肉。

足太阳之上，血气盛则美眉，眉有毫毛；血多气少则恶眉，面多小理；血少气盛则面多肉，血气和则美色。足太阴之下，血气盛则跟肉满，踵坚；气少血多则瘦，跟空；血气皆少则善转筋，踵下痛。

手阳明之上，气血盛则上髭美，血少气多则髭恶，血气皆少则善转筋，无髭。手阳明之下，血气盛则腋下毛美，手鱼肉以温；气血皆少则手瘦以寒。

手少阳之上，血气盛则眉美以长，耳色美；血气皆少则耳焦恶色。手少阳之下，血气盛则手拳多肉以温；血气皆少则瘦以寒；气少血多则瘦以多脉。

手太阳之上，血气盛则多髯，面多肉以平；血气皆少则面瘦黑色。手太阳之下，血气盛则掌肉充满；血气皆少则掌瘦以寒。黄赤者多热气，青白者少热气，黑色者多血少气。

美眉者太阳多血，通髯极须者少阳多血，美须者阳明多血，此其时然也。夫人之常数，太阳常多血少气，少阳常多气少血，阳明常多血多气，厥阴常多气少血，少阴常多血少气，太阴常多血少气，此天之常数也。

曰：二十五人者，刺之有约乎？曰：美眉者，足太阳之脉血气多；恶眉者，血气少。其肥而泽者，血气有余；肥而不泽者，气有余，血不足。瘦而无泽者，血气俱不足。审察其形气有余不足而调之，可以知顺逆矣。

曰：刺其阴阳奈何？曰：按其寸口人迎以调阴阳，切循其经络之凝泣，结而不通者，此于身背为痛痹，甚则不行故凝泣，凝泣者致气以温之，血和乃止。其结络者，脉结血不行，决之乃行。故曰：气有余于上者，导而下之；气不足于上者，推而往之；其稽留不至者，因而迎之。必明于经隧，乃能持之。寒与热争者，导而行之；其宛陈血不结者，即而取之。必先明知二十五人，别血气之所在，左右上下，则刺约毕矣。

曰：或神动而气先针行，或气与针相逢，或针已出，气独行，或数刺之乃知，或发针而气逆，或数刺病益甚。凡此六者，各不同形，愿闻其方？曰：重阳之盛人，其神易动，其气易往也，矫矫蒿蒿（一本作熇熇高高），言语善疾，举足喜高，心肺之藏气有余，阳气滑盛而扬，故神动而气先行，此人颇有阴者也。多阳者多喜，多阴者多怒，数怒者易解，故曰颇有阴。其阴阳之离合难，故其神不能先行。阴阳和调者，血气淖泽滑利，故针入而气出，疾而相逢也。其阴多而阳少，阴气沉而阳气浮者内藏，故针已出，气乃随其后，故独行也。其多阴而少阳者，其气沉而气往难，故数刺之乃知。其气逆与其数刺病益甚者，非阴阳之气也，沉浮之势也，此皆粗之所败，工之所失，其形气无过也。

卷　二

十二经脉络脉支别第一（上）

雷公问曰：禁脉之言，凡刺之理，经脉为始，愿闻其道？黄帝答曰：经脉者，所以决死生，处百病，调虚实，不可不通也。

肺，手太阴之脉，起于中焦，下络大肠，还循胃口，上膈属肺，从肺系横出腋下，下循臑内，行少阴心主之前，下肘中，循臂内上骨下廉，入寸口，上鱼，循鱼际，出大指之端。其支者，从腕后直出次指内廉，出其端。是动则病肺胀满，膨膨然而喘咳，缺盆中痛，甚则交两手而瞀（音务，又音茂），是谓臂厥。是主肺所生病者，咳，上气，喘喝，烦心，胸满，臑（音如）臂内前廉痛，厥，掌中热。气盛有余则肩背痛，风寒汗出中风，小便数而欠。气虚则肩背痛寒，少气不足以息，溺色变（一云卒遗矢无变）。为此诸病。凡十二经之病，盛则泻之，虚则补之，热则疾之，寒则留之，陷下则灸之，不盛不虚，以经取之。盛者则寸口大三倍于人迎，虚者则寸口反小于人迎也。

大肠，手阳明之脉，起于大指次指之端外侧，循指上廉，出合骨两骨之间，上入两筋之中，循臂上廉，入肘外廉，上循臑外廉上肩，出髃（音隅）骨之前廉，上出柱骨之会上，下入缺盆，络肺下膈，属大肠。其支者，从缺盆直上至颈，贯颊，下入齿中，还出侠口，交人中，左之右，右之左，上侠鼻孔。是动则病齿痛，頞肿。是主津液所生病者，目黄，口干，鼽（音求）衄，喉痹，肩前臑痛者，大指次指痛不用。气盛有余则当脉所过者热肿，虚则寒慄不复。为此诸病。盛者则人迎大三倍于寸口；虚者则人迎反小于寸口也。

胃，足阳明之脉，起于鼻交頞中，傍约大肠之脉，下循鼻外，上入齿中，还出侠口环唇，下交承浆，却循颐后下廉，出大迎，循颊车，上耳前，过客主人，循发际至额颅。其支者，从大迎前下人迎，循喉咙入缺盆，下膈属胃络脾。其直者，从缺盆下乳内廉，下侠脐，入气街中。其支者，起于胃口，下循腹里，下至气街中而合，以下髀关，抵伏兔，下入膝膑中，下循胻外廉，下足跗，入中指内间。其支者，下膝三寸而别，以下入中指外间。其支者，别跗上入大指间，出其端。是动则病凄凄然振寒，善伸数欠，颜黑。病至则恶人与火，闻木音则惕然惊，心欲动，独闭户塞牖而处，甚则欲上高而歌，弃衣而走，贲响腹胀，是为臂（一作骭）厥。是主血所生病者，狂瘈（一作疟）温淫汗出，鼽衄，口喎唇紧，颈肿喉痹，大腹水肿，膝膑肿痛，循膺、乳、气街、股、伏兔、胻外廉、足跗上皆痛，中指不用。气盛则身以前皆热，其有余于胃，则消谷善饥，溺色黄。气不足则身以前皆寒慄，胃中寒则胀满。为此诸病。盛者人迎大三倍于寸口，虚者人迎反小于寸口也。

脾，足太阴之脉，起于大指之端，循指内侧白肉际，过核骨后，上内踝前廉，上腨内，循胻骨后，交出厥阴之前，上循膝股内前廉，入腹属脾络胃，上膈侠咽，连舌本，散舌下。其支者，复从胃别上膈注心中。是动则病舌本强，食则呕，胃脘痛，腹胀善噫，得后与气则快然而衰，身体皆重。是主脾所病者，舌本痛，体不能动摇，食不下，烦心，心下急，寒疟、溏，瘕（音加）泄、水闭、黄疸，不能食，唇青，强立，股膝内肿痛，厥，足大指不用。为此诸病。盛者则寸口大三倍于人迎，虚者则寸口反小于人迎也。

心，手少阴之脉，起于心中，出属心系，下膈络小肠。其支者，从心系，上侠咽，系目系（一本作循胸出肠）。其直者，复从心系却上肺，上出腋下，下循臑内后廉，循太阴，心主之后，下肘中内廉，循臂内后廉，抵掌后兑骨之端，入掌内后廉，循小指内出其端。是动则病嗌干心痛，渴而欲饮，是为臂厥。是主心所生病者，目黄胁满痛，臑臂内后廉痛，厥，掌中热痛。为此诸病。盛者则寸口大再倍于人迎，虚者则寸口反小于人迎也。

小肠，手太阳之脉，起于小指之端，循手外侧，上腕出踝中，直上循臂骨下廉，出肘内侧两骨之间，上循臑外后廉，出肩解，绕肩胛，交肩上，入缺盆，向腋下，络心，循咽下膈抵胃，属小肠。其支者，从缺盆循颈上颊，至目锐眦，却入耳中。其支者，别颊上頔（音拙）抵鼻，至目内眦，斜络于颧。是动则病嗌痛颔肿，不可以顾，肩似拔，臑似折。是主液所生病者，耳聋目黄，颊肿，颈颔肩臑肘臂外后廉痛。为此诸病。盛者则人迎大再倍于寸口，虚者则人迎反小于寸口也。

膀胱，足太阳之脉，起于目内眦，上额交巅。其支者，从巅至耳上角。其直者，从巅入络脑，还出别下项，循肩髆内，挟脊抵腰中，入循膂，络肾属膀胱。其支者，从腰中下会于后阴，贯臀入腘中。其支者，从髆内左右别下贯胛（一作髋），挟脊内，过髀枢，循髀外后廉，下合腘中，以下贯踹（足跟也）内，出外踝之后，循京骨，至小指外侧。是动则病冲头痛，目似脱，项似拔，脊腰似折，不可以曲，腘如结，踹如裂，是谓踝厥。是主筋所生病者，痔疟狂颠疾，头囟（音信）项颈间痛，目黄泪出，鼽衄，项背腰尻腘踹脚皆痛，小指不用。为此诸病。盛者则人迎大再倍于寸口。虚者则人迎反小于寸口也。

肾，足少阴之脉，起于小指之下，斜趣足心，出然谷之下，循内踝之后，别入跟中，以上腨内，出腘中内廉，上股内后廉，贯脊属肾络膀胱。其直者，从肾上贯肝膈，入肺中，循喉咙，侠舌本（一本云从横骨中挟脐循腹里上行而入肺）。其支者，从肺出络心，注胸中。是动则病饥不欲食，面黑如炭色，咳唾则有血，喝喝而喘（一作喉鸣），坐而欲起，目𥆨𥆨无所见，心如悬若饥状，是为骨厥。是主肾所病者，口热舌干，咽肿上气，嗌干及痛，烦心，心痛，黄疸，肠澼，脊股内后廉痛，痿厥，嗜卧，足下热而痛。灸则强食生肉，缓带被发，大杖重履而步。为此诸病。盛者则寸口大再倍于人迎，虚者则寸口反小于人迎也。

心主手厥阴之脉，起于胸中，出属心包络，下膈，历络三焦。其支者，循胸出胁下腋三寸，上抵腋，下循臑内，行太阴、少阴之间，入肘中，下循臂，行两筋之间，循中指出其端。其支者，别掌中，循小指次指出其端。是动则病手心热，臂肘挛急，腋肿，甚则胸胁支满，心中憺憺大动，面赤目黄，喜笑不休。是主脉（一作心包络）所生病者，烦心心痛，掌中热。为此诸病。盛者则寸口大一倍于人迎，虚者则人迎反大寸口反小于人迎也。

三焦手少阳之脉，起于小指次指之端，上出两指之间，循手表腕出臂外两骨之间，上贯肘，循臑外上肩，而交出足少阳之后，入缺盆，布膻中，散络心包，下膈，遍属三焦。其支者，从膻中，上出缺盆，上项侠耳后，直上出耳上角，以屈下额（一作颊），至䪼。其支者，从耳后入耳中，出走耳前，过客主人前，交颊，至目兑眦。是动则病耳聋，浑浑焞焞，嗌肿喉痹。是主气所生病者，汗出，目兑眦痛，颊痛，耳后肩臑肘臂外皆痛，小指次指不为用。为此诸病。盛者则人迎大一倍于寸口，虚者则人迎反小于寸口也。

胆，足少阳之脉，起于目兑眦，上抵头角，下耳后，循颈行手少阳之前，至肩上，却交出手少阳之后，入缺盆。其支者，从耳后，入耳中，出走耳前，至目兑眦后。其支者，别兑眦，下大迎，合手少阳抵于䪼下（一本云别兑眦上迎手少阳于頞），加颊车，下颈，合缺盆，以下胸中，贯膈络肝属胆，循胁里，出气街，绕毛际，横入髀厌中。其直者，从缺盆下腋，循胸中，过季胁，下合髀厌中，以下循髀阳，出膝外廉，下外辅骨之前，直下抵绝骨之端，下出外踝之前，循足跗上，入小指次指之端。其支者，别跗上，入大指之间，循大指岐骨内出其端，还贯入爪甲，出三毛。是动则病口苦，善太息，心胁痛不能反侧，甚则面微尘，体无膏泽，足外反热，是为阳厥。是主骨所生病者，头面颔痛，目兑眦痛，缺盆中肿痛，腋下肿痛，马刀挟瘿，汗出振寒，疟，胸中胁肋髀膝外至胻绝骨外踝前及诸节皆痛，小指次指不用。为此诸病。盛者则人迎大倍于寸口，虚者人迎反小于寸口也。

肝足厥阴之脉，起于大指丛毛之际，上循足跗上廉，去内踝一寸，外踝八寸，交出太阴之后，上腘内廉，循股阴入毛中，环阴器，抵小腹，侠胃属肝络胆，上贯膈，布胁肋，循喉咙之后，上入颃颡，连目系，上出额，与督脉会于巅。（一云：其支者，从小腹与太阴、少阳结于腰髁夹脊下第三第四骨孔中）。其支者，从目系下颊里，环唇内。其支者，复从肝别贯膈，上注肺中。是动则病腰痛不可以俯仰，丈夫㿗疝，妇人少腹肿，甚则嗌干，面尘脱色。是主肝所生病者，胸满呕逆，洞泄，狐疝，遗精癃闭。为此诸病。盛者则寸口大一倍于人迎，虚者则寸口反小于人迎也。

足少阴气绝则骨枯，少阴者冬脉也，伏行而濡骨髓者也，故骨不濡（一作软）则肉不能着骨也，骨肉不相亲则肉濡而却，肉濡而却故齿长而垢，发无润泽，无润泽者骨先死，戊笃己死，土胜水也。

手少阴气绝则脉不通，脉不通则血不流，血不流则发色不泽，故面色如黧（一作漆柴）者血先死，壬笃癸死，水胜火也。《灵枢》云：少阴终者，面黑齿长而垢，腹胀闭，上下不通而终矣。

足太阴气绝则脉不营其口唇，口唇者肌肉之本也，脉弗营则肌肉濡，肌肉濡则人中满（一作舌痿），人中满则唇反，唇反者肉先死，甲笃乙死，木胜土也。

手太阴气绝则皮毛焦，太阴者行气温于皮毛者也，气弗营则皮毛焦，皮毛焦则津液去，津液去则皮节着，皮节着则爪枯毛折，毛折者毛先死，丙笃丁死，火胜金也。《九卷》云：腹胀闭不得息，善噫，善呕，呕则逆，逆则面赤，不逆上下不通，上下不通则面黑皮毛焦而终矣。

足厥阴气绝则筋弛，厥阴者肝脉也，肝者筋之合也，筋者聚于阴器，而脉络于舌本，故脉弗营则筋缩急，筋缩急则引卵与舌，故唇青舌卷卵缩则筋先死，庚笃辛死，金胜木也。《九卷》云：中热嗌干，喜溺烦心，甚则舌卷卵上缩而终矣。

五阴俱绝则目系转，转则目运，运为志先死，故志先死则远一日半而死矣。

太阳脉绝，其终也，戴眼，反折瘈疭，其色白，绝汗乃出，则终矣。

少阳脉绝，其终也，耳聋，百节尽纵，目橐（一作瞏，一本无）系绝，系绝一半日死，其死也，目白乃死（一作色青白）。

阳明脉绝，其绝也，口目动作，善惊妄言，色黄，其上下经盛而不行（一作不仁），则终矣。

六阳俱绝则阴阳相离，阴阳相离则腠理发泄，绝汗乃出，大如贯珠，转出不流，则气先死矣。故旦占夕死，夕占旦死。此十二经之败也。

十二经脉络脉支别第一（下）

黄帝问曰：经脉十二，而手太阴之脉独动不休何也？岐伯对曰：足阳明胃脉也，胃者五脏六腑之海，其清气上注于肺，肺气从太阴而行之，其行也以息往来，故人脉一呼再动，一吸脉亦再动，呼吸不已，故动而不止。

曰：气口何以独为五脏主？曰：胃者水谷之海，六腑之大源也。五味入于口，藏于胃，以养五脏气，气口亦太阴也，是以五脏六腑之气味皆出于胃，变见于气口。故五气入于鼻，藏于心肺，肺有病而鼻为之不利也。（《九卷》言其动，《素问》论其气，此言其为五脏之所主，相发明也）。曰：气之过于寸口也，上出焉息，下出焉伏，何道从还，不知其极也？曰：气之离于藏也，卒然如弓弩之发，如水岸之下，上于鱼以反衰，其余气衰散以逆上，故其行微也。

曰：足阳明因何而动？曰：胃气上注于肺，其悍气上冲头者，循喉上走空窍，循眼系入络脑，出颔下客主人，循牙车，合阳明，并下人迎，此胃气走于阳明者也。故阴阳上下，其动也若一。故阳病而阳脉小者为逆，阴病而阴脉大者为逆，阴阳俱盛与其俱动，若引绳相倾者病。曰：足少阴因何而动？曰：冲脉者十二经脉之海也，与少阴之络起于肾下，出于气街，循阴股内廉，斜入腘中，循胻骨内廉，并少阴之经，下入内踝之后，入足下。其别者，斜入踝内，出属跗上，入大指之间，以注诸络，以温足跗，此脉之常动者也。

曰：卫气之行也，上下相贯，如环无端，今有卒遇邪气，及逢大寒，手足，不随其脉阴阳之道相腧之会行相失也，气何由还？曰：夫四末阴阳之会，此气之大络也。四衢者，气之经也（经，一作径）。故络绝则经通，四末解则气从合，相输如环。黄帝曰：善！此所谓如环无端，莫知其纪，终而复始，此之谓也。

十二经脉伏行于分肉之间，深而不见。其常见者，足太阴脉过于外踝之上，无所隐。故诸脉之浮而常见者，皆络脉也。六经络，手阳明、少阴之大络起五指间，上合肘中。饮酒者，卫气先行皮肤，先充络脉，络脉先盛，则卫气以平，营气乃满，而经脉大盛也。脉之卒然动者，皆邪气居之，留于本末，不动则热，不坚则陷且空，不与众同，是以知其何脉之动也。

雷公问曰：何以知经脉之与络脉异也？黄帝答曰：经脉者，常不可见也。其虚实也，以气口知之。脉之见者，皆络脉也。诸络脉皆不能经大节之间，必行绝道而出入复合于皮中，其会皆见于外。故诸刺络脉者，必刺其结上，甚血者虽无血结，急取之以泻其邪而出其血，留之发为痹也。

凡诊络脉，脉色青则寒且痛，赤则有热。胃中有寒，则手鱼际之络多青。胃中有热，则鱼际之络赤。其暴黑者，久留痹也。其有赤有青有黑者，寒热也。其青而小短者，少气也。凡刺寒热者，皆多血络，必间日而取之，血尽乃止，调其虚实。其小而短者少气，甚者泻之则闷，闷甚则仆不能言，闷则急坐之也。

手太阴之别，名曰列缺，起于腕上分间，并太阴之经直入掌中，散入于鱼际。其病实则手兑骨掌热，虚则欠㰦（音掐，开口也），小便遗数，取之去腕一寸，别走阳明。

手少阴之别，名曰通里，在腕一寸半，别而上行，循经入于心中，系舌本，属目系。实则支膈，虚则不能言，取之腕后一寸，别走太阳。

手心主之别，名曰内关，去腕二寸，出于两筋之间，循经以上，系于心包络，心系实则心痛，虚则为烦心，取之两筋间。

手太阳之别，名曰支正，上腕五寸，内注少阴，其别者上走肘，络肩髃。实则筋弛肘废，虚则生肬，小者如指痂疥，取之所别。

手阳明之别，名曰偏历，去腕三寸，别走太阴，其别者上循臂，乘肩髃，上曲颊偏齿。其别者入耳，会于宗脉。实则龋（音禹）齿耳聋，虚则齿寒痹隔，取之所别。

手少阳之别，名曰外关，去腕二寸，外绕臂，注胸中，合心主。实则肘挛，虚则不收，取之所别。

足太阳之别，名曰飞扬，去踝七寸，别走少阴，实则窒鼻（一云鼽窒）头背痛，虚则鼽衄，取之所别。

足少阳之别，名曰光明，去踝上五寸，别走厥阴，并经下络足跗。实则厥，虚则痿躄，坐不能起，取之所别。

足阳明之别，名曰丰隆，去踝八寸，别走太阴。其别者，循胫骨外廉上络头项，合诸经之气，下络喉嗌。其病气逆则喉痹瘁瘖。实则颠狂，虚则足不收，胫枯，取之所别。

足太阴之别，名曰公孙，去本节后一寸，别走阳明。其别者，入络肠胃。厥气上逆则霍乱，实则肠中切痛，虚则鼓胀，取之所别。

足少阴之别，名曰大锺，当踝后绕跟，别走太阳。其别者，并经上走于心包，下外贯腰脊。其病气逆则烦闷，实则癃闭，虚则腰痛，取之所别。

足厥阴之别，名曰蠡沟，去内踝上五寸，别走少阳。其别者，循经上睾，结于茎。其病气逆则睾肿卒疝，实则挺长热，虚则暴痒，取之所别。

任脉之别，名曰尾翳，下鸠尾，散于腹。实则腹皮痛，虚则搔痒，取之所别。

督脉之别，名曰长强。侠脊上项，散头上，下当肩胛左右，别走太阳，入贯膂。实则脊强，虚则头重，高摇之，挟脊之有过者（《九墟》无此九字），取之所别。

脾之大络名曰大包，出渊腋下三寸，布胸胁。实则一身尽痛，虚则百脉皆纵，此脉若罗络之血者，皆取之。凡此十五络者，实则必见，虚则必下，视之不见，求之上下，人经不同，络脉异所别也。

黄帝问曰：皮有分部，脉有经纪，愿闻其道？岐伯对曰：欲知皮部以经脉为纪者，诸经皆然。

阳明之阳，名曰害蜚，十二经上下同法，视其部中有浮络者，皆阳明之络也。其色多青则痛，多黑则痹，黄赤则热，多白则寒，五色皆见，则寒热也。络盛则入客于经，阳主外，阴主内。

少阳之阳，名曰枢杼（一作持），视其部中有浮络者，皆少阳之络也。络盛则入客于经。故在阳者主内，在阴者主外，以渗于内也。诸经皆然。

太阳之阳，名曰关枢，视其部中有浮络者，皆太阳之络也。络盛则入客于经。

少阴之阴，名曰枢儒，视其部中有浮络者，皆少阴之络也。络盛则入客于经，其入于经也，从阳部注于经，其出者，从阴部内注于骨。

心主之阴，名曰害肩，视其部中有浮络者，皆心主之络也。络盛则入客于经。

太阴之阴，名曰关蛰，视其部中有浮络者，皆太阴之络也。络盛则入客于经。

凡此十二经络脉者。皮之部也，是故百病之始生也，必先客于皮毛，邪中之则腠理开，开则入客于络脉，留而不去，传入于经，留而不去，传入于府，廪于肠胃。邪之始入于皮也，淅然起毫毛，开腠理。其入于络也，则络脉盛，色变。其入客于经也则盛，虚乃陷下。其留于筋骨之间，寒多则筋挛骨痛，热多则筋弛骨消，肉烁䐃破，毛直而败也。曰：十二部，其生病何如？曰：皮者，脉之部也。邪客于皮则腠理开，开则邪入客于络脉，络脉满则注于经脉，经脉满则入舍于府藏。故皮有分部，不愈而生大病也。

曰：夫络脉之见，其五色各异，其故何也？曰：经有常色，而络无常变。曰：经之常色何如？曰：心赤肺白肝青脾黄肾黑，皆亦应其经脉之色也。曰：其络之阴阳亦应其经乎？曰：阴络之色应其经，阳络之色变无常，随四时而行。寒多则凝泣，凝泣则青黑；热多则淖泽（音皋），淖泽则黄赤。此其常色者，谓之无病。五色俱见，谓之寒热。

曰：余闻人之合于天地也，内有五脏，以应五音、五色、五味、五时、五位。外有六腑，以合六律，主持阴阳诸经，而合之十二月、十二辰、十二节、十二时、十二经水、十二经脉，此五脏六腑所以应天道也。夫十二经脉者，人之所以生，病之所以成，人之所以治，病之所以起，学之所始，工之所止，粗之所易，上之所难也。其离合出入奈何？曰：此粗之所过，上之所悉也，请悉言之。

足太阳之正，别入于腘中，其一道下尻五寸，别入于肛，属于膀胱，散之肾，循膂当心入散。直者，从膂上出于项，复属于太阳，此为一经也。

足少阴之正，至腘中，别走太阳而合，上至肾，当十四椎，出属带脉。直者，系舌本，复出于项，合于太阳，此为一合。（《九墟》云：或以诸阴之别者皆为正也）。

足少阳之正，或以诸阴别者为正（一本云：绕髀，入于毛际，合于厥阴）。别者入季胁之间，循胸里，属胆，散之上肝贯心，以上侠咽，出颐颔中，散于面，系目系，合少阳于外眦。

足厥阴之正，别跗上，上至毛际，合于少阳，与别俱行，此为二合。

足阳明之正，上至髀，入于腹里，属于胃，散之脾，上通于心，上循咽，出于口，上颇颛，还系目，合于阳明。

足太阴之正，则别上至髀，合于阳明，与别俱行，上终于咽，贯舌本，此为三合。

手太阳之正，指地，别入于肩解，入腋走心，系小肠。

手少阴之正，别下于渊腋两筋之间，属心主，上走喉咙，出于面，合目内眦，此为四合。

手少阳之正，指天，别于巅，入于缺盆，下走三焦，散于胸中。

手心主之正，别下渊腋三寸，入胸中，别属三焦，出循喉咙，出耳后，合少阳完骨之下，此为五合。

手阳明之正，从手循膺乳，别于肩髃，入柱骨下，走大肠，属于肺，上循喉咙，出缺盆，合于阳明。

手太阴之正，别入渊腋少阴之前，入走肺，散之太阳，上出缺盆，循喉咙，复合阳明，此为六合。

奇经八脉第二

黄帝问曰：脉行之逆顺奈何？岐伯对曰：手之三阴，从脏走手。手之三阳，从手走头。足之三阳，从项走足。足之三阴，从足走腹。曰：少阴之脉独下行何也？曰：冲脉者，五脏六腑之海也，五脏六腑皆禀焉。其上者出于颃颡，渗诸阳，灌诸阴。其下者注少阴之大络，出于气衝，循阴股内廉，斜入腘中，伏行髀骨内，下至内踝之后属而别。其下者，至于少阴之经，渗三阴。其前者，伏行出属跗，下循跗入大指间，渗诸络而温肌肉。故别络结则跗上不动，不动则厥，厥则寒矣。曰：何以明之？曰：以言道之，切而验之，其非必动，然后可以明逆顺之行也。

冲脉任脉者，皆起于胞中，上循脊里，为经络之海。其浮而外者，循腹上（一作右）行，会于咽喉，别而络唇口。血气盛则充肤热肉，血独盛则渗灌皮肤，生毫毛。妇人有余于气，不足于血，以其月水下，数脱血，任冲并伤故也。任冲之交脉，不营其唇，故髭须不生焉。任脉者，起于中极之上，以下毛际，循腹里，上关元，至咽喉，上颐循目入面。冲脉者，起于气衝，并少阴之经（《难经》作阳明之经）挟脐上行，至胸中而散（其言冲脉与《九卷》异）。任脉为病，男子内结七疝，女子带下瘕聚。冲脉为病，逆气里急。督脉为病，脊强反折（亦与《九卷》互相发也）。

曰：人有伤于阴，阴气绝而不起，阴不为用，髭须不去，宦者独去，何也？曰：宦者去其宗筋，伤其冲脉，血泻不复，皮肤内结，唇口不营，故无髭须。夫宦者，其任冲之脉不盛，宗筋不成，有气无血，口唇不营，故髭须不生。（督脉者经缺不具，见于营气，曰上额循巅，下项中，循脊入骶，是督脉也。）

《素问》曰：督脉者，起于少腹以下骨中央，女子入系廷孔，其孔溺孔之端也，其络循阴器，合篡间，绕篡后，别绕臀至少阴，与巨阳中络者，合少阴上股内后廉，贯脊属肾。与太阳起于目内眦，上额交巅，上入络脑，还出别下项，循肩髆内，侠脊抵腰中，入循膂，络肾。其男子循茎下至篡，与女子等，其小腹直上者，贯脐中中央，上贯心，入喉，上颐环唇，上系两目之中。此生病从小腹上冲心而痛，不得前后，为冲疝。其女子不孕，癃痔遗溺嗌干。督脉生病，治督脉。

《难经》曰：督脉者，起于下极之俞，并于脊里，上至风府，入属于脑，上巅循额，至鼻柱，阳脉之海也。（《九卷》言营气之行于督脉，故从上下。《难经》言其脉之所起，故从下上。所以互相发也。《素问》言督脉似谓在冲，多闻阙疑，故并载以贻后之长者云。）

曰：跻脉安起安止，何气营也？曰：跻脉者，少阴之别，起于然骨之后，上内踝之上，直上循阴股，入阴，上循胸里入缺盆，上循人迎之前，上入鼽（《灵枢》作頄字），属目内眦，合于太阳阳跷而上行，气相并相还，则为濡（一作深）目，气不营则目不合也。

曰：气独行五脏，不营六腑何也？曰：气之不得无行也，如水之流，如日月之行不休，故阴脉营其脏，阳脉营其府，如环之无端，莫知其纪，终而复始。其流溢之气，内溉脏腑外濡腠理。

曰：跻脉有阴阳，何者当其数？曰：男子数其阳，女子数其阴；其阴（一本无此二字）当数者为经，不当数者为络也。

《难经》曰：阳跷脉者起于跟中，循外踝上行，入风池。阴跷脉者，亦起于跟中，循内踝上行，入喉咙，交贯冲脉。此所以互相发明也。又曰：阳维阴维者，维络于身，溢畜不能环流溉灌也。故阳维起于诸阳会，阴维起于诸阴交也。又曰：带脉起于季胁，回身一周。（自冲脉已下是谓奇经八脉）。又曰：阴跷为病，阳缓而阴急。阳跷为病，阴缓而阳急。阳维维于阳，阴维维于阴。阴阳不能相维，为病腰腹纵容，如囊水之状（一云腹满腰溶溶如坐水中状）此八脉之诊也（维脉带脉皆见如此，详《素问·病论》及见于《九卷》）。

脉度第三

黄帝问曰：愿闻脉度？岐伯对曰：手之六阳，从手至头，长五尺，五六合三丈。手之六阴，从手至胸中，长三尺五寸，三六一丈八尺，五六合三尺，凡二丈一尺。足之六阳，从头至足，长八尺，六八合四丈八尺。足之六阴，从足至胸中，长六尺五寸，六六合三丈六尺，五六三尺，凡三丈九尺。跻脉从足至目，长七尺五寸，二七一丈四尺，二五合一尺，凡一丈五尺。督脉、任脉各长四尺五寸，二四合八尺，二五合一尺，凡九尺。凡都合一十六丈二尺。此气之大经隧也。经脉为里，支而横者为络，络之别者为孙络，孙络之盛而有血者疾诛之，盛者泻之，虚者饮药以补之。

十二经标本第四

黄帝问曰：五脏者，所以藏精神魂魄也。六腑者，所以受水谷而化物者也。其气内循于五脏，而外络支节。其浮气之不循于经者为卫气，其精气之行于经者为营气。阴阳相随，外内相贯，如环无端，亭亭淳淳乎，孰能穷之？然其分别阴阳，皆有标本虚实所离之处。能别阴阳十二经者，知病之所生。候虚实之所在者，能得病之高下。知六经之气街者，能知解结绍于门户。能知虚实之坚濡者，知补泻之所在。能知六经标本者，可以无惑于天下也。

岐伯对曰：博哉圣帝之论！臣请悉言之。

足太阳之本，在跟上五寸中，标在两络命门，命门者目也。

足少阴之本，在内踝下上三寸中，标在背俞与舌下两脉。足少阳之本，在窍阴之间，标在窗笼之前，窗笼者耳也。（《千金》云：窗笼者，耳前上下脉以手按之动者是也。）

足阳明之本在厉兑，标在人迎上颊颃颡。(《九卷》云：标在人迎颊上侠颃颡。)

足厥阴之本，在行间上五寸所，标在背俞。

足太阴之本，在中封前四寸之中，标在背俞与舌本。

手太阳之本，在外踝之后，标在命门之上一寸(《千金》云：命门在心上一寸)。

手少阳之本，在小指次指之间上三寸(一作二寸)，标在耳后上角下外眦。

手阳明之本，在肘骨中，上至别阳，标在颜下合钳上。

手太阴之本，在寸口之中，标在腋下内动脉是也。

手少阴之本，在兑骨之端，标在背俞。

手心主之本，在掌后两筋之间，标在腋下三寸。

凡候此者，主下虚则厥，下盛则热，上虚则眩，上盛则热痛。故实者绝而止之，虚者引而起之。请言气街：胸气有街，腹气有街，头气有街，胻气有街。故气在头者，上(一作止，下同)之于脑；气在胸中者，上之膺与背俞；气在腹者，上之于背俞，与冲脉于脐左右之动脉者；气在胻者，上之气街与承山踝上以下。取此者用毫针，必先按而久存之应于手，乃刺而予之。所刺者，头痛眩仆，腹痛中满暴胀，及有新积可移者，易已也，积不痛者，难已也。

经脉根结第五

黄帝曰：天地相感，寒热相移，阴阳之数，孰少孰多？阴道偶而阳道奇，发于春夏，阴气少而阳气多，阴阳不调，何补何泻？发于秋冬，阳气少而阴气多，阴气盛阳气衰，故茎叶枯槁，湿雨下归，阴阳相离，何补何泻？奇邪离经，不可胜数，不知根结，五脏六腑，折关败枢，开阖而走，阴阳大失，不可复取。九针之要，在于终始，能知终始，一言而毕，不知终始，针道绝矣。

太阳根于至阴，结于命门，命门者，目也。

阳明根于厉兑，结于颃颡，颃颡者，钳大，钳大者耳也。

少阳根于窍阴，结于窗笼，窗笼者耳也。

太阳为开，阳明为阖，少阳为枢。故开折则肉节溃缓而暴病起矣，故候暴病者取之太阳，视有余不足，溃缓者皮肉缓膲而弱也。阖折则气无所止息而痿病起矣，故痿病者皆取之阳明，视有余不足，无所止息者，真气稽留，邪气居之也。枢折则骨摇而不能安于地，故骨摇者取之少阳，视有余不足，节缓而不收者，当核其本。

太阴根于隐白，结于太仓。

厥阴根于大敦，结于玉英，络于膻中。

少阴根于涌泉，结于廉泉。

太阴为开，厥阴为阖，少阴为枢。故开折则仓廪无所输，膈洞。膈洞者取之太阴，视有余不足，故开折者，则气不足而生病。阖折则气弛而善悲，善悲者取之厥阴，视有余不足。枢折则脉有所结而不通，不通者取之少阴，视有余不足，有结者皆取之。

足太阳根于至阴，流于京骨，注于昆崙，入于天柱、飞扬。

足少阳根于窍阳，流于丘墟，注于阳辅，入于天容(疑误)、光明。

足阳明根于厉兑，流于冲阳，注于下陵，入于人迎、丰隆。

手太阳根于少泽，流于旸谷，注于少海。入于天窗(疑误)、支正。

手少阳根于关冲，流于阳池，注于支

沟，入于天牖、外关。

手阳明根于商阳，流于合谷，注于阳谿，入于扶突，偏历。此所谓十二经络也，络盛者当取之。

经筋第六

足太阳之筋，起于足小指上，结于踝，斜上结于膝。其下者，从足外侧，结于踵，上循跟，结于腘。其别者，结于腨外。上腘中内廉，与腘中并上结于臀，上挟脊上项。其支者，别入结于舌本。其直者，结于枕骨，上头下额（一作颜），结于鼻。其支者，为目上纲，下结于鼽（《灵枢》作頄字）。其下支者，从腋后外廉，结于肩髃。其支者，入腋下，出缺盆，上结于完骨。其支者，出缺盆，斜上入于鼽。其病小指支踵跟痛（一作小指支踵痛），腘挛急，脊反折，项筋急，肩不举，腋支缺盆中纽痛，不可左右摇。治在燔针劫刺，以知为数，以痛为腧，名曰仲春痹。

足少阳之筋，起于小指次指之上，结于外踝，上循胻外廉，结于膝外廉。其支者，别起于外辅骨，上走髀，前者结于伏菟，后者结于尻。其直者，上乘眇季胁，上走腋前廉，系于膺乳，结于缺盆。直者，上出腋贯缺盆，出太阳之前，循耳后，上额角，交巅上，下走颔，上结于鼽。其支者，结于目外眦为外维。其病小指次指支转筋，引膝外转筋，膝不可屈伸，腘筋急，前引髀，后引尻，上乘眇，季胁痛，上引缺盆膺乳颈，维筋急，从左之右，右目不开，上过右角，并跻脉而行，左络于右，故伤左角，右足不用，命曰维筋相交。治在燔针劫刺，以知为数，以痛为输，名曰孟春痹。

足阳明之筋，起于中三指，结于跗上，斜外上加于辅骨，上结于膝外廉，直上结于髀枢，上循胁属脊。其直者，上循骭，结于膝。其支者，结于外辅骨，合少阳。其直者，上循伏菟，上结于髀，聚于阴器，上腹而布，至缺盆而结，上颈上侠口，合于鼽，下结于鼻，上合于太阳。太阳为目上纲，阳明为目下纲。其支者，从颊结于耳前。其病足中指支胫转筋，脚跳坚，伏菟转筋，髀前肿，㿗疝，腹筋乃急，引缺盆及颊，卒口僻，急者目不合，热则筋弛纵不胜，目不开。颊筋有寒则急引颊移口，有热则筋弛纵不胜收，故僻。治之于马膏，膏其急者，以白酒和桂涂其缓者，以桑钩钩之，即以生桑灰置之坎中，高下与坐等，以膏熨急颊，且饮美酒，啖炙肉，不饮酒者，自强也，为之三拊而已。治在燔针劫刺，以知为数，以痛为输。名曰季春痹。

足太阴之筋，起于大指之端内侧，上结于内踝。其直者，上络于膝内辅骨。上循阴股，结于髀，聚于阴器，上腹结于脐，循腹里，结于胁，散于胸中。其内者，着于脊。其病足大指支内踝痛，转筋，膝内辅骨痛，阴股引髀而痛，阴器纽痛，上脐两胁痛，膺中脊内痛。治在燔针劫刺，以知为数，以痛为输，名曰孟秋痹。

足少阴之筋，起于小指之下，入足心，并足太阴而斜走内踝之下，结于踵，则与太阳之筋合，而上结于内辅之下。并太阴之经，而上循阴股，结于阴器，循膂内侠脊上至项，结于枕骨，与足太阳之筋合。其病足下转筋，及所过而结者皆痛及转筋。病在此者主痫瘈及痉，病在外者不能俯，在内者不能仰。故阳病者腰反折不能俯，阴病者不能仰。治在燔针劫刺，以知为数，以痛为输，在内者熨引饮药。此筋折纽，纽发数甚者死不治，名曰仲秋痹。

足厥阴之筋，起于大指之上，结于内踝之前，上冲胻，上结内辅之下，上循阴股，结于阴器，络诸经（一作筋）。其病足大指支内踝之前痛，内辅痛，阴股痛，转筋，阴器不用，伤于内则不起，伤于寒则阴缩入，伤于热则纵挺不收。治在行水清阴器。其病转筋者，治在燔针劫刺，以知为数，以痛为输，名曰季秋痹。

手太阳之筋，起于小指之上，结于腕，上循臂内廉，结于肘内兑骨之后，弹之应小指之上，入结于腋下。其支者，从腋走后廉，上绕臑外廉，上肩胛，循颈，出足太阳之筋前，结于耳后完骨。其支者，入耳中。直者，出耳上，下结于颔，上属目外眦。其病小指及肘内兑骨后廉痛，循臂阴，入腋下，腋下痛，腋后廉痛，绕肩胛引颈而痛，应耳中鸣痛，引颔目瞑，良久乃能视，颈筋急则为筋瘘颈肿。寒热在颈者，治在燔针劫刺，以知为数，以痛为输，其为肿者复而兑之，名曰仲夏痹。（原本“复而兑之”下，有“本支者，上曲牙，循耳前，属目外眦，上颔，结于角，其痛当所过者支转筋，治在燔针劫刺，以知为数，以痛为输”一段）。

手少阳之筋，起于小指次指之端，结于腕，上循臂，结于肘，上绕臑外廉，上肩走颈，合手太阳。其支者，上当曲颊入系于舌本。其支者，上曲牙，循耳前，属目外眦，上乘颔，结于角。其病当所过者，即支转筋，舌卷。治在燔针劫刺，以知为数，以痛为输，名曰季夏痹。

手阳明之筋，起于大指次指之端，结于腕，上循臂，上结于肘，上绕臑，结于髃。其支者，绕肩胛，侠脊。其直者，从肩髃上颈。其支者，上颊，结于䪼。其直者，上出手太阳之前，上左角，络头，下右颔。其病当所过者，支（一本下有痛字及字）转筋痛，肩不举，颈不可左右视。治在燔针劫刺，以知为数，以痛为输，名曰孟夏痹。

手太阴之筋，起于大指之上，循指上行，结于鱼际后，行寸口外侧，上循臂，结肘中，上臑内廉，入腋下，上出缺盆，结肩前髃，上结缺盆，下结于胸里，散贯贲，合胁下抵季肋。其病当所过者，支转筋痛，甚成息贲，胁急吐血。治在燔针劫刺，以知为数，以痛为输，名曰仲冬痹。

手心主之筋，起于中指，与太阴之经并行，结于肘内廉，上臂阴，结腋下，下散前后侠胁。其支者，入腋散胸中，结于臂。其病当所过者，支转筋痛手心主前及胸痛，息贲。治在燔针劫刺，以知为数，以痛为输，名曰孟冬痹。

手少阴之筋，起于小指之内侧，结于兑骨，上结肘内廉，上入腋，交太阴，挟乳里，结于胸中，循臂下系于脐。其病内急，心承伏梁，下为肘纲。其病当所过者，支转筋痛。治在燔针劫刺，以知为数，以痛为输，其成伏梁吐脓血者，死不治。凡经筋之病，寒则反折筋急，热则筋纵缓不收，阴痿不用，阳急则反折，阴急则俯不伸。焠刺者刺寒急也，热则筋纵不收，无用燔针劫刺。名曰季冬痹。

足之阳明，手之太阳，筋急则口目为之僻，目眦急不能卒视，治此皆如右方也。

骨度肠度肠胃所受第七

黄帝问曰：脉度言经脉之长短，何以立之？伯高对曰：先度其骨节之大小广狭长短，而脉度定矣。曰：人长七尺五寸者，其骨节之大小长短，知各几何？曰：头（一作颈）之大骨围二尺六寸，胸围四尺五寸，腰围四尺二寸。

发所覆者，颅至项一尺二寸，发以下至颐长一尺，君子参（又作三，又作终）折。结喉以下至缺盆中长四寸，缺盆下至髑骭长九寸，过则肺大，不满则肺小。髑骭以下至天枢长八寸，过则胃大，不及则胃小。天枢以下至横骨长六寸半，过则回肠广长，不满则狭短。横骨长六寸半，横骨上廉以下至内辅之上廉长一尺八寸，内辅之上廉以下至下廉长三寸半，内辅下廉至内踝长一尺三寸，内踝以下至地长三寸，膝腘以下至跗属长一尺六寸，跗属以下至地长三寸，故骨围大则大过，小则不及。角以下至柱骨长一尺（一作寸），行腋中不见者长四寸，腋以下至季胁长一尺二寸，季胁以下至髀枢长六寸，髀枢以下至膝中长一尺九寸，膝以下至外踝长一尺六寸，外踝以下至京骨长三寸，京骨以下至地长一寸。耳后当完骨者广九寸，耳前当耳门者广一尺二寸。（一作三寸。）两颧之间广九寸半（《九墟》作七寸），两乳之间广九寸半，两髀之间广六寸半。足长一尺二寸，广四寸半。肩至肘长一尺七寸，肘至腕长一尺二寸半，腕至中指本节长四寸，本节至其末长四寸半。项发以下至脊骨长三寸半（一作二寸），脊骨以下至尾骶二十一节长三尺，上节长一寸四分分之七奇分之一，奇分在下，故上七节下至膂骨，九寸八分分之七。此众人骨之度也。所以立经脉之长短也。是故视其经脉之在于身也，其见浮而坚，其见明而大者多血，细而沉者多气，乃经之长短也。

曰：愿闻六腑传谷者，肠胃之大小长短，受谷之多少奈何？曰：谷之所从出入浅深远近长短之度，唇至齿长九分，口广二寸半。齿以后至会厌，深三寸半，大容五合。舌重十两，长七寸，广二寸半。咽门重十两，广二寸半，至胃长一尺六寸。胃纡曲屈，伸之长二尺六寸，大一尺五寸，径五寸，大容三（一作二）斗五升。小肠后附脊，左环回周叶（一作叠，下同）积，其注于回肠者，外附于脐上回运环及十六曲，大二寸半，径八分分之少半，长三丈二尺（一作三尺）。回肠当脐左环回周叶积而下，回运环反十六曲，大四寸，径一寸寸之少半，长二丈一尺。广肠胻（一作传）脊以受回肠，左环叶积（一作脊）上下辟，大八寸，径二寸寸之大半，长二尺八寸。肠胃所入至所出，长六丈四寸四分，回曲环反三十二曲。

曰：人不食七日而死者何也？曰：胃大一尺五寸，径五寸，长二尺六寸，横屈受水谷三斗五升。其中之谷常留者二斗，水一斗五升而满。上焦泄气，出其精微，慓悍滑疾。下焦下溉泄诸小肠。小肠大二寸半，径八分分之少半，长三丈二尺，受谷二斗四升，水六升三合合之大半，回肠大四寸，径一寸寸之少半，长二丈一尺，受谷一斗，水七升半，广肠大八寸，径二寸寸之大半，长二尺八寸，受谷九升三合八分合之一。肠胃之长凡五丈八尺四寸，受水谷九斗二升一合合之大半，此肠胃所受水谷之数也。平人则不然，胃满则肠虚，肠满则胃虚，更满更虚，故气得上下，五脏安定，血脉和利，精神乃居，故神者水谷之精气也。故肠胃之中常留谷二斗四升，水一斗五升。故人一日再至后，后二升半，一日中五升。五七三斗五升，而留水谷尽矣。故平人不饮不食七日而死者，水谷精气津液皆尽，故七日死矣。

卷　三

诸穴

（总计六百五十四穴。单四十八穴，双三百零八穴。）

头直鼻中发际傍行至头维凡七穴第一

神庭　本神　头维

头直鼻中入发际一寸循督脉却行至风府凡八穴第二

囟会　前顶　百会　后顶　强间

脑户　风府

头直侠督脉各一寸五分却行至玉枕凡十穴第三

五处　承光　通天　络却　玉枕

头直目上入发际五分却行至脑空凡十穴第四

临泣　目窗　正营　承灵　脑空

头缘耳上却行至完骨凡十二穴第五

天冲　率谷　曲鬓　浮白　窍阴

完骨

头自发际中央傍行凡五穴第六

瘖门　风池　天柱

背自第一椎循督脉行至脊骶凡十一穴第七

大椎　陶道　身柱　神道　至阳

筋缩　脊中　悬枢　命门　腰俞

长强

背自第一椎两傍侠脊各一寸五分下至节凡四十一穴第八

大杼　风门　肺俞　心俞　膈俞

肝俞　胆俞　脾俞　胃俞　三焦俞

肾俞　大肠俞　小肠俞　膀胱俞

中膂俞

白环俞　上髎　次髎　中髎　下髎

会阳

背自第二椎两傍侠脊各三寸行至二十一椎下两傍侠脊凡二十六穴第九

附分　魄户　譩譆　膈关　魂门

阳纲　意舍　胃仓　肓门　志室

胞肓　秩边

面凡二十九穴第十

悬颅　颔厌　悬厘　阳白　攒竹

丝竹空　睛明　瞳子髎　承泣　四白

颧髎　素髎　巨髎　禾髎　水沟

兑骨　龂交　地仓　承浆　颊车

大迎

耳前后凡二十穴第十一

上关　下关　耳门　禾髎　听会

听宫　角孙　瘈脉　颅息　翳风

颈凡十七穴第十二

廉泉　人迎　天窗　天牖　天容

水突　气舍　扶突　天鼎

肩凡二十六穴第十三

肩井　肩贞　天髎　肩髃　肩髎

秉风　天宗　肩外俞　肩中俞　曲垣

缺盆　臑会

胸自天突循任脉下行至中庭凡七穴第十四

天突　璇玑　华盖　紫宫　玉堂

膻中　中庭

胸自输府侠任脉两傍各二寸下行至步廊凡十二穴第十五

输府　彧中　神藏　灵墟　神封

步廊

胸自气户侠输府两傍各二寸下行至乳根凡十二穴第十六

气户　库房　屋翳　膺窗　乳中

乳根

胸自云门侠气户两傍各二寸下行至食窦凡十二穴第十七

云门　中府　周营　胸乡　天溪

食窦

腋胁下凡八穴第十八

渊腋　大包　辄筋　天池

腹自鸠尾循任脉下行至会阴凡十五穴第十九

鸠尾　上脘　中脘　建里　下脘

脐中　水分　阴交　气海　石门

关元　中极　曲骨　会阴

腹自幽门侠巨阙两傍各半寸循冲脉下行至横骨凡二十一穴第二十

幽门　通谷　阴都　石关　商曲

肓俞　中注　四满　气穴　大赫

横骨

腹自不容侠幽门两傍各一寸五分至气衝凡二十三穴第二十一

不容　承满　梁门　关门　太乙

滑肉门　天枢　外陵　大巨　水道

归来　气衝

腹自期门上直两乳侠不容两傍各一寸五分下行至冲门凡十四穴第二十二

期门　日月　腹哀　大横　腹屈

府舍　冲门

腹自章门下行至居窌凡十二穴第二十三

章门　带脉　五枢　京门　维道

居髎

手太阴及臂凡一十八穴第二十四

少商　鱼际　太渊　经渠　列缺

孔最　尺泽　侠白　天府

手厥阴心主及臂凡一十六穴第二十五

中冲　劳宫　大陵　内关　间使

郄门　曲泽　天泉

手少阴及臂凡一十六穴第二十六

少冲　少府　神门　阴郄　通里

灵道　少海　极泉

手阳明及臂凡二十八穴第二十七

二间　三间　合谷　阳谿　偏历

温溜　下廉　上廉　三里　曲池

肘髎　五里　臂臑

手少阳及臂凡二十四穴第二十八

腋门　中渚　阳池　外关　支沟

三阳络　四渎　天井　清泠渊　消泺

手太阳凡一十六穴第二十九

前谷　后溪　腕骨　阳谷　养老

支正　小海

足太阴及股凡二十二穴第三十

隐白　大都　太白　公孙　商丘

三阴交　漏谷　地机　阴陵泉　血海
箕门

足厥阴及股凡二十二穴第三十一

大敦　行间　太衝　中封　蠡沟
中都　膝关　曲泉　阴包　五里
阴廉

足少阴及股并阴跷阴维凡二十穴第三十二

涌泉　然谷　太溪　大锺　照海
水泉　复溜　交信　筑宾　阴谷

足阳明及股凡三十穴第三十三

厉兑　内庭　陷谷　冲阳　解溪
丰隆　巨虚　下廉　条口　巨虚　上廉
三里
犊鼻　梁丘　阴市　伏兔　髀关

足少阳及股并阳维四穴凡二十八穴第三十四

窍阴　侠溪　地五　会临　泣者　丘墟
悬钟　光明　外丘　阳辅　阳交
阳陵泉　阳关　中犊　环跳

足太阳及股并阳跷六穴凡三十四穴第三十五

至阴　通谷　束骨　京骨　申脉
金门　仆参　跗阳　飞扬　承山
承筋　合阳　委中　昆仑　委阳
浮郄　殷门　承扶

头直鼻中发际傍行至头维凡七穴第一

黄帝问曰：气穴三百六十五以应一岁，愿闻孙络谿谷亦各有应乎？岐伯对曰：孙络谿谷，三百六十五穴会，以应一岁，以洒（《素问》作溢）奇邪，以通荣卫。肉之大会为谷，肉之小会为溪，肉分之间，谿谷之会，以行荣卫，以舍（《素问》作会）大气也。

神庭，在发际直鼻，督脉、足太阳、阳明之会，禁不可刺，令人癫疾，目失精，灸三壮。曲差，一名鼻冲，侠神庭两傍各一寸五分，在发际，足太阳脉气所发，正头取之，刺入三分，灸五壮。

本神，在曲差两傍各一寸五分，在发际（曰直耳上入发际四分）足少阳、阳维之会，刺入三分，灸三壮。头维，在额角发际侠本神两傍各一寸五分，足少阳、阳维之会，刺入五分，禁不可灸。

头直鼻中入发际一寸循督脉却行至风府凡八穴第二

上星一穴，在颅上直鼻中央，入发际一寸陷者中，可容豆，督脉气所发，刺入三分，留六呼，灸三壮。

囟会，在上星后一寸，骨间陷者中，督脉气所发，刺入四分，灸五壮。

前顶，在囟会后一寸五分，骨间陷者中，督脉气所发，刺入四分，灸五壮。

百会，一名三阳五会，在前顶后一寸五分，顶中央旋毛中，陷可容指，督脉、足太阳之会，刺入三分，灸三壮。

后顶，一名交冲，在百会后一寸五分，枕骨上，督脉气所发，刺入四分，灸五壮。

强间，一名大羽，在后顶后一寸五分，督脉气所发，刺入三分，灸五壮。

脑户，一名匝风，一名会额，在跳骨上强间后一寸五分，督脉、足太阳之会，此别脑之会，不可灸，令人瘖。（《素问》刺禁论云：刺头中脑户，入脑立死。王冰注云：灸五壮。又骨空论云：不可妄灸。《铜人》经云：禁不可灸，灸之令人痖。）

风府，一名舌本，在顶上，入发际一寸，大筋内宂宂中，疾言其肉立起，言休其肉立下，督脉、阳维之会，禁不可灸，灸之令人瘖，刺入四分，留三呼。

头直侠督脉各一寸五分却行至玉枕凡十穴第三

五处，在督脉傍，去上星一寸五分，足太阳脉气所发，刺入三分，不可灸（《素问》水热穴注云灸三壮）。

承光，在五处后二寸，足太阳脉气所发，刺入三分，禁不可灸。

通天，一名天臼，在承光后一寸五分，足太阳脉气所发，刺入三分，留七呼，灸三壮。

络却，一名强阳，一名脑盖，在通天后一寸三分，足太阳脉气所发，刺入三分，留五呼，灸三壮。

玉枕，在络却后七分，侠脑户傍一寸三分，起肉枕骨，入发际三寸，足太阳脉气所发，刺入三分，留三呼，灸三壮。

头直目上入发际五分却行至脑空凡十穴第四

临泣，当目上眦直入发际五分陷者中，足太阳、少阳、阳维之会，刺入三分，留七呼，灸五壮。

目窗，一名至荣，在临泣后一寸，足少阳、阳维之会，刺入三分，灸五壮。

正营，在目窗后一寸，足少阳、阳维之会，刺入三分，灸五壮。

承灵，在正营后一寸五分，足少阳、阳维之会，刺入三分，灸五壮。

脑空，一名颞（音热）颥（音儒），在承灵后一寸五分，侠玉枕骨下陷者中，足少阳、阳维之会，刺入四分，灸五壮。（《素问·气府论》注云：侠枕骨后枕骨上）

头缘耳上却行至完骨凡十二穴第五

天冲，在耳上如前三分，刺入三分，灸三壮。（气府论注云：足太阳、少阳之会。）

率谷，在耳上，入发际一寸五分，足太阳、少阳之会，嚼而取之，刺入四分，灸三壮。

曲鬓，在耳上，入发际曲隅陷者中，鼓颔有空，足太阳、少阳之会，刺入三分，灸三壮。

浮白，在耳后，入发际一寸，足太阳、少阳之会，刺入三分，灸二壮。（气穴注云：灸三壮，刺入三分。）

窍阴，在完骨上，枕骨下，摇动应手，足太阳、少阳之会，刺入四分，灸五壮。（气穴注云：灸三壮，刺入三分。）

完骨，在耳后，入发际四分，足太阳、少阳之会，刺入二分，留七呼，灸七壮。（气穴注云：刺入三分，灸三壮。）

头自发际中央傍行凡五穴第六

瘖门，一名舌横，一名舌厌，在项后发际宛宛中，入系舌本，督脉、阳维之会，仰头取之，刺入四分，不可灸，灸之令人瘖。（气府论注云：去风府一寸。）

天柱，在侠项后发际大筋外廉陷者中，足太阳脉气所发，刺入二分，留六呼，灸三壮。

风池，在颞颥后发际陷者中，足少阳、阳维之会，刺入三分，留三呼，灸三壮。（气府论注云：在后陷者中，按之引耳，手足少阳脉之会，刺入四分。）

背自第一椎循督脉行至脊骶凡十一穴第七（气府论注云：第六椎下有灵台，十椎下有中枢，十六椎下有阳关）

大椎，在第一椎陷者中，三阳督脉之会，刺入五分，灸九壮。

陶道，在大椎节下间，督脉、足太阳之会，俯而取之，刺入五分，留五呼，灸五壮。

身柱，在第三椎节下间，督脉气所发，俯而取之，刺入五分，留五呼，灸三壮。（气府论注云：灸五壮。）

神道，在第五椎节下间，督脉气所发，俯而取之，刺入五分，留五呼，灸三壮。（气府论注云：灸五壮。）

至阳，在第七椎节下间，督脉气所发，俯而取之，刺入五分，灸三壮。

筋缩，在第九椎节下间，督脉气所发，俯而取之，刺入五分，灸三壮。（气府论注云灸五壮。）

脊中，在第十一椎节下间，督脉气所发，俯而取之，刺入五分，不可灸，灸则令人痿。

悬枢，在第十三椎节下间，督脉气所发，俯而取之，刺入三分，灸三壮。

命门，一名属累，在十四椎节下间，督脉气所发，俯而取之，刺入五分，灸三壮。

腰俞，一名背解，一名髓空，一名腰户，在第二十一椎节下间，督脉气所发，刺入三分，留七呼，灸五壮。（气府论注云：刺入三分。热注、水穴注同。热穴注作二寸，缪刺论同。）

长强，一名气之阴郄，督脉别络，在脊骶端，少阴所结，刺入三分，留七呼，灸三壮。（气府论注及水穴注云刺入二分。）

背自第一椎两傍侠脊各一寸五分下至节凡四十一穴第八

凡五脏之腧出于背者，按其处，应在中而痛解，乃其腧也。灸之则可，刺之则不可，盛则泻之，虚则补之。以火补之者，无吹其火，须自灭也。以火泻之者，疾吹其火，拊其艾，须其火灭也。

大杼，在项第一椎下，两傍各一寸五分陷者中，足太阳、手太阳之会，刺入三分，留七呼，灸七壮。（气穴论注云督脉别络、手足太阳三脉之会。）

风门，一名热府，在第二椎下，两傍各一寸五分，督脉、足太阳之会，刺入五分，留五呼，灸三壮。

肺俞，在第三椎下两傍各一寸五分，刺入三分，留七呼，灸三壮。（气府论注云：五脏腧并足太阳脉之会。）

心俞，在第五椎下，两傍各一寸五分，针入三分，留七呼，禁灸。

膈俞，在第七椎下，两傍各一寸五分，针入三分，留七呼，灸三壮。

肝俞，在第九椎下，两傍各一寸五分，针入三分，留六呼，灸三壮。

胆俞，在第十椎下，两傍各一寸五分，足太阳脉所发，正坐取之，刺入五分，灸三壮。（气府论注云：留七呼。痹论云：胆、胃、三焦、大小肠、膀胱俞，并足太阳脉气所发）。

脾俞，在第十一椎下，两傍各一寸五分，刺入三分，留七呼，灸三壮。

胃俞，在第十二椎下，两傍各一寸五分，刺入三分，留七呼，灸三壮。

三焦俞，在第十三椎下，两傍各一寸五分，足太阳脉气所发，刺入五分，灸三壮。

肾俞，在第十四椎下，两傍各一寸五分，刺入三分，留七呼，灸三壮。

大肠俞，在第十六椎下，两傍各一寸五分，刺入三分，留六呼，灸三壮。

小肠俞，在第十八椎下两傍各一寸五分，刺入三分，留六呼，灸三壮。

膀胱俞，在第十九椎下，两傍各一寸五分，刺入三分，留六呼，灸三壮。

中膂俞，在第二十椎下，两傍各一寸五分，侠脊胂而起，刺入三分，留六呼，灸三壮。

白环俞，在第二十一椎下，两傍各一寸五分，足太阳脉气所发，伏而取之，刺入八分，得气则泻，泻讫多补之，不宜灸。（水穴注云：刺入五分，灸三壮。自大肠肠俞至此五穴，并足太阳脉气所发）。

上髎，在第一空腰髁下一寸，侠脊陷者中，足太阳、少阳之络，刺入三分，留七呼，灸三壮。

次髎，在第二空，侠脊陷者中，刺入三分，留七呼，灸三壮。（《铜人经》云：刺入三分，灸七壮）。

中髎，在第三空，侠脊陷者中，刺入二寸，留十呼，灸三壮。（《铜人经》云：针入二分。）

下髎，在第四空，侠脊陷者中，刺入二寸，留十呼，灸三壮。（《铜人经》云：针入三分。《素问》缪刺论云：足太阳、厥阴、少阳所结。）

会阳，一名利机，在阴毛骨两傍，督脉气所发，刺入八分，灸五壮。（气府注云灸三壮）。

背自第二椎两傍侠脊各三寸行至二十一椎下两傍侠脊凡二十六穴第九

附分，在第二椎下，附项内廉，两傍各三寸，手足太阳之会。刺入八分，灸五壮。

魄户，在第三椎下，两傍各三寸，足太阳脉气所发，刺入三分，灸五壮。

神堂，在第五椎下，两傍各三寸陷者中，足太阳脉气所发，刺入三分，灸五壮。

譩譆，在肩髆内廉，侠第六椎下，两傍各三寸，以手痛按之，病者言譩譆，是穴，足太阳脉气所发，刺入六分，灸五壮。（骨空注云：令病人呼譩譆之言，则指下动矣。灸三壮。）

膈关，在第七椎下，两傍各三寸陷者中，足太阳脉气所发，正坐开肩取之，刺入五分，灸三壮。（气府论注云灸五壮。）

魂门，在第九椎下，两傍各三寸陷者中，足太阳脉气所发，正坐取之，刺入五分，灸五壮。

阳纲，在第十椎下，两傍各三寸陷者中，足太阳脉气所发，正坐取之，刺入五分，灸三壮。

意舍，在第十一椎下，两傍各三寸陷者中，足太阳脉气所发，刺入五分，灸三壮。

胃仓，在第十二椎下，两傍各三寸陷者中，足太阳脉气所发，刺入五分，灸三壮。

肓门，在第十三椎下，两傍各三寸，入肘间，足太阳脉气所发，刺入五分，灸三壮。（经云：与鸠尾相值）。

志室，在第十四椎下，两傍各三寸陷者中，足太阳脉气所发，正坐取之，刺入五分，灸三壮。（气府注云灸五壮）。

胞肓，在第十九椎下，两傍各三寸陷者中，足太阳脉气所发，伏而取之，刺入五分，灸三壮。（气府注云灸五壮）。

秩边，在第二十一椎下，两傍各三寸陷者中，足太阳脉气所发，俯而取之，刺入五分，灸三壮。

面凡二十九穴第十

悬颅，在曲周颞颥中，足少阳脉气所发，刺入三分，留七呼，灸三壮。（气府注云：曲周上，颞颥中）。

颔厌，在曲周颞颥上廉，手少阳、足阳明之会，刺入七分，留七呼，灸三壮。（气府注云：在曲周颞颥之上，刺深令人耳无闻。）

悬厘，在曲周颞颥下廉，手足少阳、阳明之会，刺入三分，留七呼，灸三壮。（气府注云：在曲周颞颥之上，刺深令人耳无闻。）

阳白，在眉上一寸直瞳子，足少阳、阳维之会，刺入三分，灸三壮。（气府注云：足阳明、阴维二脉之会。今详阳明之经不到于此，又阴维不与阳明会，疑《素问注》非是。）

攒竹，一名员在，一名始光，一名夜光，又名明光，在眉头陷者中，足太阳脉气所发，刺入三分，留六呼，灸三壮。

丝竹空，一名巨髎，在眉后陷者中，足少阳脉气所发，刺入三分，留三呼，不宜灸，灸之不幸令人目小及盲。（气府论云手少阳，又云留六呼。）

睛明，一名泪孔，在目内眦外，手足太阳、足阳明之会，刺入六分，留六呼，灸三壮。（气府论注云：手足太阳、足阳明、阴阳跷五脉之会。）

瞳子髎，在目外去眦五分，手太阳、手足少阳之会，刺入三分，灸三壮。

承泣，一名鼷穴，一名面髎，在目下七分，直目瞳子，阳跷、任脉、足阳明之会，刺入三分，不可灸。

四白，在目下一寸，向烦骨（即颧骨）颧空，足阳明脉气所发，刺入三分，灸七壮。（气府论注云：刺入四分，不可灸。）

颧髎，一名兑骨，在面頄骨下廉陷者中，手少阳、太阳之会，刺入三分。

素髎，一名面王，在鼻柱上端，督脉气所发，刺入三分，禁灸。

迎香，一名冲阳，在禾髎上鼻下孔傍，手、足阳明之会，刺入三分。

巨髎，在侠鼻孔傍八分，直瞳子，跻脉、足阳明之会，刺入三分。

禾髎，在直鼻孔下，侠谿水沟傍五分，手阳明脉气所发，刺入三分。

水沟，在鼻柱下人中，督脉、手足阳明之会，直唇取之，刺入三分，留七呼，灸三壮。

兑骨，在唇上端，手阳明脉气所发。刺入三分，留六呼，灸三壮。断交，在唇内齿上断缝中，刺入三分，灸三壮。（气府论注云：任、督脉二经之会。）

地仓，一名会维，侠口傍四分，如近下是，跻脉、手足阳明之会，刺入三分。

承浆，一名天池，在颐前唇之下，足阳明任脉之会，开口取之，刺入三分，留六呼，灸三壮。（气府论注云作五呼。）

颊车，在耳下曲颊端陷者中，开口有孔，足阳明脉气所发，刺入三分，灸三壮。

大迎，一名髓孔，在曲颔前一寸三分骨陷者中，动脉，足太阳脉气所发，刺入三分，留七呼，灸三壮。

耳前后凡二十穴第十一

上关，一名客主人，在耳前上廉起骨端，开口有孔，手少阳、足阳明之会，刺入三分，留七呼，灸三壮，刺太深令人耳无闻。（气府论注云：手足太阳、少阳、足阳明三脉之会。气穴刺注与甲乙经同。）

下关，在客主人下，耳前动脉下空下廉，合口有孔，张口即闭，足阳明、少阳之会，刺入三分，留七呼，灸三壮，耳中有干樀（音适）抵，不可灸。（樀抵一作适之，不可灸。一作针灸留针。）

耳门，在耳前起肉当耳缺者，刺入三分，留三呼，灸三壮。

禾髎，在耳前兑发下横动脉，手足少阳、手太阳之会，刺入三分，灸三壮。（气府论注云：手、足少阳二脉之会）。

听会，在耳前陷者中，张口得之，动脉应手，少阳脉气所发，刺入四分，灸三壮。（缪刺注云：正当手阳明脉之分。）。

听宫，在耳中珠子大，明如赤小豆，手

足少阳、手太阳之会，刺入三分，灸三壮。（气穴注云：刺入一分。）

角孙，在耳廓中间，开口有孔，手足少阳、手阳明之会，刺入三分，灸三壮。（气府论注云：在耳上廓表之间发际之下，手太阳、手足少阳三脉之会。）

瘈脉，一名资脉，在耳本后鸡足青络脉，刺出血如豆汁，刺入一分，灸三壮。

颅息，在耳后间青络脉，足少阳脉气所发，刺入一分，出血多则杀人，灸三壮。

翳风，在耳后陷者中，按之引耳中，手、足少阳之会，刺入四分，灸三壮。

颈凡十七穴第十二

廉泉，一名本池，在颔下，结喉上，舌本下，阴维、任脉之会，刺入二分，留三呼，灸三壮。（气府论注云：刺入三分。）

人迎，一名天五会，在颈大脉动应手，侠结喉，以候五脏气，足阳明脉气所发，禁不可灸，刺入四分，过深不幸杀人。（《素问》阴阳类论注云：人迎在结喉旁一寸五分，动脉应手。）

天窗，一名窗笼，在曲颊下，扶突后，动脉应手陷者中，手太阳脉气所发，刺入六分，灸三壮。

天牖，在颈筋间，缺盆上，天容后，天柱前，完骨后，发际上，手少阳脉气所发，刺入一分，灸三壮。

天容，在耳曲颊后，手少阳脉气所发，刺入一寸，灸三壮。

水突，一名水门，在颈大筋前，直人迎下，气舍上，足阳明脉气所发，刺入一寸，灸三壮。

气舍，在颈，直人迎下，侠天突陷者中，足阳明脉气所发，刺入三分，灸五壮。

扶突，在人迎后一寸五分，手阳明脉气所发，刺入三分，灸三壮。（《针经》云：在气舍后一寸五分。）

天鼎，在缺盆上，直扶突，气舍后一寸五分，手阳明脉气所发，刺入四分，灸三壮。（气府论注云：在气舍后半寸。）

肩凡二十六穴第十三

肩井，在肩上陷者中，缺盆上大骨前，手少阳、阳维之会，刺入五分，灸三壮。（气府论注云：灸三壮。）

肩贞，在肩曲胛下，两骨解间，肩髃后陷者中，手太阳脉气所发，刺入八分，灸三壮。

巨骨，在肩端上行两叉骨间陷者中，手阳明、跻脉之会，刺入一寸五分，灸五壮。（气府论注云：灸三壮。）

天髎，在肩缺盆中毖骨之间陷者中，手少阳、阳维之会，刺入八分，灸三壮。

肩髃，在肩端两骨间，手阳明、跻脉之会，刺入六分，留六呼，灸三壮。

肩髎，在肩端臑上，斜举臂取之，刺入七分，灸三壮。（气府论注云：手少阳脉气所发。）

臑俞，在肩臑后大骨下，胛上廉陷者中，手太阳、阳维、跻脉之会，举臂取之，刺入八分，灸三壮。

秉风，侠人髎在外肩上小髃骨后，举臂有空，手阳明太阳、手足少阳之会，举臂取之，刺入五分，灸五壮。（气府论注云：灸三壮。）

天宗，在秉风后大骨下陷者中，手太阳脉气所发，刺入五分，留六呼，灸三壮。

肩外俞，在肩甲上廉，去脊三寸陷者中，刺入六分，灸三壮。

肩中俞，在肩甲内廉，去脊二寸陷者中，刺入三分，留七呼，灸三壮。

曲垣，在肩中央曲甲陷者中，按之动脉应手，刺入八九分，灸十壮。

缺盆，一名天盖，在肩上横骨陷者中，刺入三分，留七呼，灸三壮，刺太深，令人逆息。（骨空论注云：手阳明脉气所发。气府论注云：足阳明脉气所发。）

臑会，一名臑髎，在臂前廉，去肩头三寸，手阳明之络，刺入五分，灸五壮。（气府论注云：手阳明、手少阳结脉之会。）

胸自天突循任脉下行至中庭凡七穴第十四

天突，一名玉户，在颈结喉下二寸（气府论注云：五寸）中央宛宛中，阴维、任脉之会，低头取之，刺入一寸，留七呼，灸三壮。（气府论注云：灸五壮。）

璇玑，在天突下一寸中央陷者中，任脉气所发，仰头取之，刺入三分，灸五壮。

华盖，在璇玑下一寸陷者中，任脉气所发，仰头取之，刺入三分，灸五壮。

紫宫，在华盖下一寸六分陷者中，任脉气所发，仰头取之，刺入三分，灸五壮。

玉堂，一名玉英，在紫宫下一寸六分陷者中，任脉气所发，仰头取之，刺入三分，灸五壮。

膻中，一名元儿，在玉堂下一寸六分，陷者中，任脉气所发，仰而取之，刺入三分，灸五壮。

中庭，在膻中下一寸六分陷者中，任脉气所发，仰而取之，刺入三分，灸五壮。

胸自输府侠任脉两傍各二寸下行至步廊凡十二穴第十五

输府，在巨骨下，去璇玑傍各二寸陷者中，足少阴脉气所发，仰而取之，刺入四分，灸五壮。

彧中，在输府下一寸六分陷者中，足少阴脉气所发，仰而取之，刺入四分，灸五壮。

神藏，在彧中下一寸六分陷者中，足少阴脉气所发，仰而取之，刺入四分，灸五壮。

灵墟，在神藏下一寸六分陷者中，足少阴脉气所发，仰而取之，刺入四分，灸五壮。

神封，在灵墟下一寸六分陷者中，足少阴脉气所发，仰而取之，刺入四分，灸五壮。

步廊，在神封下一寸六分陷者中，足少阴脉气所发，仰而取之，刺入四分，灸五壮。

胸自气户侠输府两傍各二寸下行至乳根凡十二穴第十六

气户，在巨骨下，输府两傍各二寸陷者中，足阳明脉气所发，仰而取之，刺入四分，灸五壮。（气府论注云：去膺窗上四寸八分，灸三壮。）

库房，在气户下一寸六分陷者中，足阳明脉气所发，仰而取之，刺入四分，灸五壮。（气府论注云：灸三壮。）

屋翳，在库房下一寸六分，刺入四分，灸五壮。（气府论注云：在气户下三寸二分，灸三壮。）

膺窗，在屋翳下一寸六分，刺入四分，灸五壮。（气府论注云：在胸两傍侠中行各四寸，巨骨下四寸八分陷者中，足阳明脉气所发，仰而取之。）

乳中，禁不可刺灸，灸刺之，不幸生蚀疮，疮中有脓血清汁者可治，疮中有息肉若蚀疮者死。

乳根，在乳下一寸六分陷者中，足阳明脉气所发，仰而取之，刺入四分，灸五壮。

（气府论注云：灸一壮。）

胸自云门侠气户两傍各二寸下行至食窦凡十二穴第十七

云门，在巨骨下，气户两傍各二寸陷者中，动脉应手，手太阴脉气所发，举臂取之，刺入七分，灸五壮，刺太深令人逆息。（气穴论注云：在巨骨下，任脉两傍各六寸。刺热穴论注云：手太阳脉气所发。）

中府，肺之募也，一名膺中俞，在云门下一寸，乳上三肋间陷者中，动脉应手，仰而取之，手足太阴之会，刺入三分，留五呼，灸五壮。

周营，在中府下一寸六分陷者中，足太阴脉气所发，仰而取之，刺入四分，灸五壮。

胸乡，在周荣下一寸六分陷者中，足太阴脉气所发，仰而取之，刺入四分，灸五壮。

天溪，在胸乡下一寸六分陷者中，足太阴脉气所发，仰而取之，刺入四分，灸五壮。

食窦，在天溪下一寸六分陷者中，足太阴脉气所发，仰而取之，刺入四分，灸五壮。（气穴论注云：手太阴脉气所发。）

腋胁下凡八穴第十八

渊腋，在腋下三寸宛宛中，举臂取之，刺入三分，不可灸，灸之不幸，生肿蚀马刀伤，内溃者死，寒热生马疡可治。（气穴论注云：足少阳脉气所发。）

大包，在渊腋下三寸，脾之大络，布胸胁中，出九肋间，及季胁端，别络诸阴者，刺入三分，灸三壮。

辄筋，在腋下三寸，复前行一寸，着胁，足少阳脉气所发，刺入六分，灸三壮。

天池，一名天会，在乳后一寸（气府论注云二寸），腋下三寸，着胁直掖撅肋间，手厥阴足少阳脉之会（一作手心足少阳脉之会），刺入七分，灸三壮。（气府论注云：刺入三分。）

腹自鸠尾循任脉下行至会阴凡十五穴第十九

鸠尾，一名尾翳，一名骬，在臆前，蔽骨下五分，任脉之别，不可灸刺。（鸠尾盖心上，人无蔽骨者，当从上岐骨度下行一寸半。气府论注云：一寸为鸠尾处。若不为鸠尾处，则针巨阙者中心。人有鸠尾短者少饶，今强一寸。）

巨阙，心募也，在鸠尾下一寸，任脉气所发，刺入六分，留七呼，灸五壮（气府论注云：刺入六寸二分，）。

上脘，在巨阙下一寸五分，去蔽骨三寸，任脉、足阳明、手太阳之会，刺入八寸，灸五壮。

中脘，一名太仓，胃募也，在上脘下一寸，居心蔽骨与脐之中，手太阳少阳、足阳明所生，任脉之会，刺入二分，灸七壮。（《九卷》云：骬至脐八寸，太仓居其中为脐上四寸。吕广撰《募腧经》云：太仓在脐上三寸，非也。）

建里，在中脘下一寸，刺入五分，留十呼，灸五壮。（气府论注云：刺入六分留七呼。）

下脘，在建里下一寸，足太阴、任脉之会，刺入一寸，灸五壮。

脐中，禁不可刺，刺之令人恶疡，遗矢死不治。

水分，在下脘下一寸，脐上一寸，任脉气所发，刺入一寸，灸五壮。

阴交，一名少关，一名横户，在脐下一寸，任脉、气衝之会，刺入八分，灸五壮。

气海，一名脖胦，一名下肓，在脐下一寸五分，任脉气所发，刺入一寸三分，灸五壮。

石门，三焦募也，一名利机，一名精露，一名丹田，一名命门，在脐下二寸，任脉气所发，刺入五分，留十呼，灸三壮，女子禁不可刺，灸中央，不幸使人绝子（气府论注云：刺入六分，留七呼，灸五壮）。

关元，小肠募也，一名次门，在脐下三寸，足三阴、任脉之会，刺入二寸留七呼，灸七壮（气府论注云：刺入一寸二分，）。

中极，膀胱募也，一名气原，一名玉泉，在脐下四寸，足三阴、任脉之会，刺入二寸，留七呼，灸三壮（气府论注云：刺入一寸二分）。

曲骨，在横骨上、中极下一寸，毛际陷者中，动脉应手，任脉、足厥阴之会，刺入一寸五分，留七呼，灸三壮。（气府论注云：自鸠尾至曲骨十四穴，并任脉气所发。）

会阴，一名屏翳，在大便前、小便后，两阴之间，任脉别络，侠督脉冲脉之会，刺入二寸，留三呼，灸三壮（气府论注云：留七呼）。

腹自幽门侠巨阙两傍各半寸循冲脉下行至横骨凡二十一穴第二十

幽门，一名上门，在巨阙两傍各五分陷者中，冲脉、足少阴之会，刺入五分，灸五壮（气府论注云：刺入一寸）。

通谷，在幽门下一寸陷者中，冲脉、足少阴之会，刺入五分，灸五壮（气府论注云：刺入一寸）。

阴都，一名食宫，在通谷下一寸，冲脉、足少阴之会，刺入一寸，灸五壮。

石关，在阴都下一寸，冲脉、足少阴之会，刺入一寸，灸五壮。

商曲，在石关下一寸，冲脉、足少阴之会，刺入一寸，灸五壮。

肓俞，在商曲下一寸，直脐傍五分，冲脉、足少阴之会，刺入一寸，灸五壮。

中注，在肓俞下五分，冲脉、足少阴之会，刺入一寸，灸五壮。（《素问·水穴论》注云：在脐下五分，两旁相去任脉各五分。）

四满，一名髓府，在中注下一寸，冲脉、足少阴之会，刺入一寸，灸五壮。

气穴，一名胞门，一名子户，在四满下一寸，冲脉、足少阴之会，刺入一寸，灸五壮。

大赫，一名阴维，一名阴关，在气穴下一寸，冲脉、足少阴之会，刺入一寸，灸五壮。

横骨，一名下极，在大赫下一寸，冲脉、足少阴之会，刺入一寸，灸五壮。

腹自不容侠幽门两傍各一寸五分至气衝凡二十三穴第二十一

不容，在幽门傍各一寸五分，去任脉三寸，至两肋端相去四寸，足阳明脉气所发，刺入五分，灸五壮。（气府论注云：刺入八分。又云：下至太乙各上下相去一寸。）

承满，在不容下一寸，足阳明脉气所发，刺入八分，灸五壮。

梁门，在承满下一寸，足阳明脉气所发，刺入八分，灸五壮。

关门，在梁门下，太乙上，足阳明脉中间穴外延，足阳明脉气所发，刺入八分，灸五壮。

太乙，在关门下一寸，足阳明脉气所发，刺入八分，灸五壮。

滑肉门，在太乙下一寸，足阳明脉气所发，刺入八分，灸五壮。

天枢，大肠募也，一名长溪，一名谷

门，去肓俞一寸五分，侠脐两傍各二寸陷者中，足阳明脉气所发，刺入五分，留七呼，灸五壮。（气府论注云：在滑肉门下一寸，正当脐。）

外陵，在天枢下，大巨上，足阳明脉气所发，刺入八分，灸五壮。（气府论注云：在天枢下一寸。水穴论注云：在脐下一寸，两傍去冲脉各一寸五分。）

大巨，一名腋门，在长溪下二寸，足阳明脉气所发，刺入八分，灸五壮。（气府论注云：在外陵下一寸。）

水道，在大巨下三寸，足阳明脉气所发，刺入二寸五分，灸五壮。

归来，一名溪穴，在水道下二寸，刺入八分，灸五壮。（水穴论注云：足阳明脉气所发。）

气衝，在归来下，鼠鼷上一寸，动脉应手，足阳明脉气所发，刺入三分，留七呼，灸三壮，灸之不幸，使人不得息。（气府论注云：在腹脐下，横骨两端鼠鼷上一寸。刺禁论注云：在腹下，侠脐两傍相去四寸鼠鼷上一寸，动脉应手。骨空注云：在毛际两傍，鼠鼷上一寸。）

腹自期门上直两乳侠不容两傍各一寸五分下行至冲门凡十四穴第二十二

期门，肝募也，在第二肋端，不容傍各一寸五分，上直两乳，足太阴、厥阴、阴维之会，举臂取之，刺入四分，灸五壮。

日月，胆募也，在期门下一寸五分，足太阴、少阳之会，刺入七分，灸五壮。（气府论注云：在第三肋端，横直心蔽骨傍各二寸五分，上直两乳。）

腹哀，在日月下一寸五分，足太阴、阴维之会，刺入七分，灸五壮。

大横，在腹哀下三寸，直脐傍，足太阴、阴维之会，刺入七分，灸五壮。

腹屈，一名腹结，在太横下一寸三分，刺入七分，灸五壮。

府舍，在腹结下三寸，足太阴、阴维、厥阴之会，此脉上下入腹络胸，结心肺，从胁上至肩，比太阴郄，三阴阳明支别，刺入七分，灸五壮。

冲门，一名慈宫，上去大横五寸，在府舍下，横骨两端约文中动脉，足太阴、厥阴之会，刺入七分，灸五壮。

腹自章门下行至居髎凡十二穴第二十三

章门，脾募也，一名长平，一名胁髎，在大横外，直脐季胁端，足厥阴、少阳之会，侧卧屈上足，伸下足，举臂取之，刺入八分，留六呼，灸三壮。

带脉，在季胁下一寸八分，刺入六分，灸五壮。（气府论注云：足少阳、带脉二经之会。）

五枢，在带脉下三寸，一曰：在水道傍一寸五分，刺入一寸，灸五壮。（气府论注云：足少阳、带脉二经之会。）

京门，肾募也，一名气府，一名气俞，在监骨下腰中挟脊季肋下一寸八分，刺入三分，留七呼，灸三壮。

维道，一名外枢，在章门下五寸三分，足少阳、带脉之会，刺入八分，灸三壮。

居髎，在章门下八寸三分，监骨上陷者中，阳跷、足少阳之会，刺入八分，灸三壮。（气府论注云：监骨作髂骨。）

手太阴及臂凡一十八穴第二十四

黄帝问曰：愿闻五脏六腑所出之处？岐伯对曰：五脏五俞，五五二十五俞；六腑六俞，六六三十六俞。经脉十二，络脉十五，凡二十七气，上下行，所出为井，所溜为荥，所注为俞，所过为原，所行为经，所入为合。别而言之，则所注为俞；揔而言之，则手太阴井也，荥也，原也，经也，合也，皆为之俞。非此六者，谓之间。

凡穴：手太阴之脉出于大指之端，内侧循白肉际。至本节后太渊溜以澹，外屈本指以下（一作本于上节），内屈与诸阴络会于鱼际，数脉并注（疑此处有缺文），其气滑利，伏行壅骨之下，外屈（一本下有出字）于寸口而行，上至于肘内廉，入于大筋之下，内屈上行臑阴，入腋下，内屈走肺，此顺行逆数之屈折也。

肺出少商。少商者，木也。在手大指端内侧，去爪甲如韭叶，手太阴脉之所出也，为井。刺入一分，留一呼，灸一壮。（气府论注云作三壮。）

鱼际者，火也。在手大指本节后内侧散脉中，手太阴脉之所溜也，为荥。刺入二分，留三呼，灸三壮。

太渊者，水也。在掌后陷者中，手太阴脉之所注也，为俞。刺入二分，留二呼，灸三壮。

经渠者，金也。在寸口陷者中，手太阴之所行也，为经。刺入三寸，留三呼，不可灸，灸之伤人神明。

列缺，手太阴之络，去腕上一寸五分，别走阳明者，刺入三分，留三呼，灸五壮。

孔最，手太阴之郄，去腕七寸，专（此处缺文）金二七水之父母，刺入三分，留三呼，灸五壮。

尺泽者，水也。在肘中约上动脉，手太阴之所入也，为合。刺入三分，灸五壮。（《素问》气穴论注云：留三呼。）

侠白，在天府下，去肘五寸动脉中，手太阴之别，刺入四分，留三呼，灸五壮。

天府，在腋下三寸，臂臑内廉动脉中，手太阴脉气所发，禁不可灸，灸之令人逆气，刺入四分，留三呼。

手厥阴心主及臂凡一十六穴第二十五

手心主之脉，出于中指之端，内屈中指内廉，以上留于掌中，伏（一本下有行字）行两骨之间，外屈两筋之间，骨肉之际，其气滑利，上二寸，外屈（一本下有出字）行两筋之间，上至肘内廉，入于小筋之下（一本下有留字），两骨之会，上入于胸中，内络心胞。

心主出中冲。中冲者，木也。在手中指之端，去爪甲如韭叶陷者中，手心主脉之所出也，为井。刺入一分，留三呼，灸一壮。

劳宫者，火也。一名五里，在掌中央动脉中，手心主脉之所溜也，为荥。刺入三分，留六呼，灸三壮。

大陵者，土也。在掌后两筋间陷者中，手心主脉之所注也，为俞。刺入六分，留七呼，灸三壮。

内关，手心主络，在掌后去腕二寸，别走少阳，刺入二分，灸五壮。

间使者，金也。在掌后三寸，两筋间陷者中，手心主脉之所行也，为经。刺入六分，留七呼，灸三壮。

郄门，手心主郄，去腕五寸，刺入三分，灸三壮。

曲泽者，水也，在肘内廉下陷者中，屈肘得之，手心主脉之所入也，为合，留七呼，灸三壮。

天泉，一名天温，在曲腋下去臂二寸，举臂取之，刺入六分，灸三壮。

手少阴及臂凡一十六穴第二十六

黄帝问曰：手少阴之脉独无俞，何也？岐伯对曰：少阴者，心脉也。心者，五脏六腑之大主也，为帝王，精神之舍也。其脏坚固，邪弗能容也。容之则心伤，心伤则神去，神去则死矣。故诸邪之在于心者，皆在心之包络。包络者，心主之脉也。故独无俞焉。

曰：少阴脉独无俞者，心不病乎？曰：其外经脉病而脏不病，故独取其经于掌后兑骨之端。其余脉出入曲折，皆如手少阴（少阴少字宜作太字，《同人经》作厥字）心主之脉行也。故本俞者，皆因其气之虚实疾徐以取之，是谓因冲而泄，因衰而补。如是者，邪气得去，真气坚固，是谓因天之叙。

心出少冲。少冲者，木也。一名经始，在手小指内廉之端，去爪甲如韭叶，手少阴脉之所出也，为井。刺入一分，留一呼，灸一壮。少阴八穴，其七有治，一无治者，邪弗能容也，故曰无俞焉。

少府者，火也。在小指本节后陷者中，直劳宫，手少阴脉之所溜也，为荥。刺入三分。

神门者，土也。一名兑冲，一名中都，在掌后兑骨之端陷者中，手少阴脉之所注也，为俞。刺入三分，留七呼，灸三壮。（《素问》阴阳论注云：神门在掌后五分，当小指间。）

手少阴郄，在掌后脉中，去腕五分，刺入三分，灸三壮。（阴阳论注云：当小指之后。）

通里，手少阴经，在腕后一寸，别走太阳，刺入三分，灸三壮。

灵道者，金也。在掌后一寸五分，或曰一寸，手少阴脉之所行也，为经。刺入三寸，灸三壮。

少海者，水也。一名曲节，在肘内廉节后陷者中，动脉应手，手少阴脉之所入也，为合。刺入五分，灸三壮。

极泉，在腋下筋间，动脉入胸中，手少阴脉气所发，刺入三分，灸五壮。

手阳明及臂凡二十八穴第二十七

大肠合手阳明，出于商阳。

商阳者，金也。一名绝阳，在手大指次指内侧，去爪甲如韭叶，手阳明脉之所出也，为井。刺入一分，留一呼，灸三壮。

二间者，水也。一名间谷，在手大指次指本节前内侧陷者中，手阳明脉之所溜也，为荥。刺入三分，留六呼，灸三壮。

三间者，木也。一名少谷，在手大指次指本节后内侧陷者中，手阳明脉之所注也，为俞。刺入三分，留三呼，灸三壮。

合谷，一名虎口，在手大指次指间，手阳明脉之所过也，为原。刺入三分，留六呼，灸三壮。

阳豀者，火也。一名中魁，在腕中上侧两傍间陷者中，手阳明脉之所行也，为经。刺入三分，留七呼，灸三壮。

偏历，手阳明络，在腕后三寸，别走太阴者，刺入三分，留七呼，灸三壮。

温溜，一名逆注，一名蛇头，手阳明郄，在腕后少士五寸，大士六寸，刺入三分，灸三壮。（大士、少士，谓大人、小儿也。）

下廉，在辅骨下，去上廉一寸，恐（疑误）辅齐兑肉其分外邪，刺入五分，留五呼，灸三壮。

上廉，在三里下一寸，其分抵阳之会外邪，刺入五分，灸五壮。

手三里，在曲池下二寸，按之肉起兑肉之端，刺入三分，灸三壮。

曲池者，土也。在肘外辅骨肘骨之中，手阳明脉之所入也，为合。以手按胸取之，刺入五寸，留七呼，灸三壮。

肘髎，在肘大骨外廉陷者中，刺入四分，灸三壮。

五里，在肘上三寸，行向里大脉中央，禁不可刺，灸三壮。

臂臑，在肘上七分，䐃肉端，手阳明络之会，刺入三分，灸三壮。

手少阳及臂凡二十四穴第二十八

三焦上合手少阳，出于关冲。关冲者，金也。在手小指次指之端，去爪甲角如韭叶，手少阳脉之所出也，为井。刺入一分，留三呼，灸三壮。

腋门者，水也。在小指次指间陷者中，手少阳脉之所溜也，为荥。刺入三分，灸三壮。

中渚者，木也。在手小指次指本节后陷者中，手少阳脉之所注也，为俞。刺入二分，留三呼，灸三壮。

阳池，一名别阳，在手表上腕上陷者中，手少阳脉之所过也，为原。刺入二分，留三呼，灸五壮。(《铜人经》云：不可灸。)

外关，手少阳络，在腕后二寸陷者中，别走心者，刺入三分，留七呼，灸三壮。

支沟者，火也。在腕后三寸，两骨之间陷者中，手少阳脉之所行也，为经。刺入二分，留七呼，灸三壮。

三阳络，在臂上大交脉，支沟上一寸，不可刺，灸五壮。

四渎，在肘前五寸外廉陷者中，刺入六分，留七呼，灸三壮。

天井者，土也。在肘外大骨之后，两筋间陷者中，屈肘得之，手少阳脉之所入也，为合。刺入一分，留七呼，灸三壮。

清冷渊，在肘上一寸(一本作二寸)，伸肘举臂取之，刺入三分，灸三壮。

消泺，在肩下臂外开腋斜肘分下胻(一本无胻字)，刺入六分，灸三壮。(气府论注云：手少阳脉之会。)

会宗二穴，手少阳郄，在腕后三寸空中，刺入三分，灸三壮。

手太阳凡一十六穴第二十九

小肠上合手太阳，出于少泽。少泽者，金也。一名小吉，在手小指之端，去爪甲一分陷者中，手太阳脉之所出也，为井。刺入一分，留二呼，灸一壮。

前谷者，水也。在手小指外侧，本节前陷者中，手太阳脉之所溜也，为荥。刺入一分，留三呼，灸三壮。

后溪者，木也。在手小指外侧，本节后陷者中，手太阳脉之所注也，为俞。刺入二分，留二呼，灸一壮。

腕骨，在手外侧腕前，起骨下陷者中，手太阳脉之所过也，为原。刺入二分，留三呼，灸三壮。

阳谷者，火也。在手外侧腕中，兑骨下陷者中，手太阳脉之所行也，为经。刺入二分，留二呼，灸三壮。(气穴论注云：留三呼。)

养老，手太阳郄，在手踝骨上一空，腕后一寸陷者中，刺入三分，灸三壮。

支正，手太阳络，在肘后(一本作腕后)五寸，别走少阴者，刺入三分，留七呼，灸三壮。

小海者，土也。在肘内大骨外，去肘端五分陷者中，屈肘乃得之，手太阳脉之所入也，为合。刺入二分，留七呼，灸七壮。(气穴论注云作少海。)

足太阴及股凡二十二穴第三十

脾在隐白。隐白者，木也。在足大指端内侧，去爪甲如韭叶，足太阴脉之所出也。为井。刺入一分，留三呼，灸三壮。

大都者，火也。在足大指本节后陷者中，足太阴脉之所溜也，为荥。刺入三分，留七呼，灸一壮。

太白者，土也。在足内侧核骨下陷者中，足太阴脉之所注也。为俞。刺入三分，留七呼，灸三壮。

公孙，在足大指本节后一寸，别走阳明，太阴络也，刺入四分，留二十呼，灸三壮。

商丘者，金也。在足内踝下微前陷者中，足太阴脉之所行也，为经。刺入三分，留七呼，灸三壮。（气穴论注云：刺入四分。）

三阴交，在内踝上三寸，骨下陷者中，足太阴、厥阴、少阴之会，刺入三分，留七呼，灸三壮。

漏谷，在内踝上六寸骨下陷者中，足太阴络，刺入三分，留七呼，灸三壮。

地机，一名脾舍，足太阴郄，别走上一寸空，在膝下五寸，刺入三分，灸三壮。

阴陵泉者，水也。在膝下内侧辅骨下陷者中，伸足乃得之，足太阴脉之所入也，为合。刺入五分，留七呼，灸三壮。

血海，在膝膑上内廉白肉际二寸半，足太阴脉气所发，刺入五分，灸五壮。

箕门，在鱼腹上越两筋间，动脉应手，太阴内市，足太阴脉气所发，刺入三分，留六呼，灸三壮。（《素问》三部九候论注云：直五里下，宽巩足单衣，沉取乃得之，动脉应于手。）

足厥阴及股凡二十二穴第三十一

肝出大敦，大敦者，木也。在足大指端，去爪甲如韭叶及三毛中，足厥阴脉之所出也，为井。刺入三分，留十呼，灸三壮。

行间者，火也。在足大指间动脉，陷者中，足厥阴之所溜也，为荥。刺入六分，留十呼，灸三壮。

太冲者，土也。在足大指本节后二寸，或曰一寸五分陷者中，足厥阴脉之所注也，为俞。刺入三分，留十呼，灸三壮。（《素问》刺腰痛论注云：在足大指本节后内间二寸陷者中，动脉应手。）

中封者，金也。在足内踝前一寸，仰足取之陷者中，伸足乃得之，足厥阴脉之所注也，为经。刺入四分，留七呼，灸三壮。（气穴论注云：在内踝前一寸五分。）

蠡沟，足厥阴之络，在足内踝上五寸，别走少阳，刺入二分，留三呼，灸三壮。

中都，足厥阴郄，在内踝上七寸䯒中，与少阴相直，刺入三分，留六呼，灸五壮。

膝关，在犊鼻下二寸陷者中，足厥阴脉气所发，刺入四分，灸五壮。

曲泉者，水也。在膝内辅骨下，大筋上，小筋下，陷者中，屈膝得之，足厥阴脉之所入也，为合。刺入六分，留十呼，灸三壮。

阴包，在膝上四寸股内廉两筋间，足厥阴别走（此处有缺），刺入六分，灸三壮。

五里，在阴廉下，去气衝三寸，阴股中动脉，刺入六分，灸五壮。（《外台秘要》作去气衝三寸，去外廉二寸。）

阴廉，在羊矢下，去气衝二寸动脉中，刺入八分，灸三壮。

足少阴及股并阴蹻阴维凡二十穴第三十二

肾出涌泉。涌泉者，木也。一名地冲，在足心陷者中，屈足卷指宛宛中，足少阴脉之所出也，为井。刺入三分，留三呼，灸三壮。

然谷者，火也。一名龙渊，在足内踝前起大骨下陷者中，足少阴脉之所溜也，为荥。刺入三分，留三呼，灸三壮。刺之多见血，使人立饥欲食。太溪者，土也。在足内踝后跟骨上动脉陷者中，足少阴脉之所注也，为俞。刺入三分，留七呼，灸三壮。

大锺，在足跟后冲中，别走太阳足少阴络，刺入二分，留七呼，灸三壮。(《素问》水热穴论注云：在内踝后。刺腰痛论注云：在足跟后冲中，动脉应手。)

照海，阴跷脉所生，在足内踝下一寸，刺入四分，留六呼，灸三壮。

水泉，足少阴郄，去太溪下一寸，在足内踝下，刺入四分，灸五壮。

复溜者，金也。一名伏白，一名昌阳，在足内踝上二寸陷者中，足少阴脉之所行也，为经。刺入三分，留三呼，灸五壮。(刺腰痛论注云：在内踝上二寸动脉。)

交信，在足内踝上二寸，少阴前，太阴后，筋骨间，阴跷之郄。刺入四分，留三呼，灸三壮。

筑宾，阴维之郄，在足内踝上腨分中，刺入三分，灸五壮。(刺腰痛论注云：在内踝后。)

阴谷者，水也。在膝下内辅骨后，大筋之下，小筋之上，按之应手，屈膝得之，足少阴脉之所入也，为合。刺入四分，灸三壮。

足阳明及股凡三十穴第三十三

胃出厉兑，厉兑者，金也。在足大指次指之端，去爪甲角如韭叶，足阳明脉之所出也，为井。刺入一分，留一呼，灸三壮。

内庭者，水也。在足大指次指外间陷者中，足阳明脉之所溜也，为荥。刺入三分，留二十呼，灸三壮(气穴论注云：留十呼，灸三壮。)。

陷谷者木也。在足大指次指间本节后陷者中，去内庭二寸，足阳明脉之所注也，为俞。刺入五分，留七呼，灸三壮。

冲阳，一名会原，在足跌上五寸骨间动脉，上去陷谷三寸，足阳明脉之所过也。为原。刺入三分，留十呼，灸三壮。

解溪者，火也。在冲阳后一寸五分腕上陷者中，足阳明脉之所行也。为经。刺入五分，留五呼，灸三壮。(气穴论注云：二寸五分，刺疟论注云：三寸五分。)

丰隆，足阳明络也，在外踝上八寸，下廉胻外廉陷者中，别走太阴者，刺入三分，灸三壮。

巨虚下廉，足阳明与小肠合，在上廉下三寸，刺入三分，灸三壮。(气穴论注云：足阳明脉气所发。)

条口，在下廉上一寸，足阳明脉气所发，刺入八分，灸三壮。

巨虚上廉，足阳明与大肠合，在三里下三寸，刺入八分，灸三壮。(气穴论注云：在犊鼻下六寸，足阳明脉气所发。)

三里，土也。在膝下三寸，䯒外廉，足阳明脉气所入也，为合。刺入一寸五分，留七呼，灸三壮。(《素问》云：在膝下三寸胻外廉两筋间分间。)

犊鼻，在膝下胻上侠解大筋中，足阳明脉气所发，刺入六分，灸三壮。

梁丘，足阳明郄，在膝上二寸，刺入三分，灸三壮。

阴市，一名阴鼎，在膝上三寸，伏兔下，若拜而取之，足阳明脉气所发，刺入三分，留七呼，禁不可灸。(刺腰痛论注云：伏兔下陷者中，灸三壮。)

伏兔，在膝上六寸起肉间，足阳明脉气所发，刺入五分，禁不可灸。

髀关，在膝上伏兔后交分中，刺入六分，灸三壮。

足少阳及股并阳维四穴凡二十八穴第三十四

胆出于窍阴。窍阴者，金也。在足小指次指之端，去爪甲如韭叶，足少阳脉之所出也，为井。刺入三分，留三呼，灸三壮。（气穴论注云：作一呼。）

侠溪者，水也。在足小指次指二岐骨间，本节前陷者中，足少阳脉之所溜也，为荥。刺入三分，留三呼，灸三壮。

地五会，在足小指次指本节后间陷者中，刺入三分，不可灸，灸之令人瘦，不出三年死。

临泣者，木也。在足小指次指本节后间陷者中，去侠溪一寸五分，足少阳脉之所注也，为俞。刺入二分，灸三壮。

丘墟，在足外廉踝下如前陷者中，去临泣一寸，足少阳脉之所过也，为原。刺入五分，留七呼，灸三壮。

悬钟，在足外踝上三寸动者脉中，足三阳络，按之阳明脉绝乃取之，刺入六分，留七呼，灸五壮。

光明，足少阳络，在足外踝上五寸，别走厥阴者，刺入六分，留七呼，灸五壮。（骨空论注云：刺入七分，留十呼。）

外丘，足少阳郄，少阳所生，在内踝上七寸，刺入三分，灸三壮。

阳辅者，火也。在足外踝上四寸（气穴论注无四寸二字）辅骨前，绝骨端，如前三分，去丘墟七寸，足少阳脉之所行也，为经。刺入五分，留七呼，灸三壮。

阳交，一名别阳，一名足髎，阳维之郄，在外踝上七寸，斜属三阳分肉间，刺入六分，留七呼，灸三壮。

阳陵泉者，土也。在膝下一寸，骱外廉陷者中，足少阳脉之所入也，为合。刺入六分，留十呼，灸三壮。

阳关，在阳陵泉上三寸，犊鼻外陷者中，刺入五分，禁不可灸。

中犊，在髀骨外，膝上五寸，分肉间陷者中，足少阳脉气所发也，刺入五分，留七呼，灸五壮。

环跳，在髀枢中，侧卧伸下足，屈上足取之，足少阳脉气所发，刺入一寸，留二十呼，灸五十壮。（气穴论注云：髀枢后，足少阳、太阳二脉之会，灸三壮。）

足太阳及股并阳跷六穴凡三十四穴第三十五

膀胱出于至阴。至阴者，金也。在足小指外侧，去爪甲如韭叶，足太阳脉之所出也，为井，刺入三分，留五呼，灸五壮。

通谷者，水也。在足小指外侧，本节前陷者中，足太阳脉之所溜也，为荥。刺入二分，留五呼，灸三壮。

束骨者，木也。在足小指外侧，本节后陷者中，足太阳脉之所注也，为俞。刺入三分，灸三壮。（气穴论注云：本节后赤白肉际。）

京骨，在足外侧大骨下，赤白肉际陷者中，按而得之，足太阳脉之所过也，为原。刺入三分，留七呼，灸三壮。

申脉，阳跷所生也，在足外踝下陷者中，容爪甲许，刺入三分，留六呼，灸三壮。（刺腰痛论注云：外踝下五分。）

金门，在足太阳郄一空，在足外踝下，一名关梁，阳维所别属也，刺入三分，灸三壮。

仆参，一名安邪，在跟骨下陷者中，拱足得之，足太阳、阳跷二脉之会。刺入五分，留十呼，灸三壮。（刺腰痛论注云：陷者中细脉动应手。）

跗阳，阳跷之郄，在足外踝上三寸，太阳前，少阳后，筋骨间，刺入六分，留七呼，灸三壮。（气穴论注作付阳。）

飞扬，一名厥阳，在足外踝上七寸，足太阳络，别走少阴者，刺入三分，灸三壮。

承山，一名鱼腹，一名肉柱，在兑腨肠下分肉间陷者中，刺入七分，灸三壮。

承筋，一名腨肠，一名直肠，在腨肠中央陷者中，足太阳脉气所发，禁不可刺，灸三壮。（刺腰痛论注云：在臑中央。）

合阳，在膝约文中央下二寸，刺入六分，灸五壮。

委中者，土也。在腘中央约文中动脉，足太阳脉之所入也，为合。刺入五分，留七呼，灸三壮。（《素问》骨空论注云：腘谓膝解之后，曲脚之中，背面取之。刺腰痛论注云：在足膝后屈处。）

昆仑，火也。在足外踝后，跟骨上陷中，细脉动应手，足太阳脉之所行也，为经。刺入五分，留十呼，灸三壮。

委阳，三焦下辅俞也，在足太阳之前，少阳之后，出于腘中外廉两筋间，扶承下六寸，此足太阳之别络也，刺入七分，留五呼，灸三壮，屈身而取之。

浮郄，在委阳上一寸，屈膝得之，刺入五分，灸三壮。

殷门，在肉郄下六寸，刺入五分，留七呼，灸三壮。

承扶，一名肉郄，一名阴关，一名皮部，在尻臀下，股阴肿上约文中，刺入二寸，留七呼，灸三壮。

欲令灸发者，灸履鞴（音徧），熨之三日即发。

卷　四

经脉第一（上）

雷公问曰：《外揣》言：浑束为一。未知其所谓，敢问约之奈何？黄帝答曰：寸口主内，人迎主外，两者相应，俱往俱来，若引绳，大小齐等，春夏人迎微大，秋冬寸口微大，如是者名曰平人。人迎大一倍于寸口，病在少阳，再倍，病在太阳，三倍，病在阳明。盛则为热，虚则为寒，紧则为痛痹，代则乍甚乍间。盛则泻之，虚则补之，紧则取之分肉，代则取之血络，且饮以药，陷下者则从而灸之，不盛不虚者，以经取之，名曰经刺。人迎四倍名曰外格。外格者，且大且数。则死不治。必审按其本末，察其寒热，以验其脏腑之病。寸口大一倍于人迎，病在厥阴，再倍，病在少阴。盛则胀满，寒则，食不消化，虚则热中，出糜，少气溺色变，紧则为痛痹，代则乍寒乍热，下热上寒（《太素》作代则乍痛乍止）。盛则泻之，虚则补之，紧则先刺之而后灸之，代则取血络而后调（《太素》作泄字）之，陷下者则从灸之。陷下者，其脉血结于中，中有着血，血寒则故宜灸。不盛不虚，以经取之。寸口四倍者，名曰内关。内关者，且大且数，则死不治。必审按其本末，察其寒热，以验其脏腑之病，通其荥俞，乃可传于大数。大曰盛则从泻，小曰虚则从补。紧则从灸刺之，且饮药。陷下则从灸之。不盛不虚，以经取之。所谓经治者，饮药，亦用灸刺。脉急则引，脉代（一本作脉大以弱）则欲安静，无劳用力。

黄帝问曰：病之益甚，与其方衰何如？岐伯对曰：外内皆在焉。切其脉口滑小紧以沉者，病益甚，在中；人迎气大紧以浮者，病益甚，在外。其脉口浮而滑者病日进，人迎沉而滑者病日损。其脉口滑而沉者，病日进，在内；其人迎脉滑盛以浮者，病日进，在外。脉之浮沉及人迎与气口气大小齐等者，其病难已。病在藏，沉而大者其病易已，以小为逆；病在府，浮而大者，其病易已。人迎盛紧者伤于寒，脉口盛紧者伤于食。其脉滑大以代而长者，病从外来。目有所见，志有所存，此阳之并也，可变而已。

曰：平人何如？曰：人一呼脉再动，一吸脉亦再动，呼吸定息，脉五动，闰（疑误）以太息，名曰平人。平人者，不病也。常以不病之人以调病人。医不病，故为病人平息以调之。人一呼脉一动，一吸脉一动者，曰少气。人一呼脉三动而躁，尺热曰病温，尺不热脉滑曰病风（《素问》作脉墙为痹）。人一呼脉四动以上曰死，脉绝不至曰死，乍疎乍数曰死。人常禀气于胃，脉以胃气为本，无胃气曰逆，逆者死。持其脉口，数其至也，五十动而不一代者，五脏皆受气矣。四十动而一代者一脏无气，三十动而一代者二脏无气，二十动而一代者三脏无气，十动而一代者四脏无气，不满十动而一代者五脏无气，与之短期，要在终始，所谓五十动而一代者，以为常也，以知五脏之期也。与之短期者，乍数乍疎也。

肝脉弦，心脉钩，脾脉代，肺脉毛，肾脉石。

心脉来，累累然如连珠，如循琅玕曰平。累累（《素问》作喘喘）连属，其中微曲曰病，前钩后居，如操带钩曰死。

肺脉来，厌厌聂聂，如循（《素问》作落）榆叶曰平。不上不下，如循鸡羽曰病。如物之浮，如风吹毛曰死。

肝脉来，软弱招招，如揭长竿末稍曰平。盈实而滑，如循长竿曰病。急而益劲，如新张弓弦曰死。

脾脉来，和柔相离，如鸡足践地曰平。实而盈数，如鸡举足曰病。坚兑如乌之喙，如鸟之距，如屋之漏，如水之流曰死。

肾脉来，喘喘累累如钩，按之坚曰平。来如引葛，按之益坚曰病。发如夺索，辟辟如弹石曰死。

脾脉虚浮似肺，肾脉小浮似脾，肝脉急沉散似肾。

曰：见真脏曰死，何也？曰：五脏者皆禀气于胃，胃者五脏之本。脏气者，皆不能自致于手太阴，必因于胃气乃能至于手太阴。故五脏各以其时，自为而至于手太阴。故邪气胜者，精气衰也。故病甚者，胃气不能与之俱至于手太阴，故真脏之气独见，独见者病胜脏也，故曰死。

春脉，肝也东方木也，万物之所始生也。故其气耎弱轻虚而滑，端直以长，故曰弦。反此者病。其气来实而强，此谓太过，病在外；其气来不实而微，此谓不及，病在中。太过则令人善忘，忽忽眩冒而癫疾；不及则令人胸满（一作痛）引背，下则两胁胠满。

夏脉，心也，南方火也，万物之所盛长也。故其气来盛去衰，故曰钩。反此者病，其气来盛去亦盛，此谓太过，病在外；其气来不盛，去反盛，此谓不及，病在内。太过则令人身热而骨痛（一作肤痛），为浸淫；不及则令人烦心，上见咳唾，下为气泄。

秋脉，肺也，西方金也，万物之所收成也。故其气来轻虚以浮，来急去散故曰浮。反此者病。其来毛而中央坚，两傍虚，此谓太过，病在外；其气来毛而微，此谓不及，病在中。太过则令人逆气而背痛，愠愠然；不及则令人喘呼，少气而欬，上气见血，下闻病音。

冬脉，肾也，北方水也，万物之所合藏也。故其气来沉以濡（《素问》作搏），故曰营。反此者病。其气来如弹石者，此谓太过，病在外；其去如数者，此谓不及，病在中。太过则令人解㑊，脊脉痛而少气，不欲言；不及则令人心悬如病饥。（《素问》下有眇中清，脊中痛，小腹满，小便变赤黄四句）。

脾脉，土也，孤脏，以灌四傍者也。其善者不可见，恶者可见。其来如水之流者，此谓太过，病在外；如乌之喙者，此谓不及，病在中。太过则令人四肢不举；不及则令人九窍不通，名曰重强。

经脉第一（中）

春得秋脉，夏得冬脉，长夏得春脉，秋得夏脉，冬得长夏脉，名曰阴出之阳，病善怒不治，是谓五邪，皆同，死不治。

春胃微弦曰平，弦多胃少曰肝病，但弦无胃曰死，胃而有毛曰秋病，毛甚曰今病，脏真散于肝，肝脏筋膜之气也。

夏胃微钩曰平，钩多胃少曰心病，但钩无胃曰死，胃而有石曰冬病，石甚曰今病，脏真通于心，心脏血脉之气也。

长夏，胃微软弱曰平，胃少耎弱多曰脾病，但代无胃曰死，软弱有石曰冬病，耎（《素问》作弱）甚曰今病，脏真濡于脾，脾脏肌肉之气也。

秋胃微毛曰平，毛多胃少曰肺病，但毛无胃曰死，毛而有弦曰春病，弦甚曰今病，脏真高于肺，肺行营卫阴阳也。

冬胃微石曰平，胃少石多曰肾病，但石无胃曰死，石而有钩曰夏病，钩甚曰今病，脏真下于肾，肾脏骨髓之气也。

胃之大络，名曰虚里，贯膈络肺，出于左乳下，其动应手，脉之宗气也。盛喘数绝者。则病在中，结而横有积矣，绝不至曰死。诊得胃脉则能食，虚则泄也。

心脉揣（《素问》作搏）坚而长，病舌卷不能言。其软而散者，病消渴（《素问》作烦）自已。

肺脉揣（《素问》作搏，下同）坚而长，病唾血。其软而散者，病灌汗，至令不复散发。

肝脉揣坚而长，色不青，病坠若搏，因血在胁下，令人喘逆。其软而散，色泽者，病溢饮。溢饮者，渴渴多饮，而易（一本作溢）入肌皮肠胃之外也。

胃脉揣坚而长，其色赤，病折髀。其软而散者，病食痹痛髀。

脾脉揣坚而长，其色黄，病少气。其软而散，色不泽者，病足胻肿，若水状。

肾脉揣坚而长，其色黄而赤者，病折腰。其软而散者，病少血，至令不复。

夫脉者，血气之府也。长则气和，短则病，数则烦心，大则病进，上盛则气高，下盛则气胀，代则气衰，细则气少，涩则心痛。浑浑革革，至如涌泉，病进而危，弊之绰绰（一本作绵绵），其去如弦绝者，死。

寸口脉中手短者，曰头痛；寸口脉中手长者，曰足胫痛；寸口脉沉而坚者，病在中；寸口脉浮而盛者，病在外；寸口脉中手促上数（《素问》作击）者，曰肩背痛；寸口脉紧而横坚（《素问》作沉而横）者，曰胁下腹中有横积痛；寸口脉浮而喘（《素问》作沉而弱）者，曰寒热；寸口脉盛滑坚者，曰病在外；寸口脉小实而坚者，曰病在内。脉小弱以涩者，谓之久病；脉浮滑而实大（《素问》作浮而疾）者，谓之新病。病甚有胃气而和者，曰病无他；脉急者，曰疝瘕少腹痛。脉滑曰风，脉涩曰痹，盛而紧曰胀，缓而滑曰热中。按寸口得四时之顺曰病无他，反四时及不间脏曰死。

太阳脉至，洪大以长。少阳脉至，乍数乍疎，乍短乍长。阳明脉至，浮大而短。

厥阴有余，病阴痹，不足病生热痹，滑则病狐疝风，涩则病少腹积气（一本作积厥）。

少阴有余，病皮痹瘾疹，不足病肺痹，滑则病肺风疝，涩则病积溲血。

太阴有余，病肉痹寒中，不足病脾痹，滑则病脾风疝，涩则病积心腹时满。

阳明有余，病脉痹身时热，不足病心痹，滑则病心风疝，涩则病积时善惊。

太阳有余，病骨痹身重，不足病肾痹，滑则病肾风疝，涩则病积时善癫疾。

少阳有余，病筋痹胁满，不足病肝痹，滑则病肝风疝，涩则病积时筋急目痛。

太阴厥逆，胻急挛，心痛引腹，治主病者。

少阴厥逆，虚满呕变，下泄清，治主病者。

厥阴厥逆，挛，腰痛，虚满前闭谵语，

治主病者。

三阴俱逆，不得前后，使人手足寒，三日死。

太阳厥逆，僵仆呕血善衄，治主病者。

少阳厥逆，机关不利。机关不利者，腰不可以行，项不可以顾，发肠痈，不可治，惊者死。

阳明厥逆，喘欬身热，善惊，衄血呕血，不可治，惊者死。

手太阴厥逆，虚满而欬，善呕吐沫，治主病者。

手心主少阴厥逆，心痛引喉，身热者死，不热者可治。

手太阳厥逆，耳聋泣出，项不可以顾，腰不可以俯仰，治主病者。

手阳明少阳厥逆，发喉痹，嗌肿痛，治主病者。

来疾去徐，上实下虚，为厥癫疾。来徐去疾，上虚下实，为恶风也。故中恶风者，阳气受也。有脉俱沉细数者，少阴厥也。沉细数散者，寒热也。浮而散者，为眴（音顺）仆。诸浮而不躁者，皆在阳，则为热。其有躁者，在手。诸细而沉者，皆在阴，则为骨痛。其有静者，在足。数动一代者，病在阳之脉也。其涩者，阳气有余也。滑者，阴气有余也。阳气有余则为身热无汗，阴气有余则为多汗身寒，阴阳有余则为无汗而寒。推而外之，内而不外者，有心腹积也。推而内之，外而不内者，中有热也。推而上之，下而不上者，腰足清也。推而下之，上而不下者头项痛也。按之至骨，脉气少者，腰脊痛而身有痹也。

经脉第一（下）

三阳为经，二阳为维，一阳为游部。三阳者，太阳也，至手太阴而弦，浮而不沉，决以度，察以心，合之阴阳之论。二阳者，阳明也，至手太阴弦而沉急不鼓，炅至以病皆死。一阳者，少阳也，至手太阴上连人迎弦急悬不绝，此少阳之病也，搏阴则死。三阴者，六经之所主也，交于太阴，伏鼓不浮，上空至心。二阴至肺，其气归于膀胱，外连脾胃。一阴独至，经绝气浮不鼓，钩而滑。此六脉者，乍阴乍阳，交属相并，缪通五脏，合于阴阳。先至为主，后至为客。三阳为父，二阳为卫，一阳为纪；三阴为母，二阴为雌，一阴为独使。二阳一阴，阳明主脾（一本无脾字）病，不胜一阴，脉耎而动，九窍皆沉。三阳一阴，太阳脉胜，一阴不能止，内乱五脏，外为惊骇。二阴二阳，病在肺，少阳（一作阴）脉沉，胜肺伤脾，故外伤四肢。二阴二阳皆交至，病在肾，骂詈妄行，癫疾为狂。二阴一阳，病出于肾，阴气客游于心脘，下空窍，堤闭塞不通，四支别离。一阴一阳代绝，此阴气至心，上下无常，出入不知，喉嗌干燥，病在土脾。二阳三阴，至阴皆在，阴不过阳，阳气不能止阴，阴阳并绝，浮为血瘕，沉为脓胕也。三阳独至者，是三阳并至，并至如风雨，上为癫疾，下为漏血病。三阳者，至阳也。积并则为惊，病起如风礔砺，九窍皆塞，阳气滂溢，嗌干喉塞。并于阴则上下无常，薄为肠澼，此谓三阳直心。坐不得起卧者，身重，三阳之病也。

黄帝问曰：脉有四时动奈何？岐伯对曰：六合之内，天地之变，阴阳之应，彼春之暖，为夏之暑，彼秋之忿，为冬之怒，四变之动，脉与之上下，以春应中规，夏应中矩，秋应中衡，冬应中权。是故冬至四十五日，阳气微上，阴气微下；夏至四十五日，阴气微上，阳气微下。阴阳有时，与脉为期，期而相失，如脉所分，分之有期，故知死时。微妙在脉，不可不察，察之有纪，从阴阳始。是故声合五音，色合五行，脉合阴阳。持脉有道，虚静为宝。

春日浮，如鱼之游在波；夏日在肤，泛泛乎万物有余；秋日下肤，蛰虫将去；冬日在骨，蛰虫周密，君子居室。故曰知内者，按而纪之；知外者，终而始之，此六者，持脉之大法也。

赤，脉之至也，喘而坚，诊曰，有积气在中，时害于食，名曰心痹，得之外疾，思虑而心虚，故邪从之。

白，脉之至也，喘而浮，上虚下实，惊，为积气在胸中，喘而虚，名曰肺痹，寒热，得之醉而使内也。

黄，脉之至也，大而虚，有积气在腹中，有厥气，名曰厥疝，女子同法，得之疾使，四肢汗出当风。

青，脉之至也，长而弦，左右弹，有积气在心下支胠，名曰肝痹，得之寒湿，与疝同法，腰痛足清头痛（一本云头脉紧）。

黑，脉之至也，上坚而大，有积气在少腹与阴，名曰肾痹，得之沐浴，清水而卧。

形气有余，脉气不足死；脉气有余，形气不足生；形气相得，谓之可治。脉弱以滑，是有胃气，命曰易治，治之趋之，无后其时。形气相失，谓之难治；色夭不泽，谓之难已；脉实以坚，谓之益甚；脉逆四时，谓之不治。所谓逆四时者，春得肺脉，夏得肾脉，秋得心脉，冬得脾脉，其至皆悬绝沉涩者，名曰逆四时。未有藏形，于春夏而脉沉涩，秋冬而脉浮大，病热脉静，泄而脉大，脱血而脉实，病在中而脉实坚，病在外而脉不实坚者，皆为难治，名曰逆四时也。

曰：愿闻虚实之要？曰：气实形实，气虚形虚，此其常也，反此者病。谷盛气盛，谷虚气虚，此其常也，反此者病。脉实血实，脉虚血虚，此其常也，反此者病。气盛身寒气虚身热曰反，谷入多而气少曰反，谷不入而气多曰反，脉盛血少曰反，脉少血多曰反。气盛身寒，得之伤寒；气虚身热，得之伤暑。谷入多而气少者，得之有所脱血，湿居其下也；谷入少而气多者，邪在胃及与肺也。脉少血多者，饮中热也；脉大血少者，脉有风气，水浆不入，此谓反也。夫实者气入也，虚者气出也。气实者热也，气虚者寒也。入实者，左手开针孔也；入虚者，左手闭针孔也。脉小色不夺者，新病也。脉不夺色夺者，久病也。脉与五色俱夺者，久病也。脉与五色俱不夺者，新病也。肝与肾脉并至，其色苍赤，当病毁伤，不见血，已见血，湿若中水也。尺内两傍则季胁也，尺外以候肾，尺里以候腹。中附上，左外以候肝，内以候膈，右外以候胃，内以候脾。上附上，右外以候肺，内以候胸中，左外以候心，内以候膻中。前以候前，后以候后。上竟上者，胸喉中事也，下竟下者，少腹腰股膝胫中事也。粗大者，阴不足，阳有余，为热中也。

腹胀，身热，脉大（一作小），是一逆也。腹鸣而满，四肢清泄脉大者，是二逆也；血衄不止脉大者，是三逆也；欬且溲血脱形，脉小而劲者，是四逆也；欬，脱形，身热脉小而疾者，是五逆也。如是者，不过十五日死矣。腹大胀，四末清，脱形泄甚，是一逆也；腹胀便（一作后）血，其脉大时绝，是二逆也；欬，溲血，形肉脱，喘，是三逆也；呕血胸满引背，脉小而疾，是四逆也；欬呕腹胀，且飧泄，其脉绝，是五逆也。如是者，不及一时而死矣。工不察此者而刺之，是谓逆治。

治热病脉静汗已出，脉盛躁，是一逆

也；病泄脉洪大，是二逆也；着痹不移，䐃肉破，身热，脉偏绝，是三逆也；淫而夺形，身热色夭然白，及后下血衃笃重，是四逆也；寒热夺形，脉坚搏，是五逆也。

五实死，五虚死。脉盛，皮热，腹胀，前后不通，闷瞀，是谓五实；脉细，皮寒，气少，泄利前后，饮食不入，是谓五虚。浆粥入胃，泄注止，则虚者活，身汗得后利，则实者活。此其候也。

心脉满大，痫痉筋挛。肝脉小急，痫痉筋挛。肝脉瞀暴，有所惊骇，脉不至若瘖，不治自已。肾脉小急，肝脉小急，心脉小急，不鼓，皆为瘕。肾脉大急，沉，肝脉大急，沉，皆为疝。肝肾脉并沉为石水，并浮为风水，并虚为死，并小弦欲为惊。心脉揣滑急为心疝（《素问》揣作搏，下同）。肺脉沉揣为肺疝。三阳急为瘕。二阴急为痫厥（一本作二阴急为疝）。二阳急为惊。

脾脉外鼓沉为肠澼，久自已。肝脉小缓为肠澼，易治。肾脉小揣沉为肠澼下血，血湿（《素问》作温）身热者死。心肝澼亦下血，二藏同病者可治，其脉小沉涩为肠澼，其身热者死，热甚七日死（《素问》作热见）。胃脉沉鼓涩，胃外鼓大，心脉小坚急，皆膈偏枯。男子发左，女子发右。不瘖舌转者，可治，三十日起，其从者瘖，三岁起。年不满二十者，三岁死。脉至而揣，衄血身有热者，死。脉来悬钩浮者为热（《素问》作常脉）。

脉至而揣名曰暴厥，暴厥者，不知与人言。脉至而数，使人暴惊，三四日自已。脉至浮合，浮合如数，一息十至已上，是经气予不足也，微见九十日死。脉至如火薪然，是心精予夺也，草干而死。脉至如丛棘（《素问》作如散叶），是肝气予虚也，木叶落而死。脉至如省客，省客者脉塞（一本作塞）如故也，是肾气予不足也，悬去枣华而死。脉至如丸泥，是胃精予不足也，榆荚落而死。脉至如横格，是胆气予不足也，禾熟而死。脉至如弦缕，是胞精予不足也，病善言，下霜而死，不言可治。脉至如交棘（《素问》作交漆）交棘者，左右傍至也，微见三十日而死。

脉至如涌泉，浮鼓肌中，是太阳气予不足也，少气味，韭花生而死。脉至如颓土之状，按之不足，是肌气予不足也，五色见黑白，累发而死。脉至如悬痈。悬痈者，浮揣，切之益大，是十二俞之气予不足也，水冻而死。脉至如偃刀。偃刀者，浮之小急，按之坚大，五脏寒热（《素问》作菀熟），寒热独并于肾，如此其人不得坐，立春而死。脉至如丸，滑不著（《素问》作手不直）手，丸滑不著者，按之不可得也，是大肠气予不足也，枣叶生而死。脉至如舂者，令人善恐，不欲坐卧，行立常听，是小肠气予不足也，季秋而死。

病形脉胗第二（上）

黄帝问曰：邪气之中人奈何？高下有度乎？岐伯对曰：身半已上者，邪中之；身半已下者，湿中之；中于阴则留腑，中于阳则留脏。曰：阴之与阳，异名同类，上下相会，经络之相贯也，如环之无端。夫邪之中人也，或中于阴，或中于阳，上下左右，无有恒常。曰：诸阳之会，皆在于面，人之方乘虚时及新用力，若热饮食汗出，腠理开而中于邪，中于面则下阳明，中于项则下太阳，中于颊则下少阳，中于膺背两胁，亦中其经。中于阴者，常从臂胻始。夫臂与胻，其阴皮薄，其肉淖泽，故俱受于风，独伤于其阴也。

曰：此故伤其脏乎？曰：身之中于风也，不必动脏。故邪入于阴经，其脏气实，邪气入而不能容，故还之于府。是故阳中则留于经，阴中则留于腑。曰：邪之中脏者奈何？曰：恐惧忧愁则伤心。形寒饮冷则伤肺，以其两寒相感，中外皆伤，故气迎而上行。有所堕坠，恶血留内，有所大怒，气上而不能下，积于胁下则伤肝。有所击仆，若醉以入房，汗出当风则伤脾。有所用力举重，若入房过度，汗出浴水则伤肾。

曰：五脏之中风奈何？曰：阴阳俱相感，邪乃得往。十二经脉，三百六十五络，其血气皆上于面而走空窍。其精阳之气，上走于目而为睛，其别气走于耳而为听，其宗气上出于鼻而为臭，其浊气下出于胃走唇舌而为味。其气之津液皆上熏于面，而皮又厚，其肉坚，故大热甚，寒不能胜之也。虚邪之中身也，洒淅动其形。正邪之中人也微，先见于色，不知于身，若存若亡，有形无形，莫知其情。夫色脉与尺之皮肤相应，如桴鼓影响之相应，不得相失，此亦本末根叶之出候也，根死则叶枯矣。故色青者其脉弦，色赤者其脉钩，色黄者其脉代，色白者其脉毛，色黑者其脉石。见其色而不得其脉，反得相胜之脉则死矣；得其相生之脉则病已矣。

曰：五脏之所生变化之病形何如？曰：先定其五色五脉之应，其病乃可别也。曰：色脉已定，别之奈何？曰：调其脉之缓急大小滑涩，而病形定矣。曰：调之何如？曰：脉急者，尺之皮肤亦急；脉缓者，尺之皮肤亦缓；脉小者，尺之皮肤亦减而少气；脉大者，尺之皮肤亦大；脉沉者，尺之皮肤亦沉；脉滑者，尺之皮肤亦滑；脉涩者，尺之皮肤亦涩。凡此变者，有微有甚。故善调尺者，不待于寸；善调脉者，不待于色。能参合而行之者，可以为上工，十全其九；行二者为中工，全其七；行一者为下工，十全其六。尺肤温（一作滑）以淖泽者，风也。尺肉弱者，解㑊也。安卧脱肉者，寒热也（一本下作不治）。尺肤涩者，风痹也。尺肤粗如枯鱼鳞者，水泆饮也。尺肤寒甚脉急（一作小）者，泄少气也。尺肤热甚脉盛躁者，病温也。其脉盛而滑者，汗且出也（一作病且出）。尺肤烧炙人手（一作炬然），先热后寒者，寒热也。尺肤先寒，久持之而热者，亦寒热也。尺肤炬然热，人迎大者，当夺血也。尺坚大脉小甚则少气，悗有加者，立死（《脉经》云：尺紧于人迎者少气）。肘所独热者，腰已上热。肘后独热者，肩背热。肘前独热者，膺前热。肘后廉已下三四寸热者，肠中有虫。手所独热者，腰已上（一作下）热。臂中独热者，腰腹热。掌中热者，腹中热也。掌中寒者，腹中寒也。鱼际白肉有青血脉者，胃中有寒也。

曰：人有尺肤缓甚（一云又存瘦甚）筋急而见，此为何病？曰：此所谓狐筋。狐筋者，是人腹必急，白色黑色见，此病甚。（狐，《素问》作疹）

病形脉诊第二（下）

黄帝问曰：脉之缓急小大滑涩之病形何如？岐伯对曰：心脉急甚为瘛疭；微急为心痛引背，食不下，缓甚为狂笑；微缓为伏梁，在心下，上下行，有时唾血。大甚为喉吤吤；微大为心痹，引背善泪。小甚为善哕；微小为消瘅。滑甚为善渴；微滑为心疝，引脐少腹鸣。涩甚为瘖；微涩为血溢维（经络有阳维阴维）厥，耳鸣癫疾。

肺脉急甚为癫疾；微急为肺寒热怠惰，欬唾血，引腰背胸，若鼻息肉不通。缓甚为多汗，微缓为痿痿偏风，头已下汗出不止。大甚为胫肿；微大为肺痹，引胸背，起恶日光。小甚为泄；微小为消瘅。滑甚为息贲上气；微滑为上下出血。涩甚为呕血，微涩为鼠瘘（一作漏），在颈支腋之间，下不胜其上，甚能善酸。

肝脉急甚为恶言（一作忘言）；微急为肥气，在胁下若覆杯。缓甚为善呕；微缓为水瘕痹。大甚为内痈，善呕衄；微大为肝痹，阴缩，欬引少腹。小甚为多饮；微小为消瘅。滑甚为㿉疝，微滑为遗溺。涩甚为溢饮；微涩为瘛疭挛筋。

脾脉急甚为瘛疭；微急为膈中，食饮入而还出，后沃沫。缓甚为痿厥；微缓为风痿，四肢不用，心慧然若无病。大甚为击仆；微大为疝气，腹里大脓血在肠胃之外。小甚为寒热；微小为消瘅。滑甚为㿉癃；微滑为虫毒蛕蝎腹热。涩甚为肠㿉（一作溃）；微涩为内溃，多下脓血。

肾脉急甚为骨痿癫疾；微急为奔豚沉厥，足不收，不得前后。缓甚为折脊；微缓为洞泄。洞泄者，食不化，下嗌还出。大甚为阴痿，微大为石水，起脐下至小腹垂垂然，上至胃脘，死不治。小甚为洞泄，微小为消瘅。滑甚为痈㿉（一作癃㿉）；微滑为骨痿，坐不能起，起则目无所见，视黑丸。涩甚为大痈，微涩为不月，沉痔。

曰：病亦有甚变（一作病之六变）者，刺之奈何？曰：诸急者多寒，缓者多热，大者多气少血，小者血气皆少，滑者阳气盛而微有热，涩者多血少气而微有寒。是故刺急者，深内而久留之；刺缓者，浅内而疾发针，以去其热；刺大者，微泻其气，无出其血；刺滑者，疾发针而浅内之，以泻其阳气去其热；刺涩者必中其脉，随其逆顺而久留之，必先按而循之，已发针，疾按其痏，无令出血，以和其脉；诸小者阴阳形气俱不足，勿取以针，而调之以甘药。

曰：五脏六腑之气，荥俞所入为合，令何道从入，入安从道？曰：此阳明之别入于内，属于府者也。曰荥俞与合，各有名乎？曰：荥俞治外经，合治内府。

曰：治内府奈何？曰：取之于合。曰：合各有名乎？曰：胃合入于三里，大肠合入于巨虚上廉，小肠合入于巨虚下廉，三焦合入于委阳，膀胱合入于委中央，胆合入于阳陵泉（按大肠合于曲池，小肠合于小海，三焦合于天井，今此不同者，古之别法也。又详巨虚上廉乃足阳明与小肠相合之穴也。与胃三里，膀胱合委中，胆合阳陵泉，以脉之所入为合不同。三焦合委阳。委阳者，乃三焦下辅腧也，亦未见有为合之说）。

曰：取之奈何？曰：取之三里者，低跗取之；巨虚者，举足取之；委阳者，屈伸而取之；委中者，屈膝而取之；阳陵泉者，正立竖膝予之齐，下至委阳之阳取之；诸外经者，揄伸而取之。

曰：愿闻六腑之病？曰：面热者，足阳明病；鱼络血者，手阳明病；两跗之上，脉坚若陷者，足阳明病，此胃脉也。

三部九候第三

黄帝问曰：何谓三部？岐伯对曰：上部中部下部，其部各有三候，三候者，有天，有地，有人。上部天，两额之动脉；上部地，两颊之动脉；上部人，耳前之动脉。中部天，手太阴；中部地，手阳明；中部人，手少阴。下部天，足厥阴；下部地，足少阴；下部人，足太阴。

下部之天以候肝，地以候肾，人以候脾胃之气。中部之天以候肺，地以候胸中之气，人以候心。上部之天以候头角之气，地以候口齿之气，人以候耳目之气。

此三部者，三而成天，三而成地，三而成人。三而三之，合为九,九分为九野，九野为九脏。故神脏五，形脏四，合为九脏。五脏已败，其色必夭，夭必死矣。

曰：以候奈何？曰：必先度其形之肥瘦，以调其气之虚实，实则泻之，虚则补之，必先去其血脉而后调之，无问其病，以平为期。

曰：决死生奈何？曰：形盛脉细，少气不足以息者危。形瘦脉大，胸中多气者死。形气相得者生。参伍不调者病。三部九候皆相失者死。上下左右之脉相应如参舂者病甚。上下左右相失不可数者死。中部之候虽独调，与众脏相失者死。中部之候相减者死。目内陷者死。

曰：何以知病之所在？曰：察九候独小者病。独大者病。独疾者病。独迟者病。独热者病。独寒者病。独陷下者病。以左手于左足上去踝五寸而按之，以右手当踝而弹之，其应过五寸已上蠕蠕然者不病。其应疾中手浑浑然者病。中手徐徐然者病，其应上不能至五寸，弹之不应者死。脱肉身不去者死。中部乍疎乍数者死。代脉而钩者，病在络脉。九候之相应也，上下若一，不得相失。一候后则病，二候后则病甚，三候后则病危。所谓后者，应不俱也。察其府脏，以知死生之期。必先知经脉而后知病脉，真脏脉见者，邪胜，死也（《素问》无死字）。足太阳之气绝者，其足不可以屈伸，死必戴眼。

曰：冬阴夏阳奈何？曰：九候之脉皆沉细悬绝者为阴，主冬，故以夜半死。盛躁喘数者为阳，主夏，故以日中死。寒热病者以平旦死。热中及热病者以日中死。病风者以日夕死。病水者以夜半死。其脉乍数乍疎，乍迟乍疾者，以日乘四季死。形肉已脱，九候虽调者犹死。七诊虽见，九候皆顺者不死。所言不死者，风气之病，及经月之病，似七诊之病而非也，故言不死。若有七诊之病，其脉候亦败者死矣，必发哕噫。必审问其所始病，与今之所方病，而后（《素问》下有各字）切循其脉，视其经络浮沉，以上下逆从循之。其脉疾者不病，其脉迟者病，不往不来者死（《素问》作不往来者），皮肤著者死。曰：其可治者奈何？曰：经病者治其经，络病者治其络（《素问》二络上有孙字），身有痛者治其经络。其病者在奇邪，奇邪之脉则缪刺之。留瘦不移，节而刺之。上实下虚，切而顺之，索其结络脉，刺出其血，以通其气。瞳子高者太阳不足，戴眼者太阳已绝，此决死生之要，不可不察也。

卷　五

针灸禁忌第一（上）

黄帝问曰：四时之气，各不同形，百病之起，皆有所生，灸刺之道，何者为定？岐伯对曰：四时之气，各有所生，灸刺之道，气穴为定。

故春刺络脉诸荥大经分肉之间，甚者深取之，间者浅取之。《素问》曰：春刺散俞及与分理，血出而止。又曰：春者木始治，肝气始生，肝气急，其风疾，经脉常深，其气少不能深入，故取络脉分肉之间。《九卷》云：春刺荥。者正同，于义为是。又曰：春取络脉治皮肤。又曰：春取经与脉分肉之间。二者义亦略同。又曰：春气在经脉。

夏取诸俞孙络肌肉皮肤之上。又曰：春刺俞。二者正同，于义为是。长夏刺经。又曰：取盛经络，取分间，绝皮肤。又曰：夏取分腠，治肌肉。义亦略同。《素问》曰：夏刺络俞，见血而止。又曰：夏者火始治，心气始长，脉瘦气弱，阳气流（一作留）溢，血温于腠，内至于经，故取盛经分腠，绝肤而病去者，邪居浅也。所谓盛经者，阳脉也。义亦略同。又曰：夏气在孙络，长夏气在肌肉。秋刺诸合，余如春法。秋取经俞，邪气在府，取之于合。《素问》曰：秋刺皮肤循理，上下同法。又曰：秋者金始治，肺将收杀，金将胜火，阳气在合，阴初胜，湿气反体，阴气未盛，未能深入，故取俞以泻阴邪，取合以虚阳邪，阳气始衰，故取于合。是谓始秋之治变也。又曰：秋气在肤，闭腠者是也。《九卷》又曰：秋取气口，治筋脉。于义不同。

冬取井诸俞之分，欲深而留之。又曰：冬取井荥。《素问》曰：冬取俞窍，及于分理，甚者直下，间者散下。俞窍与诸俞之分，义亦略同。又曰：冬者水始治，肾方闭，阳气衰少，阴气坚盛，巨阳伏沉，阳脉乃去，取井以下阴逆，取荥以通气（一云以实阳气）。又曰冬取井荥，春不鼽衄。是谓末冬之治变也。又曰：冬气在骨髓。又曰：冬刺井，病在脏取之井。二者正同，于义为是。又曰：冬取经俞治骨髓五脏。五脏则同，经俞有疑。

春刺夏分，脉乱气微，入淫骨髓，病不得愈，令人不嗜食，又且少气。春刺秋分，筋挛逆气，环为欬嗽，病不愈，令人时惊，又且笑（一作哭）。春刺冬分，邪气着脏，令人腹胀，病不愈，又且欲言语。

夏刺春分，病不愈，令人解堕。夏刺秋分，病不愈，令人心中闷，无言，惕惕如人将捕之。夏刺冬分，病不愈令人少气，时欲怒。

秋刺春分，病不愈，令人惕然，欲有所为，起而忘之。秋刺夏分，病不愈，令人益嗜卧，又且善梦。谓立秋之后。秋刺冬分，病不愈，令人悽悽时寒。

冬刺春分，病不愈，令人欲卧不能眠，眠而有见，谓十二月中旬以前。冬刺夏分，病不愈，令人气上，发为诸痹。冬刺秋分，病不愈，令人善渴。

足之阳者，阴中之少阳也。足之阴者，阴中之太阴也。手之阳者，阳中之太阳也。手之阴者，阳中之少阴也。

正月、二月、三月，人气在左，无刺左足之阳。

四月、五月、六月，人气在右，无刺右足之阳。

七月、八月、九月，人气在右，无刺右足之阴。

十月、十一月、十二月，人气在左，无刺左足之阴。

《刺法》曰：无刺熇熇之热，无刺漉漉之汗，无刺浑浑（音魂）之脉，无刺病与脉相逆者。上工刺其未生者也。其次刺其未成者也，其次刺其已衰者也。下工刺其方袭者，与其形之盛者，与其病之与脉相逆者也。故曰方其盛也，勿敢毁伤。刺其已衰，事必大昌。故曰上工治未病，不治已病。大寒无刺，大温无凝，月生无泻，月满无补，月郭空无治。新内无刺，已刺勿内。大怒无刺，已刺勿怒。大劳无刺，已刺勿劳。大醉无刺，已刺勿醉。大饱无刺，已刺勿饱。大饥无刺，已刺勿饥。已渴无刺，已刺勿渴。乘车来者，卧而休之，如食顷，乃刺之。步行来者，坐而休之，如行十里顷，乃刺之。大惊大怒，必定其气，乃刺之。

凡禁者，脉乱气散，逆其荣卫，经气不次，因而刺之，则阳病入于阴，阴病出为阳，则邪复生，粗工不察，是谓伐形；身体淫泺，反消骨髓，津液不化，脱其五味，是谓失气也。

曰：愿闻刺浅深之分？曰：刺骨者无伤筋，刺筋者无伤肉，刺肉者无伤脉，刺脉者无伤皮，刺皮者无伤肉，刺肉者无伤筋，刺筋者无伤骨。曰：余不知所谓，愿闻其详。曰：刺骨无伤筋者，针至筋而去，不及骨也。刺筋无伤肉者，至肉而去，不及筋也。刺肉无伤脉者，至脉而去，不及肉也。刺脉无伤皮者，至皮而去，不及脉也。刺皮无伤肉者，病在皮中，针入皮，无中肉也。刺肉无伤筋者，过肉中筋，刺筋无伤骨者，过筋中骨，此之谓反也。

刺中心，一日死，其动为噫。刺中肺，三日死，其动为欬。刺中肝，五日死，其动为欠（《素问》作语）。刺中脾，十五日死，其动为吞（《素问》作十日，一作五日）。刺中肾，三日死，其动为嚏（《素问》作六日，一作七日）。

刺中胆，一日半死，其动为呕。刺中膈，为伤中，其病虽愈，不过一岁必死。刺跗上，中大脉，血出不止死。刺阴股，中大脉，血出不止死。刺面中流脉，不幸为盲。刺客主人，内陷中脉，为漏为聋。刺头中脑户，入脑立死。刺膝膑出液为跛。刺舌下，中脉太过，出血不止为瘖。刺臂，中太阴脉，出血多，立死。刺足下布络中脉，血不出为肿。刺足少阴脉，重虚出血。为舌难以言。刺郄中大脉，令人仆脱色。刺膺中，陷脉（《素问》作刺膺中陷中肺），为喘逆仰息。刺气街中脉，血不出，为肿鼠鼷（音卜）。刺肘中内陷，气归之，为不屈伸。刺脊间中髓，为伛。刺阴股中阴三寸内陷，令人遗溺。刺浮上中乳房，为肿，根蚀。刺腋下胁间内陷，令人欬。刺缺盆中内陷气泄，令人喘欬逆。刺少腹中膀胱，溺出，令人少腹满。刺手鱼腹内陷，为肿，刺腨肠内陷，为肿。刺匡上陷骨中脉为漏为盲。刺关节中液出，不得屈伸。

针灸禁忌第一（下）

黄帝问曰：愿闻刺要。岐伯对曰：病有浮沉，刺有浅深，各至其理，无过其道，过之则内伤，不及则生外壅，壅则邪从之。浅深不及，反为大贼，内伤五脏，后生大病。故曰，病有在毫毛腠理者，有在皮肤者，有在肌肉者，有在脉者，有在筋者，有在骨者，有在髓者。是故刺毫毛腠理无伤皮，皮伤则内动肺，肺动则秋病温疟，热厥，淅然寒慄。刺皮无伤肉，肉伤则内动脾，脾动则七十二日四季之月，病腹胀烦满，不嗜食。刺肉无伤脉，脉伤则内动心，心动则夏病心痛。刺脉无伤筋，筋伤则内动肝，肝动则春病热而筋弛。刺筋无伤骨，骨伤则内动肾，肾动则冬病胀腰痛。刺骨无伤髓，髓伤则消泺胻痠，体解㑊然不去矣。

神庭禁不可刺。上关禁不可刺深（深则令人耳无所闻）。颅息刺不可多出血。左角刺不可久留，人迎刺过深杀人。云门刺不可深（深则使人逆息不能食）。脐中禁不可刺。伏菟禁不可刺（本穴云刺入五分）。三阳络禁不可刺。复溜刺无多见血。承筋禁不可刺。然谷刺无多见血。乳中禁不可刺。鸠尾禁不可刺。

右刺禁。

头维禁不可灸。承光禁不可灸。脑户禁不可灸，风府禁不可灸。瘖门禁不可灸（灸之令人瘖）。下关耳中有干擿（一作擿）。禁不可灸。耳门耳中有脓，禁不可灸。人迎禁不可灸。丝竹空禁不可灸（灸之不幸令人目小或昏）。承泣禁不可灸。脊中禁不可灸（灸之使人偻）。白环俞禁不可灸。乳中禁不可灸。石门女子禁不可灸。气街禁不可灸（灸之不幸不得息）。渊腋禁不可灸（灸之不幸生肿蚀）。经渠禁不可灸（伤人神）。鸠尾禁不可灸。阴市禁不可灸。阳关禁不可灸。天府禁不可灸（使人逆息）。伏菟禁不可灸。地五会禁不可灸（使人瘦）。瘈脉禁不可灸。

右禁灸。

凡刺之道，必中气穴，无中肉节，中气穴则针游于巷，中肉节则皮肤痛。补泻反则病益笃。中筋则筋缓，邪气不出，与真相薄，乱而不去，反还内着，用针不审，以顺为逆也。凡刺之理，补泻无过其度。病与脉逆者，无刺。形肉已夺，是一夺也。大夺血之后，是二夺也。大夺汗之后，是三夺也。大泄之后，是四夺也。新产及大下血，是五夺也。此皆不可泻也。

曰：针能杀生人，不能起死人乎？曰：能杀生人不起死生者是，人之所受气谷，谷之所注者胃也。胃者，水谷气血之海也。海之所行云雨者，天下也。胃之所出气血者，经隧也。经隧者，五脏六腑之大络也。逆而夺之而已矣。迎之五里，中道而止，五里而已，五往（一作注）而藏之气尽矣。故五五二十五而竭其俞矣，此所谓夺其天气。故曰：窥门而刺之者，死于家；入门而刺之者，死于堂。帝曰：请传之后世，以为刺禁。

九针九变十二节五刺五邪第二

黄帝问曰：九针安生？岐伯对曰：九针者天地之数也。天地之数，始于一终于九。故一以法天，二以法地，三以法人，四以法四时，五以法五音，六以法六律，七以法七星，八以法八风，九以法九野。

曰：以针应九之数奈何？曰：一者天。

天者阳也，五脏之应天者肺也，肺者五脏六腑之盖也，皮者肺之合也，人之阳也，故为之治镵针。镵针者，取法于布（一作巾）针，去末半寸卒兑之，长一寸六分，大其头而兑其末，令无得深入而阳气出，主热在头身。故曰：病在皮肤无常处者，取之镵针于病所。肤白勿取。

二者地。地者土也，人之所以应土者肉也，故为之治员针。员针者，取法于絮，针筩其身而员其末，其锋如卵，长一寸六分，以泻肉分之气，令不伤肌肉，则邪气得竭。故曰：病在分肉间，取以员针。

三者人也。人之所以成生者血脉也，故为之治鍉（音兑）针。鍉针者，取法于黍粟，大其身而员其末，如黍粟之兑，长三寸五分，令可以按脉勿陷以致其气，使邪独出。故曰：病在脉，少气当补之，以鍉针针于井营分俞。

四者时也。时者，人于四时八正之风，客于经络之中，为痼病者也，故为之治锋针。锋针者，取法于絮，针筒其身而锋其末，其刃三隅，长一寸六分，令可以泻热出血，发泄痼病。故曰：病在五脏固居者，取以锋针。泻于井荥分俞，取以四时也。

五者音也。音者冬夏之分，分于子午，阴与阳别，寒与热争，两气相薄，合为痈肿者，故为之治铍针，铍针者，取法于剑，令末如剑锋，广二分半，长四寸，可以取大脓出血，故曰：病为大脓血，取以铍针。

六者律也。律者调阴阳四时合十二经脉，虚邪客于经络而为暴痹者也，故为之治员利针。员利针者，取法于牦，针且员且兑，身中微大，长一寸六分，以取痈肿暴痹。一曰尖如牦，微大其末，反小其身，令可深内也。故曰：痹气暴发者，取以员利针。

七者星也。星者人之七窍，邪之所客于经，舍于络，而为痛痹者也，故为之治毫针。毫针者，取法于毫毛，长一寸六分，令尖如蚊虻喙，静以徐往，微以久留，正气因之，真邪俱往，出针而养，主以治痛痹在络也。故曰：病痹气补而去之者，取之毫针。

八者风也。风者，人之股肱八节也，八正之虚风伤人，内舍于骨解、腰脊、节腠之间为深痹者也，故为之治长针。长针者，取法于綦，针长七寸，其身薄而锋其末，令可以取深邪远痹。故曰病在中者，取以长针。

九者野也。野者，人之骨解，虚风伤人，内舍于骨解皮肤之间也。淫邪流溢于身，如风水之状，不能过于机关大节者也，故为之治大针。大针者，取法于锋针（一作鍉针），其锋微员，长四寸，以泻机关内外大气之不能过关节者也。故曰：病水肿不能过关节者，取以大针。

凡刺之要，官针最妙。九针之宜，各有所为。长短大小，各有所施。不得其用，病不能移。疾浅针深，内伤良肉，皮肤为痈。疾深针浅，病气不泻，反为大脓。病小针大，气泻大甚，病后必为害。病大针小，大气不泻泄，亦为后败。夫针之宜，大者大泻，小者不移，以言其过，请言其所施。

凡刺有九，以应九变。一曰腧刺。腧刺者，刺诸经荥俞藏俞也。二曰道刺。道刺者，病在上，取之下，刺府俞也。三曰经刺。经刺者，刺大经之结络经分也。四曰络刺。络刺者，刺小络之血脉也。五曰分刺。分刺者，刺分肉之间也。六曰大泻刺（一作太刺）。大泻刺者，刺大脓以铍针也。七曰毛刺。毛刺者，刺浮痹于皮肤也。八曰巨刺。巨刺者，左取右，右取左也。九曰焠刺。焠刺者，燔针取痹气也。

凡刺有十二节，以应十二经。一曰偶

刺，偶刺者，以手直心若背，直痛所，一刺前，一刺后，以刺心痹，刺此者傍针之也。二曰报刺，报刺者，刺痛无常处，上下行者，直内，拔针，以左手随病所按之，乃出针复刺之也。三曰恢刺，恢刺者，直刺傍之举之，前后恢筋急，以治筋痹也。四曰齐刺，齐刺者，直入一，傍入二，以治寒热气小深者。或曰参刺。参刺者，治痹气小深者也。五曰扬刺，扬刺者，正内一，傍内四而浮之，以治寒热之博大者也。六曰直针刺，直针刺者，引皮乃刺之，以治寒气之浅者也。七曰腧刺，腧刺者，直入直出，稀发针而深之，以治气盛而热者也。八曰短刺，短刺者，刺骨痹，稍摇而深之，致针骨所，以上下摩骨也。九曰浮刺，浮刺者，傍入而浮之，此治肌急而寒者也。十曰阴刺，阴刺者，左右率刺之，此治寒厥中寒者，取踝后少阴也。十一曰傍刺，傍刺者，直刺傍刺各一，此治留痹久居者也。十二曰赞刺，赞刺者，直入直出，数发针而浅之出血，此治痈肿者也。

脉之所居深不见者，刺之微内针而久留之，致其脉空，脉气之浅者勿刺。按绝其脉刺之，无令精出，独出其邪气耳。所谓三刺之则谷气出者，先浅刺绝皮以出阳邪；再刺则阴邪出者，少益深，绝皮致肌肉。未入分肉之间，后刺深之。已入分肉之间，则谷气出矣。故刺法曰：始刺浅之，以逐阳邪之气；后刺深之，以致阴邪之气；最后刺极深之，以下谷气。此之谓也。（莊文解乃后“针道终始”篇三刺及至谷邪之文也）故用针者，不知年之所加，气之盛衰，虚实之所起，不可以为工矣。

凡刺有五，以应五脏。一曰半刺。半刺者，浅内而疾发针，无针伤肉，如拔发（一作毛）状，以取皮气，此肺之应也。二曰豹文刺。豹文刺者，左右前后针之，中脉为故，以取经络之血者，此心之应也。三曰关刺。关刺者，直刺左右尽筋上以取筋痹，慎无出血，此肝之应也。四曰合谷刺。或曰渊刺，又曰岂刺。合谷刺者，左右鸡足针于分肉之间，以取肌痹，此脾之应也。五曰腧刺。腧刺者，直入直出，深内之至骨，以取骨痹，此肾之应也。

曰：刺有五邪，何谓五邪？曰：病有持痈者，有大者，有小者，有热者，有寒者，是谓五邪。

凡刺痈邪（用铍针）无迎陇，易俗移性不得脓。越道更行去其乡，不安处所乃散亡。诸阴阳遇痈所者，取之其俞泻也。

凡刺大邪（用锋针）曰以少，泄夺其有余（乃益虚）摽其道，针其邪于肌肉。视之无有，乃自直道，刺诸阳分肉之间。

凡刺小邪（用员针）曰以大，补益其不足乃无害，视其所在迎之界，远近尽至不得外，侵而行之乃自贵（一作费）。刺分肉之间。

凡刺热邪（用镵针）越而沧，出游不归乃无病，为开道乎辟门户，使邪得出病乃已。

凡刺寒邪（用毫针）曰以温，徐往疾去致其神，门户已闭气不分，虚实得调真气存。

缪刺第三

黄帝问曰：何谓缪刺？岐伯对曰：夫邪之客于形也，必先舍于皮毛，留而不去，入舍于络脉，留而不去，入舍于经脉，内连五脏，散于肠胃，阴阳俱感，五脏乃伤，此乃邪之从皮毛而入，极于五脏之次也。如此则治其经焉。

今邪客于皮毛，入舍于孙脉，留而不去，闭塞不通，不得入经，溢于大络而生奇病焉。夫邪客大络者，左注右，右注左，上下左右与经相干，而布于四末，其气无常处，不及于经俞，名曰缪刺。

曰：以左取右，以右取左，其与巨刺何以别之？曰：邪客于经也，左盛则右病，右盛则左病，亦有易且移者，左痛未已而右脉先病，如此者，必巨刺之，必中其经，非络脉也。故络病者，其痛与经脉缪处，故曰缪刺（巨刺者，刺其经；缪刺者，刺其络）。曰：缪刺取之何如？曰：邪客于足少阴之络，令人卒心痛，暴胀，胸胁反满。无积者，刺然谷之前出血，如食顷而已，左取右，右取左。病新发者，五日已。

邪客于手少阴（一作阳）之络，令人喉痹舌卷，口干心烦，臂外廉痛，手不及头。刺手中指（当作小指）次指爪甲上去端如韭叶，各一痏（音悔），壮者立已，老者有顷已，左取右，右取左，此新病，数日已。

邪客于足厥阴之络，令人卒疝暴痛。刺足大指爪甲上与肉交者各一痏，男子立已，女子有顷已，左取右，右取左。

邪客于足太阳之络，令人头项痛，肩痛。刺足小指爪甲上与肉交者各一痏，立已，不已刺外踝上三痏，左取右，右取左，如食顷已。

邪客于手阳明之络，令人气满胸中，喘急而支胠胸中热。刺手大指次指爪甲上去端如韭叶，各一痏，左取右，右取左，如食顷已。

邪客于臂掌之间，不得屈，刺其踝后，先以指按之，痛乃刺之。以月死生为数，月生一日一痏，二日二痏，十五日十五痏，十六日十四痏。

邪客于足阳跷之脉，令人目痛，从内眦始。刺外踝之下半寸所，各二痏，左取右，右取左，如行十里顷而已。

人有所堕坠，恶血留于内，腹中胀满，不得前后，先饮利药，此上伤厥阴之脉，下伤少阴之络。刺足内踝之下，然骨之前，血脉出血，刺跗上动脉。不已。刺三毛上各一痏，见血立已，左取右，右取左。善惊善悲不乐，刺如右方。

邪客于手阳明之络，令人耳聋，时不闻音，刺手大指次指爪甲上端如韭叶，各一痏，立闻。不已，刺中指爪甲上与肉交者，立闻。其不时闻者，不可刺也。耳中生风者，亦刺之如此数，右取左，左取右。

凡痹行往来无常处者，在分肉间痛而刺之，以月生死为数。用针者，随气盛衰，以为痏数，针过其日数则脱气，不及其日数则气不泻，左刺右，右刺左。病如故，复刺之如法，以月死生为数，月生一日一痏，二日二痏，渐多之，十五日十五痏，十六日十四痏，渐少之。

邪客于足阳明之络（《素问》作经，王冰云：以其脉左右交于面部，故举经脉之病，以明缪刺之类），令人鼽衄，上齿寒。刺足中指（《素问》注云：刺大指次指）爪甲上与肉交者，各一痏。左取右，右取左。

邪客于足少阳之络，令人胁痛不得息，欬而汗出。刺足小指（《素问》有次指二字）爪甲上与肉交者各一痏，不得息立已，汗出立止，欬者温衣饮食，一日已，左刺右，右刺左，病立已，不已，复刺如法。

邪客于足少阴之络，令人咽痛，不可内食，无故善怒，气上走贲上。刺足中央之络，各三痏，凡六刺立已，左刺右，右刺左。

邪客于足太阴之络，令人腰痛，引少腹控䏚，不可以仰息。刺其腰尻之解，两胂之上，是腰俞，以月死生为痏数，发针立已，左刺右，右刺左。

邪客于足太阳之络，令人拘挛背急引胁而痛，内引心而痛。刺之从项始数脊椎侠脊，疾按之应手而痛，刺入傍三痏，立已。

邪客于足少阳之络，令人留于枢中痛，髀不得气（一作髀不可举），刺枢中以毫针，寒则留针，以月生死为痏数立已。

诸经刺之，所过者不病，则缪刺之。耳聋刺手阳明，不已，刺其过脉出耳前者。齿龋刺手阳明立已，不已，刺其脉入齿中者立已。

邪客于五脏之间，其病也脉引而痛，时来时止，视其病脉，缪刺之于手足爪甲上，视其脉，出其血，间日一刺，一刺不已，五刺已。缪传引上齿，齿唇寒（《素问》多一痛字），视其手背脉血者去之，刺足阳明中指爪甲上一痏，手大指次指爪甲上各一痏立已，左取右，右取左。嗌中肿，不能内唾，不能出唾者，缪刺然骨之前出血立已，左取右，右取左。（自嗌肿至此二十九字，《素问》王冰注原在邪客足少阴络之下，今移在此。）

邪客于手足少阴、太阴（一作阳）、足阳明之络，此五络者，皆会于耳中，上络左角，五络俱竭，令人身脉皆动而形无知也，其状若尸，或曰尸厥。刺足大指内侧爪甲上去端如韭叶，后刺足心，后刺足中指爪甲上各一痏，后刺手大指内侧爪甲上端如韭叶，后刺手少阴兑骨之端各一痏，立已（《素问》又云后刺手心主者，非也）。不已，以竹筒吹其两耳中，鬄其左角之发方寸，燔治，饮以美酒一杯，不能饮者，灌之立已。

凡刺之数，先视其经脉，切而循之，审其虚实而调之。不调者，经刺之；有痛而经不病者，缪刺之。因视其皮部有血络者，尽取之。此缪刺之数也。

针道第四

夫针之要，易陈而难入。粗守形，上守神。神乎神，客在门。未睹其病，恶知其原。刺之微，在速迟。粗守关，上守机。机之不动，不离其空，空中之机，清静以微。其来不可逢，其往不可追。知机道者，不可挂以发。不知机者，叩之不发。知其往来，要与之期。粗之闇乎，妙哉上独有之也。往者为逆，来者为顺。明知逆顺，正行无问。迎而夺之，恶得无虚。追而济之，恶得无实。迎而随之，以意和之。针道毕矣。凡用针者，虚则实之，满则泄之，菀陈则除之，邪胜则虚之。《大要》曰：徐而疾则实，疾而徐则虚。言其实与虚，若有若无。察后与先，若亡若存，为虚为实，若得若失。

虚实之要，九针最妙。补泻之时，以针为之。泻曰：迎之迎之，意必持而内之，放而出之。排扬出针，疾气得泄。按而引针，是谓内温。血不得散，气不得出。补曰：随之随之，意若忘之。若行若按，如蚊蝱止。如留如环，去如绝弦令左属右，其气故止。外门以闭，中气乃实。必无留血，急取诛之。持针之道，坚者为宝。

正指直刺，无针左右。神在秋毫，属意病者，审视血脉，刺之无殆。方刺之时，心在悬阳，及与两衡（一作冲）。神属勿去，知病存亡。取血脉者，在俞横居，视之独满，切之独坚。夫气之在脉也，邪气在上，浊气在中，清气在下。故针陷脉则邪气出，针中脉则浊气出，针太深则邪反沉，病益甚。故曰皮肉筋脉，各有所处。病各有所舍，针各有所宜。各不同形，各以任其所宜。无实实虚虚，损不足，益有余，是为重病，病益甚。取五脉者死，取三脉者恇。夺阴者厥，夺阳者狂，针害毕矣。

知其所苦。隔有上下，知其气之所。先得其道，布而涿之（《太素》作希而疏之），稍深而留之，故能徐之。大热在上者，推而下之；从下上者，引而去之；视前痛者，常先取之；大寒在外，留而补之；入于中者，从合泻之。针所不为，灸之所宜。上气不足，推而扬之；下气不足，积而从之。阴阳皆虚，火自当之，厥而寒甚，骨廉陷下，寒过于膝，下陵三里，阴络所过，得之留止，寒入于中，推而行之，经陷下者，即火当之。结络坚紧，火之所治。不知其苦，两跻之下，男阳女阴，良工所禁，针论毕矣。

凡刺虚者实之，满者泄之，此皆众工之所共知也。若夫法天则地，随应而动，和之若响，随之若影，道无鬼神，独来独往。凡刺之真，必先治神。五脏已定，九候已明，后乃存针。众脉所（《素问》作不）见，众凶所（《素问》作弗）闻。外内相得，无以形先。可玩往来，乃施于人。虚实之要，五虚勿近，五实勿远。至其当发，间不容瞚。手动若务，针耀而匀。静意视义，观适之变，是谓冥冥，莫知其形。见其乌乌，见其稷稷；从见其飞，不知其谁。伏如横弩，起若发机。刺虚者须其实，刺实者须其虚。经气已至，慎守勿失。深浅在志，远近若一。如临深渊，手如握虎，神无营于众物。

黄帝问曰：愿闻禁数？岐伯对曰：脏有要害，不可不察。肝生于左，肺藏于右。心部于表，肾治于里，脾为之使，胃为之市。膈肓之上，中有父母。七节之傍，中有志心（《素问》作小心）。顺之有福，逆之有咎。泻必用方（《太素》作员）。切而转之，其气乃行。疾入徐出，邪气乃出。伸而迎之，摇大其穴，气出乃疾。补必用员（《太素》作方），外引其皮，令当其门。左引其枢，右推其肤，微旋而徐推之。必端以正，安以静，坚心无解，欲微以留，气下而疾出之。推其皮，盖其外门，真气乃存。用针之要，无忘养神。泻者以气方盛，以月方满，以日方温，以身方定，以息方吸而内针，乃复候其方吸而转针，乃复候其方呼而徐引针。补者行也，行者移也，刺必中其荣，复以吸排针也。必知形之肥瘦。荣卫血气之衰盛。血气者，人之神，不可不谨养。

形乎形，目瞑瞑。扪其所痛（《素问》作问其所痛），索之于经，慧然在前，按之弗得，不知其情，故曰形。乎神神，耳不闻。目明心开而志光，慧然独觉，口弗能言，俱视独见，象若昏，昭然独明，若风吹云，故曰神。三部九候为之原，九针之论不必存。

凡刺之而气不至，无问其数；刺之而气至乃去之，勿复针。针各有所宜，各不同形，各任其所为。刺之要，气至而效，效之信，若风吹云，昭然于天，凡刺之道毕矣。节之交，凡三百六十五会。知其要者，一言而终，不知其要者，流散无穷。所言节者，神气之所游行出入也，非皮肉筋骨也。睹其色，察其目，知其散复。一其形，听其动静，知其邪正。右主推之，左持而御之，气至而去之。

凡将用针，必先视脉气之剧易，乃可以治病。五脏之气已绝于内，而用针者反实其外，是谓重竭。重竭必死，其死也静，治之者辄反其气，取腋与膺。五脏之气已绝于外，而用针者反实其内，是谓逆厥。逆厥则必死，其死也躁，治之者反取四末。刺之害，中而不去则精泄，害中而去则致气，精泄则病甚而恇，致气则生为痈疡。

刺针必肃，刺肿摇针，经刺勿摇，此刺之道也。刺诸热者，如手探汤；刺寒清者，如人不欲行。刺虚者，刺其去；刺实者，刺其来。刺上关者，故不能欠；刺下关者，欠不能故。刺犊鼻者，屈不能伸；刺内关者，伸不能屈。病高而内者，取之阴陵泉；病高而外者，取之阳陵泉。阴有阳疾者，取之下陵三里。正往无殆，下气乃止，不下复始矣。

针道终始第五

凡刺之道，毕于终始。明知终始，五脏为纪，阴阳定矣。阴者主脏，阳者主府。阳受气于四肢，阴受气于五脏。故泻者迎之，补者随之。知迎知随，气可令和。和气之方，必通阴阳。五脏为阴，六腑为阳。谨奉天道，请言终始。终始者，经脉为纪，持其脉口人迎，以知阴阳有余不足，平与不平，天道毕矣。

所谓平人者，不病也。不病者，脉口人迎应四时也，上下相应而俱往来也，六经之脉不结动也，本末相遇，寒温相守司，形肉血气必相称也，是谓平人。若少气者，脉口人迎俱少而不称尺寸。如是者，则阴阳俱不足，补阳则阴竭，泻阴则阳脱。如是者，可将以甘药，不可饮以至剂。如此者弗灸。不已者，因而泻之，则五脏气坏矣。

人迎一盛，病在足少阳，一盛而躁在手少阳。人迎二盛，病在足太阳，二盛而躁在手太阳。人迎三盛，病在足阳明，三盛而躁在手阳明。人迎四盛且大且数，名曰溢阳，溢阳为外格。脉口一盛，病在足厥阴，一盛而躁在手心主。脉口二盛，病在足少阴，二盛而躁在手少阴。脉口三盛，在足太阴，三盛而躁在手太阴。脉口四盛俱大且数，名曰溢阴。溢阴为内关，不通者死不治。人迎与太阴脉口俱盛四倍已上，名曰关格。关格者与之短期。

人迎一盛，泻足少阳而补足厥阴，二泻一补，日一取之，必切而验之，疎取之上，气和乃止。人迎二盛，泻足太阳而补足少阴，二泻一补，二日一取之，必切而验之，疏取之上，气和乃止。人迎三盛，泻足阳明而补足太阴，二泻一补，日一取之，必切而验之，疎取之上，气和乃止。

脉口一盛，泻足厥阴而补足少阳，二补一泻，日一取之，必切而验之，气和乃止，疎取之。脉口二盛，泻足少阴而补足太阳，二泻一补，二日一取之，必切而验之，气和乃止，疎取之。脉口三盛，泻足太阴而补足阳明，二补一泻，日二取之，必切而验之，气和乃止，疎取之。所以日二取之者，太阴主胃，大富于谷，故可日二取之也。人迎脉口俱盛四倍已上（《灵枢》作三倍），名曰阴阳俱溢。如是者，不开则血脉闭塞，气无所行，流淫于中，五脏内伤。如此者，因而灸之，则变易为他病矣。

凡刺之道，气和乃止，补阴泻阳，音声益彰，耳目聪明，反此者，血气不行。

所谓气至而有效者，泻则脉虚，虚者脉大如其故而不坚也。大如故而益坚者，适虽言快，病未去也。补则益实，实者脉大如其故而益坚也。大如故而不坚者，适虽言快，病未去也。故补则实，泻则虚，病虽不随针减，病必衰去矣。必先通十二经之所生病，而后可传于终始。故阴阳不相移，虚实不相倾，取之其经。

凡刺之属，三刺至谷气，邪澼妄合，阴阳移居，逆顺相反，浮沉异处，四时不相得，稽留淫泆，须针而去。故一刺阳邪出，再刺阴邪出，三刺则谷气至，而止。所谓谷气至者，已补而实，已泻而虚，故知谷气至也。邪气独去者，阴与阳未能调而病知愈也。故曰补则实，泻则虚，病虽不随针减，病必衰去矣。（此文似解前第三篇中。）

阳盛而阴虚，先补其阴，后泻其阳而和之。阴盛而阳虚，先补其阳，后泻其阴而和之。三脉动于足大指之间，必审其虚实。虚而泻之，是谓重虚，重虚病益甚。凡刺此者，以指按之，脉动而实且疾者则泻之，虚而徐者则补之，反此者病益甚。三脉动（一作重）于大指，谓阳明在上，厥阴在中，少阴在下。

膺腧中膺，背俞中背，肩髆虚者取之上。重舌，刺舌柱以铍针也。手屈而不伸者，其病在筋；伸而不可屈者，其病在骨。在骨守骨，在筋守筋。

补泻须一方实，深取之，稀按其痏，以极出其邪气。一方虚，浅刺之，以养其脉，疾按其痏，无使邪气得入。邪气之来也紧而疾，谷气之来也徐而和。脉实者，深刺之以泄其气；脉虚者，浅刺之使精气无得出，以养其脉，独出其邪气。刺诸痛者深刺之，诸痛者其脉皆实。从腰以上者，手太阴、阳明主之；从腰以下者，足太阴、阳明主之。病在下者高取之，病在上者下取之，病在头者取之足，病在腰者取之腘，病生于头者头重，生于手者臂重，生于足者足重。治病者，先刺其病所从生者也。

春气在毫毛，夏气在皮肤，秋气在分肉，冬气在筋骨。刺此病者，各以其时为齐。刺肥人者，以秋冬为之齐；刺瘦人者，以春夏为之齐。刺之痛者阴也，痛而以手按之不得者亦阴也，深刺之。痒者阳也，浅刺之。病在上者阳也，在下者，阴也。病先起于阴者，先治其阴而后治其阳；病先起于阳者，先治其阳而后治其阴。久病者邪气入深，刺此病者，深内而久留之，间日复刺之，必先调其左右，去其血脉，刺道毕矣。

凡刺之法，必察其形气。形气未脱，少气而脉又躁，躁厥者（一作疾字），必为缪刺之。散气可收，聚气可布。深居静处，占神往来，闭户塞牖，魂魄不散，专意一神，精气之分，无闻人声，以收其精，必一其神，令志在针。浅而留之，微而浮之，以移其神，气至乃休。男女内外，坚拒勿出，谨守勿内，是谓得气。

针道自然逆顺第六

（前系逆顺肥瘦文，后系根结文）

黄帝问曰：愿闻针道自然。岐伯对曰：用自然者，临深决水，不用功力，而水可竭也。循掘决冲，不顾坚密，而经可通也。此言气之滑涩，血之清浊，行之逆顺也。

曰：人之黑白肥瘦少长各有数乎？曰：年质壮大，血气充盛，皮肤坚固，因加以邪，刺此者，深而留之，此肥人也。广肩腋项，肉薄厚皮而黑色，唇临临然者，其血黑以浊，其气涩以迟，其贪于取予，刺此者，深而留之，多益其数。

曰：刺瘦人奈何？曰：瘦人者，皮薄色少，肉廉廉然，薄唇轻言，其血清，其气滑，易脱于气，易损于血，刺此者，浅而疾之。

曰：刺常人奈何？曰：视其黑白，各为调之。端正纯厚者，其血气和调，刺此者，无失其常数。

曰：刺壮士真骨者奈何？曰：刺壮士真骨，坚肉缓节，验验（一作监监）然，此人重则气涩血浊，刺此者，深而留之，多益其数；劲则气滑血清，刺此者，浅而疾之也。

曰：刺婴儿奈何？曰：婴儿者，其肉脆血少气弱，刺此者以毫针，浅刺而疾发针，日再可也。

曰：临深决水奈何？曰：血清气浊，疾泻之，则气竭矣。曰：循掘决冲奈何？曰：血浊气涩，疾泻之，则气可通也。

曰：逆顺五体经络之数，此皆布衣匹夫之士也；食血者（《九墟》作血食之君），身体空虚，肤肉软弱，血气慓悍滑利，刺之岂可同乎？曰：夫膏粱菽藿之味，何可同也。气滑则出疾，气涩则出迟。气悍则针小而入浅，气涩则针大而入深。深则欲留，浅则欲疾。故刺布衣者，深以留，刺王公大人者，微以徐。此皆因其气之慓悍滑利者也。

曰：形气之逆顺奈何？曰：形气不足，病气有余，是邪胜也，急泻之。形气有余，病气不足，急补之。形气不足，病气不足，此阴阳俱不足，不可复刺之，刺之则重不足，重不足则阴阳俱竭；血气皆尽，五脏空虚，筋骨髓枯，老者绝灭，壮者不复矣。形气有余，病气有余者，此谓阴阳俱有余也，急泻其虚，调其虚实。故曰有余者泻之，不足者补之，此之谓也。故曰刺不知逆顺，真邪相薄，实而补之，则阴阳血气皆溢，肠胃充郭，肺肝内胀，阴阳相错。虚而泻之，则经脉空虚，血气枯竭，肠胃慑辟，皮肤薄着，毛腠夭焦，予之死期。故曰用针之要，在于知调，调阴与阳，精气乃光，合形与气，使神内藏，故曰上工平气，中工乱经，下工绝气危生，不可不慎也。必察其五脏之变化，五脉之相应，经脉之虚实，皮肤之柔麄，而后取之也。

针道外揣纵舍第七

黄帝问曰：夫九针，少则无内，大则无外，恍惚无穷，流溢无极，余知其合于天道人事四时之变也，余愿浑求为一可乎？岐伯对曰：夫唯道焉，非道何可大小浅深离合为一乎哉。故远者司外揣内，近者司内揣外。是谓阴阳之极，天地之盖。

曰：持针纵舍奈何？曰：必先明知十二经之本末，皮肤之寒热，脉之盛衰滑涩。其脉滑而盛者病日进，虚而细者久以持，大以涩者为痛痹，阴阳如一者病难治。察其本末，上下有热者，病常在，其热已衰者，其病亦去矣。因持其尺，察其肉之坚脆、大小、滑涩、寒热、燥湿。因视目之五色，以知五脏而决死生。视其血脉，察其五色，以知寒热痹痛。

曰：持针纵舍，余未得其意也。曰：持针之道，欲端以正，安以静。先知虚实，而行疾徐。左手执骨，右手循之，无与肉裹。泻欲端正，补必闭肤。转针导气，邪气不得淫泆，真气以居。曰：扞皮开腠理奈何？曰：因其分肉，左别其肤。微内而徐端之，适神不散，邪气得去也。

卷　六

八正八虚八风大论第一

黄帝问曰：岁之所以皆同病者，何气使然？少师对曰：此八症之候也。候此者，常以冬至之日。风从南方来者，名曰虚风，贼伤人者也。其以夜半至者，万民皆卧而不犯，故其岁民少病。其以昼至者，万民懈惰而皆中于邪风，故民多病。虚邪入客于骨而不发于外，至其立春，阳气大发，腠理开。有因立春之日，风从西方来，万民皆中虚风。此两邪相搏，经气结代，故诸逢其风而遇其雨者，名曰遇岁露焉。因岁之和而少贼风者，民少病而少死；岁多贼风邪气，寒温不和，则民多病而死矣。

曰：虚邪之风，其所贵贱何如，候之奈何？曰：正月朔日，风从西方来而大，名曰白骨。将国有殃，人多死亡。正月朔日，平旦西北风行，民病多，十有三也。正月朔日，日中北风，夏，民多死（一作多病）者。正月朔日，平旦北风，春，民多死者。正月朔日，夕时北风，秋，民多死者。正月朔日，天时和温不风，民无病；大寒疾风，民多病。二月丑不风，民多心腹病。三月戌不温，民多寒热病。四月巳不暑，民多瘅病。十月申不寒，民多暴死。诸所谓风者，发屋拔树，扬沙石，起毫毛，发腠理者也。

风从其冲后来者，名曰虚风，贼伤人者也，主杀害，必谨候虚风而谨避之。避邪之道，如避矢石，然后邪弗能害也。

风从南方来，名曰大弱风。其伤人也，内舍于心，外在于脉，其气主为热。风从西南方来，名曰谋风。其伤人也，内舍于脾，外在于肌肉，其气主为弱。风从西方来，名曰刚风。其伤人也，内舍于肺，外在于皮肤，其气主为燥。风从西北方来，名曰折风。其伤人也，内舍于小肠，外在于手太阳之脉，脉绝则泄，脉闭则结不通，善暴死。从北方来，名曰大刚风。其伤人也，内舍于肾，外在于骨与肩背之膂筋，其气主为寒。风从东北方来，名曰凶风。其伤人也，内舍于大肠，外在于两胁腋骨，下及肢节。风从东方来，名曰婴儿风。其伤人也，内舍于肝，外在于筋纽，其气主为湿。风从东南方来，名曰弱风。其伤人也，内舍于胃，外在于肌，其气主为体重。

凡此八风者，皆从其虚之乡来，乃能病人。三虚相薄，则为暴病卒死。两虚一实，则为淋露寒热。犯其雨湿之地则为痿。故圣人避邪，如避矢石。其三虚偏中于邪风，则为击仆偏枯矣。曰：四时八风之中人也，因有寒暑。寒则皮肤急腠理闭；暑则皮肤缓腠理开。贼风邪气，因得以入乎？将必须八正风邪，乃能伤人乎？曰：贼风邪气之中人也，不得以时。然必因其开也，其入深，其内亟（一作极）也疾，其病人也卒暴；因其闭也，其入浅以留，其病人也徐以迟。曰：其有寒温和适，腠理不开，然有卒病者，其故何也？曰：人虽平居，其腠理开闭缓急，固常有时也。夫人与天地相参，与日月相应。故月满则海水西盛，人血气积，肌肉充，皮肤致，毛发坚，腠理郄，烟垢着。当是之时，虽遇贼风，其入浅，亦不深。到其月郭空，则海水东盛，人血气虚，其卫气去，形独居，肌肉减，皮肤缓，腠理开，毛发薄，䐃垢泽。当是之时，遇贼风，其入深，其病人卒暴。

曰：人有卒然暴死者，何邪使然？曰：得三虚者其死疾；得三实者邪不能伤也。乘年之衰，逢月之空，失时之和，人气乏少，因为贼风邪气所伤，是谓三虚。故论不知三虚，工反为粗。若逢年之盛，遇月之满，得时之和，虽有贼风邪气，不能伤也。

逆顺病本末方宜形志大论第二

黄帝问曰：治民治身，可得闻乎？岐伯对曰：治民与自治，治彼与治此，治小与治大，治国与治家，未有逆而能治者，夫唯顺而已矣。故入国问其俗，临病人问所便。曰：便病奈何？曰：中热消瘅则便寒，寒中之属则便热。胃中热则消谷，令人悬心善饥，脐已上皮热。肠中热，则出黄如糜色，脐以下皮寒。胃中寒则填胀。肠中寒则肠鸣飧泄。胃中寒，肠中热，则胀且泄。胃中热，肠中寒，则疾饥，少腹痛胀。

曰：胃欲寒饮，肠欲热饮，两者相逆，治之奈何？曰：春夏先治其标，后治其本；秋冬先治其本，后治其标。曰：便其相逆者奈何？曰：便此者，食饮衣服，欲适寒温。寒无凄怆，暑无出汗。食饮者，热无灼灼，寒无沧沧。寒温中适，故气搏持，乃不致邪僻。先病而后逆者治其本，先逆而后病者治其本，先寒而后生病者治其本，先病而后生寒者治其本，先热而后生病者治其本，先病而后生热者治其本，先病而后生中满者治其标，先病而后泄者治其本。先泄而后生他病者治其本，必先调之，乃治其它病。先病而后中满者治其标，先中满而后烦心者治其本。人有客气同（同一作固）气，小大不利治其标。小大便利治其本。病发而有余，本而标之，先治其本，后治其标；病发而不足，标而本之，先治其标，后治其本。谨察间甚而调之，间者并行，甚者独行。小大不利而后生他病者，治其本。

东方滨海傍水，其民食鱼嗜咸。鱼者使人热中，咸者胜血。其民皆黑色疏理，其病多壅肿，其治宜砭石。

西方水土刚强，其民华食而脂肥，故邪不能伤其形体，其病生于内，其治宜毒药。

北方风寒冰冽，其民乐野处而乳食，藏寒生满病，其治宜灸焫。

南方其地下，水土弱，雾露之所聚也。其民嗜酸而食胕，故致理而赤色，其病挛痹，其治宜微针。

中央其地平以湿，天地所生物者众，其民食杂而不劳。故其病多痿厥寒热，其治宜导引按跻。故圣人杂合以治，各得其宜。

形乐志苦，病生于脉，治之以灸刺；形苦志乐，病生于筋，治之以熨引；形乐志乐，病生于肉，治之以针石；形苦志苦，病生于咽喝（一作困竭），治之以甘药；形数惊恐，经络不通，病生于不仁，治之以按摩醪醴。是谓五形。故志曰：刺阳明出血气，刺太阳出血恶气，刺少阳出气恶血，刺太阴出气恶血，刺少阴出气恶血，刺厥阴出血恶气。

五脏六腑虚实大论第三

黄帝问曰：刺法言，有余泻之，不足补之，何谓也？岐伯对曰：神有有余，有不足；气有有余，有不足；血有有余，有不足；形有有余，有不足；志有有余，有不足。心藏神，肺藏气，肝藏血，脾藏肉，肾藏志。志意通达，内连骨髓，而成形。五脏之道。皆出于经渠，以行血气；血气不和，百病乃变化而生，故守经渠焉。

神有余则笑不休，不足则忧（《素问》作悲，王冰曰作忧者误）。血气未并，五脏安定，邪客于形，悽厥（《素问》作洒淅）起于毫毛，未入于经络，故命曰神之微。神有余则泻其小络之血，出血勿之深斥，无中其大经，神气乃平。神不足者，视其虚络，切而致之，刺而和之，无出其血，无泄其气，以通其经，神气乃平。曰：刺微奈何？曰：按摩勿释，着针勿斥，移气于足（《素问》作不足），神气乃得复。

气有余则喘咳上气，不足则息利少气。血气未并，五脏安定，皮肤微病，命曰白气微泄。有余则泻其经渠，无伤其经，无出其血，无泄其气。不足则补其经渠，无出其气。曰：刺微奈何？曰：按摩勿释，出针视之。曰：故将深之，适人必革，精气自伏，邪气乱散，无所休息，气泄腠理，真气乃相得。

血有余则怒，不足则慧（《素问》作恐）。血气未并，五脏安定，孙络外溢，则络有留血。有余则刺其盛经，出其血。不足则视其虚，内针其脉中，久留之血至（《素问》作而视），脉大，疾出其针，无令血泄。曰：刺留奈何？曰：视其血络，刺出其血，无令恶血得入于经，以成其病。

形有余则腹胀，泾溲不利，不足则四肢不用。血气未并，五脏安定，肌肉蠕（一作溢）动，名曰微风。有余则泻其阳经，不足则补其阳络。曰：刺微奈何？曰：取分肉间，无中其经，无伤其络，卫气得复，邪气乃索。

志有余则腹胀飧泄，不足则厥。血气未并，五脏安定，骨节有伤。有余则泻然筋血者，出其血，不足则补其复溜。

曰：刺未并奈何？曰：即取之，无中其经，以去其邪，乃能立虚。

曰：虚实之形，不知其何以生？曰：血气已并，阴阳相顷，气乱于卫，血逆于经，血气离居，一实一虚。血并于阴，气并于阳，故为惊狂。血并于阳，气并于阴，乃为炅中。血并于上，气并于下，心烦闷善怒。血并于下，气并于上，乱而喜忘（《素问》作善忘）。

曰：血并于阴，气并于阳，如是血气离居。何者为实，何者为虚？曰：血气者，喜温而恶寒。寒则泣不流，温则消而去之。是故气之所并为血虚，血之所并为气虚。

曰：人之所有者，血与气耳。乃言血并为虚，气并为虚，是无实乎？曰：有者为实，无者为虚。故气并则无血，血并则无气。今血与气相失，故为虚焉。络之与孙脉，俱注（一作输）于经，血与气并，则为实焉。血之与气并走于上，则为大厥，厥则暴死，气复反则生，不反则死。

曰：实者何道从来。虚者何道从去？曰：夫阴与阳，皆有输会。阳注于阴，阴满之外，阴阳紃（音巡）平（《素问》作均平），以充其形，九候若一，名曰平人。夫邪之所生，或生于阳，或生于阴。其生于阳者，得之风雨寒暑；其生于阴者，得之饮食起居，阴阳喜怒。

曰：风雨之伤人奈何？曰：风雨之伤人也，先客于皮肤，传入于孙脉，孙脉满则传入于络脉，络脉满乃注于大经脉，血气与邪气并客于分腠之间，其脉坚大，故曰实。实者，外坚充满，不可按，按之则痛。

曰：寒湿之伤人奈何？曰：寒湿之中人也，皮肤收（《素问》作不收），肌肉坚紧，营血涩，卫气去，故曰虚。虚者摄辟，气不足，血涩，按之则气足温之，故快然而不痛。

曰：阴之生实奈何？曰：喜怒不节，则阴气上逆，上逆则下虚，下虚则阳气走乏，故曰实。曰：阴之生虚奈何？曰：喜则气下，悲则气消，消则脉空虚，因寒饮食，寒气动藏（一作重满），则血泣气去，故曰虚。

曰：阳虚则外寒，阴虚则内热，阳盛则外热，阴盛则内寒，不知所由然？曰：阳受气于上焦，以温皮肤分肉之间。今寒气在外，则上焦不通，不通则寒独留于外，故寒慄。有所劳倦，形气衰少，谷气不盛，上焦不行，下焦（《素问》作下脘）不通，胃气热，熏胸中，故内热。上焦不通利，皮肤致密，腠理闭塞（《素问》下有玄府二字）不通，卫气不得泄越，故外热。厥气上逆，寒气积于胸中而不泻，不泻则温气去，寒独留，则血凝泣，凝则腠理不通，其脉盛大以涩，故中寒。

曰：阴与阳并，血气已并，病形已成，刺之奈何？曰：刺此者取之经渠，取血于营，取气于卫，用形哉，因四时多少高下。

曰：血气已并，病形已成，阴阳相顷，补泻奈何？曰：泻实者气盛乃内针，针与气俱内，以开其门，如利其户，针与气俱出，精气不伤，邪气乃下，外门不闭，以出其疾，摇大其道，如利其路，是谓大泻，必切而出，大气乃屈。

曰：补虚奈何？曰：持针勿置，以定其意，候呼内针，气出针入，针空四塞，精无从去，方实而疾出针，气入针出，热不得还，闭塞其门，邪气布散，精气乃得存，动后时（《素问》作动气后时），近气不失，远气乃来，是谓追之。

曰：虚实有十，生于五脏五脉耳。夫十二经脉者，皆生百（《素问》作其）病，今独言五脏。夫十二经脉者，皆络三百六十五节，节有病，必被经脉，经脉之病者，皆有虚实，何以合之乎？曰：五脏与六腑为表里，经络肢节，各生虚实，视其病所居，随而调之。病在脉，调之血；病在血，调之络；病在气，调诸卫；病在肉，调之分肉；病在筋，调之筋；病在骨，调之骨。燔针劫刺其下，及与急者。病在骨，焠针药熨。病不知所痛，两跻为上。身形有痛，九候莫病，则缪刺之。病在于左而右脉病者，则巨刺之。必谨察其九候，针道毕矣。

阴阳清浊顺治逆乱大论第四

黄帝问曰：经脉十二者，别为五行，分为四时，何失而乱，何得而治？岐伯对曰：五行有序，四时有分，相顺而治，相逆而乱。

曰：何谓相顺而治？曰：经脉十二，以应十二月。十二月者，分为四时。四时者，春夏秋冬，其气各异。营卫相随，阴阳相合，清浊不相干，如是则顺而治矣。

曰：何谓相逆而乱？曰：清气在阴，浊气在阳，营气顺脉，卫气逆行，清浊相干，乱于胸中，是谓大悗。故气乱于心，则烦心密默，俯首静伏；乱于肺，则俯仰喘喝，按手以呼；乱于肠胃，则为霍乱；乱于臂胫，则为四厥；乱于头，则为厥逆，头痛（一作头重）眩仆。气在心者，取之手少阴心主之俞；气在于肺者，取之手太阴荥、足少阴俞；气在于肠胃者，取之手足太阴、阳明，不下者，取之三里。气在于头者，取之天柱、大杼，不知，取足（《灵枢》作手）太阳之荥俞。气在臂足者，先去血脉，后取其阳明、少阳之荥俞。徐入徐出，是谓之导气。补泻无形，是谓之同精。是非有余不足也，乱气之相逆也。

四时贼风邪气大论第五

黄帝问曰：有人于此，并行并立，其年之长少等也，衣之厚薄均也，卒然遇烈风疾雨，或病或不病或皆死，其故何也？岐伯对曰：春温风，夏阳风，秋凉风，冬寒风。凡此四时之风者，其所病各不同形。黄色薄皮弱肉者，不胜春之虚风；白色薄皮弱肉者，不胜夏之虚风；青色薄皮弱肉者，不胜秋之虚风；赤色薄皮弱肉者，不胜冬之虚风。曰：黑色不病乎？曰：黑色而皮厚肉坚，固不能伤于四时之风。其皮薄而肉不坚，色不一者，长夏至而有虚风者，病矣。其皮厚而肌肉坚者，长夏至而有虚风者不病矣。其皮厚而肌肉坚者，必重感于寒，内外皆然，乃病也。

曰：贼风邪气之伤人也，令人病焉。今有不离屏蔽，不出室穴之中，卒然而病者，其故何也？曰：此皆尝有所伤于湿气，藏于血脉之中，分肉之间，久留而不去。若有所坠堕，恶血在内而不去。卒然喜怒不节，饮食不适，寒温不时，腠理闭不通（《素问》下有其开二字），而适遇风寒，则血气凝结，与故邪相袭，则为寒痹。其有热则汗出，汗出则受风，虽不遇贼风邪气，必有因加而发矣。曰：夫子之所言皆病人所自知也，其无遇邪风，又无怵惕之志，卒然而病，其故何也？唯有因鬼神之事乎？曰：此亦有故邪，留而未发也。因而志有所恶，及有所慕，血气内乱，两气相薄，其所从来者微，视之不见，听之不闻，故似鬼神。曰：其有祝由而已者，其故何也？曰：先巫者，因知百病之胜，先知百病之所从者，可祝由而已也。

内外形诊老壮肥瘦病旦慧夜甚大论第六

黄帝问曰：人之生也，有柔有刚，有弱有强，有短有长，有阴有阳，愿闻其方。岐伯对曰：阴中有阳，阳中有阴，审知阴阳，刺之有方，得病所始，刺之有理，谨度病端，与时相应，内合于五脏六腑，外合于筋骨皮肤。是故内有阴阳，外有阴阳。在内者，五脏为阴，六腑为阳；在外者，筋骨为阴，皮肤为阳。故曰：病在阴之阴者，刺阴之荥俞；病在阳之阳者，刺阳之合；病在阳之阴者，刺阴之经；病在阴之阳者，刺阳之络。病在阳者，名曰风。病在阴者，名曰痹。阴阳俱病名曰风痹。病有形而不痛者，阳之类；无形而痛者，阴之类。无形而痛者，其阳完（《九墟》完作缓，下同）而阴伤，急治其阳，无攻其阴（《九墟》作急治其阴，无攻其阳）；有形而不痛者，其阴完而阳伤，急治其阴，无攻其阳（《九墟》作急治其阳，无攻其阴）。阴阳俱动，乍有乍无，加以烦心，名曰阴胜其阳，此谓不表不里，其形不久也。

曰：形气病之先后，内外之应奈何？曰：风寒伤形，忧恐忿怒伤气，气伤脏，乃病脏；寒伤形，乃应形；风伤筋脉，筋脉乃应。此形气内外之相应也。曰：刺之奈何？曰：病九日者，三刺而已。病一月者，十刺而已。多少远近，以此衰之。久痹不去身者，视其血络，尽去其血。曰：外内之病，难易之治奈何？曰：形先病而未入脏者，刺之半其日；脏先病而形乃应者，刺之倍其日，此外内难易之应也。

曰：何以知其皮肉血气筋骨之病也？曰：色起两眉间薄泽者，病在皮。唇色青黄赤白黑者，病在肌肉。营气濡然者，病在血气（《千金方》作脉）。目色青黄赤白黑者，病在筋。耳焦枯受尘垢者，病在骨。曰：形病何如，取之奈何？曰：皮有部，肉有柱，气血有俞（《千金翼》下有筋有结），骨有属。皮之部俞在于四末，肉之柱在臂胻诸阳肉分间，与足少阴分间。气血之俞在于诸络脉，气血留居，则盛而起。筋部无阴无阳，无左无右，候病所在。骨之属者，骨空之所以受液而溢脑髓者也。

曰：取之奈何？曰：夫病之变化，浮沉浅深，不可胜穷，各在其处。病间者浅之，甚者深之，间者少之，甚者众之。随变而调气，故曰上工也。

曰：人之肥瘦小大寒温，有老壮少小之别奈何？曰：人年五十以上为老，三十以上为壮，十八以上为少，六岁以上为小。曰：何以度其肥瘦？曰：人有脂，有膏，有肉。曰：别此奈何？曰：䐃肉坚，皮满者，脂。䐃肉不坚，皮缓者，膏。皮肉不相离者，肉。

曰：身之寒温何如？曰：膏者，其肉淖而粗理者身寒，细理者身热。脂者，其肉坚，细理者和（《灵》作热），粗理者寒。（少肉者寒温之症未详）曰：其肥瘦大小奈何？曰：膏者，多气而皮纵缓，故能纵腹垂腴。肉者，身体容大。脂者，其身收小。曰：三者之气血多少何如？曰：膏者多气，多气者热，热者耐寒也。肉者多血，多血者则形充，形充者则平也。脂者，其血清，气滑少，故不能大。此别于众人也。

曰：众人如何？曰：众人之皮肉脂膏不能相加也，血与气不能相多也，故其形不小不大，各自称其身，名曰众人。曰：治之奈何？曰：必先别其五形，血之多少，气之清浊，而后调之，治无失常经。是故膏人者纵腹垂腴，肉人者上下容大；脂人者，虽脂不能大。

曰：病者多以旦慧昼安，夕加夜甚者，何也？曰：春生夏长，秋收冬藏，是气之常也。人亦应之，以一日一夜分为四时之气，朝为春，日中为夏，日入为秋，夜为冬。朝则人气始生，病气衰，故旦慧；日中则人气长，长则胜邪，故安；夕则人气始衰，邪气始生，故加；夜半人气入脏，邪气独居于身，故甚。曰：其时有反者何也？曰：是不应四时之气，脏独主其病者，是必以脏气之所不胜时者甚，以其所胜时者起也。曰：治之奈何？曰：顺天之时，而病可与期。顺者为工，逆者为粗也。

阴阳大论第七

阴静阳躁，阳生阴长，阳杀阴藏。阳化气，阴成形。寒极生热，热极生寒。寒气生浊，热气生清。清气在下，则生飧泄；浊气在上，则生䐜胀。此阴阳反作，病之逆顺也。故清阳为天，浊阴为地；地气上为云，天气下为雨；雨出地气，云出天气。故清阳出上窍，浊阴出下窍；清阳发腠理，浊阴走五脏；清阳实四肢，浊阴归六腑。

水为阴，火为阳。阳为气，阴为味，味归形，形归气，气归精，精归化。精食气，形食味，化生精，气生形。味伤形，气伤精，精化为气，气伤于味，阴味出下窍，阳气出上窍。味厚者为阴，薄为阴之阳；气厚者为阳，薄为阳之阴。味厚则泄，薄则通；气薄则发泄，厚则发热。壮火之气衰，少火之气壮。壮火食气，气食少火。壮火散气，少火生气。气味辛甘发散为阳，酸苦涌泄为阴。

阴胜则阳病，阳胜则阴病。阴病则热，阳病则寒（《素问》作阳胜则热，阴胜则寒）。重寒则热，重热则寒。寒伤形，热伤气。气伤痛，形伤肿。故先痛而后肿者，气伤形也；先肿而后痛者，形伤气也。风胜则动，热胜则肿，燥胜则干，寒胜则浮，湿胜则濡泄。

天有四时五行，以生长收藏，以生寒暑燥湿风。人有五脏，化为五气，以生喜怒悲忧恐。故喜怒伤气，寒暑伤形，暴怒伤阴，暴喜伤阳，厥气上行，满脉去形。故曰喜怒不节，寒暑过度，生乃不固。重阴必阳，重阳必阴，此阴阳之变也。

夫阴在内，阳之守也；阳在外，阴之使也。阳胜则身热，腠理闭，喘息粗，为之后闷（《素问》作俯仰）汗不出而热，齿干以烦闷，腹胀死，耐冬不耐夏。阴胜则身寒，汗出，身常清，数栗而寒，寒则厥，厥则腹满死，耐夏不耐冬。此阴阳更胜之变，病之形能也。

曰：调此二者奈何？曰：能知七损八益，则二者可调也；不知用此，则早衰矣。

清阳上天，浊阴归地。天气通于肺，地气通于咽，风气通于肝，雷气通于心，谷气通于脾，雨气通于肾。六经为川，肠胃为海，九窍为水注之气，暴风象雷，逆气象阳。故治不法天之纪，不用地之理，则灾害至矣。邪风之至，疾如风雨。故善治者治皮毛，其次治肌肤，其次治筋脉，其次治六腑，其次治五脏。治五脏者，半生半死矣。故天之邪气，感则害五脏；水谷之寒热，感则害六腑；地之湿气，感则害皮肉筋脉。故善用针者，从阴引阳，从阳引阴，以右治左，以左治右，以我知彼，以表知里，以观过与不及之理，见微则过，用之不殆。

善诊者，察色按脉，先别阴阳，审清浊，而知部分。视喘息，听声音，而知病所苦。观权衡视规矩，而知病所生。按尺寸，观浮沉滑涩，而知病所生。以治则无过，以诊则无失矣。

故曰：病之始起，可刺而已，其盛也，可待衰而已。故因其轻而扬之，因其重而减之，因其衰而彰之。形不足者，温之以气；精不足者，补之以味。其高者，因而越之。其下者，引而竭之。中满者，泻之于内。其有形者，渍形以为汗。其在皮者，汗而发之。其慓悍者，按而收之。其实者，散而泻之。审其阴阳，以别柔刚。阳病治阴，阴病治阳。定其血气，各守其乡。血实宜决之，气实宜掣之引之。阳从右，阴从左（《素问》作阳从左，阴从右）。老从上，少从下。是以春夏归阳为生，归秋冬为死，反之则归秋冬为生。是以气之多少逆顺，皆为厥。有余者，厥也。一上不下，寒厥到膝，少者秋冬死，老者秋冬生。气上不下，头痛癫疾，求阳不得，求之于阴（《素问》作求阴不审），五部隔无征，若居旷野，若伏空室，绵绵乎属不满目。

冬三月之病，在理已尽，草与柳叶皆杀，阴阳皆绝，期在孟春。冬三月之病，病合阳者，至春正月，脉有死征，皆归于春（《素问》作始春）；春三月之病，曰阳杀，阴阳皆绝，期在草干；夏三月之病，至阴不过十日，阴阳交，期在溓水；秋三月之病，三阳俱起，不治自已。阴阳交合者，立不能坐，坐不能起。三阳独至，期在石水，二阴独至，期在盛水。

正邪袭内生梦大论第八

黄帝问曰：淫邪泮衍奈何？岐伯对曰：正邪从外袭内，未有定舍，反淫于脏，不得定处，与荥卫俱行，而与魂魄飞扬，使人卧不得安而喜梦。凡气淫于腑，则梦有余于外，不足于内；气淫于脏，则梦有余于内，不足于外。

曰：有余不足有形乎？曰：阴盛则梦涉大水而恐惧，阳盛则梦大火而燔焫，阴阳俱盛则梦相杀毁伤。上盛则梦飞，下盛则梦堕。甚饱则梦予，甚饥则梦取。肝气盛则梦怒。肺气盛则梦哭泣、恐惧、飞扬。心气盛则梦喜笑及恐怖。脾气盛则梦歌乐，体重，手足不举。肾气盛则梦腰脊两解而不属。凡此十二盛者，至而泻之立已。厥气客于心，则梦见丘山烟火，客于肺，则梦飞扬，见金铁之器及奇物。客于肝，则梦见山林树木。客于脾，则梦见丘陵大泽，坏屋风雨。客于肾，则梦临渊，没居水中。客于膀胱，则梦游行。客于胃，则梦饮食。客于大肠，则梦见田野。客于小肠，则梦见聚邑行街（一作冲街）。客于胆，则梦见斗讼自刭。客于阴器，则梦接内。客于项，则梦斩首。客于胻，则梦行走不能前，及居深地窌苑中。客于股肱，则梦礼节拜跪。客于胞脏，则梦溲便利。凡此十五不足者，至而补之立已。

五味所宜五脏生病大论第九

黄帝问曰：谷气有五味，其入五脏分别奈何？岐伯对曰：胃者，五脏六腑之海，皆入于胃，五脏六腑皆禀于胃，五味各走其所喜。故谷味酸，先走肝。《九卷》又曰：酸入胃，其气涩（一作涩以收），不能出入。不出则留于胃中，胃中和温，则下注于膀胱之胞，膀胱之胞薄以耎，得酸则缩绻，约而不能，水道不行，故癃。阴者，积筋之所终聚也，故酸入胃而走于筋。《素问》曰：酸走筋，筋病无多食酸。其义相顺。又曰：肝欲辛，多食酸，则肉胝腐而唇揭。谓木胜土也。（木辛与《九卷》义错，《素问》肝欲辛作欲酸。）

苦先走心。《九卷》又曰：苦入胃，五谷之气皆不能胜苦。苦入下脘。下脘者，三焦之路，皆闭而不通，故气变呕也。齿者，骨之所络也。故苦入胃而走骨，入而复出，必黧疏，是知其走骨也。水火既济，骨气通于心。《素问》曰：苦走骨，骨病无多食苦。其义相顺。又曰：心欲酸，食苦则皮槁而毛拔。谓火胜金也。（火酸与《九卷》义错）

甘先走脾。《九卷》又曰：甘入脾，其气弱少，不能上至上焦，而与谷俱留于胃中。甘者，令人柔润也。胃柔则缓，缓则虫动，虫动则令人心闷。其气通于皮，故曰甘走皮。皮者，肉之余。盖皮虽属肺，与肉连体，故甘润肌肉并皮也。《素问》曰：甘走肉，肉病无多食甘。其义相顺。又曰：多食甘，则骨痛而发落。谓土胜水也。（与《九卷》不错。）

辛先走肺。《九卷》又曰：辛入胃，其气走于上焦。上焦者，受诸气而营诸阳者也。姜韭之气，熏至营卫，营卫不时受之，久留于心下，故洞（一作煴）心。辛者，与气俱行，故辛入胃则与汗俱出矣（《千金》云：辛入胃而走气，与气俱出，故气盛）。《素问》曰：辛走气，气病无多食辛。其义相顺。又曰：肺欲苦，多食辛，则筋急而爪

枯。谓金胜木也。（肺欲苦与《九卷》义错）

咸先走肾。《九卷》又曰：咸入胃，其气上走中焦，注于诸脉。脉者，血之所走也。血与咸相得则血涘（一作凝，下同），血涘则胃中竭，竭则咽路焦，故舌干而善渴。血脉者，中焦之道，故咸入而走血矣。肾合三焦，血脉虽属肝心，而为中焦之道，故咸入而走血矣。《素问》曰：咸走血，血病无多食咸。其义相顺。又曰：多食咸，则脉凝泣而变色，谓水胜火也。（虽俱言血脉，其义不同）。谷气营卫俱行，津液已行，营卫大通，乃糟粕以次传下。

曰：营卫俱行奈何？曰：谷始入于胃，其精微者，先出于胃之两焦，以溉五脏，别出两焦行于营卫之道。其大气之搏而不行者，积于胸中，名曰气海，出于肺，循于喉咙，故呼则出，吸则入。天地之精气，其大数常出三而入一，故谷不入，半日则气衰，一日则气少矣。曰：谷之五味可得闻乎？曰：五谷：粳米甘，麻（《素问》作小豆）酸，大豆咸，小麦苦，黄黍辛。五果：枣甘，李酸，栗咸，杏苦，桃辛。五畜：牛肉甘，犬肉酸，豕肉咸，羊肉苦，鸡肉辛。五菜：葵甘，韭酸，藿咸，薤苦，葱辛。五色：黄宜甘，青宜酸，黑宜咸，赤宜苦，白宜辛。脾病者，宜食粳米、牛肉、枣、葵，甘者入脾用之。心病者，宜食麦、羊肉、杏、薤，苦者入心用之。肾病者，宜食大豆、豕肉、栗、藿。咸者入肾用之。肺病者，宜食黍、鸡肉、桃、葱。辛者入肺用之。肝病者，宜食麻、犬肉、李、韭，酸者入肝用之。肝病禁辛，心病禁咸，脾病禁酸，肺病禁苦，肾病禁甘。

肝，足厥阴、少阳主治。肝苦急，食甘以缓之；心，手少阴、太阳主治。心苦缓，急食咸以收之；脾，足太阴、阳明主治。脾苦湿，急食苦以燥之；肺，手太阴、阳明主治。肺苦气上逆，急食苦以泄之；肾，足少阴、太阳主治。肾苦燥，急食辛以润之，开腠理，致津液，通气坠也。

毒药攻邪，五谷为养，五果为助，五畜为益，五菜为充。气味合而服之，以补精益气。此五味者，各有所利，辛散，酸收，甘缓，苦坚，咸耎。

肝病者，两胁下痛引少腹，令人善怒。虚则目䀮䀮无所见，耳无所闻，善恐，如人将捕之。取其经厥阴与少阳血者，气逆则头痛，耳聋不聪，颊肿，取血者。又曰：狗蒙招尤，目瞑耳聋，下实上虚，过在足少阳、厥阴，甚则入肝。

心病者，胸中痛，胁支满，两胠下痛，膺背肩胛间痛，两臂内痛。虚则胸腹大，胁下与腰相引而痛。取其经少阴、太阳血者（《素问》舌下血者），其变病，刺郄中血者。又曰：胸中痛，支满腰脊相引而痛，过在手少阴、太阳。（《素问》云：心烦头痛，病在膈中，过在手巨阳、少阴。）

脾病者，身重善饥，肌肉萎，足不收，行善瘈疭，脚下痛。虚则腹胀，肠鸣飧泄，食不化。取其经太阴、阳明、少阴血者。又曰：腹满䐜胀，支满胠胁，下厥上胃，过在足太阴、阳明。

肺病者，喘逆咳气，肩背痛，汗出，尻阴股膝挛，髀腨胻足皆痛。虚则少气不能报息，耳聋，喉咙干。取其经，手太阴、足太阳外厥阴内少阴血者。又曰：咳嗽上气，病（《素问》作厥）在胸中，过在手阳明、太阴。

肾病者，腹大胫肿痛，欬喘身重，寝汗出憎风。虚则胸中痛，大肠小肠（《素问》作大腹小腹）痛，清厥，意不乐。取其经少阴、太阳血者。又曰：头痛癫疾，下实上虚，过在足少阴、太阳，甚则入肾。

五脏传病大论第十

病在肝，愈于夏。夏不愈，甚于秋。秋不死，持于冬，起于春。病在肝，愈于丙丁。丙丁不愈。加于庚辛。庚辛不加（《素问》作不死，下同），持于壬癸，起于甲乙。禁当风。病在肝，平旦慧，下晡甚，夜半静。

病在心，愈于长夏。长夏不愈，甚于冬。冬不死，持于春，起于夏。病在心，愈于戊己。戊己不愈，加于壬癸。壬癸不加，持于甲乙，起于丙丁。禁衣温食热。病在心，日中慧，夜半甚，平旦静。

病在脾，愈于秋。秋不愈，甚于春。春不死，持于夏，起于长夏。病在脾，愈于庚辛。庚辛不愈，加于甲乙。甲乙不加，持于丙丁，起于戊己。禁温衣湿地（《素问》云：禁温衣饱食湿地濡衣）。病在脾，日昳慧，平旦（《素问》作日出）甚，下晡静。

病在肺，愈于冬。冬不愈，甚于夏。夏不死，持于长夏，起于秋。病在肺，愈于壬癸。壬癸不愈，加于丙丁。丙丁不加，持于戊己，起于庚辛。禁寒衣、冷饮食。病在肺，下晡慧，日中甚，夜半静。

病在肾，愈于春。春不愈，甚于长夏。长夏不死，持于秋，起于冬。病在肾，愈于甲乙。甲乙不愈，加于戊己。戊己不死，持于庚辛，起于壬癸。禁犯焠烪，无食热，无温衣（《素问》作犯焠烪、热食、温炙衣）病在肾，夜半慧，日乘四季甚，下晡静。

邪气之客于身也，以胜相加，至其所生而愈，至其所不胜而甚，至其所生而持，自得其位而起。

肾移寒于脾，痈肿少气。脾移寒于肝，痈肿筋挛。肝移寒于心，狂膈中。心移寒于肺，为肺消，肺消者饮一溲二，死不治。肺移寒于肾，为涌水。涌水者，按其腹不坚，水气客于大肠，疾行肠鸣濯濯，如囊裹浆，治主肺者（《素问》作水之病也）。

脾移热于肝，则为惊衄。肝移热于心则死。心移热于肺，传为膈消。肺移热于肾，传为柔痓。肾移热于脾，传为虚肠澼，死不可治。胞移热于膀胱，则癃溺血。膀胱移热于小肠，膈肠不便，上为口糜。小肠移热于大肠，为虙瘕，为沉。大肠移热于胃，善食而溲，名曰食㑊，又胃移热于胆，亦名食㑊。胆移热于脑，则辛頞鼻渊。鼻渊者，浊涕下不止也。传为衄衊瞑目，故得之厥也。

五脏受气于其所生，传之于其所胜，气舍于其所生，死于其所不胜。病之且死，必先传其所行至不胜乃死。此言气之逆行也，故死。

肝受气于心，传之于脾，气舍于肾，至肺而死。心受气于脾，传之于肺，气舍于肝，至肾而死。脾受气于肺，传之于肾，气舍于心，至肝而死。肺受气于肾，传之于肝，气舍于脾，至心而死。肾受气于肝，传之于心，气舍于肺，至脾而死。此皆逆死也。一日一夜五分之，此所以占死者之早暮也。

黄帝问曰：余受九针于夫子，而私览于诸方，或有导引行气，按摩灸熨，刺焫饮药，一者可独守耶，将尽行之乎？岐伯对曰：诸人者，众人之方也，非一人之所尽行也。曰：此乃所谓守一勿失，万物毕者也。

余已闻阴阳之要，虚实之理，倾移之过，可治之属。愿闻病之变化，淫传绝败而不可治者，可得闻乎？曰：要乎哉问道，昭乎其如旦醒，窘乎其如夜瞑。能被而服之，神与俱成。毕将服之，神自得之。生神之理，可着于竹帛，不可传之于子孙也。

曰：何谓旦醒？曰：明于阴阳，如惑之解，如醉之醒。曰：何谓夜瞑？曰：瘖乎其无声，漠乎其无形。折毛发理，正气横倾。淫邪泮衍，血脉传留。大气入脏，腹痛下淫。可以致死，不可以致生。

曰：大气入脏奈何？曰：病先发于心，心痛一日，之肺而欬。三日之肝肋支满。五日之脾，闭塞不通，身体重。三日不已，死。

冬夜半，夏日中，病先发于肺，喘咳。三日之肝，胁支满。一日之脾而身体痛。五日之胃而胀。十日不已，死。

冬日入，夏日出，病先发于肝，头痛目眩，肋多满。一日之脾而身体痛。五日之胃而腹胀。三日之肾，腰脊少腹痛，胻痠。三日不已，死。

冬日中（《素问》作日入），夏早食，病先发发于脾，身痛体重。一日之胃而胀。二日之肾，少腹腰脊痛，胻痠。三日之膀胱，背膂筋痛，小便闭。十日不已，死。

冬人定，夏晏食，病先发于胃，胀满。五日之肾，少腹腰脊痛，胻痠。三日之膀胱背膂，筋痛，小便闭。五日而上之心，身重。六日不已，死。

冬夜半，夏日昳，病先发于肾，少腹腰脊痛，胻痠。三日之膀胱背膂，筋痛，小便闭。三日而上之心，心胀。三日之小肠，两胁支痛。三日不已，死。

冬大晨，夏晏晡。（按《灵枢》《素问》云三日而上之小肠，此云三日而上之心，乃皇甫士安合二书为此篇文也）病先发于膀胱，小便闭。五日之肾，少腹胀，腰脊痛，胻痠。一日之小肠而肠胀。二日之脾而身体痛。二日不已，死。

冬鸡鸣，夏下晡。诸病以次相传，如是者，皆有死期，不可刺也。

寿夭形诊病候耐痛不耐痛大论第十一

黄帝问曰：形有缓急，气有盛衰，骨有大小，肉有坚脆，皮有厚薄，其以立寿夭奈何？伯高对曰：形与气相任则寿，不相任则夭。皮与肉相裹则寿，不相裹则夭。血气经络胜形则寿，不胜形则夭。

曰：何谓形缓急？曰：形充而皮肤缓则寿，形充而皮肤急则夭。形充而脉坚大者顺也，形充而脉小以弱者气衰也，衰则危矣；形充而颧不起者肾小也，小则夭矣；形充而大，肉䐃坚而有分者肉坚，坚则寿矣；形充而大，皮肉无分理不坚者肉脆，脆则夭矣。此天之生命，所以立形定气而视寿夭者也。必明于此，以立形定气，而后可以临病人，决死生也。

曰：形气之相胜，以立寿夭奈何？曰：平人而气胜形者寿，病而形肉脱气胜形者死，形胜气者危也。凡五脏者中之府，中盛脏满，气胜伤恐者，声如从室中言，是中气之湿也。言而微，终日乃复言者，此夺气也。衣被不敛，言语善恶不避亲疎者，此神明之乱也。仓禀不藏者，是门户不要也。水泉不止者，是膀胱不藏也。得守者生，失守者死。夫五脏者，身之强也。头者精明之府，头倾视深，神将夺矣。背者胸中之府，背曲肩随，府将坏矣。腰者肾之府，转摇不能，肾将惫矣。膝者筋之府，屈伸不能，行则偻附，筋将惫矣。骨者髓之府，不能久立，行则掉栗，骨将惫矣。得强则生，失强则死。

岐伯曰：反四时者，有余者为精，不足为消。应太过，不足为精；应不足，有余为消。阴阳不相应，病名曰关格。人之骨强筋劲，肉缓皮肤厚者，耐痛。其于针石之痛，火热亦然。加以黑色而善（一本作美）骨者，耐火热。坚肉薄皮者，不耐针石之痛，于火热亦然。同时而伤其身，多热者易已，多寒者难已。胃厚色黑，大骨肉肥者，皆胜毒。其瘦而薄者，皆不胜毒也。

形气盛衰大论第十二

黄帝问曰：气之盛衰，可得闻乎？岐伯对曰：人年十岁（一作十六），五脏始定，血气已通，其气在下，故好走。二十岁，血气始盛，肌肉方长，故好趋。三十岁，五脏大定，肌肉坚固，血脉盛满，故好步。四十岁，五脏六腑十二经脉皆大盛平定，腠理始开，荣华剥落，鬓发颁白，平盛不摇，故好坐。五十岁，肝气始衰，肝叶始薄，胆汁始减，目始不明。六十岁，心气始衰，乃善忧悲，血气懈惰，故好卧。七十岁，脾气虚，皮肤始枯，故四肢不举。八十岁，肺气衰，魂魄离散，故言善悮。九十岁，肾气焦，脏乃萎枯，经脉空虚。至百岁，五脏皆虚，神气皆去，形骸独居而终尽矣。

女子七岁，肾气盛，齿更发长。二七天水至（《素问》作天癸至），任脉通，太衝脉盛，月事以时下，故有子。三七肾气平均，故真牙生而长极。四七筋骨坚，发长极，身体盛壮。五七阳明脉衰，面皆焦，发始白。七七任脉虚，太衝（一作任）脉衰少，天水竭，地道不通，故形坏而无子耳。

丈夫八岁，肾气实，发长齿更。二八肾气盛，天水至而精气溢泻，阴阳和，故能有子。三八肾气平均，筋骨劲强，故真牙生而长极。四八筋骨隆盛，肌肉满壮。五八肾气衰，发堕齿槁。六八阳气衰于上，面焦，鬓发颁白。七八肝气衰，筋不能动，天水竭，精少，肾气衰，形体皆极，八八则齿发去。肾者主水，受五脏六腑之精而藏之，故五脏盛乃能泻。今五脏皆衰筋骨懈墯，天水尽矣。故发鬓白，体重，行步不正而无子耳。

卷　七

六经受病发伤寒热病第一（上）

黄帝问曰：夫热病者，皆伤寒之类也，或愈或死，其死皆以六七日之间，其愈皆以十日已上者，何也？岐伯对曰：太阳者，诸阳之属也。其脉连于风府，故为诸阳主气。人之伤于寒也，则为病热，热虽甚不死；其两感于寒而病者，必不免于死矣。

伤寒一日，太阳受之。故头项痛，腰脊背强（《素问》无背字）。二日阳明受之。阳明主肉，其脉侠鼻，络于目，故身热目疼而鼻干，不得卧。三日少阳受之。少阳主骨（《素问》作胆），其脉循胁络于耳，故胸胁痛而耳聋。三阳（《素问》下有经络二字）皆受病而未入于腑（《素问》作脏）者，故可汗而已。四日太阴受之，太阴脉布胃中，络于嗌，故腹满而嗌干。五日少阴受之，少阴脉贯肾，络肺，系舌本，故口燥舌干而渴。六日厥阴受之，厥阴脉循阴器而络于肝，故烦满而囊缩。三阴三阳五脏六腑皆受病，营卫不行，五脏不通，则死矣。

其不两感于寒者。七日太阳病衰，头痛少愈。八日阳明病衰，身热少愈。九日少阳病衰，耳聋微闻。十日太阴病衰，腹减如故，则思饮食。十一日少阴病衰，渴止（《素问》下有不满二字），舌干乃已。十二日厥阴病衰，囊纵少腹微下，大气皆下，其病日已矣。

治之各通其脏脉，病日衰已矣。其未满三日者，可汗而已；其满三日者，可泄而已。

曰：热病已愈，时有所遗者何也？曰：诸遗者，热甚而强食，故有所遗。若此者，皆病已衰而热有所藏，因其谷气相薄，两热相合，故有所遗。治遗者，视其虚实，调其逆顺，可使立已。病热少愈，食肉则复，多食则遗，此其禁也。其两感于寒者，一日太阳与少阴俱病，则头痛口干烦满；二日阳明与太阴俱病，则腹满身热，不欲食，谵语；三日少阳与厥阴俱病，则耳聋囊缩而厥。水浆不入，不知人者，故六日而死矣。

曰：五脏已伤，六腑不通，营卫不行，如是后三日乃死，何也？曰：阳明者，十二经脉之长，其血气盛，故不知人，三日其气乃尽，故死。

肝热病者，小便先黄，腹痛多卧，身热。热争则狂言及惊，胸中（《素问》无胸中二字）胁满痛，手足躁，不得安卧。庚辛甚，甲乙大汗，气逆则庚辛死。刺足厥阴、少阳。其逆则头疼贡贡（《素问》作员字），脉引冲头痛也。

心热病者，先不乐，数日乃热，热争则心（《素问》心字作卒心痛三字）烦闷善呕，头痛面赤，无汗。壬癸甚，丙丁大汗，气逆则壬癸死。刺手少阴、太阳。

脾热病者，先头重颊痛，烦心（《素问》下有颜青二字）欲呕，身热。热争则腰痛不可用俯仰，腹满泄，两颔（一本作额）痛。甲乙甚，戊己大汗，气逆则甲乙死。刺足太阴、阳明。

肺热病者，先悽悽然厥，起皮毛，恶风寒，舌上黄，身热。热争则喘咳，痛走胸膺背，不得大息，头痛不甚（《素问》作堪），汗出而寒。丙丁甚，庚辛大汗，气逆则丙丁死。刺手太阴、阳明，出血如大豆，立已。

热病者，先腰痛胻痠，苦渴数饮，身热。热争则项痛而强，胻寒且痠，足下热，不欲言，其逆则项痛员员（《素问》下有澹澹二字）然。戊己甚，壬癸大汗，气逆则戊己死。刺足少阴、太阳。诸当汗者，至其所胜日汗甚。

肝热病者，左颊先赤。心热病者，颜颔先赤。脾热病者，鼻先赤。肺热病者，右颊先赤。肾热病者，颐先赤。病虽未发者，见赤色者刺之，名曰治未病。热病从部所起者，至期而已；其刺之反者，三周而已；重逆则死。

诸治热病，先饮之寒水，乃刺之，必寒衣之，居止寒处，身寒而止。病甚者，为五十九刺。

热病先胸胁痛满，手足躁，刺足少阳，补足太阴，病甚者为五十九刺。

热病，先身重骨痛，耳聋好瞑，刺足少阴，病甚者为五十九刺。

热病先眩冒而热，胸胁满，刺足少阴、少阳。

太阳之脉，色荣颧，骨热病也。荣未夭（《素问》作未交，下同）曰今且得汗，待时自已。与厥阴脉争见者死，其死不过三日，热病气内连肾。少阳之脉，色荣颊前，热病也。荣未夭，曰今且得汗，待时自已。与手少阴脉争见者死，其死不过三日。其热病气穴，三椎下间主胸中热，四椎下间主胃中热，五椎下间主肝热，六椎下间主脾热，七椎下间主肾热。荣在骶也。项上三椎骨陷者中也。颊下逆颧为大瘕，下牙车为腹满，颧后为胁痛。颊上者，膈上也。

冬伤于寒，春必温病。夏伤于暑，秋必病疟。凡病伤寒而成温者，先夏至日者为病温，后夏至日者为病暑。暑当与汗皆出，勿止。所谓玄府者，汗孔也。

曰：刺节言彻衣者，尽刺诸阳之奇俞，未有常处，愿卒闻之？曰：是阳气有余而阴气不足，阴气不足则内热，阳气有余则外热，两热相薄，热于怀炭，衣热不可近身，身热不可近席，腠理闭塞而不汗，舌焦，唇槁腊（《黄帝古针经》作槁腊），嗌干，欲饮。取天府、大杼三痏，刺中膂以去其热，补手足太阴以去其汗。热去汗晞，疾于彻衣。

《八十一难》曰：阳虚阴盛，汗出而愈，下之即死；阳盛阴虚，汗出而死，下之即愈（与经乖错，于义反倒，不可用也）。

曰：人有四肢热，逢风寒如炙如火者，何也？曰：是人阴气虚，阳气盛，四肢热者，阳也。两阳相得，而阴气虚少，少水不能灭盛火，而阳气独治。独治者，不能生长也，独盛而止耳。故逢风如炙如火者，是人当肉烁也。

曰：人身非常温也，非常热也，而烦满者，何也？曰：阴气少，阳气胜，故热而烦满。曰：足太阴、阳明为表里，脾胃脉也，生病异者，何也？曰：阴阳异位，更实更虚，更逆更顺，或从内，或从外，所从不同，故病异名。阳者天气也，主外；阴者地气也，主内。阳道实，阴道虚。故犯贼风虚邪者，阳受之，则入府；食饮不节，起居不时者，阴受之，则入脏。入六腑则身热不得眠，上为喘呼；入五脏则䐜满闭塞，下为飧泄，久为肠澼。故喉主天气，咽主地气，故阳受风气，阴受湿气。故阴气从足上行至头，而下行循臂至指端；阳气从手上行至头，而下行至足。故曰：阳病者，上行极而下；阴病者，下行极而上。故伤于风者，上先受之；伤于湿者，下先受之也。

六经受病发伤寒热病第一（中）

黄帝问曰：病热有所痛者，何也？岐伯对曰：病热者阳脉也，以三阳之盛也。人迎一盛在少阳，二盛在太阳，三盛在阳明。夫阳入于阴，故病在头与腹，乃䐜胀而头痛也。

曰：病身热汗出而烦满不解者何也？曰：汗出而身热者风也，汗出而烦满不解者厥也，病名曰风厥。太阳为诸阳主气（《素问》作巨阳主气），故先受邪。少阴其表里也，得热则上从，上从则厥。治之表里刺之，饮之服汤。

曰：温病汗出，辄复热而脉躁疾者，不为汗衰，狂言不能食，病名曰何？曰：名曰阴阳交，交者死。人所以汗出者，皆生于谷，谷生于精。今邪气交争于骨肉而得汗者，是邪退精胜，精胜则当能食而不复热。复热者邪气也，汗者精气也，今汗出而辄复热者，是邪胜也。不能食者，精无，裨也，热而留者，寿可立而倾也。夫汗出而脉躁盛者死，今脉不与汗相应，此不胜其病，其死明矣。狂言者是失志，失志者死。此有三死，不见一生，虽愈必死。病风且寒且热，灵汗出，一日数欠，先刺诸分理络脉。汗出且寒且热，三日一刺，百日而已。

曰：何谓虚实？曰：邪气盛则实，精气夺则虚。重实者内（《素问》作言）大热，病气热，脉满，是谓重实。曰：经络俱实何如？曰：经络皆实，是寸脉急而尺缓也，皆当俱治。故曰滑则顺，涩则逆。夫虚实者，皆从其物类治（《素问》作始），故五脏骨肉滑利，可以久长。寒气暴上，脉满而实，实而滑顺则生，实而逆则死。尽满者，脉急大坚，尺满（一作涩）而不应也。如是者，顺则生，逆则死。所谓顺者，手足温，所谓逆者，手足寒也。

曰：何谓重虚？曰：脉虚气虚尺虚，是谓重虚也。所谓气虚者，言无常也；尺虚者，行步恇然也；脉虚者，不象阴也。如此者，滑则生，涩则死。气虚者肺虚也，气逆者足寒也。非其时则生，当其时则死，余脏皆如此也。脉实满，手足寒，头热（一作痛）者，春秋则生，冬夏则死。脉浮而涩，涩而身有热者死。络气不足，经气有余者，脉口热而尺寒，秋冬为逆，春夏为顺，治主病者。经虚络满者，尺热满，脉口寒涩。春夏死，秋冬生。络满经虚，灸阴刺阳；经满络虚，刺阴灸阳。

曰：秋冬无极阴，春夏无极阳者，何谓也？曰：无极阳者，春夏无数虚阳明，阳明虚则狂；无极阴者，秋冬无数虚太阴，太阴虚则死。春亟治经络，夏亟治经俞，秋亟治六腑，冬则闭塞，治用药而少针石。所谓少针石者，非痈疽之谓也。

热病始手臂者，先取手阳明、太阴而汗出。始头首者，先取项太阳而汗出。始足胫者，先取足阳明而汗出。臂太阴（《灵枢》作阳）可出汗，足阳明可出汗。取阴而汗出甚者止之阳，取阳而汗出甚者，止之阴。振寒悽悽，鼓颔不得汗出，腹胀烦闷，取手太阴。

热病三日，气口静，人迎躁者，取之

诸阳，五十九刺，以泻其热而出其汗，实其阴以补其不足。身热甚，阴阳皆静者，勿刺之。其可刺者，急取之，不汗则泄。所谓勿刺，皆有死征也。

热病七日八日，脉口动喘而眩者，急刺之，汗且自出，浅刺手大指间。热病七日八日，脉微小，病者溲血，口中干，一日半而死，脉代者一日死。热病已得汗而脉尚躁（一本作盛），喘且复热，勿庸（一本作肤）刺，喘盛者必死。热病七日八日，脉不躁，不散数，后三日中有汗，三日不汗，四日死。未汗勿庸刺。

热病先肤痛，窒鼻充面，取之皮，以第一针，五十九刺。苛鼻干（《灵枢》作诊鼻干）索于皮肺，不得，索之于火，火者心也。

热病先身涩烦而热，烦闷，唇嗌干，取之皮，以第一针，五十九刺。热病肤胀，口干，寒汗出。索脉于心，不得，索之于水，水者肾也。

热病嗌干多饮，善惊，卧不能安，取之肤肉，以第六针，五十九刺。目眦赤（《灵枢》作青），索肉于脾，不得，索之于木，木者肝也。

热病而胸胁痛（《灵枢》作面青胸痛），手足躁，取之筋间，以第四针，针于四逆。筋躄目浸，索筋于肝，不得索之于金，金者肺也。

热病数惊，瘈疭而狂，取之脉，以第四针急泻有余者。癫疾毛发去，索血于心，不得索之于肾，肾者，水也。

热病身重骨痛，耳聋好瞑，取之骨，以第四针，五十九刺。骨病不食，啮齿耳青赤，索骨于肾，不得索之于土，土者，脾也。

热病不知所病，耳聋，不能自收，口干，阳热甚，阴颇有寒者，热在髓也，死不治。

热病头痛颞颥，目脉紧（一本作瘈），善衄，厥热病也。取之以第三针，视有余不足。寒热痔（一作痛）。热病体重，肠中热，取之以第四针于其俞及下诸指间，索气于胃络得气也。

热病侠脐急痛，胸胁满，取之涌泉与阴陵泉，以第四针针嗌里。热病而汗且出，及脉顺可汗者，取鱼际、太渊、大都、太白，泻之则热去，补之则汗出。汗出太甚，取内踝上横脉以止之。

热病已得汗而脉尚躁盛者，此阴脉之极也，死；其得汗而脉静者，生。

热病脉常躁盛而不得汗者，此阳脉之极也，死；其脉躁盛得汗而脉静者，生。

厥，侠脊而痛，主头项几几，目𥉂𥉂然，腰脊强，取足太阳腘中血络。嗌干，口热如胶，取足少阳（此条出《素问·刺腰痛篇》，宜在后刺腰痛内）。

热病死候有九：一曰，汗不出，大颧发赤者死（《太素》云：汗不出，大颧发赤者，必不反而死）；二曰，泄而腹满甚者死；三曰，目不明，热不已者死；四曰，老人婴儿，热而腹满者死；五曰，汗不出呕血（《灵枢》作呕下血）者死；六曰，舌本烂，热不已者死；七曰，欬而衄，汗出，出不至足者死；八曰，髓热者死；九曰，热而痉者死。热而痉者，腰反折瘈疭，齿噤龂也。凡此九者，不可刺也。

所谓五十九刺者，两手内外侧各三，凡十二痏；五指间各一，凡八痏；足亦如是；头入发际一寸傍三分（《灵枢》无分字）各三，凡六痏；更入发际三寸边五，凡十痏；耳前后口下（《灵枢》作以下）者各一，项中一，凡六痏；颠上一，囟会一，发际一，廉泉一，风池二，天柱二（《甲乙经》原缺囟会至天柱诸穴，今按《灵枢》经文补之）。

素问曰：五十九者，头上五行行五者，以越诸阳之热逆也。大杼、膺俞、缺盆、背椎，此八者，以泻胸中之热（一作阳）；气衝、三里、巨虚、上下廉，此八者，以泻胃中之热；云门、髃骨、委中、髓空，此八者，以泻四肢之热；五脏俞傍五，此十者，以泻五脏之热。凡此五十九者，皆热之左右也。（按二经虽不同，皆泻热之要穴也）

头脑中寒，鼻衄目泣出（《千金》作寒热头痛），神庭主之。

头痛身热，鼻窒，喘息不利，烦满汗不出，曲差主之。

头痛目眩，颈项强急，胸胁相引，不得倾侧，本神主之。

热病（《千金》下有烦满二字）汗不出，上星主之，先取譩譆，后取天牖、风池。

热病汗不出而苦呕烦心，承光主之。

头项痛重，暂起僵仆，鼻窒鼽衄，喘息不得通，通天主之。

头项恶风，汗不出，悽厥恶寒，呕吐，目系急，痛引頞，头重项痛，玉枕主之。

颊清（《千金》作妄啮视），不得视，口沫泣出，两目眉头痛，临泣主之。

脑风头痛，恶见风寒，鼽衄鼻窒，喘息不通，承灵主之。

头痛身热，引两颔急（一作痛），脑空主之。

醉酒风热，两角（一作两目）眩痛，不能饮食。烦满呕吐，率谷主之（《千金》以此条置风门）。

项强刺瘖门。热病汗不出，天柱及风池、商阳、关冲、腋门主之。

颈痛项不得顾，目泣出，多眵䁾，鼻鼽衄，目内眦赤痛，气厥耳目不明，咽喉偻引项筋挛不收，风池主之。

伤寒热盛，烦呕，大椎主之。

头重目瞑，悽厥寒热，汗不出，陶道主之。

身热头痛，进退往来，神道主之。

头痛如破，身热如火，汗不出，瘈疭（《千金》作头痛），寒热，汗不出，恶寒，里急，腰腹相引痛，命门主之。

颈项痛不可以俯仰，头痛振寒，瘈疭，气实则胁满，侠脊有并气，热，汗不出，腰背痛，大杼主之。

风眩头痛，鼻不利，时嚏，清涕自出，风门主之。

悽悽振寒，数欠伸，膈俞主之。

热病汗不出，上髎及孔最主之（《千金》作臂厥热病汗不出，皆灸刺之，此穴可以出汗）。

肩髆间急，凄厥恶寒，魄户主之。

项背痛引颈，魄户主之。

肩痛，胸腹满，凄厥，脊背急强，神堂主之。

喘逆，鼽衄，肩胛内廉痛，不可俯仰，眇季胁引少腹而痛胀，譩譆主之。

背痛恶寒，脊强俯仰难，食不下，呕吐多涎，膈俞（《千金》作阳关）主之。热病头痛身重，悬颅主之。

胸胁胀满，背痛，恶风寒，饮食不下，呕吐不留住，魂门主之。

善嚏，头痛身热，颔厌主之。

热病头痛引目外眦而急，烦满汗不出，引颔齿，面赤皮痛，悬厘主之。

热病偏头痛，引目外眦，悬厘主之。头目瞳子痛，不可以视，挟项强急，不可以顾，阳白主之。

头风痛，鼻鼽衄，眉头痛，善嚏，目如欲脱，汗出寒热，面赤颊中痛，项椎不可左右顾，目系急，瘈疭，攒竹主之。

寒热，悽厥鼓颔，承浆主之。

身热痛，胸胁痛不可反侧，颅息主之。

肩背痛，寒热，瘰疬逶颈，有大气，暴聋气蒙瞀，耳目不开，头颔痛，泪出，鼻衄不得息，不知香臭，风眩喉痹，天牖主之。

热病胸中澹澹，腹满暴痛，恍惚不知人，手清，少腹满（《千金》作心腹），瘈疭，心痛，气满不得息，巨阙主之。

头眩病身热，汗不出（《千金》作烦满汗不出），上脘主之。

身寒热，阴都主之。

热病象疟，振栗鼓颔，腹胀睥睨，喉中鸣，少商主之。

寒厥及热，烦心，少气不足以息，阴湿痒，腹痛不可以食饮，肘挛支满，喉中焦干渴，鱼际主之。

热病振栗鼓颔，腹满阴萎，欬引尻溺出，虚也。膈中虚，食饮呕，身热汗不出，数唾，血下，肩背寒热，脱色，目泣出，皆虚也。刺鱼际补之。

病温身热，五日已上，汗不出，刺太渊。留针一时，取之。若未满五日，禁不可刺也。

热病先手臂瘈疭，唇口聚鼻张，目下汗出如转珠，两乳下二寸坚，胁满，悸，列缺主之。

六经受病发伤寒热病第一（下）

振寒瘈疭，手不伸，咳嗽唾浊，气膈善呕，鼓颔，不得汗，烦满（《千金》作烦心身痛），因为疭衄，尺泽主之。左窒刺右，右窒刺左。

两胁下痛，呕泄，上下出，胸满短气，不得汗，补手太阴以出之。热病烦心，心闷而汗不出，掌中热，心痛，身热如火，浸淫烦满，舌本痛，中冲主之（《千金》又作天髎）。

热病发热，烦满而欲呕哕，三日以往不得汗，怵惕，胸胁痛，不可反侧，欬满溺赤，大便（《千金》作小便）血，衄不止，呕吐血，气逆，噫不止，嗌中痛，食不下，善渴，舌中烂，掌中热，饮呕，劳宫主之。

热病烦心而汗不止，肘挛腋肿，善笑不休，心中痛，目赤黄，小便如血，欲呕，胸中热，苦不乐，太息，喉痹嗌干，喘逆，身热如火，头痛如破，短气胸痛，太陵主之。

热病烦心，善呕，胸中澹澹，善动而热，间使主之。面赤皮热，热病汗不出，中风热，目赤黄，肘挛腋肿，实则心暴痛，虚则烦心，心惕惕不能动，失智，内关主之。

心澹澹然，善惊，身热，烦心，口干，手清，逆气，呕（《千金》作噪）血，时瘈，善摇头，颜青，汗出不过肩，伤寒温病，曲泽主之。多卧善唾，肩髃痛寒，鼻鼽赤多血，浸淫起面，身热，喉痹如哽，目眦伤，忽振寒，肩疼，二间主之。

鼻鼽衄，热病汗不出，䁾（音迷）目，目痛瞑，头痛，龋齿痛，泣出，厥逆头痛，胸满不得息，阳谿主之。

热病肠澼，臑肘臂痛，虚则气膈满，有（一作手）不举。伤寒，寒热头痛，哕衄，肩不举，温留主之。

伤寒余热不尽，曲池主之。头痛振寒，清冷渊主之。头痛，项背急，消泺主之。振寒，小指不用，寒热汗不出，头痛，喉痹舌卷，小指之间热，口中热，烦心心痛，臂内廉及胁痛，聋，咳，瘈疭，口干，头痛不可顾，少泽主之。

振寒寒热，肩臑肘臂痛，头不可顾，烦满身热，恶寒，目赤痛，眦烂，生翳膜，暴痛，鼽衄，发聋，臂重痛，肘挛痂疥，胸中引臑，泣出而惊，颈项强，身寒，头不可以顾，后溪主之。热病汗不出，胸痛不得息，颔肿，寒热，耳鸣，聋无所闻，阳谷主之。

泄风汗出，腰项急，不可以左右顾及俯仰，肩弛肘废，目痛，痂疥，生疣，瘈疭，头眩目痛，阳谷主之。

振寒热，颈项肿，实则肘挛，头项痛，狂易，虚则生疣，小者痂疥，支正主之。

风眩头痛，少海主之。

气喘，热病衄不止，烦心善悲，腹胀，逆息热气，足胫中寒，不得卧，气满胸中热，暴泄，仰息，足下寒，中闷，呕吐，不欲食饮，隐白主之。

热病汗不出且厥，手足清，暴泄，心腹胀痛，心尤痛甚，此胃心痛也，大都主之，并取隐白，腹满善呕烦闷，此皆主之。

热病先头重额痛，烦闷身热，热争则腰痛不可以俯仰，胸满，两颔痛甚，善泄，饥不欲食，善噫，热中，足清，腹胀，食不化，善呕，泄有脓血，若呕无所出，先取三里，后取太白、章门主之。

热病满闷不得卧（《千金》云：不得卧，身重骨痛不相知），太白主之。

热中少气，厥阳寒，灸之热去（《千金》作灸涌泉）。烦心不嗜食，欬而短气，善喘，喉痹身热，脊胁相引，忽忽善忘，涌泉主之。

热痛烦心，足寒清多汗，先取然谷，后取太溪，大指间动脉，皆先补之。

目痛引眦，少腹偏痛，背（一作脊）伛瘈疭，视昏嗜卧，照海主之，泻左阴跷，取足左右少阴前，先刺阴跷，后刺少阴，气在横骨上。

热病汗不出，默默嗜卧，溺黄，少腹热，嗌中痛，腹胀内肿，漾（音涎）心痛如锥针刺，太溪主之。手足寒至节，喘息者死。

热病刺然谷（《千金》作陷谷），足先寒，寒上至膝乃出针。

善啮颊齿唇，热病汗不出，口中热痛，冲阳主之，胃脘痛，时寒热，皆主之。

热病汗不出，善噫腹胀满，胃热谵语，解溪主之。

厥头痛，面浮肿，烦心，狂见鬼，善笑不休，发于外有所大喜，喉痹不能言，丰隆主之。

阳厥悽悽而寒，少腹坚，头痛，胫股腹痛，消中，小便不利，善呕，三里主之。

胁痛欬逆，不得息，窍阴主之，及爪甲与肉交者，左取右，右取左，立已，不已复取。

手足清，烦（一作脉）热汗不出，手肢转筋，头痛如锥刺之，循热不可以动，动益烦心，喉痹，舌卷干，臂内廉不可及头，耳聋鸣，窍阴皆主之。

膝外廉痛，热病汗不出，目外眦赤痛，头眩，两颔痛，寒逆泣出，耳鸣聋，多汗，目痒，胸中痛，不可反侧，痛无常处，侠溪主之。

厥四逆，喘，气满，风，身汗出而清，髋髀中痛，不可得行，足外皮痛，临泣主之。

目视不明，振寒，目翳，瞳子不见，腰两胁痛，脚痠转筋，丘墟主之。

身懈，寒少气，热甚恶人，心惕惕然，取飞扬及绝骨、跗下临泣，立已。淫泺胫痠，热病汗不出，皆主之。

头重鼻衄及瘈疭，汗不出，烦心，足下热，不欲近衣，项痛，目翳，鼻及小便皆不利，至阴主之。

身疼痛，善惊，互引鼻衄，通谷主之。

暴病头痛，身热痛，肌肉动，耳聋恶风，目眦烂赤，项不可以顾，髀枢痛，泄，肠澼，束骨主之。

鼽衄血不止，淫泺，头痛，目白翳，跟尻瘈，头顶肿痛，泄注，上抢心，目赤眦烂无所见，痛从内眦始（《千金》作翳从内眦始），腹满，颈项强，腰脊不可俯仰，眩，心痛，肩背相引，如从后触之状，身寒从胫起，京骨主之。

下部寒，热病汗不出，体重，逆气头眩，飞扬主之。

鼽衄，腰脊、脚腨痠重，战栗不能久立，腨如裂，脚跟急痛，足挛引少腹痛，喉咽痛，大便难，䐜胀，承山主之。

热病侠脊痛，委中主之。

足阳明脉病发热狂走第二

黄帝问曰：足阳明之脉病，恶人与火，闻木音则惕然而惊，欲独闭户牖而处，愿闻其故。岐伯对曰：阳明者胃脉也，胃土也，闻木音而惊者，土恶木也。阳明主肌肉，其血气盛，邪客之则热，热甚则恶火。阳明厥则喘闷，闷则恶人。阴阳相薄，阳尽阴盛，故欲独闭户牖而处（按阴阳相薄至此，本《素问·脉解篇》，士安移续于此）。曰：或喘而生者，或喘而死者，何也？曰：厥逆连藏则死，连经则生。

曰：病甚则弃衣而走，登高而歌，或至不食数日，踰垣上屋，非其素所能，病反能者何也？曰：阴阳争而外并于阳（此八字亦《素问·脉解篇》文）。邪盛则四肢实，实则能登高而歌。热盛于身，故弃衣而欲走。阳盛，故妄言，骂詈不避亲疏。大热遍身，故狂言而妄见妄闻，视足阳明及大络取之，虚者补之，血如实者泻之。因令偃卧，居其头前，以两手四指按其颈动脉久持之，卷而切推之，下至缺盆中，复止如前，热去乃已，此所谓推而散之者也。

身热狂走，谵语见鬼，瘈疭，身柱主之。狂，妄言，怒恶火，善骂詈，巨阙主之。热病汗不出，鼽衄，眩，时仆而浮肿，足胫寒，不得卧，振寒，恶人与木音，喉痹龋齿，恶风，鼻不利，多善惊，厉兑主之。四厥手足闷者，使人久持之，厥热（一本作逆冷）胫痛，腹胀，皮痛，善伸数欠，恶人与木音，振寒，嗌中引外痛，热病汗不出，下齿痛，恶寒目急，喘满寒慄，断口噤僻，不嗜食，内庭主之。狂歌妄言，怒，恶人与火，骂詈，三里主之。

阴衰发热厥阳衰发寒厥第三

黄帝问曰：厥之寒热者，何也？岐伯对曰：阳气衰于下则为寒厥，阴气衰于下则为热厥。曰：热厥必起于足下者，何也？曰：阳气起于足五指之表。阴脉者，集于足下而聚于足心，故阳胜则足下热。

曰：寒厥必起于五指而上于膝者，何也？曰：阴气起于五指之里，集于膝下而聚于膝上，故阴气盛则从五指至膝上寒。其寒也，不从外，皆从内。

曰：寒厥何失而然也？曰：厥阴者，众筋之所聚（《素问》作前阴者宗筋之所聚），太阴、阳明之所合。春夏则阳气多而阴气少，秋冬则阴气盛而阳气衰。此人质壮，以秋冬夺于所用，下气上争不能复，精气溢下，邪气从而上之。所中（《素问》所中二字作气因于中）阳气衰，不能渗营其经络，阳气日损，阴气独在，故手足为之寒。

曰：热厥何如？曰：酒入于胃，则络脉满而经脉虚。脾主为胃行其津液者也。阴气虚则阳气入，阳气入则胃不和，胃不和则精气竭，精气竭则不营其四肢。此人必数醉，若饱以入房，气聚于脾中不得散，酒气与谷气相薄，热遍于身，内热而溺赤。夫酒气盛而慓悍，肾气日衰，阳气独盛，故手足为之热。

曰：厥或令人腹满，或令人暴不知人，或至半日，远至一日乃知人者，何谓也？曰：阴气盛于上则下虚，下虚则腹满，腹满（《素问》腹满二字作阳气盛于上）则下气重上而邪气逆，逆则阳气乱，阳气乱则不知人矣。太阳之厥则肿首头重，足不能行，发为眩仆。阳明之厥，则癫疾欲走呼，腹满不得卧，面赤而热，妄见妄言。少阳之厥，则暴聋颊肿而热，胁痛，骱不可以运。太阴之厥，则腹满䐜胀，后不利，不欲食，食则呕，不得卧。少阴之厥，则舌干溺赤，腹满心痛。厥阴之厥，则少腹肿痛，䐜胀，泾溲不利，好卧屈膝，阴缩，胻内热。盛则泻之，虚则补之，不盛不虚，以经取之。

请言解论。

与天地相应，四时相副，人参天地，故可为解。下有渐洳，上生蒲苇，此所以知气形之多少也。阴阳者，寒暑也，热则滋雨而在上，根茎（《灵枢》作荄）少汁，人气在外，皮肤缓，腠理开，血气盛，汗大泄，皮淖泽。寒则地冻水冰，人气在中，皮肤致，腠理闭，汗不泄，血气强，皮坚涩。当是之时，善行水者，不能往冰；善穷地者，不能凿冻。

夫善用针者，亦不能取四逆，血脉凝结，坚搏不往来，亦不可即柔。故行水者，必待天温冰释，穷地者，必待冻解，而后地可穷。人脉犹是，治厥者，必先熨火以调和其经，掌与腋，肘与脚，项与脊，以调其气。大道已通，血脉乃行。后视其病，脉淖泽者，刺而平之，坚紧者，破而决之，气下乃止，此所谓解结。

用针之类，在于调气。气积于胃，以通营卫，各行其道。宗气留积在海，其下者注于气街，上行者注于息道。故厥在足，宗气不下，脉中之血凝而留止，弗之火调，针弗能取。用针者，必先察其经络之虚实，切而循之，按而弹之，视其应动者，乃后取而下之。六经调者，谓之不病，虽病谓之自已。一经上实下虚而不通者，此必有横络盛加于大经，令之不通。视而泻之，通而决之，是所谓解结者也。上寒下热，先刺其项太阳，久留之，已刺则火熨项与肩胛，令热下合（一本作冷）乃止，所谓推而上之者也。上热下寒，视其虚脉而陷下于经络者取之，气下而止，所谓引而下之者也。

刺热厥者，留针反为热，刺热厥者，二阴一阳；刺寒厥者，一阴二阳。所谓二阴者，二刺阴；所谓二阳者，二刺阳。热厥取太阴、少阳。寒厥取阳明、少阴于足，留之。厥胸满面肿者，肩中热，暴言难，甚则不能言，取足阳明。厥气走喉而不言，手足微满清，大便不利，取足少阴。厥而腹膨膨，多寒气，腹中爂爂（音最，《九墟》作荣），便溲难，取足太阴。厥逆为病，足暴清，胸中若将裂，腹肠若以刀切之，䐜而不食，脉大皆涩，缓取足少阴，清取足阳明，清则补之，温则泻之。厥逆腹满胀，肠鸣，胸满不得息，取之下胸三肋间，欬而动应手者，与背俞以指按之立快。足厥喘逆，足下清至膝，涌泉主之。

太阳中风感于寒湿发痓第四

热病而痓者，腰反折，瘈疭，齿噤齘。

张仲景曰：太阳病，其证备，其身体

强，几几然，脉反沉迟者，此为痉。夫痉脉来，按之筑筑而弦，直上下行。刚痉为病，胸满口噤，卧不着席，脚挛急，其人必龂齿。病发热，脉沉细为痉。痉家其脉伏坚，直上下。太阳病，发热无汗，恶寒，此为刚痉。太阳病，发热汗出，不恶寒，此为柔痉。太阳中湿病痉，其脉沉，与筋平。太阳病，无汗，小便少，气上冲胸，口噤不能语，欲作刚痉。然刚痉太阳中风感于寒湿者也，其脉往来进退，以沉迟细，异于伤寒热病。其治不宜发汗，针灸为嘉。治之以药者，可服葛根汤。

风痉身反折，先取太阳及腘中，及血络出血，痉中有寒，取三里。痉，取之阴跷及三毛上，及血络出血。

痉取囟会、百会，及天柱、膈俞、上关，光明主之。

痉，目不眴，刺脑户。

痉，脊强反折，瘈疭，癫疾头重，五处主之。

痉，互引善惊，太衝主之。

痉反折，心痛，形气短，尻䐜涩，小便黄闭，长强主之。

痉，脊强互引，恶风时振栗，喉痹，大气满，喘，胸中郁郁，气热，肮肮，项强，寒热，僵仆不能久立，烦满里急，身不安席，大椎主之。

痉，筋痛急，互引，肝俞主之。

热痉，脾俞及肾俞主之。

热痉互引，汗不出反折，尻臂内痛似瘅疟状，膀胱俞主之。

痉，反折互引，腹胀腋挛，背中怏怏，引胁痛，内引心，中膂内，肺俞主之。

又刺阳明，从项而数背椎侠脊膂而痛，按之应手者，刺之尺泽，三痏立已。

痉，互引身热，然谷、譩譆主之。

痉，反目憎风，刺丝竹空主之。

痉互引，唇吻强，兑端主之。

痉烦满，龂交主之。

痉口噤，互引口干，小便赤黄，或时不禁，承浆主之。

痉口噤，大迎主之。痉不能言，翳风主之。

痉，先取太溪，后取太仓之原主之。

痉，脊强里紧，腹中拘痛，水分主之。

痉脊强，口不开，多唾，大便难，石关主之。

痉脊强反折，京门主之。

痉腹大坚，不得息，期门主之。

痉上气，鱼际主之。

痉互引，腕骨主之。

热病汗不出，善呕苦，痉身反折，口噤，善鼓颔，腰痛不可以顾，顾而有似拔者，善悲，上下取之出血，见血立已。

痉身反折，口噤喉痹不能言，三里主之。

痉惊互引，脚如结，腨如裂，束骨主之。

痉目反白多，鼻不通利，涕黄更衣（一本作便出血），京骨主之。

痉脊强，项眩通，脚如结，腨如裂，昆崙主之。

痉互折，飞扬主之。

阴阳相移发三疟第五

黄帝问曰：夫疟疾皆生于风，其以日作，以时发者，何也？岐伯对曰：疟之始发，先起于毫毛，欠伸乃作，寒慄鼓颔，腰脊俱痛，寒去则内外俱热，头痛如破，渴欲饮水。

曰：何气使然？曰：阴阳上下交争，虚

实更作，阴阳相移也。阳并于阴，则阳实而阴虚。阳明虚则寒慄鼓颔也；太阳虚则腰背头项痛；三阳俱虚则阴气（一作二阴）胜，阴气胜则骨寒而痛，寒生于内，故中外皆寒。阳胜则外热，阴虚则内热，内外皆热则喘渴，故欲冷饮。此皆得之夏伤于暑，热气盛，藏于皮肤之内，肠胃之外，此营气之所舍也。令人汗出空疏，腠理开，因得秋气，汗出遇风，得浴，水气舍于皮肤之内，与卫气并居。卫气者，昼行于阳，夜行于阴，此气得阳而外出，得阴而内薄，内外相薄，是以日作。

曰：其间日而作者何也？曰：其气之舍深，内薄于阴，阳气独发，阴邪内着，阴与阳争不得出，是以间日而作。曰：其作日晏与其日早，何气使然？曰：邪气客于风府，循膂而下，卫气一日一夜，大会于风府，其明日日下一节，故其作也晏。此皆客于脊背，每至于风府则腠理开，腠理开则邪气入，邪气入则病作，以此日作稍益晏也。其出于风府，日下一节，二十一日下至骶骨，二十二日入于脊内，注于太衝之脉（《素问》二十一作二十五，二十五作二十六，太衝作伏膂），其气上行九日，出于缺盆之中，其气日高，故作日益早。其间日发者，由邪气内薄于五脏，横连募原，其道远，其气深，其行迟，不能与营气俱行，不能偕出，故间日乃作。

曰：卫气每至于风府，腠理乃发，发则邪入，入则病作。今卫气日下一节，其气之发，不当风府，其日作奈何？曰：（《素问》此下有八十八字，《甲乙经》无本，故不抄入）风无常府，卫气之所发，必开其腠理，邪气之所合则其病作（《素问》作则其府也）。

曰：风之与疟相似同类，而风独常在，疟得有时休者，何也？曰：风气常留其处故常在，疟气随经络次而内傳（《素问》作沉以内薄），故卫气应乃作。

曰：疟先寒而后热者何也？曰：夏伤于大暑，汗大出，腠理开发，因遇风，夏气悽沧之水寒迫之，藏于腠理及皮肤之中，秋伤于风，则病成矣。夫寒者阴气也，风者阳气也，先伤于寒而后伤于风，故先寒而后热，病以时作，名曰寒疟也。

曰：先热而后寒者何也？曰：此先伤于风，后伤于寒，故先热而后寒，亦以时作，名曰温疟也。其但热而不寒者，阴气先绝，阳气独发，则热而少气烦冤，手足热而欲呕者，名曰瘅疟。

曰：经言有余者泻之，不足者补之。今热为有余，寒为不足。夫疟之寒，汤火不能温，及其热，冰水不能寒，此皆有余不足之类。当此之时，良工不能止，必待其自衰乃刺之，何也？曰：经言无刺熇熇之热，无刺浑浑之脉，无刺漉漉之汗，为其病逆，未可治也。夫疟之始发也，阳气并于阴。当是之时，阳虚阴盛而外无气，故先寒慄也。阴气逆极，则复出之阳，阳与阴并于外，则阴虚而阳实，故先热而渴。夫疟并于阳则阳胜，并于阴则阴胜；阴胜者则寒，阳胜者则热。热疟者，风寒气不常也，病极则复至。病之发也，如火之热，如风雨不可当也。故经曰：方其盛必毁，因其衰也，事必大昌。此之谓也。

夫疟之未发也，阴未并阳，阳未并阴，因而调之，真气乃安，邪气乃亡。故工不能治已发，为其气逆也。疟之且发也，阴阳之且移也，必从四末始。阳已伤，阴从之，故气未并，先其时坚束其处，令邪气不得入，阴气不得出，审候见之。在孙络盛坚而血者，皆取之，此其往而未得并者也。

曰：疟不发其应何也？曰：疟者，必更盛更虚，随气之所在，病在阳，则热而脉躁；在阴，则寒而脉静；极则阴阳俱衰，卫气相离，故病得休；卫气集，则复病。曰：时有间二日或至数日发，或渴或不渴，其故何也？曰：其间日，邪气与卫气客于六腑而相失，时不相得，故休数日乃发也。阴阳更胜，或甚或不甚，故或渴或不渴。曰：夏伤于暑，秋必病疟，今不必应者，何也？曰：此应四时也。其病异形者，反四时也。其以秋病者寒甚，以冬病者寒不甚，以春病者恶风，以夏病者多汗。

曰：温疟与寒疟者，皆安舍？其在何脏？曰：温疟者，得之于冬，中于风寒，寒气藏于骨髓之中，至春则阳气大发，寒气不能出，因遇大暑，脑髓铄，肌肉消，腠理发泄，或有所用力，邪气与汗皆出，此病藏在肾，其气先从内出之于外。如是者，阴虚而阳盛，阳盛则热衰矣。衰则气反复入，复入则阳虚，阳虚则寒矣。故先热而后寒，名曰温疟。

曰：瘅疟何如？曰：肺素有热，气盛于身，厥气逆上，中气实而不外泄，因有所用力，腠理开，风寒舍于皮肤之内分肉之间而发，发则阳气盛，阳气盛而不衰则病矣。其气不反之阴，故但热而不寒，气内藏于心而外舍分肉之间，令人消铄脱肉，故名曰瘅疟。

疟脉满大急，刺背俞，用中针傍五胠俞各一遍，肥瘦出血。疟脉小实急，灸胫少阴，刺指井。疟脉缓大虚，便用药，不宜用针。

凡治疟，先发如食顷，乃可以治，过之则失时。

一、疟不渴，间日而作，《九卷》曰，取足阳明，《素问》刺太阴。渴而间日作，《九卷》曰，取手少阳，《素问》刺足少阳。

二、瘟疟汗不出，为五十九刺（解在热病部）。

三、足太阳疟，令人腰痛头重，寒从背起，先寒后热渴，渴止汗乃出，难已，间日作，刺腘中出血（《素问》先寒后热下有熇熇暍暍然五字）。

四、足少阳疟，令人身体解㑊，寒不甚，恶见人，心惕惕然，热多汗出甚，刺足少阳。

五、足阳明疟，令人先寒，洒淅洒淅，寒甚久乃热，热去汗出，喜见日月光火气乃快然，刺阳明跗上，及调衝阳。六、足太阴疟，令人不乐，好太息，不嗜食，多寒少热，汗出，病至则善呕，呕已乃衰，即取之足太阴。

七、足少阴疟，令人呕吐甚，多寒少热，欲闭户牖而处，其病难已，取太谿。

八、足厥阴疟，令人腰痛，少腹满，小便不利如癃状，非癃也。数便，意恐惧（一作噫恐惧）气不足，腹中悒悒，刺足厥阴。

九、肺疟，令人心寒，甚热，热间善惊，如有所见者，刺手太阴、阳明。

十、心疟，令人烦心甚，欲得见清水，寒多（《素问》作反寒多，《太素》作及寒多），不甚热，刺手少阴，是谓神门。

十一、肝疟，令人色苍苍然（《素问》下有太息二字），其状若死者，刺足厥阴见血。

十二、脾疟，令人病寒，腹中痛，热则肠中鸣，鸣已汗出，刺足太阴。

十三、肾疟，令人悽悽然（《素问》作洒洒然），腰脊痛宛转，大便难，目眴眴然，手足寒，刺足太阳、少阴。

十四、胃疟，令人且病寒，善饥而不能食，食而支满腹大，刺足阳明、太阴横脉出血。

十五、疟发身热，刺跗上动脉，开其空，出血立寒。

十六、疟方欲寒，刺手阳明、太阴，足阳明、太阴。

十七、诸疟如，刺十指间出血，血去必已。先视身之赤如小豆者，尽取之。

十八、十二疟者，其发各不同时，察其病形，以知其何脉之病。先其发时，如一食顷而刺之，一刺则衰，二刺则知，三刺则已，不已刺舌下两脉出血，不已刺郄中盛经出血，又刺项以下侠脊者必已。舌下两脉者，廉泉穴也。

十九、刺疟者，必先问其病之所先发者，先刺之。先头痛及重者，先刺头上及两额两肩间出血；先项背痛者，先刺之；先腰脊痛者，先刺郄中出血；先手臂痛者，先刺手少阴、阳明十指间；先足胫痠痛者，先刺足阳明十指间出血。风疟，发则汗出恶风，刺足三阳经背俞之血者。胫痠痛，按之不可，名曰胕髓病，以镵针针绝骨出其血，立已。身体小痛，刺诸阴之井无出血，间日一刺。

痻疟，神庭及百会主之。痻疟，上星主之，先取譩譆，后取天牖、风池、大杼。痻疟，取完骨及风池、大杼、心俞、上髎、譩譆、阴都、太渊、三间、合谷、阳池、少泽、前谷、后谿、腕骨、阳谷、侠谿、至阴、通谷、京骨，皆主之。

疟振寒，热甚狂言，天枢主之。

疟热盛，列缺主之。

疟寒厥及热厥，烦心善哕，心满而汗出，刺少商出血立已。

热疟口干，商阳主之。

疟寒甚（《千金》下云欲呕沫），阳谿主之。

风疟汗不出，偏历主之。

疟面赤肿，温留主之。

痎疟，心下胀满痛，上气，灸手五里，左取右，右取左。

疟项痛，因忽暴逆，腋门主之。

疟发有四时，面上赤，䀮䀮无所见，中渚主之。

疟食时发，心痛，悲伤不乐，天井主之。

风疟，支正主之。

疟背膂振寒，项痛引肘腋，腰痛引少腹，四肢不举，少海主之。

疟不知所苦，大都主之。

疟多寒少热，大钟主之。

疟咳逆心闷，不得卧，呕甚，热多寒少，欲闭户牖而处，寒厥足热，太谿主之。

疟，热少间寒，不能自温，䐜胀切痛引心，复溜主之。

疟不嗜食，厉兑主之。

疟瘈疭惊，股膝重，胻转筋，头眩痛，解谿主之。

疟日西发，临泣主之。

疟振寒，腋下肿，丘墟主之。

疟从胻起，束骨主之。

疟多汗，腰痛不能俯仰，目如脱，项如拔，昆崙主之。

疟，实腰背痛，虚则鼽衄，飞扬主之。

疟头重，寒背起，先寒后热，渴不止，汗乃出，委中主之。

疟不渴，间日作，昆崙主之。

卷　八

五脏传病发寒热第一（上）

黄帝问曰：五脏相通，移皆有次。五脏有病，则各传其所胜，不治法三月，若六月，若三日，若六日，传五脏而当死（《素问》下有是顺传所胜之次）。故曰：别于阳者，知病从来；别于阴者，知死生之期，言至其所困而死者也，是故风者，百病之长也。

今风寒客于人，使人毫毛毕直，皮肤闭而为热。当是之时，可汗而发。或痹不仁，肿痛，当是之时，可汤熨，及（一本作足字）火灸，刺而去，弗治，病入舍于肺，名曰肺痹，发咳上气。弗治，肺即传而行之肝，病名曰肝痹，一名曰厥，胁痛出食。当是之时，可按可刺。弗治，肝传之脾，病名曰脾风，发瘅，腹中热，烦心汗出，黄瘅（《素问》无汗，瘅二字），当此之时，可汗可药可烙（一本作浴）。弗治，脾传之肾，病名曰疝瘕，少腹烦冤而痛，汗出（《素问》作出白），一名曰蛊。当此之时，可按可药。弗治，肾传之心，病筋脉相引而急，名曰瘈，当此之时，可灸可药。弗治，十日法当死。肾传之心，心即复反传而之肺，发寒热，法当三岁死。此病之次也。然其卒发者，不必治。其传化有不以次者，忧恐悲喜怒令不得以其次，故令人大病矣。因而喜，大虚则肾气乘矣，怒则肝气乘矣，悲则肺气乘矣，恐则脾气乘矣，忧则心气乘矣，此其道也。故病有五，五五二十五变及其传化。传，乘之名也。

大骨枯槁，大肉陷下，胸中气满，喘息不便，其气动形，期六月死；真脏脉见，乃予之期日。大骨枯槁，大肉陷下，胸中气满，喘息不便，内痛引肩项，期一月死；真脏脉见，乃予之期日。大骨枯槁，大肉陷下，胸中气满，喘息不便，内痛引肩项，痛热，脱肉破䐃，真脏脉见，十月之内死。大骨枯槁，大肉陷下，胸中气满，腹内痛，心中不便，肩项身热，䐃破脱肉，目眶陷，真藏脉见，目不见人立死；其见人者，至其所不胜之时而死。急虚中身卒至，五脏闭绝，脉道不通，气不往来，譬之堕溺，不可为期。其脉绝不来，若一息五六至，其形肉不脱，脏藏虽不见，犹死。

真肝脉至，中外急，如循刀刃责责然，如按琴瑟弦，色青白不泽，毛折乃死。

真心脉至，紧（一本作坚）而搏，如循薏苡子累累然，色赤黑不泽，毛折乃死。

真肺脉至，大而虚，如以毛羽中人肤，色赤白不泽，毛折乃死。

真脾脉至，弱而乍踈乍数，色青黄不泽，毛折乃死。

真肾脉至，搏而绝，如指弹石辟辟然，色黑黄不泽，毛折，乃死。诸真脏脉见者，皆死不治。曰：寒热瘰疬在于颈腋者，何气所生？曰：此皆鼠瘘，寒热之毒气，稽于脉而不去者也。(《灵枢》稽作隈字)。鼠瘘之本，皆在于脏，其末上出颈腋之间。其浮于胸中，未著于肌肉而外为脓血者，易去也。曰：去之奈何？曰：请从其本，引其末，可使衰去而绝其寒热，审按其道以予之，徐往徐来以去之，其小如麦者，一刺知，三刺已。决其死生，反其目视之，其中有赤脉从上下贯瞳子者，见一脉一岁死，见一脉半一岁半死，见二脉二岁死，见二脉半二岁半死，见三脉三岁死，赤脉不下贯瞳子者可治。

曰：人有善病寒热者，何以候之？曰：小骨弱肉者，善病寒热。颧骨者，骨之本也，颧大则骨大，颧小则骨小。皮薄而肉弱无䐃，其臂懦懦然，其地色炲然，不与天地同色，污然独异，此其候也。然臂薄者，其髓不满，故善病寒热。风感则为寒热。皮寒热，皮不可附席，毛发焦，鼻槁腊，不得汗，取三阳之络，补手太阳。肌寒热，病肌痛，毛发焦。唇槁腊，不得汗，取三阳于下以去其血者，补太阴以去其汗。骨寒骨热，痛无所安，汗注不休，齿本槁痛，取其少阴于阴股之络，齿色槁，死不治。骨厥亦然。男子如蛊，女子如阻，身体腰脊如解，不欲食，先取涌泉见血，视跗上盛者，尽出血。

灸寒热之法：先取项大椎以年为壮数，次灸撅骨以年为壮数，视背俞陷者灸之，举臂肩上陷者灸之，两季胁之间灸之，外踝上绝骨之端灸之，足小指、次指之间灸之，腨上陷脉灸之，外踝后灸之，缺盆骨上切之坚动如筋者灸之，膺中陷骨间灸之，掌束骨下灸之，脐下关元三寸灸之，毛际动脉灸之，脐下二寸分间灸之，足阳明跗上动脉灸之，巅上一灸之，取犬所啮处灸之，即以犬伤病法三炷灸之，凡当灸二十九处。

寒热头痛，喘喝，目不能视，神庭主之；其目泣出，头不痛者，听会主之。寒热头痛如破，目痛如脱，喘逆烦满，呕吐，流汗难言，头维主之；寒热，刺脑户。

五脏传病发寒热第一（下）

寒热取五处及天池、风池、腰俞、长强、大杼、中膂、内俞、上髎、龂交、上关、关元、天牖、天容、合谷、阳谿、关衝，中渚、阳池、消泺、少泽、前谷、腕骨、阳谷、少海、然谷、至阴、崑崙主之。

寒热骨痛，玉枕主之。寒热懈烂（一本作懒），淫泺胫痠，四肢重痛，少气难言，至阳主之。肺气热，呼吸不得卧，上气呕沫，喘，气相追逐，胸满胁膺急，息难，振栗，脉鼓，气隔，胸中有热，支满不嗜食，汗不出，腰脊痛，肺俞主之。

寒热心痛，循循然与背相引而痛，胸中悒悒不得息，欬唾血，多涎，烦中善饐，食不下，欬逆，汗不出，如疟状，目肮肮，泪出悲伤，心俞主之。欬而呕，膈寒，食不下，寒热，皮肉肤痛，少气不得卧，胸满支两胁，膈上兢兢，胁痛腹䐜，胸脘暴痛，上气，肩背寒痛，汗不出，喉痹，腹中痛，积聚，默然嗜卧，怠惰不欲动，身常湿湿，心痛无可摇者，脾俞主之。欬而胁满急，不得息，不得反侧，腋胁下与脐相引，筋急而痛，反折，目上视，眩，目中循循然，肩项痛，惊狂，衄，少腹满，目肮肮，生白翳，咳引胸痛，筋寒热，唾血短气，鼻酸，肝俞主之。

寒热食多，身羸瘦，两胁引痛，心下贲痛，心如悬，下引脐少腹急痛，热，面急（一本作黑），目肮肮，久喘欬，少气，溺浊赤，肾俞主之。骨寒热溲难，肾俞主之。

寒热头痛，水沟主之。寒热颈瘰疬，大迎主之。肩痛引项，寒热，缺盆主之。身热汗不出，胸中热满，天髎主之。寒热肩肿，引胛中痛，肩臂酸，臑俞主之。

寒热项疬适，耳无闻，引缺盆肩中热痛，麻痹不举（一本作手臂不举），肩贞主之。寒热疬，目不明，咳上气，唾血，肩中俞主之。寒热疬适，胸中满，有大气，缺盆中满痛者死；外溃不死，肩引项，不举，缺盆中痛，汗不出，喉痹，咳嗽血，缺盆主之。咳上气，喘，暴瘖不能言，及舌下挟缝青脉，颈有大气，喉痹，咽中干，急不得息，喉中鸣，翕翕寒热，项肿肩痛，胸满腹皮热，衄，气短哽心痛，隐疹头痛，面皮赤热，身肉尽不仁，天突主之。肺系急，胸中痛，恶寒，胸满悒悒然，善呕胆，胸中热，喘，逆气，气相追逐，多浊唾，不得息，肩背风，汗出，面腹肿，膈中食噎，不下食，喉痹，肩息肺胀，皮肤骨痛，寒热烦满，中府主之。

寒热胸满，头痛，四肢不举，掖下肿，上气，胸中有声，喉中鸣，天池主之。咳，胁下积聚，喘逆，卧不安席，时寒热，期门主之。寒热，腹胀膜，怏怏然不得息，京门主之。寒濯濯，舌烦，手臂不仁，唾沫，唇干引饮，手腕挛，指支痛，肺胀，上气，耳中生风，咳喘逆，痹，臂痛，呕吐，饮食不下膨膨然，少商主之。唾血，时寒时热，泻鱼际，补尺泽。臂厥，肩膺胸满痛，目中白翳，眼青转筋，掌中热，乍寒乍热，缺盆中相引痛，数欬，喘不得息，臂肉廉痛，上膈饮已烦满，太渊主之。

寒热胸背急，喉痹，咳上气，喘，掌中热，数欠伸，汗出善忘，四逆厥，善笑，溺白，列缺主之。胸中膨膨然，甚则交两手而瞀，暴痹喘逆，刺经渠及天府，此谓之大俞。寒热咳呕沫，掌中热，虚则肩臂寒栗，少气不足以息，寒厥，交两手而瞀，口沫出，实则肩背热痛，汗出，四肢暴肿，身湿（一本作温）摇，时寒热，饥则烦，饱则善，面色变，口噤不开，恶风泣出，列缺主之。烦心，咳，寒热善哕，劳宫主之。

寒热，唇口干，喘息，目急痛，善惊，三间主之。胸中满，耳前痛，齿痛，目赤痛，颈肿，寒热，渴饮辄汗出，不饮则皮干热，曲池主之。寒热颈疬适，咳呼吸难，灸五里，左取右，右取左。寒热颈疬适，肩臂不可举，臂臑俞主之。风寒热，腋门主之。寒热颈颔肿，后谿主之。寒热善呕，商丘主之。呕厥寒，时有微热，胁下支满，喉痛，嗌干，膝外廉痛，淫泺胫痠，腋下肿，马刀瘘，肩肿吻伤痛，太衝主之。

心（《千金》作心痛）如悬，阴厥，脚腨后廉急，不可前却，血痈肠澼便脓血，足跗上痛，舌卷不能言，善笑，足痿不收履，溺青赤白黄黑，青取井，赤取荥，黄取输，白取经，黑取合，血痔泄（《千金》下有利字）后重，腹痛如癃状，狂仆必有所扶持，及大气涎出，鼻孔中痛，腹中常鸣，骨寒热无所安，汗出不休，复溜主之。男子如蛊，女子如阻，寒热少腹偏肿，阴谷主之。少腹痛，泄出糜，次指间热，若脉陷寒热身痛，唇渴不干，汗出，毛发焦，脱肉少气，内有热，不欲动摇，泄脓血，腰引少腹痛，暴惊，狂言非常，巨虚下廉主之。胸中满，腋下肿，马刀瘘，善自啮舌颊，天牖中肿，淫泺胫痠，头眩，枕骨颔腮肿，目涩身痹，洒淅振寒，季胁支满，寒热，胁腰腹膝外廉痛，临泣主之。

寒热颈肿，丘墟主之。寒热颈腋下肿，申脉主之。寒热痠痟，四肢不举，腋下肿，马刀瘘，喉痹，髀膝颈骨摇，痠痹不仁，阳辅主之。寒热痹，颈不收，阳交主之。寒热腰痛如折，束骨主之。寒热目𥇒𥇒，善咳喘逆，通谷主之。寒热善唏，头重足寒，不欲食，脚挛，京骨主之。寒热篡反出，承山主之。寒热篡后出，瘈疭，脚腨痠重，战慄不能久立，脚急肿，跗痛筋足挛，少腹引喉嗌，大便难，承筋主之。跟厥膝急，腰脊痛引腹，篡阴股热，阴暴痛，寒热膝痠重，合阳主之。

经络受病入肠胃五脏积发伏梁息贲肥气痞气奔豚第二

黄帝问曰：百病始生，三部之气，所伤各异，愿闻其会？岐伯对曰：喜怒不节则伤于脏，脏伤则病起于阴；清湿袭虚，则病起于下；风雨袭虚，则病起于上，是谓三部。至其淫泆，不可胜数。

风雨寒热，不得虚邪，不能独伤人。卒然逢疾风暴雨而不病者，盖无虚邪不能独伤。此必因虚邪之风，与其身形，两虚相搏，乃客其形，两实相逢，中人肉间。其中于虚邪也，因其天时，与其躬身，参以虚实，大病乃成。气有定舍，因处为名，上下内外，分为三真。

是故虚邪之中人也，始于皮肤。皮肤缓则腠理开，腠理开则邪从毛发入，毛发入则稍深，稍深则毛发立，洒然，皮肤痛。留而不去，则传舍于络，在络之时，通于肌肉，其病时痛时息，大经乃代。留而不去，传舍于经，在经之时，洒淅善惊。留而不去，传舍于俞，在俞之时，六经不通，四节即痛，腰脊乃强。留而不去，伏舍于伏衝之脉，在伏衝之脉时，身体重痛。留而不去，传舍于肠胃，在肠胃之时，贲响腹胀，多寒则肠鸣飧泄不化，多热则溏出糜。留而不去，传舍于肠胃之外，募原之间。留着于脉，稽留而不去，息而成积，或着孙络，或着脉络，或着经脉，或着俞脉，或着于伏冲之脉，或着于膂筋，或着于肠胃之募原，上连于缓筋，邪气淫泆，不可胜论。

其着孙络之脉而成积，往来上下，擘（音拍，破尽也）乎（《太素》作臂手）孙络之居也。浮而缓，不能拘积而止之。故往来移行肠胃之外，凑渗注灌，濯濯有音，有寒则腹䐜满雷引，故时切痛，其着于阳明之经，则侠脐而居，饱则益大，饥则益小，其着于缓筋也，似阳明之积，饱则痛，饥则安。其着于肠胃之募原也，痛而外连于缓筋也，饱则安，饥则痛。其着于伏冲之脉者，揣之应手而动，发手则热，气下于两股，如汤沃之状。其着于膂筋在肠后者，饥则积见，饱则积不见，按之弗得。其着于俞脉者，闭塞不通，津液不下，而空窍干。此邪气之从入内，从上下者也。

曰：积之始生，至其已成奈何？曰：积之始也，得寒乃生，厥止乃成积。曰：其成奈何？曰：厥气生足溢（《灵枢》作足悗），足溢生胫寒，胫寒则脉血凝泣，寒热上下，入于肠胃，入于肠胃则䐜胀，外之汁沫迫聚不得散，日以成积。卒然盛食多饮，则脉满。起居不节，用力过度，则络脉伤。阳络伤则血外溢，溢则衄血；阴络伤则血内溢，溢则便血。外之络伤则血溢于肠外，有寒汁沫，与血相搏，则并合凝聚，不得散而成积矣。卒然中于寒，若内伤于忧恐，则气上逆，气上逆则穴俞不通，温气不行，凝血蕴里而不散，津液凝涩，着而不去，而积皆成矣。

曰：其生于阴者奈何？曰：忧思伤心；

重寒伤肺；忿怒伤肝；醉饱入房，汗出当风则伤脾；用力过度，入房汗出浴水，则伤肾。此内外三部之所生病也。察其所痛以知其应，有余不足，当补则补，当泻则泻，无逆天时，是谓至治。

曰：人之善病肠中积者，何以候之？曰：皮薄而不泽，肉不坚而淖泽；如此则肠胃恶，恶则邪气留止，积聚乃作。肠胃之积，寒温不次，邪气乃（一本作稍）止，其蓄积止，大聚乃起。

曰：病有身体腰股胻背皆肿，环脐而痛，是谓何病？曰：名曰伏梁，此风根也，不可动，动之为水溺涩之病。病有少腹盛，左右上下皆有根者，名曰伏梁也。裹大脓血，居肠胃之外，不可治之，每切按之至死。此下则因阴，必下脓血，上则迫胃脘生膈，侠（一本作依）胃脘内痈，此久病也，难治。居脐上为逆，居脐下为顺，勿动亟夺。其气溢（《素问》作泄）于大肠而着于肓，肓之原在脐下，故环脐而痛也。

《难经》曰：心之积名曰伏梁，起于脐上，上至心下，大如臂，久久不愈，病烦心，心痛，以秋庚辛日得之。肾病传心，心当传肺，肺以秋王不受邪，因留结为积。

《难经》曰：肺之积名曰息贲，在右胁下覆大如杯，久久不愈，病洒洒恶寒，气逆喘咳，发肺痈，以春甲乙日得之。心病传肺，肺当传肝，肝以春王不受邪，因留结为积。曰：病胁下满，气逆行，三二岁不已，是为何病？曰：病名息贲，此不妨于食，不可灸刺，积为导引服药，药不能独治也。

《难经》曰：肝之积名曰肥气，在左胁下，如覆杯，有头足如龟鳖状，久久不愈，发咳逆，㾬疟，连岁月不已，以季夏戊己日得之。肺病传肝，肝当传脾，脾以季夏王不受邪，因留结为积。此与息贲略同。

《难经》曰：脾之积名曰痞气，在胃脘，覆大如盘，久久不愈，病四肢不收，发黄疸，饮食不为肌肤，以冬壬癸日得之。肝病传脾，脾当传肾，肾以冬王不受邪，因留结为积。

《难经》曰：肾之积名曰贲豚，发于少腹，至心下若豚状，或上或下无时，久不已，令人喘逆，骨痿少气，以夏丙丁日得之。肺病传肾，肾当传心，心以夏王不受邪，因留结为积也。

息贲时唾血，巨阙主之。腹中积上下行，悬枢主之。疝积胸中痛，不得穷屈，天容主之。暴心腹痛，疝横发上冲心，云门主之。心下大坚，肓俞、期门及中脘主之。脐下疝绕脐痛，冲胸不得息，中极主之。贲肫上，腹䐜坚，痛引阴中，不得小便，两丸骞，阴交主之。脐下疝绕脐痛，石门主之。

奔豚气上，腹䐜痛，强不能言，茎肿前引腰，后引小腹，腰髋坚痛，下引阴中，不得小便，两丸骞，石门主之。奔肫寒气入小腹，时欲呕，伤中溺血，小便数，背脐痛引阴，腹中窘急欲凑，后泄不止，关元主之。奔肫上抢心，甚则不得息，忽忽少气，尺厥，心烦痛，饥不能食，善寒中，腹胀引䐜而痛，小腹与脊相控暴痛，时窘之后，中极主之。腹中积聚时切痛，商曲主之。脐下积疝瘕，胞中有血，四满主之。脐疝绕脐而痛，时上冲心，天枢主之。气疝哕呕，面肿奔肫，天枢主之。奔豚，卵上入，痛引茎，归来主之。奔豚上下，期门主之。疝瘕，髀中急痛，循胁，上下抢心，腹痛积聚，府舍主之。奔肫腹胀肿，章门主之。少腹积聚，劳宫主之。环脐痛，阴骞两丸缩，坚痛不得卧，太衝主之。寒疝，下至腹腠膝腰，痛如清水，大腹（一作小腹）诸疝，按之至膝上，伏菟主之。寒疝痛，腹胀满，痿厥少气，阴市主之。大疝腹坚，丘墟主之。

五脏六腑胀第三

黄帝问曰：脉之应于寸口，如何而胀？岐伯对曰：其至大坚直以涩者，胀也。曰：何以知其脏腑之胀也？曰：阴为脏而阳为府也。曰：夫气之令人胀也，在于血脉之中耶，抑脏腑之内乎？曰：二者皆在焉，然非胀之舍也。曰：愿闻胀舍？曰：夫胀者，皆在于府脏之外，排脏腑而廓胸胁，胀皮肤，故命曰胀。

曰：脏腑之在内也，若匣匮之藏禁器也，各有次舍，异名而同处一域之中，其气各异，愿闻其故？曰：夫胸腹者，脏腑之城郭。膻中者，心主之中宫也。胃者，太仓也。咽喉少腹者，传道也。胃之五窍者，闾里之门户也。廉泉玉英者，津液之道路也。故五脏六腑，各有畔界，其病各有形状。营气循脉，卫气逆为脉胀，卫气并血脉循分肉为肤胀（《灵枢》作营气循脉为脉胀，卫气并脉循分肉为肤胀）。取三里泻之，近者一下（一本作分，下同），远者三下，无问虚实，工在疾泻也。

曰：愿闻胀形？曰：心胀者，烦心短气，卧不得安。肺胀者，虚满而喘欬。肝胀者，胁下满而痛引少腹。脾胀者，苦哕，四肢闷，体重不能衣。肾胀者，腹满引背怏怏然，腰髀痛。胃胀者，腹满胃脘痛，鼻闻焦臭，妨于食，大便难。大肠胀者，肠鸣而痛濯濯，冬日重感于寒则泄飧不化。小肠胀者，小腹胀䐜，引腰而痛。膀胱胀者，小腹满而气癃。三焦胀者，气满于皮肤中，壳壳然而不坚。胆胀者，胁下痛胀，口苦，好太息。凡此诸胀，其道在一，明知逆顺，针数不失。泻虚补实，神去其室，致邪失正，真不可定，粗工所败，谓之天命。补虚泻实，神归其室，久塞其空，谓之良工。

曰：胀者焉生，何因而有名？曰：卫气之在身也，常并脉循分肉，行有逆顺，阴阳相随，乃得天和，五脏皆治，四时皆叙，五谷乃化。然而厥气在下，营卫留止，寒气逆上，真邪相攻，两气相薄，乃舍为胀。

曰：何以解惑？曰：合之于真，三合而得。曰：无问虚实，工在疾泻，近者一下，远者三下，今有三而不下，其过焉在？曰：此言陷于肉肓而中气穴者也。不中气穴而气内闭藏，不陷肓则气不行，上越中肉则卫气相乱，阴阳相逆。其于胀也，当泻而不泻，故气不下。必更其道，气下乃止，不下复起，可以万全，恶有殆者乎。其于胀也，必审其诊，当泻则泻，当补则补，如鼓之应桴，恶有不下者乎。

心胀者，心俞主之，亦取列缺。

肺胀者，肺俞主之，亦取太渊。

肝胀者，肝俞主之，亦取太衝。

脾胀者，脾俞主之，亦取太白。

肾胀者，肾俞主之，亦取太溪。

胃胀者，中脘主之，亦取章门。

大肠胀者，天枢主之。

小肠胀者，中髎主之。

膀胱胀者，曲骨主之。

三焦胀者，石门主之。

胆胀者，阳陵泉主之。

五脏六腑之胀，皆取三里。三里者，胀之要穴也。

水肤胀鼓胀肠覃石瘕第四

黄帝问曰：水与肤胀、鼓胀、肠覃、石瘕，何以别之？岐伯对曰：水之始起也，目窠上微肿，如新卧起之状，颈脉动，时欬，阴股间寒，足胫肿，腹乃大。其水已成也，以手按其腹，随手而起，如裹水之状，此其候也。肤胀者，寒气客于皮肤之间，壳壳然不坚，腹大，身尽肿，皮肤厚，按其腹，腹陷而不起，腹色不变，此其候也。鼓胀者，腹身皆肿大如肤胀等，其色苍黄，腹筋（一本作脉）起，此其候也。

肠覃者，寒气客于肠外，与卫气相搏，正气不得营，因有所系，瘕而内着，恶气乃起，息肉乃生。其始生也，大如鸡卵，稍以益大。至其成也，如怀子状，久者离岁月，按之则坚，推之则移，月事时下，此其候也。

石瘕者，生于胞中，寒气客于子门，子门闭塞，气不通，恶血当泻不泻，血衃乃留止，日以益大，状如怀子，月事不以时下，皆生于女子，可导而下之。

曰：肤胀鼓胀可刺耶？曰：先刺其腹之血络，后调其经，亦刺去其血脉。

曰：有病心腹满，旦食则不能暮食，此为何病？曰：此名为鼓胀，治之以鸡矢醴，一剂知，二剂已。曰：其时有复发者何也？曰：此食饮不节。故时有病也。虽然其病且已，因当风气聚于腹也。

风水肤胀为五十九刺（《灵枢》作五十七刺），取皮肤之血者，尽取之。徒水，先取环谷下三寸，以铍针刺之而藏之，引而内之，入而复出，以尽其水，必坚束之，束缓则烦闷，束急则安静。间日一刺之，水尽乃止。饮则闭药，方刺之时徒饮之，方饮无食，方食无饮，无食他食，百三十五日。

水肿，人中尽满，唇反者死，水沟主之。水肿大脐平，灸脐中，无理不治。水肿，水气行皮中，阴交主之。水肿腹大，水胀，水气行皮中，石门主之。石水痛引胁下胀，头眩痛，身尽热，关元主之。振寒大腹石水，四满主之。石水，刺气衝，石水，章门及然谷主之。石水，天泉主之。腹中气盛，腹胀逆（《千金》作水胀逆），不得卧，阴陵泉主之。水中留饮，胸胁支满，刺陷谷，出血，立已。水肿胀皮肿，三里主之。胞中有大疝瘕积聚，与阴相引而痛，苦涌泄上下出，补尺泽、太溪，手阳明寸口皆补之。

肾风发风水面胕肿第五

黄帝问曰：少阴何以主肾，肾何以主水？岐伯对曰：肾者至阴也，至阴者盛水也，肺者太阴也，少阴者冬脉也，其本在肾，其末在肺，皆积水也。曰：肾何以聚水而生病？曰：肾者胃之关也。关门不利，故聚水而从其类。上下溢于皮肤，故为胕肿。胕肿者，聚水而生病也。

曰：诸水皆主于肾乎？曰：肾者牝脏也，地气上者属于肾而生水液，故曰至阴。勇而劳甚则肾汗出，肾汗出逢于风，内不得入于腑脏，外不得越于皮肤，客于玄府，行于皮里，传为胕肿，本之于肾，名曰风水。

曰：有病肾风者，面胕痝然肿（《素问》无肿字）壅害于言，可刺否？曰：虚不当刺，不当刺而刺，后五日其气必至。曰：其至何如？曰：至必少气，时从胸背上至头汗出，手热，口干苦渴，小便黄，目下肿，腹中鸣，身重难行，月事不来，烦而不能食，食不能正偃，正偃则欬甚，病名曰风水。曰：愿闻其说。

曰：邪之所凑，其气必虚，阴虚者阳必凑之，故少气时热而汗出，小便黄。小便黄者，少腹气热也。不能正偃者，胃中不和也。正偃则欬甚，上迫肺也。诸有水气者，微肿见于目下。

曰：何以言之？曰：水者阴也，目下

亦阴也，腹者至阴之所居。故水在腹者，必使目下肿。真气上逆，故口苦舌干，卧不得正偃，则欬出清水也。诸水病者，皆不得卧，卧则惊，惊则欬甚也。腹中鸣者，脾本于胃也。传脾则烦不能食。食不下者，胃脘隔也。身重难以行者，胃脉在足也。月事不来者，胞脉闭也。胞脉者，属心而络于胞中，今气上迫肺，心气不得下通，故月事不来也。

曰：有病痝然如水气状，切其脉大紧，身无痛者，形不瘦，不能食，食少，名为何病？曰：病主（《素问》作生）在肾，名曰肾风。肾风而不能食，善惊不已（《素问》无不字），心气痿者死。

风水膝肿，巨虚上廉主之。面胕肿，上星主之，先取譩譆，后取天牖、风池主之。风水面胕（胕一作浮）肿，冲阳主之。风水面胕肿，颜黑，解溪主之。

卷　九

大寒内薄骨髓阳逆发头痛第一（颔项痛附）

黄帝问曰：病头痛，数岁不已，此何病也？岐伯对曰：当有所犯大寒，内至骨髓。骨髓者，以脑为主，脑逆，故令头痛齿亦痛。

阳逆头痛，胸满不得息，取人迎。厥头痛，面若肿起而烦心，取足阳明、太阳（一作阴）。厥头痛，脉痛，心悲喜泣，视头动脉反盛者，乃刺之，尽去血，后调足厥阴。厥头痛，噫（《九墟》作意）善忘，按之不得，取头面左右动脉，后取足太阳（一作阴）。厥头痛，员员而痛（《灵枢》作贞贞头痛），泻头上五行行五，先取手少阴，后取足少阴。

头痛，项先痛，腰脊为应，先取天柱，后取足太阳。厥头痛，痛甚耳前后脉骨（一本作涌）热，先泻其血，后取足太阳少阴（一本亦作阳）。厥头痛，痛甚，耳前后脉涌有血，泻其血，后取足少阳。

真头痛，痛甚，脑尽痛，手足寒至节，死不治。头痛不可取于俞，有所击坠，恶血在内，若内伤痛，痛未已，可即刺之，不可远取。

头痛不可刺者，大痹为恶，风日作者，可令少愈，不可已。头寒痛，先取手少阳、阳明，后取足少阳、阳明。颔痛，刺手阳明与颔之盛脉出血。头项不可俯仰，刺足太阳；不可顾，刺手太阳（一云手阳明）。颔痛刺足阳明曲周动脉见血，立已；不已，按经刺人迎立已。

头痛，目窗及天冲、风池主之。厥头痛，孔最主之。厥头痛，面肿起，商丘主之。

寒气客于五脏六腑发卒心痛胸痹心疝三虫第二

厥心痛，与背相引，善瘈，如从后触其心，身伛偻者，肾心痛也。先取京骨、昆仑，发针立已，不已取然谷。

厥心痛，暴泄，腹胀满，心痛尤甚者，胃心痛也，取大都、太白。

厥心痛，如锥刺其心，心痛甚者，脾心痛也，取后谷、太溪。

厥心痛，色苍苍如死状，终日不得太息者，肝心痛也，取行间、太衝。

厥心痛，卧若徒居，心痛乃间，动行痛益甚，色不变者，肺心痛也，取鱼际、太渊。

真心痛，手足青至节，心痛甚，旦发夕死，夕发旦死。心下（一本作痛）不可刺者，中有盛聚，不可取于俞，肠中有虫瘕，有蛸蛟，不可取以小针。

心腹痛，发作肿聚，往来上下行，痛有休止，腹中热渴漾（音涎）者，是蛸蛟也。以手聚按而坚持之，无令得移，以大针刺之，久持之，虫不动，乃出针。

心痛引腰脊欲呕，刺足少阴。

心痛腹胀涩涩然，大便不利，取足太阴。

心痛引背不得息，刺足少阴；不已，取手少阴。

心痛引少腹满，上下无常处，溲便难，刺足厥阴。

心痛，但短气不足以息，刺手太阴。

心腹中卒痛而汗出，石门主之。

心痛有三虫，多漾，不得反侧，上脘主之。

心痛有寒，难以俯仰，心疝气衝胃，死不知人，中脘主之。心痛上抢心，不欲食，支痛引膈，建里主之。

胸胁背相引痛，心下混混，呕吐多唾，饮食不下，幽门主之。

脾逆气，寒厥急烦心，善唾哕噫，胸满激呼，胃气上逆，心痛（《千金》作肺胀胃逆），太渊主之。

心膨膨痛（《千金》云烦闷乱），少气不足以息，尺泽主之。

心痛，侠白主之。

卒心中痛，瘈疭互相引，肘内廉痛，心敖敖然，间使主之。

心痛，衄哕呕血，惊恐畏人，神气不足，郄门主之。

心痛卒咳逆，尺泽主之，出血则已。

卒心痛，汗出，大敦主之，出血立已。

胸痹引背时寒，间使主之。

胸痹心痛，肩肉麻木，天井主之。

胸痹心痛，不得息，痛无常处（《千金》云：不得反侧），临泣主之。

心疝暴痛，取足太阴、厥阴，尽刺之血络。

喉痹舌卷，口干烦心，心痛，臂表痛（《灵枢》及《太素》俱作臂内廉痛）不可及头，取关冲，在手小指次指爪甲去端如韭叶许（一云左取右，右取左）。

邪在肺五脏六腑受病发咳逆上气第三

邪在肺则病皮肤痛，发寒热，上气喘，汗出，欬动肩背。取之膺中外俞，背三椎之傍，以手疾按之快然，乃刺之，取缺盆中以越之。

黄帝问曰：肺之令人欬何也？岐伯对曰：五脏六腑皆令人欬，非独肺也。皮毛者，肺之合也。皮毛先受邪气，邪气以从其合。其寒饮食入胃，从肺脉上至于肺气则肺寒，肺寒则内外合邪，因而客之，则为肺欬。

五脏各以其时受病，非其时各传以与之。人与天地参，故五脏各以治时感于寒，则受病也。微则为欬，甚则为泄为痛。乘秋则肺先受邪，乘春则肝先受之，乘夏则心先受之，乘至阴则脾先受之，乘冬则肾先受之，肺欬之状，欬而喘息有音，甚则唾血。心欬之状，欬则心痛，喉中喝喝（《素问》作吤吤）如梗状，甚则咽肿喉痹。肝欬之状，欬则胠（《素问》作两胁下）痛甚不可以转，转作两胁（《素问》作胠）下满。脾欬之状，欬则右胠（《素问》作胁）下痛，阴阴引肩背，甚则欬涎不可以动，动则欬剧。肾欬之状，欬则腰背相引而痛，甚则欬涎。

五脏久欬，乃移于六腑。脾欬不已，则胃受之；胃欬之状，欬而呕，呕甚则长虫出。肝欬不已，则胆受之；胆欬之状，欬呕胆汁。肺欬不已，则大肠受之；大肠欬之状，欬而遗矢。心欬不已，则小肠受之；小肠欬之状，欬而失气，气与欬俱失。肾欬不已，则膀胱受之；膀胱欬之状，欬遗尿（《素问》作溺）。久欬不已，则三焦受之；三焦欬之状，咳而腹满不欲饮食。此皆聚于胃，关于肺，使人多涕唾而面浮肿气逆。治藏者治其俞，治腑者治其合，浮肿者治其经。秋伤于湿，冬生欬咳。

曰：《九卷》言振埃，刺外经而去阳病，愿卒闻之。

曰：阳气大逆，上满于胸中，愤䐜肩息，大气逆上，喘喝坐伏，病咽噎不得息，取之天容。

其咳上气，穷诎胸痛者，取之廉泉。取之天容者，深无一里（里字疑误）。取廉泉者，血变乃止。

欬逆上气，魄户及气舍主之。

欬逆上气，譩譆主之。

欬逆上气，咽喉鸣喝喘息，扶突主之。

欬逆上气，唾沫，天容及行间主之。

欬逆上气，咽喉壅肿，呼吸短气，喘息不通，水突主之（一本作天突）。

欬逆上气，喘不能言，华盖主之。

欬逆上气，唾喘短气不得息，口不能言，膻中主之。

欬逆上气，喘不得息，呕吐胸满，不得饮食，俞府主之。

欬逆上气，漾出多唾，呼吸哮，坐卧不安，彧中主之。

胸满欬逆，喘不得息，呕吐烦满，不得饮食，神藏主之。

胸胁榰满，欬逆上气，呼吸多喘，浊沫脓血，库房主之。

欬喘不得息，坐不得卧，呼吸气素，咽不得，胸中热，云门主之。

胸胁榰满，不得俯仰，瘖痈，欬逆上气，咽喉喝有声，太溪主之。

欬逆不止，三焦有水气，不能食，维道主之。

欬逆烦闷不得卧，胸中满，喘不得息，背痛，太渊主之。

欬逆上气，舌干胁痛，心烦肩寒，少气不足以息，腹胀，喘，尺泽主之。

咳，干呕，满，侠白主之。

欬上气，喘不得息，暴痹内逆，肝肺相传，鼻口出血，身胀，逆息不得卧，天府主之。

悽悽寒嗽，吐血，逆气，惊，心痛，手阴郄主之。

欬而胸满，前谷主之。欬面赤热，支沟主之。欬喉中鸣，欬唾血，大钟主之。

肝受病及卫气留积发胸胁满痛第四

邪在肝，则病两胁中痛，寒中，恶血在内，胻节时肿，善瘈。取行间以引胁下，补三里以温胃中，取血脉以散恶血，取耳间青脉以去其瘈。

黄帝问曰：卫气留于脉（《太素》作腹）中，榰积不行，菀蕴不得常所（《灵枢》下有使人二字），榰胁中满，喘呼逆息者，何以去之？伯高对曰：其气积于胸中者上取之，积于腹中者下取之，上下皆满者，傍取之，积于上者泻人迎、天突、喉中，积于下者泻三里与气街，上下皆满者，上下皆取之，与季胁之下深一寸，重者鸡足取之。诊视其脉大而强急，及绝不至者，腹皮绞甚者，不可刺也。气逆上，刺膺中陷者与胁下动脉。

胸满，呕无所出，口苦舌干，饮食不下，胆俞主之。

胸满呼吸喝穷诎窘不得息，刺人迎，入四分，不幸杀人。

胸满痛，璇玑主之。胸胁榰满，痛引胸中，华盖主之。

胸胁榰满，痹痛骨疼，饮食不下，呕（《千金》作咳）逆气上烦心，紫宫主之。

胸中满，不得息，胁痛骨疼，喘逆上气，呕吐烦心，玉堂主之。

胸胁榰满，膈塞饮食不下，呕吐食复出，中庭主之。

胸中榰满，痛引膺，不得息，闷乱烦满，不得饮食，灵墟主之。

胸胁榰满不得息，咳逆，乳痈，洒淅恶寒，神封主之。

胸胁榰满，膈逆不通，呼吸少气，喘息不得举臂，步廊主之。

胸胁榰满，喘满上气，呼吸肩息，不知食味，气户主之。

喉痹，胸中暴逆，先取冲脉，后取三里、云门，皆泻之。

胸胁榰满，却引背痛，卧不得转侧，胸乡主之。

伤忧悁思气积，中脘主之。

胸满马刀，臂不得举，渊腋主之。

大气不得息，息即胸胁中痛，实则其身尽寒，虚则百节尽纵，大包主之。

胸中暴满，不得眠（一云不得喘息），辄筋主之。

胸胁榰满，瘈疭引脐腹痛，短气烦满，巨阙主之。

腹中积气结痛，梁门主之。

伤食胁下满，不能转展反侧，目青而呕，期门主之。

胸胁榰满，劳宫主之。

多卧善唾，胸满肠鸣，三间主之。

胸满不得息，头颔肿，阳谷主之。胸胁胀，肠鸣切痛（一云胸胁支满，腹中切痛），太白主之。

暴胀，胸胁榰满，足寒，大便难，面唇白，时呕血，太衝主之。

胸胁榰满，恶闻人声与木音，巨虚上廉主之。

胸胁榰满，寒如风吹状，侠溪主之。

胸满善太息（《千金》作胸脊急），胸中膨膨然，丘墟主之。

胸胁榰满，头痛，项内寒，外丘主之。

胁下榰满，呕吐逆，阳陵泉主之。

邪在心胆及诸脏腑发悲恐太息口苦不乐及惊第五

黄帝问曰：有口苦取阳陵泉，口苦者病名为何？何以得之？岐伯对曰：病名曰胆瘅。夫胆者，中精之府（《素问》无此句），肝者，中之将也，取决于胆，咽为之使。此人者，数谋虑不决，胆（《素问》下有虚字）气上溢而口为之苦。治之以胆募俞，在《阴阳十二官相使》中。

善怒而欲食，言益少，刺足太阴。怒而多言，刺足少阴（《太素》作少阳）。

短气心痹，悲怒逆气，怒，狂易，鱼际主之。

心痛善悲，厥逆，悬心如饥之状，心澹澹而惊，大陵及间使主之。

心澹澹而善惊恐，心悲，内关主之（《千金》作曲泽）。

善惊，悲不乐，厥，胫足下热，面尽热，渴，行间主之。

脾虚令人病寒不乐，好太息，商丘主

之。色苍苍然，太息，如将死状，振寒溲白，便难，中封主之。

心如悬，哀而乱，善恐，嗌内肿，心惕惕恐，如人将捕之，多漾出，喘，少气，吸吸不足以息，然谷主之。

惊，善悲不乐，如堕坠，汗不出，面尘黑，病饮不欲食，照海主之。

胆眩寒厥，手臂痛，善惊忘言，面赤泣出，腋门主之。

大惊，乳痛，梁丘主之。

邪在心，则病心痛，善悲，时眩仆，视有余不足而调其俞。胆病者，善太息，口苦，呕宿水（《灵枢》作宿汁），心下澹澹，善恐，如人将捕之，嗌中吤吤然，数欬唾，候在足少阳之本末，亦视其脉之陷下者灸之；其寒热者，取阳陵泉。邪在胆，逆在胃，胆液泄则口苦，胃气逆则呕苦汁，故曰呕胆，取三里以下。胃逆，则刺足少阳血络以闭胆逆，调其虚实以去其邪。

脾受病发四肢不用第六

黄帝问曰：脾病而四肢不用何也？岐伯对曰：四肢者，皆禀气于胃，而不得至经，必因脾乃得禀。今脾病，不能为胃行其津液，四肢不得禀水谷气，气日以衰，脉道不通，筋骨肌肉皆无气以生，故不用焉。

曰：脾不主时何也？曰：脾者土也，土者中央，常以四时长四藏，各十八日寄治，不独主时。脾者土脏，常着胃土之精也。土者生万物而法天地，故上下至头足不得主时。

曰：脾与胃以募相连耳，而能故为之行津液何也？曰：足太阴者三阴也，其脉贯胃属脾络嗌，故太阴为之行气于三阴。阳明者表也，五脏六腑之海也，亦为之行气于三阳。脏腑各因其经而受气于阳明，故为胃行津液。四肢不得禀水谷气，气日以衰，阴道不利，筋骨肌肉皆无气以生，故不用焉。身重骨痿不相知，太白主之。

脾胃大肠受病发腹胀满肠中鸣短气第七

邪在脾胃，则病肌肉痛。阳气有余，阴气不足，则热中善饥；阳气不足，阴气有余，则寒中肠鸣腹痛；阴阳俱有余，若俱不足，则有寒有热，皆调其三里。饮食不下，膈塞不通，邪在胃脘。在上脘则抑而下之，在下脘则散而去之。胃病者，腹䐜胀。胃脘当心而痛，上楮两胁，膈咽不通，食饮不下，取三里。

腹中雷（一本作常）鸣，气常冲胸，喘不能久立，邪在大肠也。刺肓之原，巨虚、上廉、三里。腹中不便，取三里，盛则泻之，虚则补之。大肠病者，肠中切痛而鸣濯濯，冬日重感于寒，当脐而痛，不能久立，与胃同候，取巨虚上廉。

腹满，大便不利，腹大，上走胸嗌（《灵枢》下有喘息二字），喝喝然，取足少阳。

腹满，食不化响响然，不得大便，取足太阳。腹痛刺脐左右动脉，已刺按之，立已。不已，刺气街，按之立已。

腹暴痛满，按之不下，取太阳经络血者则已。又刺少阴（一本作少阳俞）去脊椎三寸傍五，用员利针，刺已如食顷久立已。必视其经之过于阳者，数刺之。

腹满不能食，刺脊中。腹中气胀引脊痛，食饮而身羸瘦，名曰食㑊。先取脾俞，后取季胁。

大肠转气，按之如覆杯，热引胃痛，脾气寒，四肢，不嗜食，脾俞主之。

胃中寒胀，食多身体羸瘦，腹中满而鸣，腹膜风厥，胸胁榰满，呕吐，脊急痛，筋挛，食不下，胃俞主之。

头痛食不下，肠鸣胪胀，欲呕时泄，三焦俞主之。

腹满胪胀，大便泄，意舍主之。胪胀水肿，食饮不下，多寒（《千金》多恶寒），胃仓主之。

寒中伤饱，食饮不化，五脏膜满胀，心腹胸胁榰满胀，则生百病，上脘主之。

腹胀不通，寒中伤饱，食饮不化，中脘主之。

食饮不化，入腹还出，下脘主之。

肠中常鸣。时上冲心，灸脐中。

心满气逆，阴都主之。

大肠寒中（《千金》作疝），大便干，腹中切痛，肓俞主之。

腹中尽痛，外陵主之。

肠鸣相逐，不可倾倒，承满主之。

腹胀善满，积气，关门主之。

食饮不下，腹中雷鸣，大肠不节，小便赤黄，阳纲主之。

腹胀肠鸣，气上冲胸，不能久立，腹中痛濯濯，冬日重感于寒则泄，当脐而痛，肠胃间游气切痛，食不化，不嗜食，身肿（一本作重），侠脐急，天枢主之。

腹中有大热不安，腹有大气如相侠，暴腹胀满，癃，淫泺，气衝主之。

腹满痛不得息，正卧屈一膝，伸一股，并刺气衝，针上入三寸，气至泻之。

寒气腹满，癃淫泺，身热，腹中积聚疼痛，冲门主之。

腹中肠鸣盈盈然，食不化，胁痛不得卧，烦，热中，不嗜食，胸胁榰满，喘息而冲，膈呕心痛，及伤饱身黄疾骨羸瘦，章门主之。

肠鸣而痛，温留主之。肠腹时寒，腰痛不得卧，手三里主之。

腹中有寒气，隐白主之。腹满响响然，不便，心下有寒痛，商丘主之。

腹中热，若寒，腹善鸣，强欠，时内痛，心悲气逆，腹满，漏谷主之；已刺外踝，上气不止，腹胀而气快然引肘胁下，皆主之。

腹中气胀嗑嗑，不嗜食，胁下满，阴陵泉主之。喘，少气不足以息，腹满，大便难，时上走，胸中鸣，胀满，口舌中吸吸，善惊，咽中痛，不可纳食，善怒，恐，不乐，大钟主之。

嗌干，腹瘈痛，坐卧目䀮䀮，善怒多言，复溜主之。

寒，腹胀满，厉兑主之。腹大不嗜食，冲阳主之。

厥气上榰，太溪主之。

人腹有热，肠鸣腹满，侠脐痛，食不化，喘不能久立，巨虚上廉主之。

肠中寒，胀满善噫，闻食臭，胃气不足，肠鸣腹痛泄，食不化，心下胀，三里主之。

腹满，胃中有热，不嗜食，悬钟主之。

大肠实则腰背痛，痹寒转筋，头眩痛，虚则鼻衄癫疾，腰痛濈濈然汗出，令人欲食而走，承筋主之，取脚下三折，横视盛者出血。

肾小肠受病发腹胀腰痛引背少腹控睾第八

邪在肾，则病骨痛阴痹。阴痹者，按之

而不得，腹胀腰痛大便难，肩背颈项强痛，时眩，取之涌泉、崑崙，视有血者尽取之。少腹控睾，引腰脊，上冲心肺，邪在小肠也。小肠者，连睾系，属于脊，贯肝肺，络心系，气盛则厥逆，上冲肠胃，熏肝肺，散于胸，结于脐。故取肓原以散之，刺太阴以予之，取厥阴以下之，取巨虚下廉以去之，按其所过之经以调之。小肠病者，少腹痛，腰脊控睾而痛，时窘之后，耳前热，若寒甚，若独肩上热甚，及手小指次指间热，若脉陷者，此其候也。

黄帝问曰：有病厥者，诊右脉沉坚，左脉浮迟，不知病生安在？岐伯对曰：冬诊之右脉固当沉坚，此应四时。左脉浮迟，此逆四时。左当主病，诊左在肾，颇在肺，当腰痛。曰：何以言之？曰：少阴脉贯肾络肺，今得肺脉，肾为之病，故为腰痛。

足太阳脉令人腰痛，引项脊尻，背如肿状。刺其郄中太阳正经去血，春无见血。

少阳令人腰痛，如以针刺其皮中，循循然不可俯仰，不可以左右顾。刺少阳盛骨之端出血。盛骨在膝外廉之骨独起者，夏无见血。

阳明令人腰痛，不可以顾，顾如有见者，善悲。刺阳明于胻前三痏，上下和之出血，秋无见血。

足少阴令人腰痛，痛引脊内廉。刺足少阴于内踝上二痏，春无见血，若出血太多，虚不可复。

厥阴之脉令人腰痛，腰中如张弓弩弦。刺厥阴之脉，在腨踵鱼腹之外，循循累累然乃刺之。其病令人善言默默然不慧，刺之三痏。

解脉令人腰痛，痛引肩，目䀮䀮然，时遗溲。刺解脉在膝筋分肉间，在郄外廉之横脉出血，血变而止。

同阴之脉令人腰痛，腰如小锤居其中，怫然肿。刺同阴之脉，在外踝上绝骨之端，为三痏。

解脉令人腰痛如裂（《素问》作引带），常如折腰之状，善怒。刺解脉，在郄中结络如黍米，刺之血射以黑，见赤血乃已（全元起云：有两解脉，病原各异，疑误未详）。

阳维之脉令人腰痛，痛上怫然种，刺阳维之脉，脉与太阳合腨下间，去地一尺所。

衡络之脉令人腰痛，得俯不得仰，仰则恐仆，相之举重伤腰，衡络绝伤，恶血归之。刺之在郄阳之筋间，上郄数寸，衡居为二痏出血。

会阴之脉令人腰痛，痛上濈然汗出，汗干令人欲饮，饮已欲走。刺直阳之脉上三痏，在跻上郄下三所横居，视其盛者出血（《素问》濈濈然作漯漯然，三所作五寸）。

飞扬之脉令人腰痛，痛上怫然，甚则悲以恐。刺飞扬之脉，在内踝上二寸（《素问》作五寸），少阴之前，与阴维之会。

昌阳之脉令人腰痛，痛引膺，目䀮䀮然，甚则反折，舌卷不能言。刺内筋为二痏，在内踝上大筋后，上踝一寸所（《素问》大筋作太阴）。

散脉令人腰痛而热，热甚而烦，腰下如有横木居其中，甚则遗溲。刺散脉在膝前骨肉分间，络外廉束脉，为三痏。

肉里之脉令人腰痛，不可以欬，欬则筋挛。刺肉里之脉为二痏，在太阳之外，少阳绝骨之端。

腰痛侠脊而痛至头几几然，目䀮䀮然欲僵仆，刺足太阳郄中出血。腰痛引少腹控眇，不可以仰。刺尻交者，两踝胂上，以月死生为痏数，发针立已（《素问》云：左取右，右取左）。

腰痛上寒，取足太阳、阳明；痛上热，

取足厥阴；不可以俯仰，取足少阳；中热而喘，取足少阴郄中血络。

腰痛上寒，实则脊急强，长强主之。

小腹痛，控睾引腰脊，疝痛上冲心，腰脊强，溺黄赤，口干，小肠俞主之。

腰脊痛强引背、少腹，俯仰难，不得仰息，脚痿重，尻不举，溺赤，腰以下至足清不仁，不可以坐起，膀胱俞主之。

腰痛不可以俯仰，中膂内俞主之。腰足痛而清，善偃，睾跳拳，上髎主之。

腰痛怏怏不可以俯仰，腰以下至足不仁，入脊，腰背寒，次髎主之，先取缺盆，后取尾骶与八髎。

腰痛大便难，飧泄，腰尻中寒，中髎主之。

腰痛脊急，胁中满，小腹坚急，志室主之。

腰脊痛，恶风，少腹满坚，癃闭下重，不得小便，胞肓主之。

腰痛骶寒，俯仰急难，阴痛下重，不得小便，秩边主之。

腰痛控睾、小腹及股，卒俯不得仰，刺气街。

腰痛不得转侧，章门主之。

腰痛不可以久立俯仰，京门及行间主之。

腰痛少腹痛，下髎主之。

肾腰痛不可俯仰，阴陵泉主之。

腰痛少腹满，小便不利如癃状，羸瘦，意恐惧，气不足，腹中怏怏，太衝主之。

腰痛少腹痛，阴包主之。

腰痛大便难，涌泉主之。

腰脊相引如解，实则闭癃，凄凄，腰脊痛宛转，目循循嗜卧，口中热，虚则腰痛，寒厥烦心闷，大钟主之。

腰痛引脊内廉，复溜主之，春无见血，若太多，虚不可复（是前足少阴痛也）。

腰痛不能举足，少坐，若下车踬地，胫中矫矫然，申脉主之。

腰痛如小锤居其中，怫然肿痛，不可以欬，欬则筋缩急，诸节痛，上下无常，寒热，阳辅主之。

腰痛不可举，足跟中踝后痛，脚痿，仆参主之。腰痛侠脊至头几几然，目𥇦𥇦，委中主之（是前刺足太阳郄中出血者）。

腰痛得俯不得仰，仰则恐仆，得之举重，恶血归之，殷门主之（是前衡络之脉腰痛者）。

腰脊痛，尻脊股臀阴寒大痛，虚则血动，实则并热痛，痔痛尻脽中肿，大便直出，承扶主之。

三焦膀胱受病发少腹肿不得小便第九

少腹肿痛，不得小便，邪在三焦约，取之足太阳大络，视其结络脉与厥阴小结络而血者，肿上及胃脘取三里。

三焦病者，腹胀气满，少腹尤甚坚，不得小便，窘急，溢则为水，留则为胀，候在足太阳之外大络，络在太阳、少阳之间，亦见于脉，取委中。

膀胱病者，在少腹偏肿而痛，以手按之，则欲小便而不得，眉（一本作肩）上热，若脉陷，及足小指外侧及胫踝后皆热者，取委中。

病在少腹痛，不得大小便，病名曰疝，得寒则少腹胀，两股间冷，刺腰股间，刺而多之尽炅，病已。少腹满大，上走胸至心，索索然身时寒热，小便不利，取足厥阴。

胞转不得溺，少腹满，关元主之。

小便难，水胀满，出少，转胞不得溺，曲骨主之。

少腹胀急，小便不利，厥气上头巅，漏谷主之。

溺难，痛，白浊，卒疝，少腹肿，咳逆呕吐，卒阴跳，腰痛不可以俯仰，面黑，热，腹中䐜满，身热，厥痛，行间主之。

少腹中满，热闭不得溺，足五里主之。

少腹中满（一本作痛），小便不利，涌泉主之。

筋急身热，少腹坚肿，时满，小便难，尻股寒，髀枢痛，引季胁内控八髎，委中主之。

阴胞有寒，小便不利，承扶主之。

三焦约内闭发不得大小便第十

内闭不得溲，刺足少阴、太阳与骶上以长针。气逆，取其太阴、阳明。厥甚，取太阴、阳明动者之经。

三焦约，大小便不通，水道主之。

大便难，中渚及太白主之。大便难，大钟主之。

足厥阴脉动喜怒不时发㿗疝遗溺癃第十一

黄帝问曰：刺节言去衣者，刺关节之支络，愿闻其详。岐伯对曰：腰脊者人之关节，股胻者人之趋翔，茎睾者身中之机，阴津之候，津液之道路也。故饮食不节，喜怒不时，津液内流而下溢于睾，水道不通，炅不休息，俯仰不便，趋翔不能，荥然有水，不上不下，铍石所取，形不可匿，裳不可蔽，名曰去衣。

曰：有癃者，一日数十溲，此不足也。身热如炭，颈膺如格，人迎躁盛，喘息气逆，此有余也（《素问》下有阳气大盛于外一句）。阴气不足，则太阴脉细如发者，此不足者也。其病安在？曰：病在太阴，其盛在胃，颇在肺，病名曰厥，死不治。此得五有余，二不足。

曰：何谓五有余、二不足？曰：所谓五有余者，病之气有余也；二不足者，亦病气之不足也。今外得五有余，内得二不足，此其不表不里，亦死证明矣。

狐疝惊悸少气，巨阙主之。

阴疝引睾，阴交主之。

少腹痛，溺难，阴下纵，横骨主之。

少腹疝，卧善惊，气海主之。

暴疝，少腹大热，关元主之。

阴疝，气疝，天枢主之。

㿗疝，大巨及地机、中郄主之。

阴疝痿，茎中痛，两丸骞卧，不可仰卧，刺气街主之。

阴疝，冲门主之。

男子阴疝，两丸上下，小腹痛，五枢主之。

阴股内痛，气痈，狐疝走上下，引少腹痛，不可俯仰上下，商丘主之。

狐疝，太衝主之。

阴跳遗溺，小便难而痛，阴上下入腹中，寒疝阴挺出偏大肿，腹脐痛，腹中悒悒不乐，大敦主之。

腹痛上抢心，心下满癃，茎中痛，怒瞋不欲视，泣出，长太息，行间主之。

㿗疝，阴暴痛（《千金》云㿗疝阴暴痛，痿厥，身体不仁），中封主之。疝，癃，脐少腹引痛，腰中痛，中封主之。

气痛癃，小便黄，气满塞，虚则遗溺，身时寒热，吐逆，溺难，腹满，石门主之。

气癃，癞疝阴急，股枢腨内廉痛，交信主之。

阴跳腰痛，实则挺长，寒热，挛，阴暴痛，遗溺，偏大，虚则暴痒气逆，肿睾卒疝，小便不利如癃状，数噫恐悸，气不足，腹中悒悒，少腹痛，嗌中有热，如有瘜肉状，如着欲出，背挛不可俯仰，蠡沟主之。

丈夫癞疝，阴跳痛引篡中，不得溺，腹中支，胁下楮满，闭癃，阴痿，后时泄，四肢不收，实则身疼痛，汗不出，目晾晾然无所见，怒欲杀人，暴痛引髌，下节时有热气，筋挛膝痛不可屈伸，狂如新发，衄，不食，喘呼，少腹痛引噫，足厥痛，涌泉主之。

癃疝，然谷主之。

卒疝，少腹痛，照海主之，病在左取右，右取左，立已。

疝，四肢淫泺，身闷，至阴主之。

遗溺关门及神门、委中主之。

胸满膨膨然，实则癃闭，腋下肿，虚则遗溺，脚急兢兢然，筋急痛，不得大小便，腰痛引腹不得俯仰，委阳主之。

癃，中髎主之。

气癃溺黄（《千金》此四字前有寒热不节，肾病不可以俯仰），关元及阴陵泉主之。

气癃，小便黄，气满，虚则遗溺，石门主之。

癃，遗溺，鼠蹊痛，小便难而白，期门主之。

小便难，窍中热，实则腹皮痛，虚则痒瘙，会阴主之。

小肠有热，溺赤黄，中脘主之。

溺黄，下廉主之。

小便黄赤，完骨主之。

小便黄，肠鸣相逐，上廉主之。

劳瘅，小便赤难，前谷主之。

足太阳脉动发下部痔脱肛第十二

痔痛，攒竹主之。

痔，会阴主之。凡痔与阴相通者死，阴中诸病，前后相引痛，不得大小便，皆主之。

痔骨蚀，商丘主之。

痔，篡痛，飞扬、委中及承扶主之；痔，篡痛，承筋主之。

脱肛下，刺气街主之。

卷　十

阴受病发痹第一（上）

黄帝问曰：周痹之在身也，上下移徙，随其脉上下，左右相应，间不容空，愿闻此痛在血脉之中耶，将在分肉之间乎，何以致是？其痛之移也，间不及下针，其蓄痛之时，不及定治而痛已止矣，何道使然？岐伯对曰：此众痹也，非周痹也。此各在其处，更发更止，更居更起，以左应右，以右应左，非能周也，更发更休。刺此者，痛虽已止，必刺其处，勿令复起。

曰：周痹何如？曰：周痹在于血脉之中，随脉以上，循脉以下，不能左右，各当其所。其痛从上下者，先刺其下以遏之（通一作遏），后刺其上以脱之；其痛从下上者，先刺其上以遏之，后刺其下以脱之。

曰：此病安生，因何有名？曰：风寒湿气客于分肉之间，迫切而为沫，沫得寒则聚，聚则排分肉而分裂，分裂则痛，痛则神归之，神归之则热，热则痛解，痛解则厥，厥则他痹发，发则如是。此内不在藏，而外未发于皮，独居分肉之间，真气不能周，故名曰周痹。故刺痹者，必先循切其上下之大经，视其虚实，及大络之血结而不通者，及虚而脉陷空者而调之，熨而通之，其瘈紧者，转引而行之。

曰：何以候人之善病痹者？少俞对曰：粗腠理而肉不坚者，善病痹。欲知其高下，视其三部。曰：刺有三变何也？曰：有刺营者，有刺卫者，有刺寒痹之留经者。刺营者出血，刺卫者出气，刺寒痹者内热。

曰：营卫寒痹之为病奈何？曰：营之生病也，寒热少气，血上下行。卫之生病也，气痛，时来去，怫忾贲响，风寒客于肠胃之中。寒痹之为病也，留而不去，时痛而皮不仁。

曰：刺寒痹内热奈何？曰：刺布衣者，用火淬之。刺大人者，药熨之。方用醇酒二十升，蜀椒一升，干姜一升，桂一升，凡四物，各细㕮咀，着清酒中。绵絮一斤，细白布四丈二尺，并内酒中。置酒马矢煴中，善封涂，勿使气泄。五日五夜，出布絮曝干，复渍之，以尽其汁。每渍必晬其日，乃出布絮干之，并用滓与絮布长六七尺为六巾，即用之生桑炭炙巾，以熨寒痹所乘之处，令热入至于病所，寒复炙巾以熨之，三十遍而止；即汗出，炙巾以拭身，以三十遍而止。起步内中，无见风，每刺必熨，如此病已矣，此所谓内热。

曰：痹将安生？曰：风寒湿三气合至，杂而为痹。其风气胜者为行痹。寒气胜者为痛痹，湿气胜者为着痹。曰：其有五者何也？曰：以冬遇此者为骨痹，以春遇此者为筋痹，以夏遇此者为脉痹，以至阴遇此者为肌痹，以秋遇此者为皮痹。曰：内舍五脏六腑，何气使然？曰：五脏皆有合，病久而不去者，内舍于合。故骨痹不已，复感于邪，内舍于肾；筋痹不已，复感于邪，内舍于肝；脉痹不已，复感于邪，内舍于心；肌痹不已，复感于邪，内舍于脾；皮痹不已，复感于邪，内舍于肺。所谓痹者，各以其时，感于风寒湿之气也。

诸痹不已，亦益内也。其风气胜者，其人易已。曰：其时有死者，或疼久者，或易已者，何也？曰：其入脏者死，其留连筋骨间者疼久，其留连皮肤间者易已。曰：其客六腑者何如？曰：此亦其饮食居处为其病本也。六腑各有俞，风寒湿气中其俞，而食饮应之，循俞而入，各舍其府也。曰：以针治之奈何？曰：五脏有俞，六腑有合，循脉之分，各有所发，各治其过，则病瘳矣。

曰：营卫之气，亦令人痹乎？曰：营者水谷之精气也，和调五脏，洒陈六腑，乃能入于脉。故循脉上下，贯五脏，络六腑。卫者水谷之悍气也，其气慓疾滑利，不能入于脉也。故循皮肤之中，分肉之间，熏于肓膜，聚（《素问》作散）于胸腹，逆其气则病，顺其气则愈，不与风寒湿气合，故不为痹也。

阴受病发痹第一（下）

黄帝问曰：痹或痛、或不痛、或不仁、或寒、或热、或燥、或湿者，其故何也？岐伯对曰：痛者，其寒气多，有寒故痛。其不痛不仁者，病久入深，营卫之行涩，经络时疎，故不痛，皮肤不营，故不仁。其寒者，阳气少，阴气多，与病相益，故为寒。其热者，阳气多，阴气少，病气胜，阳乘阴，故为热。其多寒汗出而濡者，此其逢湿胜也。其阳气少，阴气盛，两气相感，故寒汗出而濡也。夫痹在骨则重，在脉则凝而不流，在筋则屈而不伸，在肉则不仁，在皮则寒，故具此五者则不痛。凡痹之类，逢寒则急，逢热则纵。

曰：或有一脉生数十病者，或痛或痈，或热、或痒，或痹或不仁，变化无有穷时，其故何也？曰：此皆邪气之所生也。曰：人有真气，有正气，有邪气，何谓也？曰：真气者，所受于天，与水谷气并而充身者也。正气者，正风，从一方来，非虚风也（《太素》云非灾风也）。邪气者，虚风也。虚风之贼伤人也，其中人也深，不得自去。正风之中人也浅而自去，其气柔弱，不能伤真气，故自去。

虚邪之中人也，悽索动形，起毫毛而发腠理，其入深，内薄于骨则为骨痹；薄于筋则为筋挛；薄于脉中则为血闭而不通，则为痈；薄于肉中，与卫气相搏，阳胜则为热，阴胜则为寒，寒则其气去，去则虚，虚则寒；薄于皮肤，其气外发，腠理开，毫毛摇，气（一本作淫气）往来微行则为痒；气留而不去故为痹；卫气不去则为不仁。

病在骨，骨重不可举，骨髓痠痛，寒气至，名曰骨痹。深者刺无伤脉肉为故，其道大小分，骨热病已止。病在筋，筋挛节痛，不可以行，名曰筋痹。刺筋上为故，刺分肉间，不可中骨，病起筋热，病已止。病在肌肤，肌肤尽痛，名曰肌痹，伤于寒湿。刺大分、小分，多发针而深之，以热为故，无伤筋骨，筋骨伤，痈发若变。诸分尽热，病已止。

曰：人身非衣寒也，中非有寒气也，寒从中生者何？曰：是人多痹，阳气少而阴气多，故身寒如从水中出。曰：人有身寒，汤火不能热也，厚衣不能温也，然不为冻慄，是为何病？曰：是人者，素肾气胜，以水为事，太阳气衰，肾脂枯不长。一水不能胜两火。肾者水也，而主骨，肾不生则髓不能满，故寒甚至骨。所以不能冻栗者，肝一阳也，心二阳也，肾孤脏也，一水不能胜上二火，故不能冻栗，病名曰骨痹，是人当挛节。着痹不去，久寒不已，为肝痹（一作骭痹）。

骨痹举节不用而痛，汗注烦心，取三阴之经补之。厥痹者，厥气上及腹，取阴阳之络，视主病者，泻阳补阴经也。风痹注病（《灵枢》作淫泺），不可已者，足如履冰，时如入汤，中肢胫，淫泺，烦心头痛，时呕时闷，眩已汗出，久则目眩，悲以喜怒，短气不乐，不出三年死。足髀不可举，侧而取之，在枢阖中，以员利针，大针不可。膝中痛，取犊鼻，以员利针，针发而间之，针大如牦，刺膝无疑。

足不仁，刺风府。腰以下至足清不仁，不可以坐起，尻不举，腰俞主之。痹，会阴及太渊、消泺、照海主之。嗜卧，身体不能动摇，大温（一本作湿），三阳络主之。骨痹烦满，商丘主之。足下热痛，不能久坐，湿痹不能行，三阴交主之。膝内廉痛引髌不可屈伸，连腹引咽喉痛，膝关主之。痹，胫重，足跗不收，跟痛，巨虚下廉主之。胫痛，足缓失履，湿痹，足下热不能久立，条口主之。胫苕苕（一本作苦）痹，膝不能屈伸，不可以行，梁丘主之。膝寒痹不仁，不可屈伸，髀关主之。

肤痛痿痹，外丘主之。膝外廉痛，不可屈伸，胫痹不仁，阳关主之。髀痹引膝股外廉痛，不仁，筋急，阳陵泉主之。寒气在分肉间，痛上下，痹不仁，中渎主之。髀枢中痛，不可举，以毫针寒留之，以月生死为痏数，立已，长针亦可。腰胁相引痛急，髀筋瘈，胫痛不可屈伸，痹不仁，环跳主之。风寒从足小指起，脉痹上下带，胸胁痛无常处，至阴主之。足大指搏伤，下车挃地通背指端伤为筋痹，解溪主之。

阳受病发风第二（上）

黄帝问曰：风之伤人也，或为寒热，或为热中，或为寒中，或为厉风，或为偏枯。其为风也，其病各异，其名不同，或内至五脏六腑，不知其解，愿闻其说？岐伯对曰：风气藏于皮肤之间，内不得通，外不得泄，风气者，善行而数变，腠理开则悽（《素问》作洒）然寒，闭则热而闷，其寒也则衰食饮，其热也则消肌肉，使人解㑊（《素问》作怢慄栗）。闷而不能食，名曰寒热。

风气与阳明入胃，循脉而上至目内眦，其人肥则风气不得外泄，则为热中而目黄；人瘦则外泄而寒，则为寒中而泣出。风气与太阳俱入，行诸脉俞，散分肉间。卫气悍，邪时与卫气相干（《素问》无卫气悍邪时五字），其道不利，故使肌肉膹胀而有疡；卫气凝而有所不行，故其肉有不仁。厉者，有荣气热浮，其气不清，故使鼻柱坏而色败，皮肤疡以溃。风寒客于脉而不去，名曰厉风，或曰寒热。

以春甲乙伤于风者，为肝风，以夏丙丁伤于风者，为心风。以季夏戊己伤于风者，为脾风。以秋庚辛伤于风者，为肺风。以冬壬癸伤于风者，为肾风。风气中五脏六腑之俞，亦为脏腑之风，各入其门户。风之所中则为偏风。风气循风府而上，则为脑风。入系头则为目风眼寒，饮酒中风，则为漏风。入房汗出中风，则为内风。新沐中风，则为首风。久风入中，则为肠风飧泄，而外在腠理，则为泄风。故风者，百病之长也，至其变化乃为他病，无常方，然故有风气也。

肺风之状，多汗恶风，色皏（音平）然白，时欬短气，昼日则差，暮则甚，诊在眉上，其色白。

心风之状，多汗恶风，焦绝善怒，色赤，病甚则言不快，诊在口，其色赤。

肝风之状，多汗恶风，善悲，色微苍，嗌干善怒，时憎女子，诊在目下，其色青。

脾风之状，多汗恶风，身体怠惰，四肢不欲动，色薄微黄，不嗜食，诊在鼻上，其色黄。

肾风之状，多汗恶风，面痝然浮肿，腰脊痛，不能正立，色炲，隐曲不利，诊在肌上，其色黑。

胃风之状，颈多汗恶风，食饮不下，膈塞不通，腹善满，失衣则䐜胀，食寒则泄，诊形瘦而腹大。

首风之状，头痛，面多汗恶风，先当风一日，则病甚，头痛不可以出内，至其风日，则病少愈。

漏风之状，或多汗，常不可单衣，食则汗出，甚则身汗，喘息恶风，衣常濡，口干善渴，不能劳事。

泄风之状，多汗，汗出泄衣上，咽（《素问》作口中）干，上渍其风，不能劳事，身体尽痛则寒。

曰：邪之在经也，其病人何如？取之奈何？曰：天有宿度，地有经水，人有经脉。天地温和，则经水安静；天寒地冻，则经水凝泣；天暑地热，则经水沸溢；卒风暴起，关经水波举（《素问》作涌）而陇起。夫邪之入于脉也，寒则血凝泣，暑则气淖泽，虚邪因而入客也。亦如经水之得风也，经之动脉，其至也亦时陇起，于脉中循循然。其至寸口中手也，时大时小，大则邪至，小则平。其行无常处，在阴与阳不可为度。循而察之，三部九候。卒然逢之，早遏其路。吸则内针，无令气忤。静以久留，无令邪布。吸则转针，以得气为故。候呼引针，呼尽乃去。大气皆出，故名曰泻。

曰：不足者补之奈何？曰：必先扪而循之，切而散之，推而按之，弹而怒之，抓而下之，通而散之，外引其门，以闭其神。呼尽内针，静以久留，以气至为故。如待所贵，不知日暮。其气已至，适以自护。候吸引针，气不得出，各在其处。推阖其门，令真气（《素问》作神气）存。大气留止，故名曰补。

曰：候气奈何？曰：夫邪去络，入于经，舍于血脉之中，其寒温未相得，如涌波之起也，时来时去，故不常在。故曰：方其来也，必按而止之，止而取之，无迎（《素问》作逢）其冲而泻之。真气者经气也，经气太虚，故曰：其气（《素问》作其来）不可逢，此之谓也。故曰候邪不审，大气已过，泻之则真气脱，脱则不复，邪气益至而病益畜。故曰其往不可追，此之谓也，不可挂以发者，待邪之至时而发针泻焉。若先若后者，血气已尽，其病不下。故曰知其可取如发机，不知其取如叩椎。故曰：知机道者不可挂以发，不知机者叩之不发，此之谓也。

曰：真邪以合，波陇不起，候之奈何？曰：审扪循三部九候之盛虚而调之。不知三部者，阴阳不别，天地不分。地以候地，天以候天，人以候人，调之中府，以定三部。故曰刺不知三部九候病脉之处，虽有太过，且至工不得（《素问》作能）禁也。诛罚无过，命曰大惑。反乱大经，真不可复。用实为虚，以邪为正（《素问》作真）。用针无义，反为气贼，夺人正气，以顺为逆，营卫散乱。真气已失，邪独内着，绝人长命，予人天殃。不知三部九候，故不能久长。固

（《素问》作因）不知合之四时五行，因加相胜，释邪攻正，绝人长命。邪之新客来也，未有定处，推之则前，引之则上，逢而泻之，其病立已。

曰：人之善病风，洒洒汗出者，何以候之？曰：肉不坚、腠理疎者，善病风。曰：何以候肉之不坚也？曰：䐃肉不坚而无分理者，肉不坚；肤粗而皮不缀者，腠理疎也。

阳受病发风第二（下）

黄帝问曰：刺节言解惑者，尽知调诸阴阳，补泻有余不足相倾移也，何以解之？岐伯对曰：大风在身，血脉偏虚，虚者不足，实者有余，轻重不得，倾侧宛伏，不知东西南北，乍上乍下，反复颠倒无常，甚于迷惑。补其不足，泻其有余，阴阳平复。用针如此，疾于解惑。

淫邪偏客于半身，其入深，内居营卫，营卫稍衰，则真气去，邪气独留，发为偏枯；其邪气浅者，脉偏痛。风逆暴，四肢肿，身漯漯，唏然时寒，饥则烦，饱则善变，取手太阴表里，足少阴、阳明之经。肉反清取营，骨清取井、经也。

偏枯，身偏不用而痛，言不变，智不乱，病在分腠之间，巨针取之，益其不足，损其有余，乃可复也。痱之为病也，身无痛者，四肢不收，智乱不甚，其言微知可治；甚则不能言，不可治也。病先起于阳，后入于阴者，先取其阳，后取其阴，必审其气之浮沉而取之。病大风骨节重，须眉坠，名曰大风。刺肌肉为故，汗出百日，刺骨髓汗出百日，凡二百日，须眉生而止针。

曰：有病身热懈墯，汗出如浴，恶风少气，此为何病？曰：名酒风，治之以泽泻、朮各十分，麋衔五分，合以三指撮为后饮。身有所伤，出血多，及中风寒，若有所坠堕，四肢解㑊不收，名曰体解。取其少腹脐下三结交。三结交者，阳明、太阴（一本作阳）脐下三寸关元也。

风眩善呕，烦满，神庭主之；如颜青者，上星主之。取上星者，先取譩譆，后取天牖、风池。

头痛颜青者，囟会主之。

风眩引颔痛，上星主之，取上星，亦如上法。

风眩目瞑，恶风寒，面赤肿，前顶主之。

顶上痛，风头重，目如脱，不可左右顾，百会主之。

风眩目眩，颅上痛，后顶主之。

头重顶痛，目不明，风到脑中寒，重衣不热，汗出，头中恶风，刺脑户主之。

头痛项急，不得倾倒，目眩，鼻不得喘息，舌急难言，刺风府主之。

头眩目痛，头半寒（《千金》下有痛字），玉枕主之。

脑风目瞑，头痛，风眩目痛，脑空主之。

颈颔榰满，痛引牙齿，口噤不开，急痛不能言，曲鬓主之。

头痛引颈，窍阴主之。风头，耳后痛，烦心，及足不收失履，口㖞僻，头项摇瘈，牙车急，完骨主之。

眩，头痛重，目如脱，项似拔，狂见鬼，目上反，项直不可以顾，暴挛，足不任身，痛欲折，天柱主之。

腰脊强，不得俯仰，刺脊中。大风汗出，膈俞主之，又譩譆主之（《素问·骨空论》云：大风汗出灸譩譆）。

眩，头痛，刺丝竹空主之。

口僻，顴髎及断交、下关主之。

面目恶风寒，顺肿臃痛，招摇视瞻，瘈疭口僻，巨髎主之。口不能水浆，㖞僻，水沟主之。

口僻禁，外关主之。

瘈疭，口沫出，上关主之。

偏枯，四肢不用，善惊，大巨主之。

大风逆气，多寒善悲，大横主之。

手臂不得上头，尺泽主之。

风汗出身肿喘喝，多睡恍惚善忘，嗜卧不觉，天府主之。在腋下三寸臂内动脉之中。

风热善怒，中心喜悲，思慕歔欷，善笑不休，劳宫主之。

两手挛不收伸及腋偏枯不仁，手瘈偏小筋急，大陵主之。

头身风，善呕怵，寒中少气，掌中热，胕急腋肿，间使主之。

足不收，痛不可以行，天泉主之。

足下缓失履，冲阳主之。

手及臂挛，神门主之。

痱痿，臂腕不用，唇吻不收，合谷主之。

肘痛不能自带衣，起头眩，颔痛面黑，风肩背痛不可顾，关冲主之。

嗌外肿，肘臂痛，五指瘈，不可屈伸，头眩，颔额颅痛，中渚主之。

马刀肿瘘，目痛，肩不举，心痛榰满，逆气，汗出，口噤不可开，支沟主之。

大风默默，不知所痛，嗜卧善惊瘈疭（《千金》云：悲伤不乐），天井主之。

偏枯臂腕发痛，肘屈不得伸手，又风头痛，涕出，肩臂颈痛，项急，烦满惊，五指掣不可屈伸，战怵，腕骨主之。

风眩惊，手腕痛（《千金》手腕痛作手卷），泄风，汗出至腰，阳谷主之。

风逆，暴四肢肿，湿则唏然寒，饥则烦心，饱则眩，大都主之。

风入腹中，侠脐急胸痛，胁榰满，衄不止，五指端尽痛，足不践地，涌泉主之。

偏枯不能行，大风默默不知所痛，视如见星，溺黄，小腹热，咽干，照海主之，泻在阴跷、右少阴俞。先刺阴跷，后刺少阴，在横骨中。

风逆四肢肿，复溜主之。

风从头至足，面目赤，口痛啮舌，解溪主之。

大风，目外眦痛，身热痱，缺盆中痛，临泣主之。

善自啮颊，偏枯，腰髀枢痛，善摇头，京骨主之。

大风，头多汗，腰尻腹痛，腨跟肿，上齿痛，脊背尻重不欲起，闻食臭，恶闻人音，泄风从头至足，昆嵛主之。

痿厥风头重，頞痛，枢股腨外廉骨痛，瘈疭，痹不仁，振寒，时有热，四肢不举，跗阳主之。

腰痛，颈项痛，历节汗出而步履，寒复不仁，腨中痛，飞扬主之。

八虚受病发拘挛第三

黄帝问曰：人有八虚，各以何候？岐伯对曰：肺心有邪，其气留于两腋；肝有邪，其气留于两肘；脾有邪，其气留于两髀；肾有邪，其气留于两腘。凡此八虚者，此机关之室，真气之所过，血络之所由，是八邪气恶血，因而得留，留则伤筋骨，机关不得屈伸，故拘挛。

暴拘挛，痫眩，足不任身，取天柱主之。腋拘挛，暴脉急，引胁而痛，内引心肺，譩譆主之。从项至脊，自脊已下至十二椎，应手刺之，立已。转筋者，立而取之，可令遂已；痿厥者，张而引之，可令立快矣。

热在五脏发痿第四

黄帝问曰：五脏使人痿，何也？岐伯对曰：肺主身之皮毛，心主身之血脉，肝主身之筋膜，脾主身之肌肉，肾主身之骨髓。故肺气热则叶焦，焦则皮毛虚弱急薄着，着则生痿躄矣。故心气热则下脉厥而上，上则下脉虚，虚则生脉痿，枢折瘈胫，肿而不任地（《素问》瘈作挈，肿作疭）。

肝气热则胆热泄，口苦筋膜干，筋膜干则筋急而挛，发为筋痿。脾气热则胃干而渴，肌肉不仁，发为肉痿。肾气热则腰脊不举，骨枯而髓减，发为骨痿。

曰：何以得之？曰：肺者脏之长也，为心之盖，有所亡失，所求不得，则发为肺鸣，鸣则肺热叶焦，发为痿躄。悲哀太甚则胞络绝，胞络绝则阳气内动，发则心下崩，数溲血。故《本病》曰：大经空虚，发为肌痹，传为脉痿。思想无穷，所愿不得，意淫于外，入房太甚，宗筋弛纵，发为筋痿，及为白淫。故《下经》曰：筋痿生于肝，使内也。有渐于湿，以水为事，若有所留，居处伤湿，肌肉濡渍，痹而不仁，发为肉痿。故《下经》曰：肉痿者得之湿地。有所远行劳倦，逢大热而渴，渴则阳气内伐，内伐则热合（《素问》作舍）于肾，肾者水脏，今水不胜火，则骨枯而髓空，故足不任身热，发为骨痿。故《下经》曰：骨痿生于大热。

曰：何以别之？曰：肺热者，色白而毛败；心热者，色赤而络脉溢；肝热者，色苍而爪枯；脾热者，色黄而肉蠕动；肾热者，色黑而齿槁。曰：治痿者独取阳明。何谓也？曰：阳明者，五脏六腑之海，主润宗筋。宗筋者，主束骨而利机关。冲脉者，经脉之海，主渗灌谿谷，与阳明合于宗筋。阴阳揔宗筋之会，会于气衝，而阳明为之长，皆属于带脉，而络于督脉。故阳明虚则宗筋纵，带脉不引，故足痿不用。治之各补其营而通其俞，调其虚实，和其逆顺，则筋脉骨肉，各以其时受月，则病已矣。

痿厥为四末束闷，乃疾解之。日二，不仁者，十日而知，无休，病已止。足缓不收，痿不能行，不能言语，手足痿躄不能行，地仓主之。

痿不相知（一云身重骨痿不相知），太白主之。

痿厥，身体不仁，手足偏小，先取京骨，后取中封、绝骨皆泻之。

痿厥寒，足腕不收，躄，坐不能起，髀枢脚痛，丘墟主之。

虚则痿躄，坐不能起，实则厥，胫热时痛，身体不仁，手足偏小，善啮颊，光明主之。

手太阴阳明太阳少阳脉动发肩背痛肩前臑皆痛肩似拔第五

肩痛不可举，天容及秉风主之。

肩背髀痛，臂不举，寒热凄索，肩井主之。

肩肿不得顾，气舍主之。

肩背髀不举，血瘀肩中，不能动摇，巨骨主之。

肩中热，指臂痛，肩髃主之。

肩重不举，臂痛，肩髎主之。

肩重肘臂痛，不可举，天宗主之。

肩胛甲痛，而寒至肘，肩外俞主之。

肩胛周痹，曲垣主之。

肩痛不可举，引缺盆痛，云门主之。

肘痛，尺泽主之。

臂瘈引口，中寒颇肿，肩肿引缺盆，商阳主之。

肩肘中痛，难屈伸，手不可举，腕重急，曲池主之。

肩肘节酸重，臂痛，不可屈伸，肘髎主之。

肩痛不能自举，汗不出，颈痛，阳池主之。肘中濯濯，臂内廉痛，不可及头，外关主之。

肘痛引肩，不可屈伸，振寒热，颈项肩背痛，臂痿痹不仁，天井主之（《千金》云肩内麻木）。

肩不可举，不能带衣，清冷渊主之。

肘臂腕中痛，颈肿不可以顾，头项急痛，眩，淫泺，肩胛小指痛，前谷主之。

肩痛不可自带衣，臂腕外侧痛不举，阳谷主之。

臂不可举，头项痛，咽肿不可咽，前谷主之。

肩痛欲折，臑如拔，手不能自上下，养老主之。

肩背头痛时眩，涌泉主之。

水浆不消发饮第六

溢饮胁下坚痛，中脘主之。

腰清脊强，四肢懈惰，善怒，咳，少气，郁然不得息，厥逆，肩不可举，马刀瘘，身瞤，章门主之。

溢饮，水道不通。溺黄，小腹痛里急肿，洞泄，体痛引骨，京门主之。

饮渴身伏多唾，隐白主之。

腠理气，臑会主之。

卷　十　一

胸中寒发脉代第一

脉代不至寸口，四逆脉鼓不通，云门主之。

胸中寒，脉代时至，上重下轻，足不能地，少腹胀，上抢心，胸槠满，咳唾有血，然谷主之。

阳厥大惊发狂痫第二

黄帝问曰：人生而病癫疾者，安所得之？岐伯对曰：此得之在母腹中时，其母数有大惊，气上而不下，精气并居，故令子发为癫疾。

病在诸阳脉，且寒且热，诸分且寒且热，名曰狂。刺之虚脉，视分尽热，病已止。病初发，岁一发，不治，月一发，不治，月四五发，名曰癫疾。刺诸分，其脉尤寒者，以针补之（《素问》云：诸分诸脉，其无寒者，以针调之），病已止。

曰：有病狂怒者，此病安生？曰：生于阳也。曰：阳何以使人狂也？曰：阳气者因暴折而难决，故善怒，病名曰阳厥。曰：何以知之？曰：阳明者常动，太阳少阳不动，不动而动大疾，此其候也。曰：治之奈何？曰：衰（《素问》作夺）其食即已。夫食入于阴，气长于阳，故夺其食即已。使人服以生铁落为后饮。夫生铁落者，下气候也（《素问》候作疾）。

癫疾，脉搏大滑，久自已；脉小坚急，死不治。（一作脉沉小急实，死不治；小牢急，可治）癫疾，脉虚可治，实则死。厥成为癫疾。贯疽（《素问》作黄疸），暴病厥，癫疾狂，久逆之所生也。五脏不平，六腑闭塞之所生也。

癫疾始生，先不乐，头重痛，直视，举目赤甚，作极已而烦心，候之于颜，取手太阳、太阴，血变而止。癫疾始作，而引口啼呼喘悸者，候之以手阳明、太阳，左强者攻其右（一本作左），右强者攻其左（一本作右），血变而止。

治癫疾者，常与之居，察其所当取之处，病至视之，有过者即泻之。置其血于瓠壶之中，至其发时，血独动矣；不动灸穷骨三十壮。穷骨者尾骶也。

骨癫疾者，颔齿诸俞分肉皆满，而骨倨强直，汗出烦闷，呕多涎沫，气下泄，不治。

脉癫疾者，暴仆，四肢之脉皆胀而纵，脉满，尽刺之出血；不满，灸之侠项太阳，又灸带脉于腰相去三寸，诸分肉本俞。呕多涎沫，气下泄，不治。

筋癫疾者，身卷挛急，脉大，刺项大经之大杼，呕多涎沫，气下泄不治。

狂之始生，先自悲也，善忘善怒善恐

者，得之忧饥。治之先取手太阴、阳明，血变而止，及取足太阴、阳明。狂始发，少卧不饥，自高贤也，自辨智也，自尊贵也。善骂詈，日夜不休。治之取手阳明、太阳、太阴。舌下少阴，视脉之盛者皆取之，不盛者释之。

狂，善惊善笑，好歌乐，妄行不休者，得之大恐。治之取手阳明、太阳、太阴。狂，目妄见，耳妄闻，善呼者，少气之所生也，治之取手太阳、太阴、阳明，足太阳及头两颔。狂，多食，善见鬼神，善笑而不发于外者，得之有所大喜。治之取足太阴、阳明、太阳，后取手太阴、阳明、太阳。狂而新发，未应如此者，先取曲泉左右动脉及盛者见血，立顷已；不已以法取之，灸骶骨二十壮。骶骨者，尾屈也。

癫疾呕沫，神庭及兑端、承浆主之。其不呕沫，本神及百会、后顶、玉枕、天冲、大杼、曲骨、尺泽、阳谿、外丘、当上脘傍五分，通谷、金门、承筋、合阳主之。委中下二寸为合阳。

癫疾，上星主之，先取譩譆，后取天牖、风池。

癫疾呕沫，暂起僵仆，恶见风寒，面赤肿，囟会主之。

癫疾狂走，瘈疭摇头，口喎戾颈强，强间主之。

癫疾瘈疭，狂走，颈项痛，后顶主之。后顶，百会后一寸五分。

癫疾，骨痠，眩，狂，瘈疭，口噤（《千金》作喉噤），羊鸣，刺脑户。

狂易多言不休，及狂走欲自杀，及目妄见，刺风府。

癫疾僵仆，目妄见，恍惚不乐，狂走瘈疭，络却主之。

癫疾大瘦，脑空主之。

癫疾僵仆，狂疟，完骨及风池主之。

癫疾互引，天柱主之。

癫疾，怒欲杀人（《千金》又云：瘈疭身热狂走谵语见鬼），身柱主之。

狂走癫疾，脊急强，目转上插，筋俞主之。

癫疾发如狂走者，面皮厚敦敦不治，虚则头重，洞泄淋癃，大小便难，腰尻重，难起居，长强主之。

癫疾憎风，时振寒，不得言，得寒益甚，身热狂走，欲自杀，目反妄见，瘈疭泣出，死不知人，肺俞主之。

癫疾，膈俞及肝俞主之。

癫疾互引，水沟及龂交主之。

癫疾，狂瘈疭眩仆，癫疾，瘖不能言，羊鸣沫出，听宫主之。

癫疾互引，口喎喘悸者，大迎主之，及取阳明、太阴，候手足变血而止。

狂癫疾，吐舌，太乙及滑肉门主之。

太息善悲，少腹有热，欲走，日月主之。

狂易，鱼际及合谷、腕骨、支正、少海、崑崙主之。

狂言，太渊主之。

心悬如饥状，善悲而惊狂，面赤目黄，间使主之。狂言笑见鬼，取之阳谿及手足阳明、太阴。

癫疾，多言，耳鸣，口僻颊肿，实则聋龋，喉痹不能言，齿痛，鼻鼽衄，虚则痹，膈俞、偏历主之。

癫疾，吐舌，鼓颔，狂言见鬼，温留主之。在腕后五寸。

目不明，腕急，身热惊狂，躄痿痹，瘈疭，曲池主之。

癫疾吐舌，曲池主之。

狂疾，掖门主之，又侠溪、丘墟、光明主之。

狂，互引，头痛，耳鸣，目痹，中渚主之。

热病汗不出，互引，颈嗌外肿，肩臂痠重，胁掖急痛，不举，痂疥，项不可顾，支沟主之。

癫疾，吐血，沫出，羊鸣戾颈，天井主之。在肘后。

热病汗不出，狂，互引，癫疾，前谷主之。

狂，互引，癫疾数发，后溪主之。

狂，癫疾，阳谷及筑宾、通谷主之。

癫疾，狂，多善食，善笑，不发于外，烦心渴，商丘主之。

癫疾，短气呕血，胸背痛，行间主之。

痿厥癫疾洞泄，然谷主之。狂仆，温留主之。

狂癫，阴谷主之。

癫疾，发寒热，欠，烦满，悲泣出，解谷主之。

狂，妄走善欠，巨虚、上廉主之。

狂，易见鬼与火，解溪主之。

癫狂，互引僵仆，申脉主之，先取阴跷，后取京骨，头上五行；目反上视，若赤痛从内眦始，复下半寸，各三痏，左取右，右取左。

寒厥癫疾，噤吤，瘈疭惊狂，阳交主之。

癫疾，狂，妄行，振寒，京骨主之。

身痛，狂，善行，癫疾，束骨主之。补诸阳。

癫疾，僵仆，转筋，仆参主之。

癫疾，目䀮䀮，鼽衄，崑崙主之。

癫狂疾，体痛，飞扬主之。

癫疾反折，委中主之。

凡好太息，不嗜食，多寒热，汗出，病至则善呕，呕已乃衰，即取公孙及井俞。实则肠中切痛，厥，头面肿起，烦心，狂多饮，霍则鼓浊，腹中气大滞，热痛不嗜卧，霍乱，公孙主之。

阳脉下坠阴脉上争发尸厥第三

尸厥，死不知人，脉动如故，隐白及大敦主之。

恍惚尸厥，头痛，中极及仆参主之。

尸厥暴死，金门主之。

气乱于肠胃发霍乱吐下第四

霍乱，刺俞傍五，足阳明及上傍三。

呕吐烦满，魄户主之。

阳逆霍乱，刺人迎，刺入四分，不幸杀人。

霍乱，泄出不自知，先取太溪，后取太仓之原。

霍乱，巨阙、关冲、支沟、公孙（《千金》又取阴陵泉）解溪主之。

霍乱泄注，期门主之。

厥逆霍乱，府舍主之。

胃逆霍乱，鱼际主之。

霍乱逆气，鱼际及太白主之。

霍乱遗矢气，三里主之。

暴霍乱，仆参主之。

霍乱转筋，金门、仆参、承山、承筋主之。

霍乱胫痹不仁（《千金》云：主瘈疭脚痠），承筋主之。

转筋于阳理其阳，转筋于阴理其阴，皆卒刺之。

足太阴厥脉病发溏泄下痢第五

春伤于风，夏生飧泄，肠澼。久风为飧

泄。飧泄而脉小，手足寒者，难已；飧泄而脉大，手足温者，易已。

黄帝问曰：肠澼便血何如？岐伯对曰：身热则死，寒则生。曰：肠澼下白沫何如？曰：脉沉则生，浮则死。曰：肠澼下脓血何如？曰：悬绝则死，滑大则生。曰：肠澼之属，身不热，脉不悬绝何如？曰：脉滑大皆生；悬涩皆死，以脏期之。

飧泄，补三阴交，上补阴陵泉，皆久留之，热行乃止。

病注下血，取曲泉、五里。

肠中有寒热，泄注肠澼便血，会阳主之。

肠鸣澼泄，下髎主之。

肠澼泄切痛，四满主之。

便脓血，寒中，食不化，腹中痛，腹哀主之。

绕脐痛抢心，膝寒注利，腹哀主之。

溏瘕，腹中痛，脏痹，地机主之。

飧泄，太衝主之。

溏不化食，寒热不节，阴陵泉主之。

肠澼，中郄主之。

飧泄大肠痛，巨虚上廉主之。

五气溢发消渴黄瘅第六

黄帝问曰：人之善病消瘅者，何以候之？岐伯对曰：五脏皆柔弱者，善病消瘅。夫柔弱者必刚强，刚强多怒，柔者易伤也。此人薄皮肤而目坚固以深者，长衡直扬，其心刚，刚则多怒，怒则气上逆，胸中畜积，血气逆留（《太素》作留积），腹皮充胀（《太素》作髋皮充肌），血脉不行，转而为热，热则消肌，故为消瘅，此言其刚暴而肌肉弱者也。

面色微黄，齿垢黄，爪甲上黄，黄瘅也。安卧小便黄赤，脉小而涩者，不嗜食。

曰：有病口甘者，病名曰何，何以得之？曰：此五气之溢也，名曰脾瘅。夫五味入口，发于脾，胃为之行其精气，津液在脾，故令人口甘，此肥美之所发也。此人必数食美而多食甘肥，肥令人内热，甘令人中满，故其气上溢，转为消瘅（《素问》作渴）。治之以兰，除陈气也。

凡治消瘅，治偏枯、厥气逆满，肥贵人则膏粱之病也。膈塞闭绝，上下不通，暴忧之病也。消瘅脉实大，病久可治；脉悬绝小坚，病久不可治也。

曰：热中消中，不可服膏粱芳草石药，石药发疽（《素问》作癫），芳草发狂。夫热中消中者，皆富贵人也。今禁膏粱。是不合其心，禁芳草石药，是病不愈，愿闻其说？曰：夫芳草之气美，石药之气悍，二者其气急疾坚劲，故非缓心和人，不可以服此二者。夫热气慓悍，药气亦然，二者相遇，恐内伤脾，脾者土也而恶木，服此药也，至甲乙日当愈甚（《素问》作当更论）。瘅成为消中。

黄瘅，刺脊中（《千金》云：腹重不动作），黄瘅善欠，胁下满欲吐，脾俞主之（《千金》云：身重不能动）。

消渴身热，面赤（《千金》作目）黄，意舍主之。

消渴嗜饮，承浆主之。

黄瘅目黄，劳宫主之。

嗜卧，四肢不欲动摇，身体黄，灸手五里，左取右，右取左。

消渴，腕骨主之。

黄瘅热中善渴，太衝主之。

身黄时有微热，不嗜食，膝内内踝前痛，少气，身体重，中封主之。

消瘅，善喘，气走喉咽而不能言，手足清，溺黄，大便难，嗌中肿痛，唾血，口中热，唾如胶，太溪主之。

消渴黄瘅，足一寒一热，舌纵烦满，然谷主之。

阴气不足，热中消谷善饥，腹热身烦狂言，三里主之。

动作失度内外伤发崩中瘀血呕血唾血第七

黄帝问曰：人年半百而动作皆衰者，人将失之耶？岐伯对曰：今时之人，以酒为浆，以妄为常，醉以入房，以欲竭其精，以好散其真，不知持满，不时御神，务快其心，逆于生乐，起居无节，故半百而衰矣。夫圣人之教也，形劳而不倦，神气从以顺，色欲不能劳其目，淫邪不能惑其心，智愚贤不肖，不惧于物，故合于道数，年度百岁而动作不衰者，以其德全不危故也。久视伤血，久卧伤气，久坐伤肉，久立伤骨，久行伤筋。

曰：有病胸胁榰满，妨于食，食至则先闻腥臊臭，出清涕，先唾血，四肢清，目眩，时时前后血，何以得之？曰：病名曰血枯，此得之少年时，有所大夺血。若醉以入房，中气竭，肝伤，故使月事衰少不来也。治之以乌贼鱼骨、藘茹。二物并合，丸以雀卵，大如小豆，以五丸为后饭，饮以鲍鱼汁，以饮利肠中及伤肝也。

曰：劳风为病何如？曰：劳风法在肺下，其为病也，使人强上而瞑视，唾出若涕，恶风而振寒，此为劳风之病也。曰：治之奈何？曰：以救俯仰，太阳引精者三日，中年者五日，不精者七日（《千金》云：候之三日及五日中不精明者是也），欬出青黄涕，状如脓，大如弹丸，从口中若鼻空出；不出则伤肺，伤肺则死矣。

少气，身漯漯也，言吸吸也，骨酸体重，懈惰不能动，补足少阴。短气，息短不属，动作气索，补足少阴，去血络。

男子阴端寒，上冲心中佷佷，会阴主之。

男子脊急目赤，支沟主之。

脊内廉痛，溺难，阴痿不用，少腹急引阴，及脚内廉，阴谷主之。

善厌梦者，商丘主之。

丈夫失精，中极主之。

男子精溢，阴上缩，大赫主之。

男子精不足，太衝主之。

崩中，腹上下痛，中郄主之。

胸中瘀血，胸胁榰满，膈痛不能久立，膝痿寒，三里主之。

心下有膈，呕血，上脘主之。

呕血有息，胁下痛，口干，心痛与背相引，不可欬，欬则肾痛，不容主之。

唾血，振寒，嗌干，太渊主之。

欬血，大陵及郄门主之。

呕血上气，神门主之。

内伤不足，三阳络主之。

内伤唾血不足，外无膏泽，刺地五会。

凡唾血，泻鱼际，补尺泽。

邪气聚于下脘发内痈第八

黄帝问曰：气为上膈。上膈者，食入而还出，余已知之矣。虫为下膈，下膈者，食晬时乃出，未得其意，愿卒闻之？岐伯对曰：喜怒不适，食饮不节，寒温不时，则寒汁留于肠中，留则虫寒，虫寒则积聚，守于下脘，守下脘则肠胃充郭，胃气不营，邪气居之。人食则虫上食，虫上食则下脘虚，下脘虚则邪气胜，胜则积聚以留，留则痈成，痈成则下脘约。其痈在脘内者，则沉而痛深；其痈在脘外者，则痈外而痛浮，痈上皮热。按其痈，视气所行，先浅刺其傍，稍内益深，还而刺之，无过三行，察其浮沉，以为浅深，已刺必熨，令热入中，日使热内，邪气益衰，大痈乃溃，互以参禁，以除其内，恬淡无为，乃能行气，后服酸苦，化谷乃下膈矣。

曰：有病胃脘痈者，诊当何如？曰：诊此者，当候胃脉，其脉当沉涩（《素问》作细）。沉涩者气逆，气逆者则人迎甚盛，甚盛则热。人迎者，胃脉也，逆而盛则热聚于胃口而不行，故胃脘为痈。

肝满肾满肺满皆实，则为瘇。肺痈喘而两胠（《素问》作胠）满；肝痈两胁（《素问》作胠）下满，卧则惊，不得小便；肾痈胠（《素问》作脚）下至少腹满，胫有大小，髀胫跛，易偏枯。

寒气客于经络之中发痈疽风成发厉浸淫第九（上）

黄帝问曰：肠胃受谷，上焦出气，以温分肉，以养骨节，通腠理。中焦出气如雾，上注谿谷而渗孙脉，津液和调，变化赤而为血，血和则孙络先满，乃注于络脉，络脉皆盈，乃注于经脉。阴阳乃张，因息而行，行有经纪，周有道理，与天合同，不得休止。切而调之，从虚去实，泻则不足，疾则气减，留则先后，从实去虚，补则有余，血气已调，神气乃持。

余已知血气之至与不至，未知痈疽之所从生，成败之时，死生之期，或有远近，何以度之？曰：经脉流行不止，与天同度，与地合纪，故天宿失度，日月薄蚀，地经失纪，水道流溢，草蓂不成，五谷不植，经纪不通，民不往来，巷聚邑居，别离异处。血气犹然，请言其故。夫血脉营卫，周流不休，上应天宿，下应经数。寒邪客经络之中则血泣，血泣则不通，不通则卫气归之，不得复反，故痈肿也。寒气化为热，热胜则肉腐，肉腐则为脓，脓不泻则筋烂，筋烂则骨伤，骨伤则髓消，不当骨空，不得泄泻，则筋骨枯空，枯空则筋骨肌肉不相亲，经络败漏，熏于五脏，脏伤则死矣。

寒气客于经络之中发痈疽风成发厉浸淫第九（下）

黄帝问曰：病之生时，有喜怒不测，饮食不节，阴气不足，阳气有余，营气不行，乃发为痈疽，阴阳气不通，而热相薄，乃化为脓，小针能取之乎？岐伯对曰：夫致使身被痈疽之疾，脓血之聚者，不亦离道远乎。痈疽之生，脓血之成也，积聚之所生。故圣人自治于未形也，愚者遭其已成也。

曰：其已有形，脓已成，为之奈何？曰：脓已成十死一生。曰：其已成有脓血，可以少针治乎？曰：以小治小者其功小，以大治大者其功大，以小治大者多害大，故其已成脓血者，其惟砭石铍锋之所取也。

曰：多害者，其不可全乎？曰：在逆顺焉耳。曰：愿闻顺逆。曰：已为伤者，其白睛青黑，眼小，是一逆也；内药而呕，是二逆也；腹痛渴甚，是三逆也；肩项中不便，是四逆也；音嘶色脱，是五逆也。除此五者为顺矣。

邪之入于身也深，其寒与热相搏，久留而内着，寒胜其热则骨疼肉枯，热胜其寒则烂肉腐肌为脓。内伤骨为骨蚀。有所疾前，筋屈不得伸，气居其间而不反，发为筋瘤也。有所结，气归之，卫气留之，不得复反，津液久留，合而为肠（一本作疡）疽，留久者数岁乃成，以手按之柔。有所结，气归之，津液留之，邪气中之，凝结日以易甚，连以聚居，为昔瘤，以手按之坚。有所结，气深中骨，气因于骨，骨与气并息，日以益大，则为骨疽。有所结，气中于肉，宗气归之，邪留而不去，有热则化为脓，无热则为肉疽。凡此数气者，其发无常处而有常名。

曰：病痈肿，颈痛，胸满腹胀，此为何病？曰：病名曰厥逆，灸之则瘖，石之则狂，须其气并，乃可治也，阳气重上（一本作止），有余于上，灸之阳气入阴，入则瘖；石之阳气虚，虚则狂。须其气并而治之使愈。

曰：病颈痈者，或石治之，或以针灸治之，而皆已，其治何在？曰：此同名而异等者也。夫痈气之息者，宜以针开除去之；夫气盛血聚者，宜石而泻之。此所谓同病而异治者也。

曰：诸痈肿，筋挛骨痛，此皆安在？曰：此皆寒气之肿也，八风之变也。曰：治之奈何？曰：此四时之病也，以其胜治其俞。

暴痈筋濡（一本作緛），随分而痛，魄汗不尽，胞气不足，治在其经俞。腋痈大热，刺足少阳五，刺而热不止，刺手心主三，刺手太阴经络者，大骨之会各三。

痈疽，不得顷回。痈不知所，按之不应手，乍来乍已，刺手太阴傍三与缨脉各二。

治痈肿者，刺痈上。视痈大小深浅刺之，刺大者多而深之，必端内针为故止也（《素问》云：刺大者多血，小者深之，必端内针为故止）。

项肿不可俯仰，颊肿引耳，完骨主之。咽肿难言，天柱主之。頔肿唇痈，颧髎主之。颊肿痛，天窗主之。头项痈肿不能言，天容主之。身肿，关门主之。胸下满痛，膺肿，乳根主之。马刀肿瘘，渊腋、章门、支沟主之。面肿目痈，刺陷谷出血立已。犊鼻肿，可刺其上，坚勿攻，攻之者死。痈，窍阴主之。

厉风者，索刺其肿上，已刺以吮其处，按出其恶血，肿尽乃止，常食方食，无食他食，脉风成为厉。管疽发厉，窍阴主之。头大浸淫，间使主之。管疽，商丘主之。瘃蛘欲呕，大陵主之。痂疥，阳谿主之。

黄帝问曰：愿尽闻痈疽之形与忌日名？岐伯对曰：痈发于嗌中，名曰猛疽。不急治化为脓，脓不泻塞咽，半日死；其化为脓者，脓泻已，则合豕膏，冷食三日已。发于颈者，名曰夭疽。其状大而赤黑，不急治则热气下入渊腋，前伤任脉，内熏肝肺，熏则十余日死矣。阳气大发，消脑溜项，名曰脑烁。其色不乐，脑项痛如刺以针，烦心者，死不治。

发于肩及臑，名曰疵疽，其状赤黑，急治之。此令人汗出至足，不害五脏，痈发四五日，逆焫之。

发于腋下，赤坚者，名曰米疽，治之以砭石，欲细而长，疎砭之，涂以豕膏，六日已，勿裹之。其痈坚而不溃者，为马刀挟瘿，以急治之。

发于胸，名曰井疽，其状如大豆，三四日起，不早治，下入腹，不治，七日死。

发于膺，名曰甘疽，色青，其状如谷实瓜蒌，常苦寒热。急治之，去其寒热；不急治，十岁死，死后出脓。

痈发于胁，名曰败疵，此言女子之病也，灸之。其状大痈脓，其中乃有生肉大如赤小豆，治之以薐翘草根及赤松子根各一升，以水一斗六升，煮之令竭得三升，即强饮，厚衣坐于釜上，令汗至足已。

发于股胫（一作胻），名曰股胫疽，其状不甚变色，痈脓内薄于骨，急治之，不急治，四十日死。

发于尻，名曰锐疽。其状赤坚大，急治之，不治，三十日死。发于股阴，名曰赤弛。不治，六十日死；在两股之内，不治，十日死。

发于膝，名曰疵疽，其状大痈，色不变，寒热而坚者，勿石，石之者即死；须其色异柔，乃石之者生。

诸痈之发于节而相应者不可治，发于阳者，百日死，发于阴者四十日死。

发于胫，名曰兔啮，其状如赤豆至骨，急治之，不急治杀人。

发于内踝，名曰走缓。其状痈，色不变，数石其俞而止其寒热，不死。

发于足上下，名曰四淫。其状大痈，不急治之，百日死。

发于足傍，名曰厉痈。其状不大，初从小指发，急治去之，其状黑者不可消，辄益不治，百日死。

发于足指，名曰脱疽。其状赤黑者，死不治；不赤黑者不死。治之不衰，急斩去之，不去则死矣。

黄帝问曰：何为痈？岐伯对曰：营气积留于经络之中，则血泣而不行，不行则卫气归之，归而不通，拥遏而不得行，故曰热。大热不止，热胜则肉腐，肉腐则为脓。然不能陷肌肤于骨髓，骨髓不为焦枯，五脏不为伤，故名曰痈。

曰：何谓疽？曰：热气纯盛，下陷肌肤筋髓骨肉，内连五脏，血气竭绝，当其痈下筋骨，良肉皆无余，故名曰疽。疽者，其上皮夭瘀以坚，状如牛领皮；痈者，其皮上薄以泽，此其候也。

曰：有疽死者奈何？曰：身五部：伏菟一，腨（《灵枢》作腓）二，背三，五脏之俞四，项五。此五部有疽死也。

曰：身形应九野奈何？曰：请言身形之应九野也。左手（一作足）应立春，其日戊寅己丑；左胸（一作胁）应春分，其日乙卯；左足应立夏，其日戊辰己巳；膺喉头首应夏至，其日丙午；右手应立秋，其日戊申己未；右胸（一作胁）应秋分，其日辛酉；右足应立冬，其日戊戌己亥；腰尻下窍应冬至，其日壬子；六腑及膈下三脏应中州，其日大禁，太乙所在之日，及诸戊己。凡此九者，善候八正所在之处，主左右上下身体有痈肿者，欲治之，无以其所直之日溃治之，是谓天忌日也。

五子夜半　五丑鸡鸣　五寅平旦　五卯日出　五辰食时　五巳隅中　五午日中　五未日昳　五申晡时　五酉日入　五戌黄昏　五亥人定

以上此时得疾者皆不起。

卷　十　二

欠呿唏振寒噫嚏亸泣出太息羡下耳鸣啮舌善忘善饥第一

黄帝问曰：人之欠者，何气使然？岐伯对曰：卫气昼行于阳，夜行于阴。阴主夜，夜主卧。阳主上，阴主下。故阴气积于下，阳气未尽，阳引而上，阴引而下，阴阳相引，故数欠。阳气尽，阴气盛，则目瞑；阴气尽，阳气盛，则寤。肾主欠，故泻足少阴，补足太阳。

曰：人之哕者何？曰：谷入胃，胃气上注于肺。今有故寒气，与新谷气俱还入于胃，新故相乱，真邪相攻相逆，复出于胃，故为哕。肺主哕，故补手太阴，泻足太阴。亦可以草刺其鼻，嚏而已，无息而疾引之立已，大惊之亦可已。

曰：人之唏者何？曰：此阴气盛而阳气虚，阴气疾而阳气徐，阴气盛阳气绝，故为唏者。阴盛阳绝，故补足太阳，泻足少阴。

曰：人之振寒者何？曰：寒气客于皮肤，阴气盛阳气虚，故为振寒寒慄，补诸阳。

曰：人之噫者何？曰：寒气客于胃，厥逆从下上散，复出于胃，故为噫。补足太阴、阳明（一云补眉本）。

曰：人之嚏者何？曰：阳气和利，满于心，出于鼻，故为嚏。补足太阳、荣眉本（一云眉上）。

曰：人之亸者何？曰：胃不实则诸脉虚，诸脉虚则筋脉懈惰，筋脉懈惰，则行阴用力，气不能复，故为亸。因其所在补分肉间。

曰：人之哀而泣涕者何？曰：心者五脏六腑之主也；目者宗脉之所聚也，上液之道也；口鼻者气之门户也。故悲哀愁忧则心动，心动则五脏六腑皆摇，摇则宗脉感，宗脉感则液道开，液道开故涕泣出焉。液者所以灌精濡空窍者也，故上液之道开则泣，泣不止则液竭，液竭则精不灌，精不灌则目无所见矣，故名曰夺精，补天柱，经侠颈，侠颈者，头中分也。

曰：有哭泣而泪不出者，若出而少涕，不知水所从生，涕所从出也？曰：夫心者五脏之专精也，目者其窍，华色其荣。是以人有德，则气和于目，有亡忧知于色，是以悲哀则泣下，泣下水所由生也。众精（《素问》作水宗）者积水也，积水者至阴也，至阴者肾之精也。宗精之水所以不出者，是精持之也，辅之裹之，故水不行也。夫气之传也，水之精为志，火之精为神，水火相感，神志俱悲，是以目之水生也。故谚言曰：心悲又名曰志悲。志与心精共凑于目也。是以俱悲则神气传于心，精上下传于志而志独悲，故泣出也。泣涕者脑也，脑者阳（《素问》作阴）也。髓者骨之充也。故脑渗为涕。志者骨之主也，是以水流涕从之者，其类也。夫涕之与泣者，譬如人之兄弟，急则俱死，生则俱生（《太素》作出则俱亡），其志以早悲，是以涕泣俱出而相从者，所属之类也。

曰：人哭泣而泣不出者，若出而少，涕不从之，何也？曰：夫泣不出者，哭不悲也。不泣者，神不慈也。神不慈则志不悲，阴阳相持，泣安能独来。夫志悲者惋，惋则冲阴，冲阴则志去目，志去则神不守精，精神去目，涕泣出也。

夫经言乎，厥则目光无所见（自“涕之与泣者”以下至“目光无所见”原本漏，今以《素问》《灵枢》补之）。夫人厥则阳气并于上，阴气并于下，阳并于上，则火独光也；阴并于下则足寒，足寒则胀。夫一水不能胜五火，故目盲。是以气衝风，泣下而不止。夫风之中目也，阳气内守于精，是火气燔目，故见风则泣下也。有以比之，夫（《素问》下有火字）疾风生，乃能雨，此之类也（《九卷》言其形，《素问》言其精，亦互相发明也）。

曰：人之太息者何？曰：忧思则心系急，心系急则气道约，约则不利，故太息以伸出之。补手少阴、心主，足少阳留之。

曰：人之羡下者何？曰：饮食皆入于胃，胃中有热，热则虫动，虫动则胃缓，胃缓则廉泉开，故羡下。补足少阴。

曰：人之耳中鸣者何？曰：耳者，宗脉之所聚也。故胃中空，空则宗脉虚，虚则下，溜脉有所竭者，故耳鸣。补客主人，手大指甲上与肉交者。

曰：人之自啮舌者何？曰：此厥逆走上，脉气皆至也。少阴气至则自啮舌，少阳气至则啮颊；阳明气至则啮唇矣。视主病者补之。

曰：人之善忘者何？曰：上气不足，下气有余，肠胃实而心肺虚。虚则荣卫留于下，久不以时上，故善忘也。

曰：人之善饥不嗜食者何也？曰：精气并于脾，则热留于胃，胃热则消谷，消谷故善饥，胃气逆上故胃脘塞，胃脘塞故不嗜食。

善忘及善饥，先视其腑脏，诛其小过，后调其气，盛则泻之，虚则补之。凡此十四邪者，皆奇邪走空窍者也。邪之所在，皆为不足。故上气不足，脑为之不满，耳为之善鸣，头为之倾，目为之瞑；中气不足，溲便为之变，肠为之善鸣，补之足外踝下留之；下气不足，则乃为痿厥心闷。急刺足大指上二寸留之，一曰补足外踝下留之。

寒气客于厌发瘖不能言第二

黄帝问曰：人之卒然忧恚而言无音者，何气不行？少师对曰：咽喉者，水谷之道路也；喉咙者，气之所以上下者也；会厌者，音声之户也；唇口者，音声之扇也；舌者，音声之机也；悬痈垂者，音声之关也；颃颡者，分气之所泄也；横骨者，神气之所使，主发舌者也。故人之鼻洞涕出不收者，颃颡不闭，分气失也。其厌小而薄，则发气疾，其开阖利，其出气易；其厌大而厚，则开阖难，其出气迟，故重言也。所谓吃者，其言逆，故重之。卒然无音者，寒气客于厌，则厌不能发，发不能下至其机扇，机扇开阖不利故无音。足少阴之脉上系于舌本，络于横骨，终于会厌，两泻血脉，浊气乃辟。会厌之脉，上络任脉，复取之天突，其厌乃发也。

暴瘖气硬，刺扶突与舌本出血。瘖不能言，刺脑户。暴瘖不能言，喉嗌痛，刺风府。舌缓，瘖不能言，刺瘖门。喉痛瘖不能言，天突主之。暴瘖气硬，喉痹咽肿，不得息，食饮不下，天鼎主之。食饮善呕，不能言，通谷主之。瘖不能言，期门主之。暴瘖不能言，支沟主之。瘖不能言，合谷及涌泉、阳交主之。

目不得眠不得视及多卧卧不安不得偃卧肉苛诸息有音及喘第三

黄帝问曰：夫邪气之客于人也，或令人目不得眠者，何也？伯高对曰：五谷入于胃也，其糟粕、津液、宗气分为三隧。故宗气积于胸中，出于喉咙，以贯心肺而行呼吸焉。营气者，泌其津液，注之于脉，化而为血，以营四末，内注五脏六腑，以应刻数焉。卫气者，出其悍气之慓疾，而先行于四末分肉皮肤之间，而不休息也。昼行于阳，夜行于阴，其入于阴也，常从足少阴之分间，行于五脏六腑。今邪气客于五脏，则卫气独营其外，行于阳，不得入于阴。行于阳则阳气盛，阳气盛则阳跷满。不得入于阴，阴气虚故目不得眠。治之补其不足，泻其有余，调其虚实，以通其道而去其邪，饮以半夏汤一剂，阴阳已通，其卧立至。此所以决渎壅塞，经络大通，阴阳得和者也。其汤方以流水千里以外者八升，扬之万遍，取其清五升煮之，炊以苇薪火，沸煮秫米一升，治半夏五合，徐炊令竭为一升半，去其柤，饮汁一小杯，日三，稍益，以知为度。故其病新发者，覆杯则卧，汗出则已矣，久者三饮而已。

曰：目闭不得视者何也？曰：卫气行于阴，不得入于阳，行于阴则阴气盛，阴气盛则阴跷满；不得入于阳则阳气虚，故目闭焉（《九卷》行作留，入作行）。

曰：人之多卧者何也？曰：此人肠胃大而皮肤涩（《九卷》作湿，下同）。涩则分肉不解焉。肠胃大则胃气行留久，则皮肤涩，分肉不解则行迟。夫卫气者，昼常行于阳，夜常行于阴，故阳气尽则卧，阴气尽则寤。故肠胃大，卫气行留久，皮肤涩，分肉不解则行迟。留于阴也久，其气不精（一作清），则欲瞑，故多卧矣。其肠胃小，皮肤滑以缓，分肉解利，卫气之留于阳也久，故少卧焉。

曰：其非常经也，卒然多卧者何也？曰：邪气留于上焦，上焦闭而不通，已食若饮汤，卫气久留于阴而不行，故卒然多卧。曰：治此诸邪奈何？曰：先视其腑脏，诛其小过，后调其气，盛者泻之，虚者补之，必先明知其形气之苦乐，定乃取之。

曰：人有卧而有所不安者，何也？曰：脏有所伤，及情有所倚，则卧不安（《素问》作精有所寄则安，《太素》作精有所倚则不安），故人不能悬其病也。曰：人之不得偃卧者何也？曰：肺者脏之盖也。肺气盛则脉大，脉大则不得偃卧。

曰：人之有肉苛者何也，是为何病？曰：营气虚，卫气实也。营气虚则不仁，卫气虚则不用，营卫俱虚，则不仁且不用。肉加苛也，人身与志不相有也，三十日死。

曰：人有逆气不得卧而息有音者，有不得卧而息无音者，有起居如故而息有音者，有得卧行而喘者，有不得卧，不能行而喘者，有不得卧，卧而喘者，此何脏使然？曰：不得卧而息有音者，是阳明之逆也。足三阳者下行，今逆而上行，故息有音也。阳明者胃脉也，胃者六腑之海也，其气亦下行。阳明逆不得从其道故不得卧。

《下经》曰：胃不和则卧不安，此之谓也。夫起居如故而息有音者，此肺之络脉逆，不得随经上下，故留经而不行。络脉之病人也微，故起居如故而息有音也。夫不得卧，卧则喘者，水气客也。夫水气循津液而留（《素问》作流）者也，肾者水藏，主津液，主卧与喘也。

惊不得眠，善龂水气上下，五脏游气也，三阴交主之。不得卧，浮郄主之。身肿皮肤不可近衣，淫泺苛获，久则不仁，屏翳主之。

足太阳阳明手少阳脉动发目病第四

黄帝问曰：余尝上青霄之台，中陛而惑，独冥视之，安心定气，久而不解，被发长跪，俯而复视之，久不已，卒然自止，何气使然？岐伯对曰：五脏六腑之精气，上注于目而为之精，精之裹（《灵枢》作窠，下同）者为眼，骨之精者为瞳子，筋之精为黑睛（《灵枢》作黑眼），血之精为其络，气之精为白睛（《灵枢》亦作白眼），肌肉之精为约束，裹契（一作撷）筋骨血气之精而与脉并为系，上属于脑，后出于项中。故邪中于头目，逢身之虚，其入深，则随眼系以入于脑，入则脑转，脑转则引目系急，目系急则目眩以转矣。邪中之精，则其精所中者不相比，不相比则精散，精散则视歧，故见两物也。目者，五脏六腑之精也，营卫魂魄之所常营也，神气之所生也。故神劳则魂魄散，志意乱。是故瞳子黑眼法于阴，白睛赤脉法于阳，故阴阳合揣（《灵枢》作传）而精明也。目者心之使也，心者神之所舍也，故神分精乱而不揣（一作转），卒然见非常之处，精气魂魄散不相得，故曰惑。曰：余疑何其然也，余每之东苑，未尝不惑，去之则复。余惟独为东苑劳神乎，何其异也？曰：不然，夫心有所喜，神有所恶，卒然相感则精气乱，视误故惑，神移乃复，是故间者为迷，甚者为惑。

目眦外决（一作次）于面者，为兑眦；在内近鼻者，上为外眦，下为内眦。目色赤者病在心，白色者病在肺，青色者病在肝，黄色者病在脾，黑色者病在肾，黄色不可名者病在胸中。诊目痛赤脉从上下者，太阳病；从下上者，阳明病；从外走内者，少阳病。夫胆移热于脑，则辛頞鼻渊（一作洞）。鼻渊者，浊涕下不止，传为鼽瞢（《素问》作衄蔑），瞑目，故得之气厥。

足阳明有侠鼻入于面者，名曰悬颅，属口对入系目本。头痛，引颔取之，视有过者取之，损有余，补不足，反者益甚。足太阳有通项入于脑者，正属目本，名曰眼系。头目苦痛，取之在项中两筋间，入脑乃别，阴跷阳跷阴阳相交。阳入阴出，阴阳交于兑眦，阳气绝则瞑目，阴气绝则眠。目中赤痛，从内眦始，取之阴跷。

目中痛不能视，上星主之，先取譩譆，后取天牖、风池。青盲，远视不明，承光主之。目瞑还视䀮䀮，目光主之，目䀮䀮赤痛，天柱主之。目眩无所见，偏头痛，引外眦而急，颔厌主之。目不明，恶风，日泪出憎寒，目痛目眩，内眦赤痛，目䀮䀮无所见，眦痒痛，淫肤白翳，睛明主之。青盲无所见，远视䀮䀮，目中淫肤，白膜覆瞳子，目窗主之。目不明，泪出，目眩瞀，瞳子痒，远视䀮䀮，昏夜无见，目瞤动，与项口参相引，㖞僻口不能言，刺承泣。目痛口僻戾（一作泪出），目不明，四白主之。目赤黄，颧髎主之。睊目，水沟主之。目痛不明，龂交主之。目瞑身汗出，承浆主之。青盲瞶目恶风寒，上关主之。青盲，商阳主之。瞶目，目䀮䀮，偏历主之。眼痛，下廉主之。臆目，目䀮䀮，少气，灸手五里，左取右，右取左。目中白翳，目痛泣出，甚者如脱，前谷主之。白膜覆珠，瞳子无所见，解溪主之。

手太阳少阳脉动发耳病第五

暴厥而聋，耳偏塞闭不通，内气暴薄也。不从内外中风之病，故留瘦著也。头痛耳鸣，九窍不利，肠胃之所生也。

黄帝问曰：刺节言发蒙者，刺府腧以去府病，何俞使然？岐伯对曰：刺此者，必于白日中，刺其耳听（一作听宫），中其眸子，声闻于外，此其俞也。曰：何谓声闻于外？曰：已刺以手坚按其两鼻窍令疾偃，其声必应其中。耳鸣，取耳前动脉。耳痛不可刺者，耳中有脓，若有干擿抵（一本作耵聍），耳无闻也。耳聋，取手少指（《太素》云少指次指）爪甲上与肉交者，先取手，后取足。耳鸣，取手中指爪甲上，左取右，右取左，先取手，后取足。聋而不痛，取足少阳；聋而痛，取手阳明。

耳鸣，百会及颔厌、颅息、天窗、大陵、偏历、前谷、后溪皆主之。耳痛聋鸣，上关主之，刺不可深。耳聋鸣，下关及阳谿、关冲、腋门，阳谷主之。耳聋鸣，头颔痛，耳门主之。头重，颔痛，引耳中憹憹嘈嘈，和髎主之。聋，耳中癫溲若风，听会主之。耳聋填填如无闻，憹憹嘈嘈若蝉鸣，頞颊鸣，听宫主之。下颊取之，譬如破声，刺此（即《九卷》所谓发蒙者）。聋，翳风及会宗、下关主之。耳聋无闻，天窗主之。耳聋，嘈嘈无所闻，天容主之。耳鸣无闻，肩贞及完骨主之。耳中生风，耳鸣耳聋时不闻，商阳主之。聋，耳中不通，合谷主之。耳聋，两颞颥痛，中渚主之。耳焞焞浑浑无所闻，外关主之。卒气聋，四渎主之。

手足阳明脉动发口齿病第六

诊龋痛，按其阳明之来，有过者独热，在左者左热，在右右热，在上上热，在下下热。臂之阳明，有入鼽齿者，名曰大迎，下齿龋取之臂，恶寒补之（一作取之），不恶泻之（《灵枢》名曰禾髎，或曰大迎。详大迎乃是阳明脉所发，则当云禾髎是也。然而下齿龋又当取足阳明大迎，当试可知耳）。手太阳有入頄偏齿者，名曰角孙，上龋齿，取之在鼻与鼽（一作頄）前。方病之时，其脉盛，脉盛则泻之，虚则补之。 曰取之眉外，方病之时，盛泻虚补。齿动痛，不恶清饮，取足阳明；恶清饮，取手阳明。舌缓涎下烦闷，取足少阴。重舌，刺舌柱以铍针。上齿龋肿，目窗主之。

上齿龋痛，恶风寒，正营主之。齿牙龋痛，浮白及完骨主之。齿痛，颧髎及二间主之。上齿龋，兑端及耳门主之。齿间出血者，有伤酸，齿床落痛，口不可开，引鼻中，龂交主之。颊肿，口急，颊车痛，不可以嚼，颊车主之。上齿龋痛，恶寒者，上关主之。厥口僻，失欠，下牙痛，颊肿，恶寒，口不收，舌不能言，不得嚼，大迎主之。失欠，下齿龋，下牙痛，䪼肿，下关主之。齿牙不可嚼，龈肿，角孙主之。口僻不正，失欠口不开，翳风主之。舌下肿，难言，舌纵，㖞戾不端，通谷主之。舌下肿，难以言，舌纵涎出，广泉主之。口僻，刺太渊，引而下之。口中肿臭，劳宫主之。口中下齿痛，恶寒䪼肿，商阳主之。齿龋痛，恶清，三间主之。口僻，偏历主之。口齿痛，温留主之。下齿龋，则上齿痛，腋门主之。齿痛，四渎主之。上牙龋痛，阳谷（一作阳谿）主之。齿龋痛，合谷主之，又云少海主之。舌纵涎下，烦闷，阴交主之。

血溢发衄第七（鼻鼽息肉着附）

暴痹内逆，肝肺相薄，血溢鼻口，取天府，此为胃之大腧五部也（五部，按《灵枢》云：阳逆头痛，胸满不得息，取人迎。暴瘖气鞕，刺扶突与舌本出血。暴聋气蒙，耳目不明，取天牖。暴拘挛痫痓，足不任身者，取天柱。暴痹内逆，肝肺相薄，血溢鼻口，取天府，此为胃之五大俞五部也。今士安散作五穴于篇中，此特五部之一耳）。衄而不止衃，血流，取足太阳；大衄衃血，取手太阳；不已刺腕骨下；不已，刺腘中出血。

鼻鼽衄，上星主之。先取譩譆，后取天牖、风池。鼻管疽发为厉，脑空主之。鼻鼽不利，窒洞气塞，㖞僻多洟，鼽衄有痈，迎香主之。鼽衄洟出，中有悬痈宿肉，窒洞不通，不知香臭，素髎主之。鼻窒口僻，清洟出不可止，鼽衄有痈，禾髎主之。鼻中息肉不利，鼻头额頞中痛，鼻中有蚀疮，龂交主之。鼻鼽不得息，不收洟，不知香臭，及衄不止，水沟主之。衄血不止，承浆及委中主之。鼻不利，前谷主之。衄，腕骨主之。

手足阳明少阳脉动发喉痹咽痛第八

喉痹不能言，取足阳明；能言，取手阳明。

喉痹，完骨及天容、气舍、天鼎、尺泽、合谷、商阳、阳谿、中渚、前谷、商丘、然谷、阳交悉主之。喉痹咽肿，水浆不下，璇玑主之。喉痹食不下，鸠尾主之。喉痹咽如梗，三间主之。喉痹不能言，温留及曲池主之。喉痹气逆，口㖞，喉咽如梔状，行间主之（《千金》作间使）。咽中痛，不可纳食，涌泉主之。

气有所结发瘤瘿第九

瘿，天窗（一本作天容，《千金》作天府）及臑会主之。瘤瘿，气舍主之。

妇人杂病第十

黄帝问曰：人有重身，九月而瘖，此为何病？岐伯对曰：胞之络脉绝也。胞络者系于肾，少阴之脉，贯肾，系舌本，故不能言，无治也，当十月复。治法曰：无损不足，溢有余，以成其辜（《素问》作疹）。所谓不足者，身羸瘦，无用镵石也。无益其有余者，腹中有形而泄之，泄之则精出而病独擅中，故曰成辜。

曰：何以知怀子且生也？曰：身有病而无邪脉也。诊女子，手少阴脉动甚者，妊子也。乳子而病热脉悬小，手足温则生，寒则死。乳子中风，病热喘渴（《素问》作鸣），肩息，脉急大，缓则生，急则死。

乳子下赤白，腰俞主之。女子绝子，阴挺出不禁白沥，上髎主之。女子赤白沥，心下积胀，次髎主之。腰痛不可俯仰，先取缺盆，后取尾骶。女子赤淫时白，气癃，月事少，中髎主之。女子下苍汁不禁，赤沥，阴中痒痛，少腹控眇，不可俯仰，下髎主之，刺腰尻交者两胂上，以月生死为痏数，发针立已。肠鸣泄注，下髎主之。

妇人乳余疾，肓门主之。乳痈寒热短气，卧不安，膺窗主之。乳痈，凄索寒热，痛不可按，乳根主之。绝子灸脐中，令有子。女子手脚拘挛，腹满，疝，月水不通，乳余疾，绝子，阴痒，阴交主之。腹满疝积，乳余疾，绝子阴痒（《千金》云：奔豚上腹坚痛，下引阴中，不得小便，刺阴交入八分），刺石门。女子绝子，衃血在内不下，关元主之（《千金》云：胞转不得尿，少腹满，石水痛，刺关元，亦宜矣）。女子禁中痒，腹热痛，乳余疾，绝不足，子门不端，少腹苦寒，阴痒及痛，经闭不通，中极主之。妇人下赤白沃后，阴中干痛，恶合阴阳，少腹䐜坚，小便闭，曲骨（《千金》作屈骨）主之。女子血不通，会阴主之。

妇人子脏中有恶血逆满痛，石关主之。月水不通，奔豚泄气，上下引腰脊痛，气穴主之。女子赤淫，大赫主之。女子胞中痛，月水不以时休止，天枢主之（《千金》云：腹胀肠鸣，气上冲胸，刺天枢）。小腹胀满，痛引阴中，月水至则腰脊痛，胞中瘕，子门有寒，引髌髀，水道主之（《千金》云：大小便不通，刺水道）。女子阴中寒，归来主之。女子月水不利，或暴闭塞，腹胀满，癃，淫泺身热，腹中绞痛，㿗疝阴肿，及乳难，子抢心，若胞衣不出，众气尽乱，腹满不得反复，正偃卧，屈一膝，伸一膝，并气衝针上入三寸，气至泻之。妇人无子，及少腹痛，刺气衝主之。妇人产余疾，食饮不下，胸胁榰满，眩目足寒，心切痛，善噫，闻酸臭，胀痹，腹满，少腹尤大，期门主之。妇人少腹坚痛，月水不通，带脉主之。妇人下赤白，里急瘈瘲，五枢主之。妒乳（《千金》云：膺胸痛），大渊主之。绝子，商丘主之，穴在内踝前宛宛中。女子疝瘕，按之如以汤沃其股内至膝，飧泄，灸刺曲泉，妇人阴中痛，少腹坚急痛，阴陵泉主之。妇人漏下，若血闭不通，逆气胀，血海主之。月事不利，见血而有身反败，阴寒，行间主之。乳痈，太衝及复溜主之。女子疝及少腹肿，溏泄，癃，遗溺，阴痛，面尘黑，目下眦痛，太衝主之。女子少腹大，乳难，嗌干嗜饮，中封主之。女子漏血，太衝主之。女子侠脐疝，中封主之。大疝绝子，筑宾主之。女子疝，小腹肿，赤白淫，时多时少，蠡沟主之。女子疝瘕，按之如以汤沃两股中，少腹肿，阴挺出痛，经水来下，阴中肿或痒，漉青汁若葵羹，血闭无子，不嗜食，曲泉主之。

妇人绝产，若未曾生产，阴廉主之，刺入八分，羊矢下一寸是也。妇人无子，涌泉主之。女子不字，阴暴出，经水漏，然谷主之。女子不下月水，照海主之（《千金》云：痹惊，善悲不乐，如坠堕，汗不出，刺照海）。妇人阴挺出，四肢淫泺，身闷，照海主之。月水不来而多闭，心下痛，目䀮䀮不可远视，水泉主之。妇人漏血，腹胀满不得息，小便黄，阴谷主之（《千金》云：漏血，少腹胀满如阻，体寒热，腹偏肿，刺阴谷）。乳痈有热，三里主之。乳痈惊痹，胫重，足跗不收，跟痛，巨虚下廉主之。月水不利，见血而有身则败及乳肿，临泣主之。女子字难，若胞不出，昆嵛主之。

小儿杂病第十一

婴儿病，其头毛皆逆上者死。婴儿耳间青脉起者，瘈，腹痛。大便青瓣，飧泄，脉小，手足寒，难已；飧泄，脉小，手足温者，易已。

惊痫脉五，针手足太阴各五，刺经太阳者五，刺手足少阴经络傍者一，足阳明一，上踝五寸刺三针。

小儿惊痫，本神及前顶、囟会、天柱主

之。如反视，临泣主之。小儿惊痫加瘈疭，脊急强，目转上插，缩筋主之。小儿惊痫，瘈疭脊强互相引，长强主之。小儿食晦头痛，譩譆主之。小儿痫发，目上插，攒竹主之。小儿脐风，目上插，刺丝竹空主之。小儿痫痉，呕吐泄注，惊恐失精，瞻视不明，眵䁾，瘈脉及长强主之。小儿惊痫不得息，颅囟主之。小儿惊痫如有见者，列缺主之，并取阳明络。小儿口中腥臭，胸胁楮满，劳宫主之。小儿咳而泄，不欲食者，商丘主之。小儿痫瘈，手足扰，目昏口噤，溺黄，商丘主之。小儿痫痉，遗精溺，虚则病诸痫癫，实则闭癃，少腹中热，善寐，大敦主之。小儿脐风，口不开，善惊，然谷主之。小儿腹满不能食饮，悬钟主之。小儿马痫，仆参及金门主之。风从头至足，痫瘈，口闭不能开，每大便腹暴满，按之不下，噫，悲，喘，昆仑主之。

脉经

晋·王叔和 著

序

脉理精微，其体难辨。弦紧浮芤，展转相类，在心易了，指下难明。谓沉为伏，则方治永乖；以缓为迟，则危殆立至。况有数候俱见，异病同脉者乎！夫医药为用，性命所系。和鹊至妙，犹或加思。仲景明审，亦候形证，一毫有疑，则考校以求验，故伤寒有承气之戒，呕哕发下焦之间。而遗文远旨，代寡能用，旧经秘述，奥而不售，遂令末学，昧于原本，互滋偏见，各逞己能，致微疴成膏肓之变，滞固绝振起之望，良有以也。今撰集岐伯以来，逮于华佗，经论要决，合为十卷，百病根原，各以类例相从，声色证候，靡不该备，其王、阮、傅、戴、吴、葛、吕、张，所传异同，咸悉载录。诚能留心研穷，究其微赜，则可以比踪古贤，代无夭横矣。

晋·太医令王叔和撰

校定《脉经》序

臣等承诏典校古医经方书，所校雠中《脉经》一部，乃王叔和之所撰集也。叔和，西晋高平人，性度沉靖，尤好著述，博通经方，精意诊处，洞识修养之道。其行事具唐·甘伯宗《名医传》中。臣等观其书，叙阴阳表里，辨三部九候，分人迎、气口、神门，条十二经、二十四气、奇经八脉，以举五脏六腑、三焦、四时之疴。若网在纲，有条而不紊，使人占外以知内，视死而别生，为至详悉，咸可按用。其文约，其事详者，独何哉？盖其为书，一本《黄帝内经》，间有疏略未尽处，而又辅以扁鹊、仲景、元化之法，自余奇怪异端不经之说，一切不取。不如是，何以历数千百年而传用无毫发之失乎？又其大较，以谓脉理精微，其体难辨，兼有数候俱见，异病同脉之惑，专之指下，不可以尽隐伏，而乃广述形证虚实，详明声色王相，以此参伍，决死生之分，故得十全，无一失之谬，为果不疑。然而自晋室东渡，南北限隔，天下多事，于养生之书实未皇暇，虽好事之家，仅有传者，而承疑习非，将丧道真，非夫圣人，曷为厘正。恭惟主上体大舜好生之德，玩神禹叙极之文，推赐福之良心，鉴慎疾之深意，出是古书，俾从新定。臣等各殚所学，博求众本，据经为断，去取非私。大抵世之传授不一，其别有三：有以隋·巢元方时行《病源》为第十卷者，考其时而谬自破；有以第五分上、下卷，而撮诸篇之文别增篇目者，推其本文而义无取稽。是二者，均之未睹厥真，各秘其所藏尔。今则考以《素问》《九墟》《灵枢》《太素》《难经》《甲乙》仲景之书，并《千金方》及《翼》说脉之篇以校之，除去重复，补其脱漏，其篇第亦颇为改易，使以类相从，仍旧为一十卷，总九十七篇。施之于人，俾披卷者，足以占外以知内，视死而别生，无待饮上池之水矣。

国子博士臣高保衡

尚书屯田郎中臣孙奇　等谨上

光禄卿直秘阁臣林亿

后序

医之学以七经为本，犹儒家之六艺也。然七经中，其论脉理精凝，莫详于王氏《脉经》。纲举目分，言近旨远，是以自西晋至于今日，与黄帝卢扁之书并传，学者咸宗师之。

南渡以来，此经罕得善本，凡所刊行类多讹舛，大任每切病之。有家藏绍圣小字监本，历岁既深，陈故漫灭，字画不能无谬，然昔贤参考，必不失真。久欲校正传之，未暇。兹再承乏医学，偶一时教官如毛君升、李君邦彦、王君邦佐、高君宗卿，皆洽闻者，知大任有志于斯，乃同博验群书，孜孜凡累月，正其误千有余字，遂鸠工创刊于本局，与众共之。其中旧有缺文，意涉疑似者，亦不敢妄加补注，尚赖后之贤者。

嘉定丁丑仲夏望日

濠梁何大任后序

目录

卷一

卷二

卷三

卷四

卷五

卷六

卷七

卷八

卷九

卷十

卷　一

朝散大夫守光禄卿直秘阁判登闻检院
上护军臣林亿等类次

脉形状指下秘决第一（二十四种）

浮脉，举之有余，按之不足。（浮于手下。）

芤脉，浮大而软，按之中央空，两边实。（一曰：手下无，两傍有。）

洪脉，极大在指下。（一曰：浮而大。）

滑脉，往来前却流利，辗转替替然，与数相似。（一曰：浮中如有力。一曰：漉漉如欲脱。）

数脉，去来促急。（一曰：一息六七至。一曰：数者进之名。）

促脉，来去数，时一止复来。

弦脉，举之无有，按之如弓弦状。（一曰：如张弓弦，按之不移。又曰：浮紧为弦。）

紧脉，数如切绳状。（一曰：如转索之无常。）

沉脉，举之不足，按之有余。（一曰：重按之乃得。）

伏脉，极重指按之著骨乃得。（一曰：手下裁动。一曰：按之不足，举之无有。一曰：关上沉不出，名曰伏。）

革脉，有似沉伏，实大而长，微弦。（《千金翼》以革为牢。）

实脉，大而长，微强，按之隐指愊愊然。（一曰：沉浮皆得。）

微脉，极细而软，或欲绝，若有若无。（一曰：小也。一曰：手下快。一曰：浮而薄。一曰：按之如欲尽。）

涩脉，细而迟，往来难且散，或一止复来。（一曰：浮而短，一曰：短而止。或曰：散也。）

细脉，小大于微，常有，但细耳。

软脉，极软而浮细。（一曰：按之无有，举之有余。一曰：细小而软。软，一作濡。曰濡者，如帛衣在水中，轻手相得。）

弱脉，极软而沉细，按之欲绝指下。（一曰：按之乃得，举之无有。）

虚脉，迟大而软，按之不足，隐指豁豁然空。

散脉，大而散。散者，气实血虚，有表无里。

缓脉，去来亦迟，小快于迟。（一曰：浮大而软，阴浮与阳同等。）

迟脉，呼吸三至，去来极迟。（一曰：举之不足，按之尽牢。一曰：按之尽牢，举之无有。）

结脉，往来缓，时一止复来。（按之来

缓，时一止者，名结阳；初来动止，更来小数，不能自还，举之则动，名结阴。）

代脉，来数中止，不能自还，因而复动。脉结者生，代者死。

动脉，见于关上，无头尾，大如豆，厥厥然动摇。（《伤寒论》云：阴阳相抟名曰动。阳动则汗出，阴动则发热，形冷恶寒。数脉见于关上，上下无头尾，如豆大，厥厥动摇者，名曰动。）

浮与芤相类（与洪相类），弦与紧相类，滑与数相类，革与实相类（《千金翼》云：牢与实相类），沉与伏相类，微与涩相类，软与弱相类，缓与迟相类（软与迟相类）。

平脉早晏法第二

黄帝问曰：夫诊脉常以平旦，何也？岐伯对曰：平旦者，阴气未动，阳气未散，饮食未进，经脉未盛，络脉调均（《内经》作调匀），气血未乱，故乃可诊。过此非也。（《千金》同。《素问》《太素》云：有过之脉。）切脉动静而视精明，察五色，观五脏有余不足，六腑强弱，形之盛衰，以此参伍，决死生之分。

分别三关境界脉候所主第三

从鱼际至高骨（其骨自高），却行一寸，其中名曰寸口，从寸至尺，名曰尺泽，故曰尺寸。寸后尺前，名曰关，阳出阴入，以关为界，阳出三分，阴入三分，故曰三阴三阳。阳生于尺动于寸，阴生于寸动于尺。寸主射上焦，出头及皮毛竟手。关主射中焦，腹及腰。尺主射下焦，少腹至足。

辨尺寸阴阳荣卫度数第四

夫十二经皆有动脉，独取寸口以决五脏六腑死生吉凶之候者，何谓也？然：寸口者，脉之大会，手太阴之动脉也。人一呼脉行三寸，一吸脉行三寸，呼吸定息，脉行六寸。人一日一夜凡一万三千五百息，脉行五十度周于身。漏水下百刻，荣卫行阳二十五度，行阴亦二十五度，为一周（晬时也），故五十度而复会于手太阴。太阴者，寸口也，即五脏六腑之所终始，故法取于寸口。

脉有尺寸，何谓也？然：尺寸者，脉之大会要也。从关至尺是尺内，阴之所治也；从关至鱼际是寸口内，阳之所治也。故分寸为尺，分尺为寸。故阴得尺内一寸，阳得寸内九分，尺寸终始一寸九分，故曰尺寸也。

脉有太过，有不及，有阴阳相乘，有覆有溢，有关有格，何谓也？然：关之前者，阳之动也，脉当见九分而浮，过者法曰太过，减者法曰不及，遂上鱼为溢，为外关内格，此阴乘之脉也。关之后者，阴之动也，脉当见一寸而沉，过者法曰太过，减者法曰不及，遂入尺为覆，为内关外格，此阳乘之脉。故曰覆溢，是真脏之脉也，人不病自死。

平脉视人大小长短男女逆顺法第五

凡诊脉，当视其人大小长短及性气缓急。脉之迟速、大小、长短，皆如其人形性者则吉，反之者则为逆也。脉三部大都欲等，只如小人、细人、妇人，脉小软。小儿四五岁，脉呼吸八至，细数者，吉。(《千金翼》云：人大而脉细，人细而脉大，人乐而脉实，人苦而脉虚，性急而脉缓，性缓而脉躁，人壮而脉细，人羸而脉大，此皆为逆，逆则难治。反此为顺，顺则易治。凡妇人脉常欲濡弱于丈夫，小儿四五岁者，脉自快疾，呼吸八至也。男左大为顺，女右大为顺。肥人脉沉，瘦人脉浮。)

持脉轻重法第六

脉有轻重，何谓也？然：初持脉如三菽之重与皮毛相得者，肺部也。(菽者，小豆，言脉轻如三小豆之重。三豆，吕氏作皮毛之间者，肺气所行，故言肺部也。)如六菽之重，与血脉相得者，心部也。(心主血脉，次于肺，如六豆之重。)如九菽之重，与肌肉相得者，脾部也。(脾在中央，主肌肉，故次心如九豆之重。)如十二菽之重，与筋平者，肝部也。(肝主筋，又在脾下，故次之。)按之至骨，举之来疾者，肾部也。(肾主骨，其脉沉至骨。)故曰轻重也。

两手六脉所主五脏六腑阴阳逆顺第七

《脉法赞》云：肝心出左，脾肺出右。肾与命门，俱出尺部。魂魄谷神，皆见寸口。左主司官，右主司府。左大顺男，右大顺女。关前一分，人命之主。左为人迎，右为气口。神门决断，两在关后。人无二脉，病死不愈。诸经损减，各随其部。察按阴阳，谁与先后。(《千金》云：三阴三阳，谁先谁后。)阴病治官，阳病治府。奇邪所舍，如何捕取？审而知者，针入病愈。

心部在左手关前寸口是也，即手少阴经也，与手太阳为表里，以小肠合为腑，合于上焦，名曰神庭，在龟(一作鸠)尾下五分。

肝部在左手关上是也，足厥阴经也，与足少阳为表里，以胆合为腑，合于中焦，名曰胞门(一作少阳)，在太仓左右三寸。

肾部在左手关后尺中是也，足少阴经也，与足太阳为表里，以膀胱合为腑，合于下焦，在关元左。

肺部在右手关前寸口是也，手太阴经也，与手阳明为表里，以大肠合为腑，合于上焦，名呼吸之府，在云门。

脾部在右手关上是也，足太阴经也，与足阳明为表里，以胃合为腑，合于中焦脾胃之间，名曰章门，在季胁前一寸半。

肾部在右手关后尺中是也，足少阴经也，与足太阳为表里，以膀胱合为腑，合于下焦，在关元右，左属肾，右为子户，名曰三焦。

辨脏腑病脉阴阳大法第八

脉何以知脏腑之病也？然：数者腑也，迟者脏也。数即有热，迟即生寒。诸阳为热，诸阴为寒。故别知脏腑之病也。(腑者阳，故其脉数；脏者阴，故其脉迟。阳行迟，病则数；阴行疾，病则迟。)

脉来浮大者，此为肺脉也。脉来沉滑如石，肾脉也。脉来如弓弦者，肝脉也。脉来疾去迟，心脉也。脉来当见而不见为病。病有深浅，但当知如何受邪。

辨脉阴阳大法第九

脉有阴阳之法，何谓也？然：呼出心

与肺，吸入肾与肝，呼吸之间，脾受谷味也，其脉在中。浮者阳也，沉者阴也，故曰阴阳。

心肺俱浮，何以别之？然：浮而大散者，心也。浮而短涩者，肺也。肾肝俱沉，何以别之？然：牢而长者，肝也。按之软，举指来实者，肾也。脾者中州，故其脉在中。(《千金翼》云：迟缓而长者，脾也。)是阴阳之脉也。脉有阳盛阴虚，阴盛阳虚，何谓也？然：浮之损小，沉之实大，故曰阴盛阳虚。沉之损小，浮之实大，故曰阳盛阴虚。是阴阳虚实之意也。(阳脉见寸口，浮而实大，今轻手浮之更损减而小，故言阳虚；重手按之反更实大而沉，故言阴实。)

经言：脉有一阴一阳，一阴二阳，一阴三阳，有一阳一阴，一阳二阴，一阳三阴，如此言之，寸口有六脉俱动耶？然：经言如此者，非有六脉俱动也，谓浮、沉、长、短、滑、涩也。浮者阳也，滑者阳也，长者阳也，沉者阴也，涩者阴也，短者阴也。所以言一阴一阳者，谓脉来沉而滑也。一阴二阳者，谓脉来沉滑而长也。一阴三阳者，谓脉来浮滑而长，时一沉也。所以言一阳一阴者，谓脉来浮而涩也。一阳二阴者，谓脉来长而沉涩也。一阳三阴者，谓脉来沉涩而短，时一浮也。各以其经所在，名病之逆顺也。凡脉大为阳，浮为阳，数为阳，动为阳，长为阳，滑为阳，沉为阴，涩为阴，弱为阴，弦为阴，短为阴，微为阴，是为三阴三阳也。阳病见阴脉者，反也，主死。阴病见阳脉者，顺也，主生。关前为阳，关后为阴。阳数则吐血，阴微则下利；阳弦则头痛，阴弦则腹痛；阳微则发汗，阴微则自下；阳数口生疮，阴数加微必恶寒而烦挠不得眠也。阴附阳则狂，阳附阴则癫。得阳属腑，得阴属脏。无阳则厥，无阴则呕。阳微则不能呼，阴微则不能吸，呼吸不足，胸中短气。依此阴阳以察病也。

寸口脉浮大而疾者，名曰阳中之阳，病苦烦满，身热，头痛，腹中热。

寸口脉沉细者，名曰阳中之阴，病苦伤悲不乐，恶闻人声，少气，时汗出，阴气不通，臂不能举。

尺脉沉细者，名曰阴中之阴，病苦两胫酸疼，不能久立，阴气衰，小便余沥，阴下湿痒。

尺脉滑而浮大者，名曰阴中之阳，病苦小腹痛满，不能尿，尿即阴中痛，大便亦然。

尺脉牢而长，关上无有，此为阴干阳，其人苦两胫重，少腹引腰痛。

寸口脉壮大，尺中无有，此为阳干阴，其人苦腰背痛，阴中伤，足胫寒。夫风伤阳，寒伤阴。阳病顺阴，阴病逆阳。阳病易治，阴病难治。在肠胃之间，以药和之。若在经脉之间，针灸病已。

平虚实第十

人有三虚三实，何谓也？然：有脉之虚实，有病之虚实，有诊之虚实。脉之虚实者，脉来软者为虚，牢者为实。病之虚实者，出者为虚，入者为实；言者为虚，不言者为实；缓者为虚，急者为实。诊之虚实者，痒者为虚，痛者为实；外痛内快为外实内虚，内痛外快为内实外虚。故曰虚实也。

问曰：何谓虚实？答曰：邪气盛则实，精气夺则虚。何谓重实？所谓重实者，言大热病气热脉满是谓重实。

问曰：经络俱实如何？何以治之？答曰：经络皆实是寸脉急而尺缓也，当俱治之，故曰滑则顺，涩则逆。夫虚实者，皆从其物类始，五脏骨肉滑利，可以长久。

从横逆顺伏匿脉第十一

问曰：脉有相乘，有从（仲景从字作纵字）、有横、有逆、有顺，何谓也？师曰：水行乘火，金行乘木，名曰从。火行乘水，木行乘金，名曰横。水行乘金，火行乘木，名曰逆。金行乘水，木行乘火，名曰顺。

经言：脉有伏匿者，伏匿于何脏而言伏匿也？然：谓阴阳更相乘，更相伏也。脉居阴部反见阳脉者，为阳乘阴也。脉虽时沉涩而短，此阳中伏阴也。脉居阳部反见阴脉者，为阴乘阳也。脉虽时浮滑而长，此为阴中伏阳也。重阴者癫，重阳者狂。脱阳者见鬼，脱阴者目盲。

辨灾怪恐怖杂脉第十二

问曰：脉有残贼，何谓？师曰：脉有弦、有紧、有涩、有滑、有浮、有沉，此六脉为残贼，能与诸经作病。

问曰：尝为人所难，紧脉何所从而来？师曰：假令亡汗，若吐，肺中寒，故令紧。假令咳者，坐饮冷水，故令紧。假令下利者，以胃中虚冷，故令紧也。

问曰：翕奄沉名曰滑，何谓？师曰：沉为纯阴，翕为正阳，阴阳和合，故脉滑也。

问曰：脉有灾怪，何谓？师曰：假令人病，脉得太阳，脉与病形证相应，因为作汤，比还送汤之时，病者因反大吐，若下痢（仲景痢字作利），病腹中痛，因问言：我前来脉时不见此证，今反变异，故是名为灾怪。因问：何缘作此吐痢？答曰：或有先服药，今发作，故为灾怪也。

问曰：人病恐怖，其脉何类？师曰：脉形如循丝累累然，其面白脱色。

问曰：人愧者，其脉何等类？师曰：其脉自浮而弱，面形乍白乍赤。

问曰：人不饮，其脉何类？师曰：其脉自涩，而唇口干燥也。言迟者，风也。摇头言者，其里痛也。行迟者，其表强也。坐而伏者，短气也。坐而下一膝者，必腰痛。里实护腹如怀卵者，必心痛。师持脉，病人欠者，无病也。脉之因伸者，无病也。（一云：呻者，病也。）假令向壁卧，闻师到不惊起而目眄视，（一云：反面仰视。）若三言三止，脉之，咽唾，此为诈病。假令脉自和，处言此病太重，当须服吐下药，针灸数十百处乃愈。

迟疾短长杂病法第十三

黄帝问曰：余闻胃气、手少阳三焦、四时五行脉法。夫人言脉有三阴三阳，知病存亡，脉外以知内，尺寸大小，愿闻之。岐伯曰：寸口之中，外别浮沉、前后、左右、虚实、死生之要，皆见寸口之中。脉从前来者为实邪，从后来者为虚邪，从所不胜来者为贼邪，从所胜来者为微邪，自病（一作得）者为正邪。外结者病痈肿，内结者病疝瘕也。间来而急者，病正在心，癥气也。脉来疾者，为风也。脉来滑者，为病食也。脉来滑躁者，病有热也。脉来涩者，为病寒湿也。脉逆顺之道，不与众谋。

师曰：夫呼者，脉之头也。初持之来疾去迟，此为出疾入迟，为内虚外实。初持脉来迟去疾，此为出迟入疾，为内实外虚也。

脉数则在腑，迟则在脏。脉长而弦病在肝（扁鹊云：病出于肝），脉小血少病在心

（扁鹊云：脉大而洪，病出于心），脉下坚上虚病在脾胃（扁鹊云：病出于脾胃），脉滑（一作涩）而微浮病在肺（扁鹊云：病出于肺），脉大而坚病在肾（扁鹊云：小而紧）。脉滑者多血少气，脉涩者少血多气，脉大者血气俱多。又云：脉来大而坚者血气俱实，脉小者血气俱少。又云：脉来细而微者血气俱虚。沉细滑疾者热，迟紧为寒。（又云：洪数滑疾为热，涩迟沉细为寒。）脉盛滑紧者病在外热，脉小实而紧者病在内冷。脉小弱而涩者谓之久病，脉滑浮而疾者谓之新病。脉浮滑，其人外热，风走刺，有饮，难治。脉沉而紧，上焦有热，下寒，得冷即便下。脉沉而细，下焦有寒，小便数，时苦绞痛，下利重。脉浮紧且滑直者，外热内冷，不得大小便。脉洪大紧急，病速进在外，苦头发热、痈肿。脉细小紧急，病速进在中，寒为疝瘕积聚，腹中刺痛。脉沉重而直前绝者，病血在肠间。脉沉重而中散者，因寒食成癥。脉直前而中散绝者，病消渴。（一云：病浸淫痛。）脉沉重，前不至寸口，徘徊绝者，病在肌肉遁尸。脉左转而沉重者，气癥，阳在胸中。脉右转出不至寸口者，内有肉癥。脉累累如贯珠，不前至，有风寒在大肠，伏留不去。脉累累中止不至寸口，软者，结热在小肠膜中，伏留不去。脉直前左右弹者，病在血脉中，衃血也。脉后而左右弹者，病在筋骨中也。脉前大后小，即头痛目眩。脉前小后大，即胸满短气。上部有脉，下部无脉，其人当吐，不吐者死。上部无脉，下部有脉，虽困无所苦。夫脉者，血之府也。长则气治，短则气病，数则烦心，大则病进，上盛则气高，下盛则气胀，代则气衰，细则气少（《太素》细作滑），涩则心痛。浑浑革革至如涌泉，病进而危。弊弊绰绰其去如弦绝者，死。短而急者病在上，长而缓者病在下，沉而弦急者病在内，浮而洪大者病在外，脉实者病在内，脉虚者病在外。在上为表，在下为里。浮为在表，沉为在里。

平人得病所起第十四

何以知春得病？无肝脉也。无心脉，夏得病。无肺脉，秋得病。无肾脉，冬得病。无脾脉，四季之月得病。

假令肝病者，西行，若食鸡肉得之，当以秋时发，得病以庚辛日也。家有腥死，女子见之以明要为灾。不者，若感金银物得之。

假令脾病，东行，若食雉兔肉及诸木果实得之。不者，当以春时发，得病以甲乙日也。

假令心病，北行，若食豚鱼得之。不者，当以冬时发，得病以壬癸日也。

假令肺病，南行，若食马肉及獐鹿肉得之。不者，当以夏时发，得病以丙丁日也。

假令肾病，中央，若食牛肉及诸土中物得之。不者，当以长夏时发，得病以戊己日也。

假令得王脉，当于县官家得之。

假令得相脉，当于嫁娶家得之，或相庆贺家得之。

假令得胎脉，当于产乳家得之。

假令得囚脉，当于囚徒家得之。

假令得休脉，其人素有宿病，不治自愈。

假令得死脉，当于死丧家感伤得之。

何以知人露卧得病？阳中有阴也。

何以知人夏月得病？诸阳入阴也。

何以知人食饮中毒？浮之无阳，微细之不可知也，但有阴脉，来疾去疾，此相为水气之毒也。脉迟者，食干物得之。

诊病将瘥难已脉第十五

问曰：假令病人欲瘥，脉而知愈，何以别之？师曰：寸关尺大小迟疾浮沉同等，虽有寒热不解者，此脉阴阳为平复，当自愈。人病，其寸口之脉与人迎之脉小大及浮沉等者，病难已。

卷 二

朝散大夫守光禄卿直秘阁判登闻检院上护军臣林亿等类次

平三关阴阳二十四气脉第一

左手关前寸口阳绝者，无小肠脉也。苦脐痹，小腹中有疝瘕，王月（王字一本作五。）即冷上抢心。刺手心主经，治阴，心主在掌后横理中（即太陵穴也）。

左手关前寸口阳实者，小肠实也。苦心下急痹（一作急痛），小肠有热，小便赤黄。刺手太阳经，治阳（一作手少阳者，非），太阳在手小指外侧本节陷中（即后溪穴也）。

左手关前寸口阴绝者，无心脉也。苦心下毒痛，掌中热，时时善呕，口中伤烂。刺手太阳经，治阳。

左手关前寸口阴实者，心实也。苦心下有水气，忧恚发之。刺手心主经，治阴。

左手关上阳绝者，无胆脉也。苦膝疼，口中苦，眯目善畏，如见鬼状，多惊，少力。刺足厥阴经，治阴，在足大指间（即行间穴也），或刺三毛中。

左手关上阳实者，胆实也。苦腹中实不安，身躯习习也。刺足少阳经，治阳，在足上第二指本节后一寸（第二指当云小指次指，即临泣穴也）。

左手关上阴绝者，无肝脉也。苦癃，遗尿，难言，胁下有邪气，善吐。刺足少阳经，治阳。

左手关上阴实者，肝实也。苦肉中痛，动善转筋。刺足厥阴经，治阴。

左手关后尺中阳绝者，无膀胱脉也。苦逆冷，妇人月使不调，王月则闭，男子失精，尿有余沥。刺足少阴经，治阴，在足内踝下动脉（即太溪穴也）。

左手关后尺中阳实者，膀胱实也。苦逆冷，胁下有邪气相引痛。刺足太阳经，治阳，在足小指外侧本节后陷中（即束骨穴也）。

左手关后尺中阴绝者，无肾脉也。苦足下热，两髀里急，精气竭少，劳倦所致。刺足太阳经，治阳。

左手关后尺中阴实者，肾实也。苦恍惚，健忘，目视𥆨𥆨，耳聋怅怅，善鸣。刺足少阴经，治阴。

右手关前寸口阳绝者，无大肠脉也。苦少气，心下有水气，立秋节即咳。刺手太阴经，治阴，在鱼际间（即太渊穴也）。

右手关前寸口阳实者，大肠实也。苦肠中切痛如锥刀所刺，无休息时。刺手阳明经，治阳，在手腕中（即阳溪穴也）。

右手关前寸口阴绝者，无肺脉也。苦

短气咳逆，喉中塞，噫逆。刺手阳明经，治阳。

右手关前寸口阴实者，肺实也。苦少气，胸中满彭彭与肩相引。刺手太阴经，治阴。

右手关上阳绝者，无胃脉也。苦吞酸，头痛，胃中有冷。刺足太阴经，治阴，在足大指本节后一寸（即公孙穴也）。

右手关上阳实者，胃实也。苦肠中伏伏（一作愊愊），不思食物，得食不能消。刺足阳明经，治阳，在足上动脉（即冲阳穴也）。

右手关上阴绝者，无脾脉也。苦少气，下利，腹满，身重，四肢不欲动，善呕。刺足阳明经，治阳。

右手关上阴实者，脾实也。苦肠中伏伏如坚状，大便难。刺足太阴经，治阴。

右手关后尺中阳绝者，无子户脉也。苦足逆寒，绝产，带下，无子，阴中寒。刺足少阴经，治阴。

右手关后尺中阳实者，膀胱实也。苦少腹满引腰痛。刺足太阳经，治阳。

右手关后尺中阴绝者，无肾脉也。苦足逆冷，上抢胸痛，梦入水见鬼，善厌寐，黑色物来掩人上。刺足太阳经，治阳。

右手关后尺中阴实者，肾实也。苦骨疼，腰脊痛，内寒热。刺足少阴经，治阴。

上脉二十四气事。

平人迎神门气口前后脉第二

心实

左手寸口人迎以前脉阴实者，手厥阴经也。病苦闭，大便不利，腹满，四肢重，身热，苦胃胀，刺三里。

心虚

左手寸口人迎以前脉阴虚者，手厥阴经也。病苦悸恐，不乐，心腹痛，难以言，心如寒状，恍惚。

小肠实

左手寸口人迎以前脉阳实者，手太阳经也。病苦身热，热来去，汗出（一作汗不出）而烦，心中满，身重，口中生疮。

小肠虚

左手寸口人迎以前脉阳虚者，手太阳经也。病苦颅际偏头痛，耳颊痛。

心小肠俱实

左手寸口人迎以前脉阴阳俱实者，手少阴与太阳经俱实也。病苦头痛，身热，大便难，心腹烦满，不得卧，以胃气不转水谷实也。

心小肠俱虚

左手寸口人迎以前脉阴阳俱虚者，手少阴与太阳经俱虚也。病苦洞泄，苦寒，少气，四肢寒，肠澼。

肝实

左手关上脉阴实者，足厥阴经也。病苦心下坚满，常两胁痛，自忿忿如怒状。

肝虚

左手关上脉阴虚者，足厥阴经也。病苦胁下坚，寒热，腹满，不欲饮食，腹胀，悒悒不乐，妇人月经不利，腰腹痛。

胆实

左手关上脉阳实者，足少阳经也。病苦腹中气满，饮食不下，咽干，头重痛，洒洒恶寒，胁痛。

胆虚

左手关上脉阳虚者，足少阳经也。病苦

眩，厥痿，足指不能摇，躄，坐不能起，僵仆，目黄失精䀮䀮。

肝胆俱实

左手关上脉阴阳俱实者，足厥阴与少阳经俱实也。病苦胃胀，呕逆，食不消。

肝胆俱虚

左手关上脉阴阳俱虚者，足厥阴与少阳经俱虚也。病苦恍惚，尸厥不知人，妄见，少气不能言，时时自惊。

肾实

左手尺中神门以后脉阴实者，足少阴经也。病苦膀胱胀闭，少腹与腰脊相引痛。

左手尺中神门以后脉阴实者，足少阴经也。病苦舌燥，咽肿，心烦，嗌干，胸胁时痛，喘咳，汗出，小腹胀满，腰背强急，体重骨热，小便赤黄，好怒好忘，足下热疼，四肢黑，耳聋。

肾虚

左手尺中神门以后脉阴虚者，足少阴经也。病苦心中闷，下重，足肿不可以按地。

膀胱实

左手尺中神门以后脉阳实者，足太阳经也。病苦逆满，腰中痛，不可俯仰，劳也。

膀胱虚

左手尺中神门以后脉阳虚者，足太阳经也。病苦脚中筋急，腹中痛引腰背，不可屈伸，转筋，恶风，偏枯，腰痛，外踝后痛。

肾膀胱俱实

左手尺中神门以后脉阴阳俱实者，足少阴与太阳经俱实也。病苦脊强反折，戴眼，气上抢心，脊痛，不能自反侧。

肾膀胱俱虚

左手尺中神门以后脉阴阳俱虚者，足少阴与太阳经俱虚也。病苦小便利，心痛，背寒，时时少腹满。

肺实

右手寸口气口以前脉阴实者，手太阴经也。病苦肺胀，汗出若露，上气喘逆，咽中塞，如欲呕状。

肺虚

右手寸口气口以前脉阴虚者，手太阴经也。病苦少气不足以息，嗌干，不朝津液。

大肠实

右手寸口气口以前脉阳实者，手阳明经也。病苦腹满，善喘咳，面赤身热，喉咽（一本作咽喉）中如核状。

大肠虚

右手寸口气口以前脉阳虚者，手阳明经也。病苦胸中喘，肠鸣，虚渴，唇口干，目急，善惊，泄白。

肺大肠俱实

右手寸口气口以前脉阴阳俱实者，手太阴与阳明经俱实也。病苦头痛，目眩，惊狂，喉痹痛，手臂捲，唇吻不收。

肺大肠俱虚

右手寸口气口以前脉阴阳俱虚者，手太阴与阳明经俱虚也。病苦耳鸣嘈嘈，时妄见光明，情中不乐，或如恐怖。

脾实

右手关上脉阴实者，足太阴经也。病苦足寒胫热，腹胀满，烦扰不得卧。

脾虚

右手关上脉阴虚者，足太阴经也。病苦泄注，腹满，气逆，霍乱，呕吐，黄疸，心烦不得卧，肠鸣。

胃实

右手关上脉阳实者，足阳明经也。病苦腹中坚痛而热（《千金》作病苦头痛），汗不出，如温疟，唇口干，善哕，乳痈，缺盆腋下肿痛。

胃虚

右手关上脉阳虚者，足阳明经也。病苦胫寒，不得卧，恶寒洒洒，目急，腹中痛，虚鸣（《外台》作耳虚鸣），时寒时热，唇口干，面目浮肿。

脾胃俱实

右手关上脉阴阳俱实者，足太阴与阳明经俱实也。病苦脾胀腹坚，抢胁下痛，胃气不转，大便难，时反泄利，腹中痛，上冲肺肝，动五脏，立喘鸣，多惊，身热，汗不出，喉痹，精少。

脾胃俱虚

右手关上脉阴阳俱虚者，足太阴与阳明经俱虚也。病苦胃中如空状，少气不足以息，四逆寒，泄注不已。

肾实

右手尺中神门以后脉阴实者，足少阴经也。病苦痹，身热，心痛，脊胁相引痛，足逆，热烦。

肾虚

右手尺中神门以后脉阴虚者，足少阴经也。病苦足胫小弱，恶风寒，脉代绝，时不至，足寒，上重下轻，行不可以按地，少腹胀满，上抢胸胁，痛引胁下。

膀胱实

右手尺中神门以后脉阳实者，足太阳经也。病苦转胞，不得小便，头眩痛，烦满，脊背强。

膀胱虚

右手尺中神门以后脉阳虚者，足太阳经也。病苦肌肉振动，脚中筋急，耳聋，忽忽不闻，恶风，飕飕作声。

肾膀胱俱实

右手尺中神门以后脉阴阳俱实者，足少阴与太阳经俱实也。病苦癫疾，头重与目相引痛，厥欲起走，反眼，大风，多汗。

肾膀胱俱虚

右手尺中神门以后脉阴阳俱虚者，足少阴与太阳经俱虚也。病苦心痛，若下重不自收篡反出，时时苦洞泄，寒中泄，肾心俱痛。

一说云：肾有左右而膀胱无二，今用当以左肾合膀胱，右肾合三焦。

平三关病候并治宜第三

寸口脉浮，中风，发热，头痛，宜服桂枝汤、葛根汤，针风池、风府，向火灸身，摩治风膏，覆令汗出。

寸口脉紧，苦头痛，骨肉疼，是伤寒，宜服麻黄汤发汗，针眉冲、颞颥，摩治伤寒膏。

寸口脉微，苦寒为衄，宜服五味子汤，摩茱萸膏，令汗出。

寸口脉数，即为吐，以有热在胃管，熏胸中，宜服药吐之，及针胃管，服除热汤。若是伤寒七八日至十日，热在中，烦满渴者，宜服知母汤。

寸口脉缓，皮肤不仁，风寒在肌肉，宜服防风汤，以药薄熨之，摩以风膏，灸诸治风穴。

寸口脉滑，阳实，胸中壅满，吐逆，宜服前胡汤，针太阳、巨阙，泻之。

寸口脉弦，心下愊愊，微头痛，心下有水气，宜服甘遂圆，针期门，泻之。

寸口脉弱，阳气虚，自汗出而短气，宜服茯苓汤、内补散，适饮食消息，勿极劳，针胃管，补之。

寸口脉涩，是胃气不足，宜服干地黄汤，自养，调和饮食，针三里，补之。（三里一作胃管。）

寸口脉芤，吐血，微芤者，衄血。空虚，去血故也。宜服竹皮汤、黄土汤，灸膻中。

寸口脉伏，胸中逆气，噎塞不通，是胃中冷气上冲心胸，宜服前胡汤、大三建圆，针巨阙、上管，灸膻中。

寸口脉沉，胸中引胁痛，胸中有水气，宜服泽漆汤，针巨阙，泻之。

寸口脉濡，阳气弱，自汗出，是虚损病，宜服干地黄汤，薯蓣圆、内补散、牡蛎散并粉，针太冲，补之。

寸口脉迟，上焦有寒，心痛咽酸，吐酸水，宜服附子汤、生姜汤、茱萸圆，调和饮食以暖之。

寸口脉实，即生热在脾肺，呕逆气塞；虚，即生寒在脾胃，食不消化。有热，即宜服竹叶汤、葛根汤；有寒，宜服茱萸圆、生姜汤。

寸口脉细，发热，吸吐，宜服黄芩龙胆汤，吐不止，宜服橘皮桔梗汤，灸中府。

寸口脉洪大，胸胁满，宜服生姜汤、白薇圆，亦可紫菀汤下之，针上管、期门、章门。

上上部寸口十七条。

关脉浮，腹满不欲食，浮为虚满，宜服平胃圆、茯苓汤、生姜前胡汤，针胃管，先泻后补之。

关脉紧，心下苦满急痛，脉紧者为实，宜服茱萸当归汤，又大黄汤，两治之，良。针巨阙、下管，泻之。（《千金》云：服茱萸当归汤又加大黄二两佳。）

关脉微，胃中冷，心下拘急，宜服附子汤、生姜汤、附子圆，针巨阙，补之。

关脉数，胃中有客热，宜服知母圆、除热汤，针巨阙、上管，泻之。

关脉缓，其人不欲食，此胃气不调，脾气不足，宜服平胃圆、补脾汤，针章门，补之。

关脉滑，胃中有热，滑为热实，以气满故不欲食，食即吐逆，宜服紫菀汤，下之，大平胃圆，针胃管，泻之。（《千金》云：宜服朴硝麻黄汤、平胃圆。）

关脉弦，胃中有寒，心下厥逆，此以胃气虚故尔，宜服茱萸汤，温调饮食，针胃管，补之。

关脉弱，胃气虚，胃中有客热，脉弱为虚热作病。其说云：有热不可大攻之，热去则寒起。正宜服竹叶汤，针胃管，补之。

关脉涩，血气逆冷，脉涩为血虚，以中焦有微热，宜服干地黄汤、内补散，针足太冲上，补之。

关脉芤，大便去血数斗者，以膈腧伤故也，宜服生地黄并生竹皮汤，灸膈腧，若重下去血者，针关元，甚者，宜服龙骨圆，必愈。

关脉伏，中焦有水气，溏泄，宜服水银圆，针关元，利小便，溏泄便止。

关脉沉，心下有冷气，苦满吞酸，宜服白薇茯苓圆，附子汤，针胃管，补之。

关脉濡，苦虚冷，脾气弱，重下病，宜服赤石脂汤、女萎圆，针关元，补之。

关脉迟，胃中寒，宜服桂枝圆、茱萸汤，针胃管，补之。

关脉实，胃中痛，宜服栀子汤、茱萸乌

头圆，针胃管，补之。

关脉牢，脾胃气塞，盛热，即腹满响响，宜服紫菀圆、泻脾圆，针灸胃管，泻之。

关脉细，脾胃虚，腹满，宜服生姜茱萸蜀椒汤、白薇圆，针灸三管。

关脉洪，胃中热，必烦满，宜服平胃圆，针胃管，先泻后补之。

上中部关脉十八条。

尺脉浮，下热风，小便难，宜服瞿麦汤、滑石散，针横骨、关元，泻之。

尺脉紧，脐下痛，宜服当归汤，灸天枢，针关元，补之。

尺脉微，厥逆，小腹中拘急，有寒气，宜服小建中汤（一本更有四顺汤），针气海。

尺脉数，恶寒，脐下热痛，小便赤黄，宜服鸡子汤、白鱼散，针横骨，泻之。

尺脉缓，脚弱下肿，小便难，有余沥，宜服滑石汤、瞿麦散，针横骨，泻之。

尺脉滑，血气实，妇人经脉不利，男子尿血，宜服朴硝煎、大黄汤，下去经血，针关元，泻之。

尺脉弦，小腹疼，小腹及脚中拘急，宜服建中汤、当归汤，针血海，泻之。

尺脉弱，阳气少，发热骨烦，宜服前胡汤、干地黄汤、茯苓汤，针关元，补之。

尺脉涩，足胫逆冷，小便赤，宜服附子四逆汤，针足太冲，补之。

尺脉芤，下焦虚，小便去血，宜服竹皮生地黄汤，灸丹田、关元，亦针补之。

尺脉伏，小腹痛，癥疝，水谷不化，宜服大平胃圆、桔梗圆，针关元，补之。（桔梗圆，一云结肠圆。）

尺脉沉，腰背痛，宜服肾气圆，针京门，补之。

尺脉濡，苦小便难（《千金》云：脚不收，风痹），宜服瞿麦汤、白鱼散，针关元，泻之。

尺脉迟，下焦有寒，宜服桂枝圆，针气海、关元，补之。

尺脉实，小腹痛，小便不禁，宜服当归汤加大黄一两以利大便，针关元，补之，止小便。

尺脉牢，腹满，阴中急，宜服葶苈子茱萸圆，针丹田、关元、中极。

上下部尺脉十六条。

平奇经八脉病第四

脉有奇经八脉者，何谓也？然：有阳维、阴维、有阳跷、阴跷、有冲、有督、有任、有带之脉，凡此八脉者，皆不拘于经，故曰奇经八脉也。经有十二，络有十五，凡二十七气，相随上下，何独不拘于经也？然：圣人图设沟渠，通利水道，以备不虞。天雨降下，沟渠溢满，霶霈妄行，当此之时，圣人不能复图也。此络脉流溢，诸经不能复拘也。

奇经八脉者，既不拘于十二经，皆何起何系也？然：阳维者，起于诸阳之会。阴维者，起于诸阴之交。阳维、阴维者，维络于身，溢畜不能环流溉灌诸经者也。阳跷者，起于跟中，循外踝而上行，入风池。阴跷者，亦起于跟中，循内踝而上行，至咽喉，交贯冲脉。冲脉者，起于关元，循腹里直上，至咽喉中。（一云：冲脉者，起于气冲，并阳明之经，夹脐上行，至胸中而散也。）督脉者，起于下极之输，并于脊里，循背上至风府。冲脉者，阴脉之海也。督脉者，阳脉之海也。任脉者，起于胞门子户，夹脐上行，至胸中。（一云：任脉者，起于中极之下，以上毛际，循腹里，上关元，至喉咽。）

带脉者，起于季肋（《难经》作季胁），回身一周。此八者，皆不系于十二经，故曰奇经八脉者也。奇经之为病何如？然：阳维维于阳，阴维维于阴，阴阳不能相维，怅然失志，容容（《难经》作溶溶）不能自收持。（怅然者，其人惊，即维脉缓，缓即令身不能自收持，即失志，善忘恍惚也。）阳维为病，苦寒热；阴维为病，苦心痛。（阳维为卫，卫为寒热。阴维为荣，荣为血，血者主心，故心痛也。）阴跷为病，阳缓而阴急（阴跷在内踝，病即其脉急，当从内踝以上急，外踝以上缓）；阳跷为病，阴缓而阳急（阳跷在外踝，病即其脉急，其人当从外踝以上急，内踝以上缓）。冲之为病，逆气而里急（冲脉从关元至咽喉，故其为病，逆气而里急）。督之为病，脊强而厥（督脉在背，病即其脉急，故令脊强也）。任之为病，其内苦结，男子为七疝，女子为瘕聚（任脉起于胞门子户，故其病结为七疝、瘕聚）。带之为病，苦腹满，腰容容（《难经》作溶溶）若坐水中状。（带脉者，回带人之身体，病即其脉缓，故令腰容容也）此奇经八脉之为病也。

诊得阳维脉浮者，暂起目眩，阳盛实，苦肩息，洒洒如寒。

诊得阴维脉沉大而实者，苦胸中痛，胁下支满，心痛。

诊得阴维如贯珠者，男子两胁实，腰中痛；女子阴中痛，如有疮状。

诊得带脉，左右绕脐腹腰脊痛冲阴股也。

两手脉浮之俱有阳，沉之俱有阴，阴阳皆实盛者，此为冲、督之脉也。冲、督之脉者，十二经之道路也。冲、督用事则十二经不复朝于寸口，其人皆苦恍惚狂痴，不者必当犹豫，有两心也。两手阳脉浮而细微绵绵不可知，俱有阴脉，亦复细绵绵，此为阴跷、阳跷之脉也。此家曾有病鬼魅风死，苦恍惚，亡人为祸也。

诊得阳跷病拘急；阴跷病缓。

尺寸俱浮，直上直下，此为督脉，腰背强痛，不得俯仰，大人癫病，小人风痫疾。

脉来中央浮，直上下痛者，督脉也，动苦腰背膝寒，大人癫，小儿痫也，灸顶上三圆，正当顶上。

尺寸脉俱牢（一作芤），直上直下，此为冲脉，胸中有寒疝也。

脉来中央坚实，径至关者，冲脉也。动苦少腹痛，上抢心，有瘕疝，绝孕，遗屎尿，胁支满烦也。横寸口边丸丸，此为任脉，苦腹中有气如指，上抢心，不得俯仰，拘急。脉来紧细实，长至关者，任脉也，动苦少腹绕脐下引横骨、阴中切痛，取脐下三寸。

卷　三

朝散大夫守光禄卿直秘阁判登闻检院
上护军臣林亿等类次

肝胆部第一

肝象木（肝于五行象木），与胆合为府（胆为清净之府）。其经足厥阴（厥阴肝脉），与足少阳为表里（少阳，胆脉也，脏阴腑阳，故为表里）。其脉弦（弦，肝脉之大形也），其相冬三月（冬水王木相），王春三月，废夏三月（夏火王木废），囚季夏六月（季夏土王木囚），死秋三月（秋金王木死）。其王日甲乙，王时平旦、日出（并木也），其困日戊己，困时食时、日昳（并土也），其死日庚辛，死时晡时、日入（并金也）。其神魂（肝之所藏者魂），其主色，其养筋（肝气所养者筋），其候目（肝候出目，故肝实则目赤），其声呼，其色青，其臭臊（《月令》云：其臭羶），其液泣（泣出肝），其味酸，其宜苦（苦，火味也），其恶辛（辛，金味）。肝腧在背第九椎，募在期门（直两乳下二肋端）。胆腧在背第十椎，募在日月（穴在期门下五分）。

上新撰。（并出《素问》诸经。昔人撰集，或混杂相涉，烦而难了，今抄事要分别五脏各为一部。）

冬至之后得甲子，少阳起于夜半，肝家王。（冬至者，岁终之节。甲子日者，阴阳更始之数也。少阳，胆也。胆者，木也，生于水，故起夜半。其气常微少，故言少阳。云夜半子者，水也。）肝者，东方木。（肝与胆为脏腑，故王东方，应木行也。）万物始生，其气来软而弱，宽而虚，（春少阳气，温和软弱，故万物日生焉。）故脉为弦。（肝气养于筋，故其脉弦，强亦法木体强也。）软即不可发汗，弱即不可下，宽者开，开者通，通者利，故名曰宽而虚。（言少阳始起尚软弱，人荣卫腠理开通，发即汗出不止；不可下，下之而泄利不禁，故言宽虚通利也。）春以胃气为本，不可犯也。（胃者，土也，万物禀土而生，胃亦养五脏，故肝王以胃气为本也。不可犯者，不可伤也。）

上《四时经》。

黄帝问曰：春脉如弦，何如而弦？岐伯曰：春脉肝也，东方木也，万物之所以始生也，故其气来濡弱轻虚而滑，端直以长，故曰弦，反此者病。黄帝曰：何如而反？岐伯曰：其气来实而强，此谓太过，病在外；其气来不实而微，此谓不及，病在中。黄帝曰：春脉太过与不及，其病皆何如？岐伯曰：太过则令人善忘（忘当作怒），忽忽眩冒而癫疾；不及则令人胸胁痛引背，下则两胁胠满。黄帝曰：善。

肝脉来濡弱招招，如揭竿末梢，曰平，(《巢源》云：绰绰如按琴瑟之弦，如揭长竿曰平。) 春以胃气为本。肝脉来盈实而滑，如循长竿，曰肝病。肝脉来急而益劲，如新张弓弦，曰肝死。

真肝脉至，中外急，如循刀刃，责责然，(《巢源》云：赜赜然。) 如按琴瑟弦，色青白不泽，毛折乃死。

春胃微弦曰平，弦多胃少曰肝病，但弦无胃曰死。有胃而毛曰秋病，毛甚曰今病。

肝藏血，血舍魂。悲哀动中则伤魂，魂伤则狂妄不精，不敢正当人，(不精，不敢正当人，一作其精不守，令人阴缩。) 阴缩而筋挛，两胁骨不举，毛悴色夭，死于秋。

春肝木旺，其脉弦细而长，名曰平脉也。反得浮涩而短者，(《千金》云：微涩而短。) 是肺之乘肝，金之克木，为贼邪，大逆，十死不治。(一本云：日月年数至三，忌庚辛。) 反得洪大而散者，(《千金》云：浮大而洪。) 是心之乘肝，子之扶母，为实邪，虽病自愈。反得沉濡而滑者，是肾之乘肝，母之归子，为虚邪，虽病易治。反得大而缓者，是脾之乘肝，土之陵木，为微邪，虽病即瘥。肝脉来濯濯如倚竿，如琴瑟之弦，再至曰平，三至曰离经病，四至脱精，五至死，六至命尽。足厥阴脉也。

肝脉急甚为恶言，微急为肥气，在胁下，若覆杯；缓甚为善呕，微缓为水瘕痹；大甚为内痈，善呕衄，微大为肝痹阴缩，咳引少腹；小甚为多饮，微小为消瘅；滑甚为㿗疝，微滑为遗尿；涩甚为淡饮，微涩为瘈疭挛筋。足厥阴气绝则筋缩引卵与舌。厥阴者，肝脉也。肝者，筋之合也。筋者，聚于阴器而脉络于舌本。故脉弗营则筋缩急，筋缩急则引舌与卵，故唇青、舌卷、卵缩，则筋先死，庚笃辛死，金胜木也。

肝死脏，浮之脉弱，按之中如索不来，或曲如蛇行者，死。

上《素问》《针经》、张仲景。

心小肠部第二

心象火，与小肠合为府。(小肠为受盛之府也。) 其经手少阴，(手少阴心脉也。) 与手太阳为表里。(手太阳小肠脉也。) 其脉洪，(洪，心脉之大形。) 其相，春三月，(木王火相。) 王，夏三月，废，季夏六月，囚，秋三月，(金王火囚。) 死，冬三月。(水王火死。) 其王日丙丁，王时禺中、日中，其困日庚辛，困时晡时、日入，其死日壬癸，死时人定、夜半。其藏神，(心之所藏者神也。) 其主臭，其养血，(心气所养者血。) 其候舌，其声言，(言由心出，故主言。) 其色赤，其臭焦，其液汗，其味苦，其宜甘，(甘，脾味也。) 其恶咸。(咸，肾味也。) 心腧在背第五椎，(或云第七椎。) 募在巨阙。(在心下一寸。) 小肠腧在背第十八椎，募在关元。(脐下三寸。)

上新撰。

心者，南方火。(心主血，其色赤，故以夏王于南方，应火行。) 万物洪盛，垂枝布叶，皆下垂如曲，故名曰钩。(心王之时，太阳用事，故草木茂盛，枝叶布舒，皆下垂曲，故谓之钩也。) 心脉洪大而长，洪则卫气实，实则气无从出，(脉洪者卫气实，卫气实则腠理密，密则气无从出。) 大则荣气萌，萌洪相薄，可以发汗，故名曰长。(荣者血也，萌当为明字之误耳。血王故明且大也。荣明卫实，当须发动，通其津液也。) 长洪相得，即引水浆，溉灌经络，津液皮肤。(夏热阳气盛，故其人引水浆，润灌肌肤，以养皮毛，犹草木须雨泽以长枝叶。）太阳洪大，皆是母躯，幸得戊己，用牢根株。（太阳夏火，春木为其母，阳得春始生，名曰少阳，到夏洪盛，名曰太阳，故言是母躯也。戊己土也，土为火子，火王即土相，故用牢根株也。）阳气上出，汗见于头。五月枯䕺，胞中空虚，医反下之，此为重虚也。（月当为内，䕺当为干，枯燥也，皆字误耳。内字似月，由来远矣，遂以传焉。人头者，诸阳之会，夏时饮水浆，上出为汗，先从头流于身躯，以实其表，是以五内干枯，燥则胞中空虚，津液少也。胞者膀胱，津液之府也。愚医不晓，故反下之，令重虚也。）脉浮有表无里，阳无所使，（阳盛脉浮，宜发其汗，而反下之，损于阴气。阳为表，阴为里。《经》言：阳为阴使，阴为阳守，相须而行。脉浮，故无里也。治之错逆，故令阴阳离别，不能复相朝使。）不但危身，并中其母。（言下之不但伤心，并复中肝。）

上《四时经》。

黄帝问曰：夏脉如钩，何如而钩？岐伯曰：夏脉心也，南方火也，万物之所以盛长也，故其气来盛去衰，故曰钩，反此者病。黄帝曰：何如而反？岐伯曰：其气来盛去亦盛，此谓太过，病在外；其来不盛去反盛，此谓不及，病在中。黄帝曰：夏脉太过与不及，其病皆何如？岐伯曰：太过则令人身热而肤痛为浸淫，不及则令人烦心，上见咳唾，下为气泄。帝曰：善。

心脉来累累如连珠，如循琅玕，曰平，夏以胃气为本。心脉来喘喘（《甲乙》作累累）连属，其中微曲，曰心病。心脉来前曲后居，如操带钩，曰心死。

真心脉至，坚而搏，如循薏苡子，累累然，其色赤黑不泽，毛折乃死。

夏胃微钩曰平，钩多胃少曰心病，但钩无胃曰死。胃而有石曰冬病，石甚曰今病。

心藏脉，脉舍神。怵惕思虑则伤神，神伤则恐惧自失，破䐃脱肉，毛悴色夭，死于冬。

夏心火王，其脉洪（《千金》作浮大而洪）大而散，名曰平脉。反得沉濡而滑者，是肾之乘心，水之克火，为贼邪，大逆，十死不治。（一本云：日月年数至二，忌壬癸）反得大而缓者，是脾之乘心，子之扶母，为实邪，虽病自愈。反得弦细而长者，是肝之乘心，母之归子，为虚邪，虽病易治。反得浮（《千金》浮作微）涩而短者，是肺之乘心，金之陵火，为微邪，虽病即瘥。心脉来累累如贯珠滑利，再至曰平，三至曰离经病，四至脱精，五至死，六至命尽。手少阴脉。

心脉急甚为瘛疭，微急为心痛引背，食不下；缓甚为狂笑，微缓，为伏梁，在心下，上下行，时唾血；大甚为喉介，微大为心痹引背，善泪出；小甚为善哕，微小为消瘅；滑甚为善渴，微滑为心疝引脐，少腹鸣；涩甚为喑，微涩为血溢，维厥，耳鸣，巅疾。手少阴气绝则脉不通。少阴者，心脉也。心者，脉之合也。脉不通则血不流，血不流则发色不泽，故其面黑如漆柴者，血先死，壬笃癸死，水胜火也。

心死脏，浮之脉实，如豆麻击手，按之益躁疾者，死。

上《素问》《针经》、张仲景。

脾胃部第三

脾象土，与胃合为府。（胃为水谷之府。）其经足太阴，（太阴，脾之脉也。）与足阳明为表里。（阳明，胃脉）其脉缓。（缓，脾脉之大形也。）其相夏三月，（火王土相。）王季夏六月，废秋三月，囚冬三月，死春三月。其王日戊己，王时食时、日昳，困日壬癸，困时人定、夜半，其死日甲乙，死时平旦、日出。（并木时也）其神意，其主味，其养肉，其候口，其声歌，其色黄，其臭香，其液涎，其味甘，其宜辛，其恶酸。脾腧在背第十一椎，募在章门（季肋端是）。胃腧在背第十二椎，募在太仓。

上新撰。

脾者，土也，敦而福。敦者，厚也，万物众色不同，（脾主水谷，其气微弱，水谷不化。脾为土行，王于季夏，土性敦厚，育养万物，当此之时，草木备具，枝叶茂盛，种类众多，或青黄赤白黑，色各不同矣。）故名曰得福者广。（土生养万物，当此之时，脾则同禀诸脏，故其德为广大。）万物悬根住茎，其叶在巅，蜎蜚蠕动，蚑蠷喘息，皆蒙土恩。（悬根住茎，草木之类也。其次则蛾蚋几微之虫，因阴阳气变化而生者也。喘息，有血脉之类也。言普天之下，草木昆虫，无不被蒙土之恩福也。）德则为缓，恩则为迟，故令太阴脉缓而迟，尺寸不同。（太阴脾也，言脾王之时，脉缓而迟。尺寸不同者，尺迟而寸缓也。）酸咸苦辛，大（一作太）沙（一作涉，又作妙）而生，互行其时，而以各行，皆不群行，尽可常服。（肝酸、肾咸、心苦、肺辛涩，皆四脏之味也。脾主调和五味以禀四脏，四脏受味于脾，脾王之时，其脉沙（一作涉，又作妙），达于肌肉之中，互行人身躯，乃复各行，随其四肢使其气周匝，荣诸脏腑，以养皮毛，皆不群行至一处也，故言尽可常服也。）土寒则温，土热则凉。（冬阳气在下，土中温暖，夏阴气在下，土中清凉，脾气亦然。）土有一子，名之曰金，怀挟抱之，不离其身，金乃畏火，恐热来熏，遂弃其母，逃归水中，水自金子，而藏火神，闭门塞户，内外不通，此谓冬时也。（阳气在中，阳为火行，金性畏火，故恐熏之，金归水中而避火也，母子相得益盛。闭塞不通者，言水气充实，金在其中，此为强固，火无复得往克之者，神密之类也。）土亡其子，其气衰微，水为洋溢，浸渍为池，（一作其地。）走击皮肤，面目浮肿，归于四肢。（此为脾之衰损，土以防水，今土弱而水强，故水得陵之而妄行。）愚医见水，直往下之，虚脾空胃，水遂居之，肺为喘浮，（脾胃已病，宜扶养其气，通利水道。愚医不晓而往下之，此为重伤，水气遂更陵之，上侵胸中，肺得水而浮，故言喘浮。）肝反畏肺，故下沉没，（肺金肝木，此为相克，肺浮则实，必复克肝，故畏之沉没于下。）下有荆棘，恐伤其身，避在一边，以为水流。（荆棘，木之类。肝为木，今没在下则为荆棘。其身，脾也。脾为土，土畏木，是以避在下一边，避木也。水流者，水之流路也。土本克水而今微弱，又复触木，无复制水，故水得流行。）心衰则伏，肝微则沉，故令脉伏而沉。（心火肝木，火则畏水而木畏金，金水相得，其气则实，克于肝心，故令二脏衰微，脉为沉伏也。）工医来占，固转孔穴，利其溲便，遂通水道，甘液下流，亭其阴阳，喘息则微，汗出正流，肝著其根，心气因起，阳行四肢，肺气亭亭，喘息则安。（转孔穴者，诸脏之荣井转治其顺。甘液，脾之津液。亭其阴阳，得复其常所，故荣卫开通，水气消除，肝得还著其根株。肝心为母子，肝著则心气得起，肺气平调，故言亭亭，此为端好之类。）肾为安声，其味为咸，（肺主声，肾为其子，助于肺，故言安声。咸，肾味也。）倚坐母败，洿臭如腥，（金为水母，而归水中，此为母往从子，脾气反虚，五脏犹此而相克贼，倚倒致败宅洿臭而腥，故云然也。）土得其子，则成为山，金得其母，名曰丘矣。

上《四时经》。

黄帝曰：四时之序，逆顺之变异也，然脾脉独何主？岐伯曰：脾者土也，孤脏以灌四傍者也。曰：然则脾善恶可得见乎？曰：善者不可得见，恶者可见。曰：恶者何如？曰：其来如水之流者，此谓太过，病在外；如鸟之喙，此谓不及，病在中。太过则令人四肢沉重不举；其不及，则令人九窍壅塞不通，名曰重强。

脾脉来而和柔相离，如鸡足践地，曰平，长夏以胃气为本。脾脉来实而盈数，如鸡举足，曰脾病。脾脉来坚锐，如鸟之喙，如鸟之距，如屋之漏，如水之溜，曰脾死。

真脾脉至，弱而乍疏乍散（一作数），色青黄不泽，毛折乃死。

长夏胃微濡弱，曰平。弱多胃少，曰脾病。但代无胃，曰死。濡弱有石，曰冬病。石甚，曰今病。

脾藏荣，荣舍意，愁忧不解则伤意，意伤则闷乱，四肢不举，毛悴色夭，死于春。

六月季夏建未，坤未之间，土之位，脾王之时，其脉大阿阿而缓，名曰平脉。反得弦细而长者，是肝之乘脾，木之克土，为贼邪，大逆，十死不治。反得浮（《千金》浮作微。）涩而短者，是肺之乘脾，子之扶母，为实邪，虽病自愈。反得洪大而散者，（《千金》作浮大而洪。）是心之乘脾，母之归子，为虚邪，虽病易治。反得沉濡而滑者，肾之乘脾，水之陵土，为微邪，虽病即瘥。

脾脉苌苌而弱，（《千金》苌苌作长长。）来疏去数，再至曰平，三至曰离经病，四至脱精，五至死，六至命尽。足太阴脉也。

脾脉急甚为瘈疭，微急为脾中满，食饮入而还出，后沃沫；缓甚为痿厥，微缓为风痿，四肢不用，心慧然若无病；大甚为击仆，微大为痞气，裹大脓血，在肠胃之外；小甚为寒热，微小为消瘅；滑甚为颓癃，微滑为虫毒蛔肠鸣热；涩甚为肠颓，微涩为内溃，多下脓血也。足太阴气绝，则脉不营其口唇。口唇者，肌肉之本也。脉不营则肌肉濡，肌肉濡则人中满，人中满则唇反，唇反者肉先死，甲笃乙死，木胜土也。

脾死脏，浮之脉大缓（一作坚），按之中如覆杯，絜絜状如摇者，死。（一云絷絷状如炙肉。）

上《素问》《针经》、张仲景。

肺大肠部第四

肺象金，与大肠合为府。（大肠为传导之府也。）其经手太阴，（手太阴肺脉也。）与手阳明为表里。（手阳明大肠脉也。）其脉浮。（浮，肺脉之大形也。）其相季夏六月，（季夏土王金相。）其王秋三月，废冬三月，囚春三月，死夏三月。（夏火王金死。）其王日庚辛，王时晡时、日入，其困日甲乙，困时平旦、日出，其死日丙丁，死时禺中、日中。其神魄，其主声，其养皮毛，其候鼻，其声哭，其色白，其臭腥，其液涕，其味辛，其宜咸，其恶苦。肺腧在背第三椎，（或云第五椎也。）募在中府。（直两乳上下胁间。）大肠腧在背第十六椎，募在天枢。（挟脐傍各一寸半。）

上新撰。

肺者西方金，万物之所终，（金性刚，故王西方，割断万物，万物是以皆终于秋也。）宿叶落柯，萋萋枝条，其杌然独在。其脉为微浮毛。卫气迟，（萋萋者，零落之貌也，言草木宿叶得秋随风而落，但有枝条杌然独在，此时阳气则迟，脉为虚微如毛也。）荣气数，数则在上，迟则在下，故名曰毛。（诸阳脉数，诸阴脉迟，荣为阴，不应数，反言荣气数，阴得秋节而升转在阳位，故一时数而在上也，此时阴始用事，阳即下藏，其气反迟，是以肺脉数散如毛也。）阳当陷而不陷，阴当升而不升，为邪所中。（阴阳交易，则不以时定，二气感激，故为风寒所中。）阳中邪则捲，阴中邪则紧，捲则恶寒，紧则为慄，寒慄相薄，故名曰疟。弱则发热，浮乃来出。（捲者，其人拘捲也。紧者，脉紧也。此谓初中风寒之时，脉紧，其人则寒，寒止而脉更微弱，弱则其人发热，热止则脉浮，浮者，疟解王脉出也。）旦中旦发，暮中暮发。（言疟发皆随其初中风邪之时也。）脏有远近，脉有迟疾，周有度数，行有漏刻。（脏，谓人五脏，肝心脾肺肾也。心肺在膈上，呼则其气出，是为近，呼为阳，其脉疾。肾肝在膈下，吸则其气入，是为远也，吸为阴，其脉迟。度数，谓经脉之长短。周身行者，荣卫之行也，行阴阳各二十五度为一周也，以应漏下百刻也。）迟在上，伤毛采；数在下，伤下焦。中焦有恶则见，有善则匿。（秋则阳气迟，阴气数，迟当在下，数当在上，随节变，故言伤毛采也，人之皮毛，肺气所行。下焦在脐下，阴之所治也，其脉应迟，今反数，故言伤下焦。中焦，脾也，其平善之时脉常自不见，衰乃见耳，故云有恶则见也。）阳气下陷，阴气则温，（言阳气下陷，温养诸脏。）阳反在下，阴反在巅，故名曰长而且留。（阴阳交代，各顺时节，人血脉和平，言可长留竟一时。）

上《四时经》。

黄帝问曰：秋脉如浮，何如而浮？岐伯对曰：秋脉肺也，西方金也，万物之所以收成也，故其气来轻虚而浮，其气来急去散，故曰浮，反此者病。黄帝曰：何如而反？岐伯曰：其气来毛而中央坚，两傍虚，此谓太过，病在外；其气来毛而微，此谓不及，病在中。黄帝曰：秋脉太过与不及，其病何如？岐伯曰：太过则令人气逆而背痛温温（《内经》温温作愠愠。）然，不及则令人喘，呼吸少气而咳，上气见血，下闻病音。

肺脉来厌厌聂聂，如落榆荚，曰肺平，秋以胃气为本。（《难经》云：厌厌聂聂，如循榆叶，曰春平脉。蔼蔼如车盖，按之益大，曰秋平脉。）肺脉来不上不下，如循鸡羽，曰肺病。（《巢源》无不字。）肺脉来如物之浮，如风吹毛，曰肺死。

真肺脉至，大而虚，如以毛羽中人肤，色赤白不泽，毛折乃死。秋胃微毛曰平，毛多胃少曰肺病，但毛无胃曰死。毛而有弦曰春病，弦甚曰今病。

肺藏气，气舍魄，喜乐无极则伤魄，魄伤则狂，狂者意不存人，皮革焦，毛悴色夭，死于夏。秋金肺王。其脉浮（《千金》浮作微。）涩而短曰平脉。反得洪大而散者，（《千金》作浮大而洪。）是心之乘肺，火之克金，为贼邪，大逆，十死不治。（一本云：日月年数至四，忌丙丁。）反得沉濡而滑者，是肾之乘肺，子之扶母，为实邪，虽病自愈。反得大而缓者，是脾之乘肺，母之归子，为虚邪，虽病易治。反得弦细而长者，是肝之乘肺，木之陵金，为微邪，虽病即瘥。肺脉来，泛泛轻如微风吹鸟背上毛，再至曰平，三至曰离经病，四至脱精，五至死，六至命尽。手太阴脉也。

肺脉急甚为癫疾，微急为肺寒热，怠堕，咳唾血，引腰背胸，苦鼻息肉不通；缓甚为多汗，微缓为痿偏风（一作漏风），头以下汗出不可止；大甚为胫肿，微大为肺痹，引胸背，起腰内；小甚为飧泄，微小为消瘅；滑甚为息贲，上气，微滑，为上下出血；涩甚为呕血，微涩为鼠瘘，在颈支掖之间，下不胜其上，其能喜酸。

手太阴气绝则皮毛焦。太阴者，行气温皮毛者也。气弗营则皮毛焦，皮毛焦则津液去，津液去则皮节伤，皮节伤者则爪（爪字一作皮）枯毛折，毛折者则气（气字一作毛）先死，丙笃丁死，火胜金也。

肺死脏，浮之虚，按之弱如葱叶，下无根者，死。

上《素问》《针经》、张仲景。

肾膀胱部第五

肾象水，与膀胱合为府。（膀胱为津液之府。）其经足少阴（足少阴肾脉也），与足太阳为表里（足太阳膀胱脉也）。其脉沉（沉，肾脉之大形也）。其相秋三月，（秋金王水相。）其王冬三月，废春三月，囚夏三月，其死季夏六月。其王日壬癸，王时人定、夜半，其困日丙丁，困时禺中、日中，其死日戊己，死时食时、日昳。其神志（肾之所藏者志也），其主液，其养骨，其候耳，其声呻，其色黑，其臭腐，其液唾，其味咸，其宜酸，其恶甘。肾腧在背第十四椎，募在京门。膀胱腧在第十九椎，募在中极（横骨上一寸，在脐下五寸前陷者中）。

上新撰。

肾者北方水，万物之所藏，（冬则北方用事，王在三时之后，肾在四脏之下，故王北方也，万物春生、夏长、秋收、冬藏。）百虫伏蛰，（冬伏蛰不食之虫，言有百种也。）阳气下陷，阴气上升，阳气中出，阴气烈为霜，遂不上升，化为雪霜，猛兽伏蛰，蜾虫匿藏。（阳气下陷者，谓降于土中也，其气犹越而升出，阴气在上，寒盛，阳气虽升出而不能自致，因而化作霜雪。或谓阳气中出，是十月则霜降。猛兽伏蛰者，盖谓龙蛇冬时而潜处。蜾虫，无毛甲者，得寒皆伏蛰，逐阳气所在，如此避冰霜，自温养也）。其脉为沉，沉为阴，在里，不可发汗，发则蜾虫出，见其霜雪。（阳气在下，故冬脉沉，温养于脏腑，此为里实而表虚，复从外发其汗，此为逆治，非其法也，犹百虫伏蛰之时，而反出土见于冰霜，必死不疑。逆治者死，此之谓也。）阴气在表，阳气在脏，慎不可下，下之者伤脾，脾土弱即水气妄行，（阳气在下，温养诸脏，故不可下也。下之既损于阳气，而脾胃复伤。土以防水，而今反伤之，故令水得盈溢而妄行也。）下之者，如鱼出水，蛾入汤。（言治病逆则杀人，如鱼出水，蛾入汤火之中，立死。）重客在里，慎不可熏，熏之逆客，其息则喘（重客者，犹阳气也，重者，尊重之貌也。阳位尊，处于上，今一时在下，非其常所，故言客也。熏谓烧针，及以汤火之辈熏发其汗，如此则客热从外入，与阳气相薄，是为逆也。气上熏胸中，故令喘息），无持客热，令口烂疮。（无持者，无以汤火发熏其汗也。熏之则火气入里为客热，故令其口生疮。）阴脉且解，血散不通，正阳遂厥，阴不往从。（血行脉中，气行脉外，五十周而复会，如环之无端也。血为阴，气为阳，相须而行。发其汗，使阴阳离别，脉为解散，血不得通。厥者，逆也，谓阳气逆而不复相朝使。治病失所，故阴阳错逆，可不慎也？）客热狂入，内为结胸，（阴阳错乱，外热狂入，留结胸中也。）脾气遂弱，清溲痢通。（脾主水谷，其气微弱，水谷不化，下痢不息。清者，厕也，溲从水道出而反清溲者，是谓下痢至厕也。）

上《四时经》。

黄帝问曰：冬脉如营，何如而营？岐

伯对曰：冬脉肾也，北方水也，万物之所以合藏，故其气来沉以搏（《甲乙》作濡），故曰营，反此者病。黄帝曰：何如而反？岐伯曰：其气来如弹石者，此谓太过，病在外；其去如数者，此谓不及，病在中。黄帝曰：冬脉太过与不及，其病皆如何？岐伯曰：太过则令人解㑊，脊脉痛而少气不欲言；不及则令人心悬如病饥，眇中清，脊中痛，少腹满，小便黄赤。

肾脉来喘喘累累如钩，按之而坚，曰肾平，冬以胃气为本。肾脉来如引葛，按之益坚，曰肾病。肾脉来发如夺索，辟辟如弹石，曰肾死。

真肾脉至，搏而绝，如以指弹石辟辟然，色黄黑不泽，毛折乃死。

冬胃微石曰平，石多胃少曰肾病，但石无胃曰死。石而有钩，曰夏病；钩甚，曰今病。

凡人以水谷为本，故人绝水谷则死，脉无胃气亦死。所谓无胃气者，但得真脏脉，不得胃气也。所谓脉不得胃气者，肝不弦，肾不石也。

肾藏精，精舍志，盛怒而不止则伤志，志伤则善忘其前言，腰脊痛，不可以俯仰屈伸，毛悴色夭，死于季夏。冬肾水王，其脉沉濡而滑，曰平脉。反得大而缓者，是脾之乘肾，土之克水，为贼邪，大逆，十死不治。（一本云：日月年数至一，忌戊己。）反得弦细而长者，是肝之乘肾，子之扶母，为实邪，虽病自愈。反得浮（《千金》作微）涩而短者，是肺之乘肾，母之归子，为虚邪，虽病易治。反得洪大而散者（《千金》作浮大而洪），是心之乘肾，火之陵水，为微邪，虽病即瘥。肾脉沉细而紧，再至曰平，三至曰离经病，四至脱精，五至死，六至命尽。足少阴脉也。

肾脉急甚为骨痿，癫疾，微急为奔豚，沉厥，足不收，不得前后；缓甚为折脊，微缓为洞下，洞下者食不化，入咽还出；大甚为阴痿，微大为石水，起脐下以至小腹肿垂垂然，上至胃管，死不治；小甚为洞泄；微小为消瘅；滑甚为癃㿗，微滑为骨痿，坐不能起，目无所见，视见黑花；涩甚为大痈，微涩为不月水，沉痔。

足少阴气绝，则骨枯，少阴者，冬脉也，伏行而濡骨髓者也，故骨不濡则肉不能著骨也，骨肉不相亲则肉濡而却，肉濡而却，故齿长而垢（《难经》垢字作枯），发无泽，发无泽者，骨先死，戊笃己死，土胜水也。

肾死脏，浮之坚，按之乱如转圆，益下入尺中者，死。

上《素问》《针经》、张仲景。

卷　四

朝散大夫守光禄卿直秘阁判登闻检院
上护军臣林亿等类次

辨三部九候脉证第一

经言：所谓三部者，寸关尺也。九候者，每部中有天地人也。上部主候从胸以上至头，中部主候从膈以下至气街，下部主候从气街以下至足。浮沉牢结迟疾滑涩，各自异名，分理察之，勿怠观变，所以别三部九候，知病之所起，审而明之，针灸亦然也，故先候脉寸中（寸中一作寸中于九），浮在皮肤，沉细在里，昭昭天道，可得长久。上部之候，牢结沉滑，有积气在膀胱。微细而弱，卧引里急，头痛，咳嗽，逆气上下，心膈上有热者，口干渴燥，病从寸口，邪入上者名曰解。脉来至，状如琴弦，苦少腹痛，女子经月不利，孔窍生疮，男子病痔，左右胁下有疮。上部不通者，苦少腹痛，肠鸣。寸口中虚弱者，伤气，气不足，大如桃李实，苦痹也。寸口直上者，逆虚也。如浮虚者，泄利也。中部脉结者，腹中积聚，若在膀胱、两胁下，有热。脉浮而大，风从胃管入，水胀，干呕，心下澹澹，如有桃李核，胃中有寒，时苦烦痛不食，食即心痛，胃胀支满，膈上积，胁下有热，时寒热淋露。脉横出上者，胁气在膀胱，病即著。右横关入寸口中者，膈中不通，喉中咽难，刺关元，入少阴。下部脉者，其脉来至浮大者，脾也，与风集合时上头痛，引腰背，小滑者，厥也，足下热，烦满，逆上抢心，上至喉中，状如恶肉，脾伤也，病少腹下，在膝诸骨节间，寒清不可屈伸。脉急如弦者，筋急，足挛结者，四肢重。从尺邪入阳明者，寒热也。大风邪入少阴，女子漏白下赤，男子尿血，阴痿不起，引少腹痛。

人有三百六十脉，法三百六十日。三部者，寸关尺也。尺脉为阴，阴脉常沉而迟。寸关为阳，阳脉俱浮而速。气出为动，入为息，故阳脉六息七息十三投，阴脉八息七息十五投，此其常也。二十八脉相逐上下，一脉不来，知疾所苦，尺胜治下，寸胜治上，尺寸俱平治中央。脐以上阳也，法于天；脐以下阴也，法于地；脐为中关。头为天，足为地。有表无里，邪之所止，得鬼病。何谓表里？寸尺为表，关为里，两头有脉，关中绝不至也。尺脉上不至关为阴绝，寸脉下不至关为阳绝，阴绝而阳微，死不治。三部脉或至或不至，冷气在胃中，故令脉不通也。上部有脉，下部无脉，其人当吐，不吐者，死。上部无脉，下部有脉，虽困无所苦。所以然者，譬如人之有尺，树之有根，虽枝叶枯槁，根本将自生，木有根本，即自有气，故知不死也。寸口脉平而死者，何也？然：诸十二经脉者，皆系于生气之原。所谓生气之原者，非谓十二经之根本也，谓肾间动气也，此五脏六腑之本，十二经之根，呼吸之门，三焦之原，一名守邪之神也，故气者，人根本也，根绝则茎枯矣，寸口脉平而死者，生气独绝于内也。（肾间动气，谓左为肾，右为命门。命门者，精神之所舍，原气之所系也，一名守邪之神，以命门之神固守，邪气不得妄入，入即死矣。此肾气先绝于内，其人便死。其脉不复，反得动病也。）岐伯曰：形盛脉细，少气不足以息者，死。形瘦脉大，胸中多气者，死。形气相得者，生。参伍不调者，病。三部九候皆相失者，死。上下左右之脉相应如参舂者，病甚。上下左右相失不可数者，死。中部之候虽独调，与众脏相失者，死。中部之候相减者，死。目内陷者，死。黄帝曰：冬阴夏阳奈何？岐伯曰：九候之脉皆沉细悬绝者，为阴，主冬，故以夜半死。盛躁喘数者，为阳，主夏，故以日中死。是故寒热者，平旦死。热中及热病者，日中死。病风者，以日夕死。病水者，以夜半死。其脉乍数乍疏，乍迟乍疾者，以日乘四季死。形肉已脱，九候虽调，犹死。七诊虽见，九候皆顺者，不死。所言不死者，风气之病及经月之病，似七诊之病而非也，故言不死。若有七诊之病，其脉候亦败者，死矣。必发哕噫，必审问其所始病与今之所方病，而后各切循其脉，视其经络浮沉，以上下逆顺循之。其脉疾者，不病。其脉迟者，病。脉不往来者，死。皮肤著者，死。

两手脉结上部者，濡。结中部者，缓。结三里者，豆起。弱反在关，濡反在巅。微在其上，涩反在下。微即阳气不足，沾热汗出。涩即无血，厥而且寒。黄帝问曰：余每欲视色持脉，独调其尺，以言其病，从外知内，为之奈何？岐伯对曰：审其尺之缓急小大滑涩，肉之坚脆，而病形变定矣。调之何如？对曰：脉急者，尺之皮肤亦急。脉缓者，尺之皮肤亦缓。脉小者，尺之皮肤减而少。脉大者，尺之皮肤亦大。脉滑者，尺之皮肤亦滑。脉涩者，尺之皮肤亦涩。凡此六变，有微有甚。故善调尺者，不待于寸，善调脉者，不待于色，能参合行之，可为上工。尺肤滑以淖泽者，风也。尺内弱，解㑊安卧脱肉者，寒热也。尺肤涩者，风痹也。尺肤粗如枯鱼之鳞者，水淡饮也。尺肤热甚，脉盛躁者，病温也，其脉盛而滑者，汗且出。尺肤寒甚，脉小（一作急）者，泄，少气。尺肤炬然，（炬然，《甲乙》作热炙人手）先热后寒者，寒热也。尺肤先寒，久持之而热者，亦寒热也。尺炬然热，人迎大者，尝夺血。尺紧，人迎脉小甚则少气，色白有加者，立死。肘所独热者，腰以上热。肘前独热者，膺前热。肘后独热者，肩背热。肘后粗以下三四寸，肠中有虫。手所独热者，腰以上热。臂中独热者，腰腹热。掌中热者，腹中热。掌中寒者，腹中寒。鱼上白肉有青血脉者，胃中有寒。

诸浮、诸沉、诸滑、诸涩、诸弦、诸紧，若在寸口，膈以上病；若在关上，胃以下病；若在尺中，肾以下病。

寸口脉滑而迟，不沉不浮，不长不短，为无病。左右同法。

寸口太过与不及，寸口之脉，中手短者，曰头痛；中手长者，曰足胫痛；中手促上击者，曰肩背痛。

寸口脉浮而盛者，病在外。

寸口脉沉而坚者，病在中。

寸口脉沉而弱者，曰寒热（一作气，又

作中）及疝瘕，少腹痛。

寸口脉沉而弱，发必堕落。

寸口脉沉而紧，苦心下有寒，时痛，有积聚。

寸口脉沉，胸中短气。

寸口脉沉而喘者，寒热。

寸口脉但实者，心劳。

寸口脉紧或浮，膈上有寒，肺下有水气。

脉紧而长过寸口者，注病。

脉紧上寸口者，中风。风头痛亦如之。（《千金翼》云：亦为伤寒头痛。）

脉弦上寸口者，宿食；降者，头痛。

脉来过寸入鱼际者，遗尿。

脉出鱼际，逆气喘息。

寸口脉，潎潎如羹上肥，阳气微；连连如蜘蛛丝，阴气衰。

寸口脉偏绝，则臂偏不遂，其人两手俱绝者，不可治。

两手前部阳绝者，苦心下寒毒，喙中热。

关上脉浮而大，风在胃中，张口肩息，心下澹澹，食欲呕。

关上脉微浮，积热在胃中，呕吐蛔虫，心健忘。

关上脉滑而大小不匀（《千金》云：必吐逆），是为病方欲进，不出一二日复欲发动，其人欲多饮，饮即注利。如利止者，生；不止者，死。

关上脉紧而滑者，蛔动。

关上脉涩而坚，大而实，按之不减有力，为中焦实，有伏结在脾，肺气塞，实热在胃中。

关上脉澹澹大，而尺寸细者，其人必心腹冷积，癥瘕结聚，欲热饮食。

关上脉时来时去，乍大乍小，乍疏乍数者，胃中寒热，羸劣不欲饮食，如疟状。

尺脉浮者，客阳在下焦。

尺脉细微，溏泄，下冷利。

尺脉弱，寸强，胃络脉伤。

尺脉虚小者，足胫寒，痿痹脚疼。

尺脉涩，下血，不利，多汗。（《素问》又云：尺涩脉滑谓之多汗。）

尺脉滑而疾，为血虚。

尺脉沉而滑者，寸白虫。

尺脉细而急者，筋挛痹不能行。

尺脉粗，常热者，谓之热中，腰胯疼，小便赤热。

尺脉偏滑疾，面赤如醉，外热则病。

平杂病脉第二

滑为实、为下，（又为阳气衰。）数为虚、为热。浮为风、为虚。动为痛、为惊。

沉为水、为实，（又为鬼疰。）弱为虚、为悸。

迟则为寒，涩则少血，缓则为虚，洪则为气（一作热）。紧则为寒，弦数为疟。

疟脉自弦，弦数多热，弦迟多寒。微则为虚，代散则死。弦为痛痹（一作浮为风疰），偏弦为饮，双弦则胁下拘急而痛，其人涩涩恶寒。

脉大，寒热在中。

伏者，霍乱。

安卧，脉盛，谓之脱血。

凡亡汗，肺中寒，饮冷水，咳嗽，下利，胃中虚冷，此等其脉并紧。

浮而大者，风。

浮大者，中风，头重，鼻塞。

浮而缓，皮肤不仁，风寒入肌肉。

滑而浮散者，摊缓风。

滑者，鬼疰。

涩而紧，痹病。

浮洪大长者，风眩癫疾。

大坚疾者，癫病。

弦而钩，胁下如刀刺，状如蜚尸，至困不死。

紧而急者，遁尸。

洪大者，伤寒热病。

浮洪大者，伤寒，秋吉，春成病。

浮而滑者，宿食。

浮滑而疾者，食不消，脾不磨。

短疾而滑，酒病。

浮而细滑，伤饮。

迟而涩，中寒，有癥结。

快而紧，积聚，有击痛。

弦急，疝瘕，小腹痛，又为癖病（一作痹病）。

迟而滑者，胀。

盛而紧，曰胀。

弦小者，寒癖。

沉而弦者，悬饮，内痛。

弦数，有寒饮，冬夏难治。

紧而滑者，吐逆。

小弱而涩，胃反。

迟而缓者，有寒。

微而紧者，有寒。

沉而迟，腹脏有冷病。

微弱者，有寒，少气。

实紧，胃中有寒，苦不能食，时时利者，难治。（一作时时呕，稽留难治。）

滑数，心下结，热盛。

滑疾，胃中有热。

缓而滑，曰热中。

沉（一作浮）而急，病伤寒，暴发虚热。

浮而绝者，气。

辟大而滑，中有短气。

浮短者，其人肺伤，诸气微少，不过一年死，法当嗽也。

沉而数，中水，冬不治自愈。

短而数，心痛，心烦。

弦而紧，胁痛，脏伤，有瘀血（一作有寒血）。

沉而滑，为下重，亦为背膂痛。

脉来细而滑，按之能虚，因急持直者，僵仆，从高堕下，病在内。

微浮，秋吉，冬成病。

微数，虽甚不成病，不可劳。

浮滑疾紧者，以合百病，久易愈。

阳邪来，见浮洪。

阴邪来，见沉细。

水谷来，见坚实。

脉来乍大乍小、乍长乍短者，为祟。

脉来洪大袅袅者，社祟。

脉来沉沉泽泽，四肢不仁而重，土祟。

脉与肌肉相得，久持之至者，可下之。

弦小紧者，可下之。

紧而数，寒热俱发，必下乃愈。

弦迟者，宜温药。

紧数者，可发其汗。

诊五脏六腑气绝证候第三

病人肝绝，八日死，何以知之？面青，但欲伏眠，目视而不见人，汗（一作泣。）出如水不止。（一曰二日死。）

病人胆绝，七日死，何以知之？眉为之倾。

病人筋绝，九日死，何以知之？手足爪甲青，呼骂不休。（一曰八日死。）

病人心绝，一日死，何以知之？肩息，回视，立死。（一曰目亭亭，一日死。）

病人肠（一云小肠。）绝，六日死，何

以知之？发直如干麻，不得屈伸，自汗不止。

病人脾绝，十二日死，何以知之？口冷，足肿，腹热，胪胀，泄利不觉，出无时度。（一曰五日死。）

病人胃绝，五日死，何以知之？脊痛，腰中重，不可反覆。（一曰腓肠平，九日死。）

病人肉绝，六日死，何以知之？耳干，舌皆肿，尿血，大便赤泄。（一曰足肿，九日死。）

病人肺绝，三日死，何以知之？口张，但气出而不还。（一曰鼻口虚张短气。）

病人大肠绝，不治，何以知之？泄利无度，利绝则死。

病人肾绝，四日死，何以知之？齿为暴枯，面为正黑，目中黄色，腰中欲折，自汗出如流水。（一曰人中平，七日死。）

病人骨绝，齿黄，落，十日死。

诸浮脉无根者，皆死，以上五脏六腑为根也。

诊四时相反脉证第四

春三月，木王，肝脉治，当先至，心脉次之，肺脉次之，肾脉次之，此为四时王相顺脉也。到六月，土王，脾脉当先至而反不至，反得肾脉，此为肾反脾也，七十日死。何谓肾反脾？夏，火王，心脉当先至，肺脉次之，而反得肾脉，是谓肾反脾，期五月、六月，忌丙丁。

脾反肝，三十日死。何谓脾反肝？春肝脉当先至而反不至，脾脉先至，是谓脾反肝，期正月、二月，忌甲乙。

肾反肝，三岁死。何谓肾反肝？春肝脉当先至而反不至，肾脉先至是谓肾反肝也，期七月、八月，忌庚辛。

肾反心，二岁死。何谓肾反心？夏心脉当先至而反不至，肾脉先至，是谓肾反心也，期六月，忌戊己。（臣亿等按：《千金》云：此中不论肺金之气，疏略未谕。《指南》又推五行，亦颇颠倒，待求别录也。）

诊损至脉第五

脉有损至，何谓也？然：至之脉，一呼再至曰平，三至曰离经，四至曰夺精，五至曰死，六至曰命绝，此至之脉也。何谓损？一呼一至曰离经，二呼一至曰夺精，三呼一至曰死，四呼一至曰命绝，此损之脉也。至脉从下上，损脉从上下也。损脉之为病奈何？然：一损损于皮毛，皮聚而毛落。二损损于血脉，血脉虚少，不能荣于五脏六腑也。三损损于肌肉，肌肉消瘦，食饮不为肌肤。四损损于筋，筋缓不能自收持。五损损于骨，骨痿不能起于床。反此者，至于收病也。从上下者，骨痿不能起于床者，死。从下上者，皮聚而毛落者，死。治损之法奈何？然：损其肺者，益其气；损其心者，调其荣卫；损其脾者，调其饮食，适其寒温；损其肝者，缓其中；损其肾者，益其精气，此治损之法也。

脉有一呼再至，一吸再至；一呼三至，一吸三至；一呼四至，一吸四至；一呼五至，一吸五至；一呼六至，一吸六至；一呼一至，一吸一至；再呼一至，再吸一至；呼吸再至。脉来如此，何以别知其病也？然：脉来一呼再至，一吸再至，不大不小，曰平。一呼三至，一吸三至，为适得病。前大后小，即头痛目眩。前小后大，即胸满短气。一呼四至，一吸四至，病适欲甚。脉洪大者，苦烦满。沉细者，腹中痛。滑者，伤热。涩者，中雾露。一呼五至，一吸五至，其人当困。沉细即夜加，浮大即昼加，不大小，虽困可治；其有大小者，为难治。一呼六至，一吸六至，为十死脉也。沉细夜死，浮大昼死。一呼一至，一吸一至，名曰损。人虽能行，犹当（一作独未）着床，所以然者，血气皆不足故也。再呼一至，再吸一至，名曰无魂。无魂者，当死也，人虽能行，名曰行尸。

扁鹊曰：脉一出一入曰平，再出一入少阴，三出一入太阴，四出一入厥阴，再入一出少阳，三入一出阳明，四入一出太阳。脉出者为阳，入者为阴。故人一呼而脉再动，气行三寸。一吸而脉再动，气行三寸。呼吸定息，脉五动。一呼一吸为一息，气行六寸。人十息，脉五十动，气行六尺。二十息，脉百动，为一备之气，以应四时。天有三百六十五日，人有三百六十五节。昼夜漏下水百刻。一备之气，脉行丈二尺。一日一夜行于十二辰，气行尽则周遍于身，与天道相合，故曰平。平者，无病也，一阴一阳是也。脉再动为一至，再至而紧即夺气。一刻，百三十五息。十刻，千三百五十息。百刻，万三千五百息。二刻为一度，一度气行一周身，昼夜五十度。脉三至者，离经。一呼而脉三动，气行四寸半。人一息脉七动，气行九寸。十息脉七十动，气行九尺。一备之气，脉百四十动，气行一丈八尺，一周于身，气过百八十度，故曰离经。离经者病，一阴二阳是也。三至而紧则夺血。脉四至则夺精。一呼而脉四动，气行六寸。人一息脉九动，气行尺二寸。人十息脉九十动，气行一丈二尺。一备之气，脉百八十动，气行二丈四尺，一周于身，气过三百六十度，再遍于身，不及五节，一时之气而重至。诸脉浮涩者，五脏无精，难治，一阴三阳是也。四至而紧则夺形。脉五至者，死。一呼而脉五动，气行六寸半（当行七寸半）。人一息脉十一动，气行尺三寸（当行尺五寸）。人十息，脉百一十动，气行丈三尺（当行丈五尺）。一备之气，脉二百二十动，气行二丈六尺（当行三丈），一周于身三百六十五节，气行过五百四十度，再周于身，过百七十度，一节之气而至。此气浮涩，经行血气竭尽，不守于中，五脏痿消，精神散亡。脉五至而紧则死，三阴（一作二）三阳是也。虽五犹末，如之何也？脉一损一乘者，人一呼而脉一动。人一息而脉再动，气行三寸。十息脉二十动，气行三尺。一备之气，脉四十动，气行六尺，不及周身百八十节。气短不能周遍于身，苦少气，身体懈堕矣。脉再损者，人一息而脉一动，气行一寸五分。人十息脉十动，气行尺五寸。一备之气，脉二十动，气行三尺，不及周身二百节。（疑）气血尽，经中不能及，故曰离经。血去不在其处，小大便皆血也。脉三损者，人一息复一呼而脉一动。十息脉七动，气行尺五寸。（当行尺五分。）一备之气，脉十四动，气行三尺一寸，（当行二尺一寸。）不及周身二百九十七节，故曰争。气行血留，不能相与，俱微，气闭，实则胸满脏枯而争于中，其气不朝，血凝于中，死矣。脉四损者，再息而脉一动。人十息脉五动，气行七寸半。一备之气，脉十动，气行尺五寸，不及周身三百一十五节，故曰亡血。亡血者，忘失其度，身羸疲，皮裹骨，故血气俱尽，五脏失神，其死明矣。脉五损者，人再息复一呼而脉一动。人十息脉四动，气行六寸。一备之气，脉八动，气行尺二寸，不及周身三百二十四节，故曰绝。绝者，气急，不下床，口气寒，脉俱绝，死矣。岐伯曰：脉失四时者，为至启。至启者，为损至之脉也。损之为言，少阴主骨为重，此志损也。饮食衰减，肌肉消者，是意损也。身安卧，卧不便利，耳目不明，是魂损也。呼吸不相通，五色不华，是魄损也。四肢皆见脉为乱，是神损也。大损三十岁，中损二十岁，下损十岁。损，各以春夏秋冬。平人，人长脉短者，是大损，三十岁。人短脉长者，是中损，二十岁。手足皆细，是下损，十岁。失精气者，一岁而损。男子左脉短，右脉长，是为阳损，半岁。女子右脉短，左脉长，是为阴损，半岁。春脉当得肝脉，反得脾肺之脉，损。夏脉当得心脉，反得肾肺之脉，损。秋脉当得肺脉，反得肝心之脉，损。冬脉当得肾脉，反得心脾之脉，损。当审切寸口之脉，知绝不绝。前后去为绝。掌上相击，坚如弹石，为上脉虚尽，下脉尚有，是为有胃气。上脉尽，下脉坚如弹石，为有胃气。上下脉皆尽者，死；不绝不消者，皆生，是损脉也。至之为言，言语音深远，视愦愦，是志之至也。身体粗大饮食暴多，是意之至也。语言妄见，手足相引，是魂之至也。茏葱华色，是魄之至也。脉微小不相应，呼吸自大，是神之至也。是至脉之法也。死生相应，病各得其气者生，十得其半也。黄帝曰：善。

诊脉动止投数疏数死期年月第六

脉一动一止，二日死。（一经云：一日死。）二动一止，三日死。三动一止，四日死或五日死。四动一止，六日死。五动一止，五日死或七日死。六动一止，八日死。七动一止，九日死。八动一止，十日死。九动一止，九日死，又云十一日死。（一经云：十三日死，若立春死。）十动一止，立夏死。（一经云：立春死。）十一动一止，夏至死。（一经云：立夏死。一经云：立秋死。）十二、十三动一止，立秋死。（一经云：立冬死。）十四、十五动一止，立冬死。（一经云：立夏死。）二十动一止，一岁死，若立秋死。二十一动一止，二岁死。二十五动一止，立冬死。（一经云：一岁死，或二岁死。）三十动一止，二岁若三岁死。三十五动一止，三岁死。四十动一止，四岁死。五十动一止，五岁死。不满五十动一止，五岁死。

脉来五十投而不止者，五脏皆受气，即无病。（《千金方》云：五行气毕，阴阳数同，荣卫出入，经脉通流，昼夜百刻，五德相生。）

脉来四十投而一止者，一脏无气，却后四岁，春草生而死。

脉来三十投而一止者，二脏无气，却后三岁，麦熟而死。

脉来二十投而一止者，三脏无气，却后二岁，桑椹赤而死。

脉来十投而一止者，四脏无气，岁中死。得节不动，出清明日死，远不出谷雨死矣。

脉来五动而一止者，五脏无气，却后五日而死。

脉一来而久住者，宿病在心主中治。

脉二来而久住者，病在肝支中治。

脉三来而久住者，病在脾下中治。

脉四来而久住者，病在肾间中治。

脉五来而久住者，病在肺支中治。

五脉病，虚羸，人得此者，死。所以然者，药不得而治，针不得而及。盛人可治，气全故也。

诊百病死生诀第七

诊伤寒，热盛，脉浮大者，生；沉小者，死。

伤寒，已得汗，脉沉小者，生；浮大者，死。

温病，三四日以下，不得汗，脉大疾者，生；脉细小难得者，死不治。

温病，穣穣大热，其脉细小者，死。（《千金》穣穣作时行。）

温病，下利，腹中痛甚者，死不治。

温病，汗不出，出不至足者，死；厥逆汗出，脉坚强急者，生；虚缓者，死。

温病，二三日，身体热，腹满，头痛，食饮如故，脉直而疾者，八日死。四五日，头痛，腹痛而吐，脉来细强，十二日死。八九日头不疼，身不痛，目不赤，色不变，而反利，脉来牒牒，按之不弹手，时大，心下坚，十七日死。

热病，七八日，脉不软（一作喘）不散（一作数）者，当喑。喑后三日，温，汗不出者，死。

热病，七八日，其脉微细，小便不利，加暴口燥，脉代，舌焦干黑者，死。

热病，未得汗，脉盛躁疾，得汗者，生；不得汗者，难瘥。

热病，已得汗，脉静安者，生；脉躁者，难治。

热病，已得汗，常大热不去者，亦死。（大，一作专。）

热病，已得汗，热未去，脉微躁者，慎不得刺治。

热病，发热，热甚者，其脉阴阳皆竭，慎勿刺。不汗出，必下利。

诊人被风，不仁痿蹶，其脉虚者，生；坚急疾者，死。

诊癫病，虚则可治，实则死。

癫疾，脉实坚者，生；脉沉细小者，死。

癫疾，脉搏大滑者，久久自已。其脉沉小急实，不可治；小坚急，亦不可疗。

诊头痛，目痛，久视无所见者，死。（久视，一作猝视。）

诊人心腹积聚，其脉坚强急者，生；虚弱者，死。又实强者，生；沉者，死。其脉大，腹大胀，四肢逆冷，其人脉形长者，死。腹胀满，便血，脉大时绝，极下血，脉小疾者，死。

心腹痛，痛不得息，脉细小迟者，生；坚大疾者，死。

肠澼，便血，身热则死，寒则生。

肠澼，下白沫，脉沉则生，浮则死。

肠澼，下脓血，脉悬绝则死，滑大则生。

肠澼之属，身热，脉不悬绝，滑大者，生；悬涩者，死。以脏期之。

肠澼，下脓血，脉沉小流连者，生；数疾且大，有热者，死。

肠澼，筋挛，其脉小细安静者，生；浮大紧者，死。

洞泄，食不化，不得留，下脓血，脉微小连者，生；紧急者，死。

泄注，脉缓，时小结者，生；浮大数者，死。

䘌蚀阴疘，其脉虚小者，生；紧急者，死。

咳嗽，脉沉紧者，死；浮直者，生；浮软者，生；小沉伏匿者，死。

咳嗽，羸瘦，脉形坚大者，死。

咳，脱形，发热，脉小坚急者，死；肌瘦，下（一本云不）。脱形，热不去者，死。

咳而呕，腹胀泄，其脉弦急欲绝者，死。

吐血，衄血，脉滑小弱者，生；实大者，死。

汗出若衄，其脉小滑者，生；大躁者，死。

唾血，脉紧强者，死；滑者，生。

吐血而咳，上气，其脉数，有热，不得卧者，死。

上气，脉数者，死。谓其形损故也。

上气，喘息低昂，其脉滑，手足温者，生；脉涩，四肢寒者，死。

上气，面浮肿，肩息，其脉大，不可治，加利必死。（一作又甚。）

上气，注液，其脉虚宁宁伏匿者，生；坚强者死。

寒气上攻，脉实而顺滑者，生；实而逆涩者死。（《太素》云：寒气暴上，脉满实何如？曰：实而滑则生，实而逆则死矣。其形尽满何如？曰：举形尽满者，脉急大坚，尺满而不应，如是者，顺则生，逆则死。何谓顺则生，逆则死？曰：所谓顺者，手足温也。谓逆者，手足寒也。）

消瘅，脉实大，病久可治；脉悬小坚急，病久不可治。

消渴，脉数大者，生；细小浮短者，死。

消渴，脉沉小者，生；实坚大者，死。

水病，脉洪大者，可治；微细者，不可治。

水病，胀闭，其脉浮大软者，生；沉细虚小者，死。

水病，腹大如鼓，脉实者，生；虚者，死。

猝中恶，吐血数升，脉沉数细者，死；浮大疾快者，生。

猝中恶，腹大，四肢满，脉大而缓者，生；紧大而浮者，死；紧细而微者，亦生。

病疮，腰脊强急，瘈疭者，皆不可治。

寒热，瘈疭，其脉代绝者，死。

金疮，血出太多，其脉虚细者，生；数实大者，死。

金疮出血，脉沉小者，生；浮大者，死。

斫疮，出血一二石，脉来大，二十日死。

斫刺俱有，病多少血，出不自止，断者，其脉止，脉来大者，七日死；滑细者，生。

从高顿仆，内有血，腹胀满，其脉坚强者，生；小弱者，死。

人为百药所中伤，脉浮涩而疾者，生；微细者，死；洪大而迟者，生。（《千金》迟作速。）

人病甚而脉不调者，难瘥。

人病甚而脉洪者，易瘥。

人内外俱虚，身体冷而汗出，微呕而烦扰，手足厥逆，体不得安静者，死。

脉实满，手足寒，头热，春秋生，冬夏死。

老人脉微，阳羸阴强者，生；脉焱大加息（一作如急）者，死。阴弱阳强，脉至而代，奇（一作寄）月而死。

尺脉涩而坚，为血实气虚也。其发病腹痛，逆满，气上行，此为妇人胞中绝伤，有恶血，久成结瘕，得病以冬时，黍穄赤而死。

尺脉细而微者，血气俱不足，细而来有力者，是谷气不充，病得节辄动，枣叶生而死，此病秋时得之。

左手寸口脉偏动，乍大乍小不齐，从寸口至关，关至尺，三部之位，处处动摇，各异不同，其人病，仲夏得之，此脉桃花落而死。（花，一作叶。）

右手寸口脉偏沉伏，乍小乍大，朝来浮大，暮夜沉伏。浮大即太过，上出鱼际。沉伏即下不至关中。往来无常，时时复来者，榆叶枯落而死。（叶，一作英。）

右手尺部，脉三十动一止，有顷更还，二十动一止，乍动乍疏，连连相因，不与息数相应，其人虽食谷，犹不愈，蘩草生而死。

左手尺部脉，四十动而一止，止而复来，来逆如循直木，如循张弓弦，絙絙然如两人共引一索，至立冬死。(《千金》作至立春而死。)

诊三部脉虚实决死生第八

三部脉调而和者，生。

三部脉废者，死。

三部脉虚，其人长病得之，死。虚而涩，长病亦死。虚而滑，亦死。虚而缓，亦死。虚而弦急，癫病亦死。

三部脉实而大，长病得之，死。实而滑，长病得之，生；猝病得之，死。实而缓，亦生。实而紧，亦生。实而紧急，癫痫可治。

三部脉强，非称其人病便死。

三部脉羸，非其人（一作脉）得之，死。

三部脉粗，长病得之，死；猝病得之，生。

三部脉细而软，长病得之，生；细而数，亦生；微而紧，亦生。

三部脉大而数，长病得之，生；猝病得之，死。

三部脉微而伏，长病得之，死。

三部脉软（一作濡），长病得之，不治自愈；治之，死；猝病得之，生。

三部脉浮而结，长病得之，死；浮而滑，长病亦死；浮而数，长病风得之，生；猝病得之，死。

三部脉芤，长病得之，生；猝病得之，死。

三部脉弦而数，长病得之，生；猝病得之，死。

三部脉革，长病得之，死；猝病得之，生。

三部脉坚而数，如银钗股，蛊毒病，必死；数而软，蛊毒病得之，生。

三部脉潎潎如羹上肥，长病得之，死；猝病得之，生。

三部脉连连如蜘蛛丝，长病得之，死；猝病得之，生。

三部脉如霹雳，长病得之，死，三十日死。

三部脉如弓弦，长病得之，死。

三部脉累累如贯珠，长病得之，死。

三部脉如水淹然流，长病不治自愈，治之反死。(一云：如水流者，长病七十日死；如水不流者，长病不治自愈。)

三部脉如屋漏，长病十日死。(《千金》云：十四日死。)

三部脉如雀啄，长病七日死。

三部脉如釜中汤沸，朝得暮死，夜半得，日中死，日中得，夜半死。

三部脉急切，腹间病，又婉转腹痛，针上下瘥。

卷　五

朝散大夫守光禄卿直秘阁判登闻检院
上护军臣林亿等类次

张仲景论脉第一

脉有三部，阴阳相乘。荣卫气血，在人体躬。（《千金》作而行人躬。）呼吸出入，上下于中。因息游布，津液流通。随时动作，效象形容。春弦秋浮，冬沉夏洪。察色观脉，大小不同。一时之间，变无经常。尺寸参差，或短或长。上下乖错，或存或亡。病辄改易，进退低昂。心迷意惑，动失纪纲。愿为缕陈，令得分明。

师曰：子之所问，道之根源。脉有三部，尺寸及关。荣卫流行，不失衡铨。肾沉心洪，肺浮肝弦。此自经常，不失铢分。出入升降，漏刻周旋。水下二刻，（臣亿等详水下二刻疑检旧本如此。）脉一周身。旋复寸口，虚实见焉。变化相乘，阴阳相干。风则浮虚，寒则紧弦。沉潜水滀，支饮急弦。动弦为痛，数洪热烦。设有不应，知变所缘。三部不同，病各异端。太过可怪，不及亦然。邪不空见，终必有奸。审察表里，三焦别分。知邪所舍，消息诊看。料度腑脏，独见若神。为子条记，传与贤人。

扁鹊阴阳脉法第二

脉平旦曰太阳，日中曰阳明，晡时曰少阳，黄昏曰少阴，夜半曰太阴，鸡鸣曰厥阴，是三阴三阳时也。

少阳之脉，乍小乍大，乍长乍短，动摇六分，王十一月甲子夜半，正月二月甲子王。

太阳之脉，洪大以长，其来浮于筋上，动摇九分，三月四月甲子王。

阳明之脉，浮大以短，动摇三分，大前小后，状如蝌蚪其至跳，五月六月甲子王。

少阴之脉，紧细，动摇六分，王五月甲子日中，七月八月甲子王。

太阴之脉，紧细以长，乘于筋上，动摇九分，九月十月甲子王。

厥阴之脉，沉短以紧，动摇三分，十一月十二月甲子王。

厥阴之脉，急弦，动摇至六分以上，病迟脉寒，少腹痛引腰，形喘者死；脉缓者可治，刺足厥阴，入五分。

少阳之脉，乍短乍长，乍大乍小，动摇至六分以上，病头痛，胁下满，呕，可治；扰即死（一作伛可治，偃即死）。刺两季肋端足少阳也，入七分。

阳明之脉，洪大以浮，其来滑而跳，大前细后，状如蝌蚪，动摇至三分以上，病眩头痛，腹满痛，呕，可治；扰即死。刺脐上四寸，脐下三寸，各六分。

从二月至八月，阳脉在表。从八月至正月，阳脉在里。附阳脉强，附阴脉弱。至，即惊。实，则瘸疢。细而沉，不瘸疢即泄，泄即烦，烦即渴，渴即腹满，满即扰，扰即肠澼，澼即脉代，乍至乍不至。大而沉即咳，咳即上气，上气甚则肩息，肩息甚则口舌血出，血出甚即鼻血出，变出寸口。阴阳表里，以互相乘，如风有道，阴脉乘阳也。寸口中，前后溢者，行风。寸口中，外实内不满者，三风四温。寸口者，劳风。劳风者，大病亦发，快行汗出亦发。软风者，上下微微扶骨，是其诊也。表缓腹内急者，软风也。猥雷实夹者，飘风。从阴趋阳者，风邪。一来调，一来速，鬼邪也。阴缓阳急者，表有风来入脏也。阴急者，风已抱阳入腹。上逯逯，下宛宛，不能至阳，流饮也。上下血微，阴强者，为漏僻；阳强者，酒僻也。伛偷不过，微反阳，澹浆也。阴扶骨绝者，从寸口前顿趋于阴，汗水也。来调四布者，欲病水也。阴脉不偷，阳脉伤，复少津。寸口中后大前锐，至阳而实者，僻食。小过阳一分者，七日僻。二分者，十日僻。三分者，十五日僻。四分者，二十日僻。四分中伏不过者，半岁僻。敦敦不至，胃阴一分，饮铺饵僻也。外勾者，久僻也。内卷者，十日以还。外强内弱者，裹大核也。并浮而弦者，汁核。并浮紧而数，如沉，病暑食粥（一作微）。有内紧而伏，麦饭若饼。寸口脉倚阳，紧细以微，瓜菜皮也。若倚如紧，荠藏菜也。赜赜无数，生肉僻也。附阳者，炙肉僻也。小倚生，浮大如故，生麦豆也。

扁鹊脉法第三

扁鹊曰：人一息脉二至谓平脉，体形无苦。人一息脉三至谓病脉。一息四至谓痹者，脱脉气，其眼睛青者，死。人一息脉五至以上，死，不可治也。都（一作声）息病，脉来动取极五至，病有六七至也。扁鹊曰：平和之气，不缓不急，不滑不涩，不存不亡，不短不长，不俯不仰，不从不横，此谓平脉。肾（一作紧）受如此（一作刚），身无苦也。扁鹊曰：脉气弦急，病在肝，少食多厌，里急多言，头眩目痛，腹满筋挛，癫疾上气，少腹积坚，时时唾血，咽喉中干，相病之法，视色听声，观病之所在，候脉要诀岂不微乎？脉浮如数，无热者，风也。若浮如数而有热者，气也。脉洪大者，又两乳房动脉复数，加有寒热，此伤寒病也。若羸长病，如脉浮溢寸口，复有微热，此疰气病也。如复咳又多热，乍剧乍瘥，难治也。又疗无剧者，易瘥。不咳者，易治也。

扁鹊华佗察声色要诀第四

病人五脏已夺，神明不守，声嘶者，死。

病人循衣缝，谵言者，不可治。

病人阴阳俱绝，掣衣掇空，妄言者，死。

病人妄语错乱及不能语者，不治；热病者，可治。

病人阴阳俱绝，失音不能言者，三日半死。

病人两目眦有黄色起者，其病方愈。

病人面黄目青者，不死；青如草滋，死。

病人面黄目赤者，不死；赤如衃血，死。

病人面黄目白者，不死；白如枯骨，死。

病人面黄目黑者，不死；黑如炲，死。

病人面目俱等者，不死。

病人面黑目青者，不死。

病人面青目白者，死。

病人面黑目白者，不死。

病人面赤目青者，六日死。

病人面黄目青者，九日必死，是谓乱经。饮酒当风，邪入胃经，胆气妄泄，目则为青，虽有天救，不可复生。

病人面赤目白者，十日死。忧恚思虑，心气内索，面色反好，急求棺椁。

病人面白目黑者，死。此谓荣华已去，血脉空索。

病人面黑目白者，八日死。肾气内伤，病因留积。

病人面青目黄者，五日死。病人著床，心痛短气，脾竭内伤，百日复愈，能起傍徨，因坐于地，其亡倚床，能治此者，可谓神良。

病人面无精光若土色，不受饮食者，四日死。

病人目无精光及牙齿黑色者，不治。

病人耳目鼻口有黑色起，入于口者，必死。

病人耳目及颧颊赤者，死在五日中。

病人黑色出于额上发际，下直鼻脊两颧上者，亦死在五日中。

病人黑气出天中，下至年上、颧上者，死。

病人及健人黑色若白色起，入目及鼻口，死在三日中。

病人及健人面忽如马肝色，望之如青，近之如黑者，死。

病人面黑，目直视，恶风者，死。

病人面黑，唇青者，死。

病人面青，唇黑者，死。

病人面黑，两胁下满，不能自转反者，死。

病人目直视，肩息者，一日死。

病人头目久痛，猝视无所见者，死。

病人阴结阳绝，目精脱，恍惚者，死。

病人阴阳绝竭，目眶陷者，死。

病人目系倾者，七日死。

病人口如鱼口，不能复闭而气出多不反者，死。

病人口张者，三日死。

病人唇青，人中反，三日死。

病人唇反，人中满者，死。

病人唇口忽干者，不治。

病人唇肿齿焦者，死。

病人阴阳俱竭，其齿如熟小豆，其脉快者，死。

病人齿忽变黑者，十三日死。

病人舌卷卵缩者，必死。

病人汗出不流，舌卷黑者，死。

病人发直者，十五日死。

病人发如干麻，善怒者，死。

病人发与眉冲起者，死。

病人爪甲青者，死。

病人爪甲白者，不活。

病人手足爪甲下肉黑者，八日死。

病人荣卫竭绝，面浮肿者，死。

病人猝肿，其面苍黑者，死。

病人手掌肿，无纹者，死。

病人脐肿，反出者，死。

病人阴囊茎俱肿者，死。

病人脉绝，口张，足肿，五日死。

病人足趺肿，呕吐，头重者，死。

病人足趺上肿，两膝大如斗者，十日死。

病人卧，遗屎不觉者，死。

病人尸臭者，不可治。

肝病皮黑，肺之日庚辛死。

心病目黑，肾之日壬癸死。

脾病唇青，肝之日甲乙死。

肺病颊赤目肿，心之日丙丁死。

肾病面肿唇黄，脾之日戊己死。

青欲如苍璧之泽，不欲如蓝。

赤欲如帛裹朱，不欲如赭。

白欲如鹅羽，不欲如盐。

黑欲重漆，不欲如炭。

黄欲如罗裹雄黄，不欲如黄土。

目色赤者病在心，白在肺，黑在肾，黄在脾，青在肝。黄色不可名者，病胸中。

诊目病，赤脉从上下者，太阳病也；从下上者，阳明病也；从外入内者，少阳病也。

诊寒热瘰疬，目中有赤脉，从上下至瞳子，见一脉一岁死，见一脉半一岁半死，见二脉二岁死，见二脉半二岁半死，见三脉三岁死。

诊龋齿痛，按其阳明之脉，来有过者独热，在右右热，在左左热，在上上热，在下下热。

诊血者脉，多赤多热，多青多痛，多黑为久痹，多赤、多黑、多青皆见者，寒热身痛。面色微黄，齿垢黄，爪甲上黄，黄疸也。安卧，少黄赤，脉小而涩者，不嗜食。

扁鹊诊诸反逆死脉要诀第五

扁鹊曰：夫相死脉之气，如群鸟之聚，一马之驭系水交驰之状，如悬石之落，出筋之上，藏筋之下，坚关之里，不在荣卫，伺候交射，不可知也。

脉病人不病，脉来如屋漏、雀啄者，死。（屋漏者，其来既绝而止，时时复起而不相连属也。雀啄者，脉来甚数而疾，绝止复顿来也。）又经言：得病七八日，脉如屋漏、雀啄者，死。（脉弹人手如黍米也。）脉来如弹石，去如解索者，死。（弹石者，辟辟急也。解索者，动数而随散乱，无复次绪也。）

脉困，病人脉如虾之游，如鱼之翔者，死。（虾游者，苒苒而起，寻复退没，不知所在，久乃复起，起辄迟而没去速者是也。鱼翔者，似鱼不行而但掉尾动，头身摇而久住者是也。）

脉如悬薄卷索者，死。脉如转豆者，死。脉如偃刀者，死。脉涌涌不去者，死。脉忽去忽来，暂止复来者，死。脉中侈者，死。脉分绝者，死。（上下分散也。）

脉有表无里者，死，经名曰结。去即死，何谓结？脉在指下如麻子动摇，属肾，名曰结，去死近也。脉五来一止，不复增减者，死，经名曰代。何谓代？脉五来一止也。脉七来是人一息半，时不复增减，亦名曰代，正死不疑。

经言：病或有死，或有不治自愈，或有连年月而不已，其死生存亡，可切脉而知之耶？然：可具知也。设病者若闭目不欲见人者，脉当得肝脉弦急而长，反得肺脉浮短而涩者，死也。病若开目而渴，心下牢者，脉当得紧实而数，反得沉滑而微者，死。病若吐血，复鼽衄者，脉当得沉细，而反浮大牢者，死。病若谵言妄语，身当有热，脉当洪大，而反手足四逆，脉反沉细微者，死。病若大腹而泄，脉当微细而涩，反得紧大而滑者，死。此之谓也。

经言：形脉与病相反者，死。奈何？然：病若头痛目痛，脉反短涩者，死。

病若腹痛，脉反浮大而长者，死。

病若腹满而喘，脉反滑利而沉者，死。

病若四肢厥逆，脉反浮大而短者，死。

病若耳聋，脉反浮大而涩者，死。（《千金翼》云：脉大者生，沉迟细者难治。）

病若目䀮䀮，脉反大而缓者，死。

左有病而右痛，右有病而左痛，下有病而上痛，上有病而下痛，此为逆，逆者死，不可治。脉来沉之绝濡，浮之不止，推手者，半月死（一作半日）。脉来微细而绝者，人病当死。

人病脉不病者，生；脉病人不病者，死。

人病尸厥，呼之不应，脉绝者，死。脉当大反小者，死。

肥人脉细小，如丝欲绝者，死。

羸人得躁脉者，死。

人身涩而脉来往滑者，死。

人身滑而脉来往涩者，死。

人身小而脉来往大者，死。

人身短而脉来往长者，死。

人身长而脉来往短者，死。

人身大而脉来往小者，死。

尺脉不应寸，时如驰，半日死。（《千金》云：尺脉上应寸口，太迟者，半日死。）

肝脾俱至则谷不化，肝多即死。

肺肝俱至则痈疽，四肢重，肺多即死。

心肺俱至则痹，消渴，懈怠，心多即死。

肾心俱至则难以言，九窍不通，四肢不举，肾多即死。

脾肾俱至则五脏败坏，脾多即死。

肝心俱至则热甚，瘛疭，汗不出，妄见邪。

肝肾俱至则疝瘕，少腹痛，妇人月使不来。肝满、肾满、肺满皆实，则为肿。肺之壅，喘而两胠满。肝壅，两胠满，卧则惊，不得小便。肾壅，脚下至少腹满，胫有大小，髀胻大跛，易偏枯。心脉满大，痫瘛筋挛。肝脉小急，痫瘛筋挛。肝脉惊暴，有所惊骇，脉不至，若喑，不治自已。肾脉小急、肝脉小急、心脉小急，不鼓皆为瘕。肾肝并沉，为石水；并浮，为风水；并虚，为死；并小弦，欲惊。肾脉大急沉、肝脉大急沉，皆为疝。心脉搏滑急为心疝。肺脉沉搏为肺疝。脾脉外鼓，沉为肠澼，久自已。肝脉小缓为肠澼，易治。肾脉小搏沉，为肠澼下血，血温身热者，死。心肝澼，亦下血，二脏同病者可治。其脉小沉涩者为肠澼，其身热者死，热见七日死。胃脉沉鼓涩，胃外鼓大，心脉小紧急，皆膈偏枯，男子发左，女子发右，不喑舌转，可治，三十日起，其顺者喑，三岁起，年不满二十者，三岁死。脉至而搏，血衄，身有热者，死。脉来如悬钩，浮为热。脉至如喘，名曰气厥。气厥者，不知与人言。（《素问》、《甲乙》作暴厥。）脉至如数，使人暴惊，三四日自已。脉至浮合，浮合如数，一息十至、十至以上，是为经气予不足也，微见，九十日死。脉至如火新燃，是心精之予夺也，草干而死。脉至如散叶，是肝气予虚也，木叶落而死。（木叶落作枣华。）脉至如省客，省客者，脉塞而鼓，是肾气予不足也，悬去枣华而死。脉至如泥丸，是胃精予不足也，榆荚落而死。（《素问》荚作叶。）脉至如横格，是胆气予不足也，禾熟而死。脉至如弦缕，是胞精予不足也，病善言，下霜而死；不言，可治。脉至如交漆，交漆者，左右傍至也，微见，四十日死。（《甲乙》作交棘。）脉至如涌泉，浮鼓肌中，是大阳气予不足也，少气味，韭英而死。脉至如委土（《素问》作颓土）之状，按之不得，是肌气予不足也，五色先见黑，白垒（一作藟。）发死。脉至如悬雍，悬雍者，浮揣切之益大，是十二腧之予不足也，水凝而死。脉至如偃刀，偃刀者，浮之小急也，按之坚大急，五脏菀熟，寒热独并于肾也，如此其人不得坐，立春而死。脉至如丸滑不直手，不直手者，按之不可得也，是大肠气予不足也，枣叶生而死。脉至如春者，令人善恐，不欲坐卧，行立常听，是小肠气予不足也，季秋而死。

问曰：尝以春二月中脉一病人，其脉反沉。师记言：到秋当死。其病反愈，到七月复病，因往脉之，其脉续沉。复记言：至冬死。

问曰：二月中得沉脉，何以故处之至秋死也？师曰：二月之时，其脉自当濡弱而弦，得沉脉，到秋自沉，脉见浮即死，故知到秋当死也。七月之时，脉复得沉，何以处之至冬当死？师曰：沉脉属肾，真脏脉也，非时妄见。经言：王相囚死。冬脉本王脉，不再见，故知至冬当死也。然后至冬复病，王以冬至日死，故知为谛。华佗效此。

卷　六

朝散大夫守光禄卿直秘阁判登闻检院
上护军臣林亿等类次

肝足厥阴经病证第一

肝气虚则恐，实则怒。肝气虚则梦见园苑生草，得其时，则梦伏树下不敢起。肝气盛则梦怒。厥气客于肝，则梦山林树木。

病在肝，平旦慧，下晡甚，夜半静。

病先发于肝者，头目眩，胁痛支满。一日之脾，闭塞不通，身痛体重。二日之胃，而腹胀。三日之肾，少腹腰脊痛，胫酸。十日不已，死。冬日入，夏早食。肝脉搏坚而长，色不青，当病坠堕，若搏因血在胁下，令人喘逆。若软而散，其色泽者，当病溢饮。溢饮者，渴暴多饮而溢（一作易）入肌皮肠胃之外也。

肝脉沉之而急，浮之亦然，苦胁下痛，有气支满，引少腹而痛，时小便难，苦目眩，头痛，腰背痛，足为逆寒，时癃，女人月使不来，时亡时有，得之少时有所坠堕。

青脉之至也长而左右弹，诊曰有积气在心下支胠，名曰肝痹，得之寒湿，与疝同法，腰痛，足清，头痛。

肝中风者，头目痛，两胁痛，行常伛，令人嗜甘如阻妇状。

肝中寒者，其人洗洗恶寒，翕翕发热，面翕然赤，漐漐有汗，胸中烦热。肝中寒者，其人两臂不举，舌本（又作大）燥，善太息，胸中痛，不得转侧，时盗汗，咳，食已吐其汁，肝主胸中，喘，怒骂，其脉沉，胸中叉窒，欲令人推按之，有热，鼻窒。

凡有所坠堕，恶血留内，若有所大怒，气上而不能下，积于左胁下则伤肝。肝伤者，其人脱肉，又卧，口欲得张，时时手足青，目瞑，瞳仁痛，此为肝脏伤所致也。

肝胀者，胁下满而痛引少腹。

肝水者，其人腹大，不能自转侧，而胁下腹中痛，时时津液微生，小便续通。

肺乘肝，即为痈肿。心乘肝，必吐利。

肝著者，其病人常欲蹈其胸上，先未苦时，但欲饮热。肝之积，名曰肥气，在左胁下，如覆杯，有头足，如龟鳖状，久久不愈，发咳逆，痎疟，连岁月不已，以季夏戊己日得之，何也？肺病传肝，肝当传脾，脾适以季夏王，王者不受邪，肝复欲还肺，肺不肯受，因留结为积，故知肥气以季夏得之。

肝病，其色青，手足拘急，胁下苦满，或时眩冒，其脉弦长，此为可治，宜服防风竹沥汤、秦艽散。春当刺大敦，夏刺行间，冬刺曲泉，皆补之。季夏刺太冲，秋刺中郄，皆泻之。又当灸期门百壮，背第九椎五十壮。

肝病者，必两胁下痛引少腹，令人善怒。虚则目䀮䀮无所见，耳无所闻，善恐，如人将捕之。若欲治之，当取其经。

足厥阴与少阳气逆，则头目痛，耳聋不聪，颊肿，取血者，邪在肝，则两胁中痛，寒中，恶血在内，胻善瘈，节时肿，取之行间以引胁下，补三里以温胃中，取血脉以散恶血，取耳间青脉以去其瘈。足厥阴之脉起于大指聚毛之际，上循足趺上廉，去内踝一寸，上踝八寸，交出太阴之后，上腘内廉，循股，入阴毛中，环阴器，抵少腹，挟胃，属肝，络胆，上贯膈，布胁肋，循喉咙之后，上入颃颡，连目系，上出额，与督脉会于巅。其支者，从目系下颊里，环唇内。其支者，复从肝别贯膈，上注肺中。是动则病腰痛，不可以俯仰，丈夫㿉疝，妇人少腹肿，甚则嗌干，面尘脱色。是主肝所生病者，胸满，呕逆，洞泄，狐疝，遗尿，闭癃。盛者，则寸口大一倍于人迎；虚者，则寸口反小于人迎。

足厥阴之别，名曰蠡沟，去内踝上五寸，别走少阳。其别者，循经上睾，结于茎。其病气逆则睾肿卒疝，实则挺长热，虚则暴痒，取之所别。肝病，胸满胁胀，善恚怒，叫呼，身体有热而复恶寒，四肢不举，面目白，身体滑，其脉当弦长而急，今反短涩，其色当青，而反白者，此是金之克木，为大逆，十死不治。

胆足少阳经病证第二

胆病者，善太息，口苦，呕宿汁，心澹澹恐如人将捕之，嗌中介介然，数唾，候在足少阳之本末，亦见其脉之陷下者，灸之，其寒热，刺阳陵泉。善呕，有苦汁，长太息，心中澹澹，善悲恐，如人将捕之，邪在胆，逆在胃，胆液则口苦，胃气逆则呕苦汁，故曰呕胆。刺三里，以下胃气逆；刺足少阳血络，以闭胆，却调其虚实，以去其邪也。

胆胀者，胁下痛胀，口苦，太息。

厥气客于胆，则梦斗讼。

足少阳之脉，起于目锐眦，上抵头角，下耳后，循颈行手少阳之脉前，至肩上，却交手少阳之后，入缺盆。其支者，从耳后入耳中，出走耳前，至锐眦后。其支者，别锐眦，下大迎，合手少阳于䪼，（一本云：别锐眦，上迎手少阳于颠。）下加颊车，下颈合缺盆，以下胸中，贯膈，络肝，属胆，循胁里，出气街，绕毛际，横入髀厌中。其直者，从缺盆下腋，循胸中，过季胁，下合髀厌中，以下循髀阳，出膝外廉，下外辅骨之前，直下抵绝骨之端，下出外踝之前，循足趺上，出小指次指之端。其支者，趺上入大指之间，循大指歧内，出其端，还贯入爪甲，出三毛。是动则病口苦，善太息，心胁痛，不能反侧，甚则面微尘，体无膏泽，足外反热，是为阳厥。是主骨所生病者，头痛角颔痛，目锐眦痛，缺盆中肿痛，腋下肿，马刀挟瘿，汗出，振寒，疟，胸中、胁肋、髀膝外至胻、绝骨、外踝前及诸节皆痛，小指次指不用。盛者，则人迎大一倍于寸口；虚者，则人迎反小于寸口也。

心手少阴经病证第三

心气虚则悲不已，实则笑不休。心气虚则梦救火，阳物，得其时则梦燔灼。心气盛则梦喜笑及恐畏。厥气客于心，则梦丘山烟火。

病在心，日中慧，夜半甚，平旦静。

病先发于心者，心痛。一日之肺，喘咳。三日之肝，胁痛支满。五日之脾，闭塞不通，身痛体重。三日不已，死，冬夜半，夏日中。

心脉搏坚而长，当病舌卷不能言。其软而散者，当病消渴，自已。

心脉沉之小而紧，浮之不喘，苦心下聚气而痛，食不下，喜咽唾，时手足热，烦满，时忘，不乐，喜太息，得之忧思。

赤脉之至也喘而坚，诊曰有积气在中，时害于食，名曰心痹，得之外疾，思虑而心虚，故邪从之。

心脉急，名曰心疝，少腹当有形，其以心为牡脏，小肠为之使，故少腹当有形。

邪哭使魂魄不安者，血气少也。血气少者，属于心。心气虚者，其人即畏（一作衰），合目欲眠，梦远行而精神离散，魂魄妄行。阴气衰者，即为癫。阳气衰者，即为狂。五脏者，魂魄之宅舍，精神之所依托也。魂魄飞扬者，其五脏空虚也，即邪神居之，神灵所使，鬼而下之。脉短而微，其脏不足，则魂魄不安，魂属于肝，魄属于肺，肺主津液，即为涕泣，肺气衰者，即为泣出，肝气衰者，魂则不安。肝主善怒，其声呼。

心中风者，翕翕发热，不能起，心中饥而欲食，食则呕。

心中寒者，其人病心如啖蒜状，剧者，心痛彻背，背痛彻心，如虫注。其脉浮者，自吐乃愈。

愁忧思虑则伤心，心伤则苦惊，喜忘，善怒。心伤者，其人劳倦即头面赤而下重，心中痛彻背，自发烦热，当脐挑手，其脉弦，此为心脏伤所致也。

心胀者，烦心，短气，卧不安。

心水者，其人身体重（一作肿）而少气，不得卧，烦而躁，其阴大肿。

肾乘心，必癃。

真心痛，手足清至节，心痛甚，旦发夕死，夕发旦死。

心腹痛，懊侬，发作肿聚，往来上下行，痛有休作，心腹中热，苦渴，涎出者，是蛔咬也。以手聚而坚，持之毋令得移，以大针刺之，久持之，虫不动，乃出针。肠中有虫蛔咬，皆不可取以小针。心之积，名曰伏梁，起于脐上，上至心，大如臂，久久不愈，病烦心，心痛，以秋庚辛日得之，何也？肾病传心，心当传肺，肺适以秋王，王者不受邪，心复欲还肾，肾不肯受，因留结为积，故知伏梁以秋得之。

心病，其色赤，心痛气短，手掌烦热，或啼笑骂詈，悲思愁虑，面赤身热，其脉实大而数，此为可治。春当刺中冲，夏刺劳宫，季夏刺太陵，皆补之。秋刺间使，冬刺曲泽，皆泻之。（此是手厥阴心包络经）。又当灸巨阙五十壮，背第五椎百壮。

心病者，胸内痛，胁支满，两胁下痛，膺背肩甲间痛，两臂内痛。虚则胸腹大，胁下与腰背相引而痛，取其经，手少阴、太阳，舌下血者，其变病，刺郄中血者。

邪在心，则病心痛，善悲，时眩仆，视有余不足而调之其腧。

黄帝曰：手少阴之脉独无腧，何也？岐伯曰：少阴者，心脉也。心者，五脏六腑之大主也。心为帝王，精神之所舍，其脏坚固，邪不能客。客之则伤心，心伤则神去，神去则身死矣。故诸邪在于心者，皆在心之包络，包络者，心主之脉也，故少阴无腧焉。少阴无腧，心不病乎？对曰：其外经腑病，脏不病，故独取其经于掌后锐骨之端也。

手心主之脉，起于胸中，出属心包，下膈，历络三焦。其支者，循胸，出胁，下腋三寸，上抵腋，下循臑内，行太阴少阴之间，入肘中，下臂，行两筋之间，入掌中，循中指出其端。其支者，别掌中，循小指次指出其端。是动则病手心热，肘臂挛急，腋肿，甚则胸胁支满，心中澹澹大动，面赤目黄，善笑不休。是主脉所生病者，烦心，心痛，掌中热。盛者，则寸口大一倍于人迎；虚者，则寸口反小于人迎也。

手心主之别，名曰内关，去腕二寸，出于两筋间，循经以上，系于心包，络心系。气实则心痛，虚则为烦心，取之两筋间。

心病，烦闷，少气，大热，热上荡心，呕吐，咳逆，狂语，汗出如珠，身体厥冷，其脉当浮，今反沉濡而滑，其色当赤，而反黑者，此是水之克火，为大逆，十死不治。

小肠手太阳经病证第四

小肠病者，少腹痛，腰脊控睾而痛，时窘之，复耳前热，若寒甚，独肩上热，及手小指次指之间热，若脉陷者，此其候也。

少腹控睾引腰脊，上冲心，邪在小肠者，连睾系，属于脊，贯肝肺，络心系。气盛则厥逆，上冲肠胃，动肝肺，散于肓，结于厌（一作齐），故取之肓原以散之，刺太阴以与之，取厥阴以下之，取巨虚下廉以去之，按其所过之经以调之。

小肠有寒，其人下重，便脓血，有热，必痔。

小肠有宿食，常暮发热，明日复止。

小肠胀者，少腹䐜胀，引腹而痛。

厥气客于小肠，则梦聚邑街衢。

手太阳之脉，起之于小指之端，循手外侧，上腕，出踝中，直上，循臂骨下廉，出肘内侧两骨之间，上循臑外后廉，出肩解，绕肩甲，交肩上，入缺盆，向腋，络心，循咽下膈抵胃，属小肠。其支者，从缺盆循颈上颊，至目锐眦，却入耳中。其支者，别颊，上䪼，抵鼻，至目内眦，斜络于颧。是动则病嗌痛，颔肿，不可以顾，肩似拔，臑似折。是主液所生病者，耳聋，目黄，颊颔肿，颈、肩、肘、臂外后廉痛。盛者则人迎大再倍于寸口，虚者则人迎反小于寸口也。

脾足太阴经病证第五

脾气虚，则四肢不用，五脏不安；实，则腹胀，泾溲不利。

脾气虚则梦饮食不足，得其时则梦筑垣盖屋。脾气盛则梦歌乐，体重，手足不举。厥气客于脾则梦丘陵大泽，坏屋风雨。

病在脾，日昳慧，平旦甚，日中持，下晡静。

病先发于脾，闭塞不通，身痛体重。一日之胃，而腹胀。二日之肾，少腹腰脊痛，胫酸。三日之膀胱，背胆筋痛，小便闭。十日不已，死，冬人定，夏晏食。

脾脉搏坚而长，其色黄，当病少气。其软而散，色不泽者，当病足骭肿，若水状。

脾脉沉之而濡，浮之而虚，苦腹胀，烦满，胃中有热，不嗜食，食而不化，大便难，四肢苦痹，时不仁，得之房内，月使不来，来而频并。

黄脉之至也，大而虚，有积气在腹中，有厥气，名曰厥疝，女子同法，得之疾使四肢，汗出当风。

寸口脉弦而滑，弦则为痛，滑则为实，痛即为急，实即为踊，痛踊相抟，即胸胁抢急。

趺阳脉浮而涩，浮即胃气微，涩即脾

气衰，微衰相抟，即呼吸不得，此为脾家失度。

寸口脉双紧，即为入，其气不出，无表有里，心下痞坚。

趺阳脉微而涩，微即无胃气，涩即伤脾。寒在于膈，而反下之，寒积不消，胃微脾伤，谷气不行，食已自噫。寒在胸膈，上虚下实，谷气不通，为闭塞之病。

寸口脉缓而迟，缓则为阳，其气长；迟则为阴，荣气促。荣卫俱和，刚柔相得，三焦相承，其气必强。

趺阳脉滑而紧，滑即胃气实，紧即脾气伤。得食而不消者，此脾不治也。能食而腹不满，此为胃气有余。腹满而不能食，心下如饥，此为胃气不行，心气虚也。得食而满者，此为脾家不治。

脾中风者，翕翕发热，形如醉人，腹中烦重，皮肉瞤瞤而短气也。

凡有所击仆，若醉饱入房，汗出当风，则伤脾，脾伤则中气阴阳离别，阳不从阴，故以三分候死生。

脾气弱，病利，下白，肠垢，大便坚，不能更衣，汗出不止，名曰脾气弱。或五液注下，青黄赤白黑，病人鼻下平者，胃病也；微赤者，病发痈；微黑者，有热；青者，有寒；白者，不治；唇黑者，胃先病；微燥而渴者，可治；不渴者，不可治；脐反出者，此为脾先落。（一云：先终。）

脾胀者，善哕，四肢急，体重不能衣。（一作枚。）

脾水者，其人腹大，四肢苦重，津液不生，但苦少气，小便难。

趺阳脉浮而涩，浮则胃气强，涩则小便数，浮涩相抟，大便则坚，其脾为约。脾约者，其人大便坚，小便利而反不渴。

凡人病脉已解，而反暮微烦者，人见病者瘥安，而强与谷，脾胃气尚弱，不能消谷，故令微烦，损谷则愈。

脾之积，名曰痞气，在胃管，覆大如盘，久久不愈，病四肢不收，黄瘅，食饮不为肌肤，以冬壬癸日得之，何也？肝病传脾，脾当传肾，肾适以冬王，王者不受邪，脾复欲还肝，肝不肯受，因留结为积，故知痞气以冬得之。

脾病，其色黄，饮食不消，腹苦胀满，体重节痛，大便不利，其脉微缓而长，此为可治，宜服平胃圆、泻脾圆、茱萸圆、附子汤。春当刺隐白，冬刺阴陵泉，皆泻之。夏刺大都，季夏刺公孙，秋刺商丘，皆补之。又当灸章门五十壮，背第十一椎百壮。

脾病者，必身重，苦饥，足痿不收，（《素问》作善肌肉痿，足不收。）行善瘈，脚下痛，虚则腹胀，肠鸣，溏泄，食不化，取其经，足太阴、阳明、少阴血者。

邪在脾胃，肌肉痛。阳气有余，阴气不足，则热中，善饥。阳气不足，阴气有余，则寒中，肠鸣腹痛。阴阳俱有余，若俱不足，则有寒有热。皆调其三里。

足太阴之脉，起于大指之端，循指内侧白肉际，过核骨后，上内踝前廉，上腨内，循胻骨后，交出厥阴之前，上循膝股内前廉，入腹，属脾，络胃，上膈，挟咽，连舌本，散舌下。其支者，复从胃别上膈，注心中。是动则病舌本强，食则呕（一作吐），胃管痛，腹胀，善噫，得后与气则快然而衰，身体皆重。是主脾所生病者，舌本痛，体不能动摇，食不下，烦心，心下急痛，寒疟，溏，瘕，泄，水闭，黄疸，好卧，不能食肉，唇青，强立股膝内痛，厥，足大趾不用。盛者则寸口大三倍于人迎，虚者则寸口反小于人迎。足太阴之别，名曰公孙，去本节后一寸，别走阳明。其别者，入络肠胃。

厥气上逆，则霍乱。实则腹中切痛，虚则臌胀，取之所别。

脾病，其色黄，体青，失溲，直视，唇反张，爪甲青，饮食吐逆，体重节痛，四肢不举，其脉当浮大而缓，今反弦急，其色当黄，今反青，此是木之克土，为大逆，十死不治。

胃足阳明经病证第六

胃病者，腹胀，胃管当心而痛，上支两胁，膈咽不通，饮食不下，取三里。

饮食不下，隔塞不通，邪在胃管。在上管，则抑而刺之；在下管，则散而去。

胃脉搏坚而长，其色赤，当病折髀。其软而散者，当病食痹，髀痛。

胃中有癖，食冷物者，痛不能食，食热即能食。

胃胀者，腹满，胃管痛，鼻闻焦臭，妨于食，大便难。

诊得胃脉，病形何如？曰：胃实则胀，虚则泄。

病先发于胃，胀满。五日之肾，少腹腰脊痛，胫酸。三日之膀胱，背胂筋痛，小便闭。五日上之脾，闭塞不通，身痛体重。（《灵枢》云：上之心。）六日不已，死，冬夜半后，夏日昳。（六日一作三日。）脉浮而芤，浮则为阳，芤则为阴，浮芤相抟，胃气生热，其阳则绝。

趺阳脉浮者，胃气虚也。趺阳脉浮大者，此胃家微，虚烦，圊必日再行。芤而有胃气者，脉浮之大而软，微按之芤，故知芤而有胃气也。

趺阳脉数者，胃中有热，即消谷引食。趺阳脉涩者，胃中有寒，水谷不化。趺阳脉粗粗而浮者，其病难治。趺阳脉浮迟者，故久病。趺阳脉虚则遗尿，实则失气。

动作头痛重，热气朝者，属胃。

厥气客于胃，则梦饮食。

足阳明之脉，起于鼻，交頞中，旁约太阳之脉，下循鼻外，入上齿中，还出挟口环唇，下交承浆，却循颐后下廉，出大迎，循颊车，上耳前，过客主人，循发际，至额颅。其支者，从大迎前下人迎，循喉咙，入缺盆，下膈，属胃，络脾。其直者，从缺盆下乳内廉，下挟脐，入气街中。其支者，起胃下口，循腹里，下至气街中而合，以下髀关，抵伏菟，下入膝膑中，下循胻外廉，下足跗，入中指内间。其支者，下膝三寸而别，以下入中指外间。其支者，别跗上，入大指间，出其端。是动则病凄凄然振寒，善伸，数欠，颜黑，病至则恶人与火，闻木音则惕然而惊，心动，欲独闭户牖而处，甚则欲上高而歌，弃衣而走，贲响腹胀，是为骭厥。是主血（血，一作胃）所生病者，狂疟（一作瘧），温淫汗出，鼽衄，口㖞，唇紧，颈肿，喉痹，大腹水肿，膝膑痛，循膺、乳、街、股、伏兔、骭外廉、足跗上皆痛，中指不用。气盛则身以前皆热，其有余于胃，则消谷善饥，尿色黄。气不足则身以前皆寒慄，胃中寒则胀满。盛者则人迎大三倍于寸口，虚者则人迎反小于寸口也。

肺手太阴经病证第七

肺气虚则鼻息利，少气；实则喘喝，胸凭仰息。肺气虚则梦见白物，见人斩血藉藉，得其时则梦见兵战；肺气盛则梦恐惧，哭泣。厥气客于肺，则梦飞扬，见金铁之器奇物。

病在肺，下晡慧，日中甚，夜半静。

病先发于肺，喘咳。三日之肝，胁痛

支满。一日之脾，闭塞不通，身痛体重。五日之胃，腹胀。十日不已，死，冬日入，夏日出。

肺脉搏坚而长，当病唾血，其濡而散者，当病漏汗，（漏，一作灌。）至今不复散发。

肺脉沉之而数，浮之而喘，苦洗洗寒热，腹满，肠中热，小便赤，肩背痛，从腰以上汗出，得之房内，汗出当风。

白脉之至也喘而浮大，上虚下实，惊，有积气在胸中，喘而虚，名曰肺痹，寒热得之，因醉而使内也。

肺中风者，口燥而喘，身运而重，冒而肿胀。

肺中寒者，其人吐浊涕。

形寒、寒饮则伤肺，以其两寒相感，中外皆伤，故气逆而上行。肺伤者，其人劳倦则咳唾血，其脉细紧浮数，皆吐血，此为躁扰嗔怒得之，肺伤气拥所致。

肺胀者，虚而满，喘，咳逆倚息，目如脱状，其脉浮。

肺水者，其人身体重而小便难，时时大便鸭溏。肝乘肺，必作虚。

脉软而弱，弱反在关，软反在巅。浮反在上，弱反在下。浮则为阳，弱则血不足，必弱为虚。浮弱自别，浮则自出，弱则为入。浮则为出不入，此为有表无里。弱则为入不出，此为无表有里。阳出极汗，齐腰而还，此为无表有里，故名曰厥阳，在当汗出不汗出。

趺阳脉浮缓，少阳微紧，微为血虚，紧为微寒，此为鼠乳，其病属肺。

肺之积，名曰息贲，在右胁下，覆大如杯，久久不愈，病洒洒寒热，气逆喘咳，发肺痈，以春甲乙日得之，何也？心病传肺，肺当传肝，肝适以春王，王者不受邪，肺复欲还心，心不肯受，因留结为积，故知息贲以春得之。肺病，其色白，身体但寒无热，时时咳，其脉微迟，为可治，宜服五味子大补肺汤、泻肺散。春当刺少商，夏刺鱼际，皆泻之。季夏刺太渊，秋刺经渠，冬刺尺泽，皆补之。又当灸膻中百壮，背第三椎二十五壮。

肺病者，必喘咳，逆气，肩息，背痛，汗出，尻、阴、股、膝挛，髀、腨、胻、足皆痛。虚则少气，不能报息，耳聋，嗌干，取其经手太阴，足太阳之外，厥阴内少阴血者。

邪在肺则皮肤痛，发寒热，上气，气喘，汗出，咳动肩背，取之膺中外腧，背第三椎之傍，以手痛按之快然，乃刺之，取之缺盆中以越之。

手太阴之脉，起于中焦，下络大肠，还循胃口，上膈，属肺，从肺系横出腋下，下循臑内，行少阴心主之前，下肘中，后循臂内上骨下廉，入寸口，上鱼，循鱼际，出大指之端。其支者，从腕后直次指内廉，出其端。是动则病肺胀满，膨膨而喘咳，缺盆中痛，甚则交两手而瞀，是为臂厥。是主肺所生病者，咳，上气，喘喝，烦心，胸满，臑臂内前廉痛，掌中热。气盛有余，则肩背痛，风，汗出，小便数而欠。气虚，则肩背痛，寒，少气不足以息，尿色变，猝遗失无度。盛者则寸口大三倍于人迎，虚者则寸口反小于人迎也。

手太阴之别，名曰列缺，起于腋下（一云：腕上）分间，别走阳明。其别者，并太阴之经，直入掌中，散入于鱼际。其实则手锐掌起，虚则欠咳，小便遗数，取之去腕一寸半。肺病，身当有热，咳嗽，短气，唾出脓血，其脉当短涩，今反浮大，其色当白，而反赤者，此是火之克金，为大逆，十死不治。

大肠手阳明经病证第八

大肠病者，肠中切痛而鸣濯濯，冬日重感于寒则泄，当脐而痛，不能久立，与胃同候，取巨虚上廉。肠中雷鸣，气上冲胸，喘，不能久立，邪在大肠，刺肓之原、巨虚上廉、三里。

大肠有寒鹜溏，有热便肠垢。

大肠有宿食，寒慄发热，有时如疟状。

大肠胀者，肠鸣而痛，寒则泄，食不化。

厥气客于大肠，则梦田野。

手阳明之脉，起于大指次指之端外侧，循指上廉，出合谷两骨之间，上入两筋之中，循臂上廉，上入肘外廉，循臑外前廉，上肩，出髃骨之前廉，上出柱骨之会上，下入缺盆，络肺，下膈，属大肠。其支者，从缺盆直入，上颈，贯颊，入下齿缝中，还出挟口，交人中，左之右，右之左，上挟鼻孔。是动则病齿痛，颇肿。是主津所生病者，目黄，口干，鼽衄，喉痹，肩前臑痛，大指次指痛不用。气盛有余，则当脉所过者热肿；虚，则寒慄不复。盛者则人迎大三倍于寸口，虚者则人迎反小于寸口也。

肾足少阴经病证第九

肾气虚则厥逆，实则胀满，四肢正黑。肾气虚则梦见舟船溺人，得其时梦伏水中，若有畏怖，肾气盛则梦腰脊两解不相属。厥气客于肾则梦临渊，没居水中。

病在肾，夜半慧，日乘四季甚，下晡静。

病先发于肾，少腹腰脊痛，胫酸。三日之膀胱，背肥筋痛，小便闭。二日上之心，心痛。三日之小肠，胀。四日不已，死，冬大食，夏晏晡。

肾脉搏坚而长，其色黄而赤，当病折腰，其软而散者，当病少血。

肾脉沉之大而坚，浮之大而紧，苦手足骨肿厥而阴不兴，腰脊痛，少腹肿，心下有水气，时胀闭，时泄，得之浴水中，身未干而合房内，及劳倦发之。

黑脉之至也上坚而大，有积气在少腹与阴，名曰肾痹，得之沐浴清水而卧。

凡有所用力举重，若入房过度，汗出如浴水，则伤肾。肾胀者，腹满引背央央然，腰髀痛。

肾水者，其人腹大脐肿，腰重痛，不得尿，阴下湿如牛鼻头汗，其足逆寒，大便反坚。

肾著之为病，从腰以下冷，腰重如带五千钱。

肾著之病，其人身体重，腰中冷如冰状，（一作如水洗状。一作如坐水中，形如水状。）反不渴，小便自利，食饮如故，是其证也。病属下焦。从身劳汗出，衣里冷湿故，久久得之。

肾之积，名曰奔豚，发于少腹，上至心下，如豚奔走之状，上下无时，久久不愈，病喘逆，骨痿，少气，以夏丙丁日得之，何也？脾病传肾，肾当传心，心适以夏王，王者不受邪，肾复欲还脾，脾不肯受，因留结为积，故知奔豚，以夏得之。水流夜疾，何以故？师曰：土休，故流疾而有声，人亦应之，人夜卧则脾不动摇，脉为之数疾也。

肾病，其色黑，其气虚弱，吸吸少气，两耳苦聋，腰痛，时时失精，饮食减少，膝以下清，其脉沉滑而迟，此为可治，宜服内补散、建中汤、肾气圆、地黄煎。春当刺涌泉，秋刺伏留，冬刺阴谷，皆补之。夏刺然谷，季夏刺太溪，皆泻之。又当灸京门五十壮，背第十四椎百壮。

肾病者，必腹大，胫肿痛，喘咳，身重，寝汗出，憎风，虚即胸中痛，大腹、小腹痛，清，厥，意不乐，取其经，足少阴、太阳血者。

邪在肾，则骨痛阴痹。阴痹者，按之而不得，腹胀，腰痛，大便难，肩背、颈项强痛，时眩，取之涌泉、昆仑，视有血者，尽取之。

足少阴之脉，起于小指之下，斜趣足心，出然骨之下，循内踝之后，别入跟中，以上腨内，出腘中内廉，上股内后廉，贯脊，属肾，络膀胱。其直者，从肾上贯肝膈，入肺中，循喉咙，挟舌本。其支者，从肺出络心，注胸中。是动则病饥而不欲食，面黑如炭色（一作地色），咳唾则有血，喉鸣而喘，坐而欲起，目䀮䀮无所见，心悬若饥状，气不足则善恐，心惕惕若人将捕之，是为骨厥（一作痿）。是主肾所生病者，口热，舌干，咽肿，上气，嗌干及痛，烦心，心痛，黄疸，肠澼，脊、股内后廉痛，痿厥，嗜卧，足下热而痛。灸则强食而生害（一作肉），缓带被发，大杖重履而步。盛者则寸口大再倍于人迎，虚者则寸口反小于人迎也。

足少阴之别，名曰大钟，当踝后绕跟，别走太阳。其别者，并经上走于心包，下贯腰脊。其病，气逆则烦闷，实则闭癃，虚则腰痛，取之所别。肾病，手足逆冷，面赤目黄，小便不禁，骨节烦疼，少腹结痛，气冲于心，其脉当沉细而滑，今反浮大，其色当黑，而反黄，此是土之克水，为大逆，十死不治。

膀胱足太阳经病证第十

膀胱病者，少腹偏肿而痛，以手按之，则欲小便而不得，肩上热。若脉陷，足小指外侧及胫踝后皆热。若脉陷者，取委中。

膀胱胀者，少腹满而气癃。

病先发于膀胱者，背膂筋痛，小便闭。五日之肾，少腹、腰脊痛，胫酸。一日之小肠，胀。一日之脾，闭塞不通，身痛体重。二日不已，死，冬鸡鸣，夏下晡。（一云：日夕。）

厥气客于膀胱，则梦游行。

足太阳之脉，起于目内眦，上额，交巅上。其支者，从巅至耳上角。其直者，从巅入络脑，还出别下项，循肩髆内，挟脊，抵腰中，入循膂，络肾，属膀胱。其支者，从腰中下会于后阴，下贯臀，入腘中。其支者，从髆内左右，别下贯髋（一作胂），过髀枢，循髀外后廉，过（一本下合）腘中，以下贯腨内，出外踝之后，循京骨，至小指外侧。是动则病冲头痛，目似脱，项似拔，脊痛，腰似折，髀不可以曲，腘如结，腨如裂，是为踝厥。是主筋所生病者，痔，疟，狂，颠疾，头脑顶痛，目黄，泪出，鼽衄，项、背、腰、尻、腘、腨、脚皆痛，小指不用。盛者则人迎大再倍于寸口，虚者则人迎反小于寸口也。

三焦手少阳经病证第十一

三焦病者，腹胀气满，小腹尤坚，不得小便，窘急，溢则为水，留则为胀，候在足太阳之外大络，在太阳、少阳之间，赤见于脉，取委阳。

少腹病肿，不得小便，邪在三焦，约取

太阳大络，视其结脉与厥阴小络结而血者，肿，上及胃管，取三里。

三焦胀者，气满于皮肤，壳壳然而坚，不疼。热在上焦，因咳为肺痿。热在中焦，因坚。热在下焦，因尿血。

手少阳之脉，起于小指次指之端，上出两指之间，循手表腕，出臂外两骨之间，上贯肘，循臑外，上肩，而交出足少阳之后，入缺盆，交膻中，散络心包，下膈，遍属三焦。其支者，从膻中上出缺盆，上项，挟耳后，直上出耳上角，以屈下额，至顑。其支者，从耳后，入耳中，出走耳前，过客主人前，交颊，至目锐眦。是动则病耳聋，焞焞焞焞，嗌肿，喉痹。是主气所生病者，汗出，目锐眦痛，颊肿，耳后、肩、臑、肘、臂外皆痛，小指次指不用。盛者则人迎大一倍于寸口，虚者则人迎反小于寸口也。

卷　七

朝散大夫守光禄卿直秘阁判登闻检院
上护军臣林亿等类次

病不可发汗证第一

少阴病，脉细沉数，病为在里，不可发其汗。

脉浮而紧，法当身体疼痛，当以汗解。假令尺中脉迟者，不可发其汗。何以知然？此为荣气不足，血微少故也。

少阴病，脉微（一作濡而微弱），不可发其汗，无阳故也。

脉濡而弱，弱反在关，濡反在颠，微反在上，涩反在下，微则阳气不足，涩则无血，阳气反微，中风汗出而反躁烦，涩则无血，厥而且寒，阳微发汗，躁不得眠。

动气在右，不可发汗。发汗则衄而渴，心苦烦，饮即吐水。

动气在左，不可发汗。发汗则头眩，汗不止，筋惕肉瞤。

动气在上，不可发汗。发汗则气上冲，正在心端。

动气在下，不可发汗。发汗则无汗，心中大烦，骨节苦疼，目运恶寒，食即反吐，谷不得前（一云：谷不消化）。

咽中闭塞，不可发汗。发汗则吐血，气微绝，手足逆冷，欲得踡卧，不能自温。

诸脉数、动、微、弱，并不可发汗。发汗则大便难，腹中干，胃燥而烦，其形相象，根本异源。

脉濡而弱，弱反在关，濡反在颠，弦反在上，微反在下，弦为阳运，微为阴寒，上实下虚，意欲得温，微弦为虚，不可发汗，发汗则寒慄，不能自还，咳者则剧，数吐涎沫，咽中必干，小便不利，心中饥烦，晬时而发，其形似疟，有寒无热，虚而寒慄，咳而发汗，踡而苦满，（满，一作心痛。）腹中复坚。

厥，不可发汗。发汗则声乱，咽嘶，舌萎，谷不得前。

诸逆发汗，微者难愈，剧者言乱，睛眩者死，命将难全。

太阳病得之八九日，如疟状，发热而恶寒，热多寒少，其人不呕，清便续自可，一日再三发，其脉微而恶寒，此为阴阳俱虚，不可复发汗也。

太阳病，发热恶寒，热多寒少，脉微弱，则无阳也，不可复发其汗。咽干燥者，不可发汗。

亡血家，不可攻其表，汗出则寒慄而振。

衄家，不可攻其表，汗出必额陷脉上促

急而紧，直视而不能眴，不得眠。

汗家，重发其汗，必恍惚心乱，小便已阴疼，可与禹余粮圆。

淋家，不可发汗，发其汗，必便血。

疮家，虽身疼痛，不可攻其表，汗出则痓。（一作痉，下同。）

冬时发其汗，必吐利，口中烂，生疮。

下利清谷，不可攻其表，汗出必胀满。

咳而小便利，若失小便，不可攻其表，汗出则厥逆冷。汗出多极，发其汗，亦坚。

伤寒一二日至四五日，厥者必发热，前厥者后必热，厥深者热亦深，厥微者热亦微。厥应下之，而反发其汗，必口伤烂赤。病人脉数，数为有热，当消谷引食，反吐者，医发其汗，阳微，膈气虚，脉则为数，数为客阳，不能消谷，胃中虚冷，故令吐也。

伤寒四五日，其脉沉，烦而喘满，脉沉者，病为在里，反发其汗，津液越出，大便为难，表虚里实，久则谵语。

伤寒头痛，翕翕发热，形象中风，常微汗出，又自呕者，下之益烦心，懊侬如饥，发汗则致痓，身强难以屈伸，熏之则发黄，不得小便，久则发咳唾。

太阳病，发其汗，因致痓。

伤寒脉弦细，头痛而反发热，此属少阳，少阳不可发其汗。

太阳与少阳并病，头项强痛，或眩冒，时如结胸，心下痞坚者，不可发其汗。

少阴病，咳而下利，谵语者，此被火气劫故也，小便必难，以强责少阴汗也。

少阴病，但厥无汗而强发之，必动其血，未知从何道出，或从口鼻，或从目出（一本作耳目）者，是为下厥上竭，为难治。

伤寒有五，皆热病之类也。同病异名，同脉异经。病虽俱伤于风，其人自有痼疾，则不得同法。其人素伤于风，因复伤于热，风热相薄，则发风温，四肢不收，头痛身热，常汗出不解，治在少阴、厥阴，不可发汗，汗出谵言独语，内烦，躁扰不得卧，善惊，目乱无精，治之复发其汗，如此者医杀之也。

伤寒湿温，其人常伤于湿，因而中暍，湿热相薄，则发湿温。病苦两胫逆冷，腹满叉胸，头目痛，苦妄言，治在足太阴，不可发汗。汗出必不能言，耳聋，不知痛所在，身青，面色变，名曰重暍，如此者死医杀之也。（右二首出《医律》。）

病可发汗证第二

大法，春夏宜发汗。

凡发汗，欲令手足皆周至，漐漐，一时间益佳，但不欲如水流离。若病不解，当重发汗。汗多则亡阳，阳虚不得重发汗也。

凡服汤药发汗，中病便止，不必尽剂也。

凡云可发汗而无汤者，圆散亦可用，要以汗出为解，然不如汤随证良。

太阳病，外证未解，其脉浮弱，当以汗解，宜桂枝汤。

太阳病，脉浮而数者，可发其汗，属桂枝汤证。

阳明病，脉迟，汗出多，微恶寒，表为未解，可发其汗，属桂枝汤证。

夫病脉浮大，问病者，言但坚耳。设利者为虚，大逆，坚为实，汗出而解，何以故？脉浮，当以汗解。

伤寒，其脉不弦紧而弱，弱者必渴，被火必谵语。弱者，发热脉浮，解之，当汗出愈。

病者烦热，汗出即解。复如疟状，日晡

所发热，此属阳明。脉浮虚者，当发其汗，属桂枝汤证。

病常自汗出，此为荣气和，荣气和而外不解，此卫不和也。荣行脉中为阴，主内；卫行脉外为阳，主外。复发其汗，卫和则愈，属桂枝汤证。

病人脏无他病，时发热自汗出而不愈，此卫气不和也，先其时发汗即愈，属桂枝汤证。

脉浮而紧，浮则为风，紧则为寒，风则伤卫，寒则伤荣，荣卫俱病，骨节烦疼，可发其汗，宜麻黄汤。

太阳病不解，热结膀胱，其人如狂，血必自下，下者即愈。其外未解者，尚未可攻，当先解其外，属桂枝汤证。

太阳病，下之微喘者，表未解故也，属桂枝加厚朴杏子汤证。

伤寒，脉浮紧，不发其汗因衄，属麻黄汤证。

阳明病，脉浮，无汗，其人必喘。发其汗则愈，属麻黄汤证。

太阴病，脉浮者，可发其汗，属桂枝汤证。

太阳病，脉浮紧，无汗而发热，其身疼痛，八九日不解，表候续在，此当发其汗，服汤微除。发烦目瞑，剧者必衄，衄乃解。所以然者，阳气重故也，属麻黄汤证。

脉浮者，病在表，可发其汗，属桂枝汤证。

伤寒不大便六七日，头痛有热，与承气汤，其大便反青（一作小便清者），此为不在里，故在表也，当发其汗，头痛者，必衄，属桂枝汤证。

下利后，身体疼痛，清便自调，急当救表，宜桂枝汤。

太阳病，头痛发热，汗出恶风，若恶寒，属桂枝汤证。

太阳中风，阳浮而阴濡弱，浮者热自发，濡弱者汗自出，啬啬恶寒，淅淅恶风，翕翕发热，鼻鸣干呕，属桂枝汤证。

太阳病，发热汗出，此为荣弱卫强，故使汗出，欲救邪风，属桂枝汤证。

太阳病，下之，气上撞，可与桂枝汤；不撞，不可与之。

太阳病，初服桂枝汤，而反烦不解者，法当先刺风池、风府，却与桂枝汤则愈。烧针令其汗，针处被寒，核起而赤者，必发贲豚，气从少腹上撞心者，灸其核上一壮，与桂枝加桂汤。

太阳病，项背强几几，反汗出恶风，属桂枝加葛根汤。

太阳病，项背强几几，无汗恶风，属葛根汤。

太阳与阳明合病，而自利不呕者，属葛根汤证。

太阳与阳明合病，不下利，但呕，属葛根加半夏汤。

太阳病，桂枝证，医反下之，遂利不止，其脉促者，表未解，喘而汗出，属葛根黄芩黄连汤。

太阳病，头痛发热，身体疼，腰痛，骨节疼痛，恶风，无汗而喘，属麻黄汤证。

太阳与阳明合病，喘而胸满，不可下也，属麻黄汤证。

太阳中风，脉浮紧，发热恶寒，身体疼痛，不汗出而烦躁，头痛，属大青龙汤。脉微弱，汗出恶风，不可服之。服之则厥，筋惕肉瞤，此为逆也。

伤寒脉浮缓，其身不疼但重，乍有轻时，无少阴证者，大青龙汤发之。

伤寒表不解，心下有水气，干呕，发热而咳，或渴，或利，或噎，或小便不利，小腹满，或微喘，属小青龙汤。

伤寒，心下有水气，咳而微喘，发热不渴，服汤已而渴者，此寒去，为欲解，属小青龙汤证。

阳明中风，脉弦浮大而短气，腹都满，胁下及心痛，久按之，气不通（一作按之不痛），鼻干，不得汗，嗜卧，一身及目悉黄，小便难，有潮热，时时哕，耳前后肿，刺之小瘥，外不解，病过十日，脉续浮，与小柴胡汤。但浮，无余证，与麻黄汤。不尿，腹满加哕，不治。

太阳病，十日以去，脉浮细，嗜卧，此为外解。设胸满胁痛，与小柴胡汤。脉浮者，属麻黄汤证。

中风，往来寒热，伤寒五六日以后，胸胁苦满，嘿嘿不欲饮食，烦心喜呕，或胸中烦而不呕，或渴，或腹中痛，或胁下痞坚，或心中悸，小便不利，或不渴，外有微热，或咳者，属小柴胡汤。

伤寒四五日，身体热，恶风，颈项强，胁下满，手足温而渴，属小柴胡汤证。

伤寒六七日，发热、微恶寒，支节烦疼，微呕，心下支结，外证未去者，属柴胡桂枝汤。

少阴病，得之二三日，麻黄附子甘草汤微发汗，以二三日无证，故微发汗也。

脉浮，小便不利，微热，消渴，与五苓散，利小便发汗。

病发汗以后证第三

二阳并病，太阳初得病时，发其汗，汗先出，复不彻，因转属阳明，续自微汗出，不恶寒，若太阳证不罢，不可下，下之为逆，如此者，可小发其汗。设面色缘缘正赤者，阳气怫郁在表，当解之，熏之。若发汗不大，彻不足言，阳气怫郁不得越，当汗而不汗，其人躁烦，不知痛处，乍在腹中，乍在四肢，按之不可得，其人短气但坐，汗出而不彻故也。更发其汗即愈。何以知其汗不彻？脉涩故以知之。

未持脉时，病人叉手自冒心。师因教试令咳而不即咳者，此必两耳无所闻也。所以然者，重发其汗，虚故也。

发汗后，饮水多者必喘，以水灌之亦喘。

发汗后，水药不得入口为逆。若更发其汗，必吐下不止。

阳明病，本自汗出，医复重发其汗，病已瘥，其人微烦不了了，此大便坚也，以亡津液，胃中干燥，故令其坚。当问小便日几行，若本日三四行，今日再行者，必知大便不久出，今为小便数少，津液当还入胃中，故知必当大便也。

发汗多，又复发其汗，此为亡阳，皆谵语、脉短者，死；脉自和者，不死。

伤寒，发其汗，身目为黄，所以然者，寒湿相抟，在里不解故也。

病人有寒，复发其汗，胃中冷，必吐蛔。

太阳病，发其汗，遂漏而不止，其人恶风，小便难，四肢微急，难以屈伸，属桂枝加附子汤。

服桂枝汤，大汗出，若脉但洪大，与桂枝汤。若其形如疟，一日再三发，汗出便解，属桂枝二麻黄一汤。

服桂枝汤，大汗出，大烦渴不解，若脉洪大，属白虎汤。

伤寒，脉浮，自汗出，小便数，颇复（仲景颇复字作心烦），微恶寒，而脚挛急，反与桂枝欲攻其表，得之便厥，咽干，烦躁，吐逆，当作甘草干姜汤，以复其阳。厥愈足温，更作芍药甘草汤与之，其脚即伸。

而胃气不和，谵语，可与承气汤。重发其汗，复加烧针者，属四逆汤。

伤寒，发汗已解，半日许复烦，其脉浮数，可复发其汗，属桂枝汤证。

发汗后，身体疼痛，其脉沉迟，属桂枝加芍药生姜人参汤。

发汗后，不可更行桂枝汤，汗出而喘，无大热，可以麻黄杏子甘草石膏汤。

发汗过多以后，其人叉手自冒心，心下悸，而欲得按之，属桂枝甘草汤。

发汗后，其人脐下悸，欲作贲豚，属茯苓桂枝甘草大枣汤。

发汗后，腹胀满，属厚朴生姜半夏甘草人参汤。

发其汗不解，而反恶寒者，虚故也，属芍药甘草附子汤。不恶寒，但热者，实也，当和其胃气，宜小承气汤。

太阳病，发汗，若大汗出，胃中燥烦不得眠，其人欲饮水，当稍饮之，令胃中和则愈。

发汗已，脉浮而数，复烦渴者，属五苓散。

伤寒，汗出而渴，属五苓散证；不渴，属茯苓甘草汤。

太阳病，发其汗，汗出不解，其人发热，心下悸，头眩，身瞤而动，振振欲擗地，属真武汤。

伤寒，汗出解之后，胃中不和，心下痞坚，干噫食臭，胁下有水气，腹中雷鸣而利，属生姜泻心汤。

伤寒发热，汗出不解后，心中痞坚，呕而下利，属大柴胡汤。

太阳病三日，发其汗不解，蒸蒸发热者，属于胃也，属承气汤。

大汗出，热不去，内拘急，四肢疼，下利，厥逆而恶寒，属四逆汤。

发汗多，亡阳，谵语者，不可下，与柴胡桂枝汤，和其荣卫，以通津液后自愈。

病不可吐证第四

太阳病，当恶寒而发热，今自汗出，反不恶寒发热，关上脉细而数，此医吐之过也。若得病一日二日吐之，腹中饥，口不能食，三日四日吐之，不喜糜粥，欲食冷食，朝食暮吐，此医吐之所致也，此为小逆。

太阳病，吐之者，但太阳病当恶寒，今反不恶寒，不欲近衣，此为吐之内烦也。

少阴病，饮食入则吐，心中温温欲吐，复不能吐，始得之，手足寒，脉弦迟，此胸中实，不可下。若膈上有寒饮，干呕者，不可吐，当温之。

诸四逆厥者，不可吐之，虚家亦然。

病可吐证第五

大法：春宜吐。

凡服汤吐，中病便止，不必尽剂也。

病如桂枝证，其头不痛，项不强，寸口脉微浮，胸中痞坚，气上撞咽喉不得息，此为胸有寒，当吐之。

病胸上诸实，胸中郁郁而痛，不能食，欲使人按之，而反有浊唾，下利日十余行，其脉反迟，寸口微滑，此可吐之，吐之利即止。

少阴病，饮食入则吐，心中温温欲吐，复不能吐，当遂吐之。宿食在上管，当吐之。

病者手足厥冷，脉乍紧，邪结在胸中，心下满而烦，饥不能食，病在胸中，当吐之。

病不可下证第六

脉濡而弱，弱反在关，濡反在巅，微反在上，涩反在下，微则阳气不足，涩则无血，阳气反微，中风汗出，而反躁烦，涩则无血，厥而且寒，阳微不可下，下之则心下痞坚。

动气在右，不可下，下之则津液内竭，咽燥鼻干，头眩心悸。

动气在左，不可下，下之则腹里拘急，食不下，动气反剧，身虽有热，卧反欲踡。

动气在上，不可下，下之则掌握热烦，身浮冷，热汗自泄，欲水自灌。

动气在下，不可下，下之则腹满，猝起头眩，食则下清谷，心下痞坚。

咽中闭塞，不可下，下之则上轻下重，水浆不下，卧则欲踡，身体急痛，复下利日十数行。

诸外实，不可下，下之则发微热，亡脉则厥，当脐握热。

诸虚，不可下，下之则渴，引水者易愈，恶水者剧。

脉濡而弱，弱反在关，濡反在巅，弦反在上，微反在下，弦为阳运，微为阴寒，上实下虚，意欲得温，微弦为虚，虚者不可下。微则为咳，咳则吐涎沫，下之咳则止，而利不休，胸中如虫啮，粥入则出，小便不利，两胁拘急，喘息为难，颈背相牵，臂则不仁，极寒反汗出，躯冷若冰，眼睛不慧，语言不休，谷气多入，则为除中，口虽欲言，舌不得前。

脉濡而弱，弱反在关，濡反在巅，浮反在上，数反在下，浮则为阳虚，数则为无血，浮则为虚，数则生热。浮则为虚，自汗而恶寒。数则为痛，振而寒慄。微弱在关，胸下为急，喘汗，不得呼吸，呼吸之中，痛在于胁，振寒相抟，其形如疟。医反下之，令脉急数，发热，狂走见鬼，心下为痞，小便淋沥，少腹甚坚，小便血也。

脉濡而紧，濡则阳气微，紧则荣中寒。阳微，卫中风，发热而恶寒。荣紧，胃气冷，微呕，心内烦。医以为大热，解肌而发汗，亡阳虚烦躁，心下苦痞坚，表里俱虚竭，猝起而头眩，客热在皮肤，怅快不得眠，不知胃气冷，紧寒在关元，技巧无所施，汲水灌其身，客热应时罢，慄慄而振寒，重被而覆之，汗出而冒巅，体惕而又振，小便为微难，寒气因水发，清谷不容间，呕变反肠出，颠倒不得安，手足为微逆，身冷而内烦，迟欲从后救，安可复追还。

脉浮而大，浮为气实，大为血虚，血虚为无阴，孤阳独下阴部，小便难，胞中虚。今反小便利而大汗出，法卫家当微，今反更实，津液四射，荣竭血尽，干烦不眠，血薄肉消，而成暴液。医复以毒药攻其胃，此为重虚，客阳去有期，必下如污泥而死。

趺阳脉迟而缓，胃气如经。趺阳脉浮而数，浮则伤胃，数则动脾，此非本病，医特下之所为也。荣卫内陷，其数先微，脉反但浮，其人必大便坚，气噫而除。何以言之？脾脉本缓，今数脉动脾，其数先微，故知脾气不治。大便坚，气噫而除，今脉反浮，其数改微，邪气独留，心中则饥，邪热杀谷，潮热发渴，数脉当迟缓，脉因前后度数如前（仲景前字作法），病者则饥。数脉不时，则生恶疮。

脉数者，久数不止，止则邪结，正气不能复，正气却结于脏，故邪气浮之，与皮毛相得。脉数者，不可下，下之必烦，利不止。

少阴病，脉微，不可发其汗，无阳故也。阳已虚，尺中弱涩者，复不可下之。

脉浮大，应发其汗，医反下之，此为大逆。

脉浮而大，心下反坚，有热，属脏，攻之，不令微汗；属腑，溲数则坚，汗多即愈，汗少便难。脉迟，尚未可攻。

二阳并病，太阳初得病时，发其汗，汗先出，复不彻，因转属阳明，欲自汗出，不恶寒，若太阳证不罢，不可下，下之为逆。

结胸证，其脉浮大，不可下，下之即死。

太阳与阳明合病，喘而胸满，不可下之。

太阳与少阳并病，心下痞坚，颈项强而眩，勿下之。

诸四逆厥者，不可下之，虚家亦然。

病欲吐者，不可下之。

太阳病，有外证未解，不可下，下之为逆。

病发于阳，而反下之，热入，因作结胸。发于阴，而反下之，因作痞。痞脉浮坚而下之，紧反入里，因作痞。

夫病阳多者热，下之则坚。

本虚，攻其热必哕。

无阳阴强而坚，下之，必清谷而腹满。

太阴之为病，腹满而吐，食不下，下之益甚，腹时自痛，胸下结坚。

厥阴之为病，消渴，气上撞，心中疼热，饥而不欲食，甚者则欲吐，下之不肯止。

少阴病，其人饮食入则吐，心中温温欲吐，复不能吐。始得之，手足寒，脉弦迟，此胸中实，不可下也。

伤寒五六日，不结胸，腹濡，脉虚，复厥者，不可下，下之，亡血死。

伤寒，发热，但头痛，微汗出。发其汗，则不识人。熏之，则喘，不得小便，心腹满。下之，则短气而腹满，小便难，头痛背强。加温针，则必衄。

伤寒，其脉阴阳俱紧，恶寒发热，则脉欲厥。厥者，脉初来大，渐渐小，更来渐大，是其候也。恶寒甚者，翕翕汗出，喉中痛。热多者，目赤，睛不慧。医复发之，咽中则伤。若复下之，则两目闭，寒多清谷，热多便脓血。熏之，则发黄。熨之，则咽燥。小便利者，可救；难者，必危殆。

伤寒发热，口中勃勃气出，头痛目黄，鼻衄不可制，贪水者必呕，恶水者厥，下之，咽中生疮。假令手足温者，下重便脓血。头痛目黄者，下之，目闭。贪水者，下之，其脉必厥，其声嘤，咽喉塞，发其汗则战慄，阴阳俱虚。恶水者，下之，里冷不嗜食，大便完谷出，发其汗，口中伤，舌上苔滑，烦躁，脉数实，不大便六七日，后必便血，复发其汗，小便即自利。

得病二三日，脉弱，无太阳柴胡证，而烦躁，心下坚。至四日，虽能食，以承气汤少与微和之，令小安。至六日，与承气汤一升。不大便六七日，小便少者，虽不大便，但头坚后溏，未定成其坚，攻之必溏，当须小便利，定坚，乃可攻之。

脏结无阳证，寒而不热（《伤寒论》云：不往来寒热），其人反静，舌上苔滑者，不可攻也。

伤寒呕多，虽有阳明证，不可攻之。

阳明病，潮热，微坚，可与承气汤；不坚，不可与。若不大便六七日，恐有燥屎，欲知之法，可少与小承气汤。腹中转矢气者，此为有燥屎，乃可攻之。若不转矢气者，此但头坚后溏，不可攻之，攻之必腹满不能食，欲饮水者即哕，其后发热者，必复坚，以小承气汤和之。若不转矢气者，慎不可攻之。

阳明病，身合色赤者，不可攻也，必发热色黄者，小便不利也。

阳明病，当心下坚满，不可攻之，攻之，遂利不止者，死；止者，愈。

阳明病，自汗出，若发其汗，小便自利，此为内竭，虽坚不可攻之。当须自欲大便，宜蜜煎导而通之。若土瓜根及猪胆汁，皆可以导。

下利，其脉浮大，此为虚，以强下之故也，设脉浮革，因尔肠鸣，属当归四逆汤。

病可下证第七

大法：秋宜下。

凡可下者，以汤胜圆散，中病便止，不必尽三服。

阳明病，发热汗多者，急下之，属大柴胡汤。

少阴病，得之二三日，口燥咽干者，急下之，属承气汤。

少阴病六七日，腹满不大便者，急下之，属承气汤证。

少阴病，下利清水，色青者，心下必痛，口干燥者，可下之，属大柴胡汤、承气汤证。

下利，三部脉皆平，按其心下坚者，可下之，属承气汤证。

阳明与少阳合病而利，脉不负者为顺，负者失也，互相克贼为负。

滑而数者，有宿食，当下之，属大柴胡、承气汤证。

伤寒后脉沉，沉为内实，(《玉函》云：脉沉实，沉实者，下之。)下之解，属大柴胡汤证。

伤寒六七日，目中不了了，睛不和，无表里证，大便难，微热者，此为实，急下之，属大柴胡汤、承气汤证。

太阳病未解，其脉阴阳俱沉，必先振汗出解。但阳微者，先汗之而解，但阴微者，先下之而解，属大柴胡汤证。(阴微一作尺实。)

脉双弦迟，心下坚，脉大而紧者，阳中有阴，可下之，属承气汤证。

结胸者，项亦强，如柔痓状，下之即和。

病者无表里证，发热七八日，虽脉浮数，可下之，属大柴胡汤证。

太阳病六七日，表证续在，其脉微沉，反不结胸，其人发狂，此热在下焦，少腹当坚而满，小便自利者，下血乃愈，所以然者，以太阳随经，瘀热在里故也，属抵当汤。

太阳病，身黄，其脉沉结，少腹坚，小便不利，为无血，小便自利，其人如狂者，血证谛，属抵当汤证。

伤寒有热而少腹满，应小便不利，今反利者，此为血，当下之，属抵当圆证。

阳明病，发热而汗出，此为热越，不能发黄，但头汗出，其身无有，齐颈而还，小便不利，渴引水浆，此为瘀热在里，身必发黄，属茵陈蒿汤。

阳明证，其人喜忘，必有畜血，所以然者，本有久瘀血，故令喜忘。虽坚，大便必黑，属抵当汤证。汗出而谵语者，有燥屎在胃中，此风也，过经乃可下之。下之若早，语言乱，以表虚里实故也。下之则愈，属大柴胡汤、承气汤证。

病者烦热，汗出即解，复如疟状，日晡所发者，属阳明。脉实者，当下之，属大柴胡汤、承气汤证。

阳明病，谵语，有潮热，而反不能食者，必有燥屎五六枚。若能食者，但坚耳，属承气汤证。

太阳中风，下利呕逆，表解，乃可攻之。其人漐漐汗出，发作有时，头痛，心下痞坚满，引胁下痛，呕则短气，汗出，不恶寒，此为表解里未和，属十枣汤。

太阳病不解，热结膀胱，其人如狂，血自下，下之即愈。其外未解，尚未可攻，当先解外。外解，小腹急结者，乃可攻之，属桃仁承气汤。

伤寒七八日，身黄如橘，小便不利，少腹微满，属陈茵陈蒿汤证。

伤寒十余日，热结在里，复往来寒热，属大柴胡汤证。但结胸，无大热，此为水结在胸胁，头微汗出，与大陷胸汤。

伤寒六七日，结胸热实，其脉沉紧，心下痛，按之如石坚，与大陷胸汤。

阳明病，其人汗多，津液外出，胃中燥，大便必坚，坚者则谵语，属承气汤证。

阳明病，不吐下而心烦者，可与承气汤。

阳明病，其脉迟，虽汗出而不恶寒，其体（一本作人）必重，短气，腹满而喘，有潮热，如此者，其外为解，可攻其里。若手足濈然汗出者，此大便已坚，属承气汤。其热不潮，未可与承气汤。若腹满大而不大便者，属小承气汤，微和胃气，勿令至大下。

阳明病，谵语，发潮热，其脉滑疾，如此者，属承气汤。因与承气汤一升，腹中转矢气者，复与一升；如不转矢气者，勿更与之。明日又不大便，脉反微涩者，此为里虚，为难治，不可更与承气汤。

二阳并病，太阳证罢，但发潮热手足漐漐汗出，大便难而谵语者，下之愈，属承气汤证。

病人小便不利，大便乍难乍易，时有微热，喘冒不能卧者，有燥屎也，属承气汤证。

病发汗吐下以后证第八

师曰：病人脉微而涩者，此为医所病也。大发其汗，又数大下之，其人亡血，病当恶寒而发热，无休止时，夏月盛热而与（仲景作欲）著复衣，冬月盛寒而与（仲景作欲）裸其体。所以然者，阳微即恶寒，阴弱即发热，故（仲景作医）发其汗，使阳气微，又大下之，令阴气弱。五月之时，阳气在表，胃中虚冷，以阳气内微，不能胜冷，故与（仲景作欲）著复衣。十一月之时，阳气在里，胃中烦热，以阴气内弱，不能胜热，故与（仲景作欲）裸其体。又阴脉迟涩，故知亡血。

太阳病三日，已发其汗、吐、下、温针而不解，此为坏病，桂枝复不中与也。观其脉证，知犯何逆，随证而治之。

脉浮数，法当汗出而愈，而下之，则身体重，心悸，不可发其汗，当自汗出而解。所以然者，尺中脉微，此里虚，须表里实，津液和，即自汗出愈。

凡病若发汗、若吐、若下、若亡血，无津液而阴阳自和者，必自愈。

大下后，发汗，其人小便不利，此亡津液，勿治，其小便利，必自愈。

下以后，复发其汗，必振寒，又其脉微细，所以然者，内外俱虚故也。

太阳病，先下而不愈，因复发其汗，表里俱虚，其人因冒。冒家当汗出自愈。所以然者，汗出表和故也。表和，然后下之。

得病六七日，脉迟浮弱，恶风寒，手足温。医再三下之，不能多（多一作食），其人胁下满，面目及身黄，颈项强，小便难，与柴胡汤后必下重，本渴，饮水而呕，柴胡汤复不中与也，食谷者，哕。

太阳病二三日，终不能卧，但欲起者，心下必结，其脉微弱者，此本寒也，而反下之，利止者，必结胸；未止者，四五日复重下之，此挟热利也。

太阳病，下之，其脉促，不结胸者，此为欲解。其脉浮者，必结胸。其脉紧者，必咽痛。其脉弦者，必两胁拘急。其脉细而数者，头痛未止。其脉沉而紧者，必欲呕。其脉沉而滑者，挟热利。其脉浮而滑者，必下血。

太阳少阳并病，而反下之，成结胸，心下坚，下利不复止，水浆不肯下，其人必心烦。

脉浮紧而下之，紧反入里，则作痞，按之自濡，但气痞耳。

伤寒吐、下、发汗，虚烦，脉甚微，八九日，心下痞坚，胁下痛，气上冲咽喉，眩冒，经脉动惕者，久而成痿。

阳明病，不能食，下之不解，其人不能食，攻其热必哕，所以然者，胃中虚冷故也。

阳明病，脉迟，食难用饱，饱即发烦，头眩者，必小便难，此欲作谷疸。虽下之，其腹满如故耳。所以然者，脉迟故也。

太阳病，寸缓关浮尺弱，其人发热而汗出，复恶寒，不呕，但心下痞者，此为医下之也。

伤寒，大吐、大下之，极虚，复极汗者，其人外气怫郁，复与之水，以发其汗，因得哕。所以然者，胃中寒冷故也。

吐、下、发汗后，其人脉平而小烦者，以新虚不胜谷气故也。

太阳病，医发其汗，遂发热而恶寒，复下之，则心下痞，此表里俱虚，阴阳气并竭，无阳则阴独。复加火针，因而烦，面色青黄，肤瞤，如此者，为难治。今色微黄，手足温者，易愈。

服桂枝汤，下之，头项强痛，翕翕发热，无汗，心下满微痛，小便不利，属桂枝去桂加茯苓术汤。

太阳病，先发其汗，不解，而下之，其脉浮者，不愈。浮为在外，而反下之，故令不愈。今脉浮，故在外，当解其外则愈，属桂枝汤。

下以后，复发其汗者，则昼日烦躁不眠，夜而安静，不呕不渴，而无表证，其脉沉微，身无大热，属干姜附子汤。

伤寒吐、下、发汗后，心下逆满，气上撞胸，起即头眩，其脉沉紧，发汗即动经，身为振摇，属茯苓桂枝术甘草汤。

发汗、吐、下以后，不解，烦躁，属茯苓四逆汤。

伤寒发汗、吐、下后，虚烦不得眠。剧者，反复颠倒，心中懊侬，属栀子汤。若少气，栀子甘草汤。若呕，栀子生姜汤。若腹满者，栀子厚朴汤。

发汗若下之，烦热，胸中塞者，属栀子汤证。

太阳病，过经十余日，心下温温欲吐而胸中痛，大便反溏，其腹微满，郁郁微烦，先时自极吐下者，与承气汤。不尔者，不可与。欲呕，胸中痛，微溏，此非柴胡汤证，以呕故知极吐下也。

太阳病，重发其汗，而复下之，不大便五六日，舌上燥而渴，日晡所小有潮热，从心下至少腹坚满而痛不可近，属大陷胸汤。

伤寒五六日，其人已发汗，而复下之，胸胁满微结，小便不利，渴而不呕，但头汗出，往来寒热，心烦，此为未解，属柴胡桂枝干姜汤。

伤寒汗出，若吐下，解后，心下痞坚，噫气不除者，属旋覆代赭汤。

大下以后，不可更行桂枝汤。汗出而喘，无大热，可以麻黄杏子甘草石膏汤。

伤寒大下后，复发其汗，心下痞，恶寒者，表未解也，不可攻其痞，当先解表，表解，乃攻其痞。解表属桂枝汤，攻痞属大黄黄连泻心汤。

伤寒吐、下后，七八日不解，热结在里，表里俱热，时时恶风，大渴，舌上干燥而烦，欲饮水数升，属白虎汤。

伤寒吐、下后未解，不大便五六日至十余日，其人日晡所发潮热，不恶寒，独语如见鬼神之状。若剧者，发则不识人，循衣妄撮，怵惕不安，微喘直视，脉弦者生，涩者死。微者，但发热谵语，属承气汤。若下者，勿复服。

三阳合病，腹满身重，难以转侧，口不仁，面垢，谵语，遗尿。发汗则谵语，下之则额上生汗，手足厥冷，自汗，属白虎汤证。

阳明病，其脉浮紧，咽干口苦，腹满而喘，发热汗出而不恶寒，反偏恶热，其身体重，发其汗即躁，心愦愦而反谵语。加温针，必怵惕，又烦躁不得眠，下之，即胃中空虚，客气动膈，心中懊憹，舌上苔者，属栀子汤证。

阳明病，下之，其外有热，手足温，不结胸，心中懊憹，若饥不能食，但头汗出，属栀子汤证。

阳明病，下之，心中懊憹而烦，胃中有燥屎者，可攻。其人腹微满，头坚后溏者，不可下之。有燥屎者，属承气汤证。

太阳病，吐、下、发汗后，微烦，小便数，大便因坚，可与小承气汤和之，则愈。

大汗，若大下而厥冷者，属四逆汤证。

太阳病，下之，其脉促，胸满者，属桂枝去芍药汤。若微寒，属桂枝去芍药加附子汤。

伤寒五六日，大下之，身热不去，心中结痛者，未欲解也，属栀子汤证。

伤寒下后，烦而腹满，卧起不安，属栀子厚朴汤。

伤寒，医以圆药大下之，身热不去，微烦，属栀子干姜汤。

伤寒，医下之，续得下利清谷不止，身体疼痛，急当救里。身体疼痛，清便自调，急当救表。救里宜四逆汤，救表宜桂枝汤。

太阳病，过经十余日，反再三下之，后四五日，柴胡证续在，先与小柴胡汤。呕止小安，（呕止小安一云：呕不止，心下急。）其人郁郁微烦者，为未解，与大柴胡汤，下者止。

伤寒，十三日不解，胸胁满而呕，日晡所发潮热而微利，此本当柴胡汤下之，不得利，今反利者，故知医以圆药下之，非其治也。潮热者，实也，先再服小柴胡汤，以解其外，后属柴胡加芒硝汤。

伤寒十三日，过经而谵语，内有热也，当以汤下之。小便利者，大便当坚，而反利，其脉调和者，知医以圆药下之，非其治也。自利者，其脉当微厥，今反和者，此为内实，属承气汤证。

伤寒八九日，下之，胸满烦惊，小便不利，谵语，一身不可转侧，属柴胡加龙骨牡蛎汤。

火逆下之，因烧针烦躁，属桂枝甘草龙骨牡蛎汤。

太阳病，脉浮而动数，浮则为风，数则为热，动则为痛，数则为虚。头痛发热，微盗汗出而反恶寒，其表未解。医反下之，动数则迟，头痛即眩，（一云：膈内拒痛。）胃中空虚，客气动膈，短气躁烦，心中懊侬，阳气内陷，心下因坚，则为结胸，属大陷胸汤。若不结胸，但头汗出，其余无有，齐颈而还，小便不利，身必发黄。

伤寒五六日，呕而发热，柴胡汤证具，而以他药下之，柴胡证仍在，复与柴胡汤。此虽已下，不为逆也。必蒸蒸而振，却发热汗出而解。若心下满而坚痛者，此为结胸，属大陷胸汤。若但满而不痛者，此为痞，柴胡复不中与也，属半夏泻心汤。

本以下之，故心下痞，与之泻心，其痞不解，其人渴而口燥，小便不利者，属五苓散。一方言忍之一日乃愈。

伤寒、中风，医反下之，其人下利日数十行，谷不化，腹中雷鸣，心下痞坚而满，干呕而烦，不能得安。医见心下痞，为病不尽，复重下之，其痞益甚，此非结热，但胃中虚，客气上逆，故使之坚，属甘草泻心汤。

伤寒服汤药而下利不止，心下痞坚，服泻心汤以后，以他药下之，利不止，医以理中与之，利益甚。理中，理中焦，此利在下焦，属赤石脂禹余粮汤。若不止者，当利其小便。

太阳病，外证未除而数下之，遂挟热而利不止，心下痞坚，表里不解，属桂枝人参汤。

伤寒吐后，腹满者，与承气汤。

病者无表里证，发热七八日，脉虽浮数者，可下之。假令下已，脉数不解，今热则消谷喜饥，至六七日不大便者，有瘀血，属抵当汤。若脉数不解而不止，必夹血，便脓血。

太阳病，医反下之，因腹满时痛，为属太阴，属桂枝加芍药汤。

大实痛，属桂枝加大黄汤。

伤寒六七日，其人大下后，脉沉迟，手足厥逆，下部脉不至，喉咽不利，唾脓血，泄利不止，为难治，属麻黄升麻汤。

伤寒本自寒下，医复吐下之，寒格更遂吐（一本作更逆吐下），食入即出，属干姜黄芩黄连人参汤。

病可温证第九

大法：冬宜服温热药及灸。

师曰：病发热头痛，脉反沉，若不瘥，身体更疼痛，当救其里，宜温药，四逆汤。

下利腹满，身体疼痛，先温其里，宜四逆汤。

自利不渴者，属太阴，其脏有寒故也，当温之，宜四逆辈。

少阴病，其人饮食入则吐，心中温温欲吐，复不能吐，始得之，手足寒，脉弦迟，若膈上有寒饮，干呕者，不可吐，当温之，宜四逆汤。

少阴病，脉沉者，急当温之，宜四逆汤。

下利，欲食者，就当温之。

下利，脉迟紧，为痛未欲止，当温之。得冷者，满而便肠垢。

下利，其脉浮大，此为虚以强下之故也。设脉浮革，因尔肠鸣，当温之，宜当归四逆汤。

少阴病，下利，脉微涩者，即呕，汗出，必数更衣，反少，当温之。

伤寒，医下之，续得下利清谷不止，身体疼痛，急当救里，宜温之，以四逆汤。

病不可灸证第十

微数之脉，慎不可灸，因火为邪，则为

烦逆，追虚逐实，血散脉中，火气虽微，内攻有力，焦骨伤筋，血难复也。

脉浮，当以汗解，而反灸之，邪无从去，因火而盛，病从腰以下，必当重而痹，此为火逆。若欲自解，当先烦，烦乃有汗，随汗而解。何以知之？脉浮，故知汗出当解。

脉浮热甚而灸之，此为实，实以虚治，因火而动，咽燥必唾血。

病可灸证第十一

烧针令其汗，针处被寒，核起而赤者，必发贲豚，气从少腹上撞者，灸其核上一壮（一本作各一壮），与桂枝加桂汤。

少阴病，得之一二日，口中和，其背恶寒者，当灸之。

少阴病，其人吐利，手足不逆，反发热，不死。脉不至者，灸其少阴七壮。

少阴病，下利，脉微涩者，即呕，汗出，必数更衣，反少，当温其上，灸之。（一云：灸厥阴可五十壮。）

诸下利，皆可灸足大都五壮（一云：七壮），商丘、阴陵泉皆三壮。

下利，手足厥，无脉，灸之不温，反微喘者，死。少阴负趺阳者，为顺也。

伤寒六七日，其脉微，手足厥，烦躁，灸其厥阴，厥不还者，死。

伤寒，脉促，手足厥逆，可灸之，为可灸少阴，厥阴主逆。

病不可刺证第十二

大怒无刺，（大，一作新。）已刺无怒。（已，一作新。）

新内无刺，已刺无内。

大劳无刺，（大，一作新。）已刺无劳。

大醉无刺，已刺无醉。

大饱无刺，已刺无饱。

大饥无刺，已刺无饥。

大渴无刺，已刺无渴。

无刺大惊，无刺熇熇之热，无刺漉漉之汗，无刺浑浑之脉。

身热甚，阴阳皆争者，勿刺也。其可刺者，急取之，不汗则泄。所谓勿刺者，有死徵也。无刺病与脉相逆者。上工刺未生，其次刺未盛，其次刺已衰，粗工逆此，谓之伐形。（出《九卷》。）

病可刺证第十三

太阳病，头痛，至七日，自当愈，其经竟故也。若欲作再经者，当针足阳明，使经不传则愈。

太阳病，初服桂枝汤，而反烦不解者，当先刺风池、风府，乃却与桂枝汤则愈。

伤寒，腹满而谵语，寸口脉浮而紧者，此为肝乘脾，名纵，当刺期门。

伤寒，发热，啬啬恶寒，其人大渴，欲饮酢浆者，其腹必满而自汗出，小便利，其病欲解，此为肝乘肺，名曰横，当刺期门。

阳明病，下血而谵语，此为热入血室。但头汗出者，当刺期门，随其实而泻之，濈然汗出者则愈。

妇人中风，发热恶寒，经水适来，得之七八日，热除，脉迟，身凉，胸胁下满，如结胸状，其人谵语，此为热入血室，当刺期门，随其虚实而取之。《平病》云：热入血室，无犯胃气，及上三焦，与此相反，岂谓药不谓针耶？

太阳与少阳并病，头痛，颈项强而眩，时如结胸，心下痞坚，当刺大杼第一间，肺腧、肝腧，慎不可发汗，发汗则谵语，谵语则脉弦。谵语五日不止，当刺期门。

少阴病，下利，便脓血者，可刺。

妇人伤寒，怀身腹满，不得小便，加从腰以下重，如有水气状，怀身七月，太阴当养不养，此心气实，当刺，泻劳宫及关元，小便利则愈。

伤寒，喉痹，刺手少阴。少阴在腕，当小指后动脉是也。针入三分，补之。

问曰：病有汗出而身热烦满，烦满不为汗解者何？对曰：汗出而身热者，风也，汗出而烦满不解者，厥也，病名曰风厥也。太阳主气，故先受邪，少阴与为表里也，得热则上从之，从之则厥。治之，表里刺之，饮之汤。

热病三日，气口静，人迎躁者，取之诸阳五十九刺，以泻其热而出其汗，实其阴以补其不足。所谓五十九刺者，两手外内侧各三，凡十二痏；五指间各一，凡八痏，足亦如是；头入发一寸傍三分，各三，凡六痏；更入发三寸，边各五，凡十痏；耳前后、口下、项中各一，凡六痏；巅上一。

热病先肤痛，窒鼻充面，取之皮，以第一针五十九。苛菌为轸（一云苛轸）鼻，索皮于肺，不得索之火，火，心也。

热病嗌干，多饮善惊，卧不能安，取之肤肉，以第六针五十九。目眦赤，索肉于脾，不得索之木，木，肝也。

热病而胸胁痛，手足躁，取之筋间，以第四针针于四达（一作逆），筋辟目浸，索筋于肝，不得索之金，金肺也。

热病数惊，瘈疭而狂，取之脉，以第四针急泻有余者，癫疾，毛发去，索血（一作脉）于心，不得索之水，水，肾也。

热病而身重骨痛，耳聋而好瞑，取之骨，以第四针五十九。骨病，食啮牙齿，耳清，索骨于肾，无（一本作不）得索之土，土，脾也。

热病，先身涩傍勃（傍勃，《太素》作倚），烦闷，干唇嗌，取之以第一针五十九。肤胀，口干，寒汗。

热病，头痛，摄（摄一作颞颥。）目脉紧，善衄，厥热也，取之以第三针，视有余不足，寒热病。

热病，体重，肠中热，取之以第四针于其输及下诸指间，索气于胃络，得气也。

热病，侠脐痛急，胸胁支满，取之涌泉与太阴、阳明（一云：阴陵泉），以第四针，针嗌里。

热病而汗且出，反脉顺，可汗者，取之鱼际、太渊、大都、太白。泻之则热去，补之则汗出。汗出太甚者，取踝上横纹以止之。

热病七日八日，脉口动，喘而眩者，急刺之。汗且自出，浅刺手大指间。

热病，先胸胁痛，手足躁，刺足少阳，补手太阴，病甚为五十九刺。

热病，先手臂痛，刺手阳明、太阴，而汗出止。

热病，始于头首者，刺项太阳而汗出止。

热病，先身重骨痛，耳聋目瞑，刺足少阴，病甚为五十九刺。（一云：刺少阳。）

热病，先眩冒而热，胸胁满。刺足少阴、少阳。

热病，始足胫者，先取足阳明而汗出。

病不可水证第十四

发汗后，饮水多者，必喘。以水灌之，亦喘。

伤寒，大吐、大下之，极虚，复极汗

者，其人外气怫郁，复与之水以发其汗，因得哕，所以然者，胃中寒冷故也。

阳明病，潮热，微坚，可与承气汤。不坚，勿与之。若不大便六七日，恐有燥屎，欲知之法，可与小承气汤。若腹中不转矢气者，此为但头坚后溏，不可攻之，攻之必腹满，不能食，欲饮水者，即哕。

阳明病，若胃中虚冷，其人不能食，饮水即哕。

下利，其脉浮大，此为虚，以强下之故也。设脉浮革，因尔肠鸣，当温之，与水即哕。

病在阳，当以汗解而反以水噀之，若灌之，其热却不得去，益烦，皮上粟起，意欲饮水，反不渴，宜文蛤散。若不瘥，与五苓散。若寒实结胸，无热证者，与三物小陷胸汤，白散亦可。身热皮粟不解，欲引衣自覆，若以水噀之、洗之，益令热却不得出，当汗而不汗，即烦。假令汗出已，腹中痛，与芍药三两，如上法。

寸口脉浮大，医反下之，此为大逆。浮即无血，大即为寒，寒气相抟，即为肠鸣，医乃不知，而反饮水，令汗大出，水得寒气，冷必相抟，其人即噎。

寸口脉濡而弱，濡即恶寒，弱即发热，濡弱相抟，脏气衰微，胸中苦烦，此非结热而反薄，居水渍布，冷铫贴之，阳气遂微，诸腑无所依，阴脉凝聚，结在心下而不肯移，胃中虚冷，水谷不化，小便纵通，复不能多，微则可救，聚寒心下，当奈何也。

病可水证第十五

太阳病，发汗后，若大汗出，胃中干燥，烦不得眠，其人欲饮水，当稍饮之，令胃中和则愈。

厥阴病，渴欲饮水者，与水饮之即愈。太阳病，寸口缓，关上小浮，尺中弱，其人发热而汗出，复恶寒，不呕，但心下痞者，此为医下也。若不下，其人复不恶寒而渴者，为转属阳明。小便数者，大便即坚，不更衣十日，无所苦也。欲饮水者，但与之，当以法救渴，宜五苓散。

寸口脉洪而大，数而滑，洪大则荣气长，滑数则胃气实，荣长则阳盛怫郁不得出身，胃实则坚难，大便则干燥，三焦闭塞，津液不通，医发其汗，阳盛不周，复重下之，胃燥热畜，大便遂摈，小便不利，荣卫相抟，心烦发热，两眼如火，鼻干面赤，舌燥齿黄焦，故大渴。过经成坏病，针药所不能制，与水灌枯槁，阳气微散，身寒温衣覆，汗出表里通，然其病即除。形脉多不同，此愈非法治，但医所当慎，妄犯伤荣卫。

霍乱而头痛发热，身体疼痛，热多欲饮水，属五苓散。

呕吐而病在膈上，后必思水者，急与猪苓散。饮之水，亦得也。

病不可火证第十六

太阳中风，以火劫发其汗，邪风被火热，血气流泆，失其常度，两阳相熏灼，其身发黄。阳盛则欲衄，阴虚小便难，阴阳俱虚竭，身体则枯燥，但头汗出，齐颈而还，腹满而微喘，口干咽烂，或不大便，久则谵语，甚者至哕，手足躁扰，循衣摸床，小便利者，其人可治。

太阳病，医发其汗，遂发热而恶寒，复下之，则心下痞，此表里俱虚，阴阳气并竭，无阳则阴独，复加火针因而烦，面色青黄，肤瞤，如此者为难治。今色微黄，手足温者愈。

伤寒，加温针必惊。

阳脉浮，阴脉弱，则血虚，血虚则筋伤。其脉沉者，荣气微也。其脉浮而汗出如流珠者，卫气衰也。荣气微，加烧针，血留不行，更发热而躁烦也。

伤寒，脉浮，而医以火迫劫之，亡阳，惊狂，卧起不安，属桂枝去芍药加蜀漆牡蛎龙骨救逆汤。

问曰：得病十五、十六日，身体黄，下利，狂欲走。师脉之言：当下清血如豚肝乃愈。后如师言。何以知之？师曰：寸口脉阳浮阴濡弱，阳浮则为风，阴濡弱为少血，浮虚受风，少血发热，恶寒洒淅，项强头眩。医加火熏，郁令汗出，恶寒遂甚，客热因火而发，怫郁蒸肌肤，身目为黄，小便微难，短气，从鼻出血，而复下之，胃无津液，泄利遂不止，热瘀在膀胱，蓄结成积聚，状如豚肝，当下未下，心乱迷愦，狂走赴水，不能自制。蓄血若去，目明心了。此皆医所为，无他祸患，微轻得愈，极者不治。

伤寒，其脉不弦紧而弱者，必渴，被火必谵言。弱者发热，脉浮，解之，当汗出愈。

太阳病，以火熏之，不得汗，其人必躁，到经不解，必有清血。

阳明病，被火，额上微汗出而小便不利，必发黄。

阳明病，其脉浮紧，咽干口苦，腹满而喘，发热汗出而不恶寒，反偏恶热，其身体重，发其汗则躁，心愦愦而反谵语，加温针必怵惕，又烦躁不得眠。

少阴病，咳而下利，谵语，是为被火气劫故也，小便必难，为强责少阴汗出。

太阳病二日而烧瓦熨其背，大汗出，火气入胃，胃中竭燥，必发谵语，十余日振而反汗出者，此为欲解。其汗从腰以下不得汗，其人欲小便反不得，呕欲失溲，足下恶风，大便坚者，小便当数而反不数，及多便已，其头卓然而痛，其人足心必热，谷气下流故也。

病可火证第十七

下利，谷道中痛，当温之，以为宜熬木盐熨之。一方，炙枳实熨之。

热病阴阳交并少阴厥逆阴阳竭尽生死证第十八

问曰：温病，汗出辄复热，而脉躁疾，不为汗衰，狂言，不能食，病名为何？对曰：名曰阴阳交，交者，死。人所以汗出者，生于谷，谷生于精。今邪气交争于骨肉而得汗者，是邪却而精胜。精胜则当能食而不复热。热者，邪气也。汗者，精气也。今汗出而辄复热者，邪胜也。不能食者，精无俾也。汗而热留者，寿可立而倾也。

夫汗出而脉尚躁盛者，死。此今脉不与汗相应，此不胜其病也。狂言者，是失志。失志者，死。有三死，不见一生，虽愈必死。

热病，已得汗，而脉尚躁盛，此阳脉之极也，死。其得汗而脉静者，生也。

热病，脉尚躁盛而不得汗者，此阳脉之极也。死。脉躁盛得汗者，生也。

热病，已得汗，而脉尚躁，喘且复热，勿肤刺，喘甚者，死。

热病，阴阳交者，死。

热病，烦已而汗，脉当静。

太阳病，脉反躁盛者，是阴阳交，死。

复得汗，脉静者，生。

热病，阴阳交者，热烦身躁，太阴寸口脉两冲尚躁盛，是阴阳交，死。得汗脉静者，生。

热病，阳进阴退，头独汗出，死。阴进阳退，腰以下至足汗出，亦死。阴阳俱进，汗出已，热如故，亦死。阴阳俱退，汗出已，寒慄不止，鼻口气冷，亦死。（上热病阴阳交部。）

热病，所谓并阴者，热病已得汗，因得泄，是谓并阴，故治。（治一作活。）

热病，所谓并阳者，热病已得汗，脉尚躁盛，大热，汗之，虽不汗出，若衄，是谓并阳，故治。（上热病并阴阳部。）

少阴病，恶寒，踡而利，手足逆者，不治。

少阴病，下利止而眩，时时自冒者，死。

少阴病，其人吐利，躁逆者，死。

少阴病，四逆，恶寒而踡，其脉不至，其人不烦而躁者，死。

少阴病，六七日，其人息高者，死。

少阴病，脉微细沉，但欲卧，汗出不烦，自欲吐，五六日自利，复烦躁，不得卧寐者，死。

少阴病，下利，若利止，恶寒而踡，手足温者，可治。

少阴病，恶寒而踡，时时自烦，欲去其衣被者，可治。

少阴病，下利止，厥逆无脉，干烦（一本作干呕），服汤药，其脉暴出者，死。微细者，生。（上少阴部。）

伤寒六七日，其脉微，手足厥，烦躁，灸其厥阴，厥不还者，死。

伤寒，下利，厥逆，躁不能卧者，死。

伤寒，发热，下利至厥不止者，死。

伤寒，厥逆，六七日不利便发热而利者，生。其人汗出，利不止者，死。但有阴无阳故也。

伤寒五六日，不结胸，腹濡，脉虚，复厥者，不可下，下之，亡血，死。

伤寒，发热而厥，七日，下利者，为难治（上厥逆部）。

热病，不知所痛，不能自收，口干，阳热甚，阴颇有寒者，热在髓，死不治。

热病在肾，令人渴，口干，舌焦黄赤，昼夜欲饮不止，腹大而胀，尚不厌饮，目无精光，死不治。

脾伤，即中风，阴阳气别离，阴不从阳，故以三分候其死生。

伤寒，咳逆上气，其脉散者，死。谓其人形损故也。

伤寒，下利，日十余行，其人脉反实者，死。

病者胁下素有痞，而下在脐傍，痛引少腹，入阴侠阴筋，此为脏结，死。

夫实则谵语，虚则郑声。郑声者，重语是也。直视、谵语、喘满者，死。若下利者，亦死。

结胸证悉具而躁者，死。

吐舌下卷者，死。唾如胶者，难解。舌头四边，徐有津液，此为欲解。病者至经，上唇有色，脉自和，为欲解。色急者，未解（上阴阳竭尽部）。

重实重虚阴阳相附生死证第十九

问曰：何谓虚实？对曰：邪气盛则实，精气夺则虚。重实者，肉大热，病气热，脉满，是谓重实。问曰：经络俱实，何如？对曰：经络皆实，是寸脉急而尺脉缓也，皆当俱治，故曰滑则顺，涩则逆。夫虚实者，皆从其物类始，五脏骨肉滑利，可以长久。寒气暴上，脉满实，实而滑，顺则生，实而涩，逆则死。形尽满，脉急大坚，尺满而不应，顺则生，逆则死。所谓顺者，手足温。所谓逆者，手足寒也。

问曰：何谓重虚？对曰：脉虚，气虚、尺虚，是谓重虚。所谓气虚者，言无常也。尺虚者，行步匡然也。脉虚者，不象阴也。如此者，滑则生，涩则死。气虚者，肺虚也。气逆者，足寒也。非其时则生，当其时则死，余脏皆如此也。脉实满，手足寒，头热者，春秋则生，冬夏则死。脉浮而涩，涩而身有热者，死。络气不足，经气有余，脉热而尺寒，秋冬为逆，春夏为顺。经虚络满者，尺热满而寒涩，春夏死，秋冬生。络满经虚，灸阴刺阳；经满络虚，刺阴灸阳。问曰：秋冬无极阴，春夏无极阳，何谓也？对曰：无极阳者，春夏无数虚阳明，阳明虚则狂。无极阴者，秋冬无数虚太阴，太阴虚则死（上重实重虚部）。

热病，所谓阳附阴者，腰以下至足热，腰以上寒，阴气下争，还心腹满者，死。所谓阴附阳者，腰以上至头热，腰以下寒，阳气上争，还得汗者生（上阴阳相附部）。

热病生死期日证第二十

太阳之脉，色荣颧骨，热病也。荣未夭，曰今且得汗，待时自已。与厥阴脉争见者，死期不过三日，其热病气内连肾。少阳之脉，色荣颊前，热病也。荣未夭，曰今且得汗，待时自已。与少阴脉争见者，死期不过三日。

热病七八日，脉微小，病者溲血，口中干，一日半而死。脉代者，一日死。

热病七八日，脉不躁喘不数，后三日中有汗。三日不汗，四日死。未曾汗，勿肤刺（肤，一作庸）。

热病三四日，脉不喘，其动均者，身虽烦热，今自得汗，生。传曰：始腑入脏，终阴复还阳，故得汗。

热病七八日，脉不喘，其动均者，生。微热在阳不入阴，今自汗也。

热病七八日，脉不喘，动数均者，病当喑，期三日不得汗，四日死。

热病，身面尽黄而肿，心热，口干，舌卷焦黄黑，身麻臭，伏毒伤肺，中脾者，死。

热病，瘈疭，狂言，不得汗，瘈疭不止，伏毒伤肝，中胆者，死。

热病，汗不出，出不至足，呕胆，吐血，善惊不得卧，伏毒在肝，腑足少阳者，死。

热病十逆死证第二十一

热病，腹满腹胀，身热者，不得大小便，脉涩小疾，一逆见，死。

热病，肠鸣腹满，四肢清，泄注，脉浮大而洪不已，二逆见，死。

热病，大衄不止，腹中痛，脉浮大绝，喘而短气，三逆见，死。

热病，呕且便血，夺形肉，身热甚，脉绝动疾，四逆见，死。

热病，咳喘，悸眩，身热，脉小疾，夺形肉，五逆见，死。

热病，腹大而胀，四肢清，夺形肉，短气，六逆见，一旬内死。

热病，腹胀便血，脉大，时时小绝，汗出而喘，口干舌焦，视不见人，七逆见，一旬死。

热病，身热甚，脉转小，咳而便血，目

眶陷，妄言，手循衣缝，口干，躁扰不得卧，八逆见，一时死。

热病，瘈疭，狂走，不能食，腹满胸痛，引腰脐背，呕血，九逆见，一时死。

热病，呕血喘咳，烦满身黄，其腹膨胀，泄不止，脉绝，十逆见，一时死。

热病五脏气绝死日证第二十二

热病，肺气绝，喘逆，咳唾血，手足腹肿，面黄振慄，不能言语，死。魄与皮毛俱去，故肺先死，丙日笃，丁日死。

热病，脾气绝，头痛，呕宿汁，不得食，呕逆吐血，水浆不得入，狂言谵语，腹大满，四肢不收，意不乐，死。脉与肉气俱去，故脾先死，甲日笃，乙日死。

热病，心主气绝，烦满，骨痛（一作瘈），嗌肿，不可咽，欲咳不能咳，歌哭而笑，死。神与荣脉俱去，故心先死，壬日笃，癸日死。

热病，肝气绝，僵仆，足不安地，呕血，恐惧，洒淅恶寒，血妄出，遗屎尿，死。魂与筋血俱去，故肝先死，庚日笃，辛日死。

热病，肾气绝，喘悸吐逆，肿疽尻痈，目视不明，骨痛，短气，喘满，汗出如珠，死。精与骨髓俱去，故肾先死，戊日笃，己日死。

故外见瞳子青小，爪甲枯，发堕，身涩，齿挺而垢，人皮面厚尘黑，咳而唾血，渴欲数饮，大满，此五脏绝，表病也。

热病至脉死日证第二十三

热病，脉四至，三日死，脉四至者，平人一至，病人脉四至也。

热病，脉五至，一日死。时一大至，半日死。忽忽闷乱者，死。

热病，脉六至，半日死。忽急疾大至，有顷死。

热病脉损日死证第二十四

热病，脉四损，三日死。所谓四损者，平人四至，病人脉一至，名曰四损。

热病，脉五损，一日死。所谓五损者，平人五至，病人脉一至，名曰五损。

热病，脉六损，一时死。所谓六损者，平人六至，病人脉一至，名曰六损。若绝不至，或久乃至，立死。

治伤寒形证所宜进退。晋·王叔和集《仲景评脉要论》。

卷　八

朝散大夫守光禄卿直秘阁判登闻检院
上护军臣林亿等类次

平猝尸厥脉证第一

寸口沉大而滑，沉则为实，滑则为气，实气相抟，血气入于脏即死，入于腑即愈，此为猝厥。不知人，唇青身冷，为入脏，即死。如身温和，汗自出，为入腑，而复自愈。

平痓湿暍脉证第二（痓一作痉。）

太阳病，发热无汗，而反恶寒者，名刚痓。

太阳病，发热汗出，而不恶寒者，名柔痓（一云：恶寒）。

太阳病，发热，其脉沉而细者，为痓。

太阳病，发其汗，因致痓（论云：发其汗太多，因致痓）。

病者，身热足寒，颈项强急，恶寒，时头热，面赤，目脉赤，独头动摇者，为痓（论云：独头面摇，猝口噤，背反张者，痓病也）。

太阳病，无汗，而小便反少，气上冲胸，口噤不得语，欲作刚痓，葛根汤主之。

刚痓为病，胸满口噤，卧不著席，脚挛急，其人必齘齿可与大承气汤。

痓病，发其汗已，其脉浛浛如蛇，暴腹胀大者，为欲解，脉如故，反伏弦者，必痓（一云：痓脉出欲已）。

痓脉来，按之筑筑而弦，直上下行。

痓家，其脉伏坚，直上下。

夫风病，下之则痓。复发其汗，必拘急。

太阳病，其证备，身体强几几然，脉沉迟，此为痓，栝楼桂枝汤主之。

痓病，有灸疮，难疗。

疮家，虽身疼痛，不可发其汗，汗出则痓。

太阳病，关节疼烦，脉沉而缓者，为中湿（论云：中湿为湿痹之候，其人小便不利，大便反快，但当利其小便）。

病者一身尽疼（一云：疼烦），发热，日晡即剧，此为风湿，汗出所致也。（论云：此病伤于汗出当风，或久伤取冷所致。）

湿家之为病，一身尽疼，发热而身色熏黄也。

湿家之为病，其人但头汗出而背强，欲得被覆向火。若下之早，则哕，或胸满，小便利（一云：不利），舌上如苔，此为丹田有热，胸上有寒，渴欲饮而不能饮，则口燥也。

湿家，下之，额上汗出，微喘，小便

利（一云：不利）者，死。若下利不止者，亦死。

问曰：风湿相抟，身体疼痛，法当汗出而解，值天阴雨不止，师云此可发汗，而其病不愈者，何也？答曰：发其汗，汗大出者，但风气去，湿气续在，是故不愈。若治风湿者，发其汗，微微似欲出汗者，则风湿俱去也。

湿家身烦疼，可与麻黄汤加术四两，发其汗为宜，慎不可以火攻之。

风湿，脉浮身重，汗出恶风者，防己汤主之。

病人，喘，头痛，鼻塞而烦，其脉大，自能饮食，腹中和，无病，病在头中寒湿，故鼻塞，内药鼻中即愈（论云：湿家病，身疼痛，发热，面黄而喘，头痛鼻窒而烦）。

伤寒八九日，风湿相抟，身体疼痛，不能自转侧，不呕不渴，脉浮虚而涩者，桂枝附子汤主之。若其人大便硬，小便自利者，术附子汤主之。

风湿相抟，骨节疼烦，掣痛不得屈伸，近之则痛剧，汗出短气，小便不利，恶风不欲去衣，或身微肿者，甘草附子汤主之。

太阳中热，暍是也。其人汗出恶寒，身热而渴也，白虎汤主之。

太阳中暍，身热疼重而脉微弱，此以夏月伤冷水，水行皮肤中所致也，瓜蒂汤主之。

太阳中暍，发热恶寒，身重而疼痛，其脉弦细芤迟，小便已洒洒然毛耸，手足逆冷，小有劳，身热，口前开，板齿燥。若发其汗，恶寒则甚。加温针，则发热益甚。数下之，淋复甚。

平阳毒阴毒百合狐惑脉证第三

阳毒为病，身重腰背痛，烦闷不安，狂言，或走，或见鬼，或吐血下痢，其脉浮大数，面赤斑斑如锦文，喉咽痛，唾脓血，五日可治，至七日不可治也。有伤寒一二日便成阳毒，或服药吐、下后变成阳毒，升麻汤主之。

阴毒为病，身重背强，腹中绞痛，咽喉不利，毒气攻心，心下坚强，短气不得息，呕逆，唇青面黑，四肢厥冷，其脉沉细紧数，身如被打，五六日可治，至七日不可治也。或伤寒初病一二日，便结成阴毒。或服药六七日以上至十日，变成阴毒，甘草汤主之。

百合之为病，其状常默默欲卧，复不能卧，或如强健人，欲得出行，而复不能行，意欲得食，复不能食，或有美时，或有不用闻饮食臭时，如寒无寒，如热无热，朝至口苦，小便赤黄，身形如和，其脉微数，百脉一宗，悉病，各随证治之。百合病，见于阴者，以阳法救之；见于阳者，以阴法救之。见阳攻阴，复发其汗，此为逆，其病难治；见阴攻阳，乃复下之，此亦为逆，其病难治。（《千金方》云：见在于阴而攻其阳，则阴不得解也，复发其汗为逆也。见在于阳而攻其阴，则阳不得解也，复下之，其病不愈。）

狐惑为病，其气如伤寒，默默欲眠，目不得闭，卧起不安，蚀于喉为惑，蚀于阴为狐。狐惑之病，并不欲饮食闻食臭，其面目乍赤乍白乍黑。其毒蚀于上者，则声喝；其毒蚀于下部者，则咽干。蚀于上部，泻心汤主之。蚀于下部，苦参汤淹洗之。蚀于肛者，雄黄熏之。

其人脉数无热，微烦，默默欲卧，汗出，初得三四日，目赤如鸠眼，得之七八日，目四眦黄黑，若能食者，脓已成也，赤小豆当归散主之。

病人，或从呼吸上蚀其咽，或从下焦蚀其肛阴，蚀上为惑，蚀下为狐。狐惑病者，猪苓散主之。

平霍乱转筋脉证第四

问曰：病有霍乱者何？师曰：呕吐而利，此为霍乱。

问曰：病者发热，头痛，身体疼，恶寒，而复吐利，当属何病？师曰：当为霍乱。霍乱吐利止，而复发热也。伤寒，其脉微涩，本是霍乱，今是伤寒，却四五日，至阴经上转入阴，必吐利。

转筋为病，其人臂脚直，脉上下行，微弦，转筋入腹，鸡屎白散主之。

平中风历节脉证第五

夫风之为病，当半身不遂，或但臂不遂者，此为痹。脉微而数，中风使然。

头痛，脉滑者，中风，风脉虚弱也。

寸口脉浮而紧，紧则为寒，浮则为虚，虚寒相抟，邪在皮肤。浮者血虚，络脉空虚，贼邪不泻，或左或右，邪气反缓，正气则急，正气引邪，㖞僻不遂。邪在于络，肌肤不仁。邪在于经，则重不胜。邪入于腑，则不识人。邪入于脏，舌即难言，口吐于涎。

寸口脉迟而缓，迟则为寒，缓则为虚。荣缓则为亡血，卫迟则为中风。邪气中经，则身痒而瘾疹。心气不足，邪气入中，则胸满而短气。

趺阳脉浮而滑，滑则谷气实，浮则汗自出。

少阴脉浮而弱，弱则血不足，浮则为风，风血相抟，则疼痛如掣。

盛人，脉涩小，短气，自汗出，历节疼，不可屈伸，此皆饮酒汗出当风所致也。

寸口脉沉而弱，沉则主骨，弱则主筋，沉则为肾，弱则为肝。汗出入水中，如水伤心，历节黄汗出，故曰历节也。

味酸则伤筋，筋伤则缓，名曰泄。咸则伤骨，骨伤则痿，名曰枯。枯泄相抟，名曰断泄。荣气不通，卫不独行，荣卫俱微，三焦无所御，四属断绝，身体羸瘦，独足肿大，黄汗出，胫冷，假令发热，便为历节也。病历节，疼痛不可屈伸，乌头汤主之。

诸肢节疼痛，身体魁瘰，脚肿如脱，头眩短气，温温欲吐，桂枝芍药知母汤主之。

平血痹虚劳脉证第六

问曰：血痹从何得之？师曰：夫尊荣人，骨弱肌肤盛，重因疲劳汗出，卧不时动摇，加被微风，遂得之。形如风状（《巢原》云：其状如被微风所吹），但以脉自微涩，在寸口关上小紧，宜针引阳气，令脉和紧去则愈。

血痹，阴阳俱微，寸口关上微，尺中小紧，外证身体不仁，如风状，黄芪桂五物汤主之。

夫欲治病，当先知其证何趣，乃当攻之耳。

男子平人，脉大为劳，极虚亦为劳。

男子劳之为病，其脉浮大，手足暖，春夏剧，秋冬瘥，阴寒精自出，酸削不能行，少阴虚满。

人年五十、六十，其脉浮大者，痹挟背行，苦肠鸣，马刀挟瘿者，皆为劳得之。

男子平人，脉虚弱细微者，喜盗汗出也。

男子面色薄者，主渴及亡血，猝喘悸，

其脉浮者，里虚也。

男子脉虚沉弦，无寒热，短气里急，小便不利，面色白，时时目瞑，此人喜衄，少腹满，此为劳使之然。

男子脉微弱而涩，为无子，精气清冷。

夫失精家，少腹弦急，阴头寒，目眶痛（一云：目眩），发落，脉极虚芤迟，为清谷，亡血，失精。

脉得诸芤动微紧，男子失精，女子梦交通，桂枝加龙骨牡蛎汤主之。

脉沉小迟，名脱气。其人疾行则喘喝，手足逆寒，腹满，甚则溏泄，食不消化也。

脉弦而大，弦则为减，大则为芤，减则为寒，芤则为虚，寒虚相抟，此名为革。妇人则半产、漏下，男子则亡血、失精。

平消渴小便利淋脉证第七

师曰：厥阴之为病，消渴，气上冲心，心中疼热，饥而不欲食，食即吐，下之不肯止。

寸口脉浮而迟，浮则为虚，迟则为劳。虚则卫气不足，迟则荣气竭。趺阳脉浮而数，浮则为气，数则消谷而紧（《要略》紧作大坚），气盛则溲数，溲数则紧（《要略》作坚），紧数相抟，则为消渴。

男子消渴，小便反多，以饮一斗，小便一斗，肾气圆主之。

师曰：热在（一作结）下焦则尿血，亦令人淋闭不通。淋之为病，小便如粟状，少腹弦急，痛引脐中。寸口脉细而数，数则为热，细则为寒，数为强吐。趺阳脉数，胃中有热，则消谷引食，大便必坚，小便则数。少阴脉数，妇人则阴中生疮，男子则气淋。

淋家不可发汗，发汗则必便血。

平水气黄汗气分脉证第八

师曰：病有风水，有皮水，有正水，有石水，有黄汗。风水，其脉自浮，外证骨节疼痛，其人恶风。皮水，其脉亦浮，外证胕肿，按之没指，不恶风，其腹如鼓（如鼓，一作如故，不满），不渴，当发其汗。正水，其脉沉迟，外证自喘。石水，其脉自沉，外证腹满，不喘。黄汗，其脉沉迟，身体发热，胸满，四肢、头面肿，久不愈，必致痈脓。

脉浮而洪，浮则为风，洪则为气，风气相抟，风强则为瘾疹，身体为痒，痒为泄风，久为痂癞；气强则为水，难以俯仰。风气相击，身体洪肿，汗出乃愈。恶风则虚，此为风水。不恶风者，小便通利，上焦有寒，其口多涎，此为黄汗。

寸口脉沉滑者，中有水气，面目肿大，有热，名曰风水。视人之目裹上微拥，如新卧起状，其颈脉动，时时咳，按其手足上，陷而不起者，风水。太阳病，脉浮而紧，法当骨节疼痛而反不疼，身体反重而酸，其人不渴，汗出即愈，此为风水。恶寒者，此为极虚，发汗得之，渴而不恶寒者，此为皮水。身肿而冷，状如周痹，胸中窒，不能食，反聚痛，暮躁不眠，此为黄汗。痛在骨节，咳而喘，不渴者，此为脾胀，其形如肿，发汗即愈。然诸病此者，渴而下利，小便数者，皆不可发汗。

风水，其脉浮，浮为在表，其人能食，头痛汗出，表无他病，病者言但下重，故从腰以上为和，腰以下当肿及阴，难以屈伸，防己黄芪汤主之。（一云：风水，脉浮身重，汗出恶风者，防己黄耆汤主之。）

风水，恶风，一身悉肿，脉浮不渴，续

自汗出，而无大热者，越婢汤主之。

师曰：里水者，一身面目洪肿，其脉沉，小便不利，故令病水。假如小便自利，亡津液，故令渴也，越婢加术汤主之。（一云：皮水，其脉沉，头面浮肿，小便不利，故令病水。假令小便自利，亡津液，故令渴也。）

皮水之为病，四肢肿，水气在皮肤中，四肢聂聂动者，防己茯苓汤主之。

趺阳脉当伏，今反紧，本自有寒，疝瘕，腹中痛。医反下之，下之则胸满短气。

趺阳脉当伏，今反数，本自有热，消谷，（一作消渴。）小便数，今反不利，此欲作水。

寸口脉浮而迟，浮脉热，迟脉潜，热潜相抟，名曰沉。趺阳脉浮而数，浮脉热，数脉止，热止相抟，名曰伏。沉伏相抟，名曰水。沉则络脉虚，伏则小便难，虚难相抟，水走皮肤，则为水矣。

寸口脉弦而紧，弦则卫气不行，卫气不行则恶寒，水不沾流走在肠间。

少阴脉紧而沉，紧则为痛，沉则为水，小便即难。师曰：脉得诸沉者，当责有水，身体肿重，水病脉出者，死。

夫水病人，目下有卧蚕，面目鲜泽，脉伏，其人消渴，病水腹大，小便不利，其脉沉绝者，有水，可下之。

问曰：病下利后，渴饮水，小便不利，腹满因肿者，何也？

答曰：此法当病水，若小便自利及汗出者，自当愈。

水之为病，其脉沉小属少阴，浮者为风，无水虚胀者为气。水发其汗即已。沉者与附子麻黄汤，浮者与杏子汤。

心水者，其身重而少气，不得卧，烦而躁，其阴大肿。

肝水者，其腹大，不能自转侧，胁下腹中痛，时时津液微生，小便续通。

肺水者，其身肿，小便难，时时鸭溏。

脾水者，其腹大，四肢苦重，津液不生，但苦少气，小便难。

肾水者，其腹大脐肿，腰痛不得尿，阴下湿，如牛鼻上汗，其足逆冷，面反瘦（一云：大便反坚）。

师曰：诸有水者，腰以下肿，当利小便；腰以上肿，当发汗乃愈。

师曰：寸口脉沉而迟，沉则为水，迟则为寒，寒水相抟，趺阳脉伏，水谷不化，脾气衰则鹜溏，胃气衰则身肿。

少阳脉卑，少阴脉细，男子则小便不利，妇人则经水不通。经为血，血不利则为水，名曰血分（一云：水分）。

问曰：病者若水，面目、身体、四肢皆肿，小便不利，师脉之不言水，反言胸中痛，气上冲咽，状如炙肉，当微咳喘，审如师言，其脉何类？师曰：寸口脉沉而紧，沉为水，紧为寒，沉紧相抟，结在关元，始时当微，年盛不觉，阳衰之后，荣卫相干，阳损阴盛，结寒微动，紧气上冲，喉咽塞噎，胁下急痛。医以为留饮而大下之，气击不去，其病不除。后重吐之，胃家虚烦，咽燥欲饮水，小便不利，水谷不化，面目手足浮肿，又与葶苈丸下水，当时如小瘥，食饮过度，肿复如前，胸胁苦痛，象若奔豚，其水扬溢，则浮咳喘逆。当先攻击冲气，令止，乃治咳，咳止，其喘自瘥。先治新病，病当在后。

黄汗之病，身体洪肿（一作重），发热，汗出而渴（而渴，一作不渴），状如风水，汗沾衣，色正黄如柏汁，其脉自沉。

问曰：黄汗之病，从何得之？师曰：以汗出入水中浴，水从汗孔入得之，黄芪芍药桂枝苦酒汤主之。

黄汗之病，两胫自冷，假令发热，此属历节。食已汗出，又身常暮卧盗汗出者，此劳气也。若汗出已，反发热者，久久其身必甲错。发热不止者，必生恶疮。若身重，汗出已辄轻者，久久必身瞤，瞤则胸中痛，又从腰以上必汗出，下无汗，腰宽弛痛，如有物在皮中状，剧者不能食，身疼重，烦躁，小便不利，此为黄汗，桂枝加黄芪汤主之。

寸口脉迟而涩，迟则为寒，涩为血不足。趺阳脉微而迟，微则为气，迟则为寒。寒气不足，则手足逆冷，手足逆冷，则荣卫不利，荣卫不利，则腹满胁鸣相逐，气转膀胱，荣卫俱劳，阳气不通则身冷，阴气不通则骨疼。阳前通则恶寒，阴前通则痹不仁。阴阳相得，其气乃行，大气一转，其气乃散。实则失气，虚则遗尿，名曰气分。气分，心下坚，大如盘，边如旋杯，水饮所作，桂枝去芍药加麻黄细辛附子汤主之。

心下坚，大如盘，边如旋盘，水饮所作，枳实术汤主之。

平黄疸寒热疟脉证第九

凡黄候，其寸口脉近掌无脉，口鼻冷，并不可治。脉沉，渴欲饮水，小便不利者，皆发黄。

腹满，舌痿黄，躁不得睡，属黄家。

师曰：病黄疸，发热烦喘，胸满口燥者，以发病时，火劫其汗，两热所得。然黄家所得，从湿得之。一身尽发热而黄，肚热，热在里，当下之。

师曰：黄疸之病，当以十八日为期，治之十日以上为瘥，反剧为难治。

又曰：疸而渴者，其疸难治。疸而不渴者，其疸可治。发于阴部，其人必呕。发于阳部，其人振寒而发热也。

师曰：诸病黄家，但利其小便。假令脉浮，当以汗解之，宜桂枝加黄芪汤。又男子黄，小便自利，当与小建中汤。

黄疸腹满，小便不利而赤，自汗出，此为表和里实，当下之，宜大黄黄柏栀子芒硝汤。

黄疸病，小便色不变，欲自利，腹满而喘，不可除热，热除必哕。哕者，小半夏汤主之。

夫病酒黄疸，必小便不利，其候心中热，足下热，是其证也。

心中懊侬而热，不能食，时欲吐，名曰酒疸。

酒黄疸者，或无热，靖言了了，腹满欲吐，鼻燥。其脉浮者，先吐之；沉弦者，先下之。

酒疸，心中热，欲吐者，吐之即愈。

酒疸，黄色，心下结热而烦。

酒疸下之，久久为黑疸，目青面黑，心中如啖蒜齑状，大便正黑，皮肤爪之不仁，其脉浮弱，虽黑微黄，故知之。

寸口脉微而弱，微则恶寒，弱则发热。当发不发，骨节疼痛，当烦不烦，而极汗出。趺阳脉缓而迟，胃气反强。

少阴脉微，微则伤精，阴气寒冷，少阴不足，谷气反强，饱则烦满，满则发热，客热消谷，发已复饥，热则腹满，微则伤精，谷强则瘦，名曰谷寒热。

阳明病脉迟者，食难用饱，饱则发烦。头眩者，必小便难，此欲作谷疸。虽下之，腹满如故，所以然者，脉迟故也。

师曰：寸口脉浮而缓，浮则为风，缓则为痹。痹非中风，四肢苦烦，脾色必黄，瘀热以行。

趺阳脉紧而数，数则为热，热则消谷；

紧则为寒，食即满也。尺脉浮为伤肾，趺阳脉紧为伤脾。风寒相抟，食谷则眩，谷气不消，胃中苦浊，浊气下流，小便不通。阴被其寒，热流膀胱，身体尽黄，名曰谷疸。

额上黑，微汗出，手足中热，薄暮则发，膀胱急，小便自利，名曰女劳疸。腹如水状，不治。

黄家，日晡所发热而反恶寒，此为女劳得之。膀胱急，少腹满，身尽黄，额上黑，足下热，因作黑疸。其腹胀如水状，大便必黑，时溏，此女劳之病，非水也。腹满者难治。硝石矾石散主之。

夫疟脉自弦也，弦数者多热，弦迟者多寒。弦小紧者，可下之。弦迟者，可温药。若脉紧数者，可发汗，针灸之。浮大者，可吐之。脉弦数者，风发也，以饮食消息止之。

疟病结为癥瘕，名曰疟母，鳖甲煎圆主之。

疟但见热者，温疟也。其脉平，身无寒但热，骨节疼烦，时呕，朝发暮解，暮发朝解，名曰温疟，白虎加桂枝汤主之。

疟多寒者，牡疟也，蜀漆散主之。

平胸痹心痛短气贲豚脉证第十

师曰：夫脉当取太过与不及，阳微阴弦，则胸痹而痛。所以然者，责其极虚也。今阳虚知在上焦，所以胸痹心痛者，以其脉阴弦故也。

胸痹之病，喘息咳唾，胸背痛，短气，寸口脉沉而迟，关上小紧数者，栝楼薤白白酒汤主之。

平人无寒热，短气不足以息者，实也。

贲豚病者，从少腹起，上冲咽喉，发作时欲死复止，皆从惊得。其气上冲，胸腹痛，及往来寒热，贲豚汤主之。

师曰：病有贲豚，有吐脓，有惊怖，有火邪，此四部病皆从惊发得之。

平腹满寒疝宿食脉证第十一

趺阳脉微弦，法当腹满，不满者必下部闭塞，大便难，两胠（一云：脚）疼痛，此虚寒从下上也，当以温药服之。

病者腹满，按之不痛为虚，痛者为实，可下之。舌黄未下者，下之黄自去。腹满时减，减复如故，此为寒，当与温药。

趺阳脉紧而浮，紧则为痛，浮则为虚，虚则肠鸣，紧则坚满。

脉双弦而迟者，必心下坚。脉大而紧者，阳中有阴也，可下之。

病腹中满痛，为实，当下之。

腹满不减，减不足言，当下之。

病腹满，发热数十日，脉浮而数，饮食如故，厚朴三物汤主之。

寸口脉迟而缓，迟则为寒，缓即为气，气寒相抟，转绞而痛。

寸口脉迟而涩，迟为寒，涩为无血。

夫中寒家，喜欠，其人清涕出，发热色和者，善嚏。

中寒，其人下利，以里虚也，欲嚏不能，此人肚中寒（一作痛）。

夫瘦人绕脐痛，必有风冷，谷气不行，而反下之，其气必冲。不冲者，心下则痞。

寸口脉弦者，则胁下拘急而痛，其人啬啬恶寒也。

寸口脉浮而滑，头中痛。趺阳脉缓而迟，缓则为寒，迟则为虚，虚寒相抟，则欲食温。假令食冷，则咽痛。

寸口脉微，尺中紧而涩，紧则为寒，微则为虚，涩则血不足，故知发汗而复下之也。紧在中央，知寒尚在，此本寒气，何为发汗复下之耶？

夫脉浮而紧乃弦，状如弓弦，按之不移。脉数弦者，当下其寒。胁下偏痛，其脉紧弦，此寒也，以温药下之，宜大黄附子汤。

寸口脉弦而紧，弦则卫气不行，卫气不行则恶寒，紧则不欲食，弦紧相抟，此为寒疝。

趺阳脉浮而迟，浮则为风虚，迟则为寒疝，寒疝绕脐痛，若发则白汗出，手足厥寒，其脉沉弦者，大乌头汤主之。

问曰：人病有宿食，何以别之？师曰：寸口脉浮大，按之反涩，尺中亦微而涩，故知有宿食。

寸口脉紧如转索，左右无常者，有宿食。

寸口脉紧，即头痛，风寒，或腹中有宿食不化。

脉滑而数者，实也，有宿食，当下之。

下利，不欲食者，有宿食，当下之。

大下后六七日不大便，烦不解，腹满痛，此有燥屎也。所以然者，本有宿食故也。

宿食在上管，当吐之。

平五脏积聚脉证第十二

问曰：病有积、有聚、有系气，（系一作谷，下同。）何谓也？师曰：积者，脏病也，终不移。聚者，腑病也，发作有时，辗转痛移，为可治。系气者，胁下痛，按之则愈，愈复发为系气。夫病已愈，不得复发，今病复发，即为系气也。

诸积大法，脉来细而附骨者，乃积也（细，一作结）。寸口，积在胸中。微出寸口，积在喉中。关上，积在脐傍。上关上，积在心下。微下关，积在少腹。尺，积在气冲。脉出在左，积在左。脉出在右，积在右。脉两出，积在中央。各以其部处之。

诊得肺积，脉浮而毛，按之辟易，胁下气逆，背相引痛，少气，善忘，目瞑，皮肤寒，秋瘥夏剧，主皮中时痛如虱缘之状，甚者如针刺，时痒，其色白。

诊得心积，脉沉而芤，上下无常处，病胸满，悸，腹中热，面赤嗌干，心烦，掌中热，甚即唾血，主身瘈疭，主血厥，夏瘥冬剧，其色赤。

诊得脾积，脉浮大而长，饥则减，饱则见，䐜起与谷争减，心下累累如桃李，起见于外，腹满呕泄，肠鸣，四肢重，足胫肿，厥不能卧，是主肌肉损，其色黄。

诊得肝积，脉弦而细，两胁下痛，邪走心下，足肿寒，胁痛引少腹，男子积疝，女子瘕淋，身无膏泽，喜转筋，爪甲枯黑，春瘥秋剧，其色青。

诊得肾积，脉沉而急，苦脊与腰相引痛，饥则见，饱则减，少腹里急，口干，咽肿伤烂，目䀮䀮，骨中寒，主髓厥，善忘，其色黑。

寸口脉沉而横者，胁下及腹中有横积痛。其脉弦，腹中急痛，腰背痛相引，腹中有寒，疝瘕。脉弦紧而微细者，癥也。夫寒痹、癥瘕、积聚之脉，皆弦紧。若在心下，即寸弦紧。在胃管，即关弦紧。在脐下，即尺弦紧。（一曰：关脉弦长，有积在脐左右上下也。）

又脉癥法：左手脉横，癥在左；右手脉横，癥在右；脉头大者，在上；头小者，在下。

又法：横脉见左，积在右；见右，积在左。偏得洪实而滑，亦为积。弦紧亦为积，为寒痹，为疝痛。内有积不见脉，难治，见一脉（一作胁）相应，为易治，诸不相应，为不治。

左手脉大，右手脉小，上病在左胁，下病在左足。右手脉大，左手脉小，上病在右胁，下病在右足。

脉弦而伏者，腹中有癥，不可转也，必死不治。

脉来细而沉，时直者，身有痈肿，若腹中有伏梁。

脉来小沉而实者，胃中有积聚，不下食，食即吐。

平惊悸衄吐下血胸满瘀血脉证第十三

寸口脉动而弱，动则为惊，弱则为悸。

趺阳脉微而浮，浮则胃气虚，微则不能食，此恐惧之脉，忧迫所作也。惊生病者，其脉止而复来，其人目睛不转，不能呼气。

寸口脉紧，趺阳脉浮，胃气则虚。

寸口脉紧，寒之实也。寒在上焦，胸中必满而噫。胃气虚者，趺阳脉浮。少阳脉紧，心下必悸。何以言之？寒水相抟，二气相争，是以悸。

脉得诸涩濡弱，为亡血。

寸口脉弦而大，弦则为减，大则为芤。减则为寒，芤则为虚。寒虚相抟，此名为革。妇人则半产漏下，男子则亡血。

亡血家，不可攻其表，汗出则寒慄而振。

问曰：病衄连日不止，其脉何类？师曰：脉来轻轻在肌肉，尺中自溢（一云：尺脉浮），目睛晕黄，衄必未止，晕黄去，目睛慧了，知衄今止。

师曰：从春至夏发衄者太阳，从秋至冬发衄者阳明。

寸口脉微弱，尺脉涩弱，则发热，涩为无血，其人必厥，微呕。夫厥，当眩不眩，而反头痛，痛为实，下虚上实必衄也。

太阳脉大而浮，必衄、吐血。

病人面无血色，无寒热，脉沉弦者，衄也。

衄家，不可发其汗，汗出必额上促急而紧，直视而不能眴，不得眠。

脉浮弱，手按之绝者，下血，烦咳者，必吐血。

寸口脉微而弱，气血俱虚，男子则吐血，女子则下血。呕吐、汗出者，为可治。

趺阳脉微而弱，春以胃气为本，吐利者为可，不者，此为有水气，其腹必满，小便则难。

病人身热，脉小绝者，吐血。若下血，妇人亡经，此为寒。脉迟者，胸上有寒，悸气喜唾。

脉有阴阳、趺阳、少阴脉皆微，其人不吐下，必亡血。

脉沉为在里，荣卫内结，胸满，必吐血。

男子盛大，其脉阴阳微，趺阳亦微，独少阴浮大，必便血而失精。设言淋者，当小便不利。

趺阳脉弦，必肠痔下血。

病人胸满，唇痿，舌青，口燥，其人但欲漱水不欲咽，无寒热，脉微大来迟，腹不满，其人言我满，为有瘀血。当汗出不出，内结亦为瘀血。病者如热状，烦满，口干燥而渴，其脉反无热，此为阴伏，是瘀血也，当下之。

下血，先见血，后见便，此近血也；先见便，后见血，此远血也。

平呕吐哕下利脉证第十四

呕而脉弱，小便复利，身有微热，见厥者，难治。

趺阳脉浮者，胃气虚，寒气在上，忧气在下，二气并争，但出不入，其人即呕而不得食，恐怖而死，宽缓即瘥。

夫呕家有痈脓者，不可治呕，脓尽自愈。

先呕却渴者，此为欲解。先渴却呕者，为水停心下，此属饮家。呕家本渴，今反不渴者，以心下有支饮也。

问曰：病人脉数，数为热，当消谷引食，而反吐者，何也?

师曰：以发其汗，令阳微，膈气虚，脉乃数，数为客热，不能消谷，胃中虚冷，故吐也。

阳紧阴数，其人食已即吐，阳浮而数，亦为吐。

寸紧尺涩，其人胸满，不能食而吐，吐止者为下之，故不能食。设言未止者，此为胃反，故尺为之微涩也。

寸口脉紧而芤，紧则为寒，芤则为虚，虚寒相抟，脉为阴结而迟，其人则噎。关上脉数，其人则吐。

脉弦者，虚也。胃气无余，朝食暮吐，变为胃反，寒在于上，医反下之，今脉反弦，故名曰虚。

趺阳脉微而涩，微则下利，涩则吐逆，谷不得入也。

寸口脉微而数，微则无气，无气则荣虚，荣虚则血不足，血不足则胸中冷。趺阳脉浮而涩，浮则为虚，涩则伤脾，脾伤则不磨，朝食暮吐，暮食朝吐，宿谷不化，名曰胃反。脉紧而涩，其病难治。

夫吐家，脉来形状如新卧起。

病人欲吐者，不可下之。

呕吐而病在膈上，后思水者，解，急与之。思水者，猪苓散主之。

哕而腹满，视其前后，知何部不利，利之即愈。

夫六腑气绝于外者，手足寒，上气，脚缩。五脏气绝于内者，下利不禁，下甚者，手足不仁。

下利，脉沉弦者，下重，其脉大者，为未止。脉微弱数者，为欲自止，虽发热，不死。

脉滑，按之虚绝者，其人必下利。

下利，有微热，其人渴。脉弱者，今自愈。

下利，脉数，若微发热，汗自出者，自愈。设脉复紧，为未解。

下利，寸脉反浮数，尺中自涩，其人必清脓血。

下利，手足厥，无脉，灸之不温，若脉不还，反微喘者，死。

少阴负趺阳者，为顺也。

下利，脉数而浮（一作渴）者，今自愈。设不瘥，其人必清脓血，以有热故也。

下利后，脉绝，手足厥冷，晬时脉还，手足温者，生。脉不还者，死。

下利，脉反弦，发热身汗者，自愈。

下利气者，当利其小便。

下利清谷，不可攻其表，汗出必胀满，其脏寒者，当下之。

下利，脉沉而迟，其人面少赤，身有微热。

下利清谷，必郁冒，汗出而解，其人微厥。所以然者，其面戴阳，下虚故也。

下利，腹胀满，身体疼痛，先温其里，乃攻其表。

下利，脉迟而滑者，实也。利未欲止，当下之。

下利，脉反滑者，当有所去，下乃愈。

下利瘥，至其年月日时复发，此为病不尽，当复下之。

下利而谵语者，为有燥屎也，宜下之。

下利而腹痛满，为寒实，当下之。

下利，腹中坚者，当下之。

下利后更烦，按其心下濡者，为虚烦也。

下利后，脉三部皆平，按其心下坚者，可下之。

下利，脉浮大者，虚也，以强下之故也。设脉浮革，因尔肠鸣，当温之。

病者痿黄，躁而不渴，胃中寒实而下利不止者，死。

夫风寒下者，不可下之。下之后，心下坚痛。脉迟者，为寒，但当温之。脉沉紧，下之亦然。脉大浮弦，下之当已。

平肺痿肺痈咳逆上气淡饮脉证第十五

问曰：热在上焦者，因咳为肺痿。肺痿之病，从何得之？师曰：或从汗出，或从呕吐，或从消渴，小便利数，或从便难，数被快药下利，重亡津液，故得之。

寸口脉不出，而反发汗，阳脉早索，阴脉不涩，三焦踟蹰，入而不出，阴脉不涩，身体反冷，其内反烦，多唾，唇燥，小便反难，此为肺痿。伤于津液，便如烂瓜，亦如豚脑，但坐发汗故也。

肺痿，其人欲咳不得咳，咳则出干沫，久久小便不利，甚则脉浮弱。

肺痿，吐涎沫而不咳者，其人不渴，必遗尿，小便数。所以然者，以上虚不能制下也，此为肺中冷，必眩，多涎唾，甘草干姜汤以温其脏。师曰：肺痿，咳唾，咽燥欲饮水者，自愈。自张口者，短气也。

咳而口中自有津液，舌上苔滑，此为浮寒，非肺痿也。

问曰：寸口脉数，其人咳，口中反有浊唾涎沫者，何也？师曰：此为肺痿之病。若口中辟辟燥，咳则胸中隐隐痛，脉反滑数，此为肺痈。

咳唾脓血，脉数虚者，为肺痿；脉数实者，为肺痈。

问曰：病咳逆，脉之何以知此为肺痈？当有脓血，吐之则死，后竟吐脓死。其脉何类？师曰：寸口脉微而数，微则为风，数则为热。微则汗出，数则恶寒。风中于卫，呼气不入。热过于荣，吸而不出。风伤皮毛，热伤血脉。风舍于肺，其人则咳，口干，喘满，咽燥不渴，多唾浊沫，时时振寒。热之所过，血为凝滞，蓄结痈脓，吐如米粥。始萌可救，脓成则死。

咳而胸满，振寒，脉数，咽干不渴，时时出浊唾腥臭，久久吐脓如粳米粥者，为肺痈，桔梗汤主之。

肺痈，胸满胀，一身面目浮肿，鼻塞清涕出，不闻香臭酸辛，咳逆上气，喘鸣迫塞，葶苈大枣泻肺汤主之。

寸口脉数，趺阳脉紧，寒热相抟，故振寒而咳。趺阳脉浮缓，胃气如经，此为肺痈。

问曰：振寒发热，寸口脉滑而数，其人饮食起居如故，此为痈肿病。医反不知而以伤寒治之，应不愈也。何以知有脓？脓之所在，何以别知其处？师曰：假令脓在胸中者，为肺痈，其人脉数，咳唾有脓血。设脓未成，其脉自紧数。紧去但数，脓为已成也。

夫病吐血，喘咳上气，其脉数，有热，不得卧者，死。上气，面浮肿，肩息，其脉浮大，不治。又加利尤甚。上气躁而喘者，属肺胀，欲作风水，发汗则愈。（一云：咳而上气，肺胀，其脉沉，心下有水气也。《要略》《千金》《外台》沉作浮。）

夫酒客咳者，必致吐血，此坐极饮过度所致也。

咳家，脉弦为有水，可与十枣汤下之。咳而脉浮，其人不咳不食，如是四十日乃已。（一云：三十日）。咳而时发热，脉猝弦者，非虚也，此为胸中寒实所致也，当吐之。咳家，其脉弦，欲行吐药，当相人强弱而无热，乃可吐之。其脉沉者，不可发汗。久咳数岁，其脉弱者，可治；实大数者，不可治。其脉虚者，必苦冒，其人本有支饮在胸中故也，治属饮家。

问曰：夫饮有四，何谓也？师曰：有淡饮（一云：留饮），有悬饮，有溢饮，有支饮。问曰：四饮何以为异？师曰：其人素盛今瘦，水走肠间，沥沥有声，谓之淡饮。饮后水流在胁下，咳唾引痛，谓之悬饮。饮水流行，归于四肢，当汗出而不汗出，身体疼重，谓之溢饮。咳逆倚息，短气不得卧，其形如肿，谓之支饮。

留饮者，胁下痛引缺盆，咳嗽转盛。（一云：辄已。）

胸中有留饮，其人短气而渴，四肢历节痛，其脉沉者，有留饮。

夫心下有留饮，其人背寒冷大如手。

病者脉伏，其人欲自利，利者反快，虽利，心下续坚满，此为留饮欲去故也，甘遂半夏汤主之。

病淡饮者，当以温药和之。

心下有淡饮，胸胁支满，目眩，甘草（草一作遂）汤主之。

病溢饮者，当发其汗，小青龙汤主之。

支饮，亦喘而不能卧，加短气，其脉平也。

膈间支饮，其人喘满，心下痞坚，面色黧黑，其脉沉紧，得之数十日，医吐下之，不愈，木防己汤主之。

心下有支饮，其人苦冒眩，泽泻汤主之。

呕家本渴，渴者为欲解，今反不渴，心下有支饮故也，小半夏汤主之。

夫有支饮家，咳烦，胸中痛者，不猝死，至一百日或一岁，可与十枣汤。

膈上之病，满喘咳吐，发则寒热，背痛，腰疼，目泣自出（目泣自出，一作目眩），其人振振身瞤剧，必有伏饮。

夫病人饮水多，必暴喘满。凡食少饮多，心下水停，甚者则悸，微者短气。

脉双弦者，寒也，皆大下后喜虚。脉偏弦者，饮也。肺饮不弦，但喜喘短气。

病人一臂不随，时复转移在一臂，其脉沉细，非风也，必有饮在上焦。其脉虚者为微劳，荣卫气不周故也，久久自瘥（一云：冬自瘥）。

腹满，口苦干燥，此肠间有水气也，防己椒目葶苈大黄圆主之。

假令瘦人脐下悸，吐涎沫而癫眩者，水也，五苓散主之。

先渴却呕，为水停心下，此属饮家，半夏加茯苓汤主之。

水在心，心下坚筑，短气，恶水不欲饮。水在肺，吐涎沫，欲饮水。水在脾，少气身重。水在肝，胁下支满，嚏而痛。水在肾，心下悸。

平痈肿肠痈金疮侵淫脉证第十六

脉数，身无热，内有痈也。［一云：腹

无积聚，身体（一本作无）热，脉数，此为肠有脓，薏苡附子败酱汤主之。]

诸浮数脉，应当发热而反洒淅恶寒，若有痛处，当发其痈。

脉微而迟，必发热，弱而数，为振寒，当发痈肿。

脉浮而数，身体无热，其形嘿嘿，胸中微躁（一作胃中微燥），不知痛之所在，此人当发痈肿。

脉滑而数，数则为热，滑则为实，滑则主荣，数则主卫，荣卫相逢，则结为痈。热之所过，则为脓也。

师曰：诸痈肿，欲知有脓与无脓，以手掩肿上，热者为有脓，不热者为无脓。

问曰：官羽林妇病，医脉之，何以知妇人肠中有脓，为下之则愈？师曰：寸口脉滑而数，滑则为实，数则为热，滑则为荣，数则为卫，卫数下降，荣滑上升，荣卫相干，血为浊败，少腹痞坚，小便或涩，或时汗出，或复恶寒，脓为已成。设脉迟紧，聚为瘀血，血下则愈。

肠痈之为病，其身体甲错，腹皮（一作支）急，按之濡如肿状。

肠痈者，少腹肿，按之则痛，小便数如淋，时时发热，自汗出，复恶寒，其脉迟紧者，脓未成，可下之，当有血。脉洪数者，脓已成，不可下也，大黄牡丹汤主之。

问曰：寸口脉微而涩，法当亡血，若汗出，设不汗者云何？答曰：若身有疮，被刀器所伤，亡血故也。

侵淫疮，从口起流向四肢者，可治；从四肢流来入口者，不可治之。

卷　九

朝散大夫守光禄卿直秘阁判登闻检院
上护军臣林亿等类次

平妊娠分别男女将产诸证第一

脉平而虚者，乳子法也。经云：阴搏阳别，谓之有子。此是血气和调，阳施阴化也。诊其手少阴脉动甚者，妊子也。少阴，心脉也，心主血脉。又肾名胞门、子户。尺中，肾脉也。尺中之脉，按之不绝，法妊娠也。三部脉沉浮正等，按之无绝者，有娠也。妊娠初时，寸微小，呼吸五至。三月而尺数也。脉滑疾，重以手按之散者，胎已三月也。脉重手按之不散，但疾不滑者，五月也。妇人妊娠四月，欲知男女法，左疾为男，右疾为女，俱疾为生二子。

又法：得太阴脉为男，得太阳脉为女。太阴脉沉，太阳脉浮。

又法：左手沉实为男，右手浮大为女。左右手俱沉实，猥生二男，左右手俱浮大，猥生二女。

又法：尺脉左偏大为男，右偏大为女，左右俱大产二子。大者如实状。

又法：左右尺俱浮，为产二男，不尔则女作男生。左右尺俱沉，为产二女，不尔则男作女生也。

又法：遣妊娠人面南行，还复呼之，左回首者是男，右回首者是女也。

又法：看上圊时，夫从后急呼之，左回首是男，右回首是女也。

又法：妇人妊娠，其夫左乳房有核是男，右乳房有核是女也。

妇人怀娠离经，其脉浮，设腹痛引腰脊，为今欲生也。但离经者，不病也。

又法：妇人欲生，其脉离经，夜半觉，日中则生也。

平妊娠胎动血分水分吐下腹痛证第二

妇人怀胎，一月之时，足厥阴脉养。二月，足少阳脉养。三月，手心主脉养。四月，手少阳脉养。五月，足太阴脉养。六月，足阳明脉养。七月，手太阴脉养。八月，手阳明脉养。九月，足少阴脉养。十月，足太阳脉养。诸阴阳各养三十日活儿。手太阳、少阴不养者，下主月水，上为乳汁，活儿养母。怀娠者不可灸刺其经，必堕胎。

妇人怀娠三月而渴，其脉反迟者，欲为水分，复腹痛者，必堕胎。

脉浮汗出者，必闭。其脉数者，必发痈

脓。五月、六月脉数者，必向坏。脉紧者，必胞漏。脉迟者，必腹满而喘。脉浮者，必水坏为肿。

问曰：有一妇人，年二十所，其脉浮数，发热呕咳，时下利，不欲食。脉复浮，经水绝，何也？师曰：法当妊娠，何以故？此虚家法当微弱，而反浮数，此为戴阳。阴阳和合，法当有娠。到立秋，热当自去。何以知然？数则为热，热者是火，火是木之子，死于未，未为六月位，土王火休废，阴气生，秋节气至，火气当罢，热自除去，其病即愈。

师曰：乳后三月有所见，后三月来，脉无所见，此便是躯。有儿者护之，恐病利也。何以故？怀妊阳气内养，乳中虚冷，故令儿利。

妇人怀娠，六月、七月，脉弦发热，其胎踰腹，腹痛恶寒，寒者小腹如扇之状。所以然者，子脏开故也，当以附子汤温其脏。

妇人妊娠七月，脉实大牢强者生，沉细者死。

妇人妊娠八月，脉实大牢强弦紧者生，沉细者死。

妇人怀躯六月、七月，暴下斗余水，其胎必倚而堕。此非时，孤浆预下故也。

师曰：寸口脉洪而涩，洪则为气，涩则为血。气动丹田，其形即温。涩在于下，胎冷若冰。阳气胎活，阴气必终。欲别阴阳，其下必僵。假令阳终，蓄然若杯。

问曰：妇人妊娠病，师脉之，何以知此妇人双胎，其一独死，其一独生，而为下其死者，其病即愈，然后竟免躯，其脉何类？何以别之？

师曰：寸口脉，卫气平调，荣气缓舒，阳施阴化，精盛有余，阴阳俱盛，故成双躯。今少阴微紧，血即浊凝，经养不周，胎则偏夭，少腹冷满，膝膑疼痛，腰重起难，此为血理。若不早去，害母失胎。

师曰：妇人有胎腹痛，其人不安，若胎病不长，欲知生死，令人摸之，如覆杯者则男，如肘头参差起者女也，冷在何面，冷者为死，温者为生。

师曰：妇人有漏下者，有中生后因续下血都不绝者，有妊娠下血者，假令妊娠腹中痛，为胞漏，（一云：阻），胶艾汤主之。

妇人妊娠，经断三月而得漏下，下血四十日不止，胎欲动在于脐上，此为妊娠六月动者。前三月经水利时，胎也。下血者，后断三月，衃也。所以下血不止者，其癥不去故也。当下其癥，宜桂枝茯苓圆。

问曰：妇人病经水断一二月，而反经来，今脉反微涩，何也？师曰：此前月中，若当下利，故令妨经。利止，月经当自下，此非躯也。

妇人经自断而有躯，其脉反弦，恐其后必大下，不成躯也。

妇人怀躯，七月而不可知，时时衄血而转筋者，此为躯也。衄时嚏而动者，非躯也。

脉来近去远，故曰反，以为有躯而反断，此为有阳无阴故也。

妇人经月下，但为微少。师脉之，反言有躯，其后审然，其脉何类？何以别之？师曰：寸口脉阴阳俱平，荣卫调和，按之滑，浮之则轻，阳明、少阴，各如经法，身反洒淅，不欲食饮，头痛心乱，呕哕欲吐，呼则微数，吸则不惊，阳多气溢，阴滑气盛，滑则多实，六经养成，所以月见，阴见阳精，汁凝胞散，散者损堕。设复阳盛，双妊二胎。今阳不足，故令激经也。

妇人妊娠，小便难，饮如故，当归贝母苦参圆主之。

妇人妊娠有水气，身重，小便不利，洒洒恶寒，起即头眩，葵子茯苓散主之。

妇人妊娠，宜服当归散，即易产无疾苦。

师曰：有一妇人来诊（一作脉），自道经断不来。师言：一月为衃，二月为血，三月为居经，是定作躯也。或为血积，譬如鸡乳子，热者为禄，寒者多浊，且当须后月复来经，当入月几日来。假令以七日所来，因言且须后月十日所来相间。设其主复来者，因脉之，脉反沉而涩，因问曾经半生，若漏下亡血者，定为有躯。其人言实有是，宜当护之。今经微弱，恐复不安。设言当奈何？当为合药以治之。

师曰：有一妇人来诊，自道经断即去。师曰：一月血为闭，二月若有若无，三月为血积，譬如鸡伏子，中寒即浊，中热即禄，欲令胎寿，当治其母。侠寒怀子，命则不寿也。譬如鸡伏子，试取鸡一毛拔去，覆子不遍，中寒者浊。今夫人有躯，少腹寒，手掌反逆，奈何得有躯？妇人因言，当奈何？师曰：当与温经汤。设与夫家俱来者，有躯。与父母家俱来者，当言寒多，久不作躯。

师曰：有一妇人来诊，因言阴阳俱和调，阳气长，阴气短，但出不入，去近来远，故曰反。以为有躯，偏反血断，断来几日，假令审实者，因言急当治，恐经复下。设令宫中人，若寡妇无夫，曾夜梦寐交通，邪气或怀久作癥瘕，急当治下，服二汤。设复不愈，因言发汤当中，下胎而反不下，此何等意邪？可使且将视赤乌（一作赤马）。

师曰：若宫里张氏不瘥，复来相问。（臣亿等详此文理脱误不属，无本可校，以示阙疑，余皆仿于此。）

师曰：脉妇人得平脉，阴脉小弱，其人渴，不能食，无寒热，名为躯，桂枝主之，法六十日当有娠。设有医治逆者，却一月加吐下者，则绝之。方在《伤寒》中。

妇人脉平而虚者，乳子法也。平而微者实，奄续法也。而反微涩，其人不亡血、下利，而反甚，其脉虚，但坐乳大儿及乳小儿，此自其常，不能令甚虚竭，病与亡血虚等，必眩冒而短气也。

师曰：有一妇人好装衣来诊，而得脉涩，因问曾乳子下利，乃当得此脉耳。曾半生漏下者，可。设不者，经断三月、六月，设乳子漏下，可为奄续断，小儿勿乳，须利止复来相问，脉之。

师曰：寸口脉微迟，尺微于寸，寸迟为寒在上焦，但当吐耳。今尺反虚，复为强下之，如此发胸满而痛者，必吐血。少腹痛，腰脊痛者，必下血。师曰：寸口脉微而弱，气血俱虚，若下血、呕吐、汗出者，可；不者，趺阳脉微而弱。春以胃气为本，吐利者可；不者，此为水气，其腹必满，小便则难。

妇人常呕吐而胃反，若常喘（一作多唾），其经又断，设来者，必少。

师曰：有一妇人，年六十所，经水常自下，设久得病，利，少腹坚满者，为难治。

师曰：有一妇人来诊，言经水少，不如前者，何也？师曰：曾更下利，若汗出、小便利者，可。何以故？师曰：亡其津液，故令经水少。设经下反多于前者，当所苦困，当言恐大便难，身无复汗也。

师曰：寸口脉沉而迟，沉则为水，迟则为寒，寒水相抟，趺阳脉伏，水谷不化，脾气衰则鹜溏，胃气衰则身体肿。少阳脉卑，少阴脉细，男子则小便不利，妇人则经水不通，经为血，血不利则为水，名曰血分（一作水分）。

师曰：寸口脉沉而数，数则为出，沉

则为入，出则为阳实，入则为阴结。趺阳脉微而弦，微则无胃气，弦则不得息。少阴脉沉而滑，沉则为在里，滑则为实，沉滑相抟，血结胞门，其藏不泻，经络不通，名曰血分。

问曰：病有血分，何谓也？师曰：经水前断，后病水，名曰血分，此病为难治。

问曰：病有水分，何谓也？师曰：先病水，后经水断，名曰水分，此病易治。何以故？去水，其经自当下。

脉濡而弱，弱反在关，濡反在颠。迟在上，紧在下。迟则为寒，名曰浑。阳浊则湿，名曰雾。紧则阴气慄，脉反濡弱，濡则中湿，弱则中寒，寒湿相抟，名曰痹。腰脊骨节苦烦，肌为不仁，此当为痹。而反怀躯，迟归经，体重，以下脚为胕肿，按之没指，腰冷不仁，此为水怀。喘则倚息，小便不通，紧脉为呕，血气无余，此为水分。荣卫乖亡，此为非躯。

平产后诸病郁冒中风发热烦呕下利证第三

问曰：新产妇人有三病：一者病痓（亦作痉），二者病郁冒，三者大便难。何谓也？师曰：新产亡血虚，多汗出，喜中风，故令病痓。何故郁冒？师曰：亡血复汗，寒多，故令郁冒。何故大便难？师曰：亡津液，胃燥，故大便难。产妇郁冒，其脉微弱，呕不能食，大便反坚，但头汗出，所以然者，血虚而厥，厥而必冒，冒家欲解，必大汗出，以血虚下厥，孤阳上出，故但头汗出。所以生妇喜汗出者，亡阴血虚，阳气独盛，故当汗出，阴阳乃复。所以便坚者，呕不能食也，小柴胡汤主之，病解能食。七八日而更发热者，此为胃热气实，承气汤主之。方在《伤寒》中。

妇人产得风，续之数十日不解，头微痛，恶寒，时时有热，心下坚，干呕，汗出，虽久，阳旦证续在，可与阳旦，方在《伤寒》中，桂枝是也。

妇人产后，中风发热，面正赤，喘而头痛，竹叶汤主之。

妇人产后腹中疞痛，可与当归羊肉汤。

师曰：产妇腹痛，烦满不得卧，法当枳实芍药散主之。假令不愈者，此为腹中有干血著脐下，与下瘀血汤。

妇人产后七八日，无太阳证，少腹坚痛，此恶露不尽，不大便四五日，趺阳脉微实再倍，其人发热，日晡所烦躁者，不能食，谵语，利之则愈，宜承气汤。以热在里，结在膀胱也。方在《伤寒》中。

妇人产中虚，烦乱呕逆，安中益气，竹皮大圆主之。

妇人热利重下，新产虚极，白头翁加甘草汤主之。（《千金方》又加阿胶。）

平带下绝产无子亡血居经证第四

师曰：妇人带下六极之病，脉浮则为肠鸣腹满，紧则为腹中痛，数则为阴中痒，痛则生疮，弦则阴疼掣痛。

师曰：带下有三门：一曰胞门，二曰龙门，三曰玉门。已产属胞门，未产属龙门，未嫁女属玉门。

问曰：未出门女有三病，何谓也？师曰：一病者，经水初下，阴中热，或有当风，或有扇者。二病者，或有以寒水洗之。三病者，或见丹下，惊怖得病，属带下。

师曰：妇人带下，九实中事，假令得鼠乳之病，剧易，当剧有期，当庚辛为期，余皆仿此。

问曰：有一妇人，年五十所，病但苦背痛，时时腹中痛，少食多厌，喜䐜胀，其脉阳微关尺小紧，形脉不相应，愿知所说？师曰：当问病者饮食何如。假令病者言，我不欲饮食，闻谷气臭者，病为在上焦。假令病者言，我少多为欲食，不食亦可，病为在中焦。假令病者言，我自饮食如故，病为在下焦，为病属带下，当以带下治之。

妇人带下，经水不利，少腹满痛，经一月再见，土瓜根散主之。

妇人带下，脉浮，恶寒，漏下者，不治。

师曰：有一妇人将一女子年十五所来诊。言女年十四时经水自下，今经反断，其毋言恐怖。师曰：言此女为是夫人亲女非耶？若亲者，当相为说之。妇人因答言：自是女尔。师曰：所以问者无他，夫人年十四时，亦以经水下，所以断，此为避年，勿怪，后当自下。

妇人少腹冷，恶寒久，年少者得之，此为无子；年大者得之，绝产。

师曰：脉微弱而涩，年少得此为无子，中年得此为绝产。

师曰：少阴脉浮而紧，紧则疝瘕，腹中痛，半产而堕伤。浮则亡血，绝产，恶寒。

师曰：肥人脉细，胞有寒，故令少子。其色黄者，胸上有寒。

妇人少腹磈（音衮）磊（力罪切）转痛，而复自解，发作无常，经反断，膀胱中结坚急痛，下引阴中气冲者，久必两胁拘急。

问曰：妇人年五十所，病下利，数十日不止，暮则发热，少腹里急痛，腹满，手掌热，唇口干燥，何也？师曰：此病属带下。何以故？曾经半产，瘀血在少腹中不去。何以知之？其证唇口干燥，故知之，当与温经汤。

问曰：妇人病下利，而经水反断者，何也？师曰：但当止利，经自当下，勿怪。所以利不止而血断者，但下利亡津液，故经断。利止，津液复，经当自下。

妇人血下，咽干而不渴，其经必断，此荣不足，本自有微寒，故不引饮。渴而引饮者，津液得通，荣卫自和，其经必复下。

师曰：寸口脉微而涩，微则卫气不足，涩则血气无余。卫不足，其息短，其形燥。血不足，其形逆。荣卫俱虚，言语谬误。趺阳脉浮而涩，涩则胃气虚，虚则短气，咽燥而口苦，胃气涩则失液。少阴脉微而迟，微则无精，迟则阴中寒。涩则血不来，此为居经，三月一来。

师曰：脉微，血气俱虚，年少者，亡血也。乳子下利，为可；不者，此为居经，三月一来。

问曰：妇人妊娠三月，师脉之，言此妇人非躯，今月经当下。其脉何类？何以别之？师曰：寸口脉卫浮而大，荣反而弱，浮大则气强，反弱则少血，孤阳独呼，阴不能吸，二气不停，卫降荣竭，阴为积寒，阳为聚热，阳盛不润，经络不足，阴虚阳往（一作实），故令少血。时发洒淅，咽燥汗出，或溲稠数，多唾涎沫，此令重虚。津液漏泄，故知非躯。蓄烦满洫，月禀一经，三月一来，阴盛则泻，名曰居经。

问曰：妇人年五十所，一朝而清血，二三日不止，何以治之？师曰：此妇人前绝生，经水不下，今反清血，此为居经，不须治，当自止。经水下常五日止者，五日愈。

妇人月经一月再来者，经来其脉欲自如常而反微，不利，不汗出者，其经二月必来。

平郁冒五崩漏下经闭不利腹中诸病证第五

问曰：妇人病经水适下，而发其汗，则郁冒不知人，何也？师曰：经水下，故为里虚，而发其汗，为表复虚，此为表里俱虚，故令郁冒也。

问曰：妇人病如癫疾郁冒，一日二十余发。师脉之，反言带下，皆如师言，其脉何类？何以别之？师曰：寸口脉濡而紧，濡则阳气微，紧则荣中寒，阳微卫气虚，血竭凝寒，阴阳不和，邪气舍于荣卫。疾（疾一作候）起年少时，经水来以合房室，移时过度，精感命门开，经下血虚，百脉皆张，中极感阳动，微风激成寒，因虚舍荣卫，冷积于丹田，发动上冲，奔在胸膈，津液掩口入，涎唾涌溢出，眩冒状如厥，气冲髀里热，粗医名为癫，灸之因大剧。

问曰：妇人病苦气上冲胸，眩冒，吐涎沫，髀里气冲热。师脉之，不名带下。其脉何类？何以别之？师曰：寸口脉沉而微，沉则卫气伏，微则荣气绝，阳伏则为疹，阴绝则亡血。病当小便不利，津液闭塞，今反小便通，微汗出，沉变为寒，咳逆呕沫，其肺成痿，津液竭少，亡血损经络，因寒为血厥，手足苦痹，气从丹田起，上至胸胁，沉寒怫郁于上，胸中窒塞，气历阳部，面翕如醉，形体似肥，此乃浮虚。医反下之，长针，复重虚荣卫，久发眩冒，故知为血厥也。

问曰：五崩何等类？师曰：白崩者形如涕，赤崩者形如绛津，黄崩者形如烂瓜，青崩者形如蓝色，黑崩者形如衃血也。

师曰：有一妇人来，脉反得微涩，法当吐若下利，而言不，因言夫人年几何？夫人年七七四十九，经水当断，反至今不止，以故致此虚也。

寸口脉弦而大，弦则为减，大则为芤，减则为寒，芤则为虚，寒虚相抟，脉则为革，妇人则半产、漏下，旋覆花汤主之。

妇人陷经漏下黑不解，胶姜汤主之。

妇人经水不利，抵当汤主之。在《伤寒》中。

妇人经水闭不利，脏坚僻不止，中有干血，下白物，矾石圆主之。

妇人腹中诸疾痛，当归芍药散主之（一云：治怀妊腹中疼痛）。

妇人腹中痛，小建中汤主之。方在《伤寒》中。（一云：腹中痛，小便利，理中汤主之。）

平咽中如有炙腐喜悲热入血室腹满证第六

妇人咽中如有炙脔状，半夏厚朴汤主之。

妇人脏燥，喜悲伤，欲哭，象如神灵所作，数欠，甘草小麦汤主之。

妇人中风，发热恶寒，经水适来，得之七八日，热除，脉迟，身凉，胸胁下满如结胸状，其人谵语，此为热入血室，当刺期门，随其虚实而取之。

妇人中风七八日，续有寒热，发作有时，经水适断者，此为热入血室，其血必结，故使如疟状，发作有时，小柴胡汤主之。方在《伤寒》中。

妇人伤寒发热，经水适来，昼日了了，暮则谵语，如见鬼状，此为热入血室，无犯胃气，若上二焦，必当自愈。（二字疑。）

阳明病，下血而谵语，此为热入血室，但头汗出者，当刺期门，随其实而泻之，濈然汗出者则愈。

妇人少腹满如敦敦状，(《要略》云：满而热。)小便微难而不渴，生后（生后疑）者，此为水与血并结在血室，大黄甘遂汤主之。

平阴中寒转胞阴吹阴生疮脱下证第七

妇人阴寒，温中坐药，蛇床子散主之。

妇人著坐药，强下其经，目眶为痛，足跟难以践地，心中状如悬。

问曰：有一妇人病，饮食如故，烦热不得卧而反倚息者，何也？师曰：得病转胞，不得尿也。何以故？师曰：此人故肌盛，头举身满，今反羸瘦，头举中空感（一作减），胞系了戾，故致此病。但利小便则愈，宜服肾气圆，以中有茯苓故也。方在《虚劳》中。

师曰：脉得浮紧，法当身躯疼痛。设不痛者，当射云何因当射言。若肠中痛，腹中鸣，咳者，因失便，妇人得此脉者，法当阴吹。

师曰：寸口脉浮而弱，浮则为虚，弱则无血，浮则短气，弱则有热，而自汗出。趺阳脉浮而涩，浮则气满，涩则有寒，喜噫吞酸，其气而下，少腹则寒。少阴脉弱而微，微则少血，弱则生风，微弱相抟，阴中恶寒，胃气下泄，吹而正喧。

师曰：胃气下泄，吹而正喧，此谷气之实也，膏发导之。

少阴脉滑而数者，阴中则生疮。

少阴脉数则气淋，阴中生疮。

妇人阴中蚀疮烂，狼牙汤洗之。

妇人脏肿如瓜，阴中疼引腰痛者，杏仁汤主之。

少阴脉弦者，白肠必挺核。

少阴脉浮而动，浮则为虚，动则为痛，妇人则脱下。

平妇人病生死证第八

诊妇人漏血下赤白，日下血数升，脉急疾者，死；迟者，生。

诊妇人漏下赤白不止，脉小虚滑者，生；大紧实数者，死。

诊妇人新生乳子，脉沉小滑者，生；实大坚弦急者，死。

诊妇人疝瘕积聚，脉弦急者，生；虚弱小者，死。

诊妇人新生乳子，因得热病，其脉悬小，四肢温者，生；寒清者，死。

诊妇人生产，因中风、伤寒、热病，喘鸣而肩息，脉实大浮缓者，生；小急者，死。

诊妇人生产之后，寸口脉焱疾不调者，死；沉微附骨不绝者，生。

金疮在阴处，出血不绝，阴脉不能至阳者，死；接阳而复出者，生。

平小儿杂病证第九

小儿脉，呼吸八至者平，九至者伤，十至者困。

诊小儿脉，法多雀斗，要以三部脉为主。若紧为风痫，沉者乳不消，弦急者客忤气。

小儿是其日数应变蒸之时，身热而脉乱，汗不出，不欲食，食辄吐哯者，脉乱无苦也。

小儿脉沉而数者，骨间有热，欲以腹按冷清也。

小儿大便赤，青瓣，飧泄，脉小，手足寒，难已；脉小，手足温，易已。

小儿病困，汗出如珠，著身不流者，死。

小儿病，其头毛皆上逆者，必死。耳间青脉起者，瘈痛。

小儿病而囟陷入，其口唇干，目皮反，口中气出冷，足与头相抵，卧不举身，手足四肢垂，其卧正直如得缚，其掌中冷，皆死，至十日不可复治之。

卷　十

手检图三十一部

朝散大夫守光禄卿直秘阁判登闻检院
上护军臣林亿等类次

经言：肺者，人之五脏华盖也，上以应天，解理万物，主行精气，法五行四时，知五味。寸口之中，阴阳交会，中有五部，前后左右，各有所主，上下中央，分为九道，浮沉结散，知邪所在，其道奈何？岐伯曰：脉大而弱者，气实血虚也。脉大而长者，病在下候。浮直上下交通者，阳脉也。坚在肾，急在肝，实在肺。前如外者，足太阳也。中央如外者，足阳明也。后如外者，足少阳也。中央直前者，手少阴也。中央直中者，手心主也。中央直后者，手太阴也。前如内者，足厥阴也。中央如内者，足太阴也。后如内者，足少阴也。前部左右弹者，阳跷也。中部左右弹者，带脉也。后部左右弹者，阴跷也。从少阳之厥阴者，阴维也。从少阴之太阳者，阳维也。来大时小者，阴络也。来小时大者，阳络也。

前如外者，足太阳也。动苦头项腰痛，浮为风，涩为寒热，紧为宿食。

前如外者，足太阳也。动苦目眩，头颈项腰背强痛也。

男子阴下湿，女子月水不利，少腹痛引命门，阴中痛。子脏闭，浮为风，涩为寒血，滑为劳热，紧为宿食，针入九分，却至六分。

中央如外者，足阳明也。动苦头痛，面赤，微滑，苦大便不利，肠鸣，不能食，足胫痹。

中央如外者，足阳明也。动苦头痛，面赤热，浮微滑，苦大便不利，喜气满，滑者为饮，涩为嗜卧，肠鸣不能食，足胻痹，针入九分，却至六分。

后如外者，足少阳也。动苦腰背胻股肢节痛。

后如外者，足少阳也。浮为气涩，涩为风血，急为转筋，弦为劳，针入九分，却至六分。

上足三阳脉

前如内者，足厥阴也。动苦少腹痛，月经不利，子脏闭。

前如内者，足厥阴也。动苦少腹痛与腰相连，大便不利，小便难，茎中痛，女子月水不利，阴中寒，子门壅绝内，少腹急，男子疝气，两丸上入，淋也，针入六分，却至三分。

中央如内者，足太阴也。动苦胃中痛，食不下，咳唾有血，足胫寒，少气，身重，从腰上状如居水中。

中央如内者，足太阴也。动苦腹满，上管有寒，食不下，病以饮食得之。沉涩者，苦身重，四肢不动，食不化，烦满，不能卧，足胫痛，苦寒，时咳血，泄利黄，针入六分，却至三分。

后如内者，足少阴也。动苦少腹痛，与心相引，背痛，淋，从高堕下伤于内，小便血。

后如内者，足少阴也。动苦小腹痛与心相引，背痛，淋，从高堕下伤于尻内，便血里急，月水来，上抢心，胸胁满拘急，股里急也，针入六分，却至三分。

上足三阴脉

前部左右弹者，阳跷也。动苦腰背痛，微涩为风痫，取阳跷。

前部左右弹者，阳跷也。动苦腰痛，癫痫，恶风，偏枯，僵仆羊鸣，瘰痹，皮肤身体强（一作淫）痹，直取阳跷，在外踝上三寸，直绝骨是。

中部左右弹者，带脉也。动苦少腹痛引命门，女子月水不来，绝继复下止，阴辟寒，令人无子，男子苦少腹拘急，或失精也。

后部左右弹者，阴跷也。动苦癫痫，寒热，皮肤强（一作淫）痹。

后部左右弹者，阴跷也。动苦少腹痛，里急，腰及髋窌下相连阴中痛，男子阴疝，女子漏下不止。

上阳跷阴跷带脉

中央直前者，手少阴也。动苦心痛。微坚，腹胁急。实坚者，为感忤。纯虚者，为下利，肠鸣。滑者，为有娠，女子阴中痒痛，痛出玉门上一分前。

中央直中者，手心主也。动苦心痛，面赤，食苦，咽多，喜怒。微浮者，苦悲伤，恍惚不乐也。涩为心下寒。沉为恐怖，如人捕之状也，时寒热，有血气。

中央直后者，手太阴也。动苦咳逆，气不得息。浮为内风。紧涩者，胸中有积热，时咳血也，有沉热。

上手三阴脉。

从少阴斜至太阳，是阳维也。动苦肌肉痹痒。

从少阴斜至太阳，是阳维也。动苦颠，僵仆羊鸣，手足相引，甚者失音不能言，癫疾，直取客主人，两阳维脉，在外踝绝骨下二寸。

从少阳斜至厥阴，是阴维也。动苦癫痫，僵仆羊鸣。

从少阳斜至厥阴，是阴维也。动苦僵仆，失音，肌肉淫痒痹，汗出恶风。

脉来暂大暂小，是阴络也（一作结）。动苦肉痹，应时自发，身洗洗也。

脉来暂小暂大者，是阳络也（一作结）。动苦皮肤痛，下部不仁，汗出而寒也。

上阳维阴维阳络阴络脉。

前部横于寸口丸丸者，任脉也。动苦少腹痛，逆气抢心，胸拘急不得俯仰。

三部俱牢，直上直下者，冲脉也。动苦胸中有寒疝。

三部俱浮，直上直下者，督脉也。动苦腰脊强痛不得俯仰，大人癫，小儿痫。

上任冲督三脉。

肺脉之来也，如循榆叶曰平，如风吹毛曰病，状如连珠者死，期丙丁日，禺中日中。

心脉之来也，如反笋莞大曰平，如连珠曰病，前曲后居如带钩者死，期壬癸日，人定夜半。

肝脉之来也，搏而弱曰平，如张新弓弦曰病，如鸡践地者死，期庚辛日，晡时日入。

脾脉之来也，阿阿如缓曰平，如鸡举足曰病，如鸟之啄，如水之漏者死，期甲乙日，平旦日出。

肾脉之来也，微细以长曰平，来如弹石曰病，去如解索者死，期戊己日，食时、日昳、黄昏、鸡鸣。

上平五脏脉。

寸口中脉躁竟尺，关中无脉应，阳干阴也。动苦腰背腹痛，阴中若伤，足寒，刺足太阳、少阴，直绝骨入九分，灸太阴五壮。

尺中脉坚实竟尺，寸口无脉应，阴干阳也。动苦两胫腰重，少腹痛，癫疾，刺足太阴踝上三寸，针入五分，又灸太阳、阳跷，在足外踝上三寸直绝骨是也。

寸口脉紧，直至鱼际下，小按之如持维竿（一作鸡毛。）状，其病肠鸣，足痹痛酸，腹满，不能食，得之寒湿，刺阳维，在外踝上三寸间也，入五分，此脉出鱼（一作原）际。

寸口脉沉著骨，反仰其手，乃得之，此肾脉也。动苦少腹痛，腰体酸，癫疾，刺肾腧，入七分，又刺阴维，入五分。

初持寸口中脉，如细坚状，久按之，大而深。动苦心下有寒，胸胁苦痛，阴中痛，不欲近丈夫也，此阴逆，刺期门，入六分，又刺肾俞，入五分，可灸胃管七壮。

初持寸口中脉，如躁状，洪大，久按之，细而坚牢。动苦腰腹相引痛，以下至足胻重也，不能食，刺肾腧，入四分至五分，亦可灸胃管七壮。

尺寸俱沉，但有关上脉，苦寒，心下痛。

尺寸俱沉，关上无有者，苦心下喘。

尺寸俱数，有热；俱迟，有寒。

尺寸俱微，厥，血气不足，其人少气。

尺寸俱濡弱，发热，恶寒，汗出。（一云：内温热，手足逆冷，汗出。）

寸口沉，胸中痛引背。（一云：短气。）

关上沉，心痛，上吞酸。

尺中沉，引背痛。

寸口伏，胸中有逆气。

关上伏，有水气，泄溏。

尺中伏，水谷不消。

寸口弦，胃中拘急。（一作心下愊愊。）

关上弦，胃中有寒，心下拘急。

尺中弦，少腹脐下拘急。

寸口紧，头痛，逆气。

关上紧，心下痛。

尺中紧，脐下少腹痛。

寸口涩，无阳，少气。

关上涩，无血，厥冷。

尺中涩，无阴，厥冷。

寸口微，无阳，外寒。

关上微，中实（一作胃虚），能食，故里急。（一作无胃气。）

尺中微，无阴，厥冷，腹中拘急。

寸口滑，胸满逆。

关上滑，中实逆。

尺中滑，下利，少气。

寸口数，即吐。

关上数，胃中有热。

尺中数，恶寒，小便赤黄。

寸口实，即生热；虚，即生寒。

关上实，即痛；虚，即胀满。

尺中实，即小便难，少腹牢痛；虚，即闭塞。

寸口芤，吐血；微芤，衄血。

关上芤，胃中虚。

尺中芤，下血；微芤，小便血。

寸口浮，其人中风，发热、头痛。

关上浮，腹痛，心下满。

尺中浮，小便难。

寸口迟，上焦有寒。

关上迟，弱，无胃气，有热。

尺中迟，下焦有寒，背痛。

寸口濡，阳弱，自汗出。

关上濡，下重。

尺中濡，少血，发热，恶寒。

寸弱，阳气少。

关弱，无胃气。

尺弱，少血。

上杂言三部二十四种脉。

黄帝内经太素

隋·杨上善 撰

目录

卷第二十四　补泻

卷第二十五　伤寒

卷第二十六　寒热

卷第二十七　邪论

卷第二十八　风论

卷第二十九　气论

卷第三十　杂病

卷第一　摄生之一［佚］

卷第二　摄生之二

通直郎守太子文学臣杨上善奉敕　撰注

顺　养

黄帝曰：余闻先师有所心藏，弗著于方。余愿闻而藏之，则而行之，先师心藏，比斲轮之巧，不可言传，遂不著于方也。又上古未有文著方策，传暮代也，非文不传，故请方传之，藏而则之。**上以治民，下以治身，**先人后己，大圣之情也。**使百姓无病，上下和亲，德泽下流，**理国之意。**子孙无忧，**理家之意。**传于后世，无有终时，可得闻乎？**言其益远。**岐伯曰：远乎哉问！夫治民与治自，治彼与治此，治小与治大，治国与治家，未有逆而能治者也，夫唯顺而已矣。**人之与己、彼此、小大、家国八者，守之取全，循之取美，须顺道德阴阳物理，故顺之者吉，逆之者凶，斯乃天之道。**顺者，非独阴阳脉气之逆顺也，百姓人民，皆欲顺其志也。**非独阴阳之道，十二经脉营卫之气有逆有顺，百姓之情皆不可逆，是以顺之有吉也，故曰圣人无常心，以百姓为心也。志，愿也。**黄帝曰：顺之奈何？岐伯曰：入国问俗，入家问讳，上堂问礼，临病人问所便。**夫为国、为家、为身之道，各有其理，不循其理而欲正之身者，未之有也。所以并须问者，欲各知其理而顺之也。俗、讳、礼、便，人之理也；阴阳、四时，天地之理也。存生之道，阙一不可，故当问之也。便，宜也。谓问病人寒热等病，量其所宜，随顺调之，故问所便者也。**黄帝曰：便病人奈何？**言何方而知其所便也。**岐伯曰：夫人中热消瘅则便寒，寒中之属则便热。**中，肠胃中也。肠胃中热，多消饮食，即消瘅病也。瘅，热也，音丹。热中宜以寒调，寒中宜以热调，解其便也。**胃中热则消谷，令人悬心善饥，脐以上皮热；**自此以下，广言热中、寒中之状。胃中热以消谷，虚以喜饥，胃在脐上，胃中食气上熏，故皮热也。**肠中热则出黄如糜，脐以下皮寒。**阳上阴下，胃热肠冷，自是常理。今胃中虽热，不可过热，过热乖常。肠中虽冷，不可不和，不和则多热出黄。肠冷多热不通，故脐下皮寒也。**胃中寒则䐜胀，肠中寒**

则肠鸣飧泄。䐜，叱邻反，张起也。飧，音孙，谓食不消，下泄如水和饭也。冷气不下，故多胀。肠中冷而气转，故肠鸣也。**胃中寒，肠中热，则胀且泄；**以上肠胃俱热俱寒，此乃胃寒肠热，俱下时也。胀是胃寒，泄是肠热，肠中不可热，今热则肠中不和，故胀且泄也。**胃中热，肠中寒，则疾饥，少腹痛。**此胃热肠寒俱时。胃热故疾饥，肠寒故腹痛也。**黄帝曰：胃欲寒饮，肠欲热饮，两者相逆，便之奈何？且夫王公大人，血食之君，骄恣从欲轻人，而无能禁之，禁之则逆其志，顺之则加其病，便之奈何？治之何先？**胃中常热，故欲沧沧而饮；肠中恒冷，故欲灼灼而食。寒热乖和，则损于性命。若从欲则加病，逆志则生怒，二者不兼，故以先为问也。**岐伯曰：人之情，莫不恶死而乐生，告之以其驭，语之以其道，示以其所便，开之以其所苦，虽有无道之人，恶有不听令者乎？**止可逆志以取其所乐，不可顺欲而致其所苦。故以道语之，无理不听也。**黄帝曰：治之奈何？岐伯曰：春夏先治其标，后治其本；秋冬先治其本，后治其标。**本，谓根与本也。标，末也，方昭反，谓枝与叶也。春夏之时，万物之气上升，在标；秋冬之时，万物之气下流，在本。候病所在，以行疗法，故春夏取标，秋冬取本也。**黄帝曰：便其相逆者奈何？**谓适于口则害于身，违其心而利于体者，奈何？**岐伯曰：便此者，食饮衣服亦欲适寒温，寒无凄凄，暑无出汗。食饮者热毋灼灼，寒毋沧沧。**沧沧，寒也，音仓。寒无凄等，谓调衣服也；热无灼等，谓调食饮也，皆逆其所便也。**寒温中适，故气将持，乃不致邪僻。**五脏之中和适，则其真气内守，外邪不入，病无由生。**久视伤血，**夫为劳者，必内有所损，然后血等有伤。役心注目于色，久则伤心，心主于血，故久视伤血。**久卧伤气，**人卧则肺气出难，故久卧伤肺，肺伤则气伤也。**久坐伤肉，**人久静坐，脾则不动，不动不使，故久坐伤脾，脾伤则肉伤也。**久立伤骨，**人之久立，则腰肾劳损，肾以主骨，故骨髓伤也。**久行伤筋，此久所病也。**人之久行，则肝胆劳损，肝伤则筋伤也。**春三月，此谓发陈，**陈，旧也。言春三月草木旧根、旧子皆发生也。**天地俱生，万物以荣，**天之父也，降之以德；地之母也，资之以气。德之与气，俱能生也。物因德气，英华开发也。**夜卧蚤起，**春之三月主胆，肝之府足少阳用事。阴消阳息，故养阳者至夜即卧，顺阴消也。"蚤"，古"早"字。旦而起，顺阳息也。**广步于庭，被发缓形，以使志生，**广步于庭，劳以使志也。被发缓形，逸以使志也。劳逸处中，和而生也。故其和者，是以内摄生者也。**生而勿煞，与而勿夺，赏而勿罚，此春气之应也，养生之道也。**生、与、赏者，顺少阳也；杀、夺、罚者，逆少阳也。故顺、成、和，则外摄生也。内外和顺，春之应也。斯之顺者，为身为国养生道也。**逆则伤于肝，夏为寒变，奉生长者少。**肝气在春，故晚卧晚起，逸体怠形。煞、夺、罚者，皆逆少阳也。故其为身者，逆即伤肝，夏为伤寒热病变也。其为国也，霜雹风寒灾害变也。春时内外伤者，奉夏生长之道不足也。**夏三月，此谓蕃秀，**蕃，伐元反，茂也。夏三月时，万物蕃滋茂秀，增长者也。**天地气交，万物英实，**阴阳气和，故物英华而盛实也。**晚卧蚤起，**夏之三月主少肠，心之府手太阳用事，阴虚阳盈。故养阳者，多起少卧也。晚卧以顺阴虚，早起以顺阳盈实也。**无厌于日，使志无怒，**日者为阳，故不可厌之；怒者为阴，故使志无怒之。**使英成秀，使气得泄，**使物华皆得秀长，使身关腠气得通泄也。**若所爱在外，此夏气之应也，养生之道也。**内者为阴，外者为阳，诸有所爱，皆欲在阳，此之行者，应太阳之气，养生之道也。**逆之则伤心，秋为痎疟，则奉收者少，冬至重病。**早卧晚起，厌日生怒，伤英不秀，壅气在内，皆逆太阳气也。故夏为逆者，则伤乎心，秋为痎疟，奉秋收之道不足，得冬之气，成热中重病也。**秋三月，此谓容平，**夏气盛长，至秋也不盛不长，以结其实，故曰容平也。**天气以急，地气以明，**天气急者，风清气凉也；地气明者，山川景净也。**蚤卧蚤起，与鸡俱兴，**秋之三月，主肺脏，手太阴用事，阳消阴息。故养阴者与鸡俱卧，顺阴息也；与鸡俱起，顺阳消也。**使志安宁，以缓秋形，**春之缓者，缓于坚急；秋之缓者，缓于滋盛，故宁志以缓形。**收敛神气，使秋气平，**夏日之时，神气洪散，故收敛顺秋之气，使之和平也。**无外其志，使肺气精。此秋气之应也，养收之道也。**摄志存阴，使肺气之无杂，此应秋气，养阴之道也。**逆之则伤肺，冬为飧泄，则奉养者少。**晚卧晚起，志不宁者，秋时以逆太阴气，秋即伤肺，至冬飧泄，奉冬养之道少也。**冬三月，此谓气闭藏，**阴气外闭，阳气内藏。**水冰地坼，**敕白反，分也。**毋扰于阳，**言居阴分，故毋扰阳。**蚤卧晚起，**冬之三月，主肾藏，足少阴用事，阳虚阴盈，故养阴者多卧少起。早卧顺阳虚，晚起顺阴盈也。**必待日光。使志若伏匿，**伏匿，静也。卧尽阴分，使志静也。**若有私意，若已有德，去寒就温，**言十一月，阴去阳来，故养阴者凡有私意，诸有所得，与阴俱去，顺阳而来，无相扰也。**毋泄皮肤，使气不极，此冬气之应也，养藏之道也。**闭诸腠理，使气不泄极也。斯之行者，应冬肾气，养阴之道也。**逆之则伤肾，春为痿厥，则奉生少也。**早起晚卧，不待日光，志气外泄，冬为逆者，伤肾痿厥，奉春养生之道少也。痿厥，不能行也，一日偏枯也，于危反。**天气清静，光明者也，**天道之气，清虚不可见，安静不可为，故得三光七耀光明者也。玄元皇帝曰：虚静者，天之明也。**藏德不上故不下。**天设日月，列星辰，张四时，调阴阳，日以曝之，夜以息之，风以干之，雨露濡之。其生物也，莫见其所养而物长；其所煞也，莫见其所丧而物亡。此谓天道藏德不上，故不下者也。圣人象之，其起福也，不见其所以而福起；其除祸也，不见其所由而祸除。则圣人藏德不上，故不下也。玄元皇帝曰：上德不德，是以有德。即其事也。**上下则日月不明，**君上情在，于己有私，修德遂不为德。玄元皇帝曰：下德不失德，是以无德。君之无德，则令日月薄蚀，三光不明也。**邪害空窍，**空窍，谓三百六十五穴也。君不修德和阳气者，则疵疠贼风入人空窍，伤害人也。**阳气闭塞，地气冒明，**阳气失和，故令阴气冒覆三光。**云露不精，则上应甘露不下交通，**阴气失和，致令云露无润泽之精，无德应天，遂使甘露不降，阴阳不和也。言“白露”者，恐后代字误也。**不表万物命，故不施。**阴阳不得交通，则一中分命，无由布表生于万物，德泽不露，故曰不施也。**不施，则名木多死，恶气发，风雨不节，甘露不下则菀槁不荣，贼风数至，暴雨数起，天地四时不相保，乃道相失，则未央绝灭。**盗夸之君，德不施布，祸及昆虫，灾延草木，其有八种：一者名木多死，谓名好草木不黄而落；二者恶气发，谓毒气疵疠流行于国；三者风雨不节，谓风不时而起，云不族而雨；四者甘露不下，谓和液无施。“菀槁”当为“宛槁”。宛，痿死。槁，枯也。于阮反。陈根旧枝，死不荣茂；五者，贼风数至，谓风从冲上来，破屋折木，先有虚者被刻而死；六者，暴雨数起，谓骤疾之雨，伤诸苗稼；七者天地四时不相保，谓阴阳乖缪，寒暑无节；八者，失道，未央绝灭。未央者，未久也。言盗夸之君，绝灭未久也。**唯圣人顺之，故身无奇疾，万物不失，生气不竭。**唯圣人顺天，藏德不上，故有三德：一者，身无奇疾，奇异邪气不及于身也；二者，万物不失，泽及昆虫，恩沾草木，各得生长也；三者，生气不竭。生气，和气也。和气不竭，致令云露精润，甘露时降也。**逆春气则少**

阳不生，而肝气内变。少阳，足少阳胆腑脉，为外也。肝脏为阴，在内也。故腑气不生，脏气变也。**逆夏气则太阳不长，心气内洞。**太阳，手太阳小肠腑脉，在外也。心脏为阴，居内也。故府气不生，脏气内洞。洞，疾流泄也。**逆秋气则太阴不收，肺气焦漏。**太阴，手太阴肺之脉也。腠理毫毛受邪，入于经络，则脉不收聚，深入至藏，故肺气焦漏。焦，热也。漏，泄也。**逆冬气则少阴不藏，肾气浊沉。**少阴，足少阴肾之脉也。少阴受邪，不藏能静，深入至藏，故肾气浊沉，不能营也。**失四时阴阳者，失万物之根也。**阴阳四时，万物之本也。人君违其本，故万物失其根。**是以圣人春夏养阳，秋冬养阴，以顺其根，故与万物沉浮于生长之门。**圣人与万物俱浮，即春夏养阳也；与万物俱沉，即秋冬养阴也。与万物沉浮以为养者，志在生长之门也。**逆其根则伐其本，坏其真。**逆四时之根者，则伐阴阳之本也，坏至真之道也。**故阴阳四时者，万物之终始也，死生之本也，逆之则灾害生，顺之则奇疾不起，是谓得道。**阴为万物终死之本也，阳为万物始生之源也。逆之则灾害生，入于死地也；顺之则奇疾除，得长生之道也。**道者，圣人行之，愚者佩之。**圣人得道之言，行之于身，宝之于心府也；愚者得道之彰，佩之于衣裳，宝之于名利也。**顺阴阳则生，逆之则死，顺之则治，逆之则乱。**生死在身，理乱在国。**反顺为逆，是谓内格。**不顺四时之养身，内有关格之病也。**是故，圣人不治已病治未病，不治已乱治未乱，此之谓也。夫病已成形而后药之，乱成而后治之，譬犹渴而穿井，斗而铸兵，亦不晚乎！**身病国乱，未有毫微而行道者，古之圣人也。病乱已微而散之者，贤人之道也。病乱已成而后理之者，众人之失也，理之无益，故以穿井铸兵无救之失以譬之也。

六 气

黄帝曰：余闻人有精、气、津、液、血、脉，余意以为一气耳，今乃辨为六名，余不知其所以。愿闻何谓精？一气者，真气也。真气在人，分一以为六别，故惑其义也。**岐伯曰：两神相薄，合而成形，常先身生，是谓精。**但精及津、液，与气异名同类，故皆称气耳。雄雌二灵之别，故曰两神。阴阳二神相得，故谓之薄。和为一质，故曰成形。此先于身生，谓之为精也。**何谓气？**下焦如渎，谓之津液。中焦如沤，谓之为营血。上焦如雾，为卫称气，未知所由。**岐伯曰：上焦开发，宣五谷味，熏肤熏肉，充身泽毛，若雾露之溉，是谓气。**上焦开发，宣扬五谷之味，熏于肤肉，充身泽毛，若雾露之溉万物，故谓之气，即卫气也。**何谓津？岐伯曰：腠理发泄，汗出腠理，是谓津。**腠理所泄之汗，称之为津。**何谓液？岐伯曰：谷气满，淖泽注于骨，骨属屈伸，光泽补益脑髓，皮肤润泽，是谓液。**淖，丈卓反，濡润也。通而言之，小便、汗等，皆称津液；今别骨节中汁为液，故余名津也。五谷之精膏，注于诸骨节中，其汁淖泽，因屈伸之动，流汁上补于脑，下补诸髓，傍益皮肤，令其润泽，称之为液。**何谓血？岐伯曰：中焦受血于汁，变化而赤，是谓血。**五谷精汁在于中焦，注手太阴脉中，变赤，循脉而行，以奉生身，谓之为血也。**何谓脉？岐伯曰：壅遏营气，令毋所避，是谓脉。**盛壅营血之气，日夜营身五十周，不令避散，故谓之脉也。**黄帝曰：六气者，有余不足，气之多少，脑髓之虚实，血脉之清浊，何以知之？**六气之中，有余不足，总问也。脑髓等别问，求其所知也。**岐伯曰：精脱者，耳聋；**肾以主耳，故精脱则耳聋。**气脱者，目不明；**五脏精气为目，故气脱则目闇。**津脱者，**

腠理开，汗大泄；前之二脱，言脱所由，故有脱也。以下三脱，直著其脱状，故津脱、腠理开、汗泄为状。**液脱者，骨属屈伸不利，色夭，脑髓消，胻酸，耳数鸣；**骨节相属之处无液，故屈伸不利。无液润泽皮毛，故色夭。脑髓无补，故脑髓消、胻酸、耳鸣。胻，衡孟反。**血脱者，色白，夭然不泽，其脉空虚，此其候也。**以无血，故色白。无血润肤，故不泽。脉中无血，故空虚。以为不足，虚之状也。**黄帝曰：六气者，贵贱何如？岐伯曰：六气者，各有部主也，其贵贱善恶可为常主，然五谷与为大海。**六气有部有主，有贵有贱，有善有恶，人之所受，各有其常，皆以五谷为生成大海者也。

九 气

黄帝曰：余闻百病生于气也，怒则气上，喜则气缓，悲则气消，恐则气下，寒则气收聚，炅则腠理开气泄，忧则气乱，劳则气耗，思则气结，九气不同，何病之生？炅，音桂，热也。人之生病，莫不内因怒、喜、思、忧、恐等五志，外因阴阳寒暑，以发于气而生百病。所以善摄生者，内除喜怒，外避寒暑，故无道夭，遂得长生久视者也。若纵志放情，怒以气上伤魂，魂伤肝伤也；若喜气缓伤神，神伤心伤也；若忧悲气消，亦伤于魂，魂伤肝伤也；恐以气下则伤志，志伤肾伤也；若多寒则气收聚，内伤于肺也；若多热腠理开泄，内伤于心也；忧则气乱伤魄，魄伤则肺伤也；若多劳气耗，则伤于肾；思以气结伤意，意伤则脾伤也。五脏既伤，各至不胜时则致死也，皆由九邪生于九气所生之病也。**岐伯曰：怒则气逆，甚则呕血及食而逆气逆上也。**因引气而上，故气逆。怒甚气逆，则致呕血及食气逆上也。**喜则气和志达，营卫行通利，故气缓焉。**喜则气和志达，营卫行利，故气缓为病也。**悲则心系急，肺布叶举，两焦不通，营卫不散，热气在中，故气消。**肝脉上入颃颡，连目系；支者，从肝别贯膈，上注肺。肺以主悲，中上两焦在于心肺，悲气聚于肺，叶举心系急，营卫之气在心肺，聚而不散，神归不移，所以热而气消虚也。**恐则精却，却则上焦闭，闭则气还，还则下焦胀，故气不行。**虽命门藏精，通名为肾。脉起肾，上贯肝膈，入肺中；支者，从肺络心，注胸中，故人惊恐，其精却缩。上焦起胃口上，上焦既闭不通，则气不得上，还于下焦，下焦胀满，气不得行也。**热则腠理开，营卫通，故汗大泄。**气不得行，或因热而腠理开，营卫外通，汗大泄也。**寒则腠理闭，气不行，故气收聚。**因营卫不通，遇寒则腠理闭塞，则气聚为病也。**忧则心无所寄，神无所归，虑无所定，故气乱。**心，神之用。人之忧也，忘于众事，虽有心情，无所任物，故曰无所寄。气营之处，神必归之，今既忧繁，气聚不行，故神无归也。虑，亦神用也，所以忧也，不能逆虑于事，以气无主守，故气乱也。**劳则喘喝汗出，内外皆越，故气耗。**人之用力，劳之则气并喘喝，皮腠及内脏腑皆汗。以汗即是气，故汗出内外气衰耗也。**思则身心有所存，神有所止，气留而不行，故气结矣。**专思一事，则心气驻一物。所以神务一物之中，心神引气而聚，故结而为病也。

调 食

黄帝曰：愿闻谷气有五味，其入五脏，分别奈何？谷气津液，味有五种，各入其五脏，别之奈何？**伯高曰：胃者，五脏六腑之海也，水谷皆入于胃，五脏六腑皆禀于胃。**胃受水谷，变化以滋五脏六腑，五脏六腑皆受其气，故曰皆禀也。**五味各走其所喜，谷味酸，先走**

肝；谷味苦，先走心；谷味甘，先走脾；谷味辛，先走肺；谷味咸，先走肾。五味所喜，谓液津变为五味，则五性有殊，性有五行，故各喜走同性之脏。**谷气津液已行，营卫大通，乃化糟粕，以次传下。**水谷化为津液，清气犹如雾露，名营卫，行脉内外，无所滞碍，故曰大通。其澄浊者，名为糟粕。泌别汁入于膀胱，故曰以次传下也。粕，颇洛反。**黄帝曰：营卫之行奈何？**因前营卫大通之言，故问营卫所行。**伯高曰：谷始入于胃，其精微者，先出于胃之两焦，以溉五脏，别出两行于营卫之道。**精微，津液也。津液资五脏已，卫气出胃上口，营气出于中焦之后，故曰两行道也。**其大气之抟而不行者，积于胸中，命曰气海，出于肺，循喉咙，故呼则出，吸则入。**抟，谤各反，聚也。谷化为气，计有四道：精微营卫，以为二道；化为糟粕及浊气并尿，其与精下传，复为一道；抟而不行，积于胸中，名气海，以为呼吸，复为一道，合为四道也。**天之精气，其大数常出三入一，故谷不入，半日则气衰，一日则气少矣。**天之精气，则气海中气也。气海之中，谷之精气随呼吸出入也。人之呼也，谷之精气三分出已，及其吸也，一分还入，即须资食，充其肠胃之虚，以接不还之气。若半日不食，则肠胃渐虚，谷气衰也。一日不食，肠胃大虚，谷气少也。七日不食，肠胃虚竭，谷气皆尽，遂命终也。**黄帝曰：谷之五味，可得闻乎？伯高曰：请尽言之。**充虚接气，内谷为宝，故因其问，请尽言之。**五谷：**五谷、五畜、五果、五菜，用之充饥，则谓之食；以其疗病，则谓之药。是以脾病宜食粇米，即其药也；用充饥虚，即为食也。故但是入口资身之物，例皆若是。此谷、畜、果、菜等二十物，乃是五行五性之味，脏腑血气之本也，充虚接气，莫大于兹，奉性养生，不可斯须离也。黄帝并依五行相配、相克、相生，各入脏腑，以为和性之道也。案《神农》及《名医本草》，左右不同，各依其本，具录注之，冀其学者量而取用也。**粇米甘，**味苦平，无毒。稻米味甘温平。**麻酸，**胡麻味甘平，麻子味甘平。**大豆咸，**大豆黄卷，味甘平，无毒。生大豆味甘平。**麦苦，**大麦味咸温微寒，无毒，似穬麦无皮。穬麦味甘微寒，无毒。小麦味甘微寒，无毒。**黄黍辛。**丹黍米味苦微温，无毒。黍米味甘温，无毒。**五果：枣甘，**大枣味甘平，煞乌头毒。生枣味辛。**李酸，**人，味苦甘平，无毒。实，味苦。**栗咸，**味咸温，无毒。**杏苦，**核，味甘苦温。花，味苦，无毒。实，味一酸。**桃辛。**核，味苦甘平，无毒。实，味酸。**五畜：牛甘，**肉味甘平，无毒。**犬酸，**牝狗肉味咸酸，无毒。**猪咸，**肉味苦。**羊苦，**味甘大热，无毒。**鸡辛。**丹雄鸡，味甘，微温，微寒，无毒；白雄鸡，肉微温；乌雄鸡，肉温也。**五菜：葵甘，**冬葵子，味甘寒，无毒，黄芩为之使。葵根，味甘寒，无毒。叶，为百菜主。心，伤人。**韭酸，**味辛酸温，无毒。**藿咸，**案《别录》：小豆叶为藿。**薤苦，**味辛苦温，无毒。葱辛。葱实，味辛温，无毒。根，主伤寒头痛。汁平。**五色：黄色宜甘，青色宜酸，黑色宜咸，赤色宜苦，白色宜辛。**养生疗病，各候五味之外色，以其味益之也。**凡此五者，各有所宜。所言五宜者：脾病者，宜食粇米饭、牛肉、枣、葵；**脾病食甘，《素问》甘味补，苦味为泻。**心病者，宜食麦、羊肉、杏、薤；**心病食苦，《素问》咸味补，甘味为泻。**肾病者，宜食大豆黄卷、猪肉、栗、藿；**肾病食咸，《素问》咸味泻，苦味为补也。黄卷，以大豆为之。**肝病者，宜食麻、犬肉、李、韭；**肝病食酸，《素问》酸味补，辛味为泻。**肺病者，宜食黄黍、鸡肉、桃、葱。**肺病食辛，《素问》辛味泻，酸味为补。**五禁：肝病禁辛，心病禁咸，脾病禁酸，肾病禁甘，肺病禁苦。**五味所尅之脏有病，宜禁其能克之味。**肝色青，宜**

食甘，粇米饭、牛肉、枣，皆甘；肝者，木也。甘者，土也。宜食甘者，木克于土，以所克资肝也。**心色赤，宜食酸，犬肉、李，皆酸；**心者，火也。酸者，木也。木生心也，以母资子也。**脾色黄，宜食咸，大豆、豕肉、栗，皆咸；**脾者，土也。咸者，水也。土克于水，水味咸也，故食咸以资于脾也。**肺色白，宜食苦，麦、羊肉、杏，皆苦；**肺者，金也。苦者，火也。火克于金也，以能克为资也。**肾色黑，宜食辛，黄黍、鸡肉、桃，皆辛。**肾者，水也。辛者，金也。金生于水，以母资子。

辛散，肝酸性收，欲得散者，食辛以散之。**酸收，**肺辛性散，欲得收者，食酸以收之。**甘缓，**脾甘性缓，欲得缓者，食甘以缓之。**苦坚，**心苦性坚，欲得坚者，食苦以坚之。**咸濡。**肾咸性濡，欲得濡者，食咸以濡也。**毒药攻邪，**前总言五味有摄养之功，今说毒药攻邪之要。邪，谓风寒暑湿外邪者也。毒药俱有五味，故次言之。**五谷为养，**五谷五味，为养生之主也。**五果为助，**五果五味，助谷之资。**五畜为益，**五畜五味，益谷之资。**五菜为埤，**五菜五味，埤谷之资。**气味合而服之，以养精益气。**谷之气味入身，养人五精，益人五气也。**此五味者，有辛酸甘苦咸，各有所利，或散或收或缓或坚或濡，**五味各有所利，利五脏也。散、收、缓、坚、濡等，调五脏也。**四时五脏病，五味所宜。**于四时中，五脏有所宜，五味有所宜。

黄帝问少俞曰：五味之入于口也，各有所走，各有所病。酸走筋，多食之，令人癃；力中反，淋也，篆字癃也。**咸走血，多食之令人渴；辛走气，多食之令人洞心；**大贡反，心气流泄疾。**苦走骨，多食之令人变呕；甘走肉，多食之令人心悗。余知其然也，不知其何由，愿闻其故。**五味各走五脏所主，益其筋、血、气、骨、肉等，不足皆有所少，有余并招于病，其理是要，故请闻之。**少俞对曰：酸入胃，其气涩以收，上之两焦，弗能出入也，**涩，所敕反，不滑也。酸味性为涩收，故上行两焦，不能与营俱出而行，复不能自反还入于胃也。**不出则留于胃中，胃中和温，即下注膀胱，膀胱之胞薄以濡，得酸即缩卷约而不通，水道不通，故癃。**既不能出胃，因胃气热，下渗膀胱之中，膀胱皮薄而又耎，故得酸则缩约不通，所以成病为癃。癃，淋也。胞，包盛尿也。**阴者，积筋之所终也，故酸入走筋。**人阴器，一身诸筋终聚之处，故酸入走于此阴器。**黄帝曰：咸走血，多食之令人渴，何也？少俞曰：咸入于胃，其气上走中焦，注于脉，则血气走之，血与咸相得则血涘，血涘则胃汁注之，注之则胃中竭，竭则咽路焦，故舌干善渴。**肾主于骨，咸味走骨，言走血者，以血为水也。咸味之气，走于中焦血脉之中，以咸与血相得，即涩而不中，胃汁注之，因即胃中枯竭，咽焦舌干，所以渴也。咽为下食，又通于涎，故为路也。涘，音俟，水成冰，义当凝也。**血脉者，中焦之道也，故咸入而走血矣。**血脉从中焦而起，以通血气，故胃之咸味，走于血也。**黄帝曰：辛走气，多食之，令人洞心，何也？少俞曰：辛入于胃，其气走于上焦，上焦者，受气而营诸阳者也，**洞，通泄也。辛气慓悍，走于上焦，上焦卫气行于脉外，营腠理诸阳。**姜韭之气熏之，营卫之气不时受之，久留心下，故洞心。**以姜、韭之气辛熏，营卫之气非时受之，则辛气久留心下，故令心气洞泄也。**辛者，与气俱行，故辛入而与汗俱出矣。**辛走卫气，即与卫气俱行，故辛入胃，即与卫气汗俱出也。**黄帝曰：苦走骨，多食之令人变呕，何也？少俞曰：苦入于胃，五谷之气皆不能胜苦，苦入下管，三焦之道皆闭而不通，故变呕。**苦是火味，计其走血以取资骨令坚，故苦走骨也。苦味坚强，五谷之气不能胜之，故入三焦，则营卫不通，下焦复约，所以食之还出，名曰变呕也。**齿者，骨之所终也，故苦入而走骨**，齿为骨余，以杨枝苦物资齿，则齿鲜好，故知苦走骨。故入而复出，知其走骨。人食苦物，入咽还出，故知走骨而出呕也。**黄帝曰：甘走肉，多食之令人心悗，何也？少俞曰：甘入于胃，其气弱少，不能上于上焦，而与谷留于胃中，甘者令人柔润者也，胃柔则缓，缓则虫动，虫动则令人心悗**。甘味气弱，不能上于上焦，又令柔润，胃气缓而虫动。虫动者，谷虫动也。谷虫动以挠心，故令心悗。悗，音闷。**其气外通于肉，故曰甘走肉矣**。脾以主肉，甘通于肉，故甘走肉也。

五味所入：酸入肝，辛入肺，苦入心，甘入脾，咸入肾，淡入胃，是谓五入。五味各入其脏。甘味二种，甘与淡也。谷入于胃，变为甘味，未成曰淡，属其在于胃；已成为甘，走入于脾也。

五走：酸走筋，辛走气，苦走血，咸走骨，甘走肉，是谓五走。《九卷》此文及《素问》皆"苦走骨，咸走血"。此文言"苦走血，咸走骨"，皆左右异，具释于前也。**五裁：病在筋，毋食酸；病在气，无食辛；病在骨，无食咸；病在血，无食苦；病在肉，无食甘。口嗜而欲食之，不可多也，必自裁也，命曰五裁**。裁，禁也。筋、气、骨、肉、血等，乃是五味所资，以理食之，有益于身；从心多食，致招诸病，故须裁之。

寿 限

黄帝曰：人之夭寿各不同，或夭，或寿，或卒死，或病久，愿闻其道。问有四意：夭、寿、卒死、病久。**岐伯曰**：答中答其得寿，余三略之。得寿有九：**五脏坚固**，谓五脏形坚而不虚，固而不变，得寿一也。**血脉和调**，谓血常和，脉常调，得寿二也。**肌肉解利**，谓外肌内肉，各有分利，得寿三。**皮肤致密**，致，大利反。谓皮腠闭密，肌肤致实，得寿四。**营卫之行，不失其常**，谓营卫气一日一夜各循其道，行五十周，营卫其身而无错失，得寿五。**呼吸微徐**，谓吐纳气，微微不粗，徐徐不疾，得寿六。**气以度行**，呼吸定息，气行六寸，以循度数，日夜百刻，得寿七。**六腑化谷**，胃受五谷，小肠盛受，大肠传导，胆为中精决，三焦司决渎，膀胱主津液，共化五谷，以奉生身，得寿八。**津液布扬**，所谓泣、汗、涎、涕、唾等，布扬诸窍，得寿九也。**各如其常，故能久长**。上之九种，营身之事，各各无失，守常不已，故得寿命长生久视也。**黄帝曰：人之寿百岁而死者，何以致之？**问其得寿所由。**岐伯曰：使道隧以长**，谓有四事得寿命长：使道，谓是鼻空，使气之道。隧以长，出气不壅。为寿一也。**基墙高以方**，鼻之明堂，墙基高大方正，为寿二也。**通调营卫，三部三里**，三部，谓三焦部也。三里，谓是膝下三里，胃脉者也。三焦三里，皆得通调，为寿三。**起骨高肉满，百岁乃得终也**。起骨，谓是明堂之骨。明堂之骨，高大肉满，则骨肉坚实，为寿四也。由是四事，遂得百岁终也。**黄帝曰：其不能终寿而死者，何如？**问其夭死。**岐伯曰：其五脏皆不坚**，夭者亦四：五脏皆虚，易受邪伤，为夭一也。**使道不长，空外以张，喘息暴疾**，使道短促，鼻空又大，泄气复多，为夭二也。**又卑基墙**，鼻之明堂，基墙卑下，为夭三也。**薄脉少血，其肉不实，数中风寒，血气不通，真邪相攻，乱而相引**，脉小血少，皮肉皆虚，多中外邪，血气壅塞，真邪相攻，引乱真气，为夭四。**故中年而寿尽矣。黄帝曰：善**。黄帝闻夭寿之所由，故赞述之也。**黄帝曰：其气之盛衰，以至其死，可得闻乎？**消息盈虚，物化之常，故人气衰，时时改变，以至于死地，各不同形，故请陈之也。**岐伯曰：人生十岁，五脏始定，血**

气已通，其气在下，故好走。二十岁，血气始盛，肌肉方长，故好趋。三十岁，五脏大定，肌肉坚固，血脉盛满，故好步。四十岁，五脏六腑十二经脉，皆大盛以丕定，腠理始疏，荣华颓落，发鬓颁白，丕盛不摇，故好坐。血，营血也。气，卫气也。大盛，内盛也。始疏，外衰。**五十岁，肝气始衰，肝叶始薄，胆汁始减，目始不明。六十岁，心气始衰，喜忧悲，血气懈惰，故好卧。七十岁，脾气虚，皮肤枯。八十岁，肺气衰，魄离，魄离故言喜误；九十岁，肾气焦，脏枯，经脉空虚；百岁，五脏皆虚，神气皆去，形骸独居而终矣。**肝为木，心为火，脾为土，肺为金，肾为水，此为五行相生次第，故先肝衰，次第至肾也。至于百岁，五脏虚坏，五神皆去，枯骸独居，称为死也。

黄帝问于岐伯曰：人年老而无子者，材力尽耶？将天数然？材力，摄养之力也。天数，天命之数也。**岐伯曰：女子七岁，肾气盛，更齿发长。**肾主骨、发，故肾气盛，更齿发长。**二七而天癸至，任脉通，伏冲脉盛，月事以时下，故有子。**天癸，精气也。任冲脉起于胞中下极者也，今天癸至，故任脉通也。伏冲之脉起于气街，又天癸至，故冲脉盛也。二脉并营子胞，故月事来，以有子也。**三七，肾气平均，故真牙生而长极。**真牙，后牙也。长极，身长也。**四七，筋骨坚，发长极，身体盛壮。**身之筋、骨、体、发，无不盛极。**五七，阳明脉衰，面始焦，发始堕。**阳明脉起于面，行于头，故阳明衰，面与发始焦落。**六七，三阳脉衰于上，面皆焦，发白。**三阳，少阳、太阳、阳明也。三阳脉俱在头，故三阳衰，面焦发白。**七七，任脉虚，伏冲衰少，天癸竭，地道不通，故形坏而无子。**任、冲二脉，气血俱少，精气尽，子门闭，子宫坏，故无子。**丈夫年八岁，肾气实，发长齿更。二八肾气盛，天癸至，精气溢泻，阴阳和，故能有子。三八肾气平均，筋骨劲强，故真牙生而长极。四八筋骨隆盛，肌肉满。五八肾气衰，发堕齿槁。六八阳气衰于上，面焦，鬓发颁白。七八肝气衰，筋不能动，天癸竭，精少，肾脏衰，形体皆极。八八则齿发去。**齿槁者，骨先衰，肉不附，故令齿枯也。**肾者生水，受五脏六腑之精而藏之，故五脏盛乃泻。今五脏皆衰，筋骨解堕，天癸尽矣，故发鬓白，身体重，行步不正而无子耳。**

卷第三 阴阳

通直郎守太子文学臣杨上善奉敕 撰注

阴阳大论

黄帝问于岐伯曰：阴阳者，天地之道，道者，理也，天地有形之大也。阴阳者，气之大。阴阳之气，天地之形，皆得其理以生万物，故谓之道也。**万物之纲纪也，**形气之本，造化之源，由乎阴阳，故为其纲纪。**变化之父母也，**万物之生，忽然而有，故谓之化也。化成不已，故异百端，谓之变也。莫不皆以阴阳雄雌合成变化，故曰父母也。**生煞之本始也，**阴为煞本，阳为生始。**神明之府也。**两仪之灵，谓为神明。玄元皇帝曰："天不能转，日月不能行，风不能燥，雨不能润，谁使之尔，谓之神明。"斯则阴阳之所不测，化阴阳以为神，通窈冥以忘知，镜七曜而为测，一也。人法天地，具有五脏六腑，四肢百体，中有鉴物之灵，为神明，二也。亦以阴阳和气，故得神而无仞，故为府也。**治病者必求之于本，**本，谓阴阳。**故积阳为天，积阴为地。**夫太极以生两仪，即有两，阴阳二气。二气之起，必有两仪之形，是即托形生气，积气成形，故积清阳以为天形，积浊阴以为地形。**阴静阳躁，**阴气主静，阳气主躁。**阳生阴长，**少阳，春也，生起万物；少阴，秋也，长熟万物。**阴煞阳藏。**五月是阳，起一阴爻，煞气者也；十一月是冬藏，起一阳爻，生气者也。有本云"阴生阳煞"。**阳化气，阴成形。**阴阳化起物气，以阳为父，故言阳也；阴阳共成于形，以阴为母，故言阴也。**寒极生热，热极生寒。**物极而变，亦自然之所然耳也。**寒气生浊，热气生清。**阴浊为地，寒气所以起；阳清为天，热气所以生也。**清气在下，则生飧泄；浊气在上，则生䐜胀。**清气是阳，在上；浊气为阴，在下。今浊阴既虚，清阳下并，以其阳盛，所以飧泄也。清阳既虚，浊阴上并，以其阴盛，所以䐜胀飧泄也，食不化而出也。**此阴阳之反祚也，病之逆顺也。**祚，福也。逆之则为反，顺之为福也。**故清阳为天，浊阴为地；地气上为云，天气下为雨；**地之浊气上升，与阳气合为云；天之清气下降，与阴气合为雨也。**雨出地，气出天，**雨是地之阴气，上升得阳为雨；气是天之阳气，下降得阴为气。气，雾也。**故清阳出上窍，浊阴出下窍；**夫阴阳者，有名而无形也，所以数之可十，离之可百，散之可千，推之可万，故有上下、清浊、阴阳，内外、表里、阴阳等，变化无穷也。内外者，脉内营气称为清阴，脉外卫气名为浊阳，是则阴清阳浊者也。言上下者，清阳为天，浊阴为地，是则阳清阴浊者也。彼说内外清浊阴阳，此言上下清浊阴阳也。是以谷入于胃，分为四道，出于上焦，慓悍行于分肉之间，日五十周，乃卫气也。起于中焦，并行于胃口，出上焦之后，泌糟粕，承津液，化其精微，上注肺脉，行于经隧，化而为血，以奉生身，名曰营气。其卫气上行达于面，以资七窍，故曰清阳出上窍也。若以内外阴阳，则内者为清，外者为浊；若以上下阴阳，则上者为清，下者为浊，有此不同。浊者，别回肠下行，故曰浊阴出下窍也。**清阳发腠理，**此名卫气为清阳，发于腠理，即浊为清也。**浊阴走五脏；**此名营气为浊阴，走于五脏，即清为浊也。**清阳实四肢，浊阴实六腑。**四肢、六腑虽同为阳，复分阴阳也。四肢在外，故清气实之；六腑在内，故浊谷实之。**水为阴，火为阳，**五谷为食中水冷，谓之阴也；食中火热，谓之阳也。**阳为气，阴为味。**食中火热，发谷五气也；食中水冷，发谷五味也之。**味归形，**五味各入于脏，以成五形。**形归气。**阴形阳气者也。**气归精，**气生五味精华。**精食气，**五味精华，五气变焉。**形食味，**得于形者，以食为味。**味伤形，**五味各走其脏，淫则各伤其脏。**气伤精，精化于气，**精本从气化，有气淫还，各伤其精也。**气伤于味。**食中气盛，定伤五味。**味出下窍，气出上窍。**五味糟粕为大小便也，谷气不行经隧者，积于胸中，成于吐纳也。**味厚为阴，薄为阴之阳；**夫阴阳之道，推之可万也。如五味是阴，味之厚薄亦是阴阳，故味之厚者，阴中之阴；味薄者，阴中之阳也。**气厚为阳，薄为阳之阴；**五气是阳，气之厚薄又是阴阳，故气之厚者，阳中之阳；气之薄者，阳中之阴也。上下、贵贱、吉凶、福祸等，万物皆然。**味厚则泄，薄则通。气薄则泄，厚则发。**味厚气薄，则上下吐泄；味薄气厚则上下通发。**壮火之气衰，少火之气壮。**壮盛火热之气，盛必衰也。小微火暖之气，必为壮盛。此阴阳之节也。**壮火食气，气食少火。壮火散气，少火生气。**壮火壮盛，食气必衰；气食少火，气得所壮。故得壮火之盛，必散于气；少火之微，定聚生气也。**气味辛甘发散为阳，酸苦涌泄为阴。**气之味也，厚是辛甘，辛甘阴之厚者发散，薄为阳也。酸苦薄者为阳，下涌泄者为阴也。**阴胜则阳病，阳胜则阴病。**夫阴阳和，物生者也。今阳虚者，阴必并之，阴并阳者，是则阴胜，故阳病也。阴虚亦尔。**阴病则热，阳病则寒。**阴病阳胜，故热；阳病阴胜，故寒也。**重热则寒，重阴则热。**谓阴阳极。**寒伤形，热伤气。**形者，和阴也；气者，和阳也。寒甚有伤于形，热甚伤夺其气，斯之常。**气伤痛，**卫气行于肤肉之中，邪气客于肤肉，壅遏卫气，迫于分肉，故痛。**形伤肿。**既迫痛伤形，即便为肿也。**故先痛而后肿者，气伤形也；**先邪伤卫气致痛，后形肿者，谓卫气伤及于形也。**先肿而后痛者，形伤气也。**邪先客于皮肤，为肿而后壅，卫气为痛者，谓形伤及于气也。**风胜则肿，燥胜则干，**邪风客于皮肤，则为膜肿也；邪热燥于皮肤，则皮干无汗。**寒胜则胕，**扶付反，检义当腐。寒胜肉热，肉当腐。**湿胜则濡。**阴湿气盛，则多汗也。**天有四时五行，**天之用也。**以生长收藏，**四时之用。**以生寒暑燥湿。**五行所生也。有本有“风”，谓具五者也。**人有五脏，**人之有也。**化五气，以生喜怒悲忧恐。**五气，五脏气也。喜怒等，心、肺、肝、脾、肾五志者也。**故喜怒伤气，**内伤者也。**寒暑伤形。**外伤者也。**故曰喜怒不节，寒暑过度，生乃不固。**内外伤已，生得坚固不道夭者，未之有也。**重阴必阳，重阳必阴。故曰：冬伤于寒，春必病温；**伤，过多也。冬寒，阴也。人于冬时，温衣热食，腠理开发，多取寒凉以快其志者，寒入腠理，腠理遂闭，内行脏腑，至春寒极，变为温病也。**春伤于风，夏生飧泄；**春风，阳也。春因腠理开发，风入腠闭，内行脏腑肠胃之中，至夏飧泄也。飧，水洗饭也，音孙，谓肠胃有风，水谷不化而出也。**夏伤于暑，秋生痎疟；**夏因汗出，小寒入腠，藏之于内，至秋气发，腠理外闭，风气内发，以成痎疟。痎，音亥。**秋伤于湿，冬生咳嗽。**秋多雨湿，人伤受湿，湿从上下，至冬寒并伤肺，故成咳嗽也。恺代反，又丘吏反，谓逆气也。**黄帝问曰：法阴阳奈何？**阴阳者，天地纲纪，变化父母，养生之道，法之以成，故问之。**岐伯答曰：阳胜则身热，**阳胜八益为实，阴胜七损为虚。言八益者：身热，一益也，阴弱阳盛，故通身热也。**腠理闭**二益也。阳开腠理，过盛则闭。**而粗，**三益也。热盛则腠理皮上粗涩也。**为之俯仰，**四益也。热盛上下，故身俯仰。**汗不出而热，**五益也。阴气内绝，故汗不出，身仍热。**齿干**六益也。热盛至骨，故齿干也。**以烦惋，**七益也。热以乱神，故烦闷。**腹满死，**八益也。热盛胃中，故腹满也。前已七益，复加腹满，故致死。**能冬不能夏。**以其内热，故能冬之大寒，不能夏之小热。**阴胜则身寒，**下言七损也：身寒，一损也，身恶寒。**汗出，**二损也。无阳禁腠，故汗出。**身常清，**三损也。清，冷也，一身皮肤常冷也。**数栗**四损也。数数战栗也。**而寒，**五损也。战而复寒也。**寒则厥，**六损也。寒则手足逆冷也。**厥则腹满死，**七损也。前已六损，复加冷气满腹，冷气满腹故致死也。**能夏不能冬。**寒人遇热，故堪能也。**此阴阳更胜之变也，病之形能也。**此是阴阳变极之理，亦是人之病所能也。**黄帝问曰：调此二者奈何？**阴阳相胜，遂有七损八益，虚实不和，故谓调之。**岐伯答曰：能知七损八益，则二者可调也。**损者，损于身；益者，益于病。若人能循道察同，去损益之病，则阴阳气和，无诸衰老，寿命无穷，与天地同极也。**不知用此则蚤衰。**人不循道，不去损益，则阴阳不调，是谓不道，不道早衰也。**衰之节，年四十而阴气自半也，起居衰矣。**始衰时节，年四十也。六腑为阳气，五脏为阴气。人年四十，五脏阴气自半已衰，腠理始疏，荣华颓落，发鬓颁白，行立之起，坐卧之居，日渐已衰也。**年五十，体重，耳目不聪明矣。**人年五十，脾气衰，故体重；肝气衰，故目不明；肾气衰，故听不聪也。**年六十，阴痿，大气衰，九窍不利，**人年六十，肾气衰，精气减，筋弛，故宗筋痿也。十二经脉、三百六十五络为大气也，其气皆上于面而走空窍，其精阳气上于目而为精；其别气走耳而为听；其宗气上出于鼻而为臭；其浊气出于胃走唇舌而为味。今经脉、大气皆衰，故九窍不利。**下虚上实，涕泣俱出。**人腰以上为阳，以居上也；腰以下为阴，以居下也。年六十者，精减阴痿，行步无力，即下虚上实也。神衰失守，故涕泣俱出。**故曰，知之则强，**知察于同，去七损八益，其身日强。**不知则老。**不察于异，有损有益，故身速衰也。玄元皇帝曰：物壮则老，谓之不道，不道早已。此之谓也。**故同名异邪。**道理无物不通，故同名也。物有万殊，故异邪也。**智者察同，愚者察异，**察，观也。智者反物观道，愚者反道观物。**愚者不足，智者有余，有余则耳目聪明，身体轻强，年老复壮，壮者益理。**愚者观物，有三不足：目暗耳聋，则视听不足也；体重力衰，则身不足也；老者日衰，壮者日老，则寿不足也。智者观道，神清性明，故三有余也：视听日胜，则耳目有余也；身强体轻，则身有余也；年老反同乳子之形，年壮更益气色之理，则寿有余。**是以圣人为无为之事，**圣人，谓广成子等也。忘物丧我，任物之动，即为无为之事也。**乐恬澹之能，**怡神适性，即乐恬澹之能也。**从欲快志于虚无之守，**圣人欲无欲之欲，志无求之志，故从快于虚无，不失其道，谓之守也。**故寿命无穷，与天地终，此圣人之治身也。**虚无守者，其神不扰，其性不秽。性不秽，故外邪不入；神不扰，故脏腑安内，与虚无同道，与天地齐德，遂获有余无穷之寿也。故广成子语黄帝曰："吾以目无所见，耳无所闻，心无所知，神将自守，故人尽死，而我独存。"即其事也。斯乃圣人理身之道也。**天不足西北，故西方阴也，而人右耳目不如左明；地不满**

东南，故东方阳也，人左手足不如右强也。夫天地者，形之大也。阴阳者，气之大也。大形而生万形，则大形以为父母，万形为子也。故大形有所不足而生万物，万物不可足也。故人头法天，则右耳目聪明不足也；手足法地，故左手足便强不足也。以其天阳不足西北，地阴不足东南故也。**黄帝问曰：何以然？岐伯答曰：东方阳也，其精并上，故上明而下虚，故使耳目聪明而手足不便也；**东方是阳，阳气上升，故上实下虚，则人左箱上胜下劣也。西方是阴，阴气下沉，故下实上虚，则人右箱下胜上劣也。**故俱感于邪，其在上也则右甚，在下则左甚，此天地阴阳所不能全，故邪居之。**非直左右阴阳虚处耳目手足有所不善，然左右俱感于邪，虚处独甚，今人患手足左甚，耳目右甚，即其事也。则天地阴阳有所不全，人法天地，何可取具全。非直人有不全，万物皆尔，不可全也。故圣人法天则地，中顺万物，居不得已，安于不足，是为摄生之大妙。**故天有精，地有形；**天有气之精，成人耳目；地有质之形，成人手足。**天有八纪，地有五理，故能为万物父母。**天有八风之纪，纪生万物；地有五行之理，理成万物，故为父母也。**清阳上天，浊阴归地，**故阴阳和也，称为万物；阴阳离也，号为天地也。**是故天地之动静，神明为之纪，故能以生长化成收藏，终而复始。**是故以天之动也，以地之静也，以神明御之为纲纪也。三者备，故能为四时生长化成收藏终始者也。**唯贤人上配天以养头，下象地以养足，中象人事以养五脏。**人头象天，故配天养头，使七窍俱美，同七曜之明也。足以象地，故使五常安，同山岳双镇也。中身象于人事，人有五脏，余禽兽等有不具者，故象人事以养五脏，同真人。**天气通于肺，**肺为四脏上盖，是人之天，故天气通肺也。**地气通于咽，风气通于肝，**咽中入食，以生五脏六腑，故地气通咽也。东方生风，风生木，木生酸，酸生肝，故风气通肝也。**雷气通于心，**心能觉动四肢百体，故雷气通心也。**谷气通于脾，**五谷滋味入脾，故谷气通肝也。**雨气通于肾。**雨者水也，故雨气通肾也。**六经为川，**三阴三阳六经之脉，流诸血气，以注肠胃，故为川也。**肠胃为海，**夫海者，一则众川归之，二则利泽万物。肠胃为彼六经所归，又滋百节，故为海也。**九窍为水注。**声色芳味，如水从外流于上之七窍，注入经川，溲后糟粕之水，从内出下二窍也。有本为“外注”，理亦相似。**水注之气，以天地为之阴阳，**声色芳味之气，从外入内有养，故以地为阴也。糟粕溲后，从内出外得通，故以天为阳。**阳之汗以天地雨名之，**阳发腠理出汗，同天地间雨，故汗名雨也。**阳之气以天地之风名之。**前明人汗以天地之雨为名，则人之气以天地之风名也。**暴气象雷，**人身中气上下有声，故象雷也。**气逆象阳。**无阴之阳即为灾，故气逆不和者，象于阳也。**故治不法天之纪，不用地之理，则灾害至矣。**为家为国之道，不依天之八纪，地之五理，国有亡破之灾，身有夭丧之害也。**故风之至，傍如风雨。**风，谓天之邪气者也。邪气至，触身傍，伤人体者，如暴风雨入人腠理，渐深为病者也。**故善治者治皮毛，其次治肌肤，其次治筋脉，其次治六腑，其次治五脏，五脏半死半生。**善者，谓上工善知声色形脉之候，妙识本标，故疗皮毛能愈脏腑之病，亦疗脏腑能除皮毛之疾。故病在皮毛，疗于皮毛；病在五脏，疗于五脏。或病浅而疗浅，或病深而疗深，或病浅而疗深，或病深而疗浅，皆愈者，斯为上智，十全者也。今夫邪气始入皮毛之浅，遂至五脏之深，上工疗之有十，五死五生者，以其阴阳两感深重故也。**故天之邪气，感则害五脏；**谓天降八正虚风，从冲上来，为损至深，故害五脏也。**水谷之寒温，感则害六腑；**天地之间，资生气味，谓水谷也。六腑贮于水谷，节之失和，次害六腑也。**地之湿气，感则害皮肉**

筋脉。肾为水脏，主骨又深，少湿未能即伤。余之四脏，所主皮肉筋脉在外，感即先伤，未至六腑也。**故用针者，从阴引阳，从阳引阴，**肝脏足厥阴脉实，肝府胆足少阳脉虚，须泻厥阴以补少阳，即从阴引阳也。若少阳实，厥阴虚，须泻少阳以补厥阴，即从阳引阴也。余例准此。**以右治左，以左治右，**谓以缪刺，刺诸络脉；谓以巨刺，刺诸经脉。**以我知彼，**谓医不病，能知病人。**以表知里，**或瞻六腑表脉，以知五脏里脉；或瞻声色之表，能知脏腑之里也。**以观过与不及之理，见微得过，用之不殆。**寸口之脉，过五十动，然后一代，谓之过；不满五十，谓之不及。见关格微病，得过失也。见微过而救人者，谓未病之病，疗十十全，故无危殆。**善诊者按脉，**善，谓上工善能诊候。诊候之要，谓按脉。**先别阴阳，审清浊，而知部候；**按脉之道，先须识别五脏阴脉，六腑阳脉，亦须审量荣气为浊，卫气为清，知两手各有寸、关、尺三部之别也。**视喘息，听音声，而知所苦；**须看病人喘息迟疾粗细，听病人五行音声，即知五脏六腑、皮毛肤肉、筋脉骨髓何者所苦，此谓听声而知者也。**观权衡规矩，而知病所在；**面部有五脏六腑五行气色，观乎即知病在何脏腑也。此谓察色而知也。**按尺寸而观浮沉滑涩，而知病所生；**涩，所敕反，不滑也。人之两手，从关至鱼九分，为寸也；从关至尺一寸，为尺也；尺寸终始一寸九分，为尺寸也。凡按脉者，按寸口得五脏六腑十二经脉之气，以知善恶；又按尺部，得知善恶。依此大经，竟无关部。关者，尺寸分处，关自无地。依秦越人，寸口为阳，得地九分；尺部为阴，得地一寸，尺寸终始一寸九分，亦无关地。华佗云："尺寸关三部各有一寸，三部之地合有三寸。"未知此言何所依据。王叔和、皇甫谧等各说不同，并有关地，既无依据，不可行用。但关部不得言无，然是尺寸分处，自无其地。脾脉在中，有病寄见尺寸两间，至下经脉之中，具定是非也。按脉之道，先别阴阳清浊，知部分，以次察声色，知病所苦所在，始按尺寸，观浮沉等四时之脉，以识病源也。**以治则无过，以诊则不失矣。**此以诊候知病源已，然后命诸针艾汤药等法疗诸病者，必有祛疾服灵之福，定无夭年损伤之罪，以其善诊则无失也。**故曰：病之始起也，可刺而已；**以其善诊，病之始生，即以小针消息去之。不用毒药者，此则其微，易散者也。**其盛，可待而衰也。**病盛不可疗者，如堂堂之阵，不可即击。待其衰时，然后疗者，易得去之，如疟病等也。**故曰：因其轻而扬之，**谓风痹等，因其轻动，道引微针，扬而散之。**因其重而减之，**谓湿痹等，因其沉重，燔针按熨，渐减损也。**因其衰而彰之。**谓癫狂等，取其衰时，彰泻去之也。**形不足者，温之以气；**谓寒瘦少气之徒，补其阳气也。**精不足者，补之以味。**五脏精液少者，以药以食五种滋味而补养之。**其高者，因而越之；**风热实于头胸，因泻越之。**其下者，引而竭之；**寒湿实于腰足，引泻竭之。**中满者，泻之于内；**气胀肠胃之中，可以泻之。**其有邪者，清以为汗；其在皮者，汗而发之；**清，冷也。邪，肠胃寒热病气也。或入脏腑，或在皮毛，皆用针药以调汗而出之也。**其慓悍者，按而投之；**慓，芳照反，急疾也。悍，胡旦反。禁其气急不散，以手按取，然后投针也。**其实者，散而泻之。**诸有实者，皆散泻之。**审其阴阳，以别柔刚，阳病治阴，阴病治阳。**夫物柔弱者，阳之徒也；刚强者，阴之徒也。阴经受邪，流入阳经为病，是为阴经为本，阳经为标。疗其本者，疗于阴经，即阳病疗阴也。阳经受邪，准阴疗阳也，即阴病疗阳也。又阴阳二经，阴经若实，阳经必虚；阳经若实，阴经定虚。故阳虚病者宜泻阴，阴实病者宜补阳也。**定其血气，各守其乡，血实宜决之，气虚宜掣引之。**须定所病在气在血，各守血气病之别乡，泻乃用针刺去实血，补乃用针引气，引皮补已，纵皮闭门，使气不泄。掔，充曳反，引也。

调阴阳

黄帝问于岐伯曰：夫自古通天者，生之本也，古，谓上古、中古者也。谓阴阳而摄其生，则通天之义。上古、中古，人君摄生莫不法于天地，故生同天地，长生久视。通天地者，生之本也。不言通地者，天为尊也。**本于阴阳。**本于天地阴阳之气。**天地之间，六合之内，其气九州岛、九窍、五脏、十二节，皆通于天气。**在于天地四方上下之间所生之物，即九州岛等也。九州岛，即是身外物也。九窍等物，身内物也。十二节者，谓人四肢各有三大节也。谓九州岛等内外物，皆通天气也。**其生在其气三，**谓天地间九州岛等物，其生皆在阴、阳及和三气。**谓数犯此者，则邪气伤人，此寿之本。**阴阳分为四时和气，人之纵志，不顺四时和气摄生，为风寒雨湿邪气伤也。此顺三气养生，寿之本也。**苍天之气清静，则志意治，**苍，天色也。气，谓四时和气者也。天之和气，清而不浊，静而不乱，能令人志意皆清静也。**夫顺之则阳气固，虽有贼邪，弗能害也，此因时之序也。**人能顺清静和气，则脏气守其内，腑气固其外，则虽有八正虚风贼邪，不能伤也，斯乃因四序之和，自调摄也。**故圣人抟精神，或服天气，通神明。**抟，附也；或，有也。圣人令精神相附不失，有服清静之气，通神令清，通性令明，故得寿蔽天地而不道夭。**气失之，则内闭九窍，外壅肌肉，卫气散解，此谓自伤，气之削也。**阴气失和，则内闭九窍，令便不通；外壅肌肉，使腠理壅塞也。阳气失和，则腠理开解，卫气发泄也。此之失者，皆是自失将摄，故令和气销削也。**阳气者，若夭与日，失其行，独寿不彰，故天运当以日光明，是故阳因上而卫外者也。**人之阳气若天与日，不得相无也。如天不得无日，日失其行，则天不明也。故天之运动，要藉日行，天得光明也。人与阳气不得相无，若无三阳行于头上，则人身不得彰延寿命也。故身之生运，必待阳脉行身已上，故寿命彰也。是以阳上于头，卫于外也。**因于寒，志欲如连枢，起居如惊，神气乃浮。**连，数也。枢，动也。和气行身，因伤寒气，则志欲不定，数动不住，故起居如惊，神魂飞扬也。**因于暑，汗，烦则喘喝，静则多言，体若燔炭，汗出如散。**喝，汉曷反，呵也，谓喘呵出气声也。汗者，阴气也，故汗出即热去，令热汗出而烦扰也。若静而不扰，则内热狂言。如此者，虽汗犹热。汗如沐浴，汗不作珠，故曰如散也。**因于湿，首如裹，湿热不攘，大筋濡短，小筋弛长，弛长者为痿。**如，而也。攘，除也。人有病热，用水湿头而以物裹，人望除其热，是则大筋得寒湿缩，小筋得热缓长。弛，缓也，施尔反。筋之缓纵，四肢不收，故为痿也。**因于气为肿，四维相代，阳气乃竭。**因邪气客于分肉之间，卫气壅遏不行，遂聚为肿。四时之气各自维守，今四气相代，则卫之阳气遏壅不行，故为肿也。**阳气者，烦劳则张，精绝辟积，于夏使人前厥，**辟，稗尺反。夏日阳气盛时，入房过多则阳虚起，精绝辟积，生前厥之病也。辟积，辟迭停废之谓也。前厥，即前仆也。**目盲不可以视，耳闭不可以听，**精绝则肾府足太阳脉衰，足太阳脉起目内眦，故太阳衰者即目盲也。精绝肾虚，则肾官不能听也。**溃溃乎若坏都，滑滑不止。**溃，胡对反。溃溃、滑滑，皆乱也。阳气烦劳，则精神血气乱，若国都亡坏，不可遏止也。一曰：骨不正则都大也。言非直精神血气溃乱，四肢十二大骨痿疭不正也。**阳气大怒，则形气而绝，血宛于上，使前厥，有伤于筋纵，**阴并于阳，盛怒则卫气壅绝，血之宛陈，上并于头，使人有仆，故曰前厥。并伤于筋，故痿纵也。**其若不容，而出汗偏阻，使人偏枯。**阻，坏也，慈吕反。容，缓也。阳气盛者必伤筋痿缓，其若不缓，则冷汗偏出坏身。偏枯，不随之病也，或偏枯疼者也。**汗出见湿，乃生痤疽。**若汗遍身，见湿于风，即邪风客于肌肉，壅遏营卫，伤肉以生痤疽也。痤，痈之类，然小也，俗谓之疖子。久壅陷骨者，为痤疽也。**高梁之变，足生大丁，受如持虚。**高梁血食之人，汗出见风，其变为病，与布衣不同，多足生大丁肿。高梁身虚，见湿受病，如持虚器受物，言易得也。**阳气者，精则养神，柔则养筋。**卫之精气，昼行六腑，夜行五脏，令五神清明，行四肢及身，令筋柔弱也。**开阖不得，寒气从之，乃生大偻。**腠理有邪，开令邪出，则开为得也。腠理无邪，闭令不开，即阖为得也。今腠理开，邪入即便闭之，故不得也。寒邪入已，客于腰脊，以尻代踵，故曰大偻。偻，曲也，力矩反。**陷脉为瘘，流连肉腠。**寒邪久客不散，寒热陷脉以为脓血，流连在肉腠之间，故为瘘。**输气化薄，传为善畏，乃为惊骇。**输者，各系于脏，气化薄则精虚不守，故善畏而好惊也。**营气不顺，逆于肉理，乃生痈肿。**脉内营气为邪气伤，不得循脉阴阳相注，故逆于肉理，败肉即生痈也。**魄汗不尽，形弱而气烁，穴输已闭，发为风疟，故风者，百病之始也。**魄，肺之神也。肺主皮毛腠理，人之汗者，皆是肺之魄神所营，因名魄汗。夏伤于暑，汗出不止，形之虚弱，气之衰损，淫邪藏于腠理，腠理已闭，至秋得寒，内外相感，遂成风疟而气烁，故邪风者百病始。烁，式药反，淫邪气。**清静则肉腠闭距，虽有大风苛毒，弗之能客，此因时之序也。**不为躁动，毛腠闭距，八风不能伤者，顺四时之序调养，故无病也。苛，害也，音何。**故人病久则传化，上下不并，良医弗为。**人病虽久，得有传变，上下阴阳不并，至其所王，必当自愈，故良医不为也。**故阳蓄积病死，而阳气当隔，隔者当泻，不亟正治，且乃败亡。**故阳病蓄积，不得传化，有其死期者，阳脉当隔，脉有隔之时，当急泻之，不急疗者，必当死也。隔，格也。亟，急也。**故阳气者，一日而主外，平旦人气生，日中而阳气隆，日西阳气已虚，气门乃开，是故暮而收距，毋扰筋骨，毋见雾露。**夫阳者，生气也。阴者，死气也。故阳气一日而主外，阴气一夜而主内。一日外者分为三时：平旦人气始生，为少阳也；日中人气隆盛，为太阳也；日西人气始衰，为虚阳也。阳气虚者，阴气即开也。阴气开者，即申酉戌，少阴生也，故暮须收距，无令外邪入皮毛也；亥子丑时，即至阴也，故至阴时无扰骨也；寅卯辰，即厥阴也，故厥阴时无扰于筋，见雾露也，阴衰见湿，因招寒湿病。**反此三时，形乃困薄。**不顺昼夜各三时气以养生者，必为病困迫于身。薄，迫也。**岐伯曰：阴者，藏精而极起者也；阳者，卫外而为固者也。**五脏藏精，阴极而阳起也；六腑卫外，阳极而阴固也。故阴阳相得，不可偏胜也。**阴不胜其阳，则其脉流薄，疾并乃狂。**阳胜，即人迎脉动，或停或速，是则阴并阳盛，发为狂病。**阳不胜其阴，五脏气争，九窍不通。**阴胜则脏气无卫，故外九窍闭而不通也。**是以圣人陈阴阳，筋脉和同，骨髓坚固，气血皆顺，如是则外内调和，邪不能客，耳目聪明，气立如故。**故圣人陈阴阳，使人调外内之气，和而不争也。**风客淫气，精乃亡，邪伤肝。**风客淫精之气，遂令阴盛，施精不已，故精亡也。肝脉循阴入肝，故精亡伤肝也。**因而饱食，筋脉横解，肠澼为痔。**澼，音僻，泄脓血也。肝主于筋，亦生于血，肝既伤已，又因饱食，谷气盛迫，筋脉解裂，广肠漏泄脓血，名之为痔也。**因而一饮，则逆气。**一者，大也。既已亡筋伤肝，又因大饮，则为逆气之病也。**因而强力，肾气乃伤，高骨乃坏。**亡精伤肝，复因力已入房，故伤肾也。肾以藏精主骨，肾伤则大骨坏也。高，大也。**凡阴阳之要，阴密阳固，而两者不和，若春无秋，若冬无夏，因而和之，是谓圣度。**腠理密不泄者，乃内阴之力也。五脏藏神固者，外阳之力也。故比四时和气，不得相无也。因四时和气和于身者，乃是先圣法度也。**故强不能，阴气乃绝，**阴气衰者，可以补阴，更强入房，泻其阴气，故阴气绝也。**因于露风，乃生寒热。**精亡肝伤，更得寒湿风邪，邪风成者，为寒热病也。**是以春伤于风，邪气流连，乃为洞泄；夏伤于暑，秋为痎疟；秋伤于湿，气上逆而咳，发为痿厥，阴阳离决，精气乃绝；冬伤于寒，春乃病热。**洞，大贡反，疾流也。肺恶寒湿之气，故上逆咳也。至冬寒湿变热，四肢不用，名曰痿厥。二气离分不和，故精气绝也。**四时之气争，伤五脏也。**风寒暑湿，四时邪气争而不和，即伤五脏也。**阴之生，本在五味。**身内五脏之阴，因五味而生也。**阴之五官，阳在五味。**五脏，阴之官也，谓眼、耳、鼻、口、舌等五官之阳，本于五味者也。故五味内滋五脏，五官于是用强也。**是故，味过酸，肝气以津，肺气乃绝；**夫五味者，各走其脏，得中则益，伤多则损。故伤酸者，能令肝气下流，膀胱胞薄，遂成于癃漏泄病也。肺气克肝，令肝气津泄，则肺无所克，故肺气无用也。**味过于咸，则大骨气劳，短肌气抑；**咸以资骨，今咸过伤骨，则脾无所克，故肌肉短少，脾气壅抑也。**味过于苦，心气喘满，色黑，肾不卫；**苦以资心，今苦过伤心，喘满呕吐，则肾气无力，故色黑不能卫也。**味过于甘，脾气濡，胃气乃厚；**甘以资脾气，今甘过伤脾气濡，令心闷，胃气厚盛也。**味过于辛，筋脉沮弛，精神乃英。**辛以资肺，今辛多伤肺，肺以主气，筋之气坏，泄于皮毛也。心神克肺，气沮泄，神气英盛，浮散无用也。**是故谨和五味，则骨正筋柔，气血以流，腠理以密。**谓五味各得其所者，则咸能资骨，故骨正也；酸能资筋，故筋柔也；辛能资气，故气流也；苦能资血，故血流也；甘能资肉，故腠理密也。**如是则气骨以精，谨道如法，长有天命。**谨，顺也。如是调养身者，则气骨常得精胜，上顺天道，如先圣法，则寿蔽天地，故长有天命也。

阴阳杂说

黄帝问于岐伯曰：天有八风，经有五风，八风发邪气，经风触五脏。八风，八正邪风也，正月朔日有此八风，发为邪气伤人者也。经风，八虚风也。谓五时八风，从虚乡来，触于五脏，舍之为病也。**邪气发病，所谓得四时之脉者，**谓得四时相胜之脉以为候。**春胜长夏，长夏胜冬，冬胜夏，夏胜秋，秋胜春，所谓得四时之胜也。**谓天风、经风在身，邪气行于寸口，有相胜之候。**东风生于春，病在肝，输在颈项；**东风从春生已，与肝为病者，肝之病气逆致于颈项，颈项为春也。**南方风生于夏，病在心，输在胸胁；**胸胁当心，故为夏也。**西方风生于秋，病在肺，输在肩背；**肩背当肺，故为秋也。**北方风生于冬，病在肾，输在腰股；**腰股近肾，故为冬也。**中央为土，病在脾，输在脊，故精者身之本也。**脊膂当脾，故为仲夏也。土为五谷之精，以长四脏，故为身之本也。**故春气者病在头，**在头颈项。**夏气者病在脏，**脏谓心腹。**秋气者病在肩背，**肩背为秋气也。**冬气者病在四肢。**冬为痹厥，多在四肢。**故春喜病鼽衄，**伤寒，春病在头，故喜鼽衄也。**夏喜病洞泄寒中，**伤风，夏病在藏，故喜病洞泄寒中者也。**仲夏喜病胸胁，**伤温，夏病在胸胁，故喜病胸胁。**秋喜病风疟，**仲夏伤暑者，秋喜病风疟也。**冬喜病痹厥。**伤湿，冬病故为痹厥。**故冬不按矫，春不病鼽衄，春不病颈项，**夫冬伤寒气在于腠理者，以冬强勇按矫多劳，因腠理开，寒气入客。今冬不作按矫，则无伤寒，至春不患热病鼽衄，故春不病颈项者也。矫，几小反，强勇貌也。**夏不病洞泄寒中，仲夏不病胸胁，**春伤风时，多循于头，入于腑脏，故至夏日作飧泄寒中病也。所以春无伤风，即无夏飧泄之病，故至仲夏不病胸胁。**秋不病风疟，秋不病肩背胸胁，**仲夏不伤暑于胸胁，至秋无疟及肩背胸胁病也。**冬不病痹厥飧泄，而汗出藏于清者，至春不病温。**冬病痹厥飧泄内虚，又因汗出，寒入藏于内，故至春病温，是为冬伤于寒，春为温病所由者也。**夏暑汗不出者，秋成风疟。**小寒入腠理，不得汗泄，至秋寒气感而成疟也。**此平人脉法地也。**平人脉法，要须知风、寒、暑、湿四气为本，然后候知弦、钩、毛、沉四时脉也。地，即本也。**岐伯曰：阴中有阴，阳中有阳。平旦至日中，天之阳，阳中之阳也；日中至昏，天之阳，阳中之阴也；**子午以东，昼为阳也；卯酉已北，夜为阴。故平旦至日中，阳中之阳也；日中至昏，阳中之阴也。**合夜至鸡鸣，天之阴，阴中之阴也；鸡鸣至平旦，天之阴，阴中之阳也。**子午已西，夜为阴；卯酉已南，昼为阳。故合夜至鸡鸣，阴中之阴也；鸡鸣至平旦，阴中之阳也。**故人亦应之。**人同阴阳，故人亦有阳中之阳，阳中之阴，阴中之阴，阴中之阳也。**夫言人之阴阳，则外为阳，内为阴。**皮毛肤肉在外，为阳；筋骨脏腑在内，为阴。**言人身之阴阳，则背为阳，腹为阴。**背在胸上近头，故为阳也；腹在胸下近腰，故为阴也。**言人之身，五脏中之阴阳，则脏者为阴，腑者为阳；肺、肝、心、脾、肾，五脏皆为阴；胆、胃、大肠、小肠、三焦、膀胱，六腑皆为阳。**就身之中，五脏藏于精神为阴，六腑贮于水谷为阳也。**所以欲知阴中之阴而阳中之阳何也？为冬病在阴，夏病在阳，春病在阴，秋病在阳。**所以须知阴阳相在者，以其四时风寒暑湿在阴阳也。何者？冬之所患咳嗽痹厥，得之秋日伤湿，阴也；夏之所患飧泄病者，得之春日伤风，阳也；春之所患温病者，得之冬日伤寒，阴也；秋之所患痎疟病者，得之夏日伤暑，阳也。**皆视其所在，为施针石。**视，瞻候也。宜以三部九候瞻知所在，然后命于针、灸、砭石、汤药、导引，五立疗方，施之不误，使十全者也。**故背为阳，阳中之阳，心也；背为阳，阳中之阴，肺也；腹为阴，阴中之阴，肾也；**心肺在膈已上，又近背上，所以为阳也。心以属火，火为太阳，故为阳中之阳也。肺以属金，金为少阴，故为阳中之阴也。**腹为阴，阴中之阳，肝也；**肾肝居膈已下，又近下极，所以为阴也。肾以属水，水为太阴，故为阴中之阴也。肝以属木，木为少阳，故为阴中之阳也。**腹为阴，阴中之至阴，脾也。**脾居腹中至阴之位，以资四脏，故为阴中之至阴。**此皆阴阳表里、外内、左右、雌雄、上下相输应也，故以应天之阴阳也。**五脏六腑，即表里阴阳也。皮肤筋骨，即内外阴阳也。肝肺所主，即左右阴阳也。牝脏牡脏，即雌雄阴阳也。腰上腰下，即上下阴阳也。此五阴阳，气相输会，故曰合于天也。**问曰：五脏应四时有仿乎？答曰：有。东方青色，入通于肝，开窍于目，藏精于肝，**精，谓木精也，汁也，三合，藏之肝府胆中也。**其病发惊骇，**起怒亡魂，故惊骇也。**其味辛，**肝味正酸而言辛者，于义不通。有云：金克木为妻，故肝有辛气。**其类草木，**五行各别多类，故五行中各别称类也。草木类同也。**其畜鸡，其谷麦，其应四时，上为岁星，**春当岁星。**是以春气在头也，其音角，**头为身之初首，故春气在也。**其数八，**成数八。**是以知病之在筋也，其臭臊。**是以知筋位居春，故病在筋也。**赤色入通于心，**火生于木，心又属火，火色赤，故通心。**开窍于耳，**《九卷》云：心气通舌。舌既非窍，通于耳。**藏精于心，**心有七孔三胞，盛精汁三合。**故病在五脏，**心为五脏主，不得受于外邪，受外邪则五脏皆病也。**其味苦酸，**酸为苦母，并母言之，故有苦酸。**其类火，其畜羊，其谷黍，**《九卷》云：黄黍味辛。苦味刻辛，仍金火相济，故并言之。**其应四时，其星上为荧惑，**夏时上为荧惑。**以知病在脉也，**脉位居夏，故病在脉。其音征，**其数七，**成数七也。**其臭焦。黄色入通于脾胃，**五色皆自通脏，不言其腑。此言腑者，以胃为四脏资粮，故兼言也。**开窍于口，藏精于脾，**精，脾中散膏半斤，主裹血，温五脏也。**故病在于舌本，**脾脉足太阴连舌本，故夏病在舌本也。**其味甘，其类土，其畜牛，其谷稷，其应四时，上为镇星，**其脾王四季，故季夏上为镇星也。**故知病在肉也，其音宫，其数五，**脾肉在夏，故有病在肉。其数五，谓生数。**其臭香。白色入通于肺，开窍于鼻，藏精于肺，**精，肺液也。**故病在于背，**肺为阳中之阴，在背，故病在背。**其味辛，其类金，其畜马，其谷稻，**《九卷》云：粇米味甘，黍味辛。此中稻辛。**其应四时，上为太白星，**秋时上为太白星。**故知病在皮毛，**皮毛在秋，故病在皮毛也。**其音商，其数九，其臭腥。**九为成数。**黑色入通于肾，开窍于二阴，**二阴，谓前后阴也。**藏精于肾，**精，谓肾液。**病在于溪谷，其味咸，其类水，其畜豕，其谷豆，**肉之大会为谷，小会为溪。肉分之间，溪谷之会，肾间动气为原气，在溪谷间，故冬病在也。**其应四时，上为辰星，**冬时上为辰星。**以知病在骨，**骨气在冬，故病在骨。**其音羽，其数六，其臭腐。**六为成数。**岐伯曰：善为脉者，谨察五脏六腑逆顺，阴阳表里雌雄之纪，藏之心意，合之于精，非其人勿教，非其人勿授，是谓得道。**善候脉者，须察脏腑之气，有逆有顺，阴阳表里，雄雌纲纪，得之于心，合于至妙，然后教于人。教于人之道，观人所能，妙知声色之情，可使瞻声察色，诸如是等，谓其人也。教，谓教童蒙也。授，谓授久学也。如是行者，可谓上合先圣人道也。

黄帝问于岐伯曰：人有四经十二顺，四经，谓四时经脉也。十二顺，谓六阴爻、六阳爻，相顺者也。**四经应四时，十二顺应十二月，**肝、心、肺、肾四脉，应四时之气；十二爻，应十二月。**十二月应十二脉。**十二经脉也。**脉有阴阳，**十二经脉，六阴六阳。**知阳者知阴，知阴者知阳。**妙知人迎之变，即悬识气口；于气口之动，亦达人迎。**凡阳有五，五五二十五阳。**五脏之脉于五时见，随一时中即有五脉，五脉见时皆有胃气，即阳有五也。五时脉见，即有二十五阳数者也。**所谓阴者真脏，其见则为败，败必死。**于五时中，五脏脉见，各无胃气，唯有真脏独见，此为阴也。**所谓阳者，胃胞之阴阳。**胃胞之中，包裹五谷，其五脏为阳，此则对藏阴为阳，故曰胃胞阴阳者也。**别于阳者，知病之处；**阳，胃气也。足阳明脉通于胃，是以妙别阳明胃气，则诸脉受病所在并知之。**别于阴者，知死生之期。**妙别五脏之脉，即知死生有期。**三阳在头，三阴在手，**三阳行胃人迎之脉，在头；三阴行太阴寸口之脉，在手也。**所谓一也。**阴阳上下，动如引绳，故曰一也。**别于阳者，知病忌时；**善别胃脉，即知胃气有无，禁忌在于四时。**别于阴者，知死生之期。**善别手太阴脉，即知真脏脉之有无，死生之期。**谨熟阴阳，无与众谋。**谨能纯熟阴阳脉气之道，决于心者，不复有疑，故不与众人谋议也。**所谓阴阳者，去者为阴，至者为阳；动者为阳，静为阴；数者为阳，迟者为阴。**凡阴阳者，去、静与迟皆为阴，至、动与数皆为阳。**凡持真脏之脉者，肝至悬绝九日死，**有本为十八日。**心至悬绝九日死，肺至悬绝十日死，肾至悬绝五日死，脾至悬绝四日死。**得真脏脉者死，然死之期得五脏悬绝已去，各以其脏之气分昼日为数。脉至即绝，久而不来，故曰悬绝。**问曰：二阳之病发心痹，有不得隐曲，女子不月，其传为风消，其传为息贲，三日者死，不治。**二阳者，阳明也。阳明，谓手阳明大肠脉也，足阳明胃脉也。阳明所发，心痹等病也。隐曲，大小便。风消，谓风热病消骨肉也。息贲，贲，膈也，为膈息也。**曰：三阳为病发寒热，下为痈肿，及为痿厥喘悁，其传为索泽，其传为颓疝。**三阳，太阳也，谓手太阳小肠脉也，足太阳膀胱脉也。太阳所发，寒热等病。悁，季绵反，忧患也。索，夺也。忧恚不已，传为夺人色润泽也。**曰：一阳发病，少气喜咳喜泄，传为心瘛，其传为隔。**一阳，少阳也，手少阳三焦脉也，足少阳胆脉也。少阳发少气等病。隔，塞也。**二阳一阴发病，主惊骇背痛，喜噫喜欠，名曰风厥。**二阳，阳明也。一阴，厥阴也，手厥阴心包脉也，足厥阴肝脉也。此二脉发惊骇等病，风厥也。**二阴一阳发病，喜胀心满喜气。**二阴，少阴也，手少阴心脉也，足少阴肾脉。少阴、少阳发喜胀等病。**三阳三阴发病，为偏枯痿易，四肢不举。**三阳，太阳也。三阴，太阴也，手太阴肺脉也，足太阴脾脉也。太阴发偏枯等病也。**鼓一阳曰钩曰鼓，**一阳，少阳也。少阳脉至手太阴寸口，其脉鼓也。鼓，脉鼓动也。一阳之鼓曰钩也。**一阴曰毛，**一阴，厥阴也。厥阴脉至之寸口曰毛，此阴脉，不称鼓也。有本一曰阴曰毛也。**鼓阳胜阴曰弦，**脉鼓阳胜于阴曰弦。**鼓阳至而绝曰石，**至者为阳也，鼓阳至绝曰石也。**阴阳相过曰弹。**阴阳之脉至寸口相击，曰弹也。

凡痹之客五脏者，肺痹者，烦则满喘而呕。邪气客肺及手太阴，故烦满喘呕也。**心痹者不通，烦则下鼓，暴上气而喘，嗌干喜噫，厥气上则恐。**邪气客心及手太阳，故上下不通，烦则少腹鼓胀等病也。**肝痹者，夜卧则惊，多饮数小便，上为演怀。**邪气客肝及足厥阴脉，厥阴脉系目及阴，故卧惊数小便。演当涎，谓涎流怀中心也。**肾痹者善胀，尻以代踵，脊以代项。**邪客肾及少阴之脉，故喜胀脊曲也。**脾痹者，四肢懈惰，发咳呕汁，上为大寒。**邪客脾及足太阴脉，不得营于四肢，故令懈惰，又发脾咳，胃寒呕冷水也。**大肠痹者，数饮出而不得，中气喘争，时发飧泄。**邪客大肠及手阳明脉，大肠中热，大便难，肺气喘争，时有飧泄也。**胞痹者，少腹膀胱按之两髀若沃以汤，涩于小便，上为清涕。**膀胱盛尿，故谓之胞，即尿脬。脬，匹苞反。邪客膀胱及足太阳，膀胱中热，故按之髀热，下则小便有涩，上则鼻清涕出也。**阴气者，静则神藏，躁则消亡。**五脏之气，为阴气也；六腑之气，为阳气也。人能不劳五脏之气，则五神各守其脏，故曰神脏也。贼郎反。若怵惕思虑，悲哀动中，喜乐无极，愁忧不解，盛怒不止，恐惧不息，躁动不已，则五神消灭，伤脏者也。**饮食自倍，肠胃乃伤。**凡人饮食，胃实则肠虚，肠实则胃虚，肠胃更实更虚，故得气通，长生久视。若饮食自倍，则气不通，夭人寿命也，此则伤腑也。**淫气喘息，痹聚在肺；**淫，过也。喘息，肺所为也。喘息过者，则肺虚邪客，故痹聚也。**淫气忧思，痹聚在心；**忧思，心所为。忧思过者，则心伤邪客，故痹聚也。**淫气呕唾，痹聚在肾；**呕唾，肾所为也。呕唾过者，则肾虚邪客，故痹聚也。**淫气渴乏，痹聚在肝；**肝以主血，今有渴乏，多伤血肝虚，故痹聚也。**淫气饥绝，痹聚在胃。**饥者，胃少谷也。饥过绝食则胃虚，故痹聚。**淫气壅塞，痹聚在脾。**谷气过塞则实，而痹聚于脾也。

阴争于内，阳扰于外，魄汗未藏，四逆而起，起则动肺，使人喘喝。五脏为阴，内邪阴气以伤五脏，故曰争内；六腑为阳，外邪阳气以侵六腑，故曰扰外。皮毛腠理者，肺魄所主，故汗出腠理，名魄汗也。藏，犹闭也。阴阳争扰，汗出腠理未闭，寒气因入，四肢逆冷，内伤于肺，故使喘喝。喝，喘声，呼割反。阴之所生，和本曰味。五脏所生，和气之本，曰五味也。**是故刚与刚，阳气破散，阴气乃消亡。**刚与刚，阳盛也。阳盛必衰，故破散也。无阳之阴，必消亡也。**淖则刚柔不和，经气乃绝。**淖，乱也，音浊。言阳散阴消，故刚柔不和，则十二经气绝也。**岐伯曰：所谓生阳死阴者，肝之心，谓之生阳；**木生火也。**心之肺，谓之死阴；**火克金也。**肺之肾，谓之重阴；**少阴重至阴也。**肾之脾，谓之辟阴，死不治。**辟，重迭。至阴、太阴重也。**结阳者，肿四肢。**结，聚。**结阴者，便血一升，再结二升，三结三升。**三聚多至三升也。**阴阳结者针，多阴少阳曰石水，少腹肿。**少阴为水，故"多"字误耳。**三阳结谓之消，**消渴、消中也。三阳，太阳。**二阳结谓之隔，**便溲不通也。二阳，阳明也。**三阴结谓之水，**三阴，太阴。**一阴一阳结，谓之喉痹。**厥阴、少阳也。**阴抟阳别，谓之有子，**阴脉聚，阳脉不聚也。**阴阳虚肠辟死。**阴阳腑脏脉皆虚者，肠辟迭死。**死阴之属，不过三日而死；生阳之属，不过四日而已。**阴阳死生期也。**阳加于阴谓之汗，**加，胜之也。**阴虚阳抟谓之崩。**崩，下血也。**三阴俱抟，三十日夜半死。**太阴总得三阴之气。**二阴俱抟，十五日夕时死。**少阴总得二阴之气。**一阴俱抟，十日平旦死。**厥阴气皆来聚，故曰俱也。**三阳俱抟且鼓，三日死。**三阳之脉，聚而且鼓。**三阳三阴俱抟，心腹满，发尽不得隐曲，五日死。二阳俱抟，募病温，死不治，不过十日死。**阳明之气皆聚，则阳明募病。有本为"其"也。

仁安二年丁亥正月十二日以同本书写之

同□□□□□移点了　丹波赖基

本云

仁平元年二月十二日以同本书写移点校合了　宪基

卷第四 四时［佚］

卷第五 人合

通直郎守太子文学臣杨上善奉敕　撰注

天地合

□……□。……二节，故得怀子也。**天有阴阳，人有夫妻；岁有三百六十五日，人有三百六十五节；地有高山，人有肩膝；地有深谷，人有腋腘；**戈麦反，曲脚也。**地有十二经水，人有十二经脉；地有雾气，人有卫气；地有草蓸，**千古反，草名也，又死草也。**人有毫毛；天有昼晦，人有卧起；天有列星，人有齿牙；地有小山，人有小节；地有山石，人有高骨；地有林木，人有募筋；地有聚邑，人有䐃肉；岁有十二月，人有十二节；地有时不生草，人有毋子。此人所以与天地相应者也。**募，当为膜，亦募覆也。膜筋，十二经筋及十二筋之外裹膜分肉者，名膜筋也。人身上有二十六形，应天地之形也。

阴阳合

黄帝曰：余闻天为阳，地为阴，日为阳，月为阴，其合之于人奈何？岐伯曰：腰以上为天，腰以下为地，故天为阳，地为阴。夫人身阴阳应有多种：自有背腹上下阴阳，有脏腑内外阴阳，有五脏雄雌阴阳，有身手足左右阴阳，有腰上下天地阴阳也。**足之十二脉，以应十二月，月生于水，故在下者为阴；**腰下为地，故两足各有三阴三阳，应十二月，故十二脉也。人身左右随是一边即有十二脉者，天地通取也。月为太阴之精，生水在地，故为阴也。**手之十指，以应十日，日生于火，故在上者为阳。**日为太阳之精，生火在天，故为阳也。**黄帝曰：合之于脉奈何？岐伯曰：寅者正月，生阳也，主左足之少阳；未者六月，主右足之少阳；卯者二月，主左足之太阳；午者五月，主右足之太阳；辰者三月，主左足之阳明；巳者四月，主右足之阳明。此两**

阳合于前，故曰阳明。从寅至未六辰为阳，从申至丑六辰为阴。十一月一阳生，十二月二阳生，正月三阳生。三阳已生，能令万物生起，故曰生阳。生物阳气，正月未大，故曰少阳；六月阳气衰少，故曰少阳。二月阳气已大，故曰太阳；五月阳气犹大，故曰太阳。三月、四月二阳合明，故曰阳明也。**申者七月，生阴也，主右足之少阴；丑者十二月，主左足之少阴；酉者八月，主右足之太阴；子者十一月，主左足之太阴；戌者九月，主右足之厥阴；亥者十月，主左足之厥阴。此两阴交尽，故曰厥阴。**五月一阴生，六月二阴生，七月三阴生。三阴已生，能令万物始衰，故曰生阴。生物七月阴气尚少，故曰少阴；十二月阴气已衰，故曰少阴。八月阴气已大，故曰太阴；十一月阴气犹大，故曰太阴。九月、十月二阴交尽，故曰厥阴。厥，尽也。**甲主左手之少阳，己主右手之少阳。乙主左手之太阳，戊主右手之太阳。丙主左手之阳明，丁主右手之阳明。此两火并合，故为阳明。**甲、乙、丙、丁、戊、己，为手之阳也；庚、辛、壬、癸，为手之阴也。甲己为少阳者，春气孚于正月，故曰少阳；己为夏阳将衰，故曰少阳。甲在东方，故为左也；己在中宫，故为右也。乙戊为手太阳者，乙为二月，阳气已大，故曰太阳；戊夏阳盛，故为太阳。乙在东方，戊在中宫，故有左右也。丙丁为阳明者，丙为五月，丁为六月，皆是南方火也，二火合明，故曰阳明也。**庚主右手之少阴，癸主左手之少阴。辛主右手之太阴，壬主左手之太阴。故足之阳者，阴中之少阳也；足之阴者，阴中之太阴也。**庚癸为少阴者，十二辰为地，十干为天，天中更有阴阳，故甲乙等六为阳，庚辛等四为阴。庚为七月申，阴气未大，故曰少阴；癸为十二月丑，阴气将终，故曰少阴。辛壬为太阴者，辛为八月酉，阴气已大，故曰太阴；壬为十一月子，阴气盛大，故曰太阴。心主厥阴之脉，非正心脉，故十干外无所主也。足为阴也，故足有阳，阴中少也；足之有阴，阴中大也。**手之阳者，阳中之太阳也；**手之六阳，乃是腰以上阳中之阳，故曰太阳。**手之阴者，阳中之少阴也。**手之六阴，乃是腰以上阳中之阴，以其阳太阴少，故曰少阴也。**腰以上者为阳，腰以下者为阴。**此上下阴阳也。**其于五脏也，心为阳中之太阳，肺为阳中之少阴，**以上上下阴阳，此为五脏阴阳。心、肺居膈以上为阳，肝、脾、肾居膈以下为阴。故阳者呼，心与肺也；阴者吸，肝与肾也。心肺俱阳，心以属火，故为阳中太阳也；心肺俱阳，肺以属金，故为阳中少阴也。**肝为阴中之少阳，脾为阴中之至阴，肾为阴中之太阴。**三脏居膈以下为阴，肝脏属木，故为阴中少阳也。脾在膈下属土，且以居下，故为阴中至阴。肾下属水，故为阴中之太阴也。**黄帝曰：以治之奈何？岐伯曰：正月、二月、三月，人气在左，无刺左足之阳；**春之三月，人三阳气在左足王处，故不可刺也。**四月、五月、六月，人气在右，无刺右足之阳；**夏之三月，人三阳气在右足王处，故不可刺也。**七月、八月、九月，人气在右，无刺右足之阴；**秋之三月，人三阴气在右足王处，故不可刺也。**十月、十一月、十二月，人气在左，无刺左足之阴。**冬之三月，人三阴气在左足王处，故不可刺也。**黄帝曰：五行以东方为甲乙木主春，春者苍色，苍色主肝，肝者主足厥阴也。今乃以甲为左手少阳，不合于数，何也？岐伯曰：此天地之阴阳也，非四时五行之以次行也。且夫阴阳者有名而无形，故数之可十，离之可百，散之可千，推之可万，此之谓也。**五行次第阴阳，以甲为厥阴；上下天地阴阳，以甲为阳者，良以阴阳之道无形无状，裁成造化，理物无穷，可施名以名实，故数之可十，推之可万也。

黄帝曰：余闻天为阳，地为阴，日为

阳，月为阴，三百六十五日成一岁，人亦应之。今闻三阴三阳，不应阴阳，其故何也？三阴三阳之数各三，不应天地日月阴阳二数，何也？黄帝非不知之，欲因问广演阴阳变化无穷之数也。**岐伯曰：阴阳者，数之可十，离之可百，散之可千，推之可万，万之大，不可胜数也，然其要一也。**言阴阳之理，大而无外，细入无间，毫末之形，并阴阳雕刻，故其数者，不可胜数也。故阴中有阴，阳中有阳，阳中有阴，阴中有阳，然则混成同为一气，则要一也。**天覆地载，万物方生也。**二仪合气也。**未出地者，命曰阴处，名曰阴中之阴；**辨阴阳，所谓雄雌者也。人之与物，未生以前，含在阴中，则未出地也。未生为阴，在阴之中，故为阴中之阴也。**则出地者，命曰阴中之阳。**所生已生曰阳，初生未离于地，故曰阴中之阳也。**阳予之正，阴为之主。**阳气以为人物生正，阴气以为人物养主也。**故生因春，长因夏，收因秋，藏因冬，失常则天地四塞。**一气离为阴阳，以作生养之本，复分四时，遂为生长收藏之用，终而复始，如环无端，谓之常也。若失其常，四时之施，壅塞不行也。**阴阳之变，其在人者，亦数之可散也。**散，分也。阴阳之变，遍通内外，外物既尔，内身之变，亦可分为众多，不可胜数也。**黄帝曰：愿闻三阴三阳之离合也。**别为三阴三阳，推之可万，故为离也。唯一阴一阳，故为合也。**岐伯曰：圣人南面而立，**古者圣人欲法天、地、人三才形象，处于明堂，南面而立，以取法焉。**前曰广明，后曰太冲，太冲之地，名曰少阴，**圣人中身以上，阳明为表在前，故曰广明。太阴为里在后，故广明下名曰太阴。冲脉在太阴之下，故称后曰太冲。太冲脉下，次有少阴，故曰少阴为地，以肾最居下故也。**少阴之上，名曰太阳，**太阳即足太阳，是肾之府膀胱脉也。脏阴在内，腑阳居外，故为上者也。**太阳根于至阴，结于命门，**至阴，是肾少阴脉也，是阴之极，阳生之处，故曰至阴。太阳接至阴而起，故曰根于至阴。上行络项，聚于目也。结，聚也。**名曰阴中之阳。**少阴水中而有此阳气，故曰阴中之阳也。**中身而上，名曰广明，广明之下，名曰太阴，**身中表之上，名曰广明。脾脏足太阴脉从足至舌下，太阴脉在广明里，故为下也。广明为表，故为上也。**太阴之前，名曰阳明。阳明根起于厉兑，结于颡大，**阳明脾府之脉，在太阴表前，从足指厉兑上行，聚于颡上额颅。颡，额也，苏荡反。**名曰阴中之阳。**人腹为阴，阳明从太阴而起，行于腹阴，上至于颡，故为阴中阳。**厥阴之表，名曰少阳，少阳根起于窍阴，结于窗笼，名曰阴中之少阳。**厥阴之脉，起于足大指丛毛之上，循阴股上注于肺，阴脏行内也。少阳肝府之脉，起足窍阴，上聚于耳，为表阳府也。以少阳属木，故为阴中少阳也。**是故三阳之离合也，太阳为关，阳明为阖，少阳为枢。**三阳离合为关、阖、枢，以营于身也。夫为门者，其有三义：一者门关，主禁者也。膀胱足太阳脉主禁津液及于毛孔，故为关也；二者门阖，谓是门扉，主关闭也。胃足阳明脉令真气止息，复无留滞，故名为阖也；三者门枢，主转动者也。胆足少阳脉主筋，纲维诸骨，令其转动，故为枢也。**三经者，不得相失，抟而勿传，命曰一阳。**唯有太阳关者，则真气行止留滞，骨摇动也。唯有阳明阖者，则肉节败、骨动摇也。唯有少阳枢者，则真气行止留滞，肉节内败也。相得各守所司，同为一阳之道也。抟，相得也。传，失所守也。**愿闻三阴。岐伯曰：外者为阳，内者为阴。然则中为阴，其冲在下者，名曰太阴，太阴根起于隐白，结于太仓，名曰阴中之阴。**冲在太阴之下，少阴脉上。足太阴脉从隐白而出，聚于太仓，上至舌本。是脾阴之脉行于腹阴，故曰阴中之阴也。**太阴之后，名曰少阴。少阴根起于涌泉，结于廉泉，名曰少阴。**肾脉足少阴，从足小指之下入涌泉，上行聚于廉泉，至于舌本也。**少阴之前，名曰厥阴，厥阴根起于大敦，结于玉英，**肝脉足厥阴在少阴前，起于大指丛毛之上，入大敦，聚于玉英，上头与督脉会于颠，注于肺中也。**阴之绝阳，名曰阴之绝阴。**无阳之阴，是阴必绝，故曰阴之绝阴。**是故三阴之离合也，太阴为关，厥阴为阖，少阴为枢。**三阳为外门，三阴为内门。内门亦有三者：一者门关，主禁者也。脾脏足太阴脉主禁水谷之气，输纳于中不失，故为关也。二者门阖，主关闭者也。肝脏足厥阴脉主守神气出入通塞悲乐，故为阖也。三者门枢，主动转也。肾脏足少阴脉主行津液，通诸经脉，故为枢者也。**三经者，不得相失也，抟而勿沉，名曰一阴。**三阴，经脉也。三阴之脉，抟聚而不偏沉，故得三阴同一用也。**阴阳锺锺也，传为一周，**锺锺，行不止住貌。营卫行三阴三阳之气，相注不已，传行周旋，一日一夜五十周也。**气里形表而相成者也。**五脏之气在里，内营形也；六腑之气在表，外成形者也。

四海合

黄帝问岐伯曰：余闻刺法于夫子，夫子之所言，不离于营卫血气。夫十二经脉者，内属于腑脏，外络于肢节，子乃合之于四海，何乎？血，谓十二脉中血也。气，谓十二脉中当经气也。**岐伯曰：人亦有四海十二经水。十二经水者，皆注于海。海有东西南北，命曰四海。黄帝曰：以人应之奈何？岐伯曰：人亦有四海。黄帝曰：请闻人之四海。岐伯曰：人有髓海，有血海，有气海，有水谷之海，凡此四者，所以应四海者也。**十二经水者，皆注东海，东海周环，遂为四海。十二经脉皆归胃海，水谷胃气环流，遂为气、血、髓、谷之海，故以水谷之海比于东海也。**黄帝曰：远乎哉，夫子之合人天地四海也。愿闻应之奈何？岐伯曰：必先明知阴阳表里营输所在，四海定矣。**胃脉以为阳，表也；手太阴、足少阴脉为阴，里也；冲脉为十二经脉及络脉之海，即亦表亦里也。**黄帝曰：定之奈何？岐伯曰：胃者为水谷之海，其输上在气街，下至三里；**胃盛水谷，故名水谷之海。胃脉，足阳明也。足阳明脉过于气街、三里，其气上下输此等穴也。**冲脉者为十二经之海，其输上在于大杼，下出于巨虚之上下廉；**冲脉管十二经脉。大杼是足太阳、手少阳脉所发之穴。巨虚上下廉，则足阳明脉所发之穴。此等诸穴，皆是冲脉致气之处，故名输也。**膻中者，为气之海，其输上在柱骨之上下，前在于人迎；**膻，胸中也，音檀。食入胃已，其气分为三道，有气上行经隧，聚于胸中，名曰气海，为肺所主。手阳明是肺府脉，行于柱骨上下，入缺盆，支者上行至鼻，为足阳明，循颈下人迎之前，皆是膻中气海，气之输也。**脑为髓之海，其输上在其盖，下在风府。**胃流津液，渗入骨空，变而为髓，头中最多，故为海也。是肾所主，其气上输脑盖百会之穴，下输风府也。**黄帝曰：凡此四海者，何利何害？何生何败？岐伯曰：得顺者生，得逆者败；知调者利，不知调者害。**得生得败，言逆顺大也；为利为害，言调不轻也。**黄帝曰：四海之逆顺奈何？岐伯曰：气海有余者，气满胸中，急息面赤；气海不足则气少，不足以言。**有余，谓邪气盛于真气也。面赤，谓气上冲面，阳脉盛也。**血海有余者，则常想其身大，怫然不知其所病；血海不足，则常想其身小，狭然不知其所病。**血多脉盛，故神想见身大也。怫，扶弗反，怫郁不安，不知所苦也。**水谷之海有余者，则腹满胀；水谷之海不足，则饥不受谷食。髓海有余者，则轻劲多力，自过其度；髓海不足，则脑转耳鸣，胻酸，眩瞀目无所见，懈怠安**

卧。脑减不满颅中，故脑易转，喜耳鸣也。髓不满胫中，故胻酸疼也。脑虚少，筋□血等精液不足，故眩冒无所见也。髓虚，四肢腰腿无力，故懈怠安卧也。酸，息官反。眩，玄遍反，瞑目乱也。瞀，亡到反，覆也。**黄帝曰：余以闻逆顺，调之奈何？岐伯曰：审守其输而调其虚实，毋犯其害，顺者得复，逆者必败。黄帝曰：善**。输，谓四海之输也。

十二水

黄帝问于岐伯曰：经脉十二者，外合于十二经水，而内属于五脏六腑。天下凡有八十一州，此中国，州之一也，名为赤县神州。每一州之外，有一重海水环之，海之外，有一重大山绕之，如此三重海，三重山，环而围绕，人居其内，名曰一州。一州之内，凡有十二大水，自外小山、小水不可胜数。人身亦尔，大脉总有十二，以外大络、小络亦不可数。天下八十一州之中，唯取中国一州之地，用法人身十二经脉内属脏腑，以人之生在此州中，禀此州地形气者也。**夫十二经水者，其大小、深浅、广狭、远近各不同，五脏六腑之高下、小大，受谷之多少亦不等，相应奈何？**问其十二经脉取法所由也。**夫经水者，受水而行之；**此问其脏腑经络各有司主调养所由。十二经水，各从其源受水，输之于海，故曰受水行也。**五脏者，合神气魂魄而藏；**五脏合五神之气，心合于神，肝合于魂，肺合于魄，脾合于营，肾合于精，五脏与五精神气合而藏之也。**六腑者，受谷而行之，受气而扬之；**胃受五谷成熟，传人小肠，小肠盛受也。小肠传入大肠，大肠传导也。大肠传入广肠，广肠传出也。胃下别汁，走膀胱之胞，传阴下泄也。胆为中精，有木精三合，藏而不泻。此即五腑受谷行之者也。五腑与三焦共气，故六腑受气，三焦行之为原，故曰扬也。**经脉者，受血而营之。合而以治奈何？刺之深浅，灸之壮数，可得闻乎？**营气从中焦并胃口，出上焦之后，所谓受气，泌糟粕，承津液，化津液精微，注之肺脉之中，化而为血，流十二脉中，以奉生身，故生身之贵，无过血也。故营气独得行于十二经道营身，故曰营气。营气行经，如雾者也。经中血者，如渠中水也。故十二经受血各营也。**岐伯答曰：善乎哉问也。天至高不可度，地至广不可量，此之谓也。且夫人生天地之间，六合之内，此天之高，地之广，非人力所能度量而至也。若夫八尺之士，皮肉在此，外可度量切循而得也，死可解部而视也**。二仪之大，人力不可度量。人之八尺之身，生则观其皮肉，切循色脉，死则解其身部，视其腑脏，不同天地，故可知也。**其脏之坚脆，腑之大小，谷之多少，脉之长短，血之清浊，气之多少，十二经之多血少气，与其少血多气，与其皆多血气，与其皆少血气，皆有大数。其治以针艾，各调其经气，固其常有合乎？**夫人禀气受形，既有七种不同，以针艾调养固有常契，不可同乎天地无度量也。**黄帝曰：余闻之快于耳，不解于心，愿卒闻**。快于耳，浅知也；解于心，深识也。**岐伯答曰：此人之所以参天地而应阴阳，不可不察**。正以天地不可度量，人参天地，故不可不察也。**足太阳外合于清水，内属于膀胱**。清水出魏郡内黄县，南经清泉县，东北流入河也。**足少阳外合于渭水，内属于胆**。渭水出陇西首阳县乌鼠同穴山，东北至华阴入河，过郡四，行一千八百七十里，雍州浸也。**足阳明外合于海水，内属于胃**。海，晦也，言其水广博，望之晦闇，不测崖际，故曰海也。海，即四海也。足阳明脉血气最多，合之四海，众水之长也。**足太阴外合于湖水，内属于脾**。湖当为虖。虖陀水出代郡卤城县，东流过郡九，行千三百四十里，为并州川。一解云：湖当为沽，沽水出渔阳郡，东南入海，行七百五十里。此二水亦得为合也。**足少阴外合于汝水，内属于肾。**汝水出汝南郡定陵县高陵山，东南流入淮，过郡四，行一千三百四十里也。**足厥阴外合于沔水，内属于肝。**沔，绵善反。沔水出武郡番冢山，东流入江也。**手太阳外合于淮水，内属于小肠，而通水道焉。**淮水出南阳郡平武县桐柏山，东南流入海，过郡四，行三千二百四十里也。**手少阳外合于漯水，内属于三焦。**漯，汤合反。漯水出平原郡，东北流入于海。又河内亦有漯水，出王屋山，东南流入河。此二水并得为合也。**手阳明外合于江水，内属于大肠。**江水出蜀岷山郡升迁县，东南流入海，过郡九，行七千六百六十里也。**手太阴外合于河水，内属于肺。**河水出昆仑山东北隅，便潜行至葱岭于阗国，到积石山，东北流入海，过郡十六，行九千四百里也。**手少阴外合于济水，内属于心。**济水出河东恒县，至王屋山，东北流入于河。**手心主外合于漳水，内属于心包。**漳水，清漳水也，出上党沾县西北少山，东流合浊漳入于海。一解是浊漳，浊漳出于上党长子县西发鸠山，东流入海也。**凡此五脏六腑十二经水者，皆外有源泉而内有所禀，此皆外内相贯，如环无端，人经亦然。**十二经水，如江出岷山，河出昆仑，即外有源也。流入于海，即内有所禀也。水至于海已，上为天河，复从源出，流入于海，即为外内相贯，如环无端也。人经亦尔，足三阴脉从足指起，即外有源也。上行络腑属脏，比之入海，即内有所禀也。以为手三阴脉，从胸至手，变为手三阳脉，从手而起，即外有源也。上行络脏属腑，即内有所禀也。上头以为足三阳脉，从头之下足，复变为足三阴脉，即外内相贯，如环无端也。**故天为阳，地为阴，腰以上为天，腰以下为地。**人腰以上，为天为阳也；自腰以下，为地为阴也。经脉升天降地，与经水同行，故得合也。**故清以北者为阴，湖以北者为阴中之阴，**清水以北，已是其阴，湖在清北，故为阴中之阴也。**漳以南者为阳，河以北至漳者为阳中之阴，**漳南为阳，河北为阴，故河北至漳为阳中阴也。**漯以南至江者为阳中之太阳，**漯居阳地，故为阳中太阳。**此一州之阴阳，所以人与天地相参者也。**阴阳之理无形，大之无外，小之无内，但人生一州之地，形必象之，故以一州阴阳合人者也。**黄帝曰：夫经水之应经脉也，其远近浅深，水血之多少各不同，合而以刺之奈何？**问有三意：经水经脉远近，一也；浅深，二也；水之与血多少，三也。然则身经脉有三不同，请随调之。**岐伯答曰：足阳明，五脏六腑之海，**胃受水谷，化成血气，为足阳明脉，资润五脏六腑，五脏六腑禀承血气，譬之四海，滋泽无穷，故名为海也。**其脉大血多，气盛热壮，**足阳明脉，具有四义，故得名海。其脉粗大，一也；其血又多，二也；其谷气盛，三也；阳气热，四也。有此四义，故得比海也。**刺此者，不深弗散，**刺此，道刺中度人足三阳脉，足阳明脉须深六分，以为深也。其脉在皮下深，血气又盛，故深六分，方得散其气也。**不留不泻。**血气既盛，留之方得顿而泻也。若热在皮肤之中聚为病者，即疾泻之，故曰热即疾泻也。**足太阳深五分，留七呼。足少阳深四分，留五呼。足阳明深六分，留十呼。足太阴深三分，留四呼。足少阴深二分，留三呼。足厥阴深一分，留二呼。**问曰：十二经脉之气，并有发穴，多少不同，然则三百六十五穴各属所发之经。此中刺手足十二经者，为是经脉所发三百六十五穴？为是四肢流注五脏三十输，及六腑三十六输穴也？答曰：其正取，四肢三十输及三十六输。余之间穴，有言其脉发会其穴，即属彼脉，故取其脉者，即是其脉所发之穴也。问曰：此手足阴阳所刺分数，与《明堂》分数大有不同，若为取定？答曰：此及《明堂》所刺分数各举一例，若随人随病，其例甚多，不可一概也。今足太阳脉在皮肉中有深四分有余，故以刺入五分为例。若脉行更有深浅，可以意扪循取之为当，余皆仿此。留七呼者，此据太阳脉气强弱以为一例。若病盛衰，更多少可随时调之，不可以为定也，余皆仿此也。**手之阴阳，其受气之道近，其气之来疾，其深皆毋过二分，其留皆毋过一呼**。手之六阴，从手至胸，属脏络腑，各长三尺五寸。手之六阳，从手至头，属腑络脏，各长五尺。足之六阴，从足至胸，属脏络腑，各长六尺五寸。足之六阳，从足至头，属腑络脏，各长八尺。此手足十二脉之当经血气上下环流也。然足经既长，即血气环流，其道远也；复是阴气，故其行迟也。手经既短，即血气环流，其道近也；复是阳气，故其行疾也。以其道近脉浅，刺深无过二分也。以其气疾，故留之不过一呼也。**其少长小大肥瘦，以心撩之，命曰法天之常**。撩，力条反，取也。人之生也，五时不同：初生为婴儿，能笑以上为孩，六岁以上为小，十八以上为少，二十以上为壮，五十以上为老。今量三十以下为少，三十以上为长。黄帝之时，七尺五寸以上为大，不满七尺五寸为小。今时人之大小，可以意取之。天者，理也。少长、小大、肥瘦之变，变而不恒，以合理为妙，此天之常道也。贤人以意取之，妙合其理，故曰法天之常也。灸之亦然。**灸而过此者，得恶火即骨枯脉溃；刺而过此者则脱气**。灸法亦须量人少长、小大、肥瘦，气之盛衰，穴之分寸，四时寒温，壮数多少，不可卒中失于常理。故壮数不足，厥疾不瘳；若过其限，火毒入身，诸骨枯槁，经脉溃脓，名为恶火之病。火无善恶，火壮伤多，故名恶火也。**黄帝问曰：夫经脉之小大，血之少多，肤之厚薄，肉之坚脆，及䐃之大小，可为度量乎？**肤，皮也。䐃，臑等块肉也。举人形有十种不同，请设度量合中之法也。**岐伯答曰：其可为度量者，取其中度者也，不甚脱肉而血气不衰者也。若失度之人，痟瘦而形肉脱者，恶可以度量刺乎？审、切、循、扪、按，视其寒温盛衰而调之，是谓因适而为真者也**。中度者，非唯取七尺五寸以为中度，亦取肥瘦、寒温、盛衰，处其适者，以为中度。痟，音藉也。七尺五寸人为中度者量定。扪，没屯反，摸也。

仁安二年二月十一日以同本书写之

同十三日移点校合了　丹波赖基

本云

仁平元年二月二十三日以同本书写移点校合了　宪基

卷第六 脏腑之一

通直郎守太子文学臣杨上善奉敕　撰注

五脏精神

……**在我者气也，德流气薄而生者也。**未形之分，授与我身，谓之德者，天之道也。故《庄子》曰：未形之分，物得之以生，谓之德也。阴阳和气，质成我身者，地之道也。德中之分流动，阴阳之气和亭，遂使天道无形之分，动气和亭，物得生也。**故生之来谓之精，**雄雌两神相搏，共成一形，先我身生，故谓之精也。**两精相搏谓之神，**即前两精相搏，共成一形，一形之中，灵者谓之神者也，斯乃身之微也。问曰：谓之神者，未知于此精中始生？未知先有今来？答曰：案此《内经》但有神伤、神去，并无神灭之言，是知来者，非同始生也。又案，释教精合之时，有神气来托，则知先有，理不虚也，故孔丘不答。有知无知，量有所由，唯佛明言，是可依。**随神往来者谓之魂，**魂者，神之别灵也，故随神往来，藏于肝，名曰魂。**并精而出入者谓之魄，**魄，亦神之别灵也，并精出此而入彼，谓为魄也。并，薄浪反。**所以任物者谓心，**物，万物也。心，神之用也。任知万物，必有所以，神为魄灵，能任万物，故任物者谓之心也。**心有所忆谓之意，**意，亦神之用也。任物之心，有所追忆，谓之意也。**意之所存谓之志，**志，亦神之用也。所忆之意，有所专存，谓之志也。**因志而存变谓之思，**思，亦神之用也。专存之志，变转异求，谓之思。**因思而远慕谓之虑，**虑，亦神之用也。变求之思，逆慕将来，谓之虑也。**因虑而处物谓之智。**智，亦神之用也。因虑所知，处物是非，谓之智也。**故智者之养生也，**神之所用，穷在于智，故曰智者之养生也。**必顺四时而适寒暑，**智者养生，要有三道，春夏养阳，使适于暑也；秋冬养阴，使适于寒。**和喜怒而安居处，**喜怒所生，生于居处，智者廉而中节，故因以和安也。**节阴阳而调柔刚，**阴以致刚，阳以起柔，两者有节，则柔刚调矣。**如是则邪僻不至，长生久视。**智者行廉，顺和节养之道，则五脏神守，六腑气调，经脉周营，腠理密致，如此疵疠元本不生，八正四邪无由得至，自斯已往，岁齐天地，莫见终时，或类彭年，长生久视也。**是故怵惕思虑者，流溢而不固。**怵惕思虑，多伤于心，神伤无守，所为不固也。**悲哀动中者，竭绝而失生。**人之悲哀动中，伤于肝魂，泪竭筋绝，故失生也。**喜乐者，掸散而不藏。**喜乐志达气散，伤于肺魄，故精不守藏也。掸，土安反，牵引也。**愁忧者，闭塞而不行。**愁忧气结，伤于脾意，故闭塞不行也。**盛怒者，迷惑而不理。**盛怒气聚，伤于肾志，故迷惑失理也。**恐惧者，荡惮而不收。**右肾命门藏精气，恐惧惊荡，则精气无守而精自下，故曰不收。惮，□□反，惊也。**心怵惕思虑则伤**

神，心，脏也。怵惕，肾来乘心也；思虑，脾来乘心。二邪乘甚，故伤神也。**神伤则恐惧自失，破䐃脱肉，**神为其主，故神伤则反伤右肾，故恐惧自失也。亦反伤脾，故破䐃脱肉也。**毛悴色夭，死于冬。**毛悴肺伤，色夭肝伤也，以神伤则五脏皆伤也。冬，火死时也。**肝悲哀动中则伤魂，**肝，脏也。悲哀太甚伤肝，故曰动中。肝伤则伤魂。**魂伤则狂忘不精，不敢正当人，**魂既伤已，肝肾亦伤，故狂及忘不精，不敢当人也。**缩而挛筋，两胁骨举，**肝足厥阴脉环阴器，故魂肝伤，宗筋缩也。肝又主诸筋，故挛也。肝在两胁，故肝病两胁骨举也。**毛悴色夭，死于秋。**秋，木死时也。**肺喜乐无极则伤魄，**肺，脏也，喜乐。心喜乘肺，无极伤魄也。**魄伤则狂，狂者意不存人，皮革焦，**魄伤则伤脏，故发狂病也。以乐荡神，故狂病意不当人。以肺病，皮革焦也。**毛悴色夭，死于夏。**夏，金死时。脾愁忧而不解则伤意，意伤则悗乱，四肢不举，肺来乘脾，故愁忧不已伤意，发狂悗乱，并脾病四肢不举也。**毛悴色夭，死于春。**春，土死时也。问曰：脾主愁忧。又云：精气并于肝则忧，即肝为忧也。《素问》云：心在变动为忧，即心为忧也。肺在志为忧也，即肺为忧。其义何也？答曰：脾为四脏之本，意主愁忧。故心在变动为忧，即意之忧也。或在肺志为忧，亦意之忧也。若在肾志为忧，亦是意之忧也。故愁忧所在，皆属脾也。**肾盛怒而不止则伤志，**肝来乘肾，故不已伤志也。**志伤则善忘其前言，腰脊不可以俯仰屈伸，**肾志伤，故喜忘。肾在腰脊之中，故肾病不可俯仰屈伸也。**毛悴色夭，死于季夏。**季夏，水死时也。**恐惧而不解则伤精，**恐惧起自命门，故不解伤精也。**精伤则骨酸痿厥，精□□。**精为骨髓之液，故精伤则骨酸疼及骨痿也。**是故，五脏主藏精者也，**人肾有二：左为肾脏，右为命门。命门藏精，精者五脏精液，故五脏藏精。**不可伤，伤则守失而阴虚，阴虚则无气，无气则死矣。**五脏之神不可伤也，伤五神者，则神去无守，藏守失也。六腑为阳，五脏为阴，脏无神守，故阴虚也。阴脏气无，遂致死也。故不死之道者，养五神也。人皆怵惕思虑，则以伤神；悲哀动中，日亡魂性；喜乐无极，神魄散扬；愁忧不解，志意悗乱；盛怒无止，失志多忘；恐惧惊神，伤精痿骨。其以千端之祸，害此一生，终以万品欲情，潦乱真性，仍服金石贵宝，摧斯易往之躯；多求神仙芳草，日役百年之命。昔彭、聃以道怡性，寿命遐长；秦、武采药求仙，早升霞气。故广成子语黄帝曰："来，吾语汝至道，无视止听，抱神以静，形将自正也。必静必清，无劳汝形，无摇汝精，心无所知，神将守形，可以长生。故我修身千二百岁，人皆尽死，而我独存。得吾道者，上为皇，下为王；失吾道者，上见光，下为土。"是知安国安人之道，莫大怡神，亡神亡国之灾，无出情欲。故岐伯以斯至道上答黄轩，述千古之遗风，拯万叶之荼苦也。**是故用针者，察观病人之能，以知精神魂魄之存亡得失之意，五脏已伤，针不可以治之也。**上古但有汤液之为而不用针，至黄帝贼邪伤物，故用针石，并药灸等杂合行之，以除疾病。疗病之要，必本其人五神存亡，可得可失，死生之意，然后命诸针药，以行调养。若其人纵逸，五神以伤，愚医不候神气存亡，更加针药，必使早夭，不待时也。**肝藏血，血舍魂，肝气虚则恐，实则怒。**肝、心、脾、肺、肾，谓之五脏，藏五精气也。血、脉、营、气、精，谓之五精气，舍五神也。肝主于筋，人卧之时，血归于肝，故魂得舍血也。肾为水脏，主于恐惧；肝为木脏，主怒也。水以生木，故肝子虚者，肾母乘之，故肝虚恐也。**心藏脉，脉舍神，心气虚则悲，实则笑不休。**肝为木脏，主悲哀也；心为火脏，主于笑也。木以生火，故火子虚者，木母乘之，故心虚悲者也。**脾藏营，营舍意，脾气虚则四肢不用，五脏

不安，实则胀，经溲不利。溲，小留反。营，血肉也。脾主水谷，脏腑之主，虚则阳府四肢不用，阴脏不安；实则胀满及女子月经并大小便不利，故以他乘致病也。**肺藏气，气舍魄，肺气虚则息利少气，实则喘喝胸凭仰息。**肺主五脏谷气，亦不受他乘，故虚则喘息利而少气，实则胸满息难也。**肾藏精，精舍志，肾气虚则厥，实则胀，五脏不安。**肺为金脏，主于狂厥；肾为水脏，主于水胀。五脏不安，金以生水，故水子虚者，金母乘之，故狂厥逆也。**必审察五脏之病形，以知其气之虚实而谨调之。**医疗之道，先识五脏气之虚实，及知虚实所生之藏，然后命乎针药，谨而调之。

五脏命分

黄帝问于岐伯曰：人之血气精神者，所以奉于生而周于性命者也。太初之无，谓之道也。太极未形，物得以生，谓之德也。未形德者，有分且然无间，谓之命也。此命流动生物，物成生理，谓之形也。形体保神，各有所仪，谓之性也。是以血气精神，奉于一形之生，周于形体所仪之性，亦周有分无间之命。故命分流动成形体，保神为性，形性久居为生者，皆血气之所奉也。**经脉者，所以行血气而营阴阳，濡筋骨，利关节者也。**十二经脉也。十二经脉，行营血气，营于三阴三阳，濡润筋骨，利关节也。**卫气者，所以温分肉，充皮肤，肥腠理，司关阖者也。**卫气慓悍，行于分肉，司腠理关阖也。**志意者，所以御精神，收魂魄，适寒温，和喜怒者也。**脾肾之神志意者，能御精神，令之守身；收于魂魄，使之不散。调于寒暑，得于中和，和于喜怒，不过其节者，皆志意之德也。**是故，血和则经脉流行，营覆阴阳，筋骨劲强，关节滑利矣。**营气和益也。覆者，营气能营覆阴阳也。**卫气和则分解滑利，皮肤调柔，腠理致密矣。**卫司腠理，故致密也。**志意和则精神专直，魂魄不散，悔怒不至，五脏不受邪气矣。**志意所为必当，故无悔矣。志意司腠理，外邪不入，故五脏不受也。**寒温和则六腑化谷，风痹不作，**寒暑内适六腑，则中和谷化，贼风邪痹无由起也。**经脉通利，肢节得矣。此人之常平也。**若尔，血气营卫志意调者，乃是人之平和者。**五脏者，所以藏精神血气魂魄者也。六腑者，所以化谷而行津液者也。此人之所以具受于天也，愚智贤不肖，毋以相倚也。**五脏藏神，六腑化谷，此乃天之命分，愚智虽殊，得之不相依倚也。津液，即泣汗涎涕唾也。**然其有独尽天寿，而毋邪僻之病，百年不衰，虽犯风雨卒寒大暑，犹不能害也；有其不离屏蔽室内，毋怵惕之恐，然犹不免于病者，何也？愿闻其故。**人有劳神怵惕，无所不为，虽犯贼风邪气，独尽天年。复有闲居无思，不预外邪，不免于病，中道伤命。同禀血气，何乃有殊？愿闻其故也。**岐伯对曰：窘乎哉问也。**窘，奇殒反，急也。**五脏者，所以参天地，副阴阳，而连四时，化五节者也。**肺心居其上，故参天也；肝脾肾在下，故参地也。肝心为牡，副阳也；脾肺肾等为牝，副阴也。肝春、心夏、肺秋、肾冬，即连四时也。从五时而变，即化五节。节，时也。**五脏者，固有小大、高下、坚脆、端正偏倾者；六腑者，亦有长短、小大、厚薄、结直、缓急者。**天地阴阳，四时八节，造化不同，用参五脏，何得一也？五脏各有五别，一一之府，皆准五脏，亦有五别。故脏腑别言，各有五别，五五二十五也。五脏既五，六腑亦五，三焦一府属于膀胱，故唯有五。**凡此二十五者，各各不同，或善或恶，或吉或凶，请言其方。**心小则安，此为善也。易伤以忧，即为恶也。心坚则脏安守固，此为吉也。心脆则喜病消瘅热中，即为凶也。如此脏腑随义皆有善恶吉凶，请具陈也。**心小则安，邪弗能伤，易伤以忧；心大则忧不能伤，易伤于邪**。脏小则神小，不敢自宽，故常安，邪不入也。脏大则神大□纵，故忧不能伤，邪入不安也。**心高则满于肺中，悗而喜忘，难开以言**；心脏高者，则神高也。心高，肺逼迫于心，故悗喜忘也。亦以其神高，不受他言，故难开以言也。**心下则脏外，易伤于寒，易恐以言**。心下则在肺脏之外，神亦居外，故寒易伤也。亦以神下，故易恐以言也。**心坚则脏安守固**，脏坚则神守亦坚固，故其心脏安不病，其神守坚固。**心脆则喜病消瘅热中**。五脏柔脆，神亦柔脆，故脏柔脆人血脉不行，转而为热消肌肤，故病消瘅热中也。音丹。热中，胃中热故也。**心端正则和利难伤**；五脏端正，神亦端正也。神端正，性亦和柔，故声色芳味之利难相伤也。斯乃贤人君子，所以得心神也。**心偏倾，操持不一，无守司也**。心脏偏倾不一，神亦如之，故操持百端，竟无守司之恒，此为众人小人所得心神也。心脏以神，有此八变。后之四脏，但言脏变，皆不言神变者，以神为魂魄意志之主，言其神变，则四种皆知，故略不言也。**肺小则少饮，不病喘喝**；天分所得肺小，则少饮浆水。又肺小不受外邪，故不病喘渴。喝，喘声。**肺大则喜病胸痹、喉痹、逆气**。肺大喜受外邪，故喜病痹及逆气也。**肺高则上气，肩息欲咳**；肺高则上迫缺盆，故上气喘息。两肩并动，故曰肩息。以肺上迫，故数欲咳。**肺下则居贲迫肝，善胁下痛**。贲，当膈也，补昆反。肺气委膈，下迫于肝，致胁下痛，以肝居胁下故也。**肺坚则不病咳上气**；肺脏坚固，不为邪伤，故无咳与上气也。**肺脆则善病消瘅易伤**。以下四脏所生之变，例同心脏。**肺端正则和利难伤也，肺偏倾则胸偏痛也**。偏倾者，随偏所在，即偏处胸痛也。**肝小则安，无胁下之病**；肝小不受外邪，故安，无两胁下痛。**肝大则逼胃迫咽，迫咽则喜膈中，且胁下痛**。胃居肝下，咽在肝傍，肝大下逼于胃，傍迫于咽，迫咽则咽膈不通饮食，故曰膈中也。肝大受邪，故两胁下痛。**肝高则上支贲，切胁急，为息贲**；肝高上支于膈，又切于胁，支膈切胁既急，即喘息于贲，故曰息贲也。**肝下则安胃，胁下空，空则易受邪**。胃居肝下，是以肝下则安于胃上，胁下无物，故易受邪气。**肝坚则脏安难伤也**，肝坚则外邪不入，故安，难伤也。**肝脆则喜病消瘅易伤也。肝端正则和利难伤也；肝偏倾则胁下偏痛也**。偏近一箱，则一箱空处偏痛也。**脾小则安，难伤于邪也**；脾小外邪不入，故安而难伤也。**脾大则善凑胁而痛，不能疾行**。胁，以沼反，胠空处也。脾大凑向空胁而痛，大而不行，则胁胠空也。**脾高则胁引季胁而痛**；脾下则胁缓，高则胁牵，季胁中痛也。**脾下则下加于大肠，加于大肠则脏外喜受邪**。脾下即是大肠，故脾下加，出于脾脏所居之外，故喜受邪。**脾坚则脏安难伤也**；外邪不伤，故安。**脾脆则喜病消瘅易伤也。脾端正则和利难伤也，脾偏倾则喜瘈喜胀**。瘈，充曳反，牵纵也。脾偏形近一箱，动而多瘈，又气聚为胀也。**肾小则安，难伤也**；肾小不受外邪，故安而难伤也。**肾大则喜病腰痛，不可以俯仰，易伤以邪也**。肾大在于腰中，故俯仰皆痛也。**肾高则善背膂痛，不可以俯仰**；肾高去腰，著于脊膂，故脊膂痛，不得俯仰也。**肾下则腰尻痛，不可以俯仰，为狐疝**。肾下入于尻中，下迫膀胱，故尻痛不可俯仰。疝，所奸反，小腹痛，大小便难，曰疝。疝有多种，此为狐疝，谓狐夜时不得小便，少腹处痛，日出方得，人亦如此，因名狐疝也。**肾坚则不病腰背痛**，肾在腰背之间，故肾坚则腰不痛也。**肾脆则喜病消瘅易伤也。肾端正则和利难伤也，肾偏倾则喜腰尻偏痛**。二肾有一偏倾，则偏处痛也。**凡此二十五变者，人之所以喜常病也**。人之五脏，受之天分，有此二十五变者，不由人之失养之愆，故虽不离屏蔽，常喜有前病也。**黄帝曰：何以知其然也？**五脏二十五变皆在身中，变生常病亦居其内，未知因何候知，以为调养也。**岐伯曰：赤色小理者心小，粗理者心大。**理者，肉之文理。粗，音粗也。**无䯏骬者心高，䯏骬小短举者心下。䯏骬长者心坚，䯏骬弱以薄者心脆。䯏骬直下不举者心端正，䯏骬倚一方者心偏倾也。**䯏骬，胸前蔽骨，蔽心神也。其心上入肺中，不须蔽骨，故心高以无蔽骨为候也。高者，志意高远也。故短小举者，为心下之候。下者，志意卑近也。**白色小理者肺小，粗理者肺大。巨肩反膺陷喉者肺高，合腋张胁者肺下。好肩背厚者肺坚，肩背薄者肺脆。好肩膺者肺端正，胁偏竦者肺偏倾也。**大肩，胸膺反出，喉骨陷入，肺必高上。**青色小理者肝小，粗理者肝大。广胸反骹者肝高，合胁兔骹者肝下。胸胁好者肝坚，胁骨弱者肝脆。膺腹好相得者肝端正，胁骨偏举者肝偏倾也。**骹，足胫也。反，前曲出也。**黄色小理者脾小，粗理者脾大。揭唇者脾高，唇下纵者脾下。唇坚者脾坚，唇大而不坚者脾脆。唇上下好者脾端正，唇偏举者脾偏倾也。**揭，举也，起轧反。**黑色小理者肾小，粗理者肾大。高耳者肾高，耳后陷者肾下。耳坚者肾坚，耳薄不坚者肾脆。耳好前居牙车者肾端正，耳偏高者肾偏倾。**一箱独高为偏。**凡此诸变者，持则安，减则病。**凡此二十五变，过分以为不善，减则为病，持平安和，以为大则也。**黄帝曰：善哉，然非余之所问也。愿闻人之有不可病者，至尽天寿，虽有深忧大恐怵惕之志，犹不能感也，甚寒大热，弗能伤也。其有不离屏蔽室内，又无怵惕之恐，然不免于病者，何也？愿闻其故。**子言五脏之变，所知是要，然非吾之问本意。问本意者，人生尽于天寿，内则深忧大恐，外则甚寒极热，然无所伤，不为病也。而有外无寒暑之侵，内去怵惕之怀，而疾病百端，其故何也？**岐伯曰：五脏六腑者，邪之舍也，请言其故。**五脏六腑坚端正者，和利得人，则道之宅也。脏腑脆而偏倾，则邪气舍也。为道之宅，则其性和柔，神明聪利，人之受附也。为邪之舍，不离病也，心奸邪也，喜为盗也，乖公正也，言不恒也。是知二十五变，虽得之于天，调养得中，纵内外邪侵，不为病也。乖和失理，虽不离屏蔽，终为病也。前言一脏各有五变，未极理也；今言一变具有五脏，方得尽理，故请言故也。**五脏皆小者，少病，善焦心愁忧；**夫五神以依脏，故前言心脏之变，神亦随之；次说四脏之变，不言神变；今总论五脏，初有四变，唯言于神；次有二变，但说于脏；次有二变，复但言神也。心脏形小，外邪难入，故少病；神亦随小，故不自申，焦心愁忧也。五脏皆大者，缓于事，难使忧。五脏皆高者，好高举措；措，置也，且故反。**五脏皆下者，好出人下。**意志卑弱。**五脏皆坚者，无病；五脏皆脆者，不离于病。五脏皆端正者，和利得人；五脏皆偏倾者，邪心喜盗，不可以为人丕，反复言语也。**喜，虚意反，好也。和，谓神性和柔；利，谓得于名利，并为人所附也。

脏腑应候

黄帝问曰：愿闻六腑之应。五脏应候已说于前，六腑之候阙而未论，故次问之。**岐伯答曰：肺合大肠，大肠者，皮其应也；心合小肠，小肠者，脉其应也；肝合胆，胆者，筋其应也；脾合胃，胃者，肉其应也；肾合三焦膀胱，三焦膀胱者，腠理毫毛其应也。**肾合三焦膀胱，故有五腑也。五脏为阴，合于五腑。五腑为阳，故皮、脉、筋、肉、腠理毫毛，五腑候也。**黄帝曰：应之奈何？岐伯答曰：肺应皮，皮厚者大肠厚，皮薄者大肠薄。皮缓腹果，腹果大者大肠大而长，皮急者大肠**

急而短。皮滑者大肠直，皮肉不相离者大肠结。应，候也。肺以皮为候，肺合大肠，故以其皮候大肠也。结，纡屈多。**心应脉，皮厚者脉厚，脉厚者小肠厚；皮薄者脉薄，脉薄者小肠薄。皮缓者脉缓，脉缓者小肠大而长；皮薄而脉冲小者，小肠小而短。**心合于脉，脉在皮中，故得以皮候脉，脉候小肠也。冲，虚也，脉虚小也。**诸阳经脉皆多纡屈者，小肠结。**诸阳经，六阳经也。小肠之脉，太阳也。太阳与诸阳为长，故诸阳经纡屈多者，则知小肠亦纡屈也，纡屈即名为结也。阳经在于肤不见，候其阳络，即经可知矣。**脾应肉，肉䐃坚大者胃厚，肉䐃麽小者胃薄。肉䐃小而麽者胃不坚。**脾以合胃，故以肉䐃候于胃也。麽，薄也，莫可反。**肉䐃不称其身者胃下，下者下管约不利。肉䐃不坚者胃缓，**谓䐃颗累与身大小不相称也。胃下逼于下管，故便溲不利。**肉䐃无小果累者胃急。肉䐃多小果累者胃结，结者胃上管约不利。**果，音颗，谓肉䐃无小颗瑕连累。**肝应爪，爪厚色黄者胆厚，爪薄者胆薄。爪坚者胆急，爪濡者胆缓。**肝以合胆，胆以应筋，爪为筋余，故以爪候胆也。**爪无弱者胆直，**无弱，强也。爪强胆直也。**爪恶色多败者胆结。**人之爪甲色不得明净，又多好破坏者，其人胆纡屈结也。**肾应骨，密理厚皮者三焦膀胱厚，粗理薄皮者三焦膀胱薄。腠理疏者三焦膀胱缓，急皮而无毫毛者三焦膀胱急。毫毛美而粗者三焦膀胱直；稀毫毛者三焦膀胱结。**肾以应骨，骨应三焦膀胱，三焦膀胱气发腠理，故以腠理候三焦膀胱也。三焦之气如雾沤沟渎，与膀胱水府是同，故合为一府也。腠理毫毛在皮，故亦以皮之毫毛为候也。**黄帝曰：薄厚美恶皆有形，愿闻其所病。**已闻六腑美恶之形，然未知美恶生病何如也。**岐伯曰：各视其所外应，以知其内脏，则知其所病矣。**各视外候，则知所生病矣。

脏腑气液

五脏常内阅于上，在七窍。阅，余说反，简也。其和气上于七窍，能知臭、味、色、谷、音等五物，各有五别也。**肺气通于鼻，鼻和则鼻能知臭香矣；**肺脉手太阴正别及络皆不至于鼻，而别之入于手阳明脉中，上透鼻孔，故得肺气通于鼻也。又气有不循经者，积于胸中，上肺循喉咙而成呼吸，故通于鼻也。鼻为肺窍，故肺气和者，则鼻得和气，故能知臭香。《素问》言有五臭，经无五香。香，脾之臭也。**心气通于舌，舌和则舌能知五味矣；**舌虽非窍，手少阴别脉循经入心中，上系舌本，故得心气通舌也。《素问》“赤色入通于心，开窍于耳”者，肾者水也，心者火也，水火相济，心气通耳，故以窍言之，即心以耳为窍。又手太阳心之表，脉入于耳中，故心开窍在于耳也。**肝气通于目，目和则目能辨五色；**肝脉足厥阴上颃颡也，连目系，故得通于目系。**脾气通于口，口和则口能知五谷矣；**脾足太阴脉上膈侠咽，连舌本，散舌下，故得气通口也。谷有五味，舌已知之，五谷之别，口知之也，故食麦者，不言菽也。**肾气通于耳，耳和则耳能闻五音矣。**手足少阳、手足太阳及足阳明络皆入耳中。手少阳、足少阳、手太阳，此三正经入于耳中。足太阳脉在耳上角，又入脑中，即亦络入于耳。足阳明耳前上行，亦可络入耳中。手阳明络别入耳中。计正经及络手足六阳皆入耳中。《经》说“五络入耳中”，疑足太阳络不至于耳也。**五脏不和则七窍不通，六腑不和则留为痈疽。**五脏主藏精神，其脉手足六阴，络于六腑，属于五脏。六腑主贮水谷，其脉手足六阳，络于五脏，属于六腑。七窍者，精神户牖也。故六阴受邪入脏，则五脏不和，五脏不和，则七窍不通利也。六阳受邪入腑，则六腑不和，六腑不和则阳气留处为痈疽。**故邪在腑则**

阳脉不利，阳脉不利则气留之，气留之则阳气盛矣。故外邪循脉入腑，则腑内不调，流入阳脉，阳脉涩而不利，阳气留停，不和于阴，故阳独盛也。**阳气太盛则阴脉不利，阴脉不利则血留之，血留之则阴气盛矣。阴气太盛，则阳气弗能营也，故曰关。**阴气和阳，故阴气和利也。阳气盛不和于阴，则阴气涩也。阴气涩而停留，则阴气独而盛也。阴脉别走和阳，故阳得通也。阴既独盛，不和于阳，则阳气不能营阴，故阴脉关闭也。**阳气太盛，则阴气弗得营也，故曰格。阴阳俱盛，弗得相营也，故曰关格。**阳气独盛，不和于阴，则阴脉不能营阳，以阳拒格，故名格。**关格者，不得尽期而死矣。**阴阳脉有关格，即以其时与之短期，不可极乎天寿者也。

五脏气：心主噫，肺主咳，肝主语，脾主吞，肾主欠。噫，乙或反，饱满出气也。五脏从口中所出之气，皆是人常气之变也。《素问》肾主嚏不同也。**六腑气：胆为怒，胃为气逆、为哕，小肠大肠为泄，膀胱不约为遗溺，下焦溢为水。**皆是六腑之气所变之病。《素问》胃为逆气为恐，肠为泄，膀胱不利癃遗溺也。**五并：精气并于肝则忧，并于心则喜，并于肺则悲，并于肾则恐，并于脾则畏，是谓精气并于脏也。**精，谓命门所藏精也，五脏之所生也。五精有所不足，不足之脏虚而病也。五精有余，所并之脏亦实而病也。命门通名为肾，肝之母也，母实并子，故为忧也。心为火也，精为水也，水克于火，遂怀为喜。肺为金也，水子并母，故有悲怜。精并左肾，则肾实生恐。脾为土也，水并于土，被克生畏。《素问》精并于脾，消食生饥。如是相并为病，乃有无穷，斯为阴阳五行之变也。**五恶：肝恶风，心恶热，肺恶寒，肾恶燥，脾恶湿，此五脏气所恶。**东方生风，风生于肝，肝之盛即便恶风。以子从树生，子生多盛，必衰本树，相生之物，理皆然也，故肝恶风也。南方生热，热从心生，故心恶热也。《素问》曰：西方生燥，燥生于肺。若尔，则肺恶于燥。今此肺恶寒、肾恶燥者，燥在于秋，寒之始也；寒在于冬，燥之终也。肺在于秋，以肺恶寒之甚，故言其终；肾在于冬，以肾恶燥不甚，故言其始也。中央生湿，湿生于脾，以其脾盛，故恶湿也。**五液：主汗，肝主泪，肺主涕，肾主唾，脾主涎，此五液所生。**汗者水也，遍身腠理之液也，心者火也，人因热饮热食，乃因时热蒸于湿气，液出腠理，谓之汗也。肝通于目，目中出液，谓之泪也。肺通于鼻，鼻中之液，谓之涕也。肾脉足少阴，上至颃颡，通出口中，名之为唾，故肾主唾也。脾足太阴脉，通于五谷之液，上出廉泉，故名为涎。**五脏：心藏神，肺藏魄，肝藏魂，脾藏意，肾藏精志。**五脏，财浪反。肾有二枚：左箱为肾，藏志也；在右为命门，藏精。**五主：心主脉，肺主皮，肝主筋，脾主肌，肾主骨。**

黄帝问于岐伯曰：余闻方士，或以脑髓为脏，或以为腑；或以肠胃为脏，或以为腑。敢问更相反，皆自谓是。不知其道，愿闻其说。方，道也。异道之士，所说脏腑不同。脑、髓、骨、脉、胆及女子胞，此六或有说之为脏，或有说之为腑。胃、大肠、小肠、三焦、膀胱，此五或有说之为脏，或有说之为腑。所说脏腑相反，何者为真？**岐伯曰：脑、髓、骨、脉、胆及女子胞，此六者，地气所生也，皆藏于阴而象于地，故藏而不泻，名曰奇恒之府。**胞，豹交反，生儿裹也。地主苞纳收藏，脑髓等六，法地之气，阴藏不泻，故得名脏；以其聚，故亦得名腑。腑，聚也。此六非是常府，乃是奇恒之府。奇，异；恒，常。**夫胃、大肠、小肠、三焦、膀胱此五者，天气之所生也，其气象于天，故泻而不藏，此受五脏浊气，故名曰府。**天主输泄风气雨露，故此五者受于五脏糟粕之浊，法于天气，输泻不藏，故是恒府。唯有五者，以胆一种藏而不泻，割人奇府，是肝之表，故得名府也。**此不能久留，输泻魄门，**并精出入之处，谓之魄门。此五之中，三焦亦能输泻精气于魄门也。**亦为五脏使，水谷不得久藏。**五脏在内为主，六腑在外为使，使之行于水谷也。**所谓五脏者，藏精神而不泻者也，故满而不能实。**精神适于藏中不离，故不泻而满也。虽满常虚，故不实。**六腑者，实而不能满。所以然者，水谷之入口则胃实而肠虚，食下则肠实而胃虚，故曰实而不满。**肠胃更满，故为实也；更虚，故不满也。饱食未消，肠中未有糟粕，即胃实肠虚也；食消以下于肠，胃中未有食入，即肠实胃虚也。以其胃虚，故气得上也；以其肠虚，故气得下也。气得上下，神气宣通，长生久视。

问曰：太阴阳明，表里也，脾胃脉也，生病异，何也？足太阴、足阳明，脾胃二脉，诸经之海，生病受益，以为根本，故别举为问也。**答曰：阴阳异位，更实更虚，更逆更顺，或从内，或从外，所从不同，故病异名。**太阴为阴，阳明为阳，即异位也。春夏阳明为实，太阴为虚；秋冬太阴为实，阳明为虚，即更虚实也。春夏太阴为逆，阳明为顺；秋冬阳明为逆，太阴为顺也。手三阴，从内向外也；手三阳，从外向内也。足之三阴，从内向外；足之三阳，从外向内也。十二经脉阴阳六种不同，生病固亦多也。**黄帝曰：愿闻其异状。问其病异。答曰：阳者天气也，主外；阴者地气也，主内。故阳道实，阴道虚。**阳为天气主外，故阳道实也；阴为地气主内，故阴道虚也。**故犯贼风虚邪者，阳受之；食饮不节，起居不时者，阴受之。**风寒暑湿虚邪外入腠理，则六阳之脉受之；饮食男女不节，即六阴受之。**阳受之则入六腑，阴受之则入五脏。**六阳受于外邪，传入六腑；六阴受于内邪，传入五脏也。**入六腑则身热不时卧，上为喘呼；**六腑阳气在外，故身热也。阳盛昼眠不得至夜，故不时卧也。阳气盛于上，故上为喘呼也。**入五脏则䐜满闭塞，下为飧泄，久为肠澼。**阴邪在中，实则䐜胀肠满，闭塞不通，虚则下利肠澼。**故喉主天气，咽主地气。**肺为天也，喉出肺中之气呼吸，故主天；脾为地也，咽出脾胃噫气，故主地。**故阳受风气，阴受湿气。**风从上下，故阳受之；湿从下上，故阴受之。**故阴气从足上行至头，而下循臂至指端；阳气从手上行至头，而下至足。**足三阴脉，从足至头，从头下胸，横出腋下，循臂至指端，为手三阴脉也。变为手三阳脉，从手指端上行至头，下行至足，为足三阳。阴阳相注，如环无端。**故曰：阳病者，上行极而下行；阴病者，下行极而上行。故伤于风者，上先受之；伤于湿者，下先受之。**阳病者，三阴之脉上行至头极已为阳，受风热已下行也；阴病者，三阳之脉下行至足极已为阴，受寒湿已上行。故伤风上先受之，伤湿下先受也。

问曰：见真脏曰死，何也？无余物和杂，故名真也。五脏之气，皆胃气和之，不得独用。如至刚不得独用，独用即折，和柔用之即固也。五脏之气，和于胃气，即得长生；若真独见，无和胃气，必死期也。欲知五脏真见为死，和胃为生者，见于寸口，诊手太阴，即可知之也。见者如弦是肝脉也，微弦为平好也。微弦，谓弦之少也，三分有一分为微，二分胃气与一分弦气俱动，为微弦也。三分并是弦气，竟无胃气，为见真脏也。见真脏死，其理至妙，请陈其理，故曰何也。**答曰：五脏者皆禀气于胃，胃者五脏之本也。五脏不能自致于手太阴，必因于胃气，乃能至手太阴。**胃受水谷，变化精气而资五脏，故五脏得至手太阴，寸口见于微弦也。**故五脏各以其时，自为而至手太阴。**五脏主于五时，至其时也，其藏有病之甚者，胃气不与之居，不因胃气，以呼吸之力独自至于太阴，寸口见于真弦也。**故邪气胜者精气衰。**真脏脉弦不微，无胃气者，则知肝病胜也。肝病邪胜，则胃谷精气衰。**故病甚者，胃气不能与之俱至于手太阴，故真脏之气独见。独见者，为病胜脏也，故曰死。黄帝曰：善。**真见病甚，故致死也。

问曰：脾病而四肢不用，何也？五脏皆连四肢，何因脾病独四肢不用也？**答曰：四肢皆禀气于胃，而不得径至，必因脾乃得禀。今脾病，不能为胃行其津液，四肢不得禀水谷气，气日以衰，脉道不利，筋骨肌肉皆毋气生，故不用焉。**土王四季，四季皆有土也；脾长四脏，四脏皆有脾也。何者？四肢百体禀气于胃，胃以水谷津液资四肢之用，资四肢之时，胃气不能径到四肢，要因于脾，得水谷津液营卫之气，营于四肢，四肢禀承，方得用也。若其脾病，脉道不通，则筋骨肌肉无气以生，故不用也。**问曰：脾之不主时何也？答曰：脾者土也，治中央，常以四时长四脏，各十八日寄治，不得独主时，脾脏者常著土之精也。**四脏之本，皆为土也。十八日用，故曰寄也。著，澄略反，在也。脾脏在土之精妙也。**土者，主万物而法天地，故上下至头足，不得主时。**土为万物之质，法于天地，与万物为质，故身与头、手、足为体，身不别主时。**问曰：脾与胃也，以募相逆耳，而能为之行津液，何也？**脾阴胃阳，脾内胃外，其位各别，故相逆也。其器异，何能为胃行津液气也？一曰相连，脾胃表里阴阳，募既相假，故曰相连也。**答曰：足太阴，三阴也，其脉贯胃，属脾络嗌，故太阴为之行气于三阴。**嗌，于未反，咽也。足太阴脉贯胃属脾，上行络嗌，其气强盛，能行三阴之脉，故太阴脉得三阴名也。**阳明者表也，五脏六腑之海也，亦为之行气于三阳。脏腑各因其经募，而受气于阳明，故为胃行其津液。四肢不得禀水谷之气，日以益衰，阴道不利，筋骨脉肉皆毋气以主，故不用焉。**阳明为阴阳脏腑之海，五脏六腑各因十二经脉受气于阳明，故经脉得为胃行津液之气，四肢禀承，四肢得气也。经脉不通阳明，则阴脉不通，筋骨脉肉无气以主也。

仁安二年三月十三日以同本书写了

移点校合了　丹波赖基

本云

仁平元年二月二十一日以同家本书写移点校合了　宪基

卷第七 脏腑之二 [佚]

卷第八 经脉之一

通直郎守太子文学臣杨上善奉敕 撰注

经脉连环

雷公问于黄帝曰:《禁服》之言:凡刺之理,经脉为始,营其所行,制其度量,内次五脏,别其六腑。愿尽闻其道。雷公先口吟此《九针》六十篇之道,勤服日久,编绝简垢,恐绝子孙,请问其约。黄帝乃令设盟诫之,详授针灸经脉脏腑之道,故今问之。**黄帝曰:人始生,先成精,**人生成形,凡有八种,谓先遗体,阴阳二精,一也。**精成而脑髓生,**阴阳二精,变成脑髓。脑、髓同是骨中脂也,在头为脑,在四肢为髓。二也。**骨为干,**干,本也。脑髓之骨成,与皮肉筋脉为本。三也。**脉为营,**经脉成,通行血气,以营其身,四。**筋为纲,**筋膜成,纲维四肢,约束百体。五也。**肉为穑,**其肉成已,盛裹筋骨,壅罗脏腑。六。**皮肤坚,**皮肤成已,腠理坚实。七也。**毛发长,**毛发成已,润泽滋长。八也。**谷入于胃,脉道以通,血气乃行。**人体成长,经脉血气遂得通行。**雷公曰:愿卒闻经脉之始生。黄帝曰:经脉者,所以能决死生,**人之死生,血气先见经脉,故欲知死生,必先候经脉也。**处百病,**百病所生,经脉由之,欲处分百病,须候经脉也。**调虚实,不可不通也。**人之虚实之气,欲行补泻,须通经脉也。

肺手太阴之脉,手太阴乃是五脏六腑经脉通行气之要道也。夫阴阳者,变化无方,随物施名,名有多种。肺在西方金位,阴气始生,名为少阴。居腰已上,脏腑之盖,居高而尊,因名太阴,即帝王所主也。经脉与别,壅遏营气,令无所避,故名曰脉也。**起于中焦,**十二经脉生处,皆称为“起”;所经之处名“出”,亦称“至”、称“注”,此为例也。膈下脐上为中焦也。**下络大肠,还循胃口,上膈属肺,**膈,佳麦反。五脏六腑气相通者,脏脉必络腑属脏,腑脉必……**从肺系横出腋下,下循臑内,行少阴心主之前,下肘中,循臂内上骨下廉,入寸口,上鱼,循鱼际,出大指之端;其支者,从腕后直出次指内廉,出其端。是动则病肺**

胀满，膨膨而喘欬，缺盆中痛，甚则交两手而瞀，此为臂厥。是主肺所生病者，欬上气喘渴，烦心胸满，臑臂内前廉痛厥，掌中热。气盛有余则肩背痛，肺气盛，故上冲肩背痛也。**风寒汗出，中风不浃，数欠。**肺脉盛者则大肠脉盛，天有风寒之时，犹汗出藏中，身外汗少，故曰不浃。祖夹反，谓润洽也。有本作“汗出中风，小便数而欠”。阴阳之气上下相引，故多欠也。**气虚则肩背痛寒，**盛气冲满，肩背痛也，肩背元气虚而痛也。阳虚阴并，故肩背寒也。**少气不足以息，溺色变。**肺以主气，故肺虚少气，不足以息也。大肠脉虚，令膀胱虚热，故溺色黄赤也。溺，音尿。**为此诸病，**手太阴脉气为前诸病也。**盛则泻之，虚则补之，**《八十一难》曰：“东方实，西方虚，泻南方，补北方，何谓也？然，金木水火土，当更相平。东方者木也，木欲实，金当平之；火欲实，水当平之；土欲实，木当平之；金欲实，火当平之；水欲实，土当平之。东方者肝也，肝实则知肺虚。泻南方，补北方。南方火者，木之子也；北方水者，木之母也。水以胜火。子能令母实，母能令子虚，故泻火补水，欲令金得平木也。”**热则疾之，**热气冲肤，闭而不通者，刺之摇大其穴，泻也。**寒则留之，**有寒痹等在分肉间者，留针经久，热气当集，此为补也。**陷下则灸之，**经络之中，血气减少，故脉陷下也。火气壮火，宣补经络，故宜灸也。**不盛不虚，以经取之。**《八十一难》云：不盛不虚，以经取之。是谓正经自病，不中他邪，当自取其经。前盛虚者，阴阳虚实，相移相倾，而他经为病。有当经自受邪气为病，不因他经作盛虚。若尔，当经盛虚，即补泻自经，故曰以经取之。**盛者则寸口大三倍于人迎，虚者则寸口反小于人迎。**厥阴少阳，其气最少，故寸口阴气一盛，病在手足厥阴；人迎阳气一盛，病在手足少阳。少阴、太阳，其气次多，故寸口阴气二盛，病在手足少阴；人迎阳气二盛，病在手足太阳。太阴、阳明，其气最多，故寸口阴气三盛，病在手足太阴；人迎阳气三盛，病在手足阳明。所以厥阴、少阳，气盛一倍为病；少阴、太阳，二倍为病；太阴、阳明，三倍为病。是以寸口人迎，随阴阳气而有倍数，候此二脉，知于阴阳气之盛也。其阴阳虚衰，寸口人迎反小，准此可知也。

大肠手阳明之脉，手阳明脉，起手之指端上行，下属大肠，通行大肠血气，故曰大肠手阳明脉也。**起于大指次指之端，**手阳明与手太阴合。手太阴从中焦至手大指次指之端，阴极即变为阳。如此阴极阳起，阳极阴起，行手、头及足，如环无端也。**循指上廉，出合谷两骨之间，**掌骨及大指本节表，两骨之间也。**上入两筋之中，循臂上廉，入肘外廉，上臑外前廉，**手三阴行臑内，手三阳行臑外，阳明行臑外前楞也。**上肩，出髃前廉，**髃，音隅，角也，两肩端高骨即肩角也，又五口反。**上出于柱骨之会上，下入缺盆，**柱骨，谓缺盆骨上极高处也。与诸脉会入缺盆之处，名曰会也。手阳明脉上至柱骨之上，复出柱骨之下，入缺盆也。**络肺，下膈属大肠；**腑气通脏，故络脏属腑也。**其支者，从缺盆上颈贯颊，入下齿中，还出侠口，交人中，左之右，右之左，上侠鼻孔。**颈，项前也。交，谓相交，不相会入也。**是动则病齿痛䪼肿。**齿痛，谓下齿痛也。䪼，谓面颧秀高骨也，专劣反。**是主津所生病者，**《八十一难》云：邪在血，为所生也。血主濡之也，是为血及津液皆为濡也。津，汗也。以下所生之病，皆是血之津汗所生病也。**目黄口干，鼽衄，喉痹，肩前臑痛，大指次指痛不用。**手阳明经是腑阳脉，多为热痛，故循经所生七种病也。鼻孔引气，故为鼽也，鼻形为鼽也。有说鼽是鼻病者，非也。**气盛有余则当脉所过者热肿，**是动所生之病，有盛有虚。盛者，此脉所过之处热及肿也。**虚则寒栗不复。**阳虚阴并，故寒栗也。不复，不得复于平和也。**为此诸病，盛则泻之，虚则补之，热则疾之，寒则留之，陷下则灸之，不盛不虚，以经取之。盛者则人迎大三倍于寸口，虚者则人迎反小于寸口。**

胃足阳明之脉，起于鼻，交頞中，下循鼻外，入上齿中，还出侠口环唇，下交承浆，却循颐后下廉，出大迎，循颊车，上耳前，过客主人，循发际，至额颅；其支者，从大迎前下人迎，循喉咙，入缺盆，下膈属胃络脾；足阳明脉起于鼻，下行属胃，通行胃之血气，故曰胃足阳明脉也。手阳明经从手上侠鼻孔，到此而起，下行至于足指，名足阳明经。十二经脉行处及穴名，备在《明堂经》，具释之也。客主人，即上关穴也。頞，阿葛反，鼻茎也。颅，音卢。胃腑通气入脏，故属胃络脾也。**其直者，从缺盆下乳内廉，下侠脐，入气街中；其支者，起胃下口，循腹里，下至气街中而合，以下髀，抵伏兔，**胃传食入小肠处，名胃下口。此脉一道，从缺盆下乳内廉肤肉之中，下侠脐至气街中。前者一道，从缺盆属胃；今从胃下口下行，与气街中者合为一脉而下。抵，至也，丁礼反。**下膝入膑中，**膝，胫头也。膑，膝之端骨也，频忍反。**下循胻外廉，下足跗，入中指内间；**胻，故孟反。其支者，下膝三寸而别，以下入中指外间；**其支者，别跗上，入大指间，出其端。**脉从气街下行至足指间，凡有三道。**是动则病洒洒振寒，**洒洒，恶寒貌，音洗，谓如水洒洗寒也。**善伸数欠颜黑，**凡欠及多伸，或为阳上阴下，人之将卧，阴阳上下相引，故数欠。颜额，阳也。黑，阴色。阴气见额阳，病也。**病至则恶人与火，闻木音则惕然而惊，心欲动，**至，甚也。阳明，土也。土恶木，故病甚恶木音也。阳明主肉，血盛，故恶火也。阳明厥喘闷，闷故恶人也。**独闭户牖而处，**阴静而闇，阳动而明。今阴气加阳，故欲闭户独处也。**甚则欲上高而歌，弃衣而走，**阳盛故也。**贲响腹胀，是为骭厥。**向，音乡。谓阳气贲聚虚满为腹胀也。以阳盛于脚，故欲登高，弃衣而走，名为胻厥也。**是主血所生病者，狂疟温淫汗出，**阳明主肉，血为肉液，故亦主血也。淫，过也，谓伤寒热病，温热过甚而热汗出也。**鼽衄，口喎唇胗，颈肿喉痹，**衄，出血也。不言鼻衄而言鼽衄者，然鼻以引气也，鼽鼻形也，鼻形之中出血也。胗，唇痒疮，音紧。**腹外肿，膝膑肿痛，**阳明，一道行于腹外，一道行于腹内。腹内水谷行通，故少为肿；腹外卫气数壅，故腹外多肿也。**循膺、乳、街、股、伏兔、骭外廉、足跗上皆痛，中指不用。**上七处并是足阳明脉所过，故循上七处痛者，是阳明脉病也。股，髀内阴股也。足中指内外间，阳明脉支所至，故脉病中指不用也。**气盛则身以前皆热，**足阳明脉唯行身前，故脉盛，身前皆热也。**其有余于胃，则消谷善饥，溺色变。**脉气有余身前，故身前皆热；若有余胃中，故善饥溺变也。**气不足则身以前皆寒栗，胃中寒则胀满。**有余，身前胃中有热有饥；不足，身前胃中寒栗胀满。阳气有余，阴气不足；阳气不足，阴气有余。今但举一边为例耳。**为此诸病，盛则泻之，虚则补之，热则疾之，寒则留之，陷下则灸之，不盛不虚，以经取之。盛者则人迎大三倍于寸口，虚则人迎反小于寸口。**

脾足太阴之脉，足太阴脉，起于足大指端，上行属脾，通行脾之血气，故曰脾足太阴脉者也。**起于大指之端，循指内侧白肉际，过核骨后，**核，胡革反。人足大指本节后骨，名为核骨也。**上内踝前廉，**十二经脉皆行筋肉骨间，惟此足太阴经，上于内踝薄肉之处，脉得见者也。**上腨内，循胫骨后，交出厥阴之前，**内踝直上名为内；外踝直上名为外；胫后腓肠名为腨。太阴从内踝上行八寸，当胫骨后，交出厥阴之前上行之。**上循膝股内前廉，入股属脾络胃，**膝内之股近膝名膝股，近阴处为阴股也。**上膈侠咽，连舌本，散舌下；其支者，复从胃别上膈，注心中。**舌下散脉，是脾脉也。**是动则病舌强，食则呕，胃脘痛，**脘，胃府也。脘，音管也。**腹胀善噫，得后出余气则快然如衰，**寒气客胃，厥逆从下上散，散已复上出胃，故为噫也。谷入胃已，其气上为营卫及膻中气，后有下行与糟粕俱下者，名曰余气。余气不与糟粕俱下，壅而为胀，今得泄之，故快然腹减也。**身体皆重。**身及四肢皆是足太阴脉行胃气营之，若脾病，脉即不营，故皆重也。**是主脾所生病者，舌本痛，**脾所生病，太阴脉行至舌下，故舌本痛也。**体不能动摇，**脾不营也。**食不下，烦心，心下急痛，**脾脉注心中，故脾生病，烦心，心急痛也。**溏，瘕，泄，**溏，食消，利也。瘕，食不消，瘕而为积病也。泄，食不消，飧泄也。**水闭，**脾所生病，不营膀胱，故小便不利也。**黄瘅，不能卧，强欠，**内热身黄病也。脾胃中热，故不得卧也。将欠不得欠，名曰强欠。**股膝内肿厥，足大指不用。**或痹不仁，不能用也。**为此诸病，盛则泻之，虚则补之，热则疾之，寒则留之，陷下则灸之，不盛不虚，以经取之。盛者则寸口大三倍于人迎，虚者则寸口反小于人迎。**

心手少阴之脉起于心中，出属心系，下膈络小肠；十二经脉之中，余十一经脉及手太阳经，皆起于别处，来入脏腑。此少阴经起自心中，何以然者？以其心神是五神之主，能自生脉，不因余处生脉来入，故自出经也。肺下悬心之系，名曰心系。余经起于余处，来属脏腑。此经起自心中，还属心系，由是心神最为长也。问曰：《九卷》心有二经，谓手少阴、心主。手少阴经不得有输。手少阴外经受病，亦有疗处。其内心脏不得受邪，受邪即死。又《九卷·本输》之中，手少阴经及输并皆不言。今此《十二经脉》及《明堂流注》少阴经脉及输皆有，若为通释？答曰：经言心者，五脏六腑之大主，精神之舍，其脏坚固，邪不能客。客之则心伤，心伤则神去，神去即死。故诸邪之在于心者，皆在心之包络，包络，心主脉也，故有脉不得有输也。手少阴外经有病者，可疗之于手掌兑骨之端。又恐经脉受邪伤脏，故《本输》之中，输并手少阴经亦复去之。今此《十二经脉》手少阴经是动所生，皆有诸病，俱言盛衰，并行补泻，及《明堂流注》具有五输者，以其心脏不得多受外邪，其于饮食汤药，内资心脏，有损有益，不可无也。故好食好药资心，心即调适；若恶食恶药资心，心即为病。是以心不受邪者，不可多受邪也。言手少阴是动所生致病及《明堂》有五输疗者，据受内资，受外邪也。言手少阴是受邪，故有病也。**其支者，从心系上侠咽，系目系；**筋骨血气四种之精与脉合为目系，心脉系于目系，故心病闭目也。**其直者，复从心系却上肺，上出腋下，下循臑内后廉，行太阴心主之后，下肘内，循臂内后廉，抵掌后兑骨之端，**直小指掌后尖骨，谓之兑骨也。**入掌内廉，循小指之内出其端。**掌外将侧，名曰外廉；次掌内将侧，名曰内廉也。**是动则病嗌干心痛，渴而欲饮，为臂厥。**心经病，心而多热，故渴而欲饮。其脉循臂，故是动为臂厥之病也。**是主心所生病者，目黄胁痛，臑臂内后廉痛厥，掌中热痛也。**其脉上腋近胁，故胁痛也。臑臂内后廉，脉行之处，痛及厥也。厥，气失逆也。**为此诸病，盛则泻之，虚则补之，热则疾之，寒则留之，陷下则灸之，不盛不虚，以经取之。盛者则寸口大再倍于人迎，虚者则寸口反小于人迎。**

小肠手太阳之脉，手太阳脉起于手指，上行入缺盆，下属小肠，通小肠血气，故曰小肠手太阳脉也。**起于小指之端，循手外侧上腕，出踝中，**人之垂手，大指著身之侧，名手内侧；小指之后，名手外侧。足胫骨与足腕骨相属之处，著胫骨端内外高骨，名曰内外踝；手之臂骨之端，内外高骨，亦名为踝也。手太阳脉贯踝也。**直上循臂下骨下廉，**臂有二骨：垂手之时，内箱前骨名为上骨，外箱后骨名为下骨。手太阳脉行下骨下将侧之际，故曰下廉也。**出肘内侧两骨之间，上循臑外后廉，**手阳明上臑外前廉，手少阳循臑外，此手太阳循臑外后廉。手三阴脉行于臑内，手三阳脉行于臑外，此为异也。**出肩解，**肩臂二骨相接之处，名为肩解。**绕肩胛，交肩上，入缺盆，**肩，两肩也。甲，两甲也。两箱之脉，各于两箱绕肩胛已，会于大椎，还入缺盆，此为正也。有说两箱脉来交大椎上，会大椎穴以为交者，《经》不言交，不可用也。**络心，循咽下膈抵胃，属小肠；其支者，从缺盆循颈上颊，至目锐眦，却入耳中；其支者，别颊上𩑶抵鼻，至目内眦。**脉络心，循咽而下，抵著胃下，属于小肠。上至颧𩑶，傍抵鼻孔，至目内眦。目眦有三：目之内角为内眦，外角为锐眦，上崖为上眦也。**是动则病嗌痛颔肿，不可以顾，肩似拔，臑似折。**臂臑痛若折者也。**是主液所生病者，耳聋目黄颊肿，颈颔肩臑肘臂外后廉痛。**两大骨相接之处，有谷精汁，补益脑髓，皮肤润泽，谓之为液，手太阳主之。邪气病液，遂循脉生诸病也。**为此诸病，盛则泻之，虚则补之，热则疾之，寒则留之，陷下则灸之，不盛不虚，以经取之。盛者则人迎大再倍于寸口，虚者则人迎反小于寸口。**

膀胱足太阳之脉，足太阳脉，起目内眦，上头下项侠脊属膀胱，通膀胱血气，故曰膀胱足太阳脉也。**起于目内眦，上额交颠上；其支者，从颠至耳上角；其直者，从颠入络脑，还出别下项，循肩髆内侠脊抵腰中，入循膂，络肾属膀胱；其支者，从腰中下贯臀，入腘中；**颠，顶也。顶上有骨空，太阳入骨空，络脑还出也。髀，音博。臀，音屯，尻之厚肉也。**其支者，从髆内左右别下贯胂，过髀枢，**胂，侠脊肉也，似真反。髀枢，谓髀骨尻骨相抵相入转动处也。**循髀外后廉，下合腘中，以下贯腨，出外踝之后，循京骨，至小指外侧。**京骨，谓外踝下近前高骨也。京，高大也。**是动则病冲头痛，目似脱，项似拔，脊痛腰似折，髀不可以回，腘如结，腨如裂，是为踝厥。**腘、腨之病者，皆是太阳行踝之后，为厥失逆之病也。结，谓束缚也。**是主筋所生病者，痔疟狂颠疾，头囟项痛，目黄泪出鼽衄，项背腰尻腘腨脚皆痛，小指不用。**足太阳水，生木筋也，故足太阳脉主筋者也。所以邪伤于筋，因而饱食，筋脉横解，肠僻为痔也。**为此诸病，盛则泻之，虚则补之，热则疾之，寒则留之，陷下则灸之，不盛不虚，以经取之。盛者则人迎大再倍于寸口，虚者则人迎反小于寸口。**

肾足少阴之脉，足少阴脉，上行属肾，通行肾之血气，故曰肾足少阴脉也。**起于小指之下，斜走足心，出于然骨之下，**足太阳腑脉至足小指而穷，足少阴脏脉从足小指而起，是相接也。然骨，在内踝下近前起骨是也。**循内踝之后，别入跟中，**少阴脉行至内踝之后，别分一道入足跟中也。**以上腨内，出腘内廉，上股内后廉，贯脊属肾络膀胱；**贯脊，谓两箱二脉，皆贯脊骨而上，各属一肾，共络膀胱。**其直者，从肾上贯肝膈，入肺中，循喉咙，侠舌本；**直贯肝膈而过称贯，即舌下两傍脉是也。**其支者，从肺出络心，注胸中。**从肺下行，循心系络于心，注胸中也。**是动则病饥不欲食，面黑如地色，**少阴脉病，阴气有余，不能消食，故饥不欲食也。以阴气盛，故面黑如地色也。**咳唾则有血，喝喝如喘，**唾为肾液，少阴入肺，故少阴病热，咳而唾血。虽唾，喉中不尽，故呼吸有声，又如喘也。喝，呼葛反。**坐而**

欲起，起目𥆨𥆨，如无所见，少阴贯肝，肝脉系目。今少阴病，从坐而起，上引于目，目精气散，故𥆨𥆨无所见也。莫郎反。**心如悬病饥状，**足少阴病，则手少阴之气不足，故心如悬饥状也。**气不足则善恐，心惕惕如人将捕之，是为骨厥。**肾主恐惧，足少阴脉气不足，故喜恐，心怵惕。前之病，是骨厥所为，厥谓骨精失逆。惕，耻激反，谓惧也。**是主肾所生病者，口热舌干，咽肿上气，嗌干及痛，烦心心痛，黄瘅肠澼，**热成为瘅，谓肾脏内热发黄，故曰黄瘅也。肾主下焦，少阴为病，下焦大肠不和，故为肠澼也。**脊股内后廉痛，痿厥嗜卧，**津液不通，则筋弛好卧也。**足下热而痛。**少阴虚则热并，故足下热痛也。**为此诸病，盛则泻之，虚则补之，热则疾之，寒则留之，陷下则灸之，不盛不虚，以经取之。灸则强食生肉，**不盛不虚以经取者，亦以经取灸也。故疗肾所生之病亦有五法：自火化以降，并食熟肉，生肉令人热中，人多不欲食之。肾有虚风冷病，故强令人生食豕肉，温肾补虚，脚腰轻健，人有患脚风气，食生猪肉得愈者众，故灸肾病，须食助之。一也。**缓带，**带若急则肾气不适，故须缓带，令腰肾通畅，火气宣行。二也。**被发，**足太阳脉，从顶下腰至脚，今灸肾病，须开顶被发，阳气上通，火气宣流。三也。**大杖，**足太阳脉，循于肩髆，下络于肾，今疗肾病，可策大杖而行，牵引肩髆，火气通流。四也。**重履而步。**燃磁石疗肾气，重履引腰脚，故为重履者，可末磁石，分著履中，上弛其带令重，履之而行。以为轻者，可渐加之令重，用助火气，若得病愈，宜渐去之，此为古之疗肾腰法。五也。**盛者则寸口大再倍于人迎，虚者则寸口反小于人迎。**

心主手厥阴心包之脉，心神为五脏六腑之主，故曰心主。厥阴之脉，行至于足，名足厥阴；行至于手，名手厥阴。以阴气交尽，故曰厥阴。心外有脂，包裹其心，名曰心包。脉起胸中，入此包中，名手厥阴。故心有两经也：心中起者，名手少阴；属于心包，名手厥阴。有脉别行，无别脏形，三焦有气有脉，亦无别形，故手厥阴与手少阳以为表里也。**起于胸中，出属心包，下膈历络三焦；**自有经历而不络著，手厥阴既是心脏之府，三焦府合，故属心包，经历三焦，仍络著也。三焦虽复无形，有气故得络也。**其支者，循胸出胁，下腋三寸，上抵腋下，下循臑内，行太阴、少阴之间，入肘中，下臂行两筋之间，入掌中，循中指出其端；其支者，别掌中，循小指、次指出其端。**循胸出胁之处，当腋下三寸，然后上行，抵腋下方，下循臂也。太阴、少阴既在前后，故心主厥阴行中间也。**是动则病手热肘挛腋肿，甚则胸中满，心澹澹大动，面赤目黄。**澹，徒滥反，水摇；又，动也。**是心主脉所生病者，烦心心痛，**掌中热。心包既病，故令烦心心痛。**为此诸病，盛则泻之，虚则补之，热则疾之，寒则留之，陷下则灸之，不盛不虚，以经取之。盛者则寸口大一倍于人迎，虚者则寸口反小于人迎。**

三焦手少阳之脉，上焦在心下，下膈在胃上口，主纳而不出，其理在膻中。中焦在胃中口，不上不下，主腐熟水谷，其理在脐傍。下焦在脐下，当膀胱上口，主分别清浊，主出而不内，其理在脐下一寸。上焦之气如云雾在天，中焦之气如沤雨在空，下焦之气如沟渎流地也。手少阳脉是三焦经隧，通行三焦之血气，故曰三焦手少阳脉也。**起于小指、次指之端，上出两指之间，循手表出臂外两骨之间，上贯肘，循臑外上肩，而交出足少阳之后，入缺盆，**上肩交足少阳，行出足少阳之后，方入缺盆也。**布膻中，散络心包，下膈徧属三焦；**徧，甫见反。散布膻中也。有本“布”作“交”者，检非也。三焦是气，血脉是形，而言属者，谓脉气相入也。**其支者，从膻中上出缺盆，上项，**

系耳后直上，出耳上角，以屈下颊至頔；其支者，从耳后入耳中，出走耳前，过客主人前，交颊，至目锐眦。系，古帝反，有本作侠也。**是动则病耳聋浑浑淳淳，嗌肿喉痹。**浑浑淳淳，耳聋声也。**是主气所生病者，汗出，目锐眦痛，颊痛，耳后肩臑肘臂外皆痛，小指、次指不用。**气，谓三焦气液。**为此诸病，盛则泻之，虚则补之，热则疾之，寒则留之，陷下则灸之，不盛不虚，以经取之。盛者则人迎大一倍于寸口，虚者则人迎反小于寸口。**

胆足少阳之脉，足少阳脉，起目锐眦，下行络肝属胆，下行至足大指三毛，通行胆之血气，故曰胆足少阳脉也。**起于目锐眦，上抵角，下耳后，循颈行手少阳之前，至肩上，却交出手少阳之后，入缺盆；**角，谓额角也。项前曰颈。足少阳脉，从耳后下颈，向前至缺盆，屈回向肩，至肩屈向后，复回向颈，至颈始入缺盆。是则手少阳上肩入缺盆，肩上自然交足少阳也。足少阳从颈前下至缺盆向肩，即是行手少阳前也；至肩交手少阳已，向后回入缺盆，即是行手少阳之后也。**其支者，从耳后入耳中，出走耳前，至目锐眦后；其支者，别目锐眦，下大迎，合手少阳于頔，下加颊车，下颈，合缺盆，以下胸中，贯膈络肝属胆，**大迎，在曲颔前一寸二分骨陷者中。足少阳至大迎已，向頔，与手少阳合已，却斜下向颊车，加颊车已，然后下颈至缺盆，与前直者合。颊车，在大迎上，曲颊端。有本云：别目锐眦，迎手少阳于頔。无“大”、“合”二字。以义量之，二脉双下，不得称迎也。**循胁里，出气街，绕毛际，横入髀厌中；**街，衢道也。足阳明脉及足少阳脉气所行之道，故曰气街。股外髀枢，名曰髀厌也。**其直者，从缺盆下腋，循胸过季胁，下合髀厌中，**胁有前后，最近下后者为季胁。有本作肋。**以下循髀太阳，出膝外廉，下外辅骨之前，直下抵绝骨之端，下出外踝之前，循足跗上，入小指、次指之间；**膀胱足太阳脉，从髀外下足，因名髀太阳。辅骨，绝骨穷也，外踝上阳辅穴也。**其支者，别跗上，入大指之间，循大指歧内出其端，还贯爪甲，出三毛。**其足少阳脉，出大指端，还屈回贯甲，复出三毛。一名丛毛，在上节后毛中也。**是动则病口苦，善太息，心胁痛，不能反侧，**胆热，苦汁循脉入颊，故口苦，名曰胆瘅。脉循胸胁，喜太息及心胁皆痛也。**甚则面尘，体无膏泽，足少阳反热，是为阳厥。**甚，谓阳厥热甚也。足少阳起面，热甚则头颅前热，故面尘色也。阳厥，少阳厥也。**是主骨所生病者，头角颇痛，目锐眦痛，**水以主骨，骨生足少阳，故足少阳痛病还主骨也。额角，在发际也。头角，谓顶两箱，额角后高骨角也。颇，谓牙车骨，上抵颅以下者，名为颇骨。**缺盆中肿痛，腋下肿，马刀侠瘿，汗出振寒疟，**脉从缺盆下腋，故腋下肿；复从颊车下颈，故病马刀侠瘿也。马刀，谓痈而无脓者是也。汗出、振寒、疟等，皆寒热病，是骨之血气所生病也。**胸胁肋髀膝外至胫绝骨外踝前及诸节皆痛，小指、次指不用。**足少阳脉主骨，络于诸节，故病诸节痛也。**为此诸病，盛则泻之，虚则补之，热则疾之，寒则留之，陷下则灸之，不盛不虚，以经取之。盛者则人迎大一倍于寸口，虚者则人迎反小于寸口。**

肝足厥阴之脉，足厥阴脉，从足指上行，环阴器，络胆属肝，通行肝之血气，故曰肝足厥阴脉也。**起于大指丛毛之上，循足跗上廉，去内踝一寸，上踝八寸，交出太阴之后，上腘内廉，循阴股，入毛中，环阴器，抵少腹，侠胃属肝络胆，上贯膈，布胁肋，**髀内近阴之股，名曰阴股。循阴器一周，名环也。**循喉咙之后，上入颃颡，连目系，上出额，与督脉会于颠；**喉咙上孔名曰颃颡。督脉出两目上颠，故与厥阴相会也。**其支者，从目系下颊里，环唇内；其支者，复从肝别贯膈，上注肺。**肺脉手太阴从中焦起，以次四脏六腑之脉皆相接而起，唯足厥阴脉环回，从肝注于肺中，不接手太阴脉，何也？但脉之所生，禀于血气，血气所生，起中焦仓廪，故手太阴脉从于中焦，受血气已，注诸经脉。中焦乃是手太阴受血气处，非是脉次相接之处，故脉环周，至足厥阴，注入脉中，与手太阴脉相接而行，不入中焦也。**是动则病腰痛，不可以俯仰，丈夫颓疝，妇人少腹肿腰痛，甚则嗌干面尘。**肝合足少阳，阳盛并阴，故面尘色也。**是主肝所生病者，胸满呕逆，飧泄狐疝，遗溺闭癃。**脉抵少腹侠胃，故生飧泄也。狐夜不得尿，至明始得，人病与狐相似，因曰狐疝。有本作颓疝，谓偏颓病也。癃，篆文痳字，此经淋病也，音隆。**为此诸病，盛则泻之，虚则补之，热则疾之，寒则留之，陷下则灸之，不盛不虚，以经取之。盛者则寸口大一倍于人迎，虚者则寸口反小于人迎。**

经脉病解

太阳所谓肿、腰脽痛者，正月太阳寅。寅，太阳也。脽，尻也，音谁也。十一月一阳生，十二月二阳生，正月三阳生。三阳生寅之时，其阳已大，故曰太阳也。**正月阳气出在上，**一阳在地下，深芽初发也；二阳在地中，浅芽出也；三阳在地上出，故曰正月阳气出在上也。**而阴气盛，阳未得自次也，故肿、腰脽痛。**三阴犹在地上未没，故阴气盛也。以阴气盛隔，阳气未得次第专用，故发肿于肤肉，生痛于腰也。**偏虚为跛者，正月阳冻解地气而出也。所谓偏虚者，冬寒颇有不足者，故偏虚，故跛。**正月已有三阳，故冻解，阳气出于地也。先有三阴，故犹有冬寒，阳气不足也。人身亦尔，半阳不足，故偏虚。跛，谓左脚偏跛也。**所谓强上者，阳气大上而争，故强上。**三阳向盛，与三阴战，得大得上，而阴犹争也。**所谓耳鸣者，阳气万物上而跃，故耳鸣。**正月阳气令万物涌跃鸣上，故生病气上冲耳鸣也。**所谓甚则狂癫疾者，阳尽在上而阴气从下，下虚上实，故癫疾。**三阳爻与三阴争，而三阳俱胜，尽在于头，为上实；三阴从下，即为下虚。于是发病，脱衣登上，驰走妄言，即谓之狂；僵仆而倒，遂谓之颠也。**所谓浮为聋者，皆在气也。**诊人迎之脉，得三阳浮者，皆是太阳之气为聋也。**所谓入中为瘖者，阳盛已衰，故为瘖。**太阳之气中伤人者，即阳大盛，盛已顿衰，故为瘖也。瘖，不能言也。**内夺而厥，则为瘖痱，此肾虚也，**阳气外衰，故但为瘖也；左肾气内虚夺而厥者，则为瘖痱，音肥，风病不能言也。谓四肢不用，瘖不能言，心无所知，甚者死，轻者生，可疗也。**少阴不至，少阴不至者厥也。**少阴，肾脉也。足少阴脉不通，则血气不资于肾，故厥为瘖痱也。

少阳所谓心胁痛者，言少阳戌也，戌者心之所表也，手少阳脉络心包，足少阳脉循胁里，故少阳病心胁痛也。戌为九月，九月阳少，故曰少阳也。戌少阳脉，散络心包，故为心之所表。**九月阳尽而阴气盛，故心胁痛。**阴气已盛，阳气将尽，少阳为病，故心胁痛也。**所谓不可反侧者，阴气藏物也，物藏则不动，故曰不可反侧。**九月物藏，静而不动，阴之盛也，故病不能反侧也。**所谓甚则跃者，九月万物尽衰，草木毕落而堕也，则气去阳而之阴，**跃，涌动也。甚，谓九月阴气外盛。故万物之气极毕堕落，则万物之气去阳之阴也。**气盛而阳之下长也，故曰跃。**阴气盛于地上，阳气在于地下，涌动万物之根，令其内长也。

阳明所谓洒洒振寒者，阳明，三阳之长也。午为五月，阳之盛也。在于广明，故曰阳明。**阳明者午也，五月盛阳之阴也，**五月盛阳，一阴爻生，即是阳中之阴也。**阳盛而阴气加之，故洒洒振寒。**一阴始生，劲猛加阳，故洒洒振寒也。**所谓胫肿而股不收者，五月盛阳之阴也，阳者衰于五月，而阴气一下，与阳始争，故胫肿而股不收。**腰已上为阳，腰已下为阴，五月有一阴气在下始生，与阳交争，阳强实于上，阴弱虚于下，故胫肿、股不收也。**所谓上喘为水者，曰阴气下，下复上，上则邪客于脏腑间，故为水。**五月阳明，一阴为病，谓上喘咳水病者也。一阴上下胸腹之中，不依常度，遂邪随阴气客于腑脏之间，故为水病也。**所谓胸痛少气者，水在脏腑也，水者阴气也，阴气在中故少气。**火为阳气，水为阴气，水在脏腑之间，故阳气少也。**所谓甚则厥，恶人与火，闻木音惕然而惊者，阳气与阴气相薄，水火相恶，故惕然而惊。**阳明脉气与阴气俱盛，水火相恶，故惕然惊也。木胜土，故闻木音惕然惊也。**所谓志欲独闭户牖而处者，阴阳相薄也，阳尽而阴盛也，故欲独闭户牖居。**阴阳相争更胜，阳盛已衰，次阴气盛，故好闭户牖独居阖处也。**所谓病重至则欲乘高而歌，弃衣而走者，阴阳复争而外并于阳也，故使之弃衣而走。**阴阳相争，阴少阳多，阴并外阳，故欲弃衣走也。**所谓客孙脉则头痛鼻鼽腹肿者，阳明并于上，上者则其孙脉太阴也，故头痛鼻鼽腹肿。**太阴经脉，至于舌下，太阴孙络，络于头鼻，故阳明并于太阴孙络，致鼽腹肿也。

太阴所谓病胀者，曰太阴者子也，十一月万物气皆藏于中，故曰病胀。以十一月阴气大，故曰太阴。阴气内聚，阳气外通；十一月阴气内聚，虽有一阳始生，气微未能外通，故内壅为胀也。**所谓上走心为噫者，曰阴气盛而上走阳，阳者阳明络属心，故曰上走心为噫。**十一月有五阴爻，故阴气盛也。太阴在内，所以为下也；阳明居外，所以为上也。阳明之正，上入腹里，属胃，散之脾，上通于心，故阳明络属心者也。寒气先客胃中，复有厥气从胃上散，其厥气复出胃之中，上胃口以连心，故曰上走心为噫也。**所谓食则呕者，曰物盛满而上溢，故呕。**胃中食满，阳气销之。今十一月，一阳力弱，未能熟消，故胃满而溢，谓之呕。此呕，吐也。**所谓得后与气则快然而衰者，曰十一月阴气下衰，而阳气且出，故曰得后与气则快然而衰。**阳气未大，故腹满为胀。阴气向下，一阳引之，故得后便及泄气，快然腹减。

少阴所谓腰痛者，曰少阴者肾也，七月万物阳气皆伤，故腰痛。七月秋气始至，故曰少阴。十一月少阴之气大，三月少阴已厥，故少阴至肾七月之时，三阴已起，万物之阳已衰，太阳行腰，太阳既衰，故腰痛也。**所谓上气咳，上气喘者，曰阴气在下，阳气在上，诸气浮，无所依从，故呕咳上气喘也。**此肾咳也。阴阳二气不和，各在上下，故诸阳气浮无所依，好为呕、咳、上气喘也。**所谓邑邑不能久立久坐，起则目䀮䀮无所见者，万物阴阳不定，未有主也，秋气始至，微霜始下，而方煞万物，阴阳内夺，故曰目䀮䀮无所见也。**七月阴阳气均未有定主，秋气始至，阳气初夺，故邑然怅望，不能久立。又阴阳内各不足，故久坐起，目䀮无所见也。有本作“露”，但白露即霜之微也。十月已降甚霜，即知有本作“十月”者，非也。**所谓少气善怒者，阳气热不治，阳气不得出，肝气当治而未得也，故喜怒者，名曰前厥。**少阴气用也，则阳气热而不用，故不得出也。肝以主怒，少阴用时，肝气未得有用，故喜怒也。喜怒之病，名曰前厥者也。**所谓恐如人将捕之者，秋气万物未得毕去，阴气少，阳气入，阴阳相薄，故恐。**

七月万物少衰，未至枯落，故未得毕去也。始凉未寒，故阴气少也。其时犹热，故阳气入也。然则二气相薄不足，进退莫定，故有恐也。**所谓恶闻食臭者，胃无气，故恶闻食臭也。**七月阳衰，胃无多气，故恶闻食气也。**所谓面黑地色者，秋气内夺，故变于色也。**七月三阳已衰，三阴已起，然阳去阴来不已，则阴强阳弱，故夺色而变。**所谓咳则有血者，阳脉伤也，阳气未盛于上，腹满，满则引，故血见于鼻也。**七月金主肺也，肺主咳也，不咳则已，咳则伤阳，阳伤血脉，故腹满，见血于鼻中也。

厥阴所谓颓疝、妇人少腹肿者，曰厥阴者辰也，三月阳中之阴也，邪在中，故曰颓疝少腹肿。二月阴气将尽，故曰厥阴。三月为阳，厥阴脉在中，故曰阳中之阴。邪客厥阴之脉，遂为颓疝。颓，谓丈夫少腹寒气盛，积阴器之中而痛也。疝，谓寒积气上，入小腹而痛也。病在少腹痛，不得大小便，病名曰疝也。**所谓腰脊痛不可以俯仰者，三月一振荣华，而万物一俯而不仰也。**振，动也。三月三阳合动而为春，万物荣华，低枝垂叶，俯而不仰，故邪因客厥阴，腰脊痛，俯不仰也。**所谓颓癃肤胀者，曰阴一盛而胀，阴胀不通，故曰颓癃。**毒热客于厥阴，故为钉肿。邪客于阴器，遂为癃病，小便难也。客于皮肤中，因为肤胀。三月为阳，阴气一在而盛，故阴器肿胀。阴器肿胀不通，故为颓癃也。**所谓甚则嗌干热中者，阴阳相薄而热则干，故曰嗌干也。**甚，谓厥阴邪气盛也。厥阴之脉，侠胃属肝络胆，上入颃颡，故阴阳相薄，热中而嗌干也。

阳明脉病

黄帝问于岐伯曰：阳明之脉病，恶人与火，闻木音则惕然而惊。钟鼓不为动，闻木音而惊者，愿闻其故。岐伯对曰：阳明者胃之脉也，胃者土也，故闻木音而惊者，土恶木也。十二经脉而别解阳明者，胃受水谷以资脏腑，其气强大，气和为益之大，受邪为病之甚，故别解之。**黄帝曰：善。其恶火何也？岐伯曰：阳明主肉，其血盛，邪客之则热，热甚则恶火。其恶人何也？岐伯曰：阳明厥则喘如悗，悗则恶人。**悗，武盘反，此经中为“闷”字。**黄帝曰：善。或喘而死者，或喘而生者，其故何也？岐伯曰：厥逆连脏则死，连经则生。**连脏病深故死，连经病浅故生。**黄帝曰：善。阳明病甚，则弃衣而走，登高而歌，或至不食数日，逾垣上屋，所上非其素时所能也，病反能，何也？岐伯曰：四肢者，诸阳之本也，邪盛则四肢实，实则能登高。黄帝曰：其弃衣何也？岐伯曰：热盛于身，故弃衣而走。其骂詈不避亲疏而歌者何也？岐伯曰：阳盛则使人不欲食，故妄言。**素，先也。其人非是先有此能，因阳明病故也。手足阳明之脉盛实，好为登陟。以其热闷，所以弃衣也。

仁安二年四月五日以同本书写了

校合了　丹波赖基

本云

仁平元年七月二十四日以家本书写移点校合了　宪基

卷第九 经脉之二

通直郎守太子文学臣杨上善奉敕 撰注

经脉正别

黄帝问于岐伯曰：余闻人之合于天道也，内有五脏，以应五音、五色、五时、五味、五位；外有六腑，以应六律，六律建主阳。天地变化之理谓之天道，人从天生，故人合天道。天道大数有二，谓五与六。故人亦应之，内有五脏，以应音、色、时、味、位等立，主阴也；外有六腑，以应六律立，主阳也。建，立也。**诸经而合之十二月、十二辰、十二节、**诸经，谓人之十二经脉也，与月、辰、节、水、时等诸十二数合也，十二节，谓四时八节也，又十二月各有节也。**十二经水、十二时。十二经脉者，此五脏六腑之所以应天道也。夫十二经脉者，人之所以生，**十二经脉乃是五脏六腑经隧，故徧劝通之。举其八德，以劝通之。人之受身时，一月而膏，二月而脉，为形之先，故所以生也。**病之所以成，**邪客孙脉入经，通于腑脏成病，故曰所以成也。**人之所以治，**行诸血气，营于阴阳，濡于筋骨，利诸关节，理于身者谓经脉。**病之所以起，**经脉是动所生，故病起也。**学之所以始，**将学长生之始，须行导引，调于经脉也。**工之所止也，**欲行十全之道济人，可留心调于经脉。止，留也。**粗之所易，**愚人以经脉为易，同楚人之贱宝也。**工之所难也。**智者以经脉为妙，若和璧之难知也。**请问其离合出入奈何？**经脉之别，曰离与出；复还本经，曰合与入也。广陈其理，请解所由，故曰奈何也。**岐伯稽首再拜答曰：明乎哉问也！此粗之所过，工之所息也，请卒言之。**近学浅知，谓之粗也；深求远达，谓之工也。工者，宅心经脉之道，以十全为意；粗者，志存名利之弊，假媒寄过而已。息，留也。为益之大，故请卒言之。**足太阳之正，别入于腘中，其一道下尻五寸，别入于肛，属于膀胱，之肾，循膂当心入散；直者，从膂上出于项，复属于太阳，此为一经。**十二大经，复有正别。正，谓六阳大经别行，还合腑经。别，谓六阴大经别行，合于腑经，不还本经，故名为别。足少阴、足厥阴虽称为正，生别经不还本经也，唯此二阴为正，余阴皆别。或以诸阴为正者，黄帝以后撰集之人，以二本莫定，故前后时有称"或"，有言"一曰"，皆是不定之说。足太阳正者，谓正经也。别者，大经下行至足小指外侧分出二道：一道上行至于腘中；一道上行至于尻臀，下人于肛，肛谓白脏，亦名广肠，次属膀胱，上散之肾，循膂上行，当心入内而散。直者，谓循膂上行至项，属于太阳，此为一正经之别。**足少阴之正，至腘中，别走太阳而合，上至肾，当十四椎，出属带脉；直者，系舌本，复出于项，合于太阳，此为一合。或以诸阴之别**

皆为正。足三阳大经从头至足，其正别则从足向头，其别皆从足指大经终处别而上行，并至其出处而论属合也。足三阴大经从足至胸，其正别则从足上行向头，亦至其出处而言属合。足少阴正，上行至膕，别走太阳，合而上行，至肾出属带脉。带脉起季肋端，故少阴当十四椎出属带脉也。直而不属带脉者，上行至项，复合太阳，则此少阴二合太阳，此太阳、少阴表里以为一合也。**足少阳之正，绕髀入毛际，合于厥阴；别者，入季肋之间，循胸里属胆，散之肝上贯心，上侠咽，出颐颔中，散于面，系目系，合少阳于外眦。**足少阳正，上行至髀，绕髀入阴毛中，厥阴大经环阴器，故即与合也。合厥阴外，别循胸里属胆，上肝贯心，上行至面，还合本经。**足厥阴之正，别跗上，上至毛际，入合于少阳，与别俱行，此为二合。**足厥阴正，与大经并行，至跗上，上行阴毛，少阳行于此，故与之合已，并行向头。此足少阳、厥阴表里以为二合。**足阳明之正，上至髀，入于腹里，属于胃，散之脾，上通于心，上循咽，出于口，上頞𩑶，还系目系，合于阳明。**足阳明正，上行至髀，入腹属胃，之脾通心，上行至目系，还合本经也。**足太阴之别，上至髀，合于阳明，与别俱行，上络于咽，贯舌本，此为三合。**足太阴别，上行至髀，与阳明合并而行，上贯于舌中，故舌下中脉者足太阴也。此足阳明、太阴表里以为三合也。**手太阳之正，指地，别于肩解，入腋走心，系小肠。**地，下也。手太阳正，从手至肩，下行走心，系小肠，为指地也。小肠，即太阳也。手之六经，唯此一经下行，余并上行向头也。**手少阴之别，入于渊腋两筋之间，属于心，上走喉咙，出于面，合目内眦，此为四合。**手少阴别，上行入于渊腋，入属心，上行出面，合目内眦，内眦即手太阳也，此手太阳、少阴表里以为四合。**手少阳之正，指天，别于颠，入于缺盆，下走三焦，散于胸中。**天，上也。手少阳正，从手上颠，为指天也。下走三焦，即手少阳上散胸中也。**手心主之别，下渊腋三寸，入于胸中，别属三焦，出循喉咙，出耳后，合少阳完骨之下，此为五合。**手心主别，从手上行至腋，下腋三寸，至于渊腋，入于胸中，属三焦已，上行出耳后完骨下，合手少阳。此手少阳、心主表里以为五合。**手阳明之正，至膺乳，别上于肩髃，入柱骨之下，走大肠，属于肺，上循喉咙，出缺盆，合于阳明。**手阳明正，从手上行，注于膺乳，上行至肩髃柱骨之下，下走大肠，上属于肺，上出缺盆之处，合大经也。**手太阴之别，入渊腋少阴之前，入走肺，散之大肠，上出缺盆，循喉咙，复合阳明。此为六合。**手太阴别，从手上行至腋，下腋至渊腋，至手少阴前，入走肺，之于大肠，上出缺盆，循喉咙，合于阳明。至于大肠，已为一合，至喉咙更合，故云复也。此阳明、太阴表里以为六合。此十二经脉正别行处，与十二大经大有不同，学者多不在意，所以诊病生处，不能细知也。

脉行同异

黄帝问于岐伯曰：脉之屈折，出入之处，焉至而出？焉至而止？焉至而徐？焉至而疾？焉至而入？六腑之输于身者，余愿尽闻其序。举其五义，问五脏脉行处，并问身之六腑之输。**别离之处，离而入阴，别而行阳，皆何道从行？愿闻其方。岐伯对曰：窘乎哉问，明乎哉道。**问阴阳二脉离合之处也。**黄帝曰：愿卒闻之。岐伯曰：手太阴之脉，出于大指之端，内屈循白肉，至本节之后太渊，留以澹；以外屈上于本节，**手太阴脉，从脏行至腕后，一支上大指、次指之端，变为手阳明脉；其本从腕后上鱼，循鱼际出大指之端，即指端内屈回，循大指白肉至本节后太渊穴处，停留成澹而动，然后外屈上于本节也。澹，徒滥反。**以下内屈，与手少阴心主诸络会于鱼际，数脉并注，**上本节已，方从本节以下内屈，与手少阴心主诸络会于鱼际，然后则与数络共为流注也。**其气滑利，伏行壅骨之下，外屈出于寸口而行，上至于肘内廉，入于大筋之下，内屈上行臑阴，入腋下，内屈走肺，**壅骨，谓手鱼骨也。臑阴，谓手三阴脉行于臑中，故曰臑阴。其脉元出中焦，以是肺脉，上属于肺，今从外还，俱至于肺，故手太阴经上下常通，是动所生之病，疗此一经也。**此顺行逆数之屈折也。**手太阴一经之中，上下常行，名之为顺数。其屈折从手向身，故曰逆数也。**心主之脉，出于中指之端，内屈循中指内廉以上，留于掌中，伏行两骨之间，外屈其两筋之间，骨肉之际，其气滑利，上行三寸，外屈行两筋之间，上至肘内廉，入于小筋之下，两骨之会，上入于胸中，内络心肺。**心主之脉，从心包起，出于中指之端，即中指端内屈回，循中指内廉，上入胸中，内络心肺。心主一经，上下恒通，是动所生，但疗此经。举手太阴、心主二经，余之十经顺行逆数例皆同也。营卫之气，一日一夜行二十八脉五十周，如环无端，与正经异也。**黄帝曰：手少阴之脉独无输，何也？岐伯曰：少阴，心脉也。心者，五脏六腑之大主也，精神之舍也，其脏坚固，邪弗能客也，客之则心伤，心伤则神去，神去则死矣。故诸邪之在于心者，皆在于心之包络。包络者，心主之脉也，故独无输焉。黄帝曰：少阴独无输者，不病乎？岐伯曰：其外经病而脏不病，故独取其经于掌后兑骨之端。**其脏坚固者，如五脏中心有坚脆，心脆者则善病消瘅，以不坚故。善病消瘅，即是受邪，故知不受邪者，不得多受外邪。至于饮食资心以致病者，不得无邪，所以少阴心之主所生病皆有疗也。又《明堂》手少阴亦有五输主病，不得无输，即其信也。兑骨之端，手少阴输也。**其余脉出入屈折，其行之徐疾，皆如手太阴、心主之脉行也。**余，谓十种经脉者也。**故本输者，皆因其气之实虚疾徐以取之，是谓因冲而泻，因衰而补，如是者邪气得去，真气坚固，是谓因天之序。**因冲，冲盛也。真气，和气也。是谓因天四时之序，得邪去真存也。

黄帝曰：经脉十二，而手太阴、足少阴、阳明独动不休，何也？总问三脉常动所由。**岐伯曰：足阳明，胃脉也。胃者，五脏六腑之海也。**谷入于胃，变为糟粕、津液、宗气，分为三隧，泌津液注之于脉，化而为血，以营四末，内注五脏六腑，以应刻数，名为营气。其出悍气慓疾，先行四末分肉皮肤之间，昼夜不休者，名为卫气。营出中焦，卫出上焦也。大气抟而不行，名为宗气，积于胸中，命曰气海，出于肺，循喉咙，呼则出，吸则入也。故胃为五脏六腑之海也。**其清气上注于肺，气从太阴而行之，**胃之清气，上注于肺，从手太阴一经之脉上下而行。**其行也，以息往来。**其手太阴脉上下行也，要由胸中气海之气，出肺循喉咙，呼出吸入，以息往来，故手太阴脉得上下行。**故人一呼脉再动，一吸脉亦再动，呼吸不已，故动而不止。**脉，手太阴脉也。人受谷气，积于胸中，呼则推于手太阴，以为二动，吸则引于手太阴，复为二动，命为气海，呼吸不已，故手太阴动不止也。**黄帝曰：气之过于寸口也，上焉息？下焉伏？何道从还？不知其极。**气，谓手太阴脉气，从手寸口上入肺而息，从肺下至手指而屈。伏，屈也。肺气循手太阴脉道下手至手指端，还肺之时，为从本脉而还？为别有脉道还也？吾不知端极也。**岐伯曰：气之离于脏也，卒如弓弩之发，如水之下崖，上于鱼以反衰，其余衰散以逆上，故其行微。**气，手太阴脉气也。手太阴脉气，从胃中焦上入于肺，下腋向手上鱼，至少商之时，以乘脏腑盛气，如弓弩之发机，比湍流之下岸，言其盛也。从少商反回，逆上向肺，虽从本脉而还，以去脏腑渐远，其脏腑余气衰散，故其行迟微也。**黄帝曰：足之阳明，何因而动？**十二经脉虽皆有动，余之九经动有休时，唯此三经常动不息，太阴常动，已具前章，故次问阳明常动之义，故曰何因动也。**岐伯曰：胃气上注于肺，**问曰：十二经脉别走，皆从脏之阴络别走之阳，亦从腑之阳络别走之阴。此之别走，乃别胃府盛气，还走胃脉阳明经者，何也？答曰：胃者水谷之海，五脏六腑皆悉禀之，别起一道之气合于阳明，故阳明得在经脉中长动，在结喉两箱，名曰人迎，五脏六腑脉气并出其中，所以别走与余不同。**其悍气上冲头者，循咽上走空窍，**悍气冲时，循咽上走七窍，使七窍通明也。悍，音汗。**循眼系，入络脑，出顑，下客主人，循牙车，合阳明，**复循眼系，络脑两箱，出于顑下。顑，谓牙车骨，属颅骨之下也。**并下人迎，此胃气别走于阳明者也。**足阳明经及别走气二脉引下以为人迎也，故胃别气走阳明也。**故阴阳上下，其动也若一。**阴谓寸口，手太阴也；阳谓人迎，足阳明也。上谓人迎，下谓寸口，有其二义：人迎是阳，所以居上也；寸口是阴，所以居下也。又人迎在颈，所以为上；寸口在手，所以为下。人迎寸口之动，上下相应俱来，譬之引绳，故若一也。所论人迎、寸口，唯出黄帝正经，计此之外，不可更有异端。近相传者，直以两手左右为人迎、寸口，是则两手相望以为上下，竟无正经可凭，恐误物深也。**故阳病而阳脉小者为逆，阴病而阴脉大者为逆。**阳太阴小，乃是阴阳之性。阳病，人迎大小俱病，而大者为顺，小者为逆；阴病，寸口大小俱病，而小者为顺，大者为逆。顺则易疗，逆则为难也。**故阴阳俱静与其动，若引绳相顿者，病也。**谓人迎寸口之脉乍静乍躁，若引绳相顿乍动乍静者，病也。**黄帝曰：足少阴何因而动？**已言阳明常动于前，次论足少阴脉动不休也。**岐伯曰：冲脉者，十二经之海也，与少阴之大络起于肾下，出于气街，循阴股内廉，斜入腘中，循胫骨内廉，并少阴之经，下入内踝之后，入足下；其别者，斜入踝，出属、跗上，入大指之间，注诸络以温足胫，此脉之常动者也。**少阴正经，从足心上内踝之后，上行循胫向肾。冲脉起于肾下，与少阴大络下行出气街，循胫入内踝，后下入足下。按《逆顺肥瘦》“少阴独下”中云：“注少阴大络。”若尔，则冲脉共少阴常动也。若取与少阴大络俱下，则是冲脉常动，少阴不能动也。**黄帝曰：营卫之行也，上下相贯，如环之毋端。今有其卒然遇邪气，及逢大寒，手足懈惰，其脉阴阳之道，相输之会，行相失也，气何由得还？**营行手太阴，下至手大指、次指之端，回为手阳明，上行至头，下足阳明，如此十二经脉，阴阳相贯，如环无端也。卒有邪气及寒客于四肢，阴阳相输之道不通，何由还也？**岐伯曰：夫四末阴阳之会者，此气之大络也。四街者，气之径也。故络绝则经通，四末解则气从合，相输如环。**四末，谓四肢，身之末也。四街，谓胸腹头胻脉气道也。邪气大寒客于四末，先客络脉，络脉虽壅，内经尚通，故气相输如环，寒邪解已，复得通也。**黄帝曰：善。此所谓如环之毋端，莫知其纪，终而复始之谓也。**述其所解。

经络别异

黄帝曰：经脉十二经脉者，伏行分肉之间，深而不见，其常见者，足太阴过于内踝之上，毋所隐，故见也。诸脉之浮而常见者，皆络脉也。十二经脉及诸络脉，其不见者，谓十一经也；其可见者，谓足太阴经，上行至于踝上，以其皮薄故见也，余诸络脉，皆见者也。**六经络手阳明、少阳之大络也，起于**

五指间，上合肘中。六阳络中：手阳明络，肺府之络也；手少阳络，三焦之络也。手阳明大肠之经，起大指、次指之间，即大指、次指及中指内间，手阳明络起也。手少阳经，起小指、次指间，即小指、次指及中指外间，手少阳脉起也。故二脉络起五指间也。**饮酒者，卫气先行皮肤，先充络脉，络脉先盛，故卫气已平，营气乃满，而经脉大盛也**。酒是熟谷之液，入胃先行皮肤，故卫气盛。卫气注入脉中故平，营气满也。营气满于所入之经，则所入经，脉络大盛动也。**脉之卒然动者，皆邪气居之，留于本末**，十二经脉有卒然动者，皆是营卫之气将邪气入此脉中，故此脉动也。本末，即是此经本末也。络脉将邪入于卫气，卫气将邪入于此脉本末之中，留而不出，故为动也。酒即邪也。**不动则热**，若邪在脉中，盛而不动，则当邪居处，蒸而热也。**不坚则陷且空，不与众同，是以知其何脉之病也**。当邪居处，热邪盛也，必为坚硬。若寒邪盛多，脉陷肉空，与平人不同。以此候之，知十二经中何经之病。

雷公曰：何以知经脉之与络脉异耶？黄帝曰：经脉者常不可见，其虚实也，以气口知之，脉之见者皆络脉也。经脉不见，若候其虚实，当诊寸口可知之也。络脉横居，五色可见，即目观之，以知虚实也。**雷公曰：细子无以明其然**。细子，谦称也。经脉诊气口可知虚实，犹未明其络脉见之然也。**黄帝曰：诸络脉皆不能经大节之间，必行绝而道出，入复合于皮中，其会皆见于外**。大节，谓四肢十二大节等也。凡络脉之行，至大节间止，经于络道出节至外，入于皮中，与余络合，见于皮。绝，止也。**故诸刺络脉者，必刺其结上，甚血者虽毋结，急取之以泻其邪而出其血，留之发为痹也**。此言疗络所在也。结，谓聚也。邪客于络，有血聚处，可刺去之。虽无聚处，观于络脉血盛之处，即有邪居，可刺去之，恐其邪气停留，发为痹病也。**凡诊络脉，脉色青则寒且痛，赤则有热。胃中寒，手鱼之络多青矣；胃中有热，鱼络亦赤；鱼黑者，留久痹也；其有赤有青有黑者，寒热**；此言诊络虚实法也。络色有三，青、赤、黑也。但青有寒，但赤有热，但黑有痹，三色具者即有寒热也。色之候者，青、赤二色候胃中也。皆候鱼络知者，手阳明脉与太阴合，太阴之脉循胃口至鱼，故候太阴之络，知胃寒热。胃中有痹，亦可候鱼，若邪客处久留成痹，即便诊之。**其青而小短者，少气也**。青色主寒，而短小者，即寒气少也。**凡刺寒热者，皆多血络，必间日而一取之，血尽而止，乃调其虚实**。此言刺络脉法也。寒热，胃中寒热也，以胃气故青赤，络脉血乃多者也。欲为多日刺之，故间日取，得平乃止也。**其小而短者少气，甚泻之则悗，悗甚则仆，不能言，悗则急坐之**。阴络小而短者，则阴气少，故甚泻踣倒；坐而屈之即脉满，故醒而能言也。亦可阴阳络皆小短，即二气俱少，泻之仆也。仆，踣也。

十五络脉

手太阴之别，名曰列缺，十二正经，有八奇经，合二十脉，名为之经。二十脉中，十二经脉督脉及任冲脉有十四经，各别出一脉，有十四脉，脾脏复出一脉，合有十五脉，名为大络。任冲及脾所出，散络而已；余十三络，从经而出，行散络已，别走余经，以为交通。从十五络别出小络，名为孙络。任、冲二脉虽别，同称一络，名曰尾翳，似不别也。别于太阴正经，故曰别也，余皆仿此。此别走络，分别大经，所以称缺。此穴列于缺减大经之处，故曰列缺也。**起于腋下分间**，腋下分间，即手太阴经也。**并太阴之经直入掌中，散入于鱼际。其病手兑掌热，取之去腕一寸半，别走阳明**。并，薄浪反。络入鱼际，别走阳明经也，阳明与太阴合也，余皆仿此也。

手少阴之别，名曰通里，去腕一寸，别而上行，循经入于心中，系舌本，属目系。其实则支膈，虚则不能言，取之腕后一寸，别走太阳。里，居处也。此穴乃是手少阴脉气别通，为络居处，故曰通里也。支，搘也。少阴脉起心中，故实则搘膈而间之，虚则不能言也。

手心主之别，名曰内关。手心主至此太阴、少阴之内，起于别络，内通心包，入于少阳，故曰内关也。**去腕二寸，出于两筋间，循经以上系于心，包络心系。实则心痛，虚则为烦，取之两筋间。**检《明堂经》，"两筋间"下有"别走少阳"之言，此经无者，当是脱也。

手太阳之别，名曰支正，正，正经也。支，络脉也。太阳正经之上，支别此络，走向少阴，故曰支正也。**去腕五寸，内注少阴；其别者，上走肘，络肩髃。实则节弛肘废，虚则生肬，小者如指痂疥，取之所别。**弛，纵缓也。肬，音尤，疽也。又赘也，皮外小结也。疽，音目。痂，假瑕反，疮甲也。疥，公薤反。

手阳明之别，名曰偏历，手阳明经上，偏出此络，经历手臂，别走太阴，故曰偏历也，**去腕三寸，别走太阴；其别者，上循臂，乘肩髃，上曲颊偏齿；其别者入耳，会于宗脉。实则龋耳聋，虚则齿寒痹膈，取之所别。**手阳明络，上于曲颊，偏入下齿之中。宗，总也。耳中有手太阳、手少阳、足少阳、足阳明络四脉总会之处，故曰宗脉。手阳明络别入耳中，与宗脉会，故实则龋而聋也。五阳之脉皆贯于膈，故阳虚膈中痹热之病知此也。

手少阳之别，名曰外关，此处少阳之络，别行心主外关，故曰外关也。**去腕二寸，外绕臂，注胸中，合心主。其病实则肘挛，虚则不收，取之所别。**实则肘急，故挛；虚则缓纵，故肘不收也。

足太阳之别，名曰飞阳，此太阳络，别走向少阴经，迅疾如飞，故曰飞阳也。**去踝七寸，别走少阴。实则鼻窒头背痛；虚则鼽衄，取之所别。**窒，塞也，知栗反。太阳走目内眦，络入鼻中，故实则鼻塞也。虚则无力自守，故鼻衄也。

足少阳之别，名曰光明，光明，即眼也。少阳、厥阴主眼，故少阳络得其名也。**去踝五寸，别走厥阴，下络足跗上。实则厥，虚则痿躄，坐不能起，取之所别。**少阳之络，腰以上实，多生厥逆病也；腰已下脉虚，则痿躄，跛不能行也。躄，音擘。

足阳明之别，名曰丰隆，足阳明谷气隆盛，至此处丰溢出于大络，故曰丰隆。**去踝八寸，别走太阴；其别者，循胫骨外廉，上络头，合诸经之气，下络喉嗌。其病气逆则喉痹卒瘖，实则狂癫疾，虚则足不收，胫枯，取之所别。**实并于上，故为癫疾。虚则下不足，故足不收。

足太阴之别，名曰公孙，肝木为公，心火为子，脾土为孙。穴在公、孙之脉，因名公孙也。**去本节之后一寸，别走阳明；其别者，入络肠胃。厥气上逆则霍乱，实则腹中切痛，虚则鼓胀，取之所别。**阳明络入肠胃，清浊相干，厥气乱于肠胃，遂有霍乱。食多脉实，故肠中痛。无食脉虚，故邪气胀满也。

足少阴之别，名曰大锺，锺，注也。此穴是少阴大络别注之处，故曰大锺。**当踝后绕跟，别走太阳；其别者，并经上走于心包，下贯腰脊。其病气逆则烦闷，实则闭癃，虚则腰痛，取之所别。**大锺络走心包，故病则烦闷，实则膀胱闭淋，不足则为腰痛也。

足厥阴之别，名曰蠡沟，蠡，力洒反，瓢勺也。胻骨之内，上下虚处，有似瓢勺渠沟，此因名曰蠡沟。**去内踝五寸，别走少阳；其别者，循胫上睾，结于茎。其病气逆则睾肿**

卒疝，实则挺长热，虚则暴痒，取之所别。皋，囊也。此络上囊，聚于阴茎也。挺长，阴挺出长也。虚则阴痒也。

督脉之别，名曰长强，督脉，诸阳脉长，其气强盛，穴居其处，故曰长强也。**侠膂上项，上散头上，下当肩胛左右，别走太阳，入贯膂。实则脊强，虚则头重，高摇之，侠脊之有过者，取之所别。**侠脊有过，则知督脉两道以为定也。

任冲之别，名曰尾翳，下鸠尾，散于腹。实则腹皮痛，虚则痒搔，取之所别。尾即鸠尾，一名尾翳，是心之蔽骨。此之络脉，起于尾翳，故得其名。任、冲二经，此中合有一络者，以其营处是同，故合之也。任冲浮络，行腹皮中，故实盛痛也。虚以不足，故邪为痒搔。桑牢反。

脾之大络脉，名曰大包，脾为中土，四脏之主，包裹处也，故曰大包也。**出渊腋下三寸，布胸胁。实则身尽痛，虚则百节皆纵。此脉若罗络之血者，皆取之所别。**脾之盛气，腋下三寸，当渊腋而出，布于胸胁，散于百体。故实则遍身皆痛，虚则谷气不足，所以百节缓纵。此脉乃是人身之上罗络之血脉也，由是有病皆取之也。

凡此十五络者，实则必见，虚则必下，视之不见，求之上下，人经不同，络脉异所。盛则血满脉中，故必见。虚则脉中少血，故必下。脉下难见，故上下求之。人之禀气得身，百体不可一者，岂有经络而得同乎？故须上下求之，方得见也。

经脉皮部

黄帝问岐伯曰：余闻皮有分部，前说十五大络，循其行处，以求其病；次说皮部十二络以十二经上皮分十二部，以取其病，故曰皮有部也。**脉有经纪，**大络小络，总以十二大脉，以为皮部经纪。**筋有结络，**十二经筋，各有结聚，各有包络。**骨有度量，**骨有大小长短度量。**其所生病各异，**以其皮脉筋骨各各不同，故皮脉筋骨生病异之。**别其分部，左右上下，阴阳所在，**别在皮脉筋骨分部异者，有左有右，有上有下，有阴有阳，六种所在。**病之终始，**病客前六，有初有极也。**愿闻其道。岐伯曰：欲知皮部，以经脉为纪，诸经皆然。**欲知皮之部别，十二经为纲纪也。十二经皮部络，皆以此为例也。**阳明之阳，名曰害蜚，上下同法，**蜚，扶贵反。阳明大经为阳，故大小络为阳明之阳。阳明之脉有手有足，手则为上，足则为下。又手阳明在手为下，在头为上；足阳明在头为上，在足为下。诊色行针，皆同法也，余皆仿此。**视其部中有浮络者，皆阳明之络也，**浮，谓大小络见于皮者也。**其色多青则痛，多黑则痹，**络脉俱有五色，然众络以色偏多者候其别病。邪客分肉之间，迫肉初痛，故络青也。久留为冷为热，或为不仁以成于痹，故络青深，为始黑也。**多黄赤则热，**瘅热在中，气溢皮肤，故络黄赤也。**多白则寒，**垩白，寒色。故寒气在中，络白色也。**五色皆见则寒热，**青、赤、黄等为阳色也，白、黑二种为阴色也，今二色俱见，当知所病有寒热也。**络盛则入于经，**盛，大小络盛也。大小络中痛、痹、热、寒、寒热五邪盛者，则循络入经也。**阳主外，阴主内。**阳络主外，阴络主内也。在阳络者主外，在阴络者主内也。**少阳之阳，名曰枢持，上下同法，视其部中有浮络脉者，皆少阳之络也，络盛则入客于经，故在阳者主内，在阴者主出，渗于内也，诸经皆然矣。**少阳络盛则入于经，故主内也；经盛外溢，故主出也。诸阴阳络主内出者，例以此知也。渗，山荫反，下入也。**太阳之阳，名曰关枢，上下同法，视其部中有浮络脉者，皆太阳之络也，络盛则入客于经。**外盛者则入于大经也。**少阴之阴，名曰枢檽，**而泉反。**上下同法，视其部中有浮络者，皆少阴之络也，络盛则入客于经，其入于经也，从阳部注于经，**从阳络部注于阳经也。**其经出者，从阴注于骨。**从阴络部出注阴经，内注于骨，少阴主骨也。**心主之阴，名曰害肩，上下同法，视其部中有浮络者，皆心主之络也，络盛则入客于经。太阴之阴，名曰关枢，上下同法，视其部中有浮络者，皆太阴之络也，络盛则入客于经。凡十二经脉者，皮之部也。**皮有部者，以十二脉分为部也。**是故百病之始生也，**下广论外邪生于百病，次第所由也。**必先客于皮毛，邪中之则腠理开，开则入客于络脉，留而不去，传入于经，留而不去，传入于腑，禀于肠胃。**外邪气，风、寒、暑、湿。邪入身为病，先著皮毛，留而不去，则腠理孔开，因开而入，即客于络脉，络脉传入阳经，阳经传入六腑，于是禀承肠胃之气以为百病。**邪之始入于皮也，泝然起毫毛，开腠理；**泝，苏护反，流逆上也，谓寒邪逆入腠理也。外邪入身为病也，初著皮毛，能开腠理也。**其入于络也，则络脉盛色变；**能令络盛色变也。**其入客于经也，则减虚乃陷下；**减气为虚，乃血少脉陷也。**其留于筋骨之间，寒多则筋挛骨痛，热多则筋弛骨消，肉烁䐃破，毛直而败矣。**循经入于筋骨之间，留而不去。寒邪不去则为二病：筋挛拘急，一也；骨乃疼痛，二也。若热邪不去，则为五病：筋热缓弛，一也；骨热消细，二也；身肉烁，三也。烁，式药反，淫邪在肉也；䐃臑破裂，四也；毛焦而直，五也。热邪如此，客于筋骨之间，遂至于死也。**黄帝曰：夫子言皮之十二部，其生病何如？岐伯曰：皮者脉之部也，邪客于皮则腠理开，开则邪入客于络脉，络脉满则注于经脉，经脉满则入舍于腑脏，故皮者有分部，不与而生大病。**前明邪入皮毛乃至禀于肠胃，次言邪入乃至筋骨之间，今言邪入至于脏腑，皆所以从浅至深，以至于大，在浅不疗，遂生大病也。与，疗也。**黄帝曰：善。**

夫络脉之见也，其五色各异，青、黄、赤、白、黑不同，其故何也？岐伯曰：经有常色而络无常变。常，谓五色见者定是络色也。然五脏六腑之经定属五行，故脏腑大经各有常色。阴络随于阴经，色亦不改。阳络虽属阳经，以是阳脉之阳，故随时变也。**黄帝曰：经之常色何如？岐伯曰：心赤，肺白，肝青，脾黄，肾黑，皆亦应其经脉之色。**五脏五行之色皆合经脉，故经之色常也。**黄帝曰：其络之阴阳，亦应其经乎？岐伯曰：阴络之色应其经。阳络之色变无常，随时而行。**络有阴阳，阴络是阴之阴，故随经色不变；阳络是阳之阳，故随时变也。**寒多则凝泣，凝泣则青黑；热多则淖泽，淖泽则黄赤。此其常色者，谓之无病也。**淖，丈卓反，濡甚也。解其阳络随时而变也，冬月寒甚，则经脉凝泣，凝泣不通则阳络壅而青黑；夏日热盛，血气濡甚，则阳络热而黄赤也。阳络如此随四时而变者，此为阳络常色，谓之无病之候也。不可见而色见者，病也。**色俱见者，谓之寒热。帝曰：善。**随一时中五色俱见者，此为寒热之病也。

仁安二年四月□□日以同本书写之

移点校合了　丹波赖基

本云

仁平九年八月二日以同家本移点校合　宪基

卷第十　经脉之三

通直郎守太子文学臣杨上善奉敕　撰注

督　脉

黄帝曰：宗气之道，内谷为宝。……留于肺内，则其道□。**谷入于胃，乃传之于肺，流溢于中，布散于外，**流溢脏腑之中，布散□络之脉也。**精专者行于经隧，常营毋已，终而复始，是谓天地之纪。**谷入于胃，化其精微，上注于肺，清者为营，浊者为卫，营在脉中，卫在脉外，日夜行身，营五十周，如环无端，此为天地之纲纪也。**故气从太阴出，注于阳明。至肝，从肝上注肺，**□□□□□□□□□□□手足阳明，次□□□□□□□□□□□脉，还注□□。**上循喉咙，入颃颡之窍，究于畜门。**言太阴别络入渊腋少阴之前，入走肺，散之太阳，上出缺盆，循喉咙上行，合阳明，故营气从脾入少阴肺，上循喉咙至颃颡，究于畜门。颃颡，上枯浪反，下苏朗反，口中□□也。口中肺系上双穴……喉咙至此……**其别者，上额循颠，下项中，循脊入骶，是督脉也，络阴器，上过毛中，入脐中，上循腹里，入缺盆，下注肺中，复出太阴。**其手太阴别至此，合阳明已，更别起一脉也。上额循颠下项，循脊入于尾骶之骨也。骶，脊穷骨也，丁礼反。入络阴器，上行过毛入脐，循腹里，入于缺盆，下注肺中，复出太阴。若准《素问》□□□□□□□□□□□□□□□也。

黄帝问于岐伯曰：余闻风者百病之始也，以针治之奈何？风、气，一也。人在气中，如鱼在水，摄养有方则长生久视，纵情乖理，动为百病，故问针道摄养之理也。**岐伯曰：督脉起少腹以下骨中央，女子入系庭孔，其孔溺孔之端，**此脉起少腹，循阴器，上至目内眦，复上额交颠入脑，还出别下项，侠脊，入循膂，络肾，然后别从肾上而还至于肾。《九卷》："别于畜门，上额，循颠，下项脊入骶络器，入脐中上腹至缺盆。"二经相证，督脉之逆显然。又按考古本，竟谓此为任脉之言，而有不识，以此督脉□□□□□□□□□□□□腹。《八十一难》云："起于下极。"横骨一名下极，即是少腹之下也。骨之中央，髋骨中央也。又《八十一难》云："起下极之输，并脊上行，至于风府，为阳脉之海。"义亦同也。庭孔，溺孔之端孔也。**其络循阴器，合篡间，绕篡后，**督脉之络，出庭孔，别左右，循男女阴器，于篡间合，复绕于篡后也。篡，音督，此两阴之前后也。**别绕臀，至少阴与巨阳中络者，合少阴上股内后廉，贯脊属肾，**从篡后复别两箱绕臀，行至足少阴与足太阳经合于少阴，行于股，复贯脊属肾也。**与太阳起于目内眦，**从肾与足太阳上行，起于目内眦也。**上额交颠上，入络脑，还出别下项，循肩髆内，侠脊抵腰中，入循膂络肾而**

止。**其男子循茎下至篡，与女子等。**督脉与太阳两道上至二目内眦，上额至颠相交已，入脑还出，别为两箱下项，复循左右肩髆之内，侠脊抵腰，循膂络于二肾方止，男女皆同也。旧来相传为督脉当脊中唯为一脉者，不可为正也。**其少腹直上者，贯脐中央，上贯心入喉，上颐环唇，上系两目之下中央。**督脉起于少腹以下，至额前者，从少腹至肾上行，还走至肾而止。此从少腹直上至两目之下也。贯脐、贯心、入喉、上颐，皆为一道也。环唇以上，复为二道，各当目下直瞳子，故曰中央也。**此生病，从少腹上冲心而痛，不得前后，为冲疝，**从少腹上冲心痛，前后之脉为病，不得前后便，冲疝病也。**不字癃痔遗溺嗌干，督脉生病，治督脉。**不字，毋子不产病也。癃痔遗溺，脉从阴器上行至咽，故为此等病也。任脉冲脉，行处相似，故须细别。督脉生病，疗之于督脉，勿疗之任脉也。有本无"痔"字。

带　脉

足少阴之正，至腘中，别走太阳心而合，上至肾，当十四椎，出属带脉。《八十一难》云："带脉起于季肋，为回身一周。"既言一周，亦周腰脊也，故带脉当十四椎，束带腰腹，故曰带脉也。

阳明者，五脏六腑之海也，主润宗筋。宗筋者，束肉骨而利机关。阳明主于水谷，故为脏腑之海，能润宗筋，约束骨肉，利诸机关也。**冲脉者，经脉之海也，主渗灌溪谷，**阳明以为脏腑之海。冲脉血气壮盛，故为经脉之海，主渗灌骨肉会处，益其血气。**与阳明合于筋阴，总宗筋之会，会于气街，而阳明为之长，皆属于带脉而络于督脉。**冲脉与阳明二脉合于阴器，总聚于宗筋，宗筋即二核及茎也，复会于左右气街，以左右阳明为主，共属带脉，仍络于督脉，以带脉为控带也。**故阳明虚则宗筋纵，带脉不引，故足痿不用。**阳明谷气虚少，则宗筋之茎弛纵，带脉不为牵引，则筋脉弛舒，故足痿也。

阴阳跷脉

黄帝问曰：乔脉安起安止，何气营此？乔一作跻，禁娇反，皆疾健貌。人行健疾，此脉所能，故因名也。乔，高也。此脉从足而出，以上于头，故曰乔脉。问其终始之处，及问此脉何脏之气营也。**岐伯对曰：乔脉者，少阴之别，起于然骨之后，上内踝之上，**《九卷经》云："乔脉从足至目，各长七尺五寸，总二乔当一丈五尺。"则知阴阳二乔俱起于跟，皆至目内眦，别少阴于然骨之后，行于跟中，至于照海，上行至目内眦者，名为阴乔；起于跟中，至于申脉，上行至目内眦者，名曰阳乔。故《八十一难》曰："阴阳二乔皆起跟中上行。"阴乔至咽，交灌冲脉；阳乔入于风池。皆起跟中上行，是同入目内眦，至咽中与冲脉交，此犹言二脉行处，不言终处，二脉上行，终于目内眦以为极也。然骨之后，即跟中也。《九卷》与《八十一难》虽左右并具，两乔丈尺，义皆同也。然骨之后是足少阴别脉也。然骨，跟骨曲下少前大起骨也。**直上循阴股入阴，上循胸里入缺盆，上出人迎之前，入鼽属目内眦，合于太阳阳乔而上行。**入阴者，阴乔脉入阴器也。此是足少阴之别，名为阴乔，入缺盆上行。阳乔从风池□至口边，会地仓、承泣，与阴乔于目锐眦相交已，别行入鼽，至目内眦。阴乔与太阳、阳乔三脉合而上行也。**气并相还，则为濡目，气不营，则目不合。**阴阳二气相并相还，阴盛故目中泪出濡湿也。若二气不相营者，是则不和，阳盛故目不合也。**黄帝问曰：气独行五脏，不营六腑，何也？**帝问阴脏少阴别者阴乔脉所营，谓阳气不营六腑，故致斯问也。**岐伯答曰：气之不得毋行也，**阴阳一气，相注如环，故不得无行也。**如水之流，如日月之行不休，故阴脉营其脏，阳脉营其腑，如环之无端，莫知其纪，终而复始。**水之东流，回环天地，故行不休。日月起于星纪，终而复始，故行不止也。三阴之脉，营脏注阳；三阳之脉，营腑注阴。阴阳相注如环，比水之流，日月之行，终而复始，莫知其纪也。**其流溢之气，内溉脏腑，外濡腠理。此谓二乔之气。黄帝问曰：乔脉阴阳，何者当数？岐伯答曰：男子数其阳，女子数其阴，当数者为经，其不当数者为络。黄帝曰：善。**男子以阳乔为经，以阴乔为络；女子以阴乔为经，以阳乔为络也。

阴乔阳乔，阴阳相交，阳入阴出，阴阳交于锐眦，阳气盛则瞋目，阴气盛则瞑目。二乔交于目内眦，阳乔之气从外入内，阴乔之气从内出外。阳乔脉盛，目瞋不合；阴乔脉盛，则目瞑不开矣。

邪客于足阳乔，令人目痛，从内眦始。二乔交于目兑眦已，俱至目内眦，故邪客痛从目内眦起也。

任　脉

黄帝曰：妇人之毋须者，毋血气乎？欲明任脉、冲脉之故，因问以起。**岐伯曰：任脉、冲脉，皆起于胞中，上循脊里，为经络海。**此经任脉起于胞中，纪络于唇口。皇甫谧录《素问》："任脉起于中极之下，以上毛际，循腹里，上关元，至咽喉。"吕广所注《八十一难》本，言任脉与皇甫谧所录文同。检《素问》无此文，唯《八十一难》有前所说。又吕广所注《八十一难》本云："任脉起于胞门子户，侠脐上行至胸中。"《九卷》又云："会厌之脉，上经任脉。"但中极之下，即是胞中，亦是胞门子户，是则任脉起处同也。《八十一难》一至胸中，一至咽喉。此经所言，别络唇口。又云："会厌之脉，上经任脉。"是经胸至咽，言其行处，未为终处。至脉络唇口，满四尺五寸，方为极也。又《八十一难》侠脐上行。又《明堂》言："目下巨窌、承泣，左右四穴，有□脉、任脉之会。"则知任脉亦有分岐上行者也。又任、冲二脉上行虽别，行处终始其经是同也。旧来为图，任脉唯为一道，冲脉分脉两箱，此亦不可依也。此脉上行，为经络海，任维诸脉，故曰任脉。胞即膀胱，膀胱包尿，是以称胞，即尿脬也。胞门与子户相近，任冲二脉起于中也。脊里，谓不行皮肉中也。十二经脉、奇经八脉、十五络脉、皮部诸络，皆以任、冲二脉血气为本，故为海。**其浮而外者，循腹上行，会于咽喉，别而络唇口。**任冲二脉，从胞中起，分为二道：一道后行，内著脊里而上；一道前行，浮外循腹上络唇口也。**血气盛，则充肤热肉；血独盛，则澹渗皮肤，生毫毛。**任冲之血独盛，则澹聚渗入皮肤，生毫及毛。毛，即须发及身毛也。**今妇人生，有余于气，不足于血，以其数脱血故也。任冲之脉，不营其口唇，故须不生焉。**妇人气多血少，任冲少血，故不得营口以生毫毛也。**黄帝曰：士人有其伤于阴，阴气绝而不起，阴不用，然其须不去，其故何也？宫者之独去，何也？愿闻其故也。**士人或有自伤，其阴不能复起，然髭须不落。宫刑之法伤者，阴亦不起，何因须独去之也。**岐伯曰：宫者去其宗筋，伤其冲脉，血泻不复，肉肤内结，口唇不营，故须不生。**人有去其阴茎，仍有髭须，去其阴核，须必去者，则知阴核并茎为宗筋也。去其宗筋，泻血过多，肤肉结涩，内不营其口，以无其血，故须不生也。**黄帝曰：其病天宫者，未尝被伤，不脱于血，然其须不生，其故何也？岐伯曰：此故天之所不足也，其任冲不盛，宗筋不成，有气毋血，口唇不营，故须**

不生。人有天然形者，未尝被伤，其血不脱而须不生者，此以天然不足于血，宗筋不成，故须不生也。**黄帝曰：善乎哉！圣人之通万物也，若日月之光影，音声之鼓响，闻其音而知其形，其非夫子，孰能明万物之精？**见表而知里，睹微而识著，瞻日月而见光影，听音声而解鼓响，闻五声而通万形，察五色而辨血气者，非岐伯至圣，通万物之精，孰能若此也？**是故圣人视其真色，黄赤者多热气，青白者少热气，黑色者多血少气**。表内不误，故曰真色。黄赤，太阳、阳明之色，故多热也。青白，少阳、阳明之色，故少热也。黑为阴色，故多血少气也。**美眉者太阳多血，通髯极须者少阳多血，美须者阳明多血，此其时然也**。太阳之血营眉，故美眉之人，即知太阳多血。少阳之血荣通髯，故少阳行处通髯多，则知少阳多血也。通髯，颊上毛也。须美者则知阳明多血。须，谓颐下毛也。乃是其见眉须，则知血气多少也。**夫人之常数，太阳常多血少气，少阳常多气少血，阳明常多血气，厥阴常多气少血，少阴常多血少气，太阴常多血气，此天之常数也**。手足少阴、太阳多血少气，以阴多阳少也。手足厥阴、少阳多气少血，以阳多阴少也。手足太阴、阳明多血少气，以阴阳俱多谷气故也。此乃授人血气多少之常数也。

冲　脉

黄帝曰：脉行之逆顺奈何？血气相注，如环无端，未知行身逆顺如何也。**岐伯曰：手之三阴，从脏走手；**夫冲脉亦起于胞中，上行循腹而络唇口，故经曰：任脉、冲脉，皆起于胞中，上络唇口。是为冲脉上行与任脉同。《素问》“冲脉起于关元，随腹直上。”吕广注《八十一难》本云：“冲脉起于关元，随腹里直上，至咽喉中。”皇甫谧录《素问》云：“冲脉起于气街，并阳明之经，侠脐上行，至胸中而散。”此是《八十一难》说，检《素问》无文，或可出于别本。气街近在关元之下，出气街即入关元上行，虽不言至咽，其义亦同也。《素问》又云：“冲脉与阳明宗筋会于气街。”即冲脉与阳明宗筋会气街已，并阳明之经而上，亦不异也。《九卷经》又云：冲脉者，十二经之海也，与少阴之大络起于肾下，出于气街，循阴股内廉，斜入腘中，循胫骨内廉，并少阴之经，下入内踝之后，入足下；其别者，邪入踝，出属、跗上，入大指之间，注诸络以温足胫，此脉之常动者也。前云冲脉十二经海者，黄帝谓跗上动者为足少阴，岐伯别之以为冲脉常动。前云上络唇口，此云上出颃颡；此云注少阴大络出气街，前云起于肾下出气街。此云下至内踝之属而别，前云入内踝之后入足下。前云出属跗上入大指间，此云出跗属下循跗入大指间。其义并同也。冲，壮盛貌。其脉起于脐下，一道下行入足指间，一道上行络于唇口，其气壮盛，故曰冲脉也。脉从身出向四肢为顺，从四肢上身为逆也。脏，谓心肺。心肺在内，故为阴也。心肺之阴起于三脉向手，故曰手之三阴从脏走手。此为从阴之阳，终为阳中之阴也。**手之三阳，从手行头；**手之三阴之脉，从脏受得血气，流极手指端已，变而为阳，名手三阳，从手上头，此为从阳之阳，终为阳中之阳者也。**足之三阳，从头走足；**手之三阳至头，曲屈向足，至足指端，从阳之阴，终为阴中之阳也。**足之三阴，从足走腹**。足之三阳下行至足指极已，变而生足之三阴，上至胸腹，从阴之阴，终为阴中之阴也。复从脏走手，如环无端。**黄帝曰：少阴之脉独下行，何也？**足之三阴从足上行，常见跗上动脉，谓是足少阴下行动脉，故致斯问也。**岐伯曰：不然**。脐下肾间动气，人之生命，是十二经脉根本。此冲脉血海，即是五脏六腑十二经脉之海也，渗于诸阳，灌于诸精，故五脏六腑皆禀而有之，是则脐下动气在于胞也。冲脉起于胞中，为经络海，当知冲脉从动气生，上下行者为冲脉也。其下行者，虽注少阴大络下行，然不是少阴脉，故曰不然也。**夫冲脉者，五脏六腑之海也，五脏六腑皆禀焉。其上者，出于颃颡，渗诸阳，灌诸精；**冲脉，气渗诸阳，血灌诸精。精者，目中五脏之精。**其下者，注少阴之大络，出之于气街，循阴股内廉，入腘中，伏行骭骨内，下至内踝之属而别；其下者，并于少阴之经，渗三阴；其前者，伏行出跗属，下循跗入大指间，渗诸络而温肌肉，故别络结则跗上不动，不动则厥，厥则寒矣。**胫骨与跗骨相连之处曰属也。至此分为二道：一道后而下者，并少阴经，循于小络，渗入三阴之中；其前而下者，至跗属，循跗下入大指间，渗入诸阳络，温于足胫肌肉。故冲脉之络，结而不通，则跗上冲脉不动，不动则肾气不行，失逆名厥，故足寒也。**黄帝曰：何以明之？**帝谓少阴下行至跗常动，岐伯乃言冲脉下行至跗上常动者，未知以何明之，令人知也。**岐伯曰：以言道之，切而验之，其非必动，然后乃可以明逆顺之行也。**欲知冲脉下行常动非少阴者，凡有二法：一则以言谈道，冲脉少阴有动不动；二则以手切按，上动者为冲脉，不动者为少阴。少阴逆而上行，冲脉顺而下行，则逆顺明也。**黄帝曰：窘乎哉！圣人之为道也。明于日月，彻于毫厘，其非夫子，孰能道之？**窘，急也。圣人智慧通达之明于日月，故能彻照毫毛之微，如此非岐伯之鉴，谁能言也？**黄帝曰：愿闻人之五脏卒痛，何气使然？或动喘应手者奈何？岐伯对曰：寒气客于冲脉，冲脉起于关元，随腹直上，则脉不通，则气因之，故喘动应手矣。**

阴阳维脉

阳维之脉，令人腰痛，痛上弗然脉肿，刺阳维之脉，脉与太阳合腨下间，上地一尺所。飞阳之脉，在内踝上二寸，太阴之前，与阴维会。《八十一难》云：阳维起于诸脉之会，则诸阳脉会也；阴维起于诸阴之交，则三阴交也。阳维维于阳，纲维诸阳之脉也；阴维维于阴，纲维诸阴之脉也。阴阳不能相维，则伥然失志，不能自持，阳不维于阳，阴不维于阴也。阳维阴维绮络于身，溢蓄不能还流溉灌，诸经血脉隆盛，溢入八脉而不还也。踹下间上地一尺所，即阳交穴，阳维郄也。阴维会即筑宾穴，阴维郄也。

经脉标本

黄帝曰：五脏者，所以藏精神魂魄也。肾藏精也，心藏神也，肝藏魂也，肺藏魄也。脾藏意智，为五脏本，所以不论也。**六腑者，所以受水谷而行化物者也。**胆之府，唯受所化木精汁三合，不能化物也，今就多者为言耳。**其气内入于五脏，而外络肢节。**六腑谷气，化为血气，内即入于五脏，资其血气，外则行于分肉，经络肢节也。**其浮气之不循经者，为卫气；其精气之行于经者，为营气。**六腑所受水谷，变化为气，凡有二别：起胃上口，其悍气浮而行者，不入经脉之中，昼从于目，行于四肢分肉之间二十五周，夜行五脏二十五周，一日一夜行五十周，以卫于身，故曰卫气；其谷之精气，起于中焦，亦并胃上口，行于脉中，一日一夜亦五十周，以营于身，故曰营气也。**阴阳相随，外内相贯，如环之毋端，混乎孰能穷之？**浮气为阳为卫，随阴从外贯内；精气为阴为营，随阳从内贯外也。阴阳相贯成和，莫知终始，故如环无端也。**然其分别阴阳，皆有标本虚实所离之处。**夫阴阳之气在于身也，即有标有本，有虚有实，有所历之处也。**能别阴阳十二经者，知病之所生。**十二经脉有阴有阳，能知十二经脉标本所在，则知邪入病生所由也。**知候虚实之所在者，能得病之高下。**十二经脉，上实下虚病在下，下实上虚病在其上，虚实为病，高下可知也。**知六腑之气街者，能解结挈绍于门户。**街，六腑气行要道也。门户，输穴也。六腑，阳也。能知六腑气行要道，即能挈继输穴门户解结者也。绍，继也。**能知虚实之坚耎者，知补泻之所在。**知虚为耎，知实为坚，即能泻坚补耎也。耎，而免反，柔也。**能知六经标本者，可以无惑于天下。**三阴三阳，故曰六经也。标本即根条。知六经脉根条，则天下皆同，所以不惑者也。

岐伯曰：博哉，圣帝之论！臣请尽意悉言之。赞帝所知极物之理也。尽意，欲穷所知也。悉言，欲极其理也。**足太阳之本，在跟以上五寸中，标在两缓命门。命门者，目也。**血气所出，皆从脏腑而起，今六经之本皆在四肢，其标在腋肝输以上，何也？然气生虽从腑脏为根，末在四肢，比天生物，流气从天，根成地也。跟上五寸，当承筋下，足跟上，是足太阳脉为根之处也。其末行于天柱，至二目内眦，以为标末也。肾为命门，上通太阳于目，故目为命门。缓，大也，命门为大故也。**足少阳之本，在窍阴之间，标在窗笼之前。窗笼者，耳也。**足少阳脉为根在窍阴，其末上出天窗，支入耳中，出走耳前，即在窗笼之前也。以耳为身窗舍，笼音声，故曰窗笼也。**足阳明之本，在厉兑，标在人迎颊下，上侠颃颡。**足阳明之为根在厉兑，其末上至人迎颊下也。**足太阴之本，在中封前上四寸之中，标在背输与舌本。**足太阴脉出足大指端内侧，行于内踝下微前商丘，上于内踝，近于中封。中封虽是厥阴所行，太阴为根，此中封之前四寸之中也。末在背第十一椎两箱一寸半脾输，及连舌本，散在舌下也。**足少阴之本，在内踝下二寸中，标在背输与舌下两脉。**足少阴脉起小指下，斜起走足心，至内踝下二寸为根也。末在背第十四椎两箱一寸半肾输，及循喉咙，侠舌本也。**足厥阴之本，在行间上五寸所，标在背输。**足厥阴脉起于大指丛毛之上，行大指歧内行间上五寸之中为根也。末在背第九椎两箱一寸半肝输也。**手太阳之本，在外踝之后，标在命门之上三寸。**手太阳脉起于小指之端，循手外侧上腕，出外踝之后为根也。手腕之处，当大指者为内踝，当小指者为外踝也。其末在目上三寸也。**手少阳之本，在小指、次指之间上二寸，标在耳后上角下外眦。**手少阳脉起于小指、次指之端，上出两指间上二寸之中为根也。末在耳后完骨下，发际上，出耳上角，下至外眦也。**手阳明之本，在肘骨中，上至别阳，标在颊下合于钳上。**手阳明厥脉起大指、次指之端，循指上廉至肘外廉骨中，上至臂臑，臂臑手阳明络，名曰别阳，以下至肘骨中，为手阳明本也。末在颊下一寸，人迎后，扶突上，名为钳。钳，颈铁也，当此铁处，名为钳上。渠廉反。**手太阴之本，在寸口之中，标在腋内动脉。**手太阴之脉出大指、次指之端，上至寸口为根也。末在腋下天府动脉也。**手少阴之本，在兑骨之端，标在背输。**手少阴脉出于手小指之端，上至腕后兑骨之端神门穴为根也。末在于背第五椎下两傍一寸半心输。问曰：少阴无输，何以此中有输？答曰：少阴无输，谓无五行五输，不言无背输也，故此中有背输也。若依《明堂》，少阴经有五输，如别所解也。**手心主之本，在掌后两筋之间二寸中，标在腋下三寸。**手心主脉出中指之端，上行至于掌后两筋之间间使上下二寸之中为根也。末在腋下三寸天池也。**凡候此者，下虚则厥，下盛则热痛；上虚则眩，上盛则热痛。**此，谓本标也。下则本也。上，标即上也。诸本阳虚者，手足皆冷为寒厥；诸本阳盛，则手足热痛为热厥也。诸标阴虚，则为眩冒；诸标阴盛，则头项热痛也。**故实者绝而止之，虚者引而起之。**

阴阳盛实，绝泻止其盛也。阴阳虚者，引气而补起也。

请言气街：街，道也。补泻之法，须依血气之道，故请言之也。**胸气有街，腹气有街，头气有街，胻气有街。**胸、腹、头、胻四种，身之要也。四处气行之道，谓之街也。**故气在头者，止之于脑，**脑为头气之街，故头有气，止百会也。**气在胸者，止之膺与背输。**膺中肺输，为胸气之街，故胸中有气，取此二输也。**气在腹者，止之于背输与冲脉于脐左右之动者。**脾输及脐左右冲脉，以为腹气之街，若腹中有气，取此二输也。**气在胻者，止之于气街与承山踝上下。**三阴气街，并与承山至踝上下，以为胻气之街。若胻有气，取此三处也。**取此者用毫针，**取此四街之气，宜用第七毫针也。**必先按而在久，应于手，乃刺而予之。**刺气街法也，皆须按之良久，或手下痛，或手下脉动应手知已，然后予行补泻之。**所治者，谓头痛眩仆，腹中痛满暴胀，**头痛眩仆，可止之于脑，头气街也。腹中痛等，取之于胸及腹气街也。**及有新积痛可移者，易已也；积不痛者，难已也。**胸腹之中有积病，痛而可移者易已；积而不痛，不可移者难已也。

经脉根结

岐伯曰：天地相感，寒暖相移，阴阳之道，孰少孰多？推前后皆有其问，此中义例须说，岐伯即亦不待于问也。二仪之气交泰，故曰相感。阴盛移为阳，阳盛移为阴，故阴阳之气不可偏为多少也。**阴道偶而阳道奇，**阳为天道，其数奇也；阴为地道，其数偶也。**发于春夏，阴气少而阳气多，阴阳不调，何补何泻？**有病发于春夏，春夏阳多阴少，是为阴阳不调，若为补泻也？**发于秋冬，阳气少而阴气多，阴气盛而阳气衰，则茎叶枯槁，湿而下归，阴阳相移，何补何泻？**有病发于秋冬，秋冬阴多阳少，阳气衰故茎叶枯槁，阴气盛故津液归根，是亦阴阳相移，多少不同，若为补泻也？**奇邪离经，不可胜数，**风寒暑湿，百端奇异，侵经络为病，万类千殊，故不可胜数也。离，历也。**不知根结五脏六腑，折关败枢开阖而走，阴阳大失，不可复取。**根，本也。结，系也。人之不知根结是脏腑之要，故邪离经脉，折太阳骨节关，亦败少阳筋骨维枢，及开阳明之阖，胃及太阳气有失泄也。良以不知根结，令关枢阖不得有守，故阴阳失于纲纪，病成不可复取也。**九针之要，在于终始，故知终始，一言而毕，不知终始，针道绝灭。**终始，根结也。知根结之言，即一言也。

太阳根于至阴，结于命门。此太阳根结与标本同，唯从至阴上跟上五寸为本有异耳。**阳明根于厉兑，结于颡大。颡大者钳耳也。**此与标本终始同也。**少阳根于窍阴，结于窗笼。**亦与标本同也。**太阳为关，阳明为阖，少阳为枢。**三阴三阳之脉，为身为门，营卫身也。门有三种：一者门关，比之太阳；二者门扉，比之阳明；三者门枢，比之少阳也。**关折则肉节殡而暴疾起矣，故暴病者取之太阳，视有余不足。殡者，肉宛焦而弱。**太阳主骨气为关，故骨气折，肉节内败。殡，音独，胎生内败曰殡。肉节内败，故暴病起。暴病起者，则知太阳关折，所以调太阳也。**阖折则气毋以所止息而痿疾起矣，故痿疾者取之阳明，视有余不足。**阳明主肉主气，故肉气折损，则正气不能禁用，即身痿厥，痿而不收，则知阳明阖折也。**毋所止息者，谓真气稽留，邪气居之。**能止气不泄，能行气滋息者，真气之要也。阳明阖折，则真气稽留不用，故邪气居之，痿疾起也。**枢折则骨繇而不安于地，故骨繇者取之少阳，视有余不足。**少阳主筋，筋以约束骨节。骨节气弛，无所约束，故骨摇。骨摇，故知少阳枢折也。**骨繇**

者，节缓而不收。所谓骨繇者，摇也，当核其本。骨节缓而摇动。核，音核。诊候研核，得其病源，然后取之也。

太阴根于隐白，结于太仓。隐白，足大指端。太仓，在腹中管穴，与标本不同。**少阴根于涌泉，结于廉泉。**少阴先出涌泉为根，行至踝下二寸中为本，上行至结喉上廉泉为结，上至舌本及肾输为标，有此不同也。**厥阴根于大敦，结于玉英，终于膻中。**厥阴先出大敦为根，行至行间上五寸所为本，行至玉英、膻中为结，后至肝输为标，有此不同也。**太阴为关，厥阴为阖，少阴为枢。**门有二种，有内门、外门。三阴为内门，三阳为外门。内门关者，谓是太阴；内门阖者，谓是厥阴；内门枢者，谓是少阴也。**关折则仓廪无所输膈洞者，取之太阴，视有余不足，故关折者气不足而生病。**太阴主水谷以资身肉，太阴脉气关折，则水谷无由得行，故曰仓无输也。以无所输，膈气虚弱，洞泄无禁，故气不足而生病也。**阖折则气弛而喜悲，悲者取之厥阴，视有余不足。**厥阴主筋，厥阴筋气缓纵，则无禁喜悲。**枢折则脉有所结而不通，不通者取之少阴，视有余不足，有结者皆取之。**少阴主骨，骨气有损，则少阴之脉不流，故有所结不通。结，即少阴络结也。

足太阳根于至阴，流于京骨，注于昆仑，入于天柱、飞阳也。输穴之中，言六阳之脉，流井、荥、输、原、经、合，五行次第至身为极。今此手足六阳，从根至入，流注上行，与《本输》及《明堂流注》有所不同。此中“根”者皆当彼所出，此中“流”者皆当彼所过，唯手太阳流，不在完骨之过，移当彼经阳谷之行，疑其此经异耳。此中“注”者皆当彼行，唯足阳明不当解溪之行，移当彼合下陵，亦谓此经异耳。此中“入”者并与彼不同，六阳之脉皆从手足指端为根，上络行至其别走大络称“入”。入有二处，一人大络，一道上行至头入诸天柱，唯手足阳明□□于前人迎、扶突。《流注》以所出为井，此为根者，井为出水之处，故根即井也。天柱，侠项大筋外廉陷中，足太阳之正经也。飞阳在足外踝上七寸，足太阳之大络也。**足少阳根于窍阴，流于丘墟，注于阳辅，入于天容、光明也。**天容在耳下曲颊后，足少阳正经也。光明在外踝上七寸，足少阳大络也。**足阳明根于厉兑，流于冲阳，注于下陵，入于人迎、丰隆也。**人迎在结喉傍大脉动应手，足阳明正经也。丰隆在足外踝上八寸骭外廉陷者中，足阳明之大络也。**手太阳根于少泽，流于阳谷，注于少海，入天窗、支正也。**天窗在曲颊下扶突后动应手陷者中，手太阳之正经也。支正在腕后五寸，手太阳之大络也。**手少阳根于关冲，流于阳池，注于支沟，入天牖、外关也。**天牖在颈，缺盆上，天容后，天柱前，完骨下，发际上，手少阳正经也。外关在腕后三寸空中一寸，手阳明之大络也。**手阳明根于商阳，流于合谷，注于阳溪，入扶突、偏历也。**扶突在曲颊下一寸，人迎后，手阳明正经也。偏历在腕后三寸，手阳明之大络也。**此所谓根十二经者，盛络者皆当取之。**此根入经，唯有六阳；具而论者，更有六阴之脉，言其略耳。此谓根者，皆是正经。循此十二正经，傍有络脉血之盛者，皆当其部内量而取之。

仁安二年四月二十七日以同本书写了

以同本移点校合了　丹波赖基

本云

仁平元年八月二十五日以同本书写移点比校了　宪基

卷第十一 输穴

通直郎守太子文学臣杨上善奉敕 撰注

本 输

黄帝问于岐伯曰：凡刺之道，必通十二经脉之所终始，手之三阴，始之于胸，终于手指；手之三阳，始于手指，终之于头。足之三阳，始起于头，终之于足；足之三阴，始起于足，终之于腹。**络脉之所别起，**十五络脉，皆从脏腑正经别走相入。**五输之所留止，**各从井出，留止于合。五脏六腑之所与合，五脏六经为里，六腑六经为表，表里合也。**四时之所出入，**秋冬，阳气从皮外入至骨髓，阴气出至皮外；春夏，阴气从皮外入至骨髓，阳气出至皮外。**脏腑之所流行，**脏腑出于营卫二气，流行于身也。**阔数之度，**营卫所行阔数度量。**浅深之状，**络脉为浅，经脉为深。**高下所至，愿闻其解。**经脉高上于头，下至于足。此之九义，并请闻之。**岐伯答曰：请言其次。**次者，井、荥、输、经、合等阴阳五行次第也。**肺出少商，少商者，手大指端内侧也，为井；**肺脉从脏而起，出至大指、次指之端；今至大指之端，还入于脏，此依经脉顺行从手逆数之法也。井者，古者以泉源出水之处为井也，掘地得水之后，仍以本为名，故曰井也。人之血气出于四肢，故脉出处以为井也。手足三阴皆以木为井，相生至于水之合也；手足三阳皆以金为井，相生至于土之合也。所谓阴脉出阳，至阴而合；阳脉出阴，至土而合也。**溜于鱼际，鱼际者，手鱼也，为荥；**腕前大节之后，状若鱼形，故曰手鱼也。脉出少商，溢入鱼际，故为荥也。乌迥反。**注于太渊，太渊者，鱼后下陷者之中也，为输；**输，送致聚也。《八十一难》曰：五脏输者，三焦行气之所留止。故肺气与三焦之气送致聚于此处，故名为输也。**行于经渠，经渠者，寸口之中也，动而不居，为经；**寸口之中，十二经脉历于渠洫，故曰经渠。居，停也。太阴之脉动于寸口不息，故曰不居。经者，通也，肺气至此常通，故曰经也。**入于尺泽，尺泽者，肘中之动脉也，为合，手太阴经也。**如水出井以至海，为合。脉出指井，至此合于本脏之气，故名为合。解余十输，皆仿于此。诸输穴名义，已《明堂》具释也。**心出中冲，中冲者，手中指之端也，为井；溜于劳宫，劳宫者，掌中中指本节之内间也，为荥；**《明堂》一名五星也，掌中动脉也。**注于大陵，大陵者，掌后两骨之间方下者也，为输；行于间使，间使者两筋之间，三寸之中也，有过则至，毋过则止，为经；**方下，陷中也。三寸之中者，三寸之际也。有虚实之过，则气使至此；无过不至，故止也。《明堂》此手心主经下，有手少阴五输，此经所说心不受邪，故手少阴无输也。**入于曲泽，曲泽者，肘内廉下陷者之中也，屈而得之，为**

合，手心主经也。肝出大敦，大敦者，足大指之端及三毛之中也，为井；足大指端及三毛皆是大敦，厥阴脉井也。**溜于行间，行间者，大指之间也，为荥；**《明堂》足厥阴脉动应手也。**注于太冲，太冲者，在行间上二寸陷者之中也，为输；**《明堂》本节后二寸或一寸半陷中也。**行于中封，中封者，在内踝前一寸半陷者中也，使逆则宛，使和则通，摇足而得之，为经；**气行曰使。宛，不伸也，塞也。《明堂》内踝前一寸，仰足而取之，陷者中。伸足乃得之也。**入于曲泉，曲泉者，辅骨之下，大筋之上也，屈膝而得之，为合，足厥阴经也。**《明堂》在膝内辅骨下，大筋上，小筋下，陷中也。**脾出隐白，隐白者，足大指之端内侧也，为井；溜于大都，大都者，本节之后下陷者之中也，为荥；注于太白，太白者，核骨之下也，为输；**核骨在大指本节之后，然骨之前高骨是也。核，茎革反。**行于商丘，商丘者，内踝下之陷者之中也，为经；**《明堂》足内踝下微前。**入于阴之陵泉，阴之陵泉者，辅骨之下陷者之中也，屈伸而得之，为合，足太阴经也。**膝下内侧辅骨下也。**肾出涌泉，涌泉者，足心也，为井；**《明堂》一名地冲也。**溜于然谷，然谷者，然骨之下也，为荥；**《明堂》一名龙泉，在足内踝前起大骨下陷中。即此大骨为然骨。**注于太溪，太溪者，内踝之后跟骨之上陷者之中也，为输；**《明堂》跟骨上动脉也。**行于复溜，复溜者，上踝二寸，动而不休也，为经；**《明堂》一名昌阳，一名伏白，足少阴脉，动不休也。**入于阴谷，阴谷者，辅骨之后，大筋之下，小筋之上也，按之应手，屈膝而得之，为合，足少阴经也。**《明堂》在膝内辅骨之后。按应手，谓按之手下觉异也。

膀胱出于至阴，至阴者，足小指之端也，为井；《明堂》在足小指外侧，去爪甲角如韭叶也。**溜于通谷，通谷者，本节之前，为荥；**《明堂》通谷者，小指外侧，本节前陷中也。**注于束骨，束骨者，本节之后也，为输；**《明堂》在足小指外侧，本节后陷中也。**过于京骨，京骨者，外踝之下也，为原；**脐下动气者，人之生命，十二经之根本也，故名曰原。三焦者，原气之别使，主行三气，经营五脏六腑。故原者，三焦之尊称也，是以五脏六腑皆有原也。肺之原出大泉，心之原出大陵也，肝之原出太冲，脾之原出太白，肾之原出大溪，手少阴经原出神门掌后兑骨之端。此皆以输为原者，以输是三焦所行之气留止处也。六腑原者，胆原出丘虚，胃原出冲阳，大肠原出合谷，小肠原出完骨，膀胱原出京骨，三焦原出阳池。六腑者阳也，三焦行于诸阳，故置一输名原，不应五时也。所以腑有六输，亦与三焦共一气也。**行于昆仑，昆仑者，在外踝之后，跟骨之上也，为经；入于委中，委中者，腘中也，为合，委而取之，足太阳经也。**《明堂》在腘中央约文中动脉也。**胆出于窍阴，窍阴者，足小指、次指之端也，为井；**《明堂》足小指、次指端，去爪甲角如韭叶。**溜于侠溪，侠溪者，小指、次指之间也，为荥；**《明堂》小指、次指歧骨间本节前陷中。**注于临泣，临泣者，上行一寸半陷者中也，为输；**《明堂》在足小指、次指本节后间陷者中，去侠溪一寸半也。**过于丘虚，丘虚者，外踝之下陷者之中也，为原；**《明堂》外踝下如前陷者中，去临泣三寸也。**行于阳辅，阳辅者，外踝之上，辅骨之前，及绝骨之端也，为经；**《明堂》无“及”，及即两处也。**入于阳之陵泉，阳之陵泉者，在膝外陷者中也，为合，伸足而得之，足少阳经也。**《明堂》在膝下外廉也。**胃出于厉兑，厉兑者，足大指之内，次指之端也，为井；**《明堂》去爪甲角如韭叶也。**溜于内庭，内庭者，次指外间陷者中也，为荥；**《明堂》足大指、次指外间也。**注于陷谷，陷谷者，中指内间上行二寸陷者之中也，为输；**《明堂》足大指、次指外间本节后陷者中，去内庭二寸也。**过于冲阳，冲阳者，足跗上五寸陷者中也，为原，摇足而得之；**《明堂》一名会原，足跗上五寸骨间动脉上，去陷谷三寸也。**行于解溪，解溪者，上冲阳一寸半陷者中也，为经；**《明堂》冲阳后一寸半腕上也。**入于下陵，下陵者，膝下三寸，胻外三里也，为合；复下三寸，为巨虚上廉也；复下三寸，为巨虚下廉也。大肠属上，小肠属下，足阳明胃脉也，大肠、小肠皆属于此，足阳明经也。**人膝如陵，陵下三寸，一寸为一里也。三里以下，三寸之下上下处，上际为上廉，下际为下廉。以在胻骨外侧，故名为廉。足阳明脉行此虚中，大肠之气在上廉中与阳明合，小肠之气在下廉中与阳明合，故曰大肠属上，小肠属下也。**三焦者，上合于手少阳，出于关冲，关冲者，手小指、次指之端也，为井；溜于腋门，腋门者，小指、次指之间也，为荥；注于中渚，中渚者，本节之后也，为输；过于阳池，阳池者，在腕上陷者之中也，为原；**阳池，《明堂》一名别阳，在手表腕上陷中也。**行于支沟，支沟者，腕上三寸两骨间陷者中也，为经；入于天井，天井者，在肘外大骨之上陷者中也，为合，屈肘而得之。**《明堂》在肘外大骨之后，肘后一寸两筋间陷中也。**三焦下输，在于足太阳之前，少阳之后，出于腘中外廉，名曰委阳，此太阳之络也。手少阳经也。**上焦如雾，中焦如沤，下焦如渎，此三焦之气上下皆通，故上输在背第十三椎下两傍各一寸半，下输在此太阳之间出腘外廉足太阳络。三焦下行气聚之处，故曰下输也。**足三焦者，太阳之所将，太阳之别也，上踝五寸，而别入贯腨肠，出于委阳，并太阳之正，入络膀胱，约下焦，**腨，遄免反，腓肠也。肾间动气，足太阳将原气，别使三焦之气，出足外侧大骨下赤白肉际陷中为原，上踝五寸，别入贯腨肠，出委阳，并太阳之正，入腹络膀胱，下焦即膀胱也。原气太阳络于膀胱，节约膀胱，使溲便调也。以此三焦原气行足，故名足三焦也。**盛则闭癃，虚则遗溺，遗溺则补，闭癃则泻。小肠上合于手太阳，出于少泽，少泽者，小指之端也，为井；**《明堂》一名少吉，去爪甲下一分陷中。**溜于前谷，前谷者，手小指本节之前陷者中也，为荥；**《明堂》在手小指外侧中也。**注于后溪，后溪者，本节之后也，为输；**《明堂》在手小指外侧本节后陷中也。**过于完骨，完骨者，在手外侧腕骨之前也，为原；**《明堂》在手外侧腕前起骨下陷中。即此起骨为腕骨，此经名完骨。胡端反。**行于阳谷，阳谷者，在兑骨之下陷者中也，为经；**《明堂》在手外侧腕中兑骨之下也。**入于小海，小海者，在肘内大骨之外，去肘端半寸陷者之中也，伸臂而得之，为合，手太阳经也。**《明堂》屈肘乃得之。**大肠上合于手阳明，出于商阳，商阳者，大指、次指之端也，为井；**《明堂》一名而明，一名绝阳，大指、次指内侧，去爪甲角如韭叶也。**溜于二间，二间在本节之前，为荥；**《明堂》二间在手大指、次指本节前内侧陷中也。**注于三间，三间在本节之后，为输；**《明堂》一名少谷，在手大指、次指本节后内侧陷中也。**过于合谷，合谷者，在大指之间也，为原；**《明堂》一名虎口，在大指歧骨间也。**行于阳溪，阳溪者，在两筋之间陷者中，为经；**《明堂》一名中槐，在腕中上侧两筋间也。**入于曲池，曲池者，在肘外辅曲骨之中也，屈肘而得之，为合，手阳明经也。是谓五脏六腑之输，五五二十五输，六六三十六输。**心不受邪，手少阴无输，故五脏各五输，有二十五输。依《明堂》手少阴有五输，总有三十输。六腑有原输，故有三十六输。皆是脏腑之气，送致聚于此穴，故名为输也。**六腑皆出足三阳，上合于手者也。**六腑足阳明脉上合手阳明，足太阳上合手太阳，足少阳上合手少阳也。

缺盆之中，任脉也，名曰天突。次任脉之侧动脉，足阳明也，名日人迎二；次脉手阳明也，名曰扶突二；次脉手太阳也，名曰天窗二；次脉足少阳也，名曰天容二；次脉手少阳也，名曰天牖二；次脉足太阳也，名曰天柱二；次脉项中央之脉督脉，名曰风府二。腋内动脉，手太阴也，名曰天府。腋下三寸，手心主也，名曰天池。此言脉在胸项颈腋之下次，以任脉在阴，居于前中，督脉在阳，处于后中，任之左右，六阳为次，两侧腋下，二阴所行，此之十输，脉之要者也。**刺上关者，呿不能欠；**上关井口有空，刺之有伤，不得开口，故不能欠也。呿，丘庶反，张口也。**刺下关者，欠不能呿。**下关合口有空，刺之有伤，不得合口，故不能呿也。**刺犊鼻者，屈不能伸；**犊鼻在膝膑下䯒上侠解大筋中，刺之伤筋，筋病，屈不能伸也。《明堂》无禁也。**刺内关者，伸不能屈。**内关在手掌后去腕二寸，别走少阳，手心主络，《明堂》无禁，刺之伤骨，骨伤，伸不能屈也。**手阳明次在其外，不至曲颊一寸。**手阳明从缺盆上颈贯颊，入下齿中，不至曲颊，故去曲颊一寸是也。**手太阳当曲颊。**手太阳循颈上颊。颊，曲颊也，近牙车是也。**足少阳在耳下曲颊之后；**足少阳支从耳后出走耳前，至目兑眦后，故在耳下曲颊后是也。**手少阳出耳后，上加完骨之上；**手少阳上项侠耳后，故直上出耳上角；完骨在耳后，故上加完骨上是也。**足太阳侠项大筋之中发际。**两大筋中发际，此太阳输也。**阴尺动脉在五里，五输之禁。**阳为寸，故阴为尺。阴尺之中，五脏动脉在肘上五里五输大脉之上。《明堂》云：五里在肘上三寸，手阳明脉气所发，行向里大脉中央，禁不可刺，灸十壮，左取右，右取左。大脉，五脏大脉气输也，故禁刺不禁灸也。**肺合大肠，大肠，传导之府也；**传导糟粕，令下之也。**心合小肠，小肠者，受盛之府也；**胃化糟粕，小肠受而盛也。**肝合胆，胆者，中精之府也；**胆不同肠胃受传糟粕，唯藏精液于中也。**脾合胃，胃者，五谷之府也；**受五谷之味也。**肾合膀胱，膀胱者，津液府也。**膀胱盛尿，故曰津液之府也。**少阴属肾，肾上连肺，故将两脏矣。**足少阴脉贯肝人肺中，故曰上连也。肾受肺气，肾便有一，将为两脏。《八十一难》曰：五脏亦有六者，谓肾有两脏也。**三焦，中渎之府也，水道出，属膀胱，是孤之府也，**中，谓脏腑中也。下焦如渎，从上焦下气，津液入于下焦，下焦津液流入膀胱之中，无脏为合，故曰孤府也。**此六腑之所与合者也。**府者聚也。五谷清浊气味皆聚于中，故六皆名腑。孤府内与六腑气通，故曰合也。**春取络脉诸荥大经分肉之间，甚者深取，间者浅取之；**春时阳气，始生微弱，未能深至经中，故取络脉及取诸荥，并大经分肉之间也。**夏取诸输孙络、肌肉皮肤之上；**阳气始长，热熏腠理，内至于经，然犹脉疲气弱，故取诸输孙络之分、腠理肌肉皮肤之上也。**秋取诸合，余如春法；**阴气始煞，犹未能盛，故取于输及以合也。春时阴气衰少为弱，阳气初生为微。秋时阳气衰少为弱，阴气始生为微，病间故如春法，取络荥大经分间，亦随病间甚，浅深为度也。**冬取诸井、诸输之分，欲深而留之。**冬时足少阴气急紧，足太阳伏沉，故取诸井以下阴气，取荥以实阳气，皆深为之者也。**此四时之序，**依于四时行疗次序。**气之所处，**随于四时人气在处也。**病之所舍，**随于四时邪之居所也。**脏之所宜也。**疗五脏病，依四时所宜也。**转筋者，立而取之，可令遂已。**人立，筋病痛聚，故立燔针刺之。**痿厥者，张而刺之，可令立快。**手足痿厥，开张即得其输，然后刺之。

变输

黄帝曰：余闻刺有五变，以主五输，愿闻其数。岐伯曰：人有五脏，脏有五变，变有五输，故五五二十五输，以应五时。五时，谓春、夏、长夏、秋、冬也。**黄帝曰：愿闻五变。岐伯曰：肝为牡脏，其色青，其时春，其音角，其味酸，其日甲乙；心为牡脏，其色赤，其时夏，其日丙丁，其音徵，其味苦；脾为牝脏，其色黄，其时长夏，其日戊己，其音宫，其味甘；肺为牝脏，其色白，其音商，其时秋，其日庚辛，其味辛；肾为牝脏，其色黑，其时冬，其日壬癸，其音羽，其味咸，是谓五变。**肝、心属于木火，故为牡脏；肺、脾、肾属于土金水，故为牝脏。牝牡五脏、五色、五时、五音、五味，故有二十五之变也。**黄帝曰：以主五输奈何？岐伯曰：藏主冬，冬刺井；**冬时万物收藏，故五脏主冬也。井，为木也。木，春也。春时万物始生，如井中泉水。冬时万物始萌，如井水深，未出而刺之者，刺井微也。**色主春，春刺荥；**春时万物初生鲜华，故五色主春。荥，火也。火，夏也。夏时万物荥长，如水流溢。春时万物始生，未荣而刺之者，亦刺荥微也。**时主夏，夏刺输；**夏时万物荣华，四时之胜，故五时主夏。输，土也。土，长夏也。长夏之时，万物盛极，如水致聚。夏时万物荣未盛极而刺之者，亦刺输微也。**音主长夏，长夏刺经；**长夏万物荣盛，音律和四时之序，故五音主于长夏。经，金也。金，秋也。秋时万物将衰。长夏之时，万物盛而未衰而刺之者，亦刺经微。**味主秋，秋刺合。**秋时万物皆熟，众味并盛，故五味主秋也。合，水也。水，冬也。冬时万物收藏，如水之入海。秋时万物收而未藏而刺之者，亦刺合微也。**是谓五变，以主五输。**是万物五变，主五行输也。**黄帝曰：诸原安合以致六输？**五变合于五输，原之一输与何物合？**岐伯曰：原独不应五时，以经合之，以应其数，故六六三十六输。**六腑者，阳也。人之命门之气，乃是肾间动气，为五脏六腑十二经脉性命根，故名为原。三焦者，原气之别使，通行原之三气，经营五脏六腑，故原者三焦之尊称也，不应五时，与阳经而合以应其数，故有六六三十六输也。**黄帝曰：何谓藏主冬，时主夏，音主长夏，味主秋，色主春？愿闻其故。岐伯曰：病在脏者，取之井；**井，木也。井主心下满，是肝为满也。冬时心下满病，刺其井者，遣其本也。**病变于色者，取之荥；**荥，火也。荥主身热，是心为热也。春时身热之病，刺其荥者，亦遣其本也。**病时间时甚者，取之输；**输，土也。输主体重节痛，时间时甚，是脾为病也。夏时体重节痛，时间时甚，刺其输者，亦遣其本也。**病变于音者，取之经，经满而血者，**经，金也。金主喘咳寒热，经血而满，是肺为病也。长夏喘咳寒热，经血而满，刺其经者，亦遣其本也。**病在胃，及以饮食不节得病者，取之于合，**合，水也。合主逆气而泄，是肾为病也。秋时饮食不节，逆而泄，刺其合者，亦遣其本也。**故命曰味主合，**故味病主合也。**是谓五变。黄帝曰：善。**以原不应五时，故有五变也。**问曰：春取络脉分肉何也？答曰：春者木始治，肝气生，肝气急，其风疾，经脉常深，其气少，不能深入，故取络脉分肉间也。**络脉浮浅，经脉常深，春时邪在络脉分肉间，故取之也。**曰：夏取盛经分腠何也？曰：夏者火始治，心气始长，脉瘦气弱，阳气流溢，熏热分腠，内至于经，故取盛经分腠，绝肤而病去者，邪居浅也。**阳气独盛，故脉瘦气弱也。热气内至于经，外熏分腠，故取盛经分腠浅处也。**所谓盛经者，阳脉也。**三阳，盛经也。夏日其经热盛，故取其盛经部内分腠。**曰：秋取经输者何也？**

曰：秋者金始治，肺将初煞，金将胜火，阳气在合，阴气初胜，湿气及体，阴气未盛，未能深入，故取输以泻阴邪，取合以虚阳邪，阳气始衰，故取于合。经输者，谓经之穴也。秋病在输者，故取其输以泻阴邪；阳衰在合，故取于合以虚阳邪也。**曰：冬取井荥何也？曰：冬者水始治，肾方闭，阳气衰少，阴气紧，巨阳伏沉，阳脉乃去，**紧，盛也。巨阳足太阳气，伏沉在骨也。**故取井以下阴逆，取荥以实阳气。故取井荥，春不鼽衄，此之谓也。**井为木也，荥为火也。冬合之时取井荥者，冬阴气盛，逆取其春井，泻阴邪也；逆取其夏荥，补其阳也。故冬无伤寒，春不鼽衄也。

腑病合输

黄帝曰：余闻五脏六腑之气，荥输所入为合。今何道从入？入安连过？愿闻其故。问脏腑脉之荥输之合，行处至处也。**岐伯答曰：此阳脉之别入于内，属于腑者也。**此言合者，取三阳之脉别属腑者称合，不取阴脉。以阳脉内属于腑，邪入先至于腑，后至于脏故也。**黄帝曰：荥输与合，各有名乎？岐伯答曰：荥输治外经，合治内府。**五脏六腑，荥输未至于内，故但疗外经之病。此言合者，唯取阳经属内腑者，以疗内腑病也。**黄帝曰：治内腑奈何？岐伯答曰：取之于合。黄帝曰：合各有名乎？岐伯答曰：胃合入于三里，**胃气，循足阳明脉，合于三里，故胃有病，取之三里，疗胃府也。**大肠合入于巨虚上廉，**大肠之气，循胃足阳明脉，合巨虚上廉，故大肠有病，疗巨虚上廉也。**小肠合入于巨虚下廉，**小肠之气，循足阳明脉，合巨虚下廉，故小肠有病，疗巨虚下廉也。**三焦合入于委阳，**三焦之气，循足太阳合于委阳，故三焦有病，疗于委阳也。**膀胱合入于委中，**膀胱之气，循足太阳脉，下合委中，故膀胱有病，疗于委中也。**胆合入于阳陵泉。**胆气，循足少阳脉，下合阳陵泉，故胆有病，疗阳陵泉也。**黄帝曰：取之奈何？岐伯答曰：取之三里者，低跗；取之巨虚者，举足；取之委阳者，屈伸而索之；委中者，屈而取之；阳陵泉者，正立竖膝，予之脐，至委阳之阳取之；取诸外经者，揄伸而从之。**以下取六合之输，疗内府法也。正立则膝竖。揄，与朱反，引也。**黄帝曰：愿闻六腑之病。**六腑与六输而合疗内府之病，而未知府病之形也。**岐伯答曰：面热者，足阳明病；**以下言手足阳明病。面热，阳明脉起面，故足阳明病，面热为候也。**鱼络血者，手阳明病；**手阳明脉行于鱼后，故鱼络血见，手阳明病候也。**两跗之上脉坚若陷者，足阳明病，此胃脉也。**足阳明下足跗入大指间，故跗上脉紧若陷，足阳明病候。**大肠病者，肠中切痛而鸣濯濯，冬日重感于寒则泄，当脐而痛，不能久立，与胃同候，取巨虚上廉。**以下言六腑病形并取穴所在。当脐痛者，回肠，大肠也，大肠当脐，故病当脐痛也。与胃同候者，大肠之气与胃足阳明合巨虚上廉，故同候之。濯，徒角反，肠中水声也。**胃病者，腹䐜胀，胃管当心而痛，上交两胁，膈咽不通，食饮不下，取之三里。**胃管当心痛者，胃脉足阳明之正，上至髀，入于腹里，属胃散脾，上通于心，上循咽，其足阳明大络，循胫骨外廉，上络头，故胃管及当心而痛，上交于胁，膈中并咽，并不得通也。**小肠病者，小腹痛，腰脊控尻而痛，时窘之后，**小肠当少腹附脊，左环叶积，故少腹腰脊控尻而痛，时急之䐜大便之处也。**当耳前热，若寒甚，若独眉上热甚，**小肠手太阳，上颛至目锐眦，却入耳中，故小肠病，循此寒及热也。**及手小指、次指之间热，若脉陷者，此其候手太阳也，取巨虚下廉。**手太阳脉出行之处，故此处热、脉陷以为候也。**三焦病者，腹气满，少腹尤坚，**

不得小便，窘急，尤，甚也。**溢则为水，留则为胀，候在足太阳之外大络，络在太阳、少阳之间，亦见于脉，取之委阳。**下焦溢则为水也。太阳、少阳之间，三焦下输委阳也。**膀胱病，少腹偏肿而痛，以手按之，则欲小便而不得，**偏肿者，大腹不肿也，此腑病也。**眉上热若脉陷，及足小指外侧及胫踝后皆热，若脉陷，取之委中央。**膀胱足太阳脉，起目内眦，上额下项，循胫踝后至足小指外侧，故膀胱病，循脉行处热及脉陷以为候也。**胆病者，善太息，**胆病则魂神不畅，故好太息也。**口苦，呕宿汁，**胆热溢木精，故口苦呕宿胆汁。**心下澹澹恐，如人将捕之，**胆病心动怖畏，故如人将捕也。**嗌中吤吤然数唾，候在足少阳之本末，**吤吤，阂也，谓咽嗌之中如有物阂也，居薤反。足少阳本在窍阴之间，标在窗笼，即本末也。**亦视其脉之陷下者灸之，其寒热也，取之阳陵泉。**脉陷下者寒，故灸之也。寒热取阳陵泉，通行针灸也。**黄帝曰：刺之有道乎？岐伯曰：刺此者，必中气穴，毋中肉节。中气穴则针游于巷，中肉节则肉肤痛，**以下行针法也。中于肉，肉者不著分肉之间，中于节者，不针骨穴之内，皆不游巷也。巷，谓街巷，空穴之处也。**补泻反则病益笃，**虚而泻之，实而补之，故曰反也。**中筋则筋缓，**中筋不中其痛，则筋伤无力，故缓也。**邪气不出，与真气相薄，乱而不去，反还内著，用针不审，以顺为逆。黄帝曰：善。**若中肉节及中于筋，不当空穴，邪气不出，与真气相薄，正邪相乱，更为内病也，以其用针不审，乖理故也。

气　穴

黄帝问岐伯曰：余闻气穴三百六十五，以应一岁，未知其所谓，愿卒闻之。三百六十五穴，十二经脉之气发会之处，故曰气穴也。**岐伯稽首再拜曰：窘乎哉问也！其非圣帝，孰能穷其道焉？固请溢意尽言其处。黄帝捧手遵循而却曰：夫子之开余道也，目未见其处，耳未闻其数，而目以明，耳以聪矣。**遵循，音逡巡。穷，究寻也。溢意，纵志也。处，三百六十五穴也。捧手，端拱也。遵循而却，服膺之动也。虽未即事见闻，因言具知，故已聪明也。**岐伯曰：此所谓圣人易语，良马易御。黄帝曰：非圣人易语也，世言其真数，开人意也。**帝言岐伯以有圣德，言其实理，虽非圣帝，亦可知矣。**今余所访问者，此真数也，如发蒙解惑，未足以论也。然余愿夫子溢志尽言其处，今皆解其意，请藏之金匮，不敢复出。**余所问者，但可发蒙解惑，而未足以为至极之论也。唯愿夫子纵志言之，藏之不敢失坠也。**岐伯再拜而起曰：臣请言之。背与心相控而痛，所治天突与十椎及上纪、下纪。上纪者，胃脘也；下纪，关元也。**任脉上于脊里，为经络海，其浮而外者，循腹里当脐上胸，至咽喉，络唇口，故背胸相控痛者，任脉之痛也。此等诸穴，是任脉所贯，所以取之也。**邪击阴阳左右，如此其病前后痛涩，胸胁痛而不得息，不得卧，上气短气偏痛，脉满起斜出尻脉，络胸支心贯膈，上肩加天突，斜下肩，交十椎下脏。**量此脉行处生病，皆是督脉所为。下脏者，下络肾脏也。**脏输五十穴，**五脏各有五输，合二十五输，此一箱手足为言。今两箱合论，故有五十穴也。**腑输七十二穴，**六腑各有六输，此三十六输，此亦一箱手足为言。两箱合论，故有七十二穴也。**热输五十九穴，水输五十七穴，头上五行行五，五五二十五穴，中䐢两傍傍五，凡十穴，大杼上两傍各一，凡二穴，目瞳子浮白二穴，两髀厌中二穴，犊鼻二穴，耳中多所闻二穴，眉本二穴，完骨二穴，项中央一穴，枕骨二穴，上关二穴，大迎二穴，下关二穴，天柱二穴，**

巨虚上下四穴，曲牙二穴，天突一穴，天府二穴，天牖二穴，扶突二穴，天窗二穴，肩解二穴，关元一穴，委阳二穴，肩贞二穴，肩髃二穴，脐一穴，肓输二穴，背输二穴，膺输二穴，分肉二穴，踝上横骨二穴，阴阳跷四穴，凡三百六十五穴，针之所由行也。以上九十九穴，通疗诸病也。**水输在诸分，热输在气穴，寒热输在两骸厌中二穴，**以上言三种之输穴之所在。骸，核皆反，骨也。别本为“骫”，于靡反，骨端曲貌也。**大禁二十五，在天府下五寸。**三百六十五穴中，有大禁者，五里穴也，在臂天府以下五寸，五五二十五往泻此穴气，气尽而死，故为大禁也。

问曰：少阴何以主肾？肾何以主水？问少阴之脉土之所由也。**答曰：肾者至阴也，**至，极也。肾者，阴之极也。**至阴者盛水也，**阴气舍水，故曰盛水。**肾者少阴，少阴者冬脉也，**一曰肺者，量为不然也。少阴亦盛也，少阴之脉盛，属于冬分也。**故其本在肾，其末在肺，皆积水也。**肾脉少阴，上入肺中，故曰末在肺也。所以肾之与肺，母子上下俱积水也。**问曰：肾何以能聚水而生病？**肾为至阴聚水，未知何由生病？**答曰：肾者胃之关闭，关闭不利，故聚水而从其类。上下溢于皮肤，故为胕肿。**胃主水谷，胃气关闭不利，肾因聚水，肺气之应，溢于皮肤，故为胕肿。胕，扶府反，与腐同义也。**问曰：诸水皆生于肾乎？答曰：肾者牝脏也，地气上者，属于肾而生水液，故曰至。**牝，阴也。地气，阴气也。阴气盛水，上属于肾，生于津液也，故以肾为极阴也。**勇而劳甚则肾汗出，汗出逢风，内不得入其脏，而外不得越于皮肤，客于六腑，行于皮肤，传为胕肿，本之于肾，名曰风水。**勇者腰脊用力劳甚，肾上膝开汗出，邪风因入，其风往来，内不得入腑之余脏，外不得泄腑之皮肤，聚水客于六腑之中，行于皮传为胕肿，其本肾风所为，名曰风水也。**问曰：水输五十七处者，是何所主也？答曰：肾输五十七穴，积阴之所聚也，水所从出入也。**以下言水输也。肾为积阴，故津液出入也，皆肾为主。**尻上五行行五者，此皆肾输也。**尻上五行合二十五输者，有非肾脉所发，皆言肾输，以其近肾，并在肾部之内，肾气所及，故皆称肾输也。**故水病下为胕肿大腹，而上为喘呼不得卧者，标本俱病也，故肺为喘呼，肾为水肿。**标为肺也，本为肾也，肺为喘呼，肾为水肿，二脏共为水病，故曰俱病也。**肺为逆，故不得卧。**肺以主气，肺病气逆，故曰水病不得卧也。**分之相输受者，水气之所留也。**肾以主水，肺以主气，故曰分之。二气通聚，故曰相输受也。相输受者，水之与气并留止也。**伏兔上各二行行五者，此肾之所冲也。**伏兔以上各二行，左右四行，合有二十输者，皆是肾气足少阴傍冲脉所冲之输也。**三阴之所交结于脚者也，踝上各一行行六者，**足三阴脉交结脚者，从踝以上左右各有一行，行六输，合有十二输，故总有五十七穴也。**此肾脉之下行者也，名曰太冲。**冲脉上出于颃颡，下者注足少阴大络，以下伏行出跗循跗，故曰肾脉下行名曰太冲也。**凡五十七穴者，皆藏阴之终也，水之所客也。**是等诸穴，皆肾之阴脏所终之输，水客之舍也。**黄帝问于岐伯曰：夫子言治热病五十九输，余论其意，未能别其处也，愿闻其处，因闻其意。岐伯曰：头上五行行五，以越诸阳之热逆者。**以下言热输也。人头为阳，故头上二十五输，以越诸阳热者也。**大杼、膺输、缺盆、背输，此八者，以泻胸中之热；**杼，除吕反。膺输，膺中输也。背输，肺输。此八前后近胸，故泻胸中热也。**气街、三里、巨虚上下廉，此八者，以泻胃中之热；**此八皆是胃脉足阳明所贯之输，故泻胃中热气也。**云门、髃骨、委中、髓空，此八者，以泻四肢之热；**云门近肩，髃骨在肩，并向手臂也；委中在腘，髓空在腰，一名腰输，皆主于脚，故泻四肢之热也。**五脏输傍五，此十者，以泻五脏之热。**皆太阳五脏之输，左右各有五输，故有十输，以泻五脏之热也。**凡此五十九穴者，皆热之左右也。**皆热病左右之输也。**问曰：人伤于寒而传为热，何也？答曰：夫寒盛则生热。**夫阳极则降，阴极则升，是以寒极生热，热极生寒，斯乃物理之常也。故热病号曰伤寒，就本为名耳。

黄帝问于岐伯曰：愿闻五脏之输出于背者。五脏之输者，有在手足，今者欲闻背之五输也。**岐伯对曰：胸中大输在杼骨之端，**杼骨，一名大杼，在于五脏六腑输上，故是胸之膻中气之大输者也。**肺输在三椎之间，心输在五椎之间，膈输在七椎之间，肝输在九椎之间，脾输在十一椎之间，肾输在十四椎之间，皆侠脊相去三寸所。**输，尸句反，送致也。此五脏输侠脊即椎间相去远近，皆与《明堂》同法也。**即欲而验之，按其处应中而痛解，乃其输也。**以下言取输法也。纵微有不应寸数，按之痛者为正。**灸之则可，刺之则可。气盛则泻之，虚则补之。以火补者，毋吹其火，须自灭也。以火泻者，疾吹其火，傅其艾，须其火灭也。**针之补泻，前后数言，故于此中言灸补泻。火烧其处，正气聚，故曰补也；吹令热入，以攻其病，故曰泻也。傅，音付。以手拥傅其艾吹之，使火气不散也。

欲知背输，先度其两乳间中折之，更以他草度去其半已，即以两禺相柱也，乃举以度其背，令其一禺居上，齐脊大椎，两禺在下，当其下禺者，肺之输也，复下一度，心输也，复下一度，右角肝输也，左角脾输也，复下一度，肾输也，是谓五脏之输，灸刺之度也。以上言量背输法也。经不同者，但人七尺五寸之躯虽小，法于天地，无一经不尽也。故天地造化，数乃无穷，人之输穴之分，何可同哉？昔神农氏录天地间金石草木三百六十五种，法三百六十五日，济时所用。其不录者，或有人识用，或无人识者，盖亦多矣。次黄帝取人身体三百六十五穴，亦法三百六十五日。身体之上，移于分寸，左右差异，取病之输，实亦不少。至如《扁鹊灸经》取穴及名字，即大有不同。近代《秦承祖明堂》、《曹子氏灸经》等所承别本，处所及名亦皆有异，而除痾遣疾，又复不少，正可以智量之，适病为用，不可全言非也。而并为非者，不知大方之论。所以此之量法，圣人设教有异，未足怪之也。

黄帝问于岐伯曰：余以知气穴之处，游针之居，愿闻孙络溪谷亦有所应乎？岐伯曰：孙络三百六十五穴会，以应一岁，以下言孙络之会也。十五络脉从经脉生，谓之子也。小络从十五络生，乃是经脉孙也。孙络与三百六十五穴气会，以法一岁之气也。**以洫奇邪，以通营卫。**洫，谓沟洫，水行处也。孙络行于奇邪营卫之气，故曰洫。火逼反。**稽留营洫，气浊血著，外为发热，内为少气。**若稽留营血，洫中不行，遂令气浊血著，皮肤发热，营卫不行，故曰少气也。**疾泻毋怠，以通营卫，见而泻之，毋问所会。**如此孙络血气洫道不通，有血之处，即疾泻之，以通营卫，不须求其输会而生疑虑。**黄帝曰：善。愿闻溪谷之会。岐伯曰：分肉之大会为谷，肉之小会为溪，肉分之间，溪谷之会，以行营卫，以舍大气。**以下言分肉相合之间，自有大小。大者称谷，小者名溪，更复小者以为沟洫，皆行营卫，以舍邪之大气也。**邪溢气壅，脉热肉败，营卫不行，必将为脓，**以下言气壅成热以为痈疽。邪气客此溪、谷、沟、洫之间，满溢留止，营卫气壅，脉热肉腐，称为壅脓也。**内消骨髓，外破大腘，留于节腠，必将为败。**气壅为热，消骨破腘，留于骨节，聚于腠理，以为壅疽，遂至败亡也。**积寒留舍，营卫不居，寒肉缩筋，**

时不得伸，内为骨痹，外为不仁，以下言寒气留积溪、谷、沟、洫，为痹不仁也。**命曰不足，大寒留于溪谷。**寒气留积为痹不仁者，命曰阳气不足，大寒留于溪、谷、沟、洫故也。**溪谷三百六十五会，亦应一岁。**人之大小分肉之间，有三百六十五会也。**其小痹淫溢，循脉往来，微针所及，与法相司。**寒湿之气，入于腠理，以为微痹，淫溢流于脉中，循脉上下，往来为痛，可用小针，相司为当。**黄帝曰：善。乃辟左右，再拜而起曰：今日发蒙解惑，藏之金匮，不敢复出。乃藏之金兰之室，署曰气穴所在。**帝以道尊德贵，屈敬故也。金兰之室，藏书府也。**岐伯曰：孙络之脉别经者，其血盛而当泻者，亦三百六十五脉，并注于络，传注十二络脉，非独十四络脉也，**举可泻孙络注大络之数也，并注于十二皮部络也。十二别走络脉，并任督二脉，为十四络也。脾之大络，从脾而出，不从脉起，故不入数。言诸孙络传注十二之络，非独注于十四络也。**内解泻于中者十脉。**解，别也。其诸络脉别者，内泻十脉也。十脉，谓五脏脉，两箱合论，故有十也。

气　府

足太阳脉气所发者七十三穴：两眉头各一，攒竹穴，二也。**入发项二寸，间半寸，**额上入发一寸，后从项入发一寸，故曰入发项二寸。间亦有一寸半处，故曰半寸也。**傍五相去二寸，其浮气在皮中者凡五行，**《明堂》傍相去一寸半，有此不同也。其浮气，足太阳浮气在此五行穴之下也。**行五，五五二十五，**二十五穴者，面上五脉上头，并入发一寸，以上周通高处，当前横数，于五脉上凡有五处，处各五穴。当前谓囟会、前项、百会、后顶、强间，五也。督脉两傍，足太阳脉五处、承光、通天、络郄、玉枕，左右十也。足太阳两傍，足少阳脉临泣、目窗、正营、承灵、脑空，左右十也。太阳为二阳之总，故皆为太阳所营，二十七也。**项中大筋两傍各一，**两傍天柱二穴，二十九也。**风府两傍各一，**天牖二穴，三十一也。**侠脊以下至尻二十一节十五间各有一，**太椎以下至尻尾二十一节十五间两傍各有一输，为三十输，六十一也。**委中以下至足小指傍六输。**从足小指上至委中，有井、荥、输、原、经、合等左右十二输等，七十三也。**足少阳脉气所发者五十二穴：两角上各二，**两角上等天冲、曲鬓，左右四穴也。**耳前角上各一，**颔厌左右二穴，六也。**客主人各一，**一名上关，二穴，八也。**下关各一，**下关耳前动脉二穴，十也。**耳下牙车之后各一，**大迎一名髓空，二穴，十二也。**缺盆各一，**缺盆一名天盖，二穴，十四。**腋下三寸，胁下下至胠八间各一，**腋下左右三寸间，渊液、辄筋、天池三穴。胁下至胠，章门、维道、日月三穴，正经气发也。腹哀、大横，此二穴正经虽不言发，近此三正经气也。带脉、五枢，此二穴少阳别气至也。上窌一穴，少阳脉络别至也。左右二十二，三十六穴也。是则腋下三寸为胁，胁下八间之外为胠，则肤胁之言可别矣。**髀枢中傍各一，**环跳、居髎左右四穴，四十也。**膝以下至足小指、次指各六输。**足少阳井等六输，左右十二，五十二也。**足阳明脉气所发者六十二穴：额颅发际傍各三，**头维、本神、曲差，左右六穴也。**面鼽骨空各一，**鼽，渠留反，鼻表也。有云鼻塞病，非也。颧窌左右二穴，八也。《明堂》虽不言气发，足阳明正别上頞系目系，故至颧窌也。**大迎之骨穴各一，**左右二穴，十也。**缺盆外骨各一，**天窌左右二穴，十二也。天窌，足阳明大络至此穴也。**膺中骨间各一，**膺中，膺窗也。左右二穴，十四也。**侠鸠尾之外，当乳下三寸，侠胃脘各五，**乳根、不容、承满、梁门、关门，左右十穴，二十四也。**侠脐广三寸各三，**太一、滑肉、天枢，左右六穴，三十也。**下脐二寸侠之各六，**外陵、太巨、水道、归来、府舍、冲门，左右十二穴，四十二也。太阴脉穴更无别数，所以亦入阳明也。**气街动脉各一，**气街左右二穴，四十四。**伏兔上各一，**髀关二穴，四十六。**三里以下至足中指各八输，分上所在穴空。**井荥等六输及巨虚上下廉，左右十六穴，六十二也。巨虚上廉，足阳明与大肠合，巨虚下廉，足阳明与小肠合，故左右合有十六也。**手太阳脉气所发者二十六穴：**"三十"错为"二十"字也。**目内眦各一，**睛明左右二穴。**巨骨下骨穴各一，**巨骨左右二穴，四也。**曲腋上骨穴各一，**曲垣左右二穴，六也。**柱骨出陷者各一，**肩井二穴，八也。**上天窗四寸各一，**足太阳近天容，手太阳脉未至天容，谓"天容"字错，未详所出。左右八穴，十六。**肩解各一，**秉风左右二穴，十八。**肩解下三寸者各一，**天宗、臑输、肩贞，左右六穴，二十四。**肘以下至于手小指本各六输。**六输左右十二穴，三十六也。**手阳明脉气所发者二十二穴：鼻穴外廉项上各一，**迎香、天窗，左右四穴，天窗去手阳明络近，故得其气也。**大迎骨空各一，**大迎左右二穴，六也。**柱骨之会各一，**柱骨左右二穴，八也。上出柱骨之会，上下入缺盆中，过此二穴，故得其气也。**禺骨之会各一，**肩髃二穴，十也。**肘以下至手大指、次指本各六输。**肘下六输，左右十二穴，二十二也。**手少阳脉气所发者三十三穴：鼽骨下各一，**颧窌二穴。**眉本各一，**丝竹空左右二穴，四也。**角上各一，**颔厌左右二穴，六也。**下完骨后各一，**天容左右二穴，八也。**项中足太阳之前各一，**大椎、大杼，左右及中三穴，十一。**扶突各一，**扶突左右二穴，十三也。扶突近手少阳经也。**肩贞各一，**肩贞左右二穴，十五。**肩贞下三寸分间各一，**肩窌、臑会、消泺，左右六穴，二十一也。肩窌、臑会近手少阳也。**肘以下至手小指、次指本各六输。**六输左右十二穴，三十三也。一曰二十八者，数不同也，疑其错。

督脉气所发者二十六穴：项中央三，项中央者，项内也，非唯当中也，故项内下行，瘖门一，天柱二，为三也；上行，风府一，风池二，为三，总有六穴也。督脉上入风池，即为信也。**大椎以下至尻二十节间各一，骶下凡二十一节，脊椎法。**骶，竹尸反，此经音抵，尾穷骨，从"骨"为正。大椎至骶二十一节，有二十间，间有一穴，则二十六穴也。《明堂》从兑端上项，下至瘖门，有十三穴；大椎以下，至骶骨长强，二十一节，有十一穴。凡二十四穴，督脉气所发。与此不同，未详也。**任脉之气所发者十八穴：喉中央二，**廉泉、天突二穴也。**鸠尾下三寸，胃脘五寸，胃脘以下下至横骨八寸一一，腹脉法。**鸠尾以下至横骨一尺六寸，寸有一穴，有一十六穴。并已前有一十八穴也。《明堂》中央任脉气所□□穴合有二十六，此经从旋玑以下至中庭六穴，合□□六，此经从旋玑以下至横骨虽发□□下，分寸复与《明堂》不同，亦未详也。**五脏之输各五，凡五十穴。足少阴舌下，厥阴毛中急脉各一，**五脏之输有二十五，两箱合论，故有五十。足少阴至舌下一□□□，亦不与《明堂》同。厥阴毛中急脉，当是同骨，故有五□□。**手少阴各一，阴阳跷各一，手足诸鱼际脉气所发者，凡三百六十五穴。**手少阴左右二穴。阴跷所生照海，阳跷所起申脉，左右四穴。手鱼际二，足鱼际、足太阴脉太白二，左右有十穴。总二十六脉，有三百八十四穴。此言三百六十五穴者，举大数为言，过与不及，不为非也。三百八十四穴，乃是□□诸脉发穴之义，若准《明堂》，取穴不尽，仍有重取，以……

骨空

黄帝问于岐伯曰：余闻风者百病之始也，以针治之奈何？岐伯曰：风从外入，令人振寒、汗出、头痛、身重、恶风寒，治在风府，调其阴阳，不足则补，有余则泻。风为百病之源，风初入身，凡有五种：一者振寒，二者汗出，三者头痛，四者身重，五者恶风寒。□观虚实，取之风府。风府，受风要处也。**大风颈项痛，刺风府，风府在上椎。**大风，谓眉鬓落，大风病也。在上椎者，大椎上入□□□。**大风汗出，灸譩譆，譩譆在背下侠脊傍三寸所，厌之令病者呼譩譆，譩譆应手。从风憎风，刺眉头。**上譩，一之反；下嘻，火之反。谓病声也。风起则风病发，故曰从风，皆刺攒竹也。**失枕，在肩上之横骨间。**失枕为病，可取肩上横骨间，谓柱骨间□。**折使揄臂齐肘，正灸脊中，除胁络季胁引少腹而痛。**折使中也，谓使引臂，当肘灸脊中，除胁络季胁与少腹相引痛病也。**胀，刺譩譆。**譩譆在足太阳，故大肠胀，刺譩譆也。**腰痛不可以转摇者，急引阴卵，刺九窌与痛上，九窌在腰尻分间。**八窌与腰输为九窌。此经"窌"字音聊，空穴也。**鼠瘘寒热，还刺寒府，寒府在膝外解营。**寒热府在膝外解之营穴也，名曰骸关也。瘘，音漏也。**取膝上外者使之拜，取足心者使之跪。**凡取膝上外解使拜者，屈膝伏也。取涌泉者，屈膝至地，身不伏，为跪也。

督脉起少腹以下骨中央，女子入系庭孔，其孔溺孔之端，骨中，尻下大骨空中也。下入骨空中，其女子系尾穴端，男子循阴茎也。**其络循阴器合篡间，绕篡后，别绕臀，至少阴与巨阳中络者，合少阴上股内后廉，贯脊属肾，与太阳起于目内眦，**督脉络也。绕阴器合于篡间，绕篡后复合，然后亦分为二道，绕臀至足少阴及足太阳二络，合足少阴之经，上阴股后廉，至脊属肾，寻足太阳脉，从颃颡上至于目内眦而出也。**上额交颠上，入络脑，还出别下项，循肩髆内，侠脊抵腰中，入循膂络肾而止；其男子循茎下至篡，与女子等；**从目内眦出已，两道上额，至顶上相交已，左右入脑中，还出两箱别下项，各循肩髆之内，侠脊下至腰中，各循脊膂，还复络肾，从颃颡出兑端，上鼻上，下项，下至骶骨，气发于穴，余行之处，并不发之穴也。**其少腹直上者，贯脐中央，上贯心入喉，上颐环唇，上系两目之下中央。**有人见此少腹直上者，不细思审，谓此督脉以为任脉，殊为未当也。**此生病，从少腹上冲心而痛，不得前后，为冲疝。其女子不字，癃痔遗溺嗌干。督脉生病治督脉，**此八种病，循督脉而生，故疗督脉之穴也。**治在骨上，甚者在脐下营。**以下言疗督脉穴。骨上，量是骶骨骨上，督脉标也。脐下营者，督脉本也，营亦穴处也。**其上气有音者，治其喉中央，在缺盆中者。**有音，上气喘喝声也。喉中央，廉泉也。缺盆中央，天突穴也。**其病上冲喉者治渐，渐者上侠颐。**上侠颐者，是大迎穴道也。**蹇膝伸不屈，治其楗。**伸不得屈，骨病也。楗，渠偃反。在髀辅骨以上，膝上横骨以下，名楗也。**坐而膝痛，治其机。**侠髋□□相接之处，为机。**立而暑解，治其厌关。**人立肢节解处热，疗其厌关。厌关，骸关也，□膝骨相属，屈伸之处也。**膝痛，痛及母指，治其腘。**母指，小母指也。足少阴、足太阳皆行腘中至足小指，故疗其腘也。**坐而膝痛如物隐者，治其关。**腘上髀枢为关也。**膝痛不可屈伸，治其背内；**背内，谓足太阳背输内也。**连䯒若折，治阳明中输窌；**膝痛不得屈伸，连脚䯒其痛若折者，疗足阳明中输。足阳明中输，谓是巨虚上廉也。窌，输穴也。**若别，治巨阳、少阳荥。**若䯒痛若别，可治足太阳、足少阳二脉营穴也。**淫泺不能久立，治少阳之维，在外踝上四寸。**泺，罗各反。淫泺，膝胻痹痛无力也。外踝上五寸，足少阳光明穴也；少阳维者，在四寸中也。**辅骨上横骨下为楗，侠髋为机，膝解为骸关，侠膝之骨为患骸，骸下为辅，辅上为腘，腘上为关，项横骨为枕。**膝辅骨上，横骨下，为楗；当膝解处，为骸也。项横骨，项上头后玉枕也。髋，孔昆反，又音完。**水输五十七者，尻上五行，行五；伏兔上两行，行五，左右各一行，行六穴。**前已言水输，今复重言者，此言水骨空，水输主骨，故重言也。**髓空脑后三分，在颅际兑骨之下，一在龂基下，一在项中复骨下，一在脊骨上空，在风府上，脊骨下空，在尻骨下空。数髓空在面侠鼻，或骨空在口下当两肩。两髆骨空，在髆中之阳。臂骨空在阳，去踝四寸两骨之间。股骨上空在股阳，出上膝四寸。胻骨空在辅骨之上端。股际骨空在毛中动脉下。尻骨空在髀骨之后，相去四寸。扁骨有渗理，毋髓空，易髓无空。**言骨上有空，五谷津液入此骨空，资脑髓也。此骨空种数所在难分，有可知者，不可知者，故置而不数也。“两肩”，有本为“唇”也。

仁安二年五月十三日以同本书写之

以同本移点了校合了　丹波赖基

本云

仁平四年三月二十五日以家本移点校合之　宪基

卷第十二　营卫气

通直郎守太子文学臣杨上善奉敕　撰注

营卫气别

黄帝问岐伯曰：人焉受气？人之生也，禀气而生，未知禀受何气？**阴阳焉会？**未知所受阴阳□□□□□□？**何气为营？何气为卫？营安从生？卫于焉会？**问营卫知名之所由，□□□气生处□□。**老壮不同气，阴阳异位，愿闻其会。**问□□□□□□□。**岐伯答曰：人受气于谷，谷入于胃，以传肺，五脏六腑皆以受气，**人之受气，受谷气也。肺以□气，故谷之精气传之与肺，□□□气传与脏腑，故脏腑皆受气于肺也。**其清者为营，浊者为卫，**谷之清气为营，谷之浊气为卫。**营在脉中，卫在脉外，**清血之气，在于脉中，周身不住，以营于身，故曰营气。谷之浊气，在于脉外，亦周身不住卫身，故曰卫气也。**营周不休，**营气法天，营身不息，故曰不休。**五十而复大会。**营气营身五十周已，大会于两手太阴中也。**阴阳相贯，如环毋端。**营气起于中焦，下络大肠，上膈属肺，以肺系横出腋下，至手大指、次指之端，入手阳明，从手阳明入足阳明，次入足太阴，次入手少阴，次入手太阳，次入足太阳，次入足少阴，次入手心主，次入手少阳，次入足少阳，次入足厥阴，还手太阴，阴阳相贯，终而复始，与天地同纪，故曰如环无端也。**卫气行于阴二十五度，行于阳亦二十五度，分为昼夜，**以下言卫气之行也。度，周也；阴者，五脏也；阳者，三阳脉也。卫气昼行三阳之脉二十五周，夜行五脏亦二十五周，故曰分为昼夜也。**故气至阳而起，至阴而止。**气，卫气也；阳，日阳也；阴，夜阴也。卫气至平旦□太阳而起，□□□阳□，至夜阴时行肾等五脏，阳气已止也。**故日中而阳陇，为重阳。**陇，大也，日中阳极，故为大也。日为阳也，极至日中，故曰重阳也。**夜半而阴陇，为重阴。**夜为阴极，至夜半，故曰重阴也。**故太阴主内，太阳主外，各行二十五度，分为昼夜。**内，五脏也；外，三阳也。卫气夜行五脏二十五周，昼行三阳二十五周，阴阳分昼夜也。**夜半为阴陇，夜半后□□□，平旦阴尽而阳受气。日中而阳陇，日西而阳衰，日入而阳尽而阴受气。夜半而大会，万民皆卧，命曰合阴。平旦阴尽而阳受气。如是毋已，与天地同纪。**阴阳之气，更盛更衰，终而复始，此为物化之常也。夜半万人皆卧，人气与阴气合，故曰合阴。平旦阴□阳生，日中名为合□□□夜□□□。**黄帝问曰：老人之不夜瞑者，何气使然？少壮不夜寤者，何气使然？岐伯答曰：壮者之气血盛，其肌肉滑，气道通，营卫之行，不失其常，故昼精而夜瞑。老者之气血衰，肌肉枯，气道涩，五脏之气相薄，其营气衰小而**

卫气内代，故昼不精，夜不得瞑。亡年反。以下言老、壮之人营卫气异也。营气衰小，脉中□□也；卫气内代，脉外气衰。代，蹇息也。

黄帝曰：宗气之道，内谷为宝。人之生也，以气为宗。宗气之道，无贵内谷。内谷即肠胃□□也，肠胃宗气，生身最重，故名宝也。**谷入于胃，乃传之于肺，流溢于中，布散于外，**谷入胃已，精浊下流，清精注肺，肺得其气，流溢五脏，布散六腑也。**精专者行于经隧，常营毋已，终而复始，是谓天地之纪。**精专血气，常营无已，名曰营气也。**故气从太阴出，注手阳明，上行注足阳明，下行至跗上，注大指间，与太阴合，**以下言营行十二经脉也。气，营气也。营气起于中焦，并胃口，出上焦之后，注手太阴、手阳明，乃之足阳明也。**上行抵脾。从脾注心中，循手少阴出腋下臂，注小指之端，合手大阳，上行乘腋出䪼内，注目内眦，上巅下项，合足太阳，循脊下尻，下行注小指之端，**足太阴脉注心中，从心中循手少阴脉行也。合者，合手小指端也。上巅下项者，十二经中，手太阳脉支者，别颊上䪼抵鼻至目内眦；足太阳脉，起目内眦。此言上巅者，循手太阳气至目内眦，合足太阳之气，与之共行，上顶下项，然后称合，理亦无违也。**循足心，注足少阴，上行注肾。从肾注心，外散于胸中，循心注脉，出腋下臂，入两筋之间，入掌中，出中指之端，还注小指、次指之端，合手少阳。上行注膻中，散于三焦，从三焦注胆出胁，注足少阳，下行至跗上，复从跗注大指间，合足厥阴。上行至肝，从肝上注肺，上循喉咙，入颃颡之窍，究于畜门。其别者，上额循巅下项中，循脊入骶，是督脉也，络阴器，上过毛中，入脐中，上循腹里，入缺盆，下注肺中，复出太阴。此营气之行逆顺之常也。**问曰：肝脉足厥阴，上贯膈，布胁肋，循喉咙之后，上入颃颡，连目系，上出额，与督脉会于巅。此言足厥阴脉循喉咙，究于畜门，循巅入骶等是督脉者，未知督脉与足厥阴脉同异何如？答曰：足厥阴脉从肝上注肺，上循喉咙，上至于巅，与督脉会。督脉自从畜门上额至巅，下项入骶，与厥阴不同。此言别者上额循巅之言，乃是营气行足厥阴至畜门，别于厥阴之脉，循督脉上额至巅，下项入骶络阴器，上循腹里入缺盆，复别于督脉，注于肺中，复出手太阴之脉，此是营气循列度数常行之道，与足厥阴及督脉各异也。颃颡，当会厌上双孔。畜门，鼻孔也。逆顺者，在手循阴而出，循阳而入；在足循阴而入，循阳而出，此为营气行逆顺常也。

黄帝曰：愿闻营卫之所行，皆何道从行？岐伯答曰：营出于中焦，卫出于上焦。夫三焦者，上焦在胃上口，主内而不出，其理在膻中；中焦在胃中口，不上不下，主腐熟水谷，其理在脐旁；下焦在脐下，当膀胱上口，主分别清浊，主出而不内，其理在脐下一寸。故营出中焦者，出胃中口也；卫出上焦者，出胃上口也，**黄帝曰：愿闻三焦之所出。**前问营卫二气所出，出于三焦，未知上焦卫气出在何处？故致斯问。**岐伯曰：上焦出于胃上口，并咽以上贯膈，布胸中，走腋，循太阴之分而行，还注阳明，上至舌，**咽胃之际，名胃上口。胃之上口出气，即循咽上布于胸中，从胸中之腋，循肺脉手太阴行至大指、次指之端，注手阳明脉，循指上廉上至下齿中。气到于舌，故曰上至舌也。此则上焦所出与卫气同，所行之道与营共行也。**下足阳明，**其脉还出侠口交人中，左之右，右之左，上侠鼻孔，与足阳明合。足阳明下行至足太阴等，与营气俱行也。**常与营俱行于阳二十五度，行于阴亦二十五度，一周也，故五十周而复大会于手太阴。**营气行昼，故即行阳也；行夜，故即行阴也。其气循二十八脉十六丈二尺，昼行二十五周，夜行二十五周，故一日一夜行五十周，平旦会手太阴脉也。一度有一周，五十周为日夜一大周矣。上焦卫气循营气行，终而复始，常行无已也。**黄帝曰：人有热饮食下胃，其气未定，则汗出，或出于面，或出于背，或出于身半，其不循卫气之道而出，何也？岐伯曰：此外伤于风，内开腠理，毛蒸理泄，卫气走之，固不得循其道，此气慓悍滑疾，见开而出，故不得从其道，故命曰漏泄。**蒸，之冰反，火气上行也。卫气在于脉外分肉之间，腠理伤风，因热饮食，毛蒸理泄，腠理内开。慓，芳昭反，急也。悍，胡旦反，勇也。言卫气勇急，遂不循其道，即出其汗，谓之漏泄风也。**黄帝曰：愿闻其中焦之所出。岐伯曰：中焦亦并胃口，出上焦之后，此所谓受气者，泌糟粕，承津液，化其精微，上注于肺脉，乃化而为血，以奉生身，**泌，音必。中焦在胃中口，中焦之气，从胃中口出已，并胃上口，出上焦之后，□五谷之气也，泌去糟粕，承□津液之汁，化其精微者，注入手太阴脉中，变赤称血，以奉生身。**莫贵于此，故独得行于经隧，命曰营气。**人眼受血，所以能视；手之受血，所以能握；足之受血，所以能步。身之所贵，莫先于血，故得行于十二经络之道，以营于身，故曰营气也。隧，道也。故中焦□□营气也。**黄帝曰：夫血之与气，异名同类，何也？岐伯曰：营卫者精气也，血者神气也，故血之与气，异名同类焉。故夺血者毋汗，夺气者毋血，故人生有两死而毋两生。**营卫者人之至精之气，然精非气也；血者神明之气，而神非血也，故比之神气、精气无异也。脱血亦死，脱气亦死，故有两死也；有血亦生，有气亦生，随有一即生，故无两生也。**黄帝曰：愿闻下焦之所出。岐伯答曰：下焦者，别回肠，注于膀胱而渗入焉。故水谷者，常并居于胃中，成糟粕，而俱下于大肠，而成下焦，渗而俱下，济泌别汁，循下焦而渗入膀胱焉。**回肠，大肠也。下焦在脐下，当膀胱上口，主分别清浊，出而不内，此下焦处也。济泌别汁，循下焦渗入膀胱，此下焦气液也。膀胱，尿脬也。**黄帝曰：人饮酒亦入胃，谷未熟而小便独先下，何也？岐伯答曰：酒者熟谷之液也，其气悍以滑，故后谷入而先谷出焉。**其气悍者，酒为熟谷之气，又热，故气悍以滑也。**黄帝曰：善。余闻上焦如雾，中焦如沤，下焦如渎，此之谓也。**上焦之气，如雾在天，雾含水气，谓如云雾也。沤，屋豆反，久渍也。中焦血气在于脉中润渍，谓之沤也。下焦之气溲液等，如沟渎流在地也。

营卫气行

黄帝问伯高曰：夫邪气之客于人也，或令人目不瞑不卧出者，何气使然？厥邪客人为病，目开不得瞑，卧之不欲起也。**伯高答曰：五谷入于胃也，其糟粕、津液、宗气，分为三隧。**宗，总也。隧，道也。糟粕、津液、总气，分为三隧也。**故宗气积于胸中，出于喉咙，以贯心肺而行呼吸焉。**糟粕津液，浊秽下流，以为溲便。其清者宗气，积于膻中，名曰气海，其气贯于心肺，出入喉咙之中而行呼吸，一也。**营气者，泌其津液，注之于脉，化而为血，以营四末，内注五脏六腑，以应刻数焉。**营气起于中焦，泌五谷津液，注于肺脉手太阴中，化而为血，循脉营于手足，回入五脏六腑之中，旋环以应刻数，二也。**卫气者，出其悍气之慓疾，而先行四末、分肉、皮肤之间而不休者也，昼日行于阳，夜行于阴，其入于阴也，常从足少阴之分间，行于五脏六腑。**卫气起于上焦，上行至目，行手足三阳已，夜从足少阴分，上行五脏，至昼还行三阳，如是行五脏。行六腑者，夜行五脏之时，脏脉络腑，故兼行也，以腑在内故，三也。**今厥气客于脏腑，则卫气独卫其外，卫其外则阳气瞋，瞋**

则阴气益少，阳跷满，是以阳盛，故目不得瞑。厥气，邪气也。邪气客于内脏腑中，则卫气不得入于脏腑，卫气唯得卫外，则为盛阳。瞋，张盛也。脏腑内气不行，则内气益少。阳跷之脉在外营目，今阳跷盛溢，故目不得合也。瞑，音眠。**黄帝曰：善。治之奈何？伯高曰：补其不足，泻其有余，调其虚实，以通其道而去其邪，**不足，阴气也。有余，外阳气。**饮以半夏汤一剂，阴阳已通，其卧立至。**以下言半夏汤方，以疗厥气，厥气既消，内外气通，则目合得卧。**黄帝曰：善。此所谓决渎壅塞，经络大通，阴阳和得者也。愿闻其方。**沟渎水壅，决之则通。阴阳气塞，针液导之，故曰决渎，所以请闻其方也。**伯高曰：其汤方以流水千里以外者八升，扬之万遍，取其清五升煮之，炊以苇薪，大沸，量秫米一升，治半夏五合，徐炊，令竭为一升半，去其滓，饮汁一小杯，日三，稍益，以知为度。故其病新发者，覆杯则卧，汗出则已矣；久者，三饮而已。**饮汤覆杯即卧，汗出病已者，言病愈速也。三饮者，一升半为一齐，久病三服即瘥，不至一齐，新病一服即愈也。

黄帝曰：余闻十二经脉，以应十二经水。十二经水者，其五色各异，清浊不同，人之血气若一，应之奈何？十二水，谓泾、渭、海、湖、汝、沔、淮、漯、江、河、济、漳。此十二水，十二经所法，以应五行，故色各异也。江清河浊，即清浊不同也。若，如也。人血脉如一，若为彼十二经水也？**岐伯曰：人之血气，苟能若一，则天下为一矣，恶有乱者乎？**人之血气苟能一种无差异者，不可同应于十二经水，正以血脉十二经不同，故得应于十二经水，所以有相乱也。**黄帝曰：余问一人，非问天下之众。岐伯曰：夫一人者，亦有乱气，天下之众，亦有乱气，其合为一耳。**非直天下众人血脉有乱，一人自有十二经脉，故有乱也。**黄帝曰：愿闻人气之清浊。岐伯曰：受谷者浊，受气者清，**受谷之浊，胃气也；受气之清，肺气也。**清者注阴，**阴，肺也。**浊者注阳，**阳，胃也。**浊而清者上出于咽，**谷气浊而清者，上出咽口，以为噫气也。**清而浊者则下行，**谷气清而浊者，下行经脉之中，以为营气。**清浊相干，命曰乱气。**清者为阴，浊者为阳，清浊相干，则阴阳气乱也。**黄帝曰：夫阴清而阳浊，浊者有清，清者有浊，别之奈何？**问清浊之状也。**岐伯曰：气之大别，**气之细别多种，今言其大略耳。**清者上注于肺，**谷之清气，上注于肺。**浊者下流于胃。**谷之浊者，下流于胃。**胃之清气，上出于口；**胃中谷气浊而清者，上咽出口，以为噫气。**肺之浊气，下注于经，内积于海。**注肺清，而浊气下注十二经，并积膻中，以为气海而成呼吸也。**黄帝曰：诸阳皆浊，何阳独甚乎？**诸阴皆清，诸阳皆浊。诸阳之脉皆浊，未知何经独受中之浊也。**岐伯曰：手太阳独受阳之浊。**胃者，腐熟水谷，传与小肠，小肠受盛，然后传与大肠，大肠传过，是为小肠受秽浊最多，故小肠经受阳之浊也。**手太阴独受阴之清，其清者上走空窍，**肺脉手太阴受于清气，其有二别。有清清之气，行于三百六十五络，皆上于面，精阳之气上行目而为精，其别气走耳而为听，其宗气上出于鼻而为嗅，其浊气出于唇口为味，皆是手太阴清气行之故也。**其浊者下行诸经。**手太阴清而浊者，下入于脉，行十二经中也。**诸阴皆清，足太阴独受其浊。**六阴之脉皆清，足太阴以是脾脉，脾主水谷浊气，故足太阴受阴之浊也。**黄帝曰：治之奈何？岐伯曰：清者其气滑，浊者其气涩，此气之常也。故刺阳者，深而留之；刺阴者，浅而疾之；清浊相干者，以数调之。**诸经多以清者为阳，浊者为阴；此经皆以谷之悍气为浊为阳，谷之精气为清为阴，有此不同也。故人气清而滑利者，刺浅而疾之；其气浊而涩者，刺深而留之；阴阳清浊气并乱，以理调之，理数然也。

黄帝曰：经脉十二者，别为五行，分为四时，何失而乱？何得而治？岐伯曰：五行有序，四时有分，相顺则治，相逆则乱。相顺者，十二经脉皆有五行四时之分。诸摄生者，摄之当分，则为和为顺；乖常失理，则为逆为乱也。**黄帝曰：何谓相顺？岐伯曰：经脉十二者，以应十二月。十二月者，分为四时。四时者，春夏秋冬，其气各异，营卫相随，阴阳已和，清浊不相干，如是则顺而治。**营在脉中，卫在脉外，内外相顺，故曰相随，非相随行，相随和也。**黄帝曰：何谓逆而乱？岐伯曰：清气在阴，浊气在阳，**清气在于脉内，为营为阴也；浊气在于脉外，为卫为阳也。**营气顺行，卫气逆行，**营卫气顺逆十二经而行也。卫之悍气，上至于目，循足太阳至足指为顺行；其悍气散者，复从目，循手太阳向手指，是为逆行也。此其常也。**清浊相干，乱于胸中，是谓大悗。**悗，音闷。阳气入阴，阴气入阳，即清浊乱也。营气逆行，卫气顺行，即逆顺乱也。**故气乱于心，则烦心密嘿，俯首静伏；**密嘿烦心，不欲言也。俯首，低头静伏也。**乱于肺，则俛仰喘喝，接手以呼；**肺手太阴脉行臂，故肺气乱，肺及臂手闷，所以接手以呼也。**乱于肠胃，则为霍乱；**肠胃之中，营卫之气相杂为乱，故为霍乱。霍乱，卒吐利也。**乱于臂胫，则为四厥；**四厥，谓四肢冷，或四肢热也。**乱于头，则为厥逆，头重眩仆。**厥逆头重，谓头寒或热，重而眩仆也。**黄帝曰：五乱者，刺之有道乎？岐伯曰：有道以来，有道以去，审知其道，是谓身宝。**有道者，理其乱，使从其道。**黄帝曰：善。愿闻其道。岐伯曰：气在于心者，取之手少阴经、心主输；**气在于心取手少阴经者，《上经》云：心不受邪。今气在心，若为不受邪也？若言邪在心之包络，即应唯疗手心之经，何为心病二经俱疗？故知心者亦受邪也。输，谓手少阴、手心主二经各第三输也。**气在于肺，取之手太阴荥、足少阴输；**手太阴荥，肺之本输。足少阴输，乃是肾脉。以其肾脉上入于肺，上下气通，故上取太阴荥，下取足少阴输。**气在于肠胃，取之足太阴、阳明下者取三里；**足太阴，脾脉也。脾胃腑脏阴阳气通，故肠胃气乱，取足太阴也。阳明之脉，是胃本经，胃之上输在背，下输在三里也。**气在于头，取之天柱、大杼；**足太阳脉行头，天柱、大杼，并是足太阳脉气所发，故取之也。**不知，取足太阳荥输；**取前二穴不觉愈者，可取足太阳第二荥穴及第三输也。**气在于臂足，先去于血脉，后取阳明、少阳之荥输。**手足四厥，可先刺去手足盛络之血，然后取于手足阳明荥之与输，及手足少阳荥及输也。**黄帝曰：补泻奈何？岐伯曰：徐入徐出，谓之导气，**补者徐入疾出，泻者疾入徐出，是谓通导营卫之气，使之和也。**补泻无形，所以谓之同精，是非有余不足也，乱气之相逆也。**补泻虽复无形无状，所以同欲精于气之是非有余不足及乱气之逆也。故精者，补泻之妙，意使之和也。**黄帝曰：光乎哉道，明乎哉论，请著之玉板，命曰治乱。**帝赞岐伯之言有二：一则所言光扬大道，二则所论开道巧便。故请传之不朽也。

营五十周

黄帝曰：余愿闻五十营。岐伯答曰：天周二十八宿，宿三十六分，此据大率言耳，其实弱三十六分。**人气行一周，**谓昼夜周。**一千八分。**其实千分耳，据三十六全数乘之，故剩八分也。宿各三十五分七分分之五，则千分也。知必然者，下云气行一周，日行二十分，气行再周，日行四十分，人昼夜五十周，故知一千分也。**日行二十八分，人经脉上下、左右、**

前后二十八脉，周身十六丈二尺，日行二十分，人经脉一周，言八分者误也，以上下文会之可知也。**以应二十八宿，漏水下百刻，以分昼夜。**以二十八脉气之周身，上应二十八宿，漏水之数，昼夜之分，俱周匝。**故人一呼，脉再动，气行三寸；一吸，脉亦再动，气行三寸。呼吸定息，气行六寸。**一息之间，日行未一分，故不言日行之数。**十息，气行六尺，日行二分。**一息六寸，十息故六尺也。二分，谓二十七分分之二十分也。人气十息，行亦未一分也。十三息半，则一分矣。**二百七十息，气行十六丈二尺，气行交通于中，一周于身，下水二刻，日行二十分。**十息六尺，故二百七十息，气行一百六十二尺。又日行二十分者，十息得二十七分之二十，百息得二百，二百息得四百，二百七十息得五百四十分，以二十七除之，则为二十分矣。**五百四十息，气行再周于身，下水四刻，日行四十分。**倍一周身之数。**二千七百息，气行十周于身，下水二十刻，日行五宿二十分。**十倍一周，故日行二百分也。宿各三十六分，故当五宿二十分也。由此言之，故知五十周以一千分为实也。**一万三千五百息，气行五十营于身，水下百刻，日行二十八宿，漏水皆尽，脉终矣。**此人昼夜之息数，气行二十八脉之一终，与宿漏相毕。**所谓交通者，并行一数，**谓二手足脉气并行，而以一数之，即气行三寸者，两气各三寸也。而二气之行，相交于中，故曰交通。上有交通之文，故云所谓也。**故五十营备，得尽天地之寿矣，**寿，即终之义也。天地以二十八宿下水百刻为一终也。**气凡行八百一十丈。**即二十八脉相续五十周之数也。

卫五十周

黄帝问于伯高曰：愿闻卫气之行，出入之合何如？伯高答曰：岁有十二月，日有十二辰，子午为经，卯酉为纬，天周二十八宿而面有七星，四七二十八星，房昴为纬，虚张为经。经云"虚张为经"者错矣，南方七宿星为中也。**是故房至毕为阳，昴至尾为阴，**经云"昴至尾为阴"，便漏心宿也。**阳主昼，阴主夜。故卫气之行，一日一夜五十周于身，昼日行于阳二十五周，夜行于阴二十五周于五脏。**昼行手足三阳，终而复始，二十五周；夜行五脏，终而复始，二十五周也。**是故，平旦阴气尽，阳气出于目，目张则气上行于头，循项下足太阳，循背下至小指之端；**行于五脏，阴气尽也。卫气出目，循足太阳气出于目也。小指之端，足小指外侧端也。**其散者，别于目锐眦，下手太阳，下至小指之端外侧。其散者，别目锐眦，下足少阳，注小指、次指之间，以上循手少阳之分，下至小指、次指之间；别者，至耳前，合于颔脉，注足阳明，下行至跗上，入五指之间。其散者，从耳下，下手阳明入大指之间，入掌中；**眦，才支反，日崖，一曰目匡。散者，卫之悍气，循足太阴脉而有余别，故曰散者。别目锐眦，目外决眦也。目之锐眦，有手太阳，无足太阳，今言别者，足太阳脉系于目系，其气至于锐眦，故卫气别目锐眦，下手太阳，至小指之端外侧也。行此手足太阳，一刻时也。卫之悍气别者，循足少阳至小指、次指之间，别者循手少阳至于小指、次指之间，二刻时也。卫之悍气别者，合于颔脉，谓足阳明也。入五指间者，谓足阳明络，散入十指间，故刺疟者先刺足阳明十指间也。手阳明偏历大络，乘肩髃，上曲颊偏齿，其别者从齿入耳，故卫别于耳下，下手阳明至大指间。入掌中者，手阳明脉不入掌中，而言入者，手阳明脉气虽不至掌中，卫之悍气循手阳明络至掌中，三刻时也。**其至于足也，入足心，出内踝下，行阴分，复合于目，为一周。**卫之悍气，昼日行手足三阳已，从于足心，循足少阴脉上，复合于目，以为行阳一周，如是昼日行二十五周也。**是故日行一舍，人气行一周于身与十分身之八；**以下具言行阳二十五周，人气行身一周，复行第二周内十分之中八分，即日行之一舍也。**日行二舍，人气行三周于身与十分身之六；日行三舍，人气行于身五周与十分身之四；日行四舍，人气行于身七周与十分身之二；日行五舍，人气行于身九周；日行六舍，人气行于身十周与十分身之八；日行七舍，人气行于身十二周于身与十分身之六；日行十四舍，人气行二十五周于身有奇分十分身之四，**人气昼日行阳，二十五周于身有奇分十分身之二，言“四”误也。**阳尽而阴受气矣。其始入于阴，常从足少阴注于肾，肾注于心，**卫之阳气，昼日行三阳二十五周已，至夜行于五脏二十五周。肾脉支者从肺出络心，故卫气循之注心者也。卫气夜行五脏，皆从能克注于所克之脏以为次也。**心注于肺，**心脉直者手少阴复从心系却上肺，故卫气循心注肺者也。**肺注于肝，**肝脉支者复从肝别贯膈上注肺，故卫气循肺注肝者也。**肝注于脾，**肝脉侠胃，胃脉络脾，故得肝脉注于脾也。**脾复注于肾，为一周。**脾脉足太阴从下入少腹，气生于肾，故卫气循之注肾者也。**是故夜行一舍，人气行于阴脏一周与十分脏之八，亦如阳之行二十五周而复合于目。**前行阳中，日行一舍，人气行身一周，复行后周十分身之八分；此夜行一舍，人气行阴脏一周，复行后周十分脏之八，与前行阳二十五周数同，亦有二十五周。合五十周，复合于目，终而复始也。**阴阳一日一夜，合有奇分十分身之二与十分脏之二，**行阳奇分十分身之二，行阴奇分亦有十分脏之二，其数同也。**是故人之所以卧起之时有早晏者，奇分不尽故也。黄帝曰：卫气之在于身也，上下往来不以期，候气而刺之奈何？伯高曰：分有多少，日有长短，春秋冬夏，各有分理，然后常以平旦为纪，以夜尽为始。是故一日一夜，水下百刻，二十五刻者，半日之度也，常如是毋已，日入而止，随日之长短，各以为纪而刺之。谨候其时，病可与期；失时反候，百病不治。故曰：刺实者刺其来也，刺虚者刺其去也。此言气存亡之时，以候实虚而刺之。**刺实等，卫气来而实者，可刺而泻之；卫气去而虚者，可刺而补之。**是故谨候气之所在而刺之，是谓逢时。**补泻之道，必须候于邪气所在刺之。**病在三阳，必候其气之加在于阳分而刺之；病在于三阴，必候其气之加在于阴分而刺之。**病在手足三阳刺之，可以用疗阳病之道也；病在三阴刺之，可以取疗阴病之道也。**水下一刻，人气在太阳；**在太阳者，在手足太阳也。**水下二刻，人气在少阳；**在少阳者，谓是手足少阳。**水下三刻，人气在阳明；**在阳明，谓是手足阳明也。**水下四刻，人气在阴分。水下五刻，人气在太阳；水下六刻，人气在少阳；水下七刻，人气在阳明；水下八刻，人气在阴分。水下九刻，人气在太阳；水下十刻，人气在少阳；水下十一刻，人气在阳明；水下十二刻，人气在阴分。水下十三刻，人气在太阳；水下十四刻，人气在少阳；水下十五刻，人气在阳明；水下十六刻，人气在阴分。水下十七刻，人气在太阳；水下十八刻，人气在少阳；水下十九刻，人气在阳明；水下二十刻，人气在阴分。水下二十一刻，人气在太阳；水下二十二刻，人气在少阳；水下二十三刻，人气在阳明；水下二十四刻，人气在阴分。水下二十五刻，人气在太阳，此半日之度也。从房至毕一十四舍，水下五十刻，日行半度，回行一舍，水下三刻与七分刻之二。**回行一舍，水下三刻与七分刻之四，言“七分刻之二”者错矣。置五十刻，以十四舍除之，得三刻十四分之八，法实俱半之，得七分之四也。《**大要**》**曰：常以日之加于宿上也，人气在太阳。**卫气行三阳上于目者，从足心循足少阴脉上至目，以为一刻。若至于夜，便入肾中，从肾注于肺，昼夜行脏二十五周，明至于目，合五十周，终而复始，以此为准，不烦注解也。**是故日行一舍，人气行三阳与阴分，常如是无已，与天地同纪，纷纷盼盼，终而复始，一日一夜，下水百刻而尽矣。**纷，孚云反，乱也。盼，普患反。谓卫气行身不息，纷纷盼盼，无有穷之也。

仁安二年五月二十三日以同本书之

以同本移点了，一校了　丹波赖基本云

仁平四年五月三日以家本书写移点校合了　宪基

卷第十三 身度

通直郎守太子文学臣杨上善奉敕　撰注

经　筋

足太阳之筋，起于小指之上，结于踝，斜上结于膝，其下者，循足外侧结于踵，上循根结于膕；其别者，结于腨外，上膕中内廉，与膕中并上结于臀，上侠脊上项；其支者，别入结于舌本；其直者，结于枕骨，上头下颜，结于鼻；其支者，为目上纲，下结于鼽；其下支者，从腋后外廉结于肩髃；其支者，入腋下，上出缺盆，上结于完骨；其支者，出缺盆，斜上出于鼽。十二经筋与十二经脉，俱禀三阴三阳行于手足，故分为十二。但十二经脉主于血气，内营五脏六腑，外营头身四肢。十二经筋内行胸腹郭中，不入五脏六腑。脉有经脉、络脉；筋有大筋、小筋、膜筋。十二经筋起处与十二经脉流注并起于四末，然所起处有同有别。其有起维筋、缓筋等，皆是大筋别名也。十二筋起处、终处及却结之处，皆撰为图，画六人，上具如《别传》。小指上，谓足指表上也。结，曲也，筋行回曲之处谓之结。却结，经脉有却，筋有结也。颜，眉上也。下结于鼽，鼽中出气之孔谓之鼻也，鼻形谓之鼽也。**其病小指支，跟肿痛，膕挛，脊反折，项筋急，肩不举，腋肢，缺盆纫痛，不可左右摇。**纫，女巾反，谓转处痛也。**治在燔针却刺，**脉病言针灸之言，筋病但言燔针者，但针灸、汤药之道，多通疗百病，然所便非无偏用之要也。**以知为数，**所以唯知病瘥为针度数，如病筋痛，一度却刺不瘥，可三四度，量其病瘥为数也。**以痛为输，**输，谓孔穴也。言筋但以筋之所痛之处，即为孔穴，不必要须依诸输也。以筋为阴阳气之所资，中无有空，不得通于阴阳之气上下往来，然邪入腠袭筋为病，不能移输，遂以病居痛处为输，故曰：筋者无阴无阳，无左以右候病也。《明堂》依穴疗筋病者，此乃依脉引筋气也。**名曰仲春痹。**圣人南面而立，上覆于天，下载于地，总法于道，造化万物，故人法四大而生，所以人身俱应四大。故正月即是少阳，以阳始起，故曰少阳；六月少阳，以阳衰少，故曰少阳。二月太阳，以其阳大，故曰太阳；五月太阳，以阳正大，故曰太阳。三月、四月阳明，二阳相合，故曰阳明。十二经筋，感寒、湿、风三种之气，所生诸病，皆曰筋痹。筋痹燔针为当，故偏用之。余脉、肉、皮、筋等痹，所宜各异也。

足少阳之筋，起于小指、次指之上，上结外踝，上循胻外廉，结于膝外廉；其支者，别起外辅骨，上走髀，前者结于伏兔之上，后者结于尻；其支者，起外辅骨，凡有二支也。故前支上结伏兔，后支上走髀，结于尻前也。**其直者，上眇乘季胁，上走腋前**

廉，系于膺乳，结于缺盆；眇，季胁下也，以沼反。**其直者，上出腋，贯缺盆，出太阳之前，循耳后，上额角，交颠上，下走颔，上结于頄；其支者，结目外眦为外维。其病足小指、次指支转筋，引膝外转筋，膝不可屈伸，腘中筋急，前引髀，后引尻，上即眇季胁痛，上引缺盆膺乳颈，**外维，太阳为目上纲，阳明为目下纲，少阳为目外维也。**维筋急，从左之右，右目不可开，**此筋本起于足，至项上而交，至左右目，故左箱有病，引右箱目不得开；右箱有病，引左箱目不得开也。**上过右角，并蹻脉而行，左络于右，故伤左角，右足不用，命曰维筋相交。治在燔针劫刺，以知为数，以痛为输，名曰孟春痹。**蹻脉至于目眦，故此筋交颠，左右下于目眦，与之并行也。筋既交于左右，故伤左额角，右足不用；伤右额角，左足不用，以此维筋相交故也。

足阳明之筋，起于中三指，结于跗上，斜外上加于辅骨，上结于膝外廉，直上结于髀枢，上循胁属脊；刺疟者，刺足阳明十指间，是知足阳明脉入于中指内间外间，脉气三指俱有，故筋起于中指并中指左右二指，故曰中三指也。有本无“三”字。髋骨如臼，髀骨如枢，髀转于中，故曰髀枢也。**其直者，上循骭结于膝；其支者，结于外辅骨，合于少阳；直者，上循伏兔，上结于髀，聚于阴器，上腹而布，至缺盆结，**布，谓分布也。**上颈，上侠口，合于頄，下结于鼻，上合于太阳为目上纲，阳明则为目下纲；其支者，从颊结于耳前。**太阳为目上纲，故得上眦动也；阳明为目下纲，故得下眦动也。**其病足中指支，骭转筋，脚跳坚，伏兔转筋，髀前肿，㿗疝，腹筋急，引缺盆颊口卒噼，急者目不合，热则筋弛纵，目不开。**寒则目纲上下拘急，故开不得合也。热则上下缓纵，故合不得开。噼，音僻。**颊筋有寒则急，引颊移口；有热则筋弛纵缓，不胜故噼。**足阳明筋侠口过颊，故曰颊筋。移，谓引口离常处也。不胜，谓热不胜其寒，所以缓口移去，故㖞噼也。**治之以马膏，膏其急者，以白酒和桂，以涂其缓者，**马为金畜，克木筋也，故马膏疗筋。急，病急也。桂酒泄热，故可疗缓筋也。**以桑钩钩之，即以生桑炭置之坎中，高下与坐等，以膏熨急颊，且饮美酒，啖美炙。不饮酒者，自强也，为之三拊而已。治在燔针劫刺，以知为数，以痛为输，名曰季春痹。**以新桑木粗细如指，以绳系之，拘其缓箱，挽急箱。仍于壁上为坎，令与坐等，坎中生桑炭火。以马膏涂其急箱，犹须饮酒啖炙，和其寒温。如此摩拊饮啖，为之至三，自得中平。拊，摩也，音抚。

足太阴之筋，起于大指之端内侧，上结于内踝；其直者，上结于膝内辅骨，膝内下小骨辅大骨者，长三寸半，名为内辅骨也。**上循阴股结于髀，聚于阴器，**阴器，宗筋所聚也。**上腹结于脐，循腹里结于胁，散于胸中；其内者，著于脊。**循腹里，即别著脊也。**其病足大指支，内踝痛，转筋痛，膝内辅骨痛，阴股引髀而痛，阴器纫痛，上引脐与两胁痛，引膺中与脊内痛。治在燔针劫刺，以知为数，以痛为输，名曰仲秋痹。**七月足之少阴，始起，故曰少阴；十二月手之少阴，以其阴衰，故曰少阴。八月足之太阴，以其阴太，故曰太阴；十一月手之太阴，以其阴正大，故曰太阴。九月足之厥阴，十月手之厥阴，交尽，故曰厥阴。八月之筋感三气之病，名曰筋痹。有本以足太阴为孟秋，足少阴为仲秋，误耳。

足少阴之筋，起于小指之下，并太阴之筋，斜走内踝之下，结于踝，与足太阴之筋合，而上结于内辅之下，并太阴之筋而上循阴股，结于阴器，循脊内侠膂，上至项，结于枕骨，与足太阳之筋合。其病足下转筋，及所过而结者皆痛及转筋，病在此者主痫瘛

及痉，在外者不能俯，在内者不能仰。故阳病者腰反折不能俯，阴病者不能仰。瘛，充曳反。痓，擎井反，身强急也。在此，谓在足少阴也。在小儿称痫，在大人多称癫。背为外为阳也，腹为内为阴也。故病在背筋，筋急故不得低头也；病在腹筋，筋急不得仰身也。**治在燔针却刺，以知为数，以痛为输，在内者熨引饮药，**痛在皮肤筋骨外者，可疗以燔针；病在腹胸内者，宜行熨法及道引并饮汤液药等也。**此筋折纫发数甚者，死不治，名曰孟秋痹。**其筋转痛，轻而可为燔针；若折曲纫发之甚，死而不疗也。

足厥阴之筋，起于大指之上，上结于内踝之前，上循胫，上结于内辅之下，上循阴股，结于阴器，结络诸筋。足三阴及足阳明筋皆聚阴器，足厥阴屈络诸阴，故阴器名曰宗筋也。**其病足大指支，内踝之前痛，内辅痛，阴股痛转筋，阴器不用，伤于内则不起，伤于寒则阴缩入，伤于热则纵挺不收。治在行水清阴气，其病筋者，燔针却刺，以知为数，以痛为输，名曰季秋痹。**妇人挺长为病，丈夫挺不收为病。阴气，即丈夫阴气，谓阳气虚也。阳气虚，故缩或不收，得阴即愈也。

手太阳之筋，起于小指之上，上结于腕，上循臂内廉，结于肘内兑骨之后，弹之应于小指之上，上入结于腋下；手小指表，名上。肘兑，谓肘内箱尖骨，名曰兑骨。应，引也。**其支者，后走腋后廉，上绕肩胛，循颈出足太阳之筋前，结于耳后完骨；其支者，入耳中；其直者，出耳上，下结于颇，**含感反。**上属目外眦。其病小指支痛，肘内兑骨后廉痛，循臂阴入腋下，腋下痛，腋后廉痛，绕肩、肩胛引颈而痛，应耳中鸣痛，引颔目瞑，良久乃能视，**臂臑内为臂阴也。瞑，目闭也，音眠。**颈筋急则为筋瘘颈肿，寒热在颈者，治在燔针却刺，以知为数，以痛为输，其为肿者，伤而兑之。其支者，上曲耳，循耳前属外目眦，上额结于角，其病当所过者支转筋。治在燔针却刺，以知为数，以痛为输，名曰仲夏痹。**筋瘘，此之谓也。筋瘘颈肿者，皆是寒热之气也。故疗寒热筋瘘颈肿者，可以针伤于兑骨后弹应小指之处，兑之令尽。兑，尖锐尽端也。"伤"，或为"复"也。六月手之少阳，正月足之少阳，五月手之太阳，二月足之太阳，四月手之阳明，三月足之阳明，筋于此时感气为病，故曰仲夏等痹也。

手少阳之筋，起于小指、次指之端，结于腕上，循臂结于肘，上绕臑外廉，上肩走颈，合手太阳；其支者，当曲颊入系舌本；其支者，上曲牙，循耳前属目外眦，上乘颔，结于角。其病当所过者支转筋，舌卷。治在燔针却刺，以知为数，以痛为输，名曰季夏痹。曲颊，在颊曲骨端。足少阳筋循颈向曲颊后，当曲颊入系舌本，谓当风府下，舌根后，故风府一名舌本也。

手阳明之筋，起于大指、次指之端，结于腕，上循臂，上结于肘外，上臑，结于髃；其支者，绕肩胛，侠脊；直者，从肩髃上颈；其支者，上颊，结于頄；肩髃，肩角也，音隅，又音偶也。**其直者，上出手太阳之前，上左角，络头，下右颇。其病当所过者肢痛及转筋，肩不举，颈不可左右视。治在燔针却刺，以知为数，以痛为输，名曰孟夏痹。**其筋左右交络，故不得左右顾视。今经不言上右角、络头、下左颇，或可但言一边也。

手太阴之筋，起于大指之上，循指上行，结于鱼后，大指表名为上，循手向胸为上行也。**行寸口外侧，上循臂结于肘中，上臑内廉，入腋下，出缺盆，结肩前髃，上结缺盆，**并太阴脉行，故在臑也。肩端之骨名肩髃，是则在后骨之前，即肩前髃也。**下络胸里，散贯贲，合贲下，下抵季肋。**贲，谓膈也。筋虽不入脏腑，仍散于膈也。**其病当所过者支转筋痛，其成息贲者，胁急吐血。治在燔针劫刺，以知为数，以痛为输，**息，谓喘息。肺之积，名息贲，在右胁下，大如杯，久不愈，令人洒淅振寒热、喘咳，发肺痈也。**名曰仲冬痹。**十二月手之少阴，七月足之少阴，十一月手之太阴，八月足之太阴，十月手心主厥阴，九月足厥阴，筋于此时感气为病，名为仲冬痹也。十二经脉，足之三阴三阳，配十二月，手之三阴三阳，配甲乙等十数，与此十二经筋不同，良以阴阳之气，成物无方故耳。

手心主之筋，起于中指，与太阴之筋并行，结于肘内廉，上臂阴，结腋下，下散前后侠胁；其支者入腋，下散胸中，结于贲，结于膈也。**其病当所过者支转筋，及胸痛息贲。治在燔针却刺，以知为数，以痛为输，名曰孟冬痹。**当此筋所过之处为痹，即是所行之筋为病也。

手少阴之筋，起于小指之内侧，结于兑骨，上结肘内廉，上入腋，交太阴，伏乳里，结于胸中，循贲，兑骨，谓掌后当小指下尖骨也。交手太阴已，伏于乳房之里，然后结于胸也。**下系于脐。其病内急，心承伏梁，下为肘纲。其病当所过者则支转筋，筋痛。治在燔针却刺，以知为数，以痛为输。其成伏梁唾脓血者，死不治。**心之积，名曰伏梁，起脐上，如臂，上至心下。其筋循膈下脐，在此痛下，故曰承也。人肘屈伸，以此筋为纲维，故曰肘纲也。**经筋之病，寒则筋急，热则弛纵不收，阴痿不用也。**凡十二经筋，寒则急，热则纵，不用也。**阳急则反折，阴急则俯不伸。**人背为阳，腹为阴。故在阳之筋急者，反折也；在阴之筋急，则俯而不伸也。**焠刺者，刺寒急，热则筋纵，毋用燔针。**焠，千内反，谓烧针刺之也。问曰：热病皆有行灸，筋热为病，何以不用火针？答曰：皮肉受于热病，脉通而易，故须行灸；筋自受病，通之为难，寒热自在于筋，病以痛为输，不依余输也。**名曰季冬痹。**经筋之病下，总论十二经筋；此之一句，属手少阴筋也。

足之阳明，手之太阳，筋急则口目为噼，目眦急不能卒视，治皆如右方。检手太阳有耳中鸣、引颔、目瞑之言，无口目噼，亦可引颔即口目噼也。皆用前方寒急焠刺也。

骨度

黄帝问伯高曰：脉度言脉之长短，何以立之也？脉度，谓三阴三阳之脉所起之度，但不知长短也。**伯高答曰：先度其骨节之小大广狭长短，而脉度定矣。**人之皮肉可肥瘦增减，骨节之度不可延缩，故欲定脉之长短，先言骨度也。**黄帝问曰：愿闻众人之度，人长七尺五寸者，其骨节之大小长短各几何？**圣人、贤人及天，别与分者之外。众人之骨，度量多同，故请众人之度，及请中度之人大小长短也。**伯高答曰：头之大骨围二尺六寸，**众人之中，又为三等：七尺六寸以上，名为大人；七尺四寸以下，名为小人；七尺五寸，名为中人。今以中人为法，则大人、小人皆以为定。何者？取一合七尺五寸人身量之，合有七十五分，则七尺六寸以上大人，亦准为七十五分，七尺四寸以下乃至婴儿，亦准七十五分，以此为定，分立经脉长短并取空穴。自颈项骨以上为头颅骨，以为头大骨也，当其粗处以绳围也。**胸围四尺五寸，**缺盆以下，髑骬以上，为胸，当中围也。**腰围四尺二寸。**当二十一椎腰输之中围也。**发所覆者，颅至项长尺二寸，**头颅骨，取发所覆之处，前后量也。**发以下至颐长一尺，君子参折。**发际以下至颐端，量之一尺。一尺面分中分为三，三分谓天地人。君子三分齐等，与众人不同也。参，三也。**结喉以下至缺盆中长四寸，**颐端，横当结喉端也。结喉端至缺盆中，不取上下量。**缺盆以下至𩩲骭长九寸，**从缺盆中至𩩲骭歧际量也。过则肺大，不满则肺小。心肺俱在胸中，心在肺间，故不言大小也。**𩩲骭以下至天枢长八寸，**天枢侠脐，故量𩩲骭下但八寸。**过则胃大，不满则胃小。**八寸之中亦有脾脏，以其胃大，故但言胃大小也。**天枢以下至横骨长六寸半，过则回肠广长，不满则短。**横骨，谓阴上横骨。回肠，大肠也。大肠当脐，小肠在后附脊脐上，故不言之也。**横骨长六寸半，**横量非数。**下至内辅之上廉长一尺八寸，**内辅，膝下内箱骨，辅胫也。**内辅之上廉以下至下廉长三寸半，**内辅骨长三寸半也。**内辅之下廉以下至内踝长尺三寸，内踝以下至地长三寸，**内踝端至地也。**膝腘以下至跗属长尺六寸，跗属以下至地长三寸，**从膝以下，当膝后曲处量也。**故骨围大则太过，小则不及。**故头骨围大，则过于身骨；头骨围小，不及身骨也。**角以下至柱骨长一尺，**缺盆左右箱上下高骨，名曰柱骨。从额角至此柱骨端，合有一尺，与颐端齐也。计柱骨上下长四寸，《经》不言也。**行腋中不见者长四寸，**排手而行，取腋下不见处以上至柱骨，四寸也。**腋以下至季胁长尺二寸，**季肋曰季胁。**季胁以下至髀枢长六寸，**尻、髀二骨相接之处，名曰髀枢。**髀枢以下至膝中长尺九寸，**当膝侧中。**膝以下至外踝长尺六寸，**至外踝之中也。**外踝以下至京骨长三寸，京骨以下至地长一寸。**外踝下如前高骨，名曰京骨。**耳后当完骨者广九寸，耳前当耳门者广尺三寸，**头颅围有二尺六寸，此完骨相去九寸，耳门相去尺三寸，合有二尺二寸，小四寸者，各取完骨之前至耳二寸，两箱合有四寸，并前即有二尺六寸，《经》不言之也。**两颧之间相去七寸，两乳之间广九寸半，两髀之间广六寸半。**两颧、两乳取其端，两髀取中也。**足长尺二寸，广四寸半。**取足中指至足跟端量之，以取长也；以尺二长中折处横量之，以取广也。**肩至肘长尺七寸，**从肩端至肘端量也。**肘至腕长尺二寸半，**肘端至腕。腕者，臂手相接之处。**腕至中指本节长四寸，**指有三节，此为下节，故曰本节。**本节至其末长四寸半。**从本节端至中指末，合四寸半。今人取手大指、次指第一节为寸，以定针灸分寸者，不相当也。**项发以下至膂骨长三寸半，**膂骨，脊骨也。从后发际下至脊端量之也。**膂骨以下至尾骶二十一节长三尺，**每七节长一尺也，故二十一节长三尺也，下文具之。**上节长一寸四分分之一，奇分在下，**举上一节以为例，余皆同也。分之一者，一寸四分之外，更有余分之一也，其实则七分分之二也。**故上七节下至于膂骨九寸八分分之七。**此七节之数也。每节一寸四分分之一，故七节得九寸八分分之七，其实一尺也。何者？每节余分七分分之二，七节有余分十四，以七除十四得二分，二分并九寸八分，故为一尺也。**此众人之骨度也，所以立经脉之长短也。**此为众人骨度多同者为准，以立经脉长短也。**是故视其经络之在于身也，其见浮而坚者，其见明而大者，多血；细而沉者，少气也。**见而浮坚者，络脉也。见而明大者，血盛也。细而沉者，少气少血。或作“多气也”。

肠　度

黄帝问伯高曰：余愿闻六腑传谷者，肠胃之大小长短，受谷之多少奈何？三焦腑传于谷气，胆腑受于谷精，三肠及胃传谷糟粕。传糟粕者，行谷之要，故肠胃有六种之别也。**伯高答曰：请尽言之。谷之所从出入、浅深、远近、长短之度：**黄帝问六种也，外更请说四种，故曰尽言之也。谷行从口曰入，泄肛曰出，自唇至齿为浅，从咽至肠曰深，谷至于胃曰近，从胃向脏曰远，肠十六曲曰长，咽一尺六寸曰短也。

唇至齿长九分，口广二寸半，齿以后至会厌深三寸半，大容五合；会厌，舌后喉咙上，出气入鼻口之孔，上有肉厌盖孔，开阖气之出入也。**咽大二寸半，长一尺六寸。**咽，会厌后下食孔也。下至胃，长一尺六寸。**胃纡曲屈，伸之，长二尺六寸，大一尺五寸，径五寸，大容三斗。**胃中央大，两头小，伸而度之，二尺六寸也。围之，有一尺五寸，曰大。量径，有五寸也。容水谷，三斗也。**小肠后傅脊，左环叶积，其注于回肠者，外傅于脐上，回运环反十六曲，大二寸半，径八分分之少半，长三丈二尺。**傅，附也。糟粕从胃传入小肠，小肠附脊，外注回肠于脐上也。**回肠当脐，左环回周叶积而下，回运环反十六曲，大四寸，径一寸少半，长二丈一尺。**回肠，大肠也。小肠附脊而在后，大肠近脐而在前，故大肠输在上，小肠输在其下也。**广肠傅脊以受回肠，左环叶积上下辟，大八寸，径二寸大半，长二尺八寸。**广肠，白脏也，附脊以受大肠糟粕。辟，著脊也。谓白脏当中宽八寸，上受大肠之处，下出泄处，皆径有二寸半，总长二尺八寸也。**肠胃所入至所出，长六丈四寸四分，**咽之上口为所入，广肠之下以为所出，唇齿相去九分，齿与会厌相去三寸半，会厌至胃咽长一尺六寸，胃之终始长二尺六寸，小肠终始长三丈二尺，回肠终始长二丈一尺，广肠终始长二尺八寸，故有六丈四寸四分也。**其回曲环反三十二曲。**胃有一曲，小肠十六曲，大肠十六曲，合而言之，计有三十三曲，其胃大曲短，不入其数，故有三十二曲，皆以七尺五寸中度之人为准也。

黄帝曰：愿闻人之不食，七日而死，其故何也？七日不食而死，余时之言，既闻肠胃大小，未知所盛水谷多少而尽，至七日而死也。**伯高曰：臣请言其故。胃大尺五寸，径五寸，长二尺六寸，横屈受三斗，其中之谷常留者二斗，水一斗而满。**故事所由，水谷合有三斗，满于胃中也。**上焦泄气，出其精微，慓悍滑疾，**上焦之气，从胃上口而出，其气精微，慓悍滑疾，昼夜行身五十周，即卫气也。**下焦下溉诸肠。**下焦别回肠，注于膀胱，譬之沟渎流地，下溉诸肠，膀胱为黑肠，及广肠等也。**小肠大二寸半，径八分分之少半，长三丈二尺，受一斗三合合之太半，谷四升，水六升三合合之大半。**言以一分三，则二为大半，一为少半也。**回肠大四寸，径一寸少半，长二丈一尺，受一斗七升升之半，谷一斗，水七升升之半。**升之半，半升也。**广肠大八寸，径二寸大半，长二尺八寸，受九升三合八分合之一。**广肠受水谷之数也。**肠胃之长，凡长六丈四寸四分，受水谷六斗六升六合八分合之一，此肠胃所受水谷之数。**计肠胃所受之数，剩升之半合之大半也。**平人则不然，胃满则肠虚，肠满则胃虚，更满更虚，故气得上下，**前之所论，乃据肠胃之量所受数。若言生平之人，则肠胃之中盈虚更起，不得一时则存前数也。食满胃中，则胃实肠虚也，肠虚故气得下也；糟入肠中，则胃虚肠实也，胃虚故气得上也。以其肠胃盈虚，气得上下也。**五脏安定，**欲资水谷之味，故须盈也。欲受水谷之气，故待虚也。气味内和，故五脏安定也。**血脉和利，**气味通于上下，故脉和利。**精神乃居，**脏安脉和，则五神五精居其脏也。**故神者水谷之精气。**水谷精气，资成五神，故水谷竭，神乃亡也。**故肠胃之中，常留谷二斗四升，水一斗一升。**计肠胃所受六斗六升六合八分合之一，据其盈虚，在人常须三斗五升也。**故平人日再后，后二升半，一日中五升，七日五七三斗五升，而留水谷尽矣。**再后五升，还须资食，合有三斗五升。若一日不食后五升者，则少五升也。若七日常后，七日不食，则五七三斗五升皆尽。**故平人不饮食，七日而死者，水谷、精气、津液皆尽矣，故七日而死矣。**命门所藏，谓之精也。

上焦宣五谷味，熏肤充身泽毛，如雾露之溉，遂谓之气。腠理发泄出汗，谓之津。谷气淖泽注于骨，骨属屈伸，淖泽补益髓脑，皮肤润泽，谓之为液。水谷既尽，精、气、津、液四物皆尽，故七日死。

脉度

黄帝问曰：愿闻脉度。先言骨度及肠胃度大小长短于前，次当依序以论诸脉长短，故须问之也。**岐伯答曰：手之六阳，从手至头五尺，**手阳明，大肠脉也。手太阳，小肠脉。手少阳，三焦脉也。三脉分在两手，故有六脉，余仿此。各依营行次第，手之三阴，足之三阳，皆从内起，向于手足；手之三阳，足之三阴，皆从外起，向于头腹。此数手足之脉长短，故皆从手足向内数之，与手足脉十二经流注入身数亦同也。**五六三丈。**计手六阳从指端至目，循骨度直行，得有五尺，不取循绕并下入缺盆属肠胃者，以循骨度为数，去其覆回行者及与支别，故有三丈也。**手之六阴，从手至胸中三尺五寸，三六丈八尺，五六三尺，**手太阴，肺脉也。手少阴，心脉也。手心主，心包络脉也。手之三阴，皆亦直循骨度，从手至胸三尺五寸，不取下入属脏络腑者，少阴从心系上系目系，其支别者亦不取。**凡二丈一尺。足之六阳，从足至顶八尺，六八四丈八尺。**足阳明，胃脉也。足太阳，膀胱脉也。足少阳胆脉也。计人骨度，从地至顶七尺五寸，从足至项八尺者何也？以其足六阳脉，从足指端当至踝五寸，故有八尺也，亦不取腑脏及支别矣。**足之六阴，从足至胸中六尺五寸，六六三丈六尺，五六三尺，**足太阴，脾脉也；足少阴，肾脉也；足厥阴，肝脉也。足六阴脉，从足至胸中六尺五寸。太阴、少阴俱至舌下，厥阴至顶，及入脏腑与支别亦不数之也。**凡三丈九尺。跷脉从足至目七尺五寸，二七丈四尺，二五一尺，**跷，阴阳二跷也，起处终处长短是同七尺五寸也。按中人长七尺五寸，二跷皆起跟中，上至于目内眦七尺五寸，若为合数？然二跷至目内眦，与足太阳合，上行络左右额角，故得合数，检足少阳筋即知也。**凡一丈五尺。督脉、任脉各四尺五寸，二四八尺，二五一尺，**督脉起于少腹以下，上行至头，任脉唯至两目之下。督脉上行至目，复上颠，别下项，下极骶行所，其长与任脉不同，若为皆有四尺五寸？然任脉□□□□，外循腹上行而络唇口者；督脉取其起于下极之输，侠于齐脊，上至风府者，以充四尺五寸之数，余不入数也。**凡九尺。凡都合十六丈二尺，此气之大经隧也。经脉为里，支而横者为络，络之别者为孙络，盛而有血者疾诛之，盛者徐泻之，虚者饮药以补之。**人之血脉，上下纵者为经，支而横者为纬也，凡手足左右各有十二，合二十四脉。阴跷、阳跷、任脉、督脉，总二十八脉，在肤肉之里，皆上下行，名曰经脉。十五络脉及孙络见于皮表，横络如纬，名曰络脉。皆是血气所贯注，故称为隧也。凡大小络虚，皆须饮药补之，不可去血，去血虚虚，不可不禁也。

仁安二年六月七日以同本书写了

移点校合了　丹波赖基

本云

久寿二年四月一日以相传本移点比校了　宪基

卷第十四　诊候之一

通直郎守太子文学臣杨上善奉敕　撰注

死生诊候

黄帝问曰：余闻九针于夫子，众多博大，不可胜数。余愿闻要道，以属子孙，传之后代，言其术之要，贻之于将来也。**著之骨髓，藏之肝肾，**言贵而秘之。**歃血而受，不敢妄泄，**歃，山辄反，饮也。言敬之之诚也。**令合天道，必有终始，**所为契理，随变而益。**上应天光星辰历纪，**合于三光。**下副四时五行，贵贱更互，**顺气而变。**冬阴夏阳，以人应之奈何？愿闻其方。**请问人同其数。**岐伯对曰：妙乎哉问也！此天地之至数也。**前阴阳至数者，天地至理之数也。**黄帝曰：愿闻天地之至数，合于人形，血气通，以决死生，为之奈何？**重请人之合道之数也。**伯对曰：天地之至数，始于一，终于九焉。一者天，二者地，三者人，因而三之，三三者九，以应九野。**言三中各有三，数合于九野也。**故人有三部，部各有三候，以决死生，以处百病，以调虚实，而除邪疾。**□□人身分为三部，部各有三，故为九候，以决死生。因之以候百病，得调虚实。**黄帝曰：何谓三部？岐伯对曰：有下部，有中部，有上部，部各有三候，三候者，有天、有地、有人，必指而道之，乃以为真。**详指其身，以道九候所候之脏也。**故下部之天以候肝，地以候肾，人以候脾胃之气。**身为三部，头为天也，咽下膈上至手为人，膈下至足以为地也。三部之中各复有三，故有九处。地中之上，肝为天也，足厥阴脉为天，以候肝也；地中之下，肾为地也，足少阴脉为地，以候肾也；地中之中，脾与胃为人也，足太阴脉、足阳明脉为人，以候脾胃脏腑也。胃为五脏资粮，吉凶在胃，故以胃候之也。**黄帝曰：中部之候奈何？岐伯对曰：亦有天，亦有地，亦有人。天以候肺，地以候胸中之气，人以候心。**人中之上，肺为天也，手太阴脉为天以候肺脏也；人中之下，胸中之气以为地也，手阳明脉为地以候胸中之气，手阳明脉主气，故候胸中气也；人中之中，心为人也，手少阴脉为人以候心脏也。**黄帝曰：上部之候奈何？岐伯对曰：亦有天，亦有地，亦有人。天以候头角之气，地以候口齿之气，人以候耳目之气。**天中之上，头角之气以为天也。两额动脉为天，以候头角之气。头角，谓是头之两额角也。足少阳脉起目锐眦，上抵角；足阳明脉从上关上角，循发际，二脉皆至额角。《明堂经》虽不言脉动，额角惟有此二脉也。此经两额动脉以候头角之气，即知此二脉动也。又，人额角并有动脉，即其信也。天中之下，口齿之气以为地也。两颊动脉为地，以候口齿之气。足阳明脉循颐后，动在大迎之中，循颊车，故以为候也。天中之中，耳目之气以为人也。耳前动脉为人，以候耳目之气。手太阳脉循目，与手少阳二脉会于耳前，目后和窌穴□□而动，故以为候也。**三部者，各有天，各有地，各有人。三而成天，三而成地，三而成人，合则为九，**人身分为三部：头上法天，天有三部；从膈以下法地，地有三部；膈上胸中法人，人有三部。故合有九也。**九分为九野，九野九脏。故神脏五，形脏四，故为九脏。**《吕氏春秋》云："天有九野，中央曰钧天，东方曰苍天，东北方曰旻天，北方曰玄天，西北方曰幽天，西方曰皓天，西南方曰朱天，南方曰炎天，东南方曰阳天，是谓九天之分。"今此九野以五神脏及四形脏以为九野之分也。五脏藏神，故□□□□□□□□□□及膀胱并藏水谷，不同三焦无形，故曰形□□□□□□□□□□□，故不入四脏。又，头角一，口齿二，耳目三，胸中四，并有其形，各藏其气，故曰形脏，并五神脏，合为九脏，以为九野也。**五脏以败，其色必夭，夭必死矣。**人之为形，譬诸草木，根荄先变，而枝随之。五脏将败，是知必然之期矣。**黄帝曰：以候奈何？岐伯对曰：必先度其形之肥瘦，以调其气之虚实，实则泻之，虚则补之。必先去其血脉，而后调之，无问其病，以平为期。**色未夭前，肥而实者，调而泻之；瘦而虚者，调而补之。补泻之前，必先□□□络□□，然后行于针药，补泻道也。

黄帝曰：决死生奈何？岐伯对曰：形盛脉细，少气不足以息者危；形瘦脉大，胸中多气者死；决于死生，凡有十八候，其形衰盛，诊三部九候，并皆细小而虚，中气少，不足以息，是形胜气，其人性命足危。一也。其形痛瘦，诊三部脉皆虚大，胸中呼吸气多，是气胜形，为死。二也。**形气相得者生；**形盛气盛，形瘦气细者得生。三也。**参伍不调者病；**谓其人形气有时相得，有不相得，参类品伍不能调者，其人有病。四也。**以三部九候皆相失者死；**三部九候不得齐一，各各不同，相失故死。五也。**上下左右之脉相应如参舂者病甚；**三部九候之脉，动若引绳，不可前后也。今三部在头为上，三部在足为下，左手三部为左，右手三部为右，脉之相应参动，上下左右，更起更息，气有来去，如碓舂不得齐一。又舂，其脉上下参动也，束恭反。所以病甚。六也。**上下左右相失不可数者死；**上下左右脉动各无次第，数动脉不可得者，脉乱故死。七也。**中部之候虽独调，与众脏相失者死；**肺、心、胸中，以为中部，诊手太阴、手阳明、手少阴，呼吸三脉调和，与上下部诸脏之脉不相得者为死。八也。**中部之候相减者死；**中部手太阴、手阳明、手少阴三脉动数，一多一少，不相同者为死，九也。**目内陷者死。**五脏之精，皆在于目，故五脏败者为目先陷，为死也。以上十候，决死生也。

黄帝曰：何以知病之所在？病之所在，在于死生，与决死生，亦不易也，但决有多端，故复问也。**岐伯对曰：察其九候，独小者病，独大者病，独疾者病，独迟者病，独热者病，独寒者病，脉独陷者病。**以次复有一十八候，独小大等即为七也。九候之脉，上下左右均调若一，故偏独者为病也。**以左手上去踝五寸而按之，右手当踝而弹之，其应过五寸以上需需然者不病；**脉和调也。人当内踝之上，足太阴脉见，上行至内踝上八寸，交出厥阴之后，其脉行胃气于五脏，故于踝上五寸，以左手按之，右手当踝弹之，左手下需调动，其人不病，为候八也。需需，动不盛也。需，而免反。**其应疾中手浑浑然者病；**弹之，左手之下浑浑动而不调者病，其候九也。**中手徐徐然者病，其应上不能至五寸，弹之不应者死；**足太阴血气微弱，弹之徐徐者有病；不至五寸，不应其手者为死，十也。**脱肉身不去者死；**去者，行也。脱肉羸瘦，身弱不能行者为死，十一也。**中部乍疏乍数者死；**中部，谓手太阴、手阳明、手少阴。乍有疏数为死，十二也。**其脉代而钩者，病在络脉；**中部之脉，手太阴，秋脉也；手少阴，夏脉也。秋脉王时，得于脾脉，土来乘金，名曰虚邪，故为病也。夏脉王时得脾脉者，土来乘火，名曰实邪，故为病也。夏脉其病皆在络脉，可刺去血，为病十三也。**九候之相应也，上下若一，不得相失，一候后则病，二候后则病甚，三候后则病危。所谓后者，应不俱也。察其病脏，以知死生之期；**九候上下动脉，相应若一，不得相失，忽然八候相应俱动，一候在后，即有一失，故病；二候在后，不与七候俱动，即为二失，故病甚也；三候在后，不与六候俱动，即为三失，故病危也。三候在后为病，宜各察之，是何脏之候，候之即知所候之脏，病有间甚，死生之期。三候在后为病有三失，为十六也。**必先知经脉，然后知病脉，真脏脉见胜者死；**欲依九候察病，定须先知十二经脉及诸络脉行所在，然后取于九候，候诸病脉，有真脏脉，无胃气之柔，独胜必当有死，为十七也。**足太阳气绝者，其足不可屈伸，死必戴眼。**足太阳脉，从目络头至足，故其脉绝，脚不屈伸，戴目而死，为十八也。

黄帝曰：冬阴夏阳奈何？九候之脉并沉细绝，故为阴也，然极于冬分，故曰冬阴；九候之脉盛躁喘数，故为阳也，极于夏分，故曰夏阳。请陈其理也。**岐伯对曰：九候之脉，皆沉细悬绝者为阴，主冬，故以夜半死；**深按得之，曰沉。动犹引线，曰细。来如断绳，故曰悬绝。九候之脉皆如此者，阴气胜。阳气外绝，阴气独行，有里无表，死之于冬，阴极时也。夜半死者，阴极时也。此一诊也。**盛躁而喘数者为阳，主夏，以日中死；**其气洪大，曰盛。去来动疾，曰躁。因喘数而疾，故曰喘数。九候皆如此者，皆阳气胜。阴气内绝，阳气独行，有表无里，死之于夏，阳极时也。日中死者，阳极时也。此为二诊。**是故寒热者，以平旦死；**脾病寒热，死于平旦，平旦木也，木克于土，故脾病至平旦死。此为三诊也。**热中及热病，以日中死；**肺中热、伤寒热病，皆是阳病，故死于日中阳极时也。此为四诊也。**风病者，以日夕死。**风为肝病，酉为金时，金克于木，故日夕死。此为五诊也。**病水者，以夜半死；**水病，阴病也。夜半子时，阴极死也。此为六诊。**其脉乍疏乍数，乍迟乍疾，以日乘四季死，**脾者土也，王于四季，平和时，脉在中宫，静而不见，有病见时，乍疏乍数，故以日乘四季时死也。**形肉已脱，九候虽调犹死。**土为肉也，肉为身主，故脉虽调，肉脱故死。此为七诊也。**七诊虽见，九候皆顺者不死。所言不死者，风气之病及经间之病，似七诊之病而非也，故言不死。若有七诊之病，其脉候亦败者死矣，必发哕噫。**虽有七诊死征，九候之脉顺四时者，谓之不死。言七诊见脉顺生者，谓风及气并经脉间有轻之病见，微似于七诊，非真七诊，所以脉顺得生。若有七诊，其脉复败，不可得生。五脏先坏，其人必发哕而死也。**必审问其故，所始、所病与今之所方病，**候病之要，凡有四种：一者望色而知，谓之神也：二者听声而知，谓之明也；三者寻问而知，谓之工也；四者切脉而知，谓之巧也。此问有三：一问得病元始，谓问四时何时而得，饮食男女因何病等；二问所病，谓问寒热痛痒诸苦等；三问方病，谓问今时病将作种种异也。**而后切循其脉，**先问病之所由，然后切循其脉，以取其审。切，谓切割，以手按脉，分割吉凶；循，谓以手切脉，以心循历脉动所由，故曰切循其脉也。**视其经络浮沉，**经，谓十二经并八奇经。络，谓十五大络及诸孙络。切循之道，视其经脉浮沉，络脉浮沉，沉者为阴，浮者为阳，以知病之寒温也。**以上下逆顺循之，其脉疾者不病，其脉迟者病，脉不往来者死，皮肤著者死。**上，谓上部；下，谓下部。亦上谓咽之左右，下谓手之左右。寸口脉从脏起，下向四肢者，名之为顺；脉从四肢，上向脏者，称之为逆。切循上下顺逆之脉，疾行应数，谓之不病；上下有失，迟不应数，谓之病也。手之三阴为往，三阳为来；足之三阳为往，三阴为来。皆不往来，谓之死也。人之气和，皮肉相离。劲强相著者，死也。

黄帝曰：其可治者奈何？前帝所言，多有死候，故问有病可疗者也。**岐伯对曰：经病者治其经，孙络病者治其孙络，**以下言有可疗病也。邪在经者取其经，邪在孙络取孙络也。**血病身有痛者而治其经络。**大经大络共为血病，身体痛者，经与大络皆治之也。**真病者在奇邪，奇邪之脉则缪刺之。**真，正也。当脏自受邪，病不从传来，故曰正病。奇邪，谓是大经之上奇大络也。宜行缪刺，左右互取也。**留瘦不移，节而刺。**留，久也。久瘦有病之人，不可顿刺，可节量刺之。**上实下虚者，切而顺之，索其经络脉，刺出其血以通之。**上实下虚，可循其经络之脉，血之盛者，皆刺去其血，通而平之。**瞳子高者太阳不足，戴眼者太阳绝，此决死生之要，不可不察也。**太阳之脉为目上纲，故太阳脉足，则目本视也；其气不足，急引其精，故瞳子高也；其脉若绝，睑精痿下，故戴目也。此等皆是决生死之大要，不可不察也。**手指及手外踝上五寸指间留针。**前太阳不足及足太阳绝者，足太阳脉也；此疗乃是手太阳脉者，以手之太阳，上下接于目之内眦，故取手之太阳疗目高戴也，取手小指端及手外踝上五寸小指之间也。**上部天，两额之动脉也；上部地，两颊之动脉也；上部人，耳前之动脉也。**上部之天，两额足少阳、阳明二脉之动，候头角气。上部之地，两颊足阳明在大迎中动，候口齿气。上部之人，目后耳前，手太阳、手少阳、足少阳三脉在和窌中动，候耳目之气也。**中部天，手太阴也；中部地，手阳明也；中部人，手少阴也。**中部之天，手太阴脉动，在中府、天府、侠白、尺泽四处，以候肺气。中部之地，手阳明脉，检《经》无动处，吕广注《八十一难》云："动在口边，以为候者，候大肠气。"中部之人，手少阴动，在极泉、少海二处，以候心气也。**下部天，足厥阴也；下部地，足少阴也；下部人，足太阴也。**下部之天，足厥阴脉动，在曲骨、行间、冲门三处，以候肝气。下部之地，足少阴脉动，在大溪一处，以候肾气。下部之人，足太阴脉动，在中府、箕门、五里、阴廉、冲门、云门六处，以候脾气。十二经脉，手心主无别心脏，不入九候。手太阳、手少阳、足太阳、足少阳、足阳明，此五皆是五脏表经，候脏知表，故不入于九候也。

四时脉形

黄帝问岐伯曰：春脉如弦，何如而弦？岐伯曰：春脉者肝脉也，东方木也，万物所以始生也。故其气来濡弱轻虚而滑，端直以长，故曰弦，反此者病。凡人之身，与天地阴阳四时之气皆同，故内身外物虽殊，春气俱发。肝气春王，故春脉来，比草木初出。其若琴弦之调品者，不大缓，不大急，不大虚，不大实，不涩不曲。肝气亦然，濡润、柔弱、软小、浮虚、轻滑、端直，而尺部之上长至一寸，故比之弦。软，如谠反。**黄帝曰：何如而反？岐伯曰：其气来实而强，此谓太过，病在外；其气来不实而微，此谓不及，病在中。**其春脉坚实劲直，名为来实而强，此为春脉少阳有余，邪在胆府少阳，故曰在外。一曰"而弦"，疑非也。其春脉厥阴脉来，虽然不实而更微弱，此为不足，邪在肝脏厥阴，故曰在中也。**黄帝曰：春脉大过与不及，其病皆何如？岐伯曰：大过则令人喜忘，忽忽眩冒而癫疾；**春脉大过，以邪在胆少阳，少阳之脉循胸里，属胆，散之上肝贯心，又抵角上头，故喜忘，忽忽眩瞀而癫也。**其不及则令人胸痛引背，下则两胁胠满。黄帝曰：善哉。**肝虚则胸痛引背，两胁胠满，皆肝脏病也。胠，去居反。腋下三寸以下，胁也；胁下至八间之外，胠也。**黄帝问岐伯曰：夏脉如钩，何如而钩？岐伯对曰：夏脉者心脉也，南方火也，万物所以盛长也，故其气来盛去衰，故曰钩，反此者病。**夏阳气盛，万物不胜盛长，遂复垂下，故曰钩也。夏脉从内起，上至于手，不胜其盛，回而衰迟，故比之钩也。**黄帝曰：何如而反？岐伯曰：其气来盛去亦盛，此谓大过，病在外；其气来不盛，去反盛，此谓不及，病在中。**来去俱盛，太阳气盛也，邪在少阳、太阳，故曰在外也。其来不盛，阳气有衰，脉行衰迟，去反盛者，阴气盛实，病在心脏也，故曰在中。**黄帝曰：夏脉大过与不及，其病皆何如？岐伯曰：太过则令人身热而骨痛，为浸淫；**肾主骨，水也。今太阳大盛，身热乘肾，以为微邪，故为骨痛。浸淫者，滋长也。**其不及则令人烦心，上见噬唾，下为气。黄帝曰：善哉。**阳虚阴盛，故心烦也。心脉入心中，系舌本，故上见噬。市滞反，谓嚼唾也。气，谓广肠泄气也。**黄帝问于岐伯曰：秋脉如浮，何如而浮？岐伯对曰：秋脉者肺脉也，西方金也，万物所以收也，故其气来轻虚以浮，其气来急去皆散，故曰浮，反此者病。**秋时阳气已衰，阴气未大，其气轻虚，其来以急，其去浮散，故曰如浮也。**黄帝曰：何如而反？岐伯曰：其气来毛而中央坚，两傍虚，此谓太过，病在外；其气来毛而微，此谓不及，病在中。**其脉来如以手按毛，毛中央坚，此为阳盛，病在大肠手阳明，故曰在外。如手按毛，毛中央微，肺气衰微，故曰在中也。**黄帝曰：秋脉太过与不及，其病皆何如？岐伯曰：大过则令人气逆而背痛温温然；**腑阳气盛，则气逆连背痛。温温然，热不甚也。**其不及，则令人喘呼而咳，上气见血，下闻病音。黄帝曰：善哉。**肺气不足，喘呼咳而上气，唾而有血，下闻胸中喘呼气声也。**黄帝问于岐伯曰：冬脉如营，何如而营？岐伯对曰：冬脉肾脉也，北方水也，万物所以藏也，故其气来沉以抟，故曰营，反此者病。**营，聚也。谓万物收藏归根，气亦得深抟骨，沉聚内营，故曰如营也。**黄帝曰：何如而反？岐伯曰：其气来如弹石者，此谓太过，病在外；**其脉如石，以为平也。弹石，谓今石脉上来弹手，如石击手，如弹之以石，谓肾太阳气有余，病在膀胱太阳，故曰在外也。**其气去如毛者，此谓不及，病在中。**肾气不足，故其气去，按之如按羽毛，病在于肾，故曰在中。一曰“如数”也。**黄帝曰：冬脉太过与不及，其病皆何如？岐伯曰：太过则令人解㑊，脊脉痛而少气不欲言；**太过，足太阳盛，太阳之脉行头、背、脚，故气盛身解㑊也。解，音懈。㑊，相传音亦。谓怠惰运动难也。太阳既盛，肾阴气少，气少故不欲言也。**不及则令人心如悬病饥，脊中痛，少腹满，小便变。黄帝曰：善哉。**肾脉上入于心，故肾虚心如悬状，如病于饥。当脊中肾气不足，故痛也。又小腹虚满，小便变色也。**黄帝曰：四时之序，逆顺之变异矣，然脾脉独何主乎？**四时四脏气，候脉之逆顺、弦钩浮营、太过不及等，变异多端，已闻之矣。然四脏之脉于四时而王，未知脾脉独主何时也。**岐伯曰：脾者土也，孤脏以灌四傍者也。**孤，尊独也。五行之中，土独为尊，以王四季。脾为土也，其味甘淡，为酸苦辛咸味液，滋灌四傍之脏，其脉在关中宫，独四时不见，故不主时也。**黄帝曰：然则脾之善恶，亦可得见乎？岐伯曰：善者不可见，恶者可见。**善，谓平和不病之脉也。弦、钩、浮、营四脉见时，皆为脾胃之气滋灌俱见，故四脏脉常得平和。然则脾脉以他为善，自更无善也，故曰善者不可见也。恶者，病脉也。脾受邪气，脉见关中，诊之得知，故曰可见也。**黄帝曰：恶者何如可见也？岐伯曰：其来如水流者，此谓太过，病在外；其来如鸟之啄者，此谓不及，病在中。**当关指下有脉，如水之流动，即脾气大过也，此阳气病在胃足阳明，故曰在外。其脉来时如鸟啄指，此为脾虚受病，故曰在中。一曰“鸟距”，如鸟距隐人指也。**黄帝曰：夫子之言脾之孤脏也，中央土也，以灌四傍，其太过与不及，其病皆何如？岐伯曰：太过则令人四肢不举，**胃气虽盛，脾病不为行气四肢，故曰四肢不举也。**其不及则令人九窍不通，名曰重强。**脾虚受病，不得行气于九窍，故不通也。不行气于身，故身重而强也。巨两反。**黄帝惧然起，再拜稽首，**惧，敬起也。道大于天，故受道拜而稽首也。**曰：吾得脉之大要，天下至数，**弦、钩、浮、营等脉，大过不及之理，名曰脉之大要。至数，至理也。**脉变，揆度奇恒，道在于一数，神转而不回，回则不转，乃失其机，至数之要，迫近以微，**唯是血气一脉，随四时而变，故曰脉变。方欲切脉以求，谓之揆也。以四时度之，得其病变，谓之度也。有病不得以四时死者，曰奇也。得以四时死者，曰恒也。虽有此二种不同，道在一数。言一数者，谓之神转，神转谓是神动而营，神而营者不可曲，曲而不动则失神藏机。机，微也。故脉诊至理，近机微也。**著之玉板，藏之于府，每旦读之，名曰生机。**书而藏之，日日读之，以为摄生机要，故曰生机也。

真脏脉形

大骨枯槁，大肉陷下，胸中气满，喘息不便，其气动形，期六月死，真脏见，乃予之期日。骨为身干，人之将死，肉不附骨，遂至大骨亦无润泽，故曰枯槁，即骨先死也。身之小肉皆脱，乃至大肉亦陷，即肉先死也。肺气虚少，邪气盈胸，故喘息不安也。喘息气急，肩膺皆动，故曰动形也。肺病次传，至肺再伤，故六月死也，此乃不至七传者也。有前病状，真脏未见，期六月死。真脏脉见，即与死期，不至六月也。古本有作“正脏”，当是秦皇名“正”，故改为“真”耳。真、正，义同也。**大骨枯槁，大肉陷下，胸中气满，喘息不便，内痛引肩项，期一月死，真脏见，乃予之期日。**内痛，谓是心内痛也。心府手太阳脉从肩络心，故内痛引肩项也。心不受病，受病不离一月，故一月死。真脏脉见，即不至一月，可即与死期也。**大骨枯槁，大肉陷下，胸中气满，喘息不便，内痛引肩项，身热脱肉破䐃，真脏见，十月之内死。**此内痛，即脾胃痛也。手少阳脉遍应三焦，脾胃即中焦也，上出缺盆上项，故脾胃中痛引肩项也。脾主身肉，故脾胃病，身热脱肉破䐃者也。䐃，其殒反。前之病状，真脏未见，十月已上而死。真脏脉见，十月内死，良以脾胃受于谷气，故至十月而死也。**大骨枯槁，大肉陷下，肩随内消，动作益衰，真脏未见，期一岁死，见其真脏，乃予之期日。**肾府足太阳脉，循肩髆内，故肾病，肩随内脏消瘦也。又两肩垂下，曰随。肾间动气，五脏六腑十二经脉之原，故肾病，动运皆衰也。肾间动气强大，故真脏脉未见者，肾气未是甚衰，所以期至一年。肾气衰甚，真脏即见，故与之死日之期也。**大骨枯槁，大肉陷下，胸中气满，肉痛中不便，肩项身热，破䐃脱肉，目匡陷，真脏见，目不见人，立死，其见人者，至其所不胜之时则死。**真脏脉见，少阳脉绝，两目精坏，目不见人，原气皆尽，故即立死。真脉虽见，目犹见人，得至土时而死也。**急虚身卒至，五脏绝闭，脉道不通，气不往来，辟于随溺，不可为期。**四时虚邪，名曰经虚。八风从其虚之乡来，令人暴病卒死，名急虚身。辟于随溺，辟，卑尺反，除也，谓不得随意溺也。如此，急虚之病亦有生者，故不可与为死期也。**其脉绝不来，若人一息五六至，其形肉不脱，真脏虽不见，犹死也。**中于急虚，其脉绝而不来，有来一息脉五六至，不待肉脱及真脏见，必当有死也。

真肝脉至，中外急，如循刀刃清清然，如按瑟弦，色青白不泽，毛折乃死。清，寒也。如以衣带盛绳，引带不引绳，即外急也；引绳不引带，即内急也；绳带俱引，即内外急也。今真肝脉见，中外皆急，如人以手犹摩刀刃，中外坚急，令人洒淅寒也。又如以手按瑟，弦急不调耎者，此无胃气，即真肝脉也。青为肝色，白为肺色，是肺乘肝也，故青不泽也。肺主于气，气为身本，身之气衰，即皮毛不荣，故毛折当死也。**真心脉至，坚而揣，如循薏苣累累然，其色赤黑不泽，毛折乃死。**薏，于极反。苣，义当苡，即小珠也。坚而揣者，譬人以手循摩薏苡之珠，累累然坚钩，无胃气之柔，即真心脉也。赤为心色，黑为肾色，是肾乘心也，故赤不泽也。**真肺脉至，大而虚，如毛羽中人肤然，其色赤白不泽，毛折乃死。**其真肺脉，如毛羽掷来，中人皮肤，大而浮虚者，毛无胃气，即真肺脉也。赤为心色，白为肺色，是心乘肺，故白不泽也。**真肾脉至，揣而绝，如循弹石辟辟然，其色黄黑不泽，毛折乃死。**揣，初委反，动也。其真肾脉至，如石弹指辟打指者，营无胃气，即真肾脉也。黄为脾色，黑为肾色，是脾乘肾，故黑不泽也。**真脾脉至，弱而乍疏乍数然，其色青黄不泽，毛折乃死。**真脾脉至，乍疏乍数也。疏，谓动稀也。数，谓速动。此无胃气，即真脾脉也。青为肝色，黄为脾色，是肝乘脾，故黄不泽也。**诸真脏见者，皆死不治。**脏脉独见，以无胃气，故死不疗也。

四时脉诊

凡治病，察其形气色泽，脉之盛衰，病之新故，乃治之，无后其时。形之肥瘦，气之大小，色之泽夭，脉之盛衰，病之新故，凡疗病者，以此五诊，诊病使当，为合其时。不当，为后其时也。**形气相得，谓之可治；**形瘦气大，形肥气小，为不相得；形肥气大，形瘦气小，为相得也。**色泽以浮，谓之易已；**其病人五色，浮轻润泽，其病易已。**脉顺四时，谓之可治；**四时王脉，皆有胃气，无他来克，故曰顺时。**脉弱以滑，是有胃气，命曰易治，趣之以时。**四时之脉皆柔弱滑者，谓之胃气，依此疗病，称曰合时也。**形气相失，谓之难治；色夭不泽，谓之难已；脉实以坚，谓之益甚；脉逆四时，谓之不治。必察四难而明告之，勿趣以时。**此之四诊，趣之为难，可明告病人，宜以变常设于疗法，不得依常趣之以时也。**所谓逆四时者，春得肺脉，夏得肾脉，秋得心脉，冬得脾脉，其至皆悬绝沉涩者，命曰逆四时，未有脏形，**四时皆得胜来克己之脉，己脉悬绝沉涩，失四时和脉，虽未有病脏之形，不可疗也。**春夏脉沉涩，秋冬而脉浮大，**此脉反四时也。**病热脉清静，**热病脉须热而躁也，今反寒而静。清，寒也。**泄而脉大，**人之泄利，脉须小细，今反洪大也。**脱血而脉实病在中，**人之脱血，脉须虚弱，今反强实，病在中也。**而脉实坚病在外。**脱血脉实坚，病在外也。**而脉不实坚为难治，名曰逆四时。**脱血而脉不实不坚，难疗也。以上七诊，皆逆四时也。

黄帝问于岐伯曰：脉其四时动，奈何知？病所在，奈何知？病之所变，奈何知？病乍在内，奈何知？病乍在外，奈何知？请问此六者，可得闻乎？六，谓六问。此中唯有五问，当是脱一问也。**岐伯对曰：请言其与天转运。**量下答中，文当有六，故为六合也。人身合天，故请言人身与天合气转运之道也。**夫万物之外，六合之内，天地之变，阴阳之应，**万物各受一形，自万物一形之外，从于六合包裹之内，皆是天地为其父母，变化而生，故万物皆与天地之气应而合也。**彼春之暖，为夏之暑，**春夏者，阳气终始也。春之三月，阳气之始，气和日暖。夏之三月，阳盛暑热，乃是春暖增长为之也。**彼秋之急，为冬之怒，**秋冬者，阴气终始也。秋之三月，阴气之始，风高气劲，故名为急。冬之三月，阴气严烈，乃是秋凉增长为之也。**四变之动，脉与之上下。**暖、暑、急、怒，是天之运四气变动。人之经脉，与彼四气上下变动亦不异也。春夏之脉，人迎大于寸口，故为上也；寸口小于人迎，故为下也。秋冬之脉，寸口大于人迎，故为上也；人迎小于寸口，故为下也。此乃盛衰为上下也，此答初问也。**以春应中规，夏应中矩，**春三月时，少阳之气用，万物始生未正，故曰应规也。夏三月时，太阳之气用，万物长正，故曰应矩也。**秋应中衡，冬应中权。**秋三月时，少阴之气用，万物长极，故曰应衡也。冬三月时，太阴之气用，万物归根，故曰应权也。**是故冬至四十五日，阳气微上，阴气微下；**冬至以后，阳气渐长，故曰微上；阴气渐降，故曰微下也。**夏至四十五日，阳气微下，阴气微上。**夏至已后，阴气渐长，故曰微上；阳气渐降，故曰微下也。**阴阳有时，与脉为期，期而相失，知脉所分，分之有期，故知死时。**阴阳以有四时，四时与脉为期，为期在于四时相得失处，即知四时之脉，分在四时之际，脉分四时有期，则死生之期可知。此答第二病所在也。**微妙在脉，亦不可不察，察之有纪，从阴阳始，**欲知人之死生者，无胜察之妙，察脉绳纪，必以阴阳为本也。**始之有经，从五行生，**阴阳本始，有十二经脉也。十二月经脉，从五行生也。**生之有度，四时为数，**五行生十二经脉，各有法度。脉从五行生，木生二经，是足厥阴、足少阳也；火生四经，手少阴、手太阳、手厥阴、手少阳也；土生二经，足太阴、足阳明也；金生二经，手太阴、手阳明也；水生二经，足少阴、足太阳也。此为五行生十二经脉。法度者，春有二经，夏有四经，季夏有二经，秋有二经，冬有二经，故十二经脉以四时为数也。**循数勿失，与天地如一，得一之诚，以知死生。**于寸关尺三部之中，循十二经之脉，得其弦、钩、浮、营，四时之气而不失错，与天地气宜然为一，如此即能了知死生之期也。**是故声合五音，色合五行，脉合阴阳。**人之音声，合于五音；人之形色，合于五行；人之脉气，合于阴阳。此答第三知，病之所变也。**是故阴盛则梦涉大水恐惧，阳盛则梦大火燔灼，阴阳俱盛则梦相煞毁伤；上盛则梦飞扬，下盛则梦堕坠；甚饱则梦予，甚饥则梦取；肝气甚则梦怒，肺气盛则梦哀；短虫多则梦众，长虫多则梦相击破伤。**凡梦有三种：人有吉凶，先见于梦，此为征梦也；思想情深，因之见梦，此为想梦也；因其所病，见之于梦，此为病梦也。此十一种梦，皆病梦也，并因阴阳气之盛衰、内有饥饱、肝肺气盛、长短虫多，以为梦也。此所以因伤致梦，即以梦为诊也。此为梦诊，可为四答问之脱也。**是故持脉有道，虚静为保。**持脉之道，虚心不念他事，凝神静虑，以为自保，方可得知脉之浮沉，气之内外也。**春日浮，如鱼之游在皮；夏日在肤，沉沉乎万物有余；**春时阳气初开，脉从骨髓流入经中，上至于皮，如鱼游水，未能周散。夏时阳气荣盛，脉从经溢入孙络肤肉之中，如水流溢，沉沉盛长，万物亦然，茂盛有余。此答第五，病在于外也。**秋日下肤，蛰虫将去；冬日在骨，蛰虫固密，君子居室。**秋日阳气从肤渐伏于内，故曰下肤。蛰虫趣暖入穴，故曰将去。是时阴气从内出在皮肤，腠理将开也。冬日阳气内伏，蛰虫闭户周密，君子去堂居室，人之脉气行骨，故持脉者深按得之。此答第六，病乍在内也。**故曰：知内者，按如纪之；知外者，终如始之。**秋冬脉气为阴在内，故按得纲纪；春夏脉气为阳在外，故趣得终始也。春夏之脉为秋冬脉终，即为阳之始也。**此六者，持脉之大法也。**以为诊脉大法。

春得秋脉，夏得冬脉，秋得春脉，冬得夏脉，阴出之阳，阳病善怒不治，是谓五邪，皆同命死不治。春得秋脉，夏得冬脉，皆贼邪来乘也。秋得春脉，冬得夏脉，虽是微邪来乘，以秋冬得之，阴出之阳交争者，不疗也。

人迎脉口诊

雷公问于黄帝曰：细子得之受业，通九针六十篇，旦暮勤服之，近者编绝，久者简垢，然尚讽诵弗置，未尽解于意矣。南方来者，九针之道有六十篇，其简之书，远年者编有断绝，其近年者简生尘垢，言其深妙，学久日勤，未能达其意也。**《外揣》言浑束为一，未知其所谓也。**揣，初委反，度也。浑，户昆反，合也。束，总要也。五脏六腑吉凶善恶，其气在内，循手太阴脉总合为一，见于寸口外部之中，可以手按度量，令人得知者，未通其意也。**夫大则无外，小则无内，大小无极，高下无度，束之奈何？**经脉之气，合天地之数，与道通洞，包裹六合，故大无外也。气贯毫微，则小无内也。然则无形不可以大小极，不可以高下测，欲以总为一者，殊不可知也。**士之才力，或有厚薄，智虑褊浅，不能博大深奥，自强于学未若细子，细子恐其散于后世，绝于子孙也，敢问约之奈何？**褊，鞭湎反。人之所学，未若细子，唯恐其至道绝于后代，无及子孙，敢问其要，传之不朽也。细子者，雷公自谦之辞也。**黄帝答曰：善乎哉问也！此先师所禁坐私传之也，割臂歃血为盟也。子若欲得之，何不斋乎！雷公再拜而起曰：请闻命矣。于是乃斋宿三日而请曰：敢问今日正阳，细子愿以受盟。黄帝乃与俱入斋室，割臂缺血。黄帝祝曰：今日正阳，缺血传方，敢背此言者，必受其殃。雷公再拜曰：细子受之。黄帝乃左握其手，右授之书，曰：慎之慎之，**上古贷季传至岐伯，岐伯授之黄帝，故贷季为先师也。非其人不可授道，故须禁之坐私传也。方，要道，以盟誓授人。**吾为子言之。凡刺之理，经脉为始，**吾方愈病，各为其要，圣人杂合行之，以针为轻小，能愈大疾，故先言之。人之十二经脉、奇经八脉、十五络脉经络于身，营卫阴阳气之经隧，生之夭寿，莫不由之，故为始也。**营其所行，知其度量，**刺之理者，必须经营循十二经诸络脉等所行之气，并知脉之长短度量也。**内次五脏，别其六腑，**从于脏腑，流出经脉行身外，故脏腑称内，知内之道，先次五脏内中之阴，次别六腑内中之阳也。**审察卫气，为百病母，调其虚实，乃止泻其血络，血络尽而不殆。**次知卫气为阳行外，受诸邪气以为百病，次欲知经络虚实，实者乃止而泻之，先泻大小血络，血邪尽已，得无危殆也。**雷公曰：此皆细子之所以通也，未知其所约也。黄帝曰：夫约方者，犹约囊也。囊满不约则输泄，方成弗约，则神弗与俱。**约，节量也。方，法也。方以诊气，囊以盛气，故得比之。囊满不为节约，必泄其气；诊法成已，不为节约，必泄神气。神气去矣，不与周运，故曰不俱也。**雷公曰：愿为下材者，勿满而约之。黄帝曰：未满而知约之，以为工，不可以为天下师焉。**摄生之道，材有上下。诊法成已，节约合理，得长生久视，材德之上，可为天下之师；诊法未能善成，故曰未满而能节而行，得为国师；是按脉而知病生所由，称之为工，材之下下也。**雷公曰：愿闻为工。**为工是持脉之道，故问也。**黄帝曰：寸口主中，**按此《九卷》《素问》肺脏手太阴脉动于两手寸口中、两手尺中。夫言口者，通气者也。寸口通于手太阴气，故曰寸口。气行之处，亦曰气口。寸口、气口更无异也。中，谓五脏，脏为阴也。五脏之气，循手太阴脉见于寸口，故寸口脉主于中也。**人迎主外，**结喉两箱，足阳明脉迎受五脏六腑之气以养于人，故曰人迎。《下经》曰："人迎，胃脉也。"又云："任脉之侧动脉，足阳明，名曰人迎。"《明堂经》曰："颈之大动脉，动应于手，侠结喉，以候五脏之气。人迎胃脉，六腑之长，动在于外，候之知内，故曰主外。寸口居下，在于两手，以为阴也；人迎在上，居喉两傍，以为阳也。"《九卷·终始》篇曰："平人者不病也，不病者脉口人迎应四时也，应四时者上下相应，俱往俱来也。"脉口，谓是手太阴脉行气寸口，故寸口、脉口亦无异也。既上下俱往俱来，岂以二手为上下也？又《九卷·终始》篇云："人迎与太阴脉口俱盛四倍以上，命曰关格。"即知手太阴无人迎也。又《素问》第五卷云："胃管痈诊，岐伯曰：当得胃脉沉细，胃沉细者气逆，逆气者人迎甚盛，盛则热，人迎者胃脉也，逆盛则热聚于胃口而不行，故胃管为痈。"此《经》所言人迎、寸口之处数十有余，竟无左手寸口以为人迎，右手关上以为寸口，而旧来相承，与人诊脉，纵有小知，得之别注，人多以此致信，竟无依据，不可行也。**两者相应，俱往俱来，若引绳，小大齐等，**寸口、人迎两者，上下阴阳虽异，同为一气，出则二脉俱往，入则二脉俱来，是二人共引一绳，彼牵而去，其绳并去；此引而来，其绳并来。寸口人迎，因呼吸牵脉往来，其动是同，故曰齐等也。**春夏人迎微大，秋冬寸口微大，如是者名曰平人。**譬彼引绳之动，大小齐等，细寻其动，非无小异，故此牵，此动之端为大，彼端微小；彼牵，彼动之端为大，此端微小。脉亦如之，上下虽一，因呼吸而动，以春夏之阳，秋冬之阴，故微有大小。春夏阳气盛实，故脉顺之，微大为平；秋冬阴气盛实，故脉顺之，微大为平。平者，气和无病者也。

人迎大一倍于寸口，病在少阳；人迎二倍，病在太阳；人迎三倍，病在阳明。计春夏人迎大于寸口少半已去，少阳即已有病，其病犹微，故未言之。成倍方言，以病成可名，故曰病在少阳，言一倍等。按不病之人，寸口、人迎脉动大小一种，春夏之时，人迎之动微大寸口，以为平好。人迎之脉渐大小半、大半，至于一倍，即知少阳有病。少阳盛气未大，故得过阴一倍，名曰少阳之病，致使人迎之脉一倍大于寸口。少阳病气渐盛，过于阴气二倍，名曰太阳之病，则人迎之脉二倍大于寸口。太阳病气渐盛，过于阴气三倍，名曰阳明之病，则人迎之脉三倍大于寸口也。**盛则为热，**阳气内盛为热，故人迎脉盛也。**虚则为寒，**阳气内虚，阴乘为寒，故人迎脉虚也。**紧则为痛痹，**其气动紧似急也。此肌肉之间有寒湿气，故为痛痹也。**代则乍甚乍间。**代，止也。脉绝不来，故曰代也。代者，邪气客于血络之中，随饮食而变，故病乍甚乍间。**盛则泻之，**人迎一盛者泻于少阳，二盛泻于太阳，三盛泻于阳明也。**虚则补之，**人迎虚者，人迎小于寸口也。小于寸口一倍补于少阳，二倍补于太阳，三倍补于阳明也。**紧痛则取之分肉，**分肉之间，寒湿气居。**代则取血络且饮药，**邪在血络，致令脉代，可刺去邪血，饮汤实之。**陷下则灸之，**谓其诸脉血气不满，陷下不见，是中寒，故须灸之。**不盛不虚，以经取之，名曰经刺。**不盛不虚，正经自病也。假令心痛，中风得之，肝来乘心，从后而来，名为虚邪。饮食劳倦，脾来乘心，从前来者，名为实邪。伤寒得之，肺来乘心，从所不胜来者，名曰微邪。中湿得之，肾来乘心，从所胜来，名曰贼邪。以上四病，皆是他邪为之，须视心之虚实，补泻他经。伤暑得病，起于自脏，以为正邪，宜疗自经，故曰以经取之，名曰经刺也。**人迎四倍者，且大且数，名曰外格，死不治。**人迎三倍，各病一阳，至四倍，其阳独盛，外拒于阴，阴气不行，故曰格阳。格，拒也。阳气独盛，故大而且数。以无阴气，独盛必衰，故死不疗。**必审按其本末，察其寒热，以验其脏腑之病。**必须审按人迎寸口，内外本末，察其脉中寒暑，然后验知脏腑中之病也。

寸口大于人迎一倍，病在厥阴；寸口二倍，病在少阴；寸口三倍，病在太阴。秋冬寸口大于人迎少半已去，厥阴即已有病，其病犹微，故未言之。以病成可名，故曰病在厥阴，言一倍等。按不病人，寸口、人迎脉动大小一种，秋冬之时，寸口之动微大人迎，以为平好。寸口之脉至于一倍，即知厥阴有病。厥阴之气衰少，故得过阳一倍，名曰厥阴之病，致使寸口之脉一倍大于人迎。阴气虽少，仍过阳气二倍，名曰少阴之病，则寸口之脉二倍大于人迎。太阴最大，过于阳气三倍，名曰太阴之病，则寸口之脉三倍大于人迎也。**盛则胀满，寒中，食不化，**寸口阴气大于人迎三倍，病在太阴，太阴之病自有虚实，是以寸口阴盛，则腹中寒气胀满，有寒中食不化也。**虚则热中、出糜、少气、溺色变，**阴虚阳气来乘，肠胃中热，故大便出强如黄糜。少阴气虚，故少气溺色黄也。**紧则为痹，**风寒湿气，留于分肉间为痹，故令寸口脉紧实也。**代则乍痛乍止。**寸口脉动而中止不还曰代。邪客分肉，致令卫气之行乍行乍止，故令其痛乍有乍止也。**盛则泻之，虚则补之，**下言疗方，盛泻之法，准人迎可知也。**紧则先刺而后灸之，**紧有痹痛，先以痛为输荥，针刺已，然后于其刺处灸之。**代则取血络而泄之，**代则乍痛乍止，故刺去邪血之络也。**陷下则徒灸之。陷下者，脉血结于中，中有著血，血寒故宜灸之。**徒，空也。诸脉陷下不见，是脉中寒，血结聚，宜空灸之，不假先刺也。**不盛不虚，以经取之。**准人迎可知也。**寸口四倍，名曰内关。内关者，且大且数，死不治。**阴气三倍大于阳气，病在三阴。至于四倍，阴气独盛，内皆闭塞，阳不得入，故为内关。关，闭也。寸口大而又数，即阴气将绝，故死不疗也。**必察其本末之寒温，以验其脏腑之病，**必察寸口人迎大小终始寒温，则知内外脏腑之病也。**通其荥输，乃可传于大数。大数曰盛则徒泻，虚则徒补，**候知五脏六腑病之所在，先须针药通其荥输，然后传于灸刺大数，谓空补泻之数也。**紧则灸刺且饮药，**脉之紧者，三疗俱行。紧，谓动而中止。小数中有还者，曰结也。**陷下则徒灸之，**准前人迎。**不盛不虚，以经取之。所谓经治者，饮药，亦曰灸刺。**不盛不虚，经疗之法，亦三疗俱行之。**脉急则引，**引，挽也。寸口脉急，可以针导引令和也。**脉代以弱则欲安静，无劳用力也。**脉衰代绝，至复微弱，不欲烦动者，宜安静恬逸，不得自劳也。

雷公曰：病之益甚与其方衰何如？问其切脉知病衰甚。**黄帝曰：外内皆在焉。**外腑内脏，并有甚衰，故曰皆在。**切其脉口，滑小紧以沉者，其病益甚，在中；**脉口，阴位也。滑为阳也。小、紧、沉者，皆为阴也。按于脉口，得一阳三阴，则阴乘阳，故病益甚。病在五脏，故曰在中也。**人迎气大紧以浮者，其病益甚，在外。**人迎，阳位也。紧为阴也。大、浮，阳也。二阳一阴，则阳乘阴，故病益甚。病在六腑，故曰在外也。**其脉口滑而浮者，病日损；**滑、浮皆阳，在于阴位而得二阳，其气以和，故病日日瘳损。**人迎沉而滑者，病日损；**一阴一阳在于阳位，其气易和，故病损。**其脉口滑以沉者，其病日进，在内；**一阴一阳在于阴位，故病日渐进，在五脏。**其人迎脉滑盛以浮者，其病日进，在外。**滑、盛、浮等，俱为阳也。又其在阳位，名曰大过，病增，在于六腑也。**脉之浮沉及人迎与寸口气小大等者，其病难已。**诸有候脉浮沉及人迎、寸口中气大小齐等者，是阴阳不得相倾，故病难已也。**病之在脏，沉而大者，易已，小为逆；**人迎、寸口之中候之，知病在于内五脏中，其脉且沉且大，是为阴阳气和，虽病易已；其脉沉而小者，纯阴，故逆而难已也。**病之在腑，浮而大者，病易已。**候之知病在外六腑中，其脉浮而且大，得其时易已。**人迎盛紧者，伤于寒；**人迎盛为阳也，紧则为阴也，谓冬因寒气入腠，名曰伤寒，春为温病也。**脉口盛紧者，伤于食饮。**盛为阴也。脉口盛而紧者，是因饥多食，伤脏为病也。

一日一夜五十营，以营五脏之精，不应数者，名曰狂生。所谓五十营者，五脏皆受气也。营气一日一夜，周身五十营于身者也，经营五脏精气，以奉生身。若其不至五十营者，五脏无精，虽生不久，故曰狂生。**持其脉口，数其至也，五十动而不一代者，五脏皆受气矣；**脉口，寸口，亦曰气口。五十动者，肾脏第一，肝脏第二，脾脏第三，心脏第四，肺脏第五，五脏各为十动，故曰从脉十动，以下次第至肾，满五十动，即五脏皆受于气也。持脉数法，先持不病人之脉口以取定数，然后按于病人脉口，勘知病人脉数多少，谓从平旦，阴气未散，阳气未行，按于脉口，以取定数也。**四十动而一代者，一脏无气矣；**其脉得四十动已，至四十一动已去，有一代者，即五十数少，故第一肾脏无气也。**三十动而一代者，二脏无气矣；**其脉得三十动已，至三十一动已去，有一代者，即四十数少，故第二肝脏无气。**二十动而一代者，三脏无气矣；**其脉得二十动已，至二十一动已去，有一代者，即三十数少，故第三脾脏无气。**十动而一代者，四脏无气矣；**其脉得十动已，至十一动已去，有一代者，即二十数少，故第四心脏无气。**不满十动而一代者，五脏无气矣，**其脉不满十数，有一代者，即十数少，故第五肺脏无气。**予之短期。**肺主五脏之气，肺气既无，所以五脏气皆不至，故与之短期也。**要在终始，所谓五十动而不一代者，以为常也，**五十动而不一代者，盖是五脏终始，常道之要也。**以知五脏之期也。予之短期者，乍数乍疏也。**与短期者，谓五脏脉乍疏乍数，不合五十之数，故可与之死期也。

黄帝曰：气口何以独为五脏主气？谓九候各候五脏之气，何因气口独主五脏六腑十二经脉等气也。**岐伯曰：胃者，水谷之海也，六腑之大也。五味入口，藏于胃以养五气，气口亦太阴也。是以五脏六腑之气味，皆出于胃，变见于气口。**胃为水谷之海，六腑之长，出五味以养脏腑。血气、卫气行手太阴脉至于气口，五脏六腑善恶，皆是卫气所将而来，会手太阴，见于气口，故曰变见也。**故五脏气入于鼻，藏于心肺，心肺有病，而鼻为之不利也。**谷入于胃，以养五脏，上熏入鼻，藏于心肺，鼻中出入，鼻为肺官，故心肺有病，鼻气不利也。**故曰：凡治病者，必察其上下，适其脉候，观其志意，与其病能。乃拘于鬼神者，不可与言至治。**疗病之要，必须上察人迎，下诊寸口，适于脉候。又观志意有无，无志意者，不可为巫。及说疗疾，复观其人病态，能可疗以不。若人风寒暑湿为病，乃情系鬼神，斯亦不可与言也。**恶于镵石者，不可与言至巧。治病不许治者，病不必治也，治之无功矣。**镵，仕监反，铍也。其病非针石不为而恶之者，纵歧、黄无所施其功。其病可疗而不许疗者，纵仓、扁不可为其功也。

凡刺之道，毕于终始，明知终始，五脏为纪，阴阳定矣。凡刺之道，其要须穷阴阳气之终始。人之阴阳气终始者，必本五脏以为纲纪，以五脏藏神居身，故为阴阳气之纲纪，即阴阳定矣。**阴者主脏，阳者主腑，**阴气主于五脏，在内；阳气主于六腑，在外也。**阳受气于四末，阴受气于五脏。**清阳实于四肢，浊阴者走于六腑，故阳受气于四末也。清阴起于五脏，浊阳者营于四肢，故阴受气于五脏也。**故泻者迎之，补者随之，知迎知随，气可令和。和气之方，必通阴阳，**故补泻之道，阴阳之气，实而来者，迎而泻之，虚而去者，随而补之，人能知此随、迎、补、泻之要，则阴阳气和，有疾可愈也。**五脏为阴，六腑为阳，传之后代，以血为盟，敬之者昌，慢之者亡，无道行私，必得夭殃。**敬其传方，令守道去私也。**谨奉天道，请言终始。**言其奉诫，因请五脏终始之纪也。**终始者，经脉为纪，持其脉口人迎，以知阴阳有余不足、丕与不丕，天道毕矣。**五脏终始纪者，谓经脉也。欲知经脉为终始者，可持脉口、人迎动脉，则知十二经脉终始阴阳之气有余不足也。**所谓平人者不病，不病者，脉口人迎应四时也，**春夏人迎微大寸口，秋冬寸口微大人迎，即应四时也。**上下相应而俱往俱来也，**人迎在结喉两傍，故为上也。寸口在两手关上，故为下也。上下虽别，皆因呼吸而动，故俱往来也。"往"谓阳出，"来"谓阴入也，往来虽别异，同时而动，故曰俱也。**六经之脉不结动也，**阴阳之脉俱往来者，即三阴三阳经脉动而不结。**本末之寒温相守司也，**春夏是阳用事，时温，人迎为本也。秋冬是阴用事，时寒，脉口为本也。其二脉不来相乘，复共保守其位，故曰相守司也。**形肉血气必相称也，是谓平人。**形，谓骨肉色状者也。肉，谓肌肤及血气□者也。衰劳减等□□好即为相称也。如前五种皆为善者，为平人。

少气者，脉口、人迎俱少而不称尺寸也，如是则阴阳俱不足。脉口，寸口也。寸部有九分之动，尺部有一寸之动。今秋冬寸口反小于人迎，即脉口不称尺寸也。春夏人迎反小于寸口，即人迎不称尺寸也。如此勘检，则知脏腑阴阳二气俱少也。**补阳则阴竭，泻阴则阳脱。如是者可将以甘药，不愈，可饮以至剂。**夫阳实阴虚，可泻阳补阴；阴实阳虚，可泻阴补阳。今阴阳俱虚，补阳，其阴益以竭；泻阴之虚，阳无所依，故阳脱。所以不可得于针石，可以甘善汤液将扶补之，若不已，可至于剂也。**如此者弗灸不已，因而泻之，则五脏气坏矣。**如此二皆是虚，可以汤液补者，日渐方愈，故曰不久不已。若不如此，即用针泻，必坏五脏之气也。为"不灸"于义不顺，"灸"当为"久"也。

人迎一盛，病在足少阳，一盛而躁，在手少阳；病在足少阳。足少阳病，大于足厥阴一倍，故人迎盛于寸口一倍。一盛而躁，病在于手少阳经也。**人迎二盛，病在足太阳，二盛而躁，在手太阳；**躁，手道反，扰也。阳气渐大，在足太阳。足太阳病，大于足少阴二倍，故人迎盛于寸口二倍也。**人迎三盛，病在足阳明，三盛而躁，在手阳明；**阳气更盛，在足阳明。足阳明病，大于足太阴三倍，故人迎盛于寸口三倍也。**人迎四盛，且大且数者，名曰溢阳，溢阳为外格。**人迎盛至四倍，大而动数，阳气盈溢在外，格拒阴气不得出外，故曰外格也。**脉口一盛，病在足厥阴，一盛而躁，在手心主；**足厥阴盛病大于足少阳一倍，故脉口盛于人迎一倍也。**脉口二盛，病在足少阴，二盛而躁，在手少阴；**足少阴盛病大于足太阳二倍，故脉口盛于人迎二倍也。**脉口三盛，病在足太阴，三盛而躁，在手太阴；**足太阴盛病大于足阳明三倍，故脉口盛于人迎三倍也。**脉口四盛，且大且数者，命曰溢阴，为内关，内关不通，死不治。**阴气四盛于阳，脉口大而且数，阴气盈溢在内，关闭阳气不得复入，名曰内关，不可疗也。**人迎与太阴脉口俱盛四倍以上者，命曰关格，关格者与之短期。**脉口，寸口也。阳盛四倍，格而不关；阴盛四倍，关而不格。皆与死期。脉口、人迎俱四倍已上，称曰关格，死之将近，故与短期。此云人迎与太阴脉口，即知手太阴脉无人迎也。**人迎一盛，泻足少阳而补足厥阴，**人迎一倍大于脉口，即知少阳一倍大于厥阴，故足少阳一倍大于厥阴，泻足少阳，补足厥阴，余皆准此也。**二泻一补，**其补泻法，阳盛阴虚，二泻于阳，一补于阴。阴盛阳虚，一泻于阴，二补于阳。然则阳盛得二泻，阳虚得二补；阴盛得一泻，阴虚得一补。疗阳得多，疗阴得少者何也？阴气迟缓，故补泻在渐；阳气疾急，故补泻在顷，倍于疗阴也。余仿此也。**日一取之，**一取，一度补泻也。足太阳盛，足少阴虚；足少阴盛，足太阳虚。此二经者气血最少，故二日一补泻也。足少阳盛，足厥阴虚；足厥阴盛，足少阳虚。此二经者血气次多，故日一补泻也。足阳明盛，足太阴虚；足太阴盛，足阳明虚。此二经者血气最富，故日二补泻，以为例准。厥阴血气最少，少阴次多，太阴最多。此中少阴二日一取，厥阴一日一取，太阴一日二取，或《经》错耳。**必切而验之，**必须切诊人迎、脉口，以取验也。**躁取之上，**人迎躁而上行，皆在手脉，故曰取上。取者，取于此经所发穴也。**气和乃止。**泻实补虚，令阴阳气和乃止，亦为例也。**人迎二盛，泻足太阳而补足少阴，二泻一补，二日一取之，必切而验之，躁取之上，气和乃止。人迎三盛，泻足阳明而补足太阴，二泻一补，日二取之，必切而验之，躁取之上，气和乃止。脉口一盛，泻足厥阴而补足少阳，二补一泻，日一取之，必切而验之，躁取之上，气和乃止。脉口二盛，泻足少阴而补足太阳，二补一泻，二日一取之，必切而验之，躁取之上，气和乃止。脉口三盛，泻足太阴而补足阳明，二补一泻，日二取之，必切而验之，躁取之上，气和乃止。所以日二取之者，太阴主胃，大富于谷气，故日二取。**释此二经，多取所由也。**人迎、脉口俱盛三倍以上，命曰阴阳俱溢，如是者不开，则血脉闭塞，气无所行，流淫于中，五脏内伤。如此者，因而灸之，则变易而为他疾矣。**人迎、脉口俱三倍已上，未至四倍，阴阳俱有溺溢，当尔之时，必须以针开泻通之；若不开者，气无所行；淫溢反流，内伤五脏，不可灸也。

凡刺之道，气调而止，补阴泻阳，夫泻阴为易，补阴为难；补阳为易，泻阳为难。刺法补阴泻阳，二气和者，即可住止也。**音气并彰，耳目聪明，反此者，血气不行身中。**阴阳和者，言音清朗，吐纳和畅，故曰并彰。七窍开通，所以耳目聪明；反此为逆，故血气不行也。**所谓气至而有效者，**针入肤内，转而待气，气至行补泻而得验者，谓有效也。**泻则益虚，虚者脉大如其故而不坚也，坚如其故者，适虽言快，病未去也。**以其有实，所以须泻。泻者，益虚损实。其实损者，其脉大如故而脉中不坚，即为损实也。若泻已，脉大如故，脉中仍坚者，去针适虽以损称快，病未除也。**补则益实，实者脉大如其故而益坚也，夫如其故而不坚者，适虽言快，病未去也。**以其有虚，所以须补。补者，补虚益实者也。其得实者，脉大如故而脉中坚，即为得实。若补已脉大如故，脉不中坚，去针适虽快，病未愈也。**故补则实，泻则虚，痛虽不随针，病必衰去。**故补则补虚令实，泻则泻实令虚。补泻未尽，其工去针，适虽言差，病未除也；若补泻穷理，其痛虽不随针去，病必衰去也。**必先通十二经脉之所生病，而后可得传于终始矣。**十二经病所由通之者，知诸邪气得之初始，亦知万病所差之终，是以可得传于终始，贻诸后代也。**故阴阳不相移，虚实不相倾，取之其经。**是故，学者须知阴阳虚实不相倾移者，可取十二经脉行补泻也。

黄帝问于岐伯曰：人病胃管痈者，诊当何如？岐伯曰：诊此者当得胃脉，其脉当沉细，沉细者气逆，气逆者人迎甚盛，盛则热。人迎者胃脉也，逆而盛，则热聚于胃口而不行，故胃管为痈。黄帝曰：善。胃管痈者，胃口有热，胃管生痈也。得胃脉者，寸口脉也。寸口者，脉之大会手太阴之动也，故五脏六腑十二经脉之所终始也。平人手之寸口之中，胃脉合浮与大也。今于寸口之中，诊得沉细之脉，即知胃有伤寒逆气，故寸口之脉沉细，上之人迎洪盛者也，盛则胃管热也。上人迎者，在喉两边，是足阳明胃脉者也。胃气逆者，则手之寸口沉细，喉边人迎盛大，故知热聚胃口不行为痈。纡恭反，肿也。

安卧，小便黄赤，脉小而涩者，不嗜食。安卧，小便黄赤，脉小涩，脾病，故不嗜食也。**人病，其寸口之脉与人迎之脉，大小及其浮沉等者，病难已也**。寸口，即脉口也。人病，寸口之脉秋浮冬沉，人迎之脉春小夏大，纵病易已。四时大小浮沉皆同，即四时脉乱，故难已也。

仁安二年六月二十日以同本书写之

移点校合了　丹波赖基

本云

久寿二年十月四日以家本移点比校了　宪基

卷第十五　诊候之二

通直郎守太子文学臣杨上善奉敕　撰注

色脉诊

黄帝问于岐伯曰：余欲临病人，观死生，决嫌疑，欲知其要，如日月之光，可得闻乎？闻决死生之要也。**岐伯曰：色脉者，上帝之所贵也，先师之所传也。上古之时，使贷季理色脉而通神明，合之金木水火土、四时、阴阳、八风、六合，不离其常，变化相移，以观其妙，以知其要。**上帝，上古帝王者也。贷季，上古真人者也。上帝使贷季调理人之色脉，令通神明，外合五行、四时、阴阳、八风、六合等物变化常道，深观常道物理之妙，能知深妙色脉之用也。**欲知其要，则色脉是矣。**安知未病之要，无如色脉，故为要也。**色以应日，脉以应月，帝求其要，则其要已。**形色外见为阳，故应日也。脉血内见为阴，故应月也。日应三百六十日也，月应十二月也，故知色脉以为要也。**夫色脉之变化，以应四时之胜，此上帝之所贵，以合于神明也，所以远死而近生也，**四时和气为胜，上代帝王，贵为帝道，用合神明，以宝于生，所以远死，长生久视也。**上道以长，命曰圣王。**上帝理色脉，通神明，合于常道，长生久视者，称曰圣王也。**中古之治病，病至而治之汤液，十日以去八风五痹之病。**未病之病至已，方服汤液，以其病微，故十日病除也。**十日不已，治以草荄，草荄之枝，本末为眇，标本已得，邪气乃服。**荄，古来反，草根茎也。眇，亡绍反。药草根茎，疗病之要也。服汤液十日不已，可服药草根茎枝叶，丸散醪醴，又得病本药末，故邪气皆伏也。**暮代之治病也则不然，治不本四时，不知日月，不审逆顺，病形已成，乃欲微针治其外，汤液治其内，**前云上古、中古，黄帝之时即以为暮代。下黄帝曰上古、中古、当今之时，即其信也。疗病者，疗已病之病也。暮代疗病，与古不同，凡有五别：一则工不知根寻四时之疗，二则不知色脉法于日月之异，三则不审病之逆顺，四则不知病成未成，五则不知所行疗方。故欲以微针汤液，去其已成之病也。**粗工凶，以为可，病复起，未已新。**以微针小液，攻已成之病，更加他病，不工而勇于事，故曰凶也。**黄帝曰：愿闻要道。岐伯曰：治之要极，无失脉色，用之不惑，治之大则。逆顺倒行，标本不得，亡神失国。去故就新，乃得真人。**言失知色脉，不知损益也。**黄帝曰：余闻其要于夫子，夫子言不离脉色，脉色此余之所知也。岐伯曰：治之极于一。黄帝曰：何谓一？岐伯曰：一者因得之。黄帝曰：奈何？岐伯曰：闭户塞牖，系之病者，数问其情，以顺其意，得神者昌，失神者亡。黄帝曰：善。**一，得神也。得神，谓问病得其意也。

得其意者，加之针药，去死得生，故曰昌也。

黄帝曰：余闻《揆度》《奇恒》，所指不同，用之奈何？岐伯曰：揆度者，度病之浅深也。奇恒者，言奇恒病。切求其病，得其处，知其浅深，故曰揆度也。奇者，有病不得以四时死，故曰奇也。恒者，有病以四时死，不失其常，故曰恒也。**请言道之至数，五色脉变，揆度奇恒，道在于一，神转不回，回则不转，乃失其机。**数，理也。请言道其至理。其至理者，五色五脉之变，揆度奇恒之机，道在其一，谓之神转。神转者，神清鉴动之谓也。若鉴而不动，则不通物变，故失机。**至数之要，迫近以微，著之玉板，命曰合生机。**神动物之理者，近于万物机微之妙，故书玉板，命曰合于养生之机也。**客色见上下左右，各在其要。**人之五时正王色上，相乘色见，名曰客色。客色见面上下左右，各当正色所，乘要处者有病也。**其色见浅者，汤液主治，十日已；其见深者，必齐主治，二十一日已；其见大深者，醪酒主治，百曰已；其色夭面兑，不为治。**五色各有二种：一者生色，赤如鸡冠；二者死色，赤如衃血。其赤色轻浅，不如鸡冠，此有病也，其病最轻，故以汤液，十日得已。赤色复深，不如鸡冠，其病次轻，故以汤液，二十一日方已。赤色大深，不如鸡冠，其病将重，故以药醪，百日方瘥。赤色如衃血，其病必死，面兑亦死，皆不可疗也。兑，尖小，谓面瘦无肉也。**百日尽已，然脉短气绝死，病温最甚死。**色大深者，疗经百日，然脉短气来绝者，亦死。病温脉短气绝，亦死也。**色见上下左右，各在其要，上为逆，下为顺。女子右为逆，左为顺；男子左为逆，右为顺。**要，色见生病之处，谓是色部上下左右也。上者部上，下者部下，左者部左，右者部右。凡相克之色见者，见部上为逆，部下为顺。见女子部右当要，故为逆也；见女子部左非其要，故为顺也。见男子部左要处，故为逆也；见男子部右非其要处，故为顺也。**易，重阳死，重阴死。阴阳反他，治在权衡相夺，奇恒事也；阴阳反他，揆度事也。**阴盛反阳为病，阳盛反阴为病，还用阴阳，权衡虚实，补泻相夺，此为奇恒事也。直知阴阳反他，此为揆度事也。**抟脉痹辟，寒热之交。**脉动之时，二脉相抟附而动，不能相去者，此为痹辟之病，是寒热之气相交抟。**脉孤为消，**阴阳之脉各独见为孤，如足少阳脉气独见，无厥阴者，病为消瘅也。**虚为泄，为夺血。**病泄利夺血者，其脉虚也。**孤为逆，虚为顺。**阴阳各独见，其时盛者为逆；独见虚者，气易和，故为顺也。**行奇恒之法，以太阴为始，行所不胜曰逆，逆则死；行所胜曰顺，顺则活。**太阴，肺手太阴脉，主气者也。欲行补泻权衡相夺之法，以太阴五行之气以为始也。行五行气于不胜，被他乘克，故为逆死也；行于所胜，能克于他，故为顺也。假令为肝病，以金疗之，即行所不胜也；以土疗之，即行所胜也。**八风四时之胜，终而复始，**八风克胜，四时代胜，平为终始也。**逆行一过，不复数，诊要毕矣。**八风四时，顺行所胜也。若逆行一胜，为一过也。再过为死，故不数也。假令肝病，肺气来乘为一过，再过即死也，故不至于数也。此为诊要理极，故为毕也。

诊病之始，五决为纪，欲得其始，先建其母。所谓五决者，五脉也。诊五脏之脉，以知其病，故为其母。母，本也。**是以头痛癫疾，下虚上实，过在少阴、巨阳，甚则入肾。**肾脉足少阴为里，脏也；膀胱脉足太阳为表，腑也。少阴在舌本以下，故为下也；太阳在头，故为上也。少阴虚，太阳实，故为头痛癫疾也。此之二脉盛则入藏也。**徇蒙招尤，目瞑耳聋，下实上虚，过在少阳、厥阴，甚则入肝。**徇蒙，谓眩冒也。招尤，谓目招摇，头动战尤也。尤，音宥。过者，少阳脉虚，厥阴脉实也。**腹满䐜胀，支膈胠，下厥上冒，过在足太阴、阳明。**脾脏胃腑二经病也。**咳嗽上气，厥在胸中，过在手阳明、太阴。**肺脏大肠腑二经病。**心烦头痛，病在膈中，过在手巨阳、少阴。**手太阳上头，故头痛也。心脏、小肠腑二经病也。后之三脉皆有入脏，略而不言也。**夫脉之小大滑涩浮沉，可以指别也；**寸口六脉之形，指下得之，故曰指别。**五脏之象，可以类推；**皮、肉、筋、脉、骨等，五脏外形，故为象也。五脉为五象之类，推脉可以知也。**上医相音，可以意识；五色微诊，可以目察；能合脉色，可以万全。**耳听五音，目察五色，以合于脉，用此三种候人病者，所为皆当，故得万全也。**赤脉之至也，喘而坚，诊之有积气在中，时害于食，名曰心痹，**心脉手少阴属火色赤，故曰赤脉。赤脉，夏脉。夏脉如钩，其气来盛去衰，以为平好。今动如人喘又坚，故有积气在胸中，满闷妨食，名曰心痹。积者阴气，聚者阳气；积者五脏所生，聚者六腑所成；积者其始有常处，聚者发无根本，无所留止也。**得之外疾思虑而心虚，故邪从之。**得之急疾，思虑外事，劳伤心虚，邪气因袭，不从内传，以为痹也。**白脉之至也，喘而浮，上虚下实，惊，有积气在胸中，喘而虚，名曰肺痹，寒热，**肺脉手太阴属金也，色白，故曰白脉。白脉，秋脉。秋脉如浮，其气来轻虚以浮，来急去散，以为平好。今虽得浮，然动如人喘，即知肺气并心，心实故惊，肺虚故有积气在于胸中，出气多嘘，名曰肺痹。亦以肺虚，故病寒热也。**得之醉而使内。**以因酒醉力意入房，喘呼伤肺之所致也。**黄脉之至也，大而虚，有积气在腹中，有厥气，名曰厥疝，女子同法，**脾脉足太阴属土色黄，故曰黄脉。黄脉好者，代而不见；恶者，见时脉大而虚，即知积气在于腹中，腹中厥气，名曰厥疝，男女同病。**得之疾使四肢汗出当风；**脾主四肢，急役用力，四肢汗出，受风所致。**青脉之至也，长而左右弹，有积气在心下支胠，名曰肝痹，**肝脉足厥阴属木色青，故曰青脉。青脉，春脉。春脉如弦，气来濡弱，软虚而滑，端直以长，以为平好。今青脉至，长而左右弹，即知有积气在心下，支胠而妨，名曰肝痹。**得之寒湿，与疝同法，腰痛足清头痛；**得之因于寒湿，足冷而上，以成其病，与疝病同。足厥阴脉从足循少腹上头，故腰足头痛。**黑脉之至也，上坚而大，有积气在腹中与阴，名曰肾痹，**肾脉足少阴属水色黑，故曰黑脉。黑脉，冬脉。冬脉如营，其气来沉而抟，以为平好。今黑脉至，上坚而大，即知有积气在腹中及阴中，名曰肾痹。**得之沐浴清水而卧。**得之因以冷水沐发及洗浴而卧也。**凡相五色之奇脉，面黄目青，面黄目赤，面黄目白，面黄目黑者，皆不死。**相前五色异脉，先相于面五色者也，面得黄色，目之四色见于面者，以土为本，故皆生也。**面青目赤，**肝病心乘，名曰实邪。**面赤目白，**心病肺乘，名曰微邪。**面青目黑，**肝病肾乘，名曰虚邪。**面黑目白，**肾病肺乘，亦曰虚邪。**面赤目青者，**心病肝乘，名曰虚邪。**皆死。**此之五色，皆为他克，不得其时，不疗皆死。但色难知，且依一义如此也。

色脉尺诊

黄帝曰：邪之中人，其病形何如？岐伯答曰：虚邪之中身也，洫泝动形。正邪之中人也微，先见于色，不知于身，若有若无，若亡若存，有形无形，莫知其情。黄帝曰：善。虚邪，谓八虚邪风也。正邪，谓四时风也。四时之风，生养万物，故为正也。八虚之风，从虚乡来，伤损于物，故曰虚风。虚正□风，性非谷气，因腠理开辄入，故曰邪风。虚邪中人，入腠理，如水逆流于洫，毛立动形，故为人病。正邪中人，微而难识，先见不觉于身，故轻而易去也。**黄帝问岐伯曰：余闻之，见其色，知其病，命曰明；按其脉，知其病，命曰神；问其病而知其处，命曰工。余愿闻，见而知之，按而得之，问而极之，为之奈何？**察色之明，按脉之神，审问之工，为诊之要，故并请之。**岐伯答曰：夫色脉与尺之相应也，如桴鼓影响之相应也，不得相失也，**桴，伏留反，击鼓槌也。答中色、脉及尺，以为三种，不言问也。色，谓面色。脉，谓寸口。尺，谓尺中也。五脏六腑善恶之气，见于色部、寸口、尺中，三候相应，如槌鼓、形影、声响，不相失也。如肝色面青，寸口脉弦，尺肤有异，内外不相失也。**此亦本末根叶之出候也，故根死则叶枯矣。**此则尺地以为根茎，色脉以为枝叶，故根死枝叶枯变。**色脉形肉不得相失也，**形肉，即是尺之皮肤。色、脉、尺肤三种不相失也。**故知一则为工，知二则为神，知三则神且明矣。**故但知问极一者，唯可为工；知问及脉二者，为神；知问及脉，并能察色，称曰神明也。**黄帝问曰：愿卒闻之。岐伯答曰：色青者其脉弦，**青为肝色，弦为肝脉，故青、弦为肝表也。问色、脉、尺三种之异，今但答色、脉，不言尺者，以尺变同脉故也。**色赤者其脉钩，**赤为心色，钩为心脉，赤、钩为心表也。**色黄者其脉代，**黄为脾色，代为脾脉，黄、代为脾表也。**色白者其脉毛，**白为肺色，毛为肺脉，白、毛为肺表也。**色黑者其脉石。**黑为肾色，石为肾脉，黑、石为肾表也。石，一曰"坚"，坚亦石也。**见其色而不得其脉，反得其相胜之脉，则死矣；**假令肝病得见青色，其脉当弦，反得毛脉，是肺来乘肝，被克故死。余脏准此也。**得其相生之脉，则病已矣。**假令肝病见青色，虽不见弦而得石脉，石为肾脉，是水生木，是得相生之脉，故病已也。**黄帝问岐伯曰：五脏之所生，变化之病形何如？岐伯答曰：必先定其五色五脉之应，其病乃可别也。**欲知五脏所生变化之病，先定面之五色、寸口五脉，即病可知矣。**黄帝问曰：色脉已定，别之奈何？岐伯答曰：调其脉之缓急、小大、滑涩，而病变定矣。**虽得本脏之脉，而一脉便有六变，观其六变，则病形可知矣。**黄帝问曰：调之奈何？岐伯答曰：脉急者，尺之皮肤亦急；**脉急者，寸口脉急也。尺之皮肤者，从尺泽至关，此为尺分也；尺分之中，关后一寸动脉，以为诊候尺脉之部也；一寸以后至尺泽，称曰尺之皮肤。尺皮肤下，手太阴脉气从脏来至指端，从指端还入于脏，故尺下皮肤与尺寸脉六变同也。皮肤者，以手扪循尺皮肤，急与寸口脉同。**脉缓者，尺之皮肤亦缓；**寸口脉缓，以手扪循尺皮肤缓也。**脉小者，尺之皮肤亦减而少气；**寸口脉小，尺之皮肤减而少气也。**脉大者，尺之皮肤亦贲而起；**寸口脉大，尺之皮肤贲起能大。一曰"亦大"，疑是人改从大。**脉滑者，尺之皮肤亦滑；**按寸口脉滑，即尺皮肤亦滑。**脉涩者，尺之皮肤亦涩。**寸口脉来蹇涩，尺之皮肤亦涩不滑也。**凡此六变者，有微有甚，故善调尺者，不待于寸口，**寸口与尺各有六变，而六变各有微甚，可审取之。前调寸口脉六变，又调于尺中六变，方可知病。若能审调尺之皮肤六变，即得知病，不假诊于寸口也。**善调脉者，不待于色。**善调寸口之脉知病，亦不假察色而知也。**能参合而行之者，可以为上工，上工十全九；行二者为中工，中工十全七；行一者为下工，下工十全六。**察色、诊脉、调尺，三法合行，得病之妙，故十全九，名曰上工。但知尺、寸二者，十中全七，故为中工。但明尺一法，十中全六，以为下工也。

尺　诊

黄帝问于岐伯曰：余欲无视色持脉，独调其尺，以言其病，从外知内，为之奈何？

无视面之五色，无持寸口之脉，唯诊尺脉及尺皮肤，望欲从外知内病生所由。**岐伯答曰：审其尺之缓、急、小、大、滑、涩，肉之坚脆，而病形定矣。**尺之缓急等，谓尺脉及尺皮肤缓、急、小、大、滑、涩六种别也。肉坚脆者，谓尺分中肉之坚脆也。知此八者，即内病可知也。**视人之目果上微痈，如新卧起状，其颈脉动时咳，按其手足上，窅而不起者，风水肤胀也。**目果，眼睑也。痈，微肿起也。颈脉，足阳明人迎也。动，不以手按之，见其动也。窅，乌蓼反，深也。不起者，手足肿，脉按之久而不起，如按泥也。此为风水肤胀者。**尺湿以淖泽者，风也。**尺分之中有润，故湿也。淖泽，光泽也。此风之候也。**尺肉弱者，解㑊安卧。**解㑊，懈惰也。尺肉耎弱者，身体懈惰而欲安卧。**脱肉者，寒热不治。**骨寒热病，羸瘦脱肉，不可疗也。**尺肤滑泽脂者，风也。**尺之肤滑而润泽有脂者，内有风也。**尺肤涩者，风痹。**尺肤涩者内寒，故有风痹也。**尺肤粗如枯鱼之鳞者，水泆饮也。**泆饮，谓是甚渴暴饮，水泆肠胃之外，皮肤之中，名曰泆饮。尺分之肤，粗如鱼鳞者，以为候也。**尺肤热甚，脉盛躁者，病温也；**尺分皮肤甚热，其一寸之内，尺脉盛躁，温病候也。**其脉盛而滑者，汗且出也。**一寸之内，尺脉盛而滑者，汗将出。**尺肤寒甚，脉小者，泄，少气也。**尺肤冷，尺脉小者，其病泄利，又少气也。**尺肤炬然，先热后寒者，寒热也；**按尺皮肤，先热后冷，病寒热也。**尺肤先寒，久持之而热者，亦寒热候者也。**尺皮肤先冷，久持乃热，亦是寒热之病者也。**肘所独热者，腰以上热；**当肘皮肤独热者，即腰以上至头热也。**手所独热者，腰以下热；肘前独热者，膺前热；**腕以前为手也，手之独热，主腰以下热。从肘向手为肘前，独热者，主胸前热也。**肘后独热者，背热；**从肘向肩为肘后，肘后皮肤热者，主肩背热也。**臂中独热者，腰腹热；**从肘至腕中间为臂，当臂中央热，腰腹热者也。**肘后粗以下三四寸热者，腹中有虫。**从肘后下向臂三四寸许，皮肤粗起，是腹中有虫之候者也。**掌中热者，腹中热；掌中寒者，腹中寒。**掌中冷热，主大腹、小腹冷热。**鱼上白肉有青血脉者，胃中有寒。**青脉主寒，故胃中寒。**尺炬然热，人迎大者，当夺血。**尺之皮肤炬然而热，喉边人迎复大于常者，夺血之候也。**尺坚大，脉小，甚少气悗有因加，立死。**尺之皮肤坚而贲大，寸脉反小，主于少气而悗，若更因加少气悗者，立当死也。

尺寸诊

黄帝问岐伯曰：平人何如？对曰：人一呼脉再动，人一吸脉亦再动，命曰平人。平人者，不病也。医不病，故为病人平息以论法也。平人病法，先医人自平，一呼脉再动，一吸脉再动，是医不病调和脉也。然后数人之息，一呼脉再动，一吸脉再动，即是彼人不病者也。若彼人一呼脉一动，一吸脉一动等，名曰不及，皆有病也。故曰：医不病，为病人平息者也。**人一呼脉一动，人一吸脉一动者，曰少气。**呼吸皆一动，名曰不及，故知少气。**人一呼脉三动，一吸脉三动而躁及尺热，曰病温；尺不热，脉滑曰风，涩曰痹。**脉之三动，以是气之有余，又加躁疾，尺之皮肤复热，即阳气盛，故为病温。病温，先夏至日前发也；若后夏至日发者，病暑也。一呼三动而躁，尺皮不热，脉滑曰风，脉涩曰痹也。**人一呼脉四至曰死，**四至，阳气独盛，阴气衰绝，故死。**脉绝不至曰死，**以手按脉，一来即绝，更复不来，故死。**乍疏乍数曰死。**乍疏曰阴，乍数曰阳，阴阳动乱不次，故曰死也。**平人之常气禀于胃，胃者平人之常气也，人无胃气曰逆，逆者死。**和平之人，五脏气之常者，其气各各禀承胃气；一一之脏若无胃气，其脉独见为逆，故致死。

春胃微弦曰平，胃者，人迎胃脉者也。五脏之脉，弦、钩、代、浮、石，皆见于人迎胃脉之中。胃脉即足阳明脉，主于水谷，为五脏六腑十二经脉之长，所以五脏之脉欲见之时，皆以胃气将至人迎也。胃气之状，柔弱是也。故人迎五脉见时，但弦、钩、代、毛、石各各自见，无柔弱者，即五脏各失胃气，故脉独见，独见当死。春脉胃多弦少曰微，微曰平人。**弦多胃少曰肝病，**弦多胃少，即肝少谷气，故曰肝病也。**但弦无胃曰死，**肝无谷气，致令肝脉独见，故死也。**胃而有毛曰秋病，**春胃见时，但得柔弱之气，竟无有弦，然胃中有毛，即是肝时有肺气来乘，以胃气无弦，故至秋有病。**毛甚曰今病。**春得毛脉甚于胃气，以金克木，故曰金病也。**脏真散于肝，肝脏筋之气。**脏真者，真弦脉也。弦无胃气曰散，弦脉不能自散，以其肝脏散无胃气，所以脏真散于肝也。故肝藏神，藏于魂也；肝藏气者，藏筋气也。**夏胃微钩曰平，**夏脉人迎胃多钩少，曰微钩，微钩曰平也。**钩多胃少曰心病，**心病食少谷气少，令脉至人迎钩多胃少，故知心病也。**但钩无胃曰死。**心病害食，心无谷气，致令钩无胃气，故死。**胃而有石曰冬病，**心，火也。夏心王时遂得肾脉，虽有胃气，唯得石，冬时当病，以水克火。**石甚曰今病，**夏有胃气，虽得石脉，至秋致病；今夏得石脉甚，少胃气，贼邪来克，故曰今病。**脏真痛于心，心脏血脉之气。**心无胃气，即心有痛病，致令脏真脉见人迎，故曰脏真痛于心也。故心藏神，藏于神气也；心藏气，藏血脉之气也。**长夏胃微耎弱曰平，胃少弱多曰脾病，**耎，而免反，柔也。长夏，六月也。脾行胃气以灌四脏，故四脏脉至于人迎皆有胃气，即四脏平和也；若脾病，不得为胃行气至于人迎，即四脏之脉各无胃气，故四脏有病也。问曰：长夏是脾用事，此言胃气，不言脾者，何也？答曰：脾为其君，不可自见，是以于长夏时得胃气者，即得脾气。故于长夏胃气见时微有不足，名曰平好。若更胃少复虚弱者，即是脾病，致使胃气少而虚弱也。**但代无胃曰死，**人之一呼出心与肺，脉有二动；一吸入肝与肾，脉有二动。人呼吸已定息之时，脾受气于胃，资与四脏以为呼吸，故当定息。脾受气时，其脉不动，称之曰代。代，息也。当代之时，胃气当见；若脉代时无胃气，则脾无谷气，所以致死也。**耎弱有石曰冬病，**长夏脾胃见时，中有肾脉，是为微邪来乘不已，至冬当病也。**弱甚曰今病，**脾胃之脉虚弱，其谷气微少，故即今病也。**脏真传于脾，脾脏肌肉之气。**脾脏真脉谓之唯代之无胃气，唯代之脉，从脾传来，至于人迎也。故脾脏藏神，藏于意也；脾脏藏气，藏肌肉气也。**秋胃微毛曰平，**秋时人迎胃多毛少，曰平人也。**胃少毛多曰肺病，**谷气少也。**但毛无胃曰死，**真脏见脉。**毛而有弦曰春病，**肝来乘肺，微邪来乘不已，至春木王之时当病。**弦甚曰今病，**有胃无毛，但有弦者，是木反克金，故曰今病。**脏真高于肺，以行营卫，阴泄曰死。**脏真之脉见时，高于肺脏和平之气。高，过也。肺为阴也。无胃之气既过肺之和气，即是肺伤。肺主行营卫，肺既伤已，即是阴气泄漏，故致死也。**冬胃微石曰平，**冬人迎脉，胃耎弱气多，石脉微者，名曰平人。**胃少石多曰肾病，**肾少谷气，故令耎弱气少，坚石脉多，故知肾病。**但石无胃曰死，**脏真脉见，故致死也。**石而有钩曰夏病，**石脉，水也。钩脉，火也。石脉见时，有钩见者，微邪来乘不已，至夏当病也。**钩甚曰今病，**虽有胃气，钩甚，所以今病也。**脏真下于肾，肾脏骨髓之气。**肾为五脏和气之下，今肾无胃气，乃过下于肾也。故肾脏藏神，藏于志也；肾脏藏气，骨髓气也。自此以上，即是人迎胃脉候五脏气也。

胃之大络，名曰虚里，贯膈络肺，出于左乳下，其动应衣脉。下诊胃络之脉。虚，音墟。虚里，城邑居处也。此胃大络，乃是五脏六腑所禀居处，故曰虚里。其脉出左乳下，常有动以应衣也。**宗气盛喘数绝者，则病在中；**宗，尊也。此之大络，一身之中血气所尊，故曰宗气。其脉动如人喘数而绝者，病在脏中也。**结而横，有积矣；**此脉结者，腹中有积居也。积，阴病也。**绝不至曰死。**此虚里脉，来已更不复来，是胃气绝，所以致死。**欲知寸口脉太过与不及，寸口之脉中手短者，曰头痛；**上言诊人迎法，以下诊寸口法，故曰欲知诊寸口之脉有病，唯有太过与不及也。口者，气行处也。从关至鱼一寸之处，有九分之位，是手太阴气所行之处，故曰寸口。其脉之动，不满九分，故曰短也。短者阳气不足，故头痛也。**乳之下，其动应于衣，宗气泄。**乳下虚里之脉，若阳气盛溢，其脉动以应衣，是为宗气泄溢者也。**寸口之脉中手长者，足胫痛；**寸口之脉过九分以上曰长。长者阳气有余，阴气不足，故胫痛也。**喘数绝不至，曰死。**长而喘数，所以致死。**寸口脉中手如从下上击者，曰肩背痛。**脉从下向上击人手，如从下有物上击人手，是阳气盛，阳脉行于肩背，故知肩背痛也。**寸口脉中手沉而紧者，曰病在中；**沉紧者，阴脉也。病在于脏，故沉紧也。**寸口脉浮而盛者，病在外。**浮盛，阳也。病在于腑，故浮盛也。**寸口脉沉而弱，曰寒热及疝瘕、少腹痛；**沉，阴气甚也。弱，阳气虚也。阴盛阳虚，故有寒热、疝瘕病、少腹痛也。**寸口之脉沉而横坚，曰胠下有积，腹中有横积痛。**其脉沉横而坚者，阴盛，故知胠下有积。积，阴病也。横，指下脉横也。胠侧箱，肋下穴处也。又，其阴病，少腹中有横积也。**寸口脉盛滑坚者，病曰甚，在外；**寸口阳也，滑亦阳也，坚为阴也，阳盛阴少，故病曰甚，在六腑也。**脉小实而坚者，病曰甚，在内；**小实为阴，坚亦是阴，故病曰甚，在五脏也。**有胃气而和者，病曰无他。**寸口之脉虽小实坚，若有胃气和之，虽病不至于困也。**脉小弱以涩者，谓之久病；**小弱以涩，是阴阳虚弱，故是久病。**脉涩浮而大疾者，谓之新病。**涩为阴也，浮太阳也，其脉虽涩，而浮流利，即知新病。**脉滑曰风，**气虚而行利，即是风府之候也。**脉缓而滑曰热中，**缓滑，阳也。指下如按缓绳，而去来流利，是热中候者。**脉涩曰痹，**涩，阴也。按之指下涩而不利，是寒湿之气聚为痹也。**脉盛而紧曰胀。**寸口脉盛紧实者，是阴气内积，故为胀也。**脉顺阴阳，病易已；**人迎、脉口大小顺四时者，虽病易愈也。**脉逆阴阳脱者，病难已；**人迎寸口，大小不顺四时，既逆阴阳，故病难已也。**脉逆四时，病难已。**春夏人迎小于寸口，秋冬寸口小于人迎，即知是脉反四时，故病难已也。**脉急者曰疝瘕，少腹痛。**按其脉如按弓弦，是阴气积，故知疝瘕少腹痛也。**寸口脉沉而喘曰寒热，**沉，阴气也。脉动如人喘者，是为阳也。即知寒热也。**臂多青脉曰脱血。**臂，尺地也。尺地络脉青黑为寒，即知脱血，以其阳虚，阴盛乘阳，故脉青。**尺脉缓涩者，谓之解㑊安卧；**缓为阳也，涩为阴也，从关至尺取一寸以为尺部，尺部为阴，以阴气多，懈惰安卧也。**尺脉盛，谓之脱血。**尺脉盛，谓阴气盛，阳气虚，故脱血也。**尺涩脉滑，谓之多汗；**尺之皮肤粗涩，尺之脉滑，是为阳盛阴虚，故泄汗也。**尺寒脉细，谓之后泄；**尺之皮肤冷，尺脉沉细，是为内寒，故后泄也。**脉尺粗常热者，谓之热中。**脉之尺地皮肤粗，又常热，是其热中也。**肝见庚辛死，心见壬癸死，脾见甲乙死，肺见丙丁死，肾见戊己死。是谓真脏见，皆死。**真脏各见被克之时，故皆死也。

颈脉动疾喘咳曰水，颈脉，是胃诸脉人迎也。人迎常动，今有水病，故动疾可见喘咳也。有本为肾脉动也。**目果微肿如卧起之状曰水；**目果，目上下睑也。睑之微肿，水之候。**足胫肿曰水。**寒湿气盛，故足胫肿，水之候也。**目黄**

者，曰黄疸也；三阳脉在目，故黄疸热病，目为黄也。多但反。**溺黄安卧者，曰黄疸；**肾及膀胱中热，安卧不劳者，黄疸病候也。**已食如饥者，胃疸也。**胃中热消食，故已食如饥，胃疸病。**面肿日风。**风，阳也。诸阳在面，故风病面先肿也。**女子手少阴脉动甚者，妊子。**手少阴脉，心经脉也。心脉主血，女人怀子，则月血外闭不通，故手少阴脉内盛，所以动也。**脉有逆顺，四时未有脏形。**寸口人迎，且逆且顺，即四时未有真脏脉形也。**春夏而脉瘦者，秋冬浮大。**春夏人迎微大为顺，今反瘦小为逆；秋冬人迎微小为顺，今反浮大为逆也。**风热而脉盛，**脉盛者，风热之病也。**泄而脱血。**风热之病虚，故多脱泄。血脱也。**脉实者病在中，**是阳虚阴实，故病在五脏。**脉虚者病在外。**阴虚阳实，故病在六腑也。**脉涩坚皆难治，命曰反四时者也。**脉涩及坚，二者但阴无阳，故皆难疗，名曰反四时之脉也。**人以水谷为本，故人绝水谷则死；**反四时之脉，无水谷之气者，致死。**脉无胃气亦死。所谓无胃气者，但得真脏脉，不得胃气也。所谓肝不弦，肾不石也。**虽有水谷之气，以脏有病无胃气者，肝虽有弦，以无胃气不名乎弦也；肾虽有石，以无胃气不名乎石。故不免死也。**太阳脉至，鸿大以长；**以手按人迎脉鸿大以长者，是太阳脉也，即手足太阳小肠膀胱脉之状也。**少阳脉至，乍疏乍数，**乍短乍长；按之乍疏乍数，乍短乍长者，少阳脉也，即手足少阳三焦及胆脉之状。**阳明脉至，浮大而短，是谓三阳脉也。**按之浮大而短者，阳明脉也，即手足阳明胃及大肠之候也。是为三阳脉之形。

五脏脉诊

肝脉弦，心脉钩，脾脉代，肺脉毛，肾脉石，是谓五脏脉。肝、心、脾三脉，《素问》、《九卷》上下更无别名。肺脉称毛，又名浮；肾脉称石，又名营。是五脉同异，若随事比类，名乃众多也。

平心脉来，累累如连珠，如循琅玕，曰心平，心脉，夏脉也。夏日万物荣华，故其脉来，累累如连珠，以手按之，如循琅玕之珠，以为平和之脉也。而称钩者，曲也，连珠高下，不如弦直，故曰钩也。**夏以胃气为本；**胃为五脏资粮，故五时之脉皆以胃气为本也。**病心脉来，喘喘连属，其中微曲，曰心病；**病心脉来，动如人喘息连属，然指下微觉曲行，是为心之病脉者也。**死心脉来，前曲后居，如操带钩，曰心死。**心脉来时，按之指下觉初曲后直，如操捉带钩前曲后直，曰心死脉。居，直也。**平肺脉来，厌厌聂聂，如落榆荚，曰肺平，秋以胃气为本；**厌，伊叶反。聂，尼辄反。厌厌聂聂，如人以手按已落榆荚，得之指下者，曰肺平脉也。**病肺脉来，不上不下，如循鸡羽，曰肺病；**按于毛脉，如人以手摩循鸡翅之羽得于心者，以为肺之病脉也。**死肺脉来，如物之浮，如风之吹毛，曰肺死。**脉之动也，如芥叶之浮于水，若轻毛而逐风移，如斯得者，曰死脉者也。夫五色有形，目见为易；五声无形，耳知以难；五脉之动，非耳目所辨，斯最微妙，唯可取动指下以譬喻，亦得之在于神，不可以事推之知也。**平肝脉来，濡弱招招，如揭长竿，曰肝平，春以胃气为本；**揭，奇哲反，高举也。肝之弦脉，独如琴瑟调品之弦，不缓不急，又如人高举竹竿之梢，招招劲而且耎，此为平也。**病肝脉来，盈实而滑，如循长杆，曰肝病；**盈，满实也。肝气实滑，如循长竿，少于胃气，故肝有病也。**死肝脉来，急而益劲，如新张弦，曰肝死。**肝真脏脉来，劲急犹如新张琴瑟之弦，无有调弱，是无胃气，故为死候也。**平脾脉来，和柔相离，如鸡践地，曰脾平，长夏以胃气为本。**按脾大脉和柔，胃气也。相离中间空者，代也，如鸡行践地迹中间空也。中间代者，善不见也。**病脾脉来，实而盈数，如鸡举足，曰脾病；**实而盈数，如鸡之举足爪聚，中间不空，聚而恶见，比之无代，故是脾病也。**死脾脉来，坚兑如乌之喙，如鸟之距，如水之流，如屋之漏，曰脾死。**按脾脉来，坚尖聚兑而不相离，上触人指，如鸟喙，如水流之动，又如屋漏之滴人指，脾脉死候也。**平肾脉来，喘喘累累如旬，按之而坚，曰肾平，冬以胃气为本；**旬，平也。手下坚实而平，此为石脉之形，故为平也。有本为"揣揣果果"也。**病肾脉来，如引葛，按之而益坚，曰肾病；**肾之病脉，按之如按引葛，逐指而下也。益坚，始终坚者。是为肾平。初耎后坚，故是肾病也。**死肾脉来，发如夺索，辟辟如弹石，曰肾死。**肾之石脉来，指下如索，一头系之，彼头控之，索夺而去，如以弹石弹指辟辟之状，是肾之死脉候也。

岐伯曰：心脉揣坚而长，当病舌卷不能言；揣，动也。长，谓寸口脉长一寸也。此为心脉盛动坚。心脉上至舌下，故盛动坚，舌卷不能言。**其耎而散者，当消渴自已。**动而坚者病舌卷，耎而散者病消渴，以有胃气，故自已，由手少阴贯肾络肺系舌本故也。**肺脉揣坚而长，当病唾血；**肺脉浮短，今动坚长，知血络盛伤，故唾血也。**其耎而散者，当病灌汗，至令不复散发。**以肺气虚，故脉耎散也。虚故腠理开，遂汗出如灌，至令不复也。**肝脉揣坚而长，色不青，当病坠若抟。因血在胁下，令人善喘；**肝脉耎而弦，今动坚而长，其色又不相应者，是人当有坠伤，坠伤损血在胁下，又令喜喘故也。**若耎而散者，其色泽，当病溢饮，溢饮者，渴暴多饮而易入肌皮肠胃之外。**易，音亦。若脉耎散，色又光泽者，当因大渴暴饮，水溢肠胃之外，易入肌皮之中，名曰溢饮之病也。**胃脉揣坚而长，其色赤，当病折髀；**胃脉耎弱，今动坚长，又他色来克，故当病折髀，以足阳明脉行髀故也。**其耎而散者，当病食痹、髌痛。**胃虚不消水谷，故食积胃中，为痹而痛。又脉行于膝，故病膝髌痛。髌，膝端骨也。**脾脉揣坚而长，其色黄，当病少气；**脾脉耎弱，今动坚长，虽得本色，以其阳虚，故病少气。**其耎而散，色不泽者，当病足胻肿，若水状。**足太阴脉循胻，故脾虚色不泽者，胻肿若水之状也。**肾脉揣坚而长，其色黄而赤，当病折腰；**肾脉沉石，今动坚长，黄色贼邪及赤色微邪来克，故病腰痛，以足少阴脉营腰故也。**其耎而散者，当病少血，至今不复。**阴盛太阳气虚，故少血。得之在久，至今不复也。

黄帝问于岐伯曰：故病五脏发动因伤色，各何以知其久暴至之病乎？其病发于五脏，有伤其候五色，何以知其久病、新暴之别？**岐伯对曰：悉乎哉问也！故其脉小色不夺者，新病也；**邪始入于五脉，故脉小，未甚伤于血气，故部内五色不夺，是知新病。**故其脉不夺，其色夺者，久病也。**脉为其本，色为标也，本受邪气已，方受与标，故脉不夺，色甚夺者，知是久病。**故其脉与五色俱夺者，此久病也。**内之五脉，外之五色，二俱夺者，知病已成在久。**故其脉与五色俱不夺者，新病也。**人之有病，五脉、五色二俱不夺者，其病未行血气，故知新病也。**故肝与肾脉并至，其色苍赤，当病击伤不见血，见血而湿若水中也。**弦石俱至而色见青赤，其人当病被击内伤。其伤见色，故青赤者也。若被击出血，血湿若居水中者，此为候也。**尺内两傍，则季胁也，**从关至尺泽为尺也。季胁之部当在尺中央两傍，不在尺外两傍，季胁有病当见此处。**尺外以候肾，**尺中两傍之外，以候两肾，肾有病当见此部也。**尺里以候腹中，**自尺内两中间，总候腹中。**跗上以候胸中，**"跗"当为"肤"，古通用字，故为"跗"耳。当尺里以上皮肤，以候胸中之病。**前候前，后候后。**当此尺里跗前，以候胸腹之前，跗后以候背后。**跗上，膈上也；**当尺里跗上皮肤，以候膈上也。一曰“竟上”，疑错。**膈下者，腹中事也。**当尺里肤上以下，以为膈下之分，即腹中事。**粗夭者，阴不足，阳大有余，为热中，跗之下也。**尺之皮肤文理粗夭者，是阴衰阳盛，热气熏肤，致使皮肤粗起，故为热中。**来疾去徐者，上实下虚，为厥癫疾；**来疾阳盛，故上实也。去徐阴虚，故下虚也。上实下虚，所以发癫疾也。**来徐去疾，上虚下实，为恶风。**上虚受风，故恶风也。**有俱沉细数者，少阴厥。**沉细皆阴，故沉细数，少阴厥逆。**沉细数散者，寒热也；**沉细阴也，数散为阳，故病寒热也。**浮而散者，为眴仆。**眴，玄遍反，目摇。**诸浮而躁者皆在阳，则为热，其右躁者在左手；**浮躁皆阳，故在阳则为热也。诸阳络脉，左者络右，右者络左，故其右躁而病，本在左手也。**诸细而沉者皆在阴，则为骨痛，**细之与沉，皆是阴脉，主于骨痛。**其有静者在足。**其脉沉细仍静者，在足骨痛也。**数动一代者，病在阳之脉，溏泄及便脓血。**三动已去称数，数动一代息者，阳脉虚也。故数动一息，即是阴实阳虚，故溏泄便脓血也。**诸过者切之，涩者阳气有余也，**阳气有余称过，阳过之脉应浮而滑，更涩者，以其阳气太盛，故极反成涩。**滑者阴气有余也；**阴脉沉涩，今反滑者，以阴过极，反成滑。**阳气有余，为身热无汗，**阳盛有余，极反为阴，外闭腠理，故汗不出，其身热也。**阴气有余，为多汗身寒。**阴气有余，极反为阳，外开腠理，故汗多出，其身寒也。**推而外之，内而不外，有心腹积；推而内之，外而不内者，有热。**五脏为内，阴也。六腑为外，阳也。用针者，欲泻阴补阳，即推而外也，而内实难泻，即内而不外，故知心腹病积也。欲泻阳补阴，即推而内之也，而外实难泻，即外而不内，故知外有热。**推而上之，上而不下，腰足清；推而下之，下而不上者，头项痛。**上为头项，下为腰足。推下向上，气不能下，故知腰足冷也。推上向下，气不能上，故知头项痛也。**按之至骨，脉气少者，腰脊痛而身寒有痹。**脉之沉细，按之至骨，少得其气，即知有寒，腰脊为痛，身寒痹也。

黄帝曰：请问脉之缓、急、小、大、滑、涩之病形何如？请问五脏之脉，各有六变，以候病形。**岐伯曰：臣请言五脏之变病也。心脉急甚者为瘛；**心脉钩，脉缓、大、滑等三变为热，阳也；急、小、涩等三变为寒，阴也。夏时诊得心脉如新张弦急甚者，寒也，筋脉急痛以为瘛也。下言急者，皆如弦急，非急疾也。**微急为心痛引背，食不下。**其心脉来，如弦微急，即脉微弦急，心微寒，故心痛引背心输而痛，胸下寒，咽中不下食也。**缓甚为狂笑；**心脉缓甚者，缓为阳也，缓甚热甚也，热甚在心，故发狂多笑。**微缓为伏梁在心下，上下行，时唾血。**心脉微缓，即知心下热聚，以为伏梁之病，大如人臂，从脐上至于心，伏在心下，下至于脐，如彼桥梁，故曰伏梁。其气上下行来，冲心有伤，故时唾血。**大甚为喉吤；**心脉至气甚，气上冲于喉咽，故使喉中吤吤而鸣也。吤，古介反。**微大为心痹引背，善泪出。**心脉微盛，发风湿之气，冲心为痹痛，痛后引背输及引目系，故喜泪出也。**小甚为善哕，**小为阴也，小甚，心之气血皆少，心气寒也。心气寒甚，则胃咽气有聚散，故为哕也。哕，于月反。**微小为消瘅。**小而不盛曰微。小者，阴也。心气内热而有小寒来击，遂内热更甚，发为消瘅。瘅，热也。内热消瘦，故曰消瘅。瘅，音丹。**滑甚为善渴；**滑，阳也。阳气内盛，则中热喜渴也。**微滑为心疝引脐，少腹鸣。**阳气盛，内有微热冲心之阴，遂发为心疝，痛引少腹肠鸣者也。**涩甚为瘖；**涩，阴也。涩者，血多气少。心主于舌，心脉血盛，上冲于舌，故瘖不能言也。**微涩为血溢，维厥，耳鸣，癫疾。**微涩，血微盛也。血微盛者，溢于鼻口而出，故曰血溢。维厥，血盛阳维脉厥也。阳维上冲则上实下虚，故为耳鸣癫疾。**肺脉急，为癫疾；**肺脉毛，脉有弦急，是为冷气上冲，阳瞋发热在上，上实下虚，故为癫疾。**微急为肺寒热，怠惰，咳唾血，引腰背胸，若鼻宿肉不通。**肺以恶寒弦急，即是有寒乘肺，肺阳与寒交战，则二俱作病，为肺寒热也。肺病不行于气，身体怠惰。肺得寒，故发咳。咳甚伤中，故唾血。咳复引腰及背输而痛。肺病出气壅塞，因即鼻中生于宿肉也。**缓甚为多汗；**缓为阳也，肺得热气，外开腠理，故为多汗。**微缓为痿，漏风，头以下汗出不可止。**肺脉行于两手，肺得于热，故手痿缓。又肺脉不上于头，故肺之热开腠，自头以下漏风汗不止也。**大甚为胫肿；**肺气甚，故曰肺大甚也。肺脉手太阴与足太阴相通，足太阴行胫，故肺气热盛，上实下虚，故为胫肿也。**微大为肺痹引胸背，起恶日。**肺气微大，又得秋时寒气，故发为痹痛，前引胸，后引背输。以是阴病，故引胸背，起不欲见日光也。恶，乌故反。**小甚为泄，**肺之气血小甚，即是气寒，即是胃气小甚，不消水谷，故泄利矣。**微小为消瘅。**肠肺之气血微小也。虚寒伤肺，反为热病，消肌肉也。**滑甚为息贲上气，**滑甚，阳气盛也。阳盛击阴为积，在右箱近膈，犹如覆杯，令人上气喘息，故曰息贲。贲，膈也，音奔。**微滑为上下出血。**阳气微盛，则内伤络脉，络脉伤则上下出血，阳络伤则上衄血，阴络伤则下泄血也。**涩甚为呕血；**气为阳也，血为阴也。涩为阳也，今得涩脉，即知血盛冲于肺府阳络，阳络伤便呕血也。**微涩为鼠瘘，在颈肢腋之间，下不胜其上，其能喜酸。**微涩，血微盛也。血微盛者，循肺府手阳明脉上胫为瘘，又循肺手太阴脉下肢腋之间为瘘，其脉下虚不胜上实，金实遂欲克木，为味故喜酸也。酸，木味也。**肝脉急甚为恶言；**诊得弦脉急者，是寒气来乘于肝，魂神烦乱，故恶出语言也。**微急为肥气，在胁下若覆杯。**肝脉微急是肝受寒气，积在左胁之下，状若覆杯，名曰肥气。**缓甚为喜呕，**缓甚者，肝热气冲咽，故喜呕也。**微缓为水、瘕、痹也。**阳气微热，肝气壅塞，饮溢为水，或结为瘕，或聚为痹。**大甚为内痈，善呕衄；**大甚气盛，热气结为内痈也。肝气上逆，故喜呕喜衄。**微大为肝痹筋缩，咳引少腹。**微大，少阳微盛击肝，乃为阴病肝痹者也。阴寒故筋缩，又发肝咳，循厥阴下引少腹痛。**小甚为多饮，**肝脉小甚，是为气血皆少，故渴而多饮也。**微小为消瘅。**微小，气血俱少，有寒气冲肝气，遂发热为瘅，消肌肉。**滑甚为颓疝，**滑甚，少阳气盛也。少阳气盛则肝虚不足，发为颓疝，丈夫小腹中为块，下冲阴痛。**微滑为遗溺。**阳气微盛，阴虚不禁，故为溺寒也。**涩甚为溢饮，**肝脉涩者，肝气血多寒也。肝血多而寒，不得泄，溢入肠胃皮肤之外，故为溢饮矣。**微涩为瘈挛筋。**微涩，血多而寒，即厥阴筋寒，故瘈急而挛也。**脾脉急甚为瘈疭；**诊得代脉急甚，多寒为病，手足引牵来去，故曰瘈疭也。**微急为膈中，食饮入而还出，后沃沫。**微急者，微寒也。脾气微寒，即脾胃中冷，故食入还呕出，大便沃冷沫也。膈中当咽冷，不受食也。**缓甚为痿厥；**缓甚者，脾中虚热也。脾中主营四肢，脾气热不营，故曰四肢痿弱。厥，逆冷也。**微缓为风痿，四肢不用，心慧然若毋病。**微缓，脾中微热也。脾中有热受风，营其四肢，令其痿弱不用。风不入心，故心慧然明了，安若无病。**大甚为击仆；**脾脉大甚，是脾气盛血衰，当是被击，或是倒仆有伤，故发此候。**微大为疝气，腹里大脓血，在肠胃之外。**脾气微大，即知阴气内盛为疝，大腹里脓血，在肠胃之外也。小甚为寒热，脾脉小甚，气血皆少，是病诸寒热病也。**微小为消瘅。**微小气血俱少，故多内热，热消肌肉也。**滑甚为颓癃，**滑甚者，阳气盛热也。阴气虚弱，发为颓癃。癃，淋也，音隆。**微滑为虫毒蛕蝎腹热。**微滑，阳气微盛有热也。蛕，胡灰反，腹中长虫也。蝎，胡竭反，谓腹中虫如桑蠹也。阳盛有热，腹内生此二虫，为病绞作腹中。**涩甚为肠颓；**颓，徒回反。脉涩，气少血多而寒，故冷气冲下，广肠肛出，名曰肠颓，亦妇人带下病也。**微涩为内溃，多下脓血。**微涩，是血多聚于腹中，溃坏而下脓血也。**肾脉急甚为骨癫疾；**诊得石脉急甚者，是为寒气乘肾，阳气走骨而上，上实下虚，故骨癫也。**微急为沉厥，足不收，不得前后。**微急者，肾冷发沉厥之病，足脚沉重，逆冷不收，膀胱大肠壅闭，大小便亦不通。**缓甚为折脊；**阳气盛热，阴气虚弱，肾受寒气，致令腰脊痛如折。**微缓为洞，洞者食不化，下嗌还出。**肾脉从肾而上，贯肝膈，循喉咙，故肾有热气，则下津液不通，上冲喉嗌，通洞不禁，其食入腹还出。**大甚为阴痿；**大甚，多气少血，太阳气盛，少阴血少，精血少故阴痿不起也。**微大为石水，起脐以下，至少腹垂垂然，上至胃管，死不治。**太阳气盛，血少，津液不得下通，结而为水，在少腹之中。垂垂，少腹垂也。其水若至胃脘，盛极故死也。**小甚为洞泄，**肾气小甚，是血气皆少也。肾之血气皆少，则上下俱冷，故食入口还出，故曰洞泄。**微小为消瘅；**血气俱少，是为阴虚阳盛，热为消瘅。**滑甚为癃颓；**滑甚，太阳热盛，少阳虚而受寒，故为癃颓也。**微滑为骨痿，坐不能起，起目毋所见。**微滑，太阳微盛，热入骨髓，发为骨痿，骨弱坐不能起也。太阳起目，力意而起，太阳上冲于目，故目无见也。**涩甚为大痈；**涩甚多血少气不宣，故聚为大痈。**微涩为不月，沉痔。**微涩者，血微盛也。血多气少不通，故女月经不得以时下也。又其气少血聚，复为广肠内痔也。沉，内也。

黄帝问曰：病之六变者，刺之奈何？问前五脉各有六变补泻之道。**岐伯答曰：诸急者多寒，**脉之弦急，由于多寒，有甚有微，即五脏急合有十种，故曰诸急。自余诸变，皆仿此也。**缓者多热。**由其当脏多热，致脉迟缓。**大者多气少血，**由其当脏气多血少，至令脉有洪大。**小者血气皆少。**由此当脏血气皆少，故令脉衰小也。**滑者阳气盛，微有热；**由其当脏阳盛热微，故令脉有滑疾也。**涩者，多血少气，微有寒。**由其当脏血多气少，微寒，故令脉涩。**是故刺急者，深内而久留之。**寒则气深来迟，故深内而久留也。**刺缓者，浅内而疾发针，以去其热。**热退气浅行疾，故浅内疾发。**刺大者，微泻其气，毋出其血。**大者气多，故须微泻；以其少血，故不出血。**刺滑者，疾发针而浅内之，以泻其阳气而去其热。**以其气盛而微热，故浅内针仍疾发之。**刺涩者，必中其脉，随其逆顺而久留之，必先扪而循之，以发针，疾按其痏，毋令其血出，以和其脉。**脉涩，即多血也。以其多血，故先须以手扪循，然后刺之中其脉血。随其逆冷者，久而留针。以其气少，恐其泄气，故发针已，疾按其痏。痏，于轨反，谓疮瘢也。**诸小者，阴阳形气俱不足，勿取以针，调其甘药。**诸脉小者，五脏之阴，六腑之阳，及骨肉形，并其气海之气，四者皆悉虚少。若引阴补阳，是则阴竭；引阳补阴，即使阳尽。阴阳既竭，形气又微，用针必死。宜以甘味之药调其脾气，脾胃气和，即四脏可生也。

肝满、肾满、肺满，皆实，皆为肿：此三脏之满实，皆为痈肿。**肺之痈，喘，两胁满；**肺以主气，故肺生痈有喘也。肺脉上膈近胁，故肺痈胁满也。**肝痈，两胠满，卧则惊，不得小便；**两胠，谓在侧箱两肋下空处。肝府足少阳脉行在胁下，故肝痈两胠满也。足少阳别脉上肝贯心，故热盛为痈，因即心惊也。肝脉环阴，故肝病热甚，不得小便。有本作“小和”，字误。**肾痈，胠下至少腹满，胫有大小，髀胻大跛，易，偏枯。**肾脉上至十四椎，属于带脉，行两胠，故从两胠至少腹满。以少阴脉虚，受病行于两脚，故胫大小，髀骱大跛。左右二脚更病，故为易也。又为偏枯病也。骱称膝骱、股骱、髀骱，谓骱通膝上下也。**心脉满大，痫瘛筋挛。**心脉满实仍大，是则多气热盛，故发小儿痫病。以其少血阴气不足，故寒而筋挛也。**肝脉小急，痫瘛筋挛。**小则阴阳二气不足，急即为寒，是为虚寒热乘为痫，及寒为筋挛。**肝脉惊暴，有所惊骇，脉不至若瘖，不治自已。**肝至有惊气者，是因惊魂，失瘖不言或脉不至，皆不疗自已也。**肾脉小急，肝脉小急，心脉不鼓，皆为瘕。**肾肝二脉小急及心脉不鼓，皆内虚寒气，故为瘕也。**肾脉大急沉，肝脉大急沉，皆为疝。**肾、肝二脉大，为多气少血，急沉皆寒，是为寒气内盛，故为疝病也。**心脉揣滑急为心疝，**揣，动也。滑，阳气盛而微热。急为多寒。心气寒，寒盛而微热，寒胜故结为心疝也。**肺脉沉揣为肺疝。**肺脉应虚浮，今更沉，寒多故为肺疝也。**脾脉外鼓沉为肠辟，久自已；**脾脉向外鼓，外鼓仍沉，沉寒为利，胃气强盛，故久自已也。**肝脉小缓为肠辟，易治；**肝脉气血虽少，胃气强盛，故疗易瘥也。**肾脉小揣沉为肠辟，下血、温身热者死；**肾脉气血俱少，仍冷利下血者，胃气虚冷，故死。下血、温身热，皆胃气散去也。**心肝辟亦下血，二脏同病者可治，其身热者死，热见七日死。**心肝二气共为肠澼下血，是母子相扶，故可疗也。身热，以胃气散去，远至七日当死。**胃脉沉鼓涩，胃外鼓大，心脉小坚急，皆膈偏枯，男子发左，女子发右。不瘖舌转，可治，三十日起；其顺者瘖，三岁起；年不满二十者，三岁死。**胃脉足阳明，阳也。胃脉反更沉细，鼓动而涩。涩，寒也。其脉向外而鼓，其气伤多。如此诊得足阳明脉沉鼓而寒，向外鼓而气多，又得心脉血气俱少，坚实而寒。然则胃之与心，二者同病，名膈偏枯。男子发于左箱，女子发于右箱。若瘖不能言，舌不转者，死。若能言，舌转者，疗之三十日能行。虽瘖，舌转顺者，三年得瘥。若年不至二十，得前病者，三年而死也。**脉至而揣，血衄身有热者，死。**脉至而动，又阳虚衄血，身体应冷，而衄血身热，虚为逆，故死也。**脉来悬钩浮为脉鼓。**夏秋二脉并至，以为脉鼓。**脉至如喘，名曰气厥者，不知与人言。**气厥不知言也。**脉至如数，使人暴惊，三四日自已。**卒惊不疗，三四日自已也。**脉至浮合，浮合如数，一息十至以上，是与经气予不足，微见，九十日死。**浮合之脉，经气不足，微而见，九十日即死也。**脉至如火新燃，是心精之予夺也，草干死。**心脉如钩，今如火新燃，是心脉急疾，火精夺，故至草干水时，被克而死。**脉至如散采，肝气予虚也，木叶落死。**肝脉如弦，今散如五彩，变见不定，是为肝木气之虚损，至木叶落金时，被克而死，有本为“丛棘”“散叶”也。**脉至省容，省容者脉寒如鼓也，是肾气予不足也，悬去枣华死。**肾脉如石，今如省容，寒而鼓动，是为肾之水气有伤，故至枣华土时，被克而死也。**脉至如丸泥，胃精予不足也，榆荚落而死。**荚，兼牒反，如豆荚等草实。胃脉耎弱，今反如丸泥，干坚之丸，即是胃土精气之有损，故至榆荚木时而死也。**脉至如横格，是胆气予不足也，禾熟而死。**胆脉如弦，今如横格之木，即是木之胆气有损，故至禾熟秋金时，被克而死也。**脉至如弦缕，胞精予不足也，病善言，下霜而死；不言，可治。**心胞脉至如钩，今如弦之缕线，散而不聚，是为心胞火府有损，故至霜雪水时，被克而死。不好言者，心气未尽，故可疗也。**脉至如交荚，交荚者，左右傍至也，微见，三十日而死。**荚，兼牒反，如豆荚等草实也。脉至如相交左右傍，至是次转，故微见三十日死也。**脉至如泉，浮鼓胞中，太阳气予不足也，少气味，韭华死。**足太阳是肾之府脉，今如泉之浮鼓而动，即膀胱胞气水之不足，故至韭华土时，被克而死。一曰“韭英”也。**脉至如委土之状，按之不得，肌气予不足，五色先见，黑白累发死。**脾脉代，如鸡足践地，中间代绝。今按如委土之状，无有脾胃耎弱之气，又先累见黑白之色，是肺肾来乘，故死也。**脉至如悬离，悬离者，浮揣切之益大，十二输之予不足也，水凝而死亟。**浮实切之益大，此是悬离之状。悬离脉见，即五脏六腑、十二经输气皆不足。十二经输皆属太阳，故至水冻冬时而死。亟，急也。病至水凝而死亟。居力反。**脉至如偃刀，偃刀者浮小急，按之坚急大，五脏宛熟寒热，独并于肾也，如此其人不得坐，立春而死。**浮之小急，按之坚急大者，此是偃刀之状也。浮手取之即小，为气血俱少；按之坚实急大，多气少血，即知五脏宛熟寒热之气，唯并于肾，至春实邪来乘致死。**脉至如丸，滑不直手，按之不得也，胆气予不足也，枣叶生而死。**直，当也。脉如弹丸，按之不可当于指下，此是滑不直，胆气病脉状也。至于孟夏枣叶生，实邪来乘时死。**脉至如华者，令人善恐，不欲坐卧，行立常听，小肠予不足也，季秋而死。**脉之浮散，故如华也。心府小肠虚小，故多恐坐卧不安。心虚耳中如有物声，故恒听。至于季秋，为肺气来乘，遂致于死也。

仁安二年六月十三日以同本书写

以同本移点校合了　丹波赖基

本云

保元元年□月二十五日以家本校合移点了　宪基

卷第十六 诊候之三

通直郎守太子文学臣杨上善奉敕　撰注

虚实脉诊

黄帝问于岐伯曰：余闻虚实以决死生，愿闻其情。岐伯曰：五实死，五虚死。人之所病，五实俱有者，不泄当死；所病五虚俱有者，不下食当死也。**黄帝曰：何谓五实五虚？岐伯曰：脉盛，其皮热，腹胀，前后不通，悗瞀，此谓五实。**人迎、脉口脉大洪盛，一实也；皮肤温热，阳盛，二实也；心腹胀满，三实也；大小便不通，四实也；闷瞀不醒，五实也。悗，音闷；瞀，木候反，低目也。**脉细，皮寒，气少，泄注利前后，饮食不入，此谓五虚。**人迎、脉口脉小细，一虚也；皮肤寒冷阳虚，二虚也；心腹少气，三虚也；大小便利，四虚也；饮食不下，五虚也。**黄帝曰：其时有生者何也？岐伯曰：浆粥入胃，泄注止，则虚者活；**浆是谷液，为粥止利。俱有五虚，粥得入胃，即虚者可生也。**身汗得后利，则实可活。此其候也。**服药发汗，或利得通，则实者可活也。**黄帝问岐伯曰：愿闻虚实之要。**虚实是死生之本，故为要也。**岐伯对曰：气实形实，气虚形虚，此其常也，反此者病；**气，谓卫气也；形，身也。**谷盛气盛，谷虚气虚，此其常也，反此者病；**食多入胃，曰谷盛也。胃气多，曰气盛也。**脉实血实，脉虚血虚，此其常也，反此者病。**脉，谓人迎寸口脉也。血，谓经络血也。**黄帝曰：何如而反？岐伯曰：气虚身热，此谓反。**卫气虚者，阴乘必身冷。今气虚，其身更热，故为逆也。**谷入气少，此谓反；谷不入气多，此谓反；**食多入胃者，胃气还多；食不入胃，胃气还少，此为顺也。食多入胃，胃气反少；食不入胃，胃气反多，此为逆也。**脉盛血少，此谓反；脉少血多，此谓反。**寸口、人迎脉盛，经络血盛；寸口、人迎脉少，经络血少，此为顺也。寸口、人迎脉盛，而血反少；寸口、人迎脉少，而经络血多，此为逆也。**气盛身寒者，病得之伤寒。气虚身热者，得之伤暑。**卫气盛者，其身当热，今反身冷，此以伤寒所致也。卫气虚者，其身当冷，今反热者，此以伤热所致也。**谷入多而气少者，得之有所脱血，居湿下也。**多食当噫，胃气多也，而反少者，此为脱血虚劣，安卧处湿，湿伤脾气，故少气也。**谷入少，气多者，邪在胃及与肺也。**食少当胃气少也，而反多者，因胃及肺受于邪气，以为呼吸，故气多也。**脉小血多者，饮中热也。**寸口、人迎脉小，经络之血当少，今反多者，因伤热饮，故经络血盛也。**脉大血少者，脉有风气，水浆不入，此之谓也。**寸口、人迎脉大，经脉之血应多，今反少者，因脉有邪气，浆水之液不得入脉，故血少也。**夫实者，气入也；夫虚者，气出也。**以下方刺之法，邪气入中为实也，正气出中为虚也。**地实者，热也。地虚者，寒也。**地者，行于补泻病之处者也。以手扪循，其地热者，所病即实，可行泻也；其地冷者，所病即虚，宜行补也。**入实者，左手开针空；**左手以针刺入于实，行其泻已，可徐出针，用左手开其针空，令气得出，以为泻也。**入虚者，左手闭也。**右手刺入于虚，行其补已，可疾出针，用左手闭其针空，使气不出，以为补也。

黄帝问曰：何谓虚实？岐伯答曰：邪气盛则实，精气夺则虚。风寒暑湿客身，盛满为实，五脏精气夺失为虚也。**何谓重实？曰：所谓重实者，言大热病，气热脉满，是谓重实。**伤寒热病，大热曰实。经络盛满，故曰重实也。**问曰：经络俱实何如？何以治之？答曰：经络皆实，是寸脉急而尺缓也，皆当俱治之，故曰滑则顺，涩则逆。**脉，寸口阳也，尺脉阴也。脉急寒多也，尺缓热多也。寸口是阳，今反急寒；尺地是阴，今反为热，是为经络皆实，可俱泻之。经络虽实，脉滑气盛为顺，易已；脉涩气少为逆，难已也。**夫虚实者，皆从其物类终始，五脏骨肉滑利，可以长久。**万物之类，虚实终始，皆滑利和调，物得久生也。是以五脏六腑筋脉骨肉柔弱滑利，可以长生，故曰柔弱者，生之徒也。**问曰：寒气暴上，脉满实，何如？答曰：实如滑则生，实如逆则死矣。**虽实，柔滑可生也。实而寒温涩，死之徒也。**问曰：其形尽满何如？答曰：其形尽满者，脉急大坚，尺满而不应也，如是者，顺则生，逆则死。**举身满闷，曰形尽满也。寸口之脉寒，气盛坚，然尺脉不应其满闷，然手足温者顺，疗之易已，故生；手足寒者逆，故死也。**问曰：何谓顺则生，逆则死？答曰：所谓顺者，手足温也；所谓逆者，手足寒也。**寒气满身，手足冷者，阳气尽，故死；手足温者，阳气在四体，渐来通阳，气和则生。**问曰：乳子而病热，脉悬小者何如？答曰：足温则生，寒则死。**乳子病热，脉应浮滑，而反悬小者，足温气下，故生；足寒气不下，逆者而致死也。**问曰：乳子中风病热者，喘鸣肩息者何如？答曰：喘鸣肩息者，脉实大也，缓则生，急则死。**乳子中风病热，气多血少，得脉缓，热宣泄，故生；得急，为寒不泄，故死也。**问曰：何谓重虚？答曰：脉气虚，尺虚，是谓重虚也。**寸口脉虚，尺地及脉亦虚，故曰重虚也。**问曰：何以知之？答曰：所谓气虚者，言无常也。尺虚者，行步恇然也。脉虚者，不象阴也。**恇，偘方反，怯也。谓行步虚，怯然也。重虚者何以知其候也？膻中气虚不足，令人无言志定。诊得尺脉虚者，阴气不足，腰脚有病，故行步不正也。诊得寸口之脉虚，则手太阴肺虚，阴气不足，故曰不象也。**问曰：如此者何如？答曰：滑则生，涩则死。**寸口虽不得太阴和脉，而得温滑者生，寒涩者死也。**问曰：肠辟便血何如？答曰：身热则死，寒则生。**血虚阳乘，故死。血未甚虚，其身犹寒，所以得生也。**问曰：肠辟下白沫何如？答曰：脉沉则生，脉浮则死。**脉沉，阴气犹在，故生；脉浮，阴尽阳乘，故死也。**问曰：肠辟下脓血何如？答曰：脉悬绝则死，滑大则生。**脉悬绝，阳气尽绝也，故死；滑大，气盛犹温也，故生也。**问曰：肠辟之病，身不热何如？答曰：身不热，脉不悬绝，滑大皆曰生，悬涩皆曰死，以脏期之。**脉不悬绝，阴气犹在；滑大是阳气盛好，故生。其脉悬绝，涩为寒，是为阳绝，以其脏之病次传，为死期也。**问曰：癫疾何如？答曰：脉抟大滑，久自已；脉小坚急，死不治。**大者，气多血少；滑者，气盛微热。以其气盛微热，故久自瘥。脉小，气血俱少，坚急为寒，是则阳虚阴乘，故死。**问曰：癫疾之脉，虚实何如？答曰：虚则可治，实则死。**癫疾，阳盛病也，故阳脉盛而实者，不离于死；阳虚阴和，故可疗也。**问曰：消瘅虚实何如？答曰：脉实大，病久可治；脉悬绝小坚，病久不可治，死。**脉实又气多血少，病虽久，可疗。其脉悬绝，血气俱少，又脉坚病久，不可疗，当死。**问曰：虚实何如？答曰：气虚者肺虚也，气逆足寒，非其时则生，当其时则死。余脏皆如是也。**气虚者，肺气虚也。脉虚，故足寒，寒为气逆也。秋时肺王，肺气虚者为死，余时肺气虚不死。如有肝气虚，肝气逆者足逆冷，当春时肝气王时，虚者为死，非其时为生。如此，余脏以为例也。**问曰：脉实满，手足寒，头热，何如？答曰：春秋则生，冬夏则死。**下则阳虚阴盛，故手足冷也。上则阴虚阳盛，故头热也。春之时阳气未大，秋时阴气未盛，各处其和，故病者遇之得生。夏日阳盛阴格，则头热加病也。冬时阴盛阳闭，手足冷者益甚也，故病遇此时即死也。

杂　诊

黄帝问岐伯曰：诊法常以平旦，阴气未动，阳气未散，诊法在旦，凡有五要，故须旦以诊色脉。肺气行至手太阴十二经络，所有善恶之气皆集寸口，故曰未动；未入诸阳脉中，故曰未散，此为一也。**饮食未进，**进饮食已，其气即行，善恶散而难知，故曰未进食，此为二也。**经脉未盛，**未进饮食，故十二经气未盛，此为三也。**络脉调均，**以经未盛，大络亦未盛，故络脉调均，此为四也。**气血未乱，故乃可诊。**卫气营血相参以行其道，故名为乱。今并未行，即气血未乱，此为五也。平旦有斯五义，故取平旦察色诊脉，易知善恶也。**有过之脉，切脉动静，**营卫将诸脉，善恶行手太阴，过寸口时，以手切按其脉动静，即知其善恶也。**而视精明，察五色，**视其面部及明堂、脏腑、分肉、精明，夭恶五色之别。**观五脏有余不足，五府强弱，形之盛衰，**五府，谓头、背、腰、膝、髓五府者也。以此切脉察色，视知五脏气之虚实，五府气之强弱，及身形盛衰也。**以此参伍，决死生之分。**以此平旦切脉察色，知脏腑形气参伍商量，以决人之死生之分也。**夫脉者，血之府，**以下切脉也。谷入于胃，化而为血，行于经脉，以奉生身，故经脉以为血之府也。**长则气治，短则气病，**寸口之中，满九分者为长，八分、七分为短也。**数则为烦心，**动疾曰数。**大则病进，**洪盛曰大。**上盛则气高，**人迎脉不盛。**下盛则气胀，**寸口脉不盛，气胀□也。**代则气衰，**久而一至为代。**滑则气少，**脉滑利，故气少。**涩则心痛，**脉之动难，为涩也。**浑浑单至如涌泉，病进，**如涌泉，上冲人手也。**而绝弊弊绰绰，其去如弦绝者，死。**弊弊绰绰，未详。脉来卒去，比之弦断，此为死候。有本“绝”为“化”也。**夫精明五色者，气之华也，**次察色者也。五行之气变为精华之色，各见于面及明堂部内。明堂，鼻也。**赤欲如以帛裹朱，不欲如赭也；白欲如白璧之泽，不欲如垩也；一曰白欲如鹅羽，不欲如盐。黄欲如罗裹雄黄，不欲如黄土也；黑欲如重漆色，不欲如炭也。一曰如地。青欲如青璧之泽，不欲如蓝青也。**赭，赤土也。垩，白土，阿洛反。**五色精微象见矣，其寿不久。**精明五色，微阚象见者，名曰色夭，寿命不久也。**夫精明者，所以视万物，别白黑，审短长。以长为短，以白为黑，是精则衰矣。**万物精明，则黑白辨矣。若不精明，则黑白不分，是夭色也。**五脏者，中之府也。中盛满，气伤恐，音声如从室中言，是中气之湿也；**次听声者也。六腑贮于水谷，以为外府；五脏藏于精神，故为中府。五脏之气有余盛满，将有惊恐。有伤者，乃是中气得湿，上冲胸嗌，故使声重如室中言也。**言而微，终日乃复言者，此夺气也；**言声微小，又不用言者，当是有所夺气，气少故尔也。

衣被不敛，言语善恶不避亲疏者，此神明之乱也；是其阳明之气热盛为病心乱，故其身不知所为，其言不识善恶，以其五神失守故也。**仓廪所不藏，是门户不要也；**脾胃之气失守，则仓廪不藏，以其咽口门户不自要约，遂食于身不便之物也。**水泉不止，是膀胱不藏也。**水泉，小便也。人之小便不能自禁者，以尿胞不能藏约，故遗尿不止也。**得守者生，失守者死。**如前之病，神明不乱，得守者生；其神明乱，失守者死也。**夫五脏者，身之强也。**五脏藏神，神为身主，故是身之强也。**头者，精明之府也，头惫视深，精将夺矣。**头为一身之天，天有日月，人之头有二目，五脏之精皆成于目，故人之头为精明府，所以精明将夺，力极头倾。视深，力意视也。惫，蒲介反。**背者，胸之府，背曲肩随，府将坏矣。**心肺二输在上，当背太阳，故背为胸府。背曲肩随而乘胸臆，府将坏也。**腰者，肾之府，转摇不能，肾将惫矣。**肾在腰脊之一曰白欲如鹅羽，不欲如盐：疑此十一字为后人沾注，窜入经文。下文“一曰如地”同。中，故腰不随，肾将惫矣。惫，病也。**膝者，筋之府，屈伸不能，行则偻跗，筋将惫矣。**身之大筋，聚结于膝，膝之屈伸不能，行则曲腰向跗，皆是膝筋急缓，故知筋将病也。**骨者髓之府也，不能久立，行则掉栗，骨将惫。**髓为骨液，髓伤则胫疼不能久立，行则掉摽战动，即知骨将病矣。**得强则生，失强则死。**摄养前之五腑，得身强者为生，失者为死也。**岐伯曰：反四时者，有余为精，不足为消。**上黄帝将问自说，其义周备，故岐伯言强之得失，所以人虽失强，反于四时，得有余者，则五脏精胜为生；人之失强，得不足者，则五脏消损为死。**应太过，不足为精，有余为消。**寸口、人迎相过一倍以上，为应大过也。大过得气不足，则五脏精胜，气过有余则热，故五脏消损也。**阴阳不相应，病名曰关格。**人迎、寸口四倍以上，曰阴阳不相应，不相应者，阳气外格，阴气内关之病也。

诊血脉者，多赤多热，多青多痛，多黑为久痹，多赤、多黑、多青皆见，寒热也。身痛面色微黄，齿垢黄，爪甲上黄，黄瘅。血脉者，络脉也。瘅，音丹，内黄病也。**诊目痛，赤脉从上下者，太阳病；**足太阳经从目内眦上额，故有赤脉从上下贯瞳子者，太阳之络令人目痛，当疗太阳。**从下上者，阳明病；**手足阳明之经并从鼻至目内眦，故有赤脉从下上者，阳明之络令目有痛，当疗阳明也。**从外走内者，少阳病。**手足少阳之经皆从目外来去于目锐眦，走于目内，故有赤脉从外入目者，少阳之络令目有痛，当疗少阳。**诊寒热，赤脉从上下至瞳子，见一脉，一岁死；见一脉半，一岁半死；见二脉，二岁死；见二脉半，二岁半死；见三脉，三岁死。**赤脉从上下者，太阳之络也。太阳络脉从上下至瞳子，三脉一时至者，至三年死，乃至唯见一脉至，一年死者，三阳者太阳也，太阳之气最大，故独见者至一年死；二阳者阳明也，至阳明有二络见，其气不大，故二年死；一阳者少阳也，至少阳有三络见，其阳气少，故得三年死也。**诊龋齿痛，按其阳明之脉来，有过者独热，在左左热，在右右热，在上上热，在下下热。**手阳明脉从左右手指上行，入下齿中，上至于鼻；足阳明脉从鼻下行，入上齿中，下至左右足指。手足二阳明脉有病，经所部过时独热者，二脉一箱独偏热也。手足阳明独热，在左箱者，即左箱热也；独热在右箱者，即右箱热也；得手阳明脉热，即知下齿龋也。足阳明左右得热，准手阳明可知，然得足阳明热即知上齿龋也。独热在头在左为上；在足在右为下，准手则足之左右可知。龋者，上下牙齿肿痛，或出脓血，此皆因热风气所致，故得热为候也。据此正经两箱俱诊阳明，即太阴两手俱有，如何脾肺独出于右？理必不然也。**婴儿**

病，其头毛皆逆上者，必死，肾主于血，肾府足太阳脉上头以荣头毛，婴儿血衰将死，故头毛逆上也。**耳间青脉起者瘛痛，**耳间青脉，足少阳胆脉也。婴儿无病则络陷，有病则起。起者，瘛痛之候也。**大便赤青瓣飧泄脉小者，手足寒，难已；飧泄脉小，手足温，易已也。**婴儿大便所出青赤瓣异者，名曰飧泄。飧，音孙。脉小手足冷者，飧泄难已；脉小为顺，手足温，阳气荣四末，故易已也。

黄帝问曰：何以知怀子之且生也？岐伯曰：身有病而毋邪脉也。以子在身，故虽病，其病之气不至于脉，故无邪脉也。

黄帝问岐伯曰：诊得心脉而急，此为何病？病形何如？答曰：病名心疝，少腹当有形。曰：何以言之？曰：心为牡脏，小肠为之使，故曰少腹当有形。黄帝曰：善。诊得心脉，心为阳也，急为寒也，寒气在心太阳小肠，故少腹有形。形，疝积者也。**黄帝曰：诊得胃脉，病形何如？岐伯曰：胃脉实则胀，虚则泄。**胃脉耎弱为平，今得胃气实脉，即知胃中胀满。若得胃气虚脉，即知泄利。胃虚，故脉虚也。**曰：病成而变，何如？**人病成极，变为他病，未知变作何病也。**曰：风成为寒热，**风病在中成极，变为诸寒热病也。**瘅成为消中，**瘅，脾胃热也。脾胃内热，日久变为消中。消中，汤饮内消病也。**厥成为癫疾，**阳明热厥成极，上实下虚，变为癫疾也。**久风为飧泄，**春伤于风，在肠胃之间，日久变为泄利之病。**贼风成为疠，**贼风入腠，不泄成极，变为疠，亦谓之大疾，眉落鼻柱等坏之也。**病之变化，不可胜数。**夫病变为他疾，有斯五种，若随心物，曼衍多端，不可胜数。但可以智量处，调之取中，纵医方千卷，未足以为当也。

黄帝曰：有病厥者，诊右脉沉紧，左脉不然，病主安在？岐伯曰：冬诊之，右脉固当沉紧，此应四时，厥，寒厥也。左手不得沉紧，得浮迟，故曰不然也。冬，阴也。右手亦阴也，沉紧亦阴也。冬时右手得沉紧之脉，固当顺四时也。**左浮而迟，此逆四时。在左当主病诊在肾，颇在肺，当腰痛。**左，阳也。浮，肺脉也。冬时得左手肺脉，虚邪来乘，故肾病腰痛，颇在于肺，此即是左手有肺脉也。**曰：何以言之？曰：少阴脉贯肾上胃肓，络肺，今得肺脉，肾为之病，故肾为腰痛。黄帝曰：善。**肾脉足少阴从肾上膈入肺中，故冬时左手得肺脉，肾为腰痛也。

厥阴有余病阴痹，足厥阴，肝脉也。脉循股阴入毛中，环阴器，上抵小腹，故脉气有余者，是其阴气盛，故为阴痹者，谓阴器中寒而痛。**不足病生热痹，**厥阴脉气虚者，少阳来乘阴器，中热而痛也。痹，痛也。**滑则狐疝风，**厥阴脉气滑者，阳气盛微热，以其气盛微热乘阴，故为狐疝风也。风，气也。狐夜不得尿，日出方得。人之所病与狐同，故曰狐疝。一曰孤疝，谓三焦孤府为疝，故曰孤疝也。**涩则病少腹积厥气也。**涩，多血少气，微寒。以其厥阴多血少气，有寒，故少腹中血积，厥气也。**少阴有余病皮痹，隐疹，**少阴，足少阴肾脉也。从足涌泉上贯肝，入肺中。肺主皮毛，故少阴阴气有余，病于皮痹。又病皮中，隐疹皮起，风疾也。**不足病肾痹，**少阴之肺虚，受寒湿之气人肾，故为肾痹也。**滑则病肾风疝，**少阴气虚，太阳气乘，微热，故为肾风疝痛也。**涩则病积溲血。**气少微寒，为血多，为血积，盛而尿血。**太阴有余则病肉痹，寒中，**足太阴，脾脉也，主肉，故太阴盛，以为肉痹寒中也。**不足病脾痹，**太阴不足，即脾虚受邪，故为脾痹也。**滑则病脾风疝，**得足太阴脉滑，则是脾虚，阳明气乘，故脾病风疝也。**涩则病积，心腹时胀满。**得太阴脉涩，即少气微寒多血，故为血积。太阴脉注心中，心腹时胀满也。**阳明有余病脉痹，身时热，**胃足阳明脉正别上至脾，入腹里属胃，散而之脾，上通于心，故阳明有余不足，心有病也。心主于脉，是以阳明有余为脉痹，身时时热也。**不足病心痹，**阳明气虚不足，太阴乘，故为心痹。**滑则病心风疝，**阳明气盛微热，故心病风疝也。**涩则病积，时善惊。**阳明气虚阴乘，微寒血多为积，积气时上冲心，故喜惊也。**太阳有余病骨痹身重，**足太阳，膀胱脉也。足太阳脉气有余，盛乘于少阴，少阴主骨，今少阴病，名曰骨痹。寒湿在骨，故身重也。**不足病肾痹，**太阳虚而不足，则少阴肾气便盛，故为肾痹。**滑则为肾风疝，**太阳脉滑，则阳盛微热乘肾，肾病风疝也。**涩则病积，时善癫疾。**诊得太阳脉涩，则少气微寒多血，下为血积也。善积气，时上冲头，则为癫疾也。**少阳有余病筋痹胁满，**足少阳，胆脉也。肝主筋也，足少阳盛阴病，故为筋痹。肝病，胁满也。**不足病肝痹，**阳虚阴盛，故为肝痹也。**滑则病肝风疝，**得少阳滑者，则少阳气盛，**微热乘肝，**故肝病风疝也。**涩则病积，时筋急目痛。**得少阳脉涩，少阳气少，微寒多血为积也。足少阳脉起目锐眦，故脉寒筋急目痛也。

脉　论

孟春始至，黄帝燕坐，临观八极，始正八风之气，而问雷公曰：阴阳之类，经脉之道，五中所主，何脏最贵？八极，即八方也。八方之风，即八风也。夫天为阳也，地为阴也，人为和。阴而无其阳，衰杀无已；阳无其阴，生长不止。生长不止则伤于阴，阴伤则阴灾起矣。衰杀不已，则伤于阳，阳伤则祸生矣。故须圣人在天地间和阴阳气，令万物生也。和，气之道也。谓先修身为德，则阴阳气和，阴阳气和则八节风调，八节风调正则八虚风正，于是疵疠不起，嘉祥竞集。此不和，所以然而亦然也。故黄帝问身之经脉贵贱，依之调摄，修德于身，以正八风之气，斯是广成所问之道也。**雷公曰：春甲乙青，中主肝，治七十二日，是脉之主时，臣以其道最贵。**雷公以肝主春，甲乙万物之始，故五脏脉中，谓肝脏脉为贵。**黄帝曰：却念上下经，阴阳从容，子所贵，最其下也。雷公致斋七日，复侍坐。**三阴三阳，五脏终始之总，此最为贵。肝脉主时，为下。故雷公自以为未通，致斋得诏之也。**黄帝曰：三阳为经，**三阳，足太阳也，膀胱脉也。足太阳从二目内眦上顶，分为四道，下项并正、别脉，上下六道，以行于背与身，为经也。以是诸阳之主，故得总名也。**二阳为维，**二阳，足阳明脉也。以是二阳之总，故得名也。足阳明脉者，胃脉也，为经络海，从鼻而起下咽，分为四道，并正别脉六道上下行腹，纲维于身，故曰为维也。**一阳游部，**一阳，足少阳胆脉者也。足少阳脉以是少阳，故曰一阳。游部有三部：头法于天，以为上部；腰下法地，以为下部；腰中法人，以为中部。此一阳起目外眦，络头分为四道，下缺盆，并正别脉上下，主经营一节，流气三部，故曰游部也。**此知五脏终始。**此三阳脉起于五脏，终于五脏，故知此脉者，知五脏终始也。**三阳为表，二阴为里，一阴至绝，作明晦却具合以正其理。**三阳，太阳也。太阳在外，故为表也。二阴，少阴也。少阴居中，故为里也。一阴，厥阴也。厥阴脉至十二经脉绝环之终，寸口、人迎亦然，故曰至绝。如此三阳三阴之脉见于寸口、人迎表里，作日夜之变，却审委具共相合会，以正身之理也。**雷公曰：受业未能明也。**雷公自申不通之意。**黄帝曰：所谓三阳者，太阳为经，三阳脉至手太阴而弦，浮而不沉，决以度，察以心，合之阴阳之论。**太阳总于三阳之气，卫气将来，至手太阴寸口，中见洪大以长，是太阳平也。今至寸口弦浮不沉，此为病也。如此商量，可决之以度数，察之以心神也。**所谓二阳者，阳明也，至手太阴，弦**

而沉急不鼓，炅至以病皆死。炅，音桂，见也。此经热也，阳明之气总于二阳也。阳明脉至于寸口，见时浮太而短，是其阳明平也。今至寸口弦而沉急不鼓，是阴击阳，又为热病，热至故为阳明、太阳之病，皆死也。**一阳者，少阳也，至手太阴，上连人迎，弦急悬不绝，此少阳之病也，专阴则死。**阳气始生，故曰少阳。少阳脉至寸口，正疏乍数，乍长乍短，平也。今见手太阴寸口，并及喉侧胃脉人迎，二处之脉并弦急悬微不断绝，是为少阳之病也。若弦急实，专阴无阳。悬而绝者死也。**三阴者，此六经之所主也，**三阴，太阴也。六经谓太阴、少阴、厥阴之脉。手足两箱，合有六经脉也。此六经脉总以太阴为主，太阴有二，足太阴受于胃气，与五脏六腑以为资粮。手太阴主五脏六腑之气，故曰六经所主也。**交于太阴，伏鼓不浮，上空志心。**交，会也。三阴六经之脉，脉皆会于手太阴寸口也。肺气手太阴脉寸口见时浮涩，此为平也。今见寸口伏鼓不浮，是失其常也。肾脉足少阴，贯脊属骨，络膀胱，从肾贯肝上膈入肺中，从肺出络心。肺气下入肾志，上入心神之空也。**二阴至肺，其气归膀胱，外连胃脾。**二阴，少阴也。少阴上入于肺，下合膀胱之府也。外连脾胃者，脾胃为脏腑之海，主出津液，以资少阴。少阴在内，外与脾胃脏腑相连者也。**一阴独至，绝气浮不鼓，钩而滑。**一阴，厥阴也。厥阴之脉，不兼余脉，故为独也。在寸口亦至绝，虽浮动，不鼓盛也。句，实邪来乘也。滑者，气盛而微热也。**此六脉者，乍阳乍阴，交属相并，缪通其五脏，而合于阴阳，**五脏六腑，三阴三阳，气之盛衰，故见寸口则乍阴乍阳也。缪，互也。脏脉别走入腑，腑脉别走入脏，皆交相属，互通脏腑，合阴阳也。**先至为主，后至为客。**阴阳之脉见寸口时，先至为主，后至为客也。假令先得肝脉，肝脉为主，后有余脉来乘，即为客也。**雷公曰：臣悉书，尝受传经脉，诵得从容之道，以合从容，不知次第阴阳，不知雌雄。**三阴三阳，经脉容从之道，悉书以读之，未知阴阳造物次第，及雄雌之别也。从容，审理也。雷公自谓得审理之经行之，合理身之理也。**黄帝曰：三阳为父，**三阳，太阳也。太阳阳脉在背，管五脏六腑气输以生身，尊比之于天，故为父也。**二阳为卫，**二阳，阳明也。阳明脉在腹，经络于身，故为卫。**一阳为纪。**一阳，少阳也。少阳之脉在身两侧，经营百节，纲纪于身，故为纪者也。**三阴为母，**三阴，太阴也。太阴脉气，内资脏腑以生身，尊比之内地，故为母也。**二阴为雌，**二阴，少阴也。少阴既非其长，又非其下，在内居中，故为雌也。**一阴独使。**一阴，厥阴也。厥阴之脉，唯一独行，故曰独使也。**是二阳一阴，阳明主病，不胜一阴，需而动，九窍皆沉。**需当动义，蠕动，轻动。二阳，阳明也。一阴，厥阴也。是阳明、厥阴二脉至者，即阳明为病，以阳明不胜厥阴，以厥阴蠕动胜阳，故九窍沉塞不利也。**三阳一阴，太阳胜，一阴不能止，内乱五脏，外为惊骇。**三阳，太阳也。一阴，厥阴也。诊得太阳、厥阴之脉，是为外阳胜阴，阴气内虚，厥阴不能止阳，则阳乘于内，五脏气乱，外阳复发盛，为惊骇之病也。**二阴一阳，病在肺，少阴沉，胜肺伤脾，故外伤四肢。**二阴，少阴也。一阳，少阳也。少阴气盛，少阳气微，少阴脉气上乘于肺，傍及于脾，故使四肢不用也。**二阴二阳，皆交至，病在肾，骂詈妄行，癫疾为狂。**二阴，少阴也。二阳，阳明也。少阴阳明俱至交会，则阴虚阳胜，遂发为狂，骂詈驰走。若上实，则为癫疾倒仆也。**二阴一阳，病出于肾，阳气客游于心管，下空窍，堤闭塞不通，四肢别离。**二阴，少阴也。一阳，少阳也。诊得少阴、少阳二脉，是为阴实为病，故曰出肾也。足少阳正别之脉，上肝贯心，故少阳客于心管之下。阳实为病，故心管下空窍，皆悉堤障闭塞，不通利也。心管，心系也。心府手太阳之脉络心，循咽抵胃，胃主四肢，故不通为四肢之病也。手足各不用，不相得，故曰别离也。**一阴一阳代绝，此阴气至心，上下无常，出入不知，喉嗌干燥，病在土脾。**一阴，厥阴也。一阳，少阳也。厥阴，肝脉也。少阳，胆脉也。少阳之脉上肝贯心，诊得二脉，更代上绝，阴脉盛时，乘阳至心，从心更代，上下无常不可定，其阳出阴入，故曰出入不知也。厥阴上抵少腹，侠胃上贯膈，布胁肋，循喉咙，故其病喉嗌干燥，病在于脾。脾胃同气也，厥阴之气连土脾胃也。**二阳三阴，至阴皆在，阴不过阳，阳气不能止阴，阴阳并绝，浮为血瘕，沉为脓胕。**二阳，阳明也。三阴，太阴也。至阴，脾也。足阳明络脾，故与太阴皆在阴也。其阴不能过，入出土阳，阳复不能过土阴，是为阴阳隔绝，阳脉独浮，故结为血瘕，阴脉独沉结，以为脓胕。扶付反，义当腐坏。**阴阳皆壮，以下至阴，**太阴、阳明皆盛，以下入脾为病。**阴阳之解，上合昭昭，下合冥冥，诊决死生之期，遂次合岁年。**如前经脉阴阳论解之道，言其生也，上合昭昭，阳之明也；语其死也，下合冥冥，阴之阁也。如此许诊决死生，不失其候，遂得次第，各合日月岁年之期也。**雷公曰：请问短期。黄帝不应。雷公复问。黄帝曰：在经论中。**指在此经论短期中者也。**雷公曰：请问短期。**请问短期之论。**黄帝曰：冬三月之病，病合土阳者，至春正月脉有死征，皆归出春。**冬，阴也。时有病，有阳气来乘，至正月少阳王时，阴气将尽，故脉有死征，其死冬三月，病皆归土春，春时出土万物，故曰出春也。**冬三月之病，病在理已尽，草与柳叶皆杀，阴阳皆绝，期在孟春。**理，中也。冬时阳气在肉，冬之阴气为阳所伤，已尽在草柳叶，火时反而死。若阴阳隔绝，正月时死也。**春三月之病，阳病日杀，阴阳皆绝，期在干草。**春为阳也，春阳气王，今阳病者，是阳衰，故死也。若阴阳隔绝，不相得者，至土季秋金气王时，被克而死也。**夏三月之病，病至阴，不过十日，阴阳交，期在溓水。**夏，阳也。至阴，脾也。夏阳脾病为阳所扰，故不过脾之成数十日而死。若阴阳交击，期在溓水。廉检反，水静也。七月，水生时也。**秋三月之病，三阳俱起，不治自已。阴阳交合者，立不能坐，坐不得起。三阳独至，期在石水。**三阳，太阳、阳明、少阳也。秋三月病，诊得三阳之脉同时而起，是阳向衰，少阴虽病，不疗自已。若阴阳交争，一上一下，故立不能坐，坐不能起也。若三阳之脉各别独至者，阳不胜阴，故至十月水冻时死也。寒甚水冻如石，故曰石水也。**二阴独至，期在盛水也。**二阴，少阴也。少阴独至，则阴不胜阳，故至春月冰解，水盛时死也。

黄帝坐明堂，召雷公问曰：子知医之道乎？雷公对曰：诵而颇能解，解而未能别，别而未能明，明而未能彰，足以治群僚，不足至侯主。明堂，天子所居室也。习道有五：一诵、二解、三别、四明、五章。子能诵之，未能解别，且可行之士、群僚，不可进之尊贵。**愿得受树天之度，四时阴阳合之，别星辰与日月光，以彰经术，后世益明，上通神农，若著至教，疑于二皇。**树，立也。雷公所愿，立天之道，以彰经术，益明后代，上通神农至教，拟于古之伏羲、神农二皇大道也。“疑”，当为“拟”也。**黄帝曰：善。毋失此阴阳、表里、上下、雌雄输应也，**诫令至诚。**而道上知天文，下知地理，中知人事，可以长久，**言其所教合道，行之长生久视也。**以教众庶，亦不疑殆，医道论篇，可传后世，可以为宝。**诫令传至宝也。**雷公曰：请受道，讽诵用解。黄帝曰：子不闻《阴阳传》乎？曰：不知。曰：夫三阳，太阳为叶，上下毋常，合而病至，徧周阴阳。**三阳，太阳也。诸阳之行，从头至足，若上下行，不能依度数，合而为病，则内伤五脏，外害六腑，无所不周也。**雷公问曰：三阳莫当，请闻其解。**莫当，言其力大。**黄帝曰：三阳独至者，是三阳并至，并至如风雨，上为癫疾，下为漏病。外毋期，内毋正，不中经纪，诊毋上下，以书别。**三阳独至，谓太阳独至也。太阳独至，即太阳、阳明、少阳并于太阳，以太阳为首而至，故曰并至也。阳气好升，上走于头，如风雨暴疾，上盛下虚。上盛，故为癫疾；下虚，发为漏病。漏病，谓膀胱漏泄，大小便数，不禁守也。**雷公曰：臣治疏愈，脱意而已。黄帝曰：三阳者，至阳也。积并则为惊，病起而如风，至如礔礰，九窍皆塞，阳气傍洫，干嗌喉塞。**太阴之极，以为至阴；太阳之极，以为至阳也。太阳与阳明、少阳为总。若别用，则无病；若并聚总用，则阳气盛，故为惊也。惊狂起速，故如风也；病作甚重，如礔礰也。阳气热盛，傍溢上下，则九窍不通，嗌干喉塞也。洫，溢也。**并于阴，则上下无常，薄为肠辟。**阴，谓脾肾。阳盛并于脾肾，则肠胃中气上下无常。若盛气停薄肠胃之中，发为肠辟，肠辟下利脓血，是伤寒热者也。**此谓二阳直心，坐不得起，卧者身全，二阳之病也。**二阳，阳明也。阳明正别之脉属胃散脾，上通于心，故曰直心。阳明脉，胃也。脾胃生病，四肢不用，坐卧身重，即阳明之病也。**且以知天下，可以别阴阳，应四时，合之五行。**上雷公请愿受树天度，四时阴阳，今已为子俱言之也。

黄帝燕坐，召雷公而问之曰：汝受术诵书，善能览观杂学，及于比类，通合道理，为余言子所长。帝令雷公言己所长。**五脏六腑，胆、胃、大肠、脾、胞、脑髓、涕唾，哭泣悲哀，水所从行。此皆人之所生，治之过失也，子务明之，可以十全，即不能知，为世所怨。**脾胃糟粕，入于小肠，小肠盛受即是脾之胞也。并脑髓，此众人有为六腑。并涕唾泣，诸津液等，众人莫不以此为生也。其理生失者，子乃欲明理生之术，使病者十全而不能明，必为天下人所怨也。**雷公曰：臣请诵《脉经·上下篇》甚众多，别异比类，犹未能以十全也，安足以别明之？**臣之所诵《经》，比类甚众多，疗疾病犹未能病十全十，又安能调人未病之病，以为开明乎也。**黄帝曰：子诚别通五脏之过，六腑之所，不知针石之败，毒药所宜，汤液滋味。俱言其状，悉言以对，请问不知。**诚，至审也。过，不知五脏之失也。五脏、六腑、针石、毒药、汤液、滋味，子所不通者，可俱言其状，当悉为言对，子所不知也。**雷公问曰：肝虚、肾虚、脾虚，皆令人体重烦悗，当投毒药、刺灸、砭石、汤液，或已或不已，愿闻其解。**此三阴脏，其脉从足上行，太阴、少阴上至于口，厥阴上至头顶。所以此三阴脉虚，多参居为病，故令体重烦悗。疗之有瘥，请闻其解也。悗，音闷也。**黄帝曰：公何年之长而问之少也？余真问以自谬也。吾问子窈冥，子言《上下篇》以对，何也？**子之年长，所问须高，今问卑少，是所怪也。余真问子脉之浮沉窈冥之道，子以《上下篇》中三脏虚理以答余者，未为当也。**夫脾虚浮似肺，肾小浮似脾，肝急沉散似肾，此皆工之所时乱也，然恐从容得也。**言四脏之脉浮沉相似，难以别知，名曰窈冥。肺脉浮虚如毛，脾之病脉浮虚相似，肾脉虽沉，血气少时虚浮似脾；肝脉弦急沉散，似肾脉沉，此皆工人时而不知，唯有从容安审得之，名曰窈冥也。**若夫三脏，土木水参居，此童子之所知也，问之何也？**土脾、木肝，水肾，三气参居受邪，令人体重者，此乃初学，未足深也。**雷公曰：于此有人，头痛、筋挛、骨重，怯然少气，噫哕、腹满、时惊、不嗜卧，此何脏之发也？**举此八病，问所生处。**脉浮而弦，切之石坚，不知其解，问以三脏，以知比类。**问三脏之脉浮、弦、石等，比类同异也。**黄帝曰：夫从容之谓。**三脏之脉，安审知之？故曰从容也。**夫年长则求之其腑，**五十已上曰长，如前三脏脉病，有年五十已上者，疗在六腑。以其年长血气在于六腑之中，故求之腑也。**年少则求之于经，**男子十六已上，女子十四已上，血气在五脏之中，故求之脏也。**今子所言皆失，八风菀熟，五脏消铄，传邪相受。**八风八邪，虚邪风也。八邪虚风菀熟，次传入于脏，令五脏消也。铄，式药反，销也。菀熟，言蓄积，故为病也。**夫浮而弦者，肾不足也。**肾脉沉石，今反弦浮，故肾不足也。**沉而石者，是肾气内著也。**肾脉微石，是其平也。今沉而复石，是肾真脉，无有胃气，内著骨髓也。**怯然少气，是水道不行，形气索也。**怯，心不足也。肾气虚，故肾间动气微弱，致使膀胱水道不得通利也。肾间动气乃是身形性命之气，真气不足，动形取气，故曰形气索也。**咳嗽烦惋，是肾气之逆。**水道不利，气循肾脉上入心肺，故咳嗽烦惋，是肾气之逆也。**一人之气，病在一脏也。若言三脏俱行，不在法也。**此为一人之气，病在肾脏，非一人病在肾脾肝三脏者也。**雷公曰：于此有人，四肢懈惰，喘咳血泄。愚人诊之，以为伤肺，切脉浮大而紧，愚不敢治。粗工下砭石，病愈多出血，血止身轻，此何物也？帝曰：子所能治，知亦众多，与此病失矣。**懈惰、喘咳、泄血而脉当沉细，今反洪大而紧，愚人虽谓以为肺伤，疑不敢疗也。有粗工不量所以，直下砭石出血，病瘥众多。然于其病不当，而出血即能除差，其义何也？**黄帝曰：譬以鸿飞，亦冲于天。夫圣人治病，循法守度，援物比类，化之冥冥，循上及下，何必守经。**鸟行无章，故鸿飞而得冲天。圣人不守于经，适变而有所当，故粗工于经虽有所失，于病遇所当，斯亦不足以为怪也。**今夫脉浮大虚者，是脾气之外绝，去胃外归阳明也。夫二火不胜三水，是脉乱而无常也。**以其脾病，其气不行于胃，故脉浮大也。脾气去胃，外乘阳明也。二火者二阳，即阳明也。三水者三阴，即太阴也。今太阴病气外乘阳明，即二火不胜三水也。阳明不胜太阴，故脉乱无常也。**四肢懈惰，此脾精之出行。**脾之精气出散，故出行也。出散不营也，故四肢懈惰也。**喘咳者，是水气并阳明也。**太阴三水并于阳明也，手阳明络肺，故喘也。**血泄者，脉急血无所行也。**阳明血脉盛急不行，故呕血也。**若夫以为伤肺者，由以狂也。不引比类，是知不明也。夫伤肺者，脾气不守，胃气不轻，精气不为使，真脏坏决，脉傍绝，五脏漏泄，不衄则呕，此二者不相类。譬如天之无形，地之无理，白与黑相远矣。是吾失过，以子知之，故不告子。明引比类从容，是以名曰诊经，是谓至道。**轻，清也。不清，胃气浊也。是伤肺泄血，与脾虚泄血其理不同，以为同者是失也。谓子知之，不告子者，吾之过也。如能明引比类，安审得之，是谓诊经道也。

问曰：人之居处动静勇怯，脉亦为之变乎？曰：凡人之惊恐志劳动静，皆以为变。言勇怯之人非直动静，有惊恐志劳，其脉亦有喘数也。**是以夜行则喘，喘出于肾，**夜，阴也。肾，亦阴也。夜行志劳，阴并攻脉，喘出肾也。**淫气病肺。有所堕恐，喘出于肝，**淫邪之气，先病于肺，又因坠堕恐怖，有喘者，是肺贼邪乘肝，肝病为喘也。**淫气客于脾。有所惊骇，喘出于肺，**淫邪之气先客于脾，又因有所惊骇，脉有喘者，是脾虚邪乘肺，肺病为喘也。**淫气伤于心。度水跌仆，喘出于肾与骨，当是之时，勇者气行则已，怯者则著而为病。**肾主水及与骨也。淫邪先伤于心，又因度水跌仆心怖，肾气盛，为贼邪乘心，故心病为喘也。当尔心病，因惊失水仆时，勇者壮气助心，正气得行，病得除已；怯者因惊失神，故曰病而喘也。**故曰：诊病之道，观人勇怯，骨肉皮**

肤，能知其情者，以为诊法。诊病之道，先观人之五事，得其病情者，以为诊法也。**故饱甚则汗出于胃。**汗，阴液也。人动有所过，阳盛反衰，所以阴液出也。伤饱气盛反衰，故汗出胃也 **惊而夺精，汗出于心。**惊怖伤神反衰，故汗出心也。**持重远行，汗出于肾。**持重气盛伤志反衰，故汗出肾者也。**疾走恐惧，汗出于肝。**疾走恐惧，气盛伤魂反衰，故汗出肝也。**摇体劳苦，汗出于脾。**脾主体内，故摇动形体，劳苦气盛反衰，汗出于脾也。**故春秋冬夏四时阴阳，生病起过用，此为常。**人于四时饮食劳佚，不能自节，以生诸病，斯乃愚人起过之常也。**食气入于胃，散精于肝，淫气于筋。**食气入胃，胃之血气之精散入五脏，而独言肝，以肝为木，东方春气为物之先故也。淫溢气，为筋者也。**食入于胃，浊气归心，**胃气分二：清者为气，浊者为血。心主于血，故浊归于心也。**淫精于脉，脉气留经，**心之精甚，停留十二大经中也。经气归于肺，肺以主气，故二经脉之气皆归于肺也，故肺主气也。**肺朝百脉，**十二经脉、奇经八脉、十五大络等络脉，皆集肺脉两手太阴寸口而朝之。**输精于皮毛。**肺气行于孙络，通输精气至皮毛中也。**毛脉合精，行气于腑。**毛脉即孙脉也，谓孙络者，即精气和合，行于六腑，皆肺气也。**府精神明，留于四脏，**六腑贮于水谷，水谷之气化为精神，留在四脏之中，亦肺气之所行者也。**气归于权衡以平，气口成寸，以决死生。**权衡，谓阴阳也。以其阴阳之平，平于气口之脉，成九分为寸，候五脏六腑之脉，以决死生也。**饮食入于胃，游洫精气，上输于脾。脾气散精，上归于肺，**沟洫，通水处也。深八尺曰洫，四尺曰沟。饮食入胃，津液游于肺中，比之游洫。精气上输与脾，脾受气已，上输与肺。有本为溢，与洫同。从胃流气入脾，非散溢也。**肺调水道，下输膀胱。**肺以主气，通津液，浊者下行，输与膀胱为溲也。**水精四布，**水精，血气也。肺行血气，布于四脏也。**五经并行，合于四时五脏阴阳，动静揆度，此以为常。**四脏经脉并肺，脏经以为五经也。五脏经并行于气，以外合四时之气，内应五脏阴阳动静，以应法度也。揆度，应法度也。**太阳脏独至，厥喘虚气逆，是阴不足，阳有余也，表里当俱泻，取下输。**太阳，足太阳，即三阳也。脏，足少阴，二阴者也。一腑一脏，肾与膀胱脉独至时，厥而复喘，虚而气逆。虚者，是阴气不足；厥而喘者，阳气有余也。少阴不足，微不足也。太阳有余，有余太也。故微泻少阴，使其不盛；甚泻太阳，使其平也，所以表里俱取。下输，下，谓是足少阴及足太阳下五输也。**阳明脏独至，是阳气重并也，当泻阳补阴，取下输。**阳明，足阳明也，即二阳也。脏，足太阴，三阴者也。此一腑脏脾与胃脉独至寸口。阳明为首，兼太阴而至寸口者，即阳气重并于阴，故泻足阳明，补足太阴也，皆取下之五输也。**少阳独至，是厥气也，乔前卒大，取下输。少阳独至者，一阳之过。**足少阳，即一阳也。少阳独至，即是厥逆气至也。少阳与厥逆气至，是少阳盛而为过，其络卒大，在足外踝之上三寸，乔脉付阳穴前，以筋骨之间为下输也。**太阴脏抟者，用省真，五脉气少，胃气不丕，三阴也，宜治下输，补阳泻阴。**太阴，足太阴也，即三阴也。脏，谓脾脏也。抟，输聚不营五脉，即用省少也。真五脏脉少于胃气，故曰不丕，故太阴脉即是三阴者也。如此即阴盛阳虚，所以须补阳泻阴，取下五输也。**一阳独啸，独啸少阳之厥也。阳并于上，血脉争张，阴气归于肾，宜治经络，泻阳补阴。**足少阳从耳后入耳中，出走耳前，所以阳盛耳鸣，故曰一阳独啸也。肾主于耳，肾脉，少阴也，阳盛耳鸣，即知少阴厥逆，阳盛于上，阴气归下，宜泻阳补阴经之脉也。**二阴至，厥阴之治也。真虚悁心，厥气留薄，发为白汗，调食和药，治在下输。**二阴，少阴也。真，实也。少阴之脉虚，厥阴脉实，虚者悁心，故厥气停薄于心，发为白汗，心液也。如此可调于食，可和于药，可行针石，于下五输别疗之也。悁，居玄反，色忿也。**太阳脏何象？三阳而浮**。太阳，三阳也，故脉象三阳之脉，浮者是也。**少阳脏何象？一阳滑而不实**。滑者，阳气盛微热；不实，虚也。**阳明脏何象？象心之大浮也**。象心，脉大而浮也；大者，多气也。**太阴脏抟，言其伏鼓也**。太阴之脉聚，伏鼓动也。**二阴抟至，肾沉不浮**。少阴之脉聚至，沉于骨边，不浮也。

仁安二年十一月十一日以同本书写之

移点校合了　丹波赖基

本云

保元元年九月二十四日戊刻许于灯烛之下

薰毗比校移点了　宪基

卷第十七 证候之一

通直郎守太子文学臣杨上善奉敕　撰注

……**此五色之死也。**滋，青之恶色也。炲，音苔，谓草烟栖聚炲煤，黑之恶色也。衃，凝恶之血也。枯骨，白之恶色也。**青如翠羽者生，黑如乌羽者生，赤如鸡冠者生，黄如蟹腹者生，白如豕膏者生，此五色见而生者也。**此五者皆病候，不死者色也。**生于心，如以缟裹朱；生于肺，如以缟裹红；生于肝，如以缟裹绀；生于脾，如以缟裹栝楼；生于肾，如以缟裹紫。此五脏所生之荣也。**缟，工道反，白练。此五者皆是无病平人之色也。**味当五脏：白当肺，辛；赤当心，苦；青当肝，酸；黄当脾，甘；黑当肾，咸。**此言五味脏色所当也。**故白当皮，赤当脉，黄当肉，青当筋，黑当骨。**此言五事五色所当也。**诸脉者皆属于目，诸髓者皆属于脑，诸筋者皆属于肝，诸血者皆属于心，诸气者皆属于肺。此四肢八溪之朝夕也。**诸脉、髓、筋、血、气等五，属血气，皆于四肢八溪朝夕往来。八溪，八脉也。**故人卧血归于肝，肝受血而能视，足受血而能步，掌受血而能握，指受血而能捕。**人卧之时，肝、足、掌、手指四事，皆受作于血，能有所用也。**卧出而风吹之，血凝而肤者为痹，凝于脉者为涩，凝于足者为厥。**出，不覆身也。卧不覆身，为风所吹，寒风入腠，血寒凝聚，积肤为痹，积脉血涩，积足为厥。厥，逆也。**此三者，血行而不得反其故空，为厥痹。**此诸五者，为得寒邪，入血凝涩，不得流入空窍中，故聚为足厥之病。有“三”无“五”，“五”当字谬也。**人有大谷十二分，小溪三百五十四名，小十二关，此皆卫气之所留止，邪气之所客也，针之缘而去也。**小曰溪，大曰谷，溪、谷皆流水处也。故十二经脉名为大谷，三百六十五络名曰小溪，据前后体例，无五十四。手足十二大节，名十二关。此等溪谷关节，皆是气之行止之处，故为卫气所留，邪气所客，缘此针石行之，以去诸疾也。**目色赤者病在心，白在肺，青在肝，黄在脾，黑在肾。黄色不可名者，病在胸中。**恶黄之色，不可譬喻言之，故不可名之也。

仁安二年十二月八日以同本书之

移点校合了　丹波赖基

本云

保元元年润九月二十六日以家本移点校合了

蜂田药师船人本云　宪基

卷第十八 证候之二［佚］

卷第十九 设方

通直郎守太子文学臣杨上善奉敕 撰注

知古今

黄帝问于岐伯曰：为五谷汤液及醪醴奈何？醪，汁滓酒。醴，宿酒也。此并拟以去病，为之奈何也？**岐伯对曰：必以稻米，炊之稻薪，稻米者完，稻薪者坚。曰：此得之天之和，高下之宜，故能至完；伐取得时，故能至坚。**稻米得天之和气，又高下得所，故完。稻薪收伐得时，所以坚实，用炊以为醪醴，可以疗病者也。**黄帝问于岐伯曰：上古圣人作汤液醪醴，为而不用，何也？曰：上古圣人作为汤液醪醴者，以为备耳。夫上古作汤液，故为而弗服。**伏羲以上，名曰上古；伏羲以下，名曰中古；黄帝之时，称曰当今。上古之时，呼吸与四时合气，不为嗜欲乱神，不为忧患伤性，精神不越，志意不散，营卫行通，腠理致密，神清性明，邪气不入，虽作汤液醪醴，以为备拟，不为服用者也。**中古之世，德稍衰也，邪气时至，服之万全。**上古行于道德，建德既衰，下至伏羲，故曰稍衰也。帝王德衰，不能以神化物，使疵疠不起，嗜欲情生，腠理开发，邪气因入，以其病微，故服汤液醪醴。稍衰而犹淳，故因汤液而万病万全。**曰：今之世不必已，何也？**不定皆全，故曰不必已也。**曰：当今之世，必齐毒药攻其中，镵石针艾治其外，形弊血尽而功不立者，何也？**广前问意。问意曰：良药可以养性，毒药可以疗病。黄帝不能致德，邪气入深，百姓疾甚，尽齐毒药以攻其内，镵石针艾以疗其外，外则形弊，内则血气尽，而病不愈，其意何也。**曰：神不使。何谓神不使？**人之神明有守，以营于身，即为有使也。**曰：针石者道也。精神越，志意散，故病不可愈也。**针石道者，行针石者须有道也。有道者神不驰越，志不异求，意不妄思，神清内使，虽有邪客，服之汤液醪醴万全也。**今精坏神去，营卫不可复收，**今时五脏精坏，五神又去，营卫之气去而不还，故病不愈。**何者？视欲无穷而忧患不止，故精气弛坏，营涩卫除，故神去之，而病之所以不愈者也。**以下释前精坏神去，营卫不行所由也。一则纵耳目于声色，乐而不穷；二则招忧患于悲怨，苦而不休。天之道也，乐将未毕，哀已继之。故精气弛坏，营涩卫除，神明去身，所以虽疗不愈也。故无恒患品，不可为医作巫，斯之谓也。

知要道

黄帝曰：余闻《九针》九篇，余亲受其调，颇得其意。夫九针者，始于一而终于九，然未得其要道也。九篇，谓《九针》章别即为篇，非是一部总有九篇也。调，谓同一指归。要道，谓浑一之妙也。**夫九针者，小之则无内，**九针之道，小之有内，则内者为小，针道非小也。故知针道小者，小之穷也。**大之则无外，**针道之大有外，则外者为大，针道非大也。故知针道大者，大之极也。**深不可为下，**针道之深，更有下者，则针道非深。故知针道深者，深之深也。**高不可为盖，**针道之高，更有高者，则针道有盖。故知针道高者，高之高。**恍惚无穷，流溢亡极，余知其合于天道人事四时之变也，**穷之更妙，故不可穷也。极之愈巧，故亡极也。天道人事四时之变既然，余知针道与之同者也。**然余愿闻杂之毫毛，浑束为一，可乎？**余知针理与道，变似万端，而愿参之同毫牦之细，浑之若众妙之一也。同毫之细，有神使之明；若众妙之一，得万事之毕。**岐伯曰：明乎哉问也！非独针焉，夫治国亦然。**毫细浑一之道，用之针液，可以遐年；以之保国，可以延祚。非大圣之明，孰能问此？**黄帝曰：余闻针道，非国事也。**针道去病存已，国事即先人后己，存身与利人两异，恐针道非理国之要。**岐伯曰：夫治国者，其唯道焉，非道，何可小大深浅杂合而为一乎哉？**理国，安人也。针道，存身也。安人之与存身，非道不成，故通两者浑然为一也。两者通道，故身国俱理耳。夫积小成大，故小大不可异也；益浅为深，故深浅不可殊也。针道者，即小与浅也；理国者，即大与深也。所以通为一，即针道、理国得其妙也。**黄帝曰：愿卒闻之。岐伯曰：日与月焉，水与镜焉，鼓与响焉。**以下设日月、水镜、鼓响六譬，欲穷存身安人微妙之道。**夫日月之明，不失其影；水镜之察，不失其形；鼓响之应，不后其声。治则动摇应和，尽得其情。**针药有道，故浑一而用巧；理国有道，故政同而理能。是以针药正身，即为内也；用之安人，即为外也。内譬日月、水镜、鼓响者也；外譬光影、形象、音声者也。针法存身和性，即道德者也；摄物安人，即仁义者也。故理身理国，动摇应和，尽和群生之情，斯乃至真之道也。不后者，同时者也。**黄帝曰：窘乎哉！照照之明，不可蔽也。其不可蔽者，不失阴阳也。**以阴阳察于内外，故照然不可蔽者也。**合而察之，切而验之，见而得之，若清水明镜，不失其形也。**以内外合而察之，以志意切而取验，故见而得之，见得之明，若水镜之形，不相失也。**五音不彰，五色不明，五脏波荡，**五音、五色，即外也；五脏，即内也。以五脏神性波荡，故音色不彰明之。**若是则外内相袭，若鼓之应桴，响之应声，影之似形也。**举此三譬，以晓物情也。袭者，因也。鼓、声与形为内，近也；桴、影及响为外，远也。**故远者司外揣内，近者司内揣外，**远者所司在外，以感于内；近者所司在内，以应于外，故曰揣也。揣，度也。**是谓阴阳之极，天地之盖，请藏之灵兰之室，弗敢使泄。**是为阴内阳外感应之极理，以是天地足盖，无外之大，故请藏灵兰室，宝而重之。

知方地

黄帝问于岐伯曰：医之治病也，一病而治各不同，皆愈，何也？岐伯曰：地势使

然。五方土地各异，人食其土，生病亦异，疗方又别。圣人量病所宜，一病合以余方，疗之皆得愈者，大圣之巧。**故东方之域，天地之法始生也，鱼盐之地，滨海傍水，其民食鱼而嗜咸，皆安其处，美其食。**天地之法，东方为春，万物始生之方也。人生鱼盐之地，故安其处，美其食也。**鱼者使人热中，盐者胜血，故其民皆黑色疏理，**鱼性是热，故食之令人热中。盐，水也。血者，火也。水以克火，故胜血而人色黑也。**故其病皆为痈疡，其治宜砭石，故砭石者，亦从东方来。**热中疏理之人，多生痈疡病也。疡，养良反，疮也。砭针破痈已成，冷石熨其初起，此言东方疾异疗。**西方者，金玉之域，沙石之处也，天地之所收引也。其民陵居而多风，水土刚强，其民不衣而迭篇，其民笮食而脂肥，故邪不能伤其形体，其病皆生于内，其治宜毒药，毒药者亦从西方来。**笮，诈白反。西方金，亦金玉之所出，故为金玉之域也。西方为秋，故为万物收引之方也。不衣者，不以绵帛为衣，而以迭篇其身。食物皆压笮磨碎，不以完粒食之。人多脂肥，腠理致密，风寒暑湿外邪不伤，而为饮食男女内邪生病，故宜用毒药攻之。**北方者，天地所闭藏之域也，其地高陵居，风寒冰冻。其民乐野处而乳食，脏寒生病，其治宜灸焫，灸焫者亦从北方来。**北方为冬，故为万物闭藏之方也。北方其地渐高，是阴中之阴，故风寒也。所乐之处既寒，所美之食非温，故五脏寒而生病，宜以灸焫。焫，烧也，而悦反。有本"冻"为"湖"，量北方无湖也。**南方者，天地所养长，阳气之所盛处也，其地污下，水土弱，雾露之所聚也。其民嗜酸而食胕，故其民致理而色赤，其病挛痹。其治宜微针，故九针者亦从南方来。**南方为夏，万物养长，阳盛之方也。阳中之阳，其地渐下，故水土弱，雾露之所聚也。污下，湿也。胕，扶付反，义当腐。南方为火，色赤，故人多赤色也。以居下湿，多挛痹病，故宜用九针也。**中央者，其地平以湿，天地所生物色者众。**中国为土，故其地平湿，中土之所生物色多也。**其民食杂而不劳，故其病多痿厥寒热。其治宜导引按挢。故按挢亦从中央出。**挢，巨绍反。人之食杂则寒温非理，故多得寒热之病；不劳则血气不通，故多得痿厥之病。故导引按挢则寒热咸和，血气流通。此非但愈斯二疾，万病皆可用之。挢，又九绍反，举手也。**故圣人杂合以治，各得其所宜，故治所以异而病皆愈者，得病之情，知治之大体。**五方水土，生病不同，随疗各异，圣人即知一病为众药所疗，故以所宜为工，得疗病之大体也。

知形志所宜

形乐志苦，病生于脉，治之以灸刺。形，身之貌也。志，心之意也。心以主脉，以其心劳，邪气伤脉，心之应也，故以灸刺补泻脉病也。**形苦志乐，病生于筋，治之以熨引。**形苦筋劳，邪气伤筋，肝之应也，筋之病也医而急，故以熨引调其筋病也。药布熨之引之，使其调也。**形乐志乐，病生于肉，治之以针石。**形志俱逸，则邪气客肉，脾之应也，多发痈肿，故以砭针及石熨调之也。《山海经》曰：高氏之山，其上多玉，有石可以为砭针，堪以破痈肿者也。**形苦志苦，病生于咽喝，治之以药。**形志俱苦劳气，客邪伤气，在于咽喝，肺之应也。喝，肺喘声也。有本作渴。故疗之汤液丸散药也。**形数惊恐，筋脉不通，病生于不仁，治之以按摩醪药。是谓五形。**惊恐主肾，形多惊惧，邪客筋脉，筋脉不通，肾之应也，病生筋脉皮肤之间，为痹不仁，故以按摩醪醴。五形，言陈其所宜也。**故曰：刺阳明出血气，**手阳明，大肠脉；足阳明，胃脉也。二脉上下连注，其气最强，故此二脉盛者刺之，血气俱泻。**刺太阳**

出血恶气，手太阳，小肠脉也；足太阳，膀胱脉也。二脉上下连注，津液最多，故二脉盛者，刺之泻血，邪客之者，泻去恶气也。**刺少阳出气恶血，**手少阳，三焦脉也；足少阳，胆脉也。二脉上下连注，其气最多，故此二脉盛者，刺之泻气，邪客之者，泻去恶血之也。**刺太阴出血气，**手太阴，肺脉也；足太阴，脾脉也。此二太阴与二阳明虽为表里，其气血俱盛，故并泻血气也。**刺厥阴出血恶气，**手厥阴，心包络脉也；足厥阴，肝脉也。与二少阳以为表里，二阳气多血少，阴阳相反，故二阴血多气少，是以二厥阴盛，以泻血也，邪客之者，泻去恶气。**刺少阴出气恶血。**手少阴，心脉也；足少阴，肾脉也。与二太阳以为表里，二太阳既血多气少，亦阴阳相反，二阴气多血少，是以二少阴盛，泻于气也，邪客之者，泻去恶血者也。**阳明多血气，太阳多血少气，少阳多气少血，太阴多血气，厥阴多血少气，少阴少血多气。**此言刺三阴三阳，出血出气差别所以也。**足阳明、太阴为表里，少阳、厥阴为表里，太阳、少阴为表里，是谓足之阴阳也；手阳明、太阴为表里，少阳、心主为表里，太阳、少阴为表里，是谓手之阴阳也。**今知手足阴阳所在。**凡治病必先去其血，去其所苦，伺之所欲，然后泻有余，补不足。**凡疗病法，诸有痛苦由其血者，血聚之处先刺去之，刺去血已，伺候其人情之所欲，得其虚实，然后行其补泻法也。

知祝由

黄帝问于岐伯曰：余闻古之治病者，唯其移精变气，可祝由而已也。今世治病，毒药治其内，针石治其外，或愈或不愈，何也？上古之时有疾，但以祝为去病所由，其病即已。今代之人，苦于针药而疗病不愈者，为是病有轻重？为是方术不妙也？**岐伯曰：往古民人，居禽兽之间，**上古禽兽多而人少，人在禽兽之间，巢居以避禽兽，故称有巢氏也。**动作以避寒，阴居以避暑，**以躁胜寒，故动作以避寒。以静胜热，故阴居以避热。**内毋眷慕之累，外无申宦之形，此恬惔之世，邪不能深入也。故毒药不治其内，针石不治其外，故可移精祝由而已也。**既为恬惔之时，有性莫不恬惔自得。恬然自得，内无眷慕之情；惔然至乐，外亡申宦之役。申宦不役于躯，故外物不形；眷慕不劳于志，故内欲不累。内外恬惔，惔然泰伦，纵外邪轻入，何所深哉？是以有病以祝为由，移精变气去之，无假于针药也。**当今世不然，忧患琢其内，苦形伤其外，**眷慕起于心，则忧其内；申宦苦其形，则伤于外也。**又失四时之逆顺、寒暑之宜，贼风数至，虚邪朝夕内至五脏骨髓，外伤空窍肌肤，故所以小病必甚，大病必死者，故祝由不能已也。黄帝：善。**夏则凉风以适情，冬则求温以从欲。不领四时逆顺之宜，不依冬夏寒暑之适，由是贼风数至于腠理，虚邪朝夕以伤体。虚邪伤体，内入脏而客髓；贼风开腠，外客肌以伤窍，所以微疾积而成大病也。加而致死，苦之针药尚不能愈，况祝由之轻其可遣也。

知针石

黄帝问岐伯曰：天覆地载，万物悉备，莫贵于人。人以天地之气生，四时之法成，君王众庶，尽欲全角。形之所疾，莫知其情，留淫日深，著于骨髓，心私患之。余欲以针除其疾病，为之奈何？天地之间，人最为贵，人君众庶，莫不宝身。然不知病之脆微，留连骨髓，故请疗之方也。**岐伯曰：夫盐之咸者，其气令器津泄；弦绝者，其音嘶败；木陈者，其叶落；病深者，其声哕。**言欲识病徵者，须知其候。盐之在于器中，津泄于外，见津而知盐之有咸也。声嘶，知琴瑟之弦将绝。叶落，知陈木之已蠹。举此三物衰坏之征，以比声哕识病深之候也。**人有此三者，是谓坏府，毒药毋治，短针毋取，此皆绝皮伤肉，血气争异。**人有声哕同三譬者，谓是府坏之候也。府者，中府，谓五脏也。坏者，则声哕也。中府坏者，病之深也。其病既深，故针药不能取也，以其皮肉血气各不相得故也。**黄帝曰：余念其痛，心为之乱惑，反甚其病，不可更代，百姓闻之为残贼，为之奈何？**余念微病淫留至深，众庶不知，遂著骨髓。余痛其心，反甚于病，不能去已，故曰不可更代。百姓闻此积微成大坏府之言，莫不以为残贼之深，欲知为之奈何也？**岐伯曰：夫人生于地，悬命于天，天地合气，命之曰人。人能应四时者，天地为之父母。**天与之气，地与之形，二气合之为人也。故形从地生，命从天与。是以人应四时，天地以为父母也。**荷主万物者，谓之天子。**天地所贵者人，人之所归者圣，唯圣荷物，故号曰天子也。**天有阴阳，人有十二节；**此言天子所知，凡有二合四能。天有十二时，分为阴阳，子午之左为阳，子午之右为阴；人之左手足六大节为阳，右手足六大节为阴。此为一合也。**天有寒暑，人有虚实。**十二月寒暑之气，十一月阳气渐息，阴气渐消；至四月阳气在盈，阴气正虚；至五月阴气渐息，阳气渐消；至十月阴气在盈，阳气正虚。阴阳即为寒暑者也，盈虚以为虚实者也。人亦如之，消息盈虚，有虚有实，为二合也。**能经天地阴阳之化者，不失四时；**天地合气，命之曰人，故能知天地阴阳变化，理与四时合契。此一能也。**能知十二节之理者，圣智不能欺；**知人阴阳十二节气与十二时同，循之而动，不可得失，虽有圣智，不可加也。欺，加也。此二能也。**能存八动之变者，五胜更立；**八动，八节之气也。八节之气，合金、木、水、火、土五行之气，更废更立，血气亦然。此三能也。**能达虚实之数者，独出独入，呿吟至微，秋毫在目。**能达寒暑之气虚实相移者，则寿蔽天地，能独出死地，独入长生。其言也，呿吟至真微妙之道；其智也，目察秋毫深细之理。此四能也。呿，音去，即露齿出气。**黄帝曰：人生有形，不离阴阳，**万物负阴抱阳，冲气以为和，万物尽从三气而生，故人之形不离阴阳也。**天地合气，别为九野，分为四时，月有小大，日有短长，万物并至，不可胜量，虚实呿吟，敢问其方？**从道生一，谓之朴也。一分为二，谓天地也。从二生三，谓阴、阳、和气也。从三以生万物，分为九野、四时、日月，乃至万物。一一诸物皆为阴阳气之所至，故所至处不可胜量。不可量物并有虚实，虚实之谈，请言其道。方，道也。**岐伯曰：木得金而伐，火得水而灭，土得水而达，万物尽然，不可胜竭。**言阴阳相分，五行相克，还复相资。如金以克木，水以克火，土以克水，始土克水，得水通易，余四时皆然，并以所克为资，万物皆尔也。**故针有悬布天下者五也，**故针等利人之道，凡有五利也。**黔首共饮食，莫知之也。**黔，黑也，渠廉反。人之首黑，故名黔首也。饮食，服用也。黔首服用此道，然不能得其意也。**一曰治神，**存生之道，知此五者以为摄养，可得长生也。魂神意魄志，以神为主，故皆名神。欲为针者，先须理神也。故人无哀悲动中，则魂不伤，肝得无病，秋无难也；无怵惕思虑，则神不伤，心得无病，冬无难也；无愁忧不解，则意不伤，脾得无病，春无难也；无喜乐不极，则魄不伤，肺得无病，夏无难也；无盛怒者，则志不伤，肾得无病，季夏无难也。是以五过不起于心，则神清性明，五神各安其脏，则寿近遐算，此则针布理神之旨也，乃是崆峒广成子之道也。**二曰治养身，**饮食男女，节之以限；风寒暑湿，摄之以时，有异单豹严穴之害，即内养身也。实恕慈以爱人，和尘劳而不迹，有殊张毅高门之伤，即外养身也。内外之养周备，则不求生而久生，无期寿而寿长也，此则针布养身之极也。玄元皇帝曰："太上养神，其次养形。"斯之谓也。**三曰知毒药之为真，**药有三种：上药养神，中药养性，下药疗病。此经宗旨养神养性，唯去怵惕之虑、嗜欲之劳，其生自寿，不必假于针药者也。有病生中，无出毒药，以为真恶，故须知之。**四曰制砭石小大，**东方滨海水傍，人食盐鱼，多病痈肿，故制砭石大小，用破痈也。**五曰知输脏血气之诊。**输，为三百六十五穴者也。脏，谓五脏血气。诊，谓经络诸脉诊候也。**五法俱立，各有所先。**此五法各有所长，故用之各有所先也。**今末世之刺，虚者实之，满者泄之，此皆众工所共知之。**粗工守形，实者泻之，虚者补之，斯乃众人所知，不以为贵也。**若夫法天则地，随应而动者，和之者若响，随之者若影，**刺虚实之道，法天地以应万物，若响应声，如影随形，得其妙，得其机，应虚实而行补泻也。**道无鬼神，独往独来。**应天地之动者，谓之道也。有道者其鬼不神，故与道往来，无假于鬼神也。**黄帝曰：愿闻其道。岐伯曰：凡刺之真，必先治神，五脏已定，九候已备，乃后存针。**凡得针真意者，必先自理五神，五神即理，五脏血气安定，九候已备于心，乃可存心针道，补泻虚实。**众脉弗见，众凶弗闻，外内相得，毋以形先，**病人众病脉候不见于内，诸病声候不闻于外，内外相得为真，不唯形之善恶为候也。**可梳往来，乃施于人。**梳，五骨反，动知也。究内外相得之理，动而往来，乃可施人也。**人有虚实，五虚勿近，五实勿远，**五，谓皮、肉、脉、筋、骨也。此五皆虚，勿近泻之；此五皆实，勿远而不泻。**至其当发，间不容眴，**至其气至机发，不容于眴目也。容于眴目即失机，不得虚实之中。眴，音舜。**手动若务，针耀而眴，**手转针时，专心一务。**静意视义，观适之变，**可以静意，无劳于众物也。视其义利，观其适当，知气之行变动者也。**是谓冥冥，莫知其形，**此机微者，乃是窈冥众妙之道，浅识不知也。**见其乌乌，见其稷稷，从见其飞，不知其杂，**乌乌、稷稷，凤凰雄雌声也。凤皇群杂而飞，雄雌相和，不见其杂。有观凤者，别其声殊，辨其形异，故曰不杂。譬善用针者，妙见针下气之虚实，了然不乱也。**伏如横弩，起如发机。**如横弩者，比其智达妙术也。起如机者，比行之得中也。**黄帝曰：何如而虚，何如而实？岐伯曰：刺虚者须其实也，刺实者须其虚也，**虚为病者，补之须实；实为病者，泻之须虚也。**终气已至，慎守勿失，**得气补泻，终时慎之，勿使过与不及也。**深浅在志，**志，记也。计针下深浅，可记之，不得有失，深浅有失，更增其病，故须记。**远近若一，**使之得中，不可过与不及，故曰若一也。**形如临深渊，手如握虎，神毋营于众物。**行针专务，设二喻以比之：一如临深渊，更营异物，必有颠坠之祸；亦如握虎不坚，定招自伤之害。故行针调气，不可不用心也。

黄帝曰：愿闻禁数。岐伯曰：脏有要害，不可不察，五脏之气所在，须知针之为害至要，故欲察而识之。**肝生于左，**肝者为木在春，故气生左。**肺脏于右，**肺者为金在秋，故气藏右也。肝为少阳，阳长之始，故曰生也。肺为少阴，阴脏之初，故曰脏也。**心部于表，**心者为火在夏，居于太阳，最上，故为表。**肾治于里，**肾者为水在冬，居于太阴，最下，故为里也。心为五脏部主，故得称部。肾间动气，内理五脏，故曰里也。**脾为之使，**脾者为土，王四季。脾行谷气，以资四脏，故为之使也。**胃为之市。**胃为脾府也。胃贮五谷，授气与脾，以资四脏，故为市也。**膈肓之上，中有父母，**心下膈上谓肓。心为阳，父也；肺为阴，母也。肺主于气，心主于血，共营卫于身，故为父母也。**七节之傍，中有志心，**脊有三七二十一节，肾在下七节之傍。肾神曰志，五脏之灵皆名为神，神之所以任物，得名为心，故志心者，志之神也。**顺之有福，逆之有咎。**人之上顺血气，下顺志心，有长生之福；逆之，有人死地之祸也。**黄帝曰：愿闻九针之解，虚实之道。**请解九针应于九数虚实之道也。**岐伯曰：刺虚则实之者，针下热也。**刺寒虚者，得针下热，则为实和也。**满而泄之者，针下寒也。**刺热实者，得针下寒，则为虚和也。**宛陈则除之者，出恶血也。**宛陈，恶血。**邪胜则虚之者，出针勿按也。**勿按者，欲泄其邪气也。**徐而疾则实者，徐出针而疾按也。**泻法徐出针为是，只为疾按之，即邪气不泄，故为实。**疾如徐则虚者，疾出针而徐按之也。**补法疾出针为是，只由徐徐不即按之，令正气泄，故为虚也。**言实与虚者，寒温气多少也。**言寒温二气，偏有多少，为虚实也。**若无若有者，疾不可知也。**言病若有若无，故难知也。**察后与先者，知病先后。**知相传之病先后者也。**为虚与实者，工守勿失其法。**刺虚欲令实，刺实欲使虚，工之守也。**若得若失者，离其法。**失其正法，故得失难定也。**虚实之要，九针最妙者，为其各有所宜。**要在各有所宜。**补泻之时者，与气开闭相合也。**补闭泻开，合热为时也。**九针之名，各不同形者，针官其所之当补泻。**九针之形及名别者，以官主病之别，又补泻殊用也。**刺其实须其虚者，留针，阴气降至，乃去针也。**刺于热实，留针使针下寒，无热乃出针。**刺其虚须其实者，阳气降至，针下热，乃去针也。**刺于寒虚，留针使针下热，无寒乃出针也。**降之已至，慎守勿失者，勿变更也。**寒温之气，降至针下，勿令大过不及，使之变为余病者也。**深浅在志者，知病之内外也。**下针浅深得气，即知病在脏腑者也。**近远如一者，深浅其候等也。**深浅得候，即知合中，不令过与不及。**形如临深渊者，不敢堕也。**恐其失也。**手如握虎者，欲其壮也。**专务甚也。**神毋营于众物者，静志观病人，毋左右视也。**言志一不乱也。**义毋邪下者，欲瞻病人，自制其神，令气易行也。**不自御神，为义邪下。**所谓三里者，下膝三寸也。所谓付之者，举膝分易见也。**言三里付阳穴之所在也。付阳穴在外踝上三寸，举膝分之时，其穴易见也。又付三里所在者，举膝分其穴易见也。**巨虚者，摇乔足胻独陷者也。下廉者，陷者也。**在三里下三寸，足骱外独陷大虚之中，名曰巨虚。巨虚之中，上廉足阳明脉与大肠合，下廉足阳明脉与小肠合。乔，高也，谓此外踝上高举处也，摇而取之。**黄帝问岐伯曰：余闻九针，上应天地四时阴阳，愿闻其方，令可传于后世，而以为常。岐伯曰：夫一天、二地、三人、四时、五音、六律、七星、八风、九野，**此举天地阴阳之数。**人形亦应之，针各有所宜，故曰九针。**人形应于九数，故曰各别有所宜。**人皮应天，人肉应地，人脉应人，人之筋应时，人声应音，人阴阳合气应律，人齿面目应星，人出入气口应风，人九窍三百六十五络应野。**言人九分应九数也。**故一针皮，二针肉，三针脉，四针筋，五针骨，六针调阴阳，七针益精，八针除风，九针通九窍，除三百六十五节气，此之谓也，各有所主也。**人身既应九数，行针亦有九别也。调阴阳者，应六律也。益精者，益五脏精。应七星，谓北斗七星。除风，应八风。通九窍，应三百六十五节之气，九野者也。以其人身有主合也。**人心意应八风，人邪气应天地，**心意邪气，应天地之中八风也。**人面应之七星，人发齿耳目五声应五音六律，人阴阳脉血气应地，人肝目应之九，九窍三百六十五。**肝主于目，在天为日月，其数当九，故九窍合九野三百六十五数也。**人一以观动静，**九数各有九分义，故人之一分法动静也。**天二以候五色，七星应之以候发毋**

泽也，天之二分之义候五色，七星分发皆天之合。**五音一以候宫商角征羽，**五音一分之义，以候人之五声也。**六律有余不足应之，**六律升降，以候虚实。**二地一以候高下有余，**地之一分之义，以候高下有余也。**九野一节输应之以候闭，**九野一分之义，候三百六十五节气输穴闭之不泄也。**三人变一分候齿，泄多血少，**人九变一分之义，候齿及泄多血少。**十分角之变，**九数各九之，此言十分，未详，或字误。十分之义，角音之变也。**五分以候缓急，**五分之义，以候缓急也。**六分不足，**六分以候不足。**三分寒关节，**三分以候寒关节也。**人九分四时节人寒温燥湿，**人第九之分，以候四时节，寒温燥湿也。**四时一应之，以候相反一，**四时一分，以候相反。**四方各作解。**四时一分，以候四方作解。此之九数，一一各有九分，取之作解，多少不等，或取一，或取二三四等，章句难分，但指句而已也。

黄帝问岐伯曰：有病颈痈者，或石治之，或以针灸治之，而皆已，其真安在？岐伯曰：此同名异等者也。同称痈名，针灸石等异疗之。**夫痈气之息者，宜以针开除去之，**息者，增长也。痈气长息，宜以针刺开其穴，泻去其气。**夫气盛血聚，宜石而泻之，皆所谓同病异治者也。**气盛血聚，未为脓者，可以石熨，泻其盛气也。气盛脓血聚者，可以砭石之针破去也。

知汤药

黄帝问岐伯曰：夫病之始生也，极微极精，必先舍于皮肤。今良工皆称曰病成，名曰逆，则针石不能治也，良药不能及也，今良工皆持法守其数。亲戚弟兄远近，音声日闻于耳，五色日见于目，而病不愈者，亦可谓不蚤乎？精，谓有而不虚也。但有病在皮肤，微小精实不虚，若不疗者，定成大病，故良工称为病成。以其病者精志眷慕于亲戚，耳目玩乐于声色，日久病成，不可疗之，由其不破于脆微也。**岐伯曰：病为本，工为标，标本不得，邪气不服，此之谓也。**若本无病，则亦无疗方，故知有病为本，然后设工，是则以病为本，以工为末也。标，末也。风寒暑湿所生之病以为本也，工之所用针石汤药以为标也。故病与工相契当者，无大而不愈；若工、病不相符者，虽微而不遣，故曰不得，邪不服也。**黄帝问曰：其病有不从毫毛生，而五脏伤以竭，**有病不以风寒暑湿外邪袭于毫毛腠理，入而为病，而五脏伤竭，此为总言。**津液虚廓，**肾伤竭也。廓，空也。**其魂魄独，**心伤竭也。**孤精于内，气耗于外，**虽有五脏之精，而外少吐纳之气。耗，少也，肺伤竭也。**形别不与衣相保，**皮肤不仁，不与衣相近，脾伤竭也。保，近也。**此四亟急而动中，是气巨于内，而形弛于外，治之奈何？**此四候即是五脏伤竭，病生于内，故曰动中。亟，数也。是为五脏大气数发，病生于内，病形弛外，疗之奈何也。**岐伯曰：卒治权衡，**卒，终也。权衡，脏腑阴阳二脉也。病从内起，终须调于脏腑阴阳二脉，使之和也。**去宛陈，**宛陈，恶血聚也。有恶血聚，刺去也。**茎微动中四亟，**肾间动气得和，则阴茎微动，四竭得生，故本标得，邪气服。**湿衣缪处，以复其形，**缪，异也。衣肉不相保附，故曰缪处。调之既得肾气动已，则衣肉相得，故曰复其形也。**开鬼门，**五神通之者也。**洁静府，**洁，清静也。心之不浊乱。**精以时，**命门所藏之精既多，以时而有。**服五汤，有五疏，循五脏，**五汤，五味汤也。药有五味，以合五行，相克相生，以为补泻，五气得有疏通，以循五脏也。**故精自生，形自盛，骨肉相保，巨气乃平。黄帝曰：善哉。**肾间动气，人之生命，故气之和则精生，精生则形盛，形精既盛则骨肉相亲，于是大气平和，是为病形虽成，疗之有验。

知官能

黄帝问岐伯曰：余闻九针于夫子，众多矣，不可胜数，余推而论之，以为一纪。余司诵之，子听其理，非则语余，请受其道，令可久传，后世无患，得其人乃传，非其人勿言。言道之博大，不可胜数，余学之于子，推寻穷问以理，十有二载。余今司而诵之，以示于子，其言有不当不可，余必当合理，余望传乎所授之人，传之后代，使久而利物也。**岐伯稽首再拜曰：请听圣王之道。**道在岐伯，授之与帝，帝得之于圣，故是圣王之道者也。**黄帝曰：用针之理，必知形气之所在；**帝诵岐伯所授针理章句，凡有四十七章。形之所在肥瘦，气之所在虚实。一也。**左右上下；**肝生于左，肺脏于右，心部于表，肾居其里，男女左右，阴阳上下，并得知之。二也。**阴阳表里；**五脏为阴居里，六腑为阳居表。三也。**血气多少；**三阴三阳之脉，知其血气之多少。四也。**行之逆顺；**营气顺脉，卫气逆行。五也。**出入之合；**血气有出入合处。六也。**诛伐有过；**诛伐邪气恶血。七也。**知解结；**结，谓病脉坚紧者，破而平之。八也。**知补虚泻实，上下之气；**能知补泻上下之气。九也。**明于四海，审其所在；**髓、血、气、谷四海，审知虚实所在。十也。**审寒热淋露；**因于露风，生于寒热，故曰寒热淋露。十一也。**荥输异处；**五行荥输有异。十二也。**审于调气；**审吐纳导引以调气。十三也。**明于经隧；**经，正经、奇经也。隧，诸络也。故曰泻其经隧，无伤其经，即其信也。十四也。**左右支络，尽知其会；**支络，小络也。皆知小络所归，大络会处。十五也。**寒与热争，**能合而调之；阴阳之气不和者，皆能和之。十六也。**虚与实邻，和决而通之；**邻，近也。虚实二气不和，通之使平。十七也。**左右不调，把而行之，明于逆顺，乃知可治；**把，持也。人身左右脉不调者，可持左右寸口、人迎，诊而行之，了知气之逆顺，乃可疗之。十八也。**阴阳不奇，故知起时；**奇，分也。阴阳之脉相并，浑而不分，候之知其病起之时。十九也。**审于本末，察其寒热，得邪所在，万刺不殆，知官九针，刺道毕矣；**妙通标本，则知寒热二邪所在，故无危殆，是为官主九针之道。二十也。**明于五输，徐疾所在；**明脏腑之经各有五输，输中补泻徐疾所在，并须知之。二十一也。**屈伸出入，皆有条理；**行针之时，须屈须伸，针之入出条数，并俱知之。二十二也。**言阴与阳，合于五行；**知分阴阳之气，以为五行。二十三也。**五脏六腑，亦有所藏；**五脏藏五神，六腑藏五谷。二十四也。**四时八风，尽有阴阳，各得其位，合于明堂，各处色部；**八风，八节之风也。四时八节之气，各在阴阳之位，并合明堂，处于五行五色之部。明堂，鼻也。二十五也。**五脏六腑；**候五色之部，察知五脏六腑。二十六也。**察其所痛，左右上下；**察五色，知其痛在五脏六腑上下左右。二十七也。**知其寒温，何经所在；**知十二经所起寒温各有主。二十八也。**审尺之寒温滑涩，知其所苦；**言能审候尺之皮肤。二十九也。**膈有上下，知气所在；**谷入于胃，清气上肺，故在膈上；浊气留于胃中，在于膈下。三十也。**先得其道，稀而疏之，稍深以留之，故能徐之；**为补之道，希疏深留，徐动其针。三十一也。**大热在上，推而下之，从下上者，引而去之，视前病者，常先取之；**视病热之上下，泻而去之。三十二也。**大寒在外，留而补之。入于中者，从合泻之；**寒在皮肤，留针使针下热；寒入骨髓，亦可留针使热，泻去寒热气。三十三也。**针所不为，灸之所宜；**脉之陷下，是灸所宜，不可针也。三十四也。**上气不足，推而扬之。下气不足，积而从之；**上气不足，谓膻中气少，可推补令盛。扬，盛也。下气不足，谓肾间动气少者，可补气聚。积，聚也。从，顺也。三十五也。

阴阳皆虚，火自当之。厥而寒甚，骨廉陷下。寒过于膝，下陵三里。阴络所过，得之留止。寒入于中，推而行之，经陷下，火即当之；火气强盛，能补二虚。三十六。**结络坚紧，火之所治；**络脉结而坚紧，血寒，故火能疗。三十七。**不知所苦，两跷之下，男阳女阴，良工所禁，针论毕矣；**有病不知所痛，可取阴阳二跷之下。二跷之下，男可取阴，女可取阳，是疗不知所痛之病。男阳女阴，二跷之脉，不可取之。三十八也。**用针之服，必有法则，上视天光，下司八正，以辟奇邪；**服，学习也。学用针法，须上法日月星辰之光，下司八节正风之气，以除奇邪。三十九也。**而观百姓，审于虚实，无犯其邪，是天之露，遇岁之虚，救而弗胜，反受其殃。故曰：必知天忌，乃言针意；**而令百姓不犯虚实二邪岁露之忌，可谓得针之旨耳。天露者，岁之八正虚邪风雨也。四十也。**法于往古，验于来今，观于窈冥，通于无穷，粗之所不见，良工之所贵，莫知其形。若神髣髴；**法于往古圣人所行，逆取将来得失之验，亦检当今是非之状，又观窈冥微妙之道，故得通于无穷之理，所行皆当，不似粗工以意，唯瞩其形，不见于道，有同良才神使，独鉴其所贵，髣髴于真。四十一也。**邪气之中人也，洫泝动形，正邪之中人也微，先见于色，不知于身，若有若无，若亡若存，在形无形，莫知其情；**洫，谓沟渠，即腠理也。泝，谓水之逆流，即邪气入腠理也。八正虚邪气入腠理时，振寒起于毫毛，动形者也。正邪者，因身形饥用力，汗出腠理开，逢虚风中人，微而难知，莫见其情。四十二也。**故上工之取气也，乃救其萌芽，下工守其已成，因败其形；**邪气初客，未病之病，名曰萌芽，上工知之。其病成形，下工知之。四十三也。**是故工之用针也，知气之所在，而守其门户；**谓知邪气处，气处于皮肤脉肉筋骨所在，守其空穴门户疗之。四十四也。**明于调气补泻所在，除疾之意，所取之处；**明于调气补泻处所，是处可补，是处可泻，不妄为之。四十五也。**泻必用员，切而传之，其气乃行，疾入徐出，邪气乃出，伸而迎之，摇大其穴，气出乃疾；补必用方，外引其皮，令当其门，左引其枢，右推其肤，微旋而徐推之，必端以正，安以静，坚心无懈，欲微以留，气下而疾出之，推其皮，盖其外门，真气乃存；**员，谓之规，法天而动，泻气者也；方，谓之矩，法地而静，补气者也。枢，谓针动也。泻必用方，补必用员，彼出《素问》，此是《九卷》方员之法，神明之中，调气变不同故尔。四十六也。**用针之要，无忘养神。**用针之道，下以疗病，上以养神。其养神者，长生久视，此大圣之大意。四十七也。以上四十七章，《内经》之大总，黄帝受之于岐伯，故诵之以阅所闻也。

雷公问于黄帝曰：《针论》曰：得其人乃传，非其人勿言。何以知其可传？黄帝曰：各得其人，任之其能，故能明其事。雷公曰：愿闻官能奈何？人受命于天，各不同性，性既不同，其所能亦异，量能用人，则所为必当，故因问答，以通斯德者也。**黄帝曰：明目者，可使视色；**人之所能，凡有八种。视面部五行变色，知其善恶，此为第一明人也。**聪耳者，可使听音；**听病人五音，即知其吉凶，此为第二聪听人也。**接疾辞给者，可使传论而语余人；**其知接疾，其辨敏给，此可为物说道以悟人，此为第三智辨人也。**安静手巧而心审谛者，可使行针艾，理血气而调诸逆顺，察阴阳而兼诸方论；**神清性明，故安静也。动合所宜，明手巧者妙察机微，故审谛也。此为第四静慧人也。**缓节柔筋而心和调者，可使导引行气；**身则缓节柔筋，心则和性调顺，此为第五调柔人也。调柔之人，导引则筋骨易柔，行气则其气易和也。**疾毒言语轻人者，可使唾痈祝病；**心laws毒，言好轻人，有此二恶，物所畏之，故可使之唾祝，此为第六口苦人也。**爪苦手毒，为事善伤者，可使按积抑痹。**爪手苦毒，近物易伤，此为第七苦手人也。**各得其能，方乃可行，其名乃彰；不得其人，其功不成，其师无名。故曰：得其人乃言，非其人勿传，此之谓也。**各用其能，以有所当，故曰得人。如不得人，道不可传也。**手毒者，可使试按龟，置龟于器之下而按其上，五十日而死矣；甘手者，复生如故。**毒手按器而龟可死，甘手按之而龟可生，但可适能而用之，不可知其所以然也。此为第八甘手人也。

仁安三年二月二十四日以同本书之

以同本移点校合了　丹波赖基

本云

保元二年二月七日以家本移点比校了　宪基

卷第二十［佚］

卷第二十一　九针之一

通直郎守太子文学臣杨上善奉敕　撰注

九针要道

黄帝问岐伯曰：余子万民，养百姓，而收其租税。余哀其不终，属有疾病。余欲勿令被毒药，无用砭石，欲以微针通其经脉，调其血气，营其逆顺出入之会，令可传于后世，五方疗病，各不同术，今圣人量其所宜，杂令行之，取十全，故次言之。子者，圣人爱百姓，犹赤子也。中有邪伤，属诸疾病，不终天年。有疗之者，行于毒药，或以砭石伤肤，毒药损中，可九种微针通经调气，以传后代也。**必明为之法，令终而不灭，久而不绝，**法令即《针经》法也。**易用难忘，**毒药砭石，粗术之法，难用易忘；九种针要道，易用难忘也。**为之经纪。**可为微针之经纪也。**异其篇章，**可为微针篇目章句也。**别其表里，**取其腑输为表，脏输为里。**为之终始。**微针之数，始之于一，终之九也。**令各有形，先立《针经》。愿闻其情。**为前五法，必须各立形状，立前五形之本，须作仿经法，故请先立《针经》，欲闻叙针之情也。**岐伯曰：臣请推而次之，令有纲纪，始于一而终于九。请言其道。**次之者，推九针之序，纲纪之次也。**小针之要，易陈而难入也。粗守形，工守神。神乎神，客在门，未视其疾，恶知其源？刺之微，在速迟，粗守关，工守机，机之动，不离空，空中之机，清静以微。其来不可迎，其往不可追。知机道者，不可挂以发；不知机者，扣之不发。知其往来，要与之期，粗之阇乎眇哉，工独有之。往者为逆，来者为顺，明知逆顺，正行无问。迎而夺之，恶得无虚？追而济之，恶得无实？**俱九针要道，下针解中，自当其释也。**迎之随之，以意和之，针道毕矣。**逆顺察之于阴阳，迎夺施之于补泻。**凡用针者，虚则实之，满则泄之，宛陈则除之，邪胜则虚之。《大要》曰：徐而疾则实，疾而徐则虚。言实与虚，若有若无，察后与先，若亡若存。为虚与实，若得若失。**言以意调于补泻，则针道可穷矣。**虚实之要，九针最妙，补**

泻之时，以针为之。五方别疗，莫先于针，所以补泻，以针为之也。**泻曰必持而内之，放而出之，排阳出针，疾气得泄，**凡泻之道，内针必持，出针必放之，摇大其穴，排阳邪而出针疾，病之气得泄，谓之泻也。**按而引针，是谓内温，血不得散，气不得出。**以手按其所针引之，候暖气内聚，以心持针，不令营血得散；外闭其门，令卫气不得泄出，谓之补也。**补曰随，随之意，若忘之，**随气呼吸而微动针也。**若行若悔，如蚊虻止，**欲去欲作，为行悔也。针在皮肤之中，去来微动，如彼蚊虻止人皮肤，微觉有之也。**如留如还，**针在皮肤之中，若似留停，又如还去，此皆言其候气者也。**去如绝弦，**得气已多，即与补泄，行补泄已，即疾出针。如绝弦者，言其速也。**令左属右，其气故止，**左手按穴，右手行针，内气已补，右手出针，左手闭门，使气相续不灭也。属，续也。**外门已闭，中气乃实，**痏孔为外门也，补已不泄，故内气得实也。**必无留血，急取诛之。**补者，留其气也，不可留于客邪血也。邪血留者，可刺去之，故曰急诛之也。**持针之道，坚者为宝。**持针不坚，则气散不从针。**正指直刺，无针左右，**刺者欲中其病，若针入左右，不当于穴，其病不愈也。**神在秋毫，**秋毫，谓秋时兔新生毫毛，其端镵微也。谓怡神在针端调气，故曰神在秋毫也。**属意病者。**念其针下病之邪也。**审视血脉，刺之无殆。**审视十二经脉及诸络虚实，刺之无殆也。殆，危也。**方刺之时，心在悬阳，及与两衡。神属勿去，知病存亡。**以上言方刺之时，先观气色者也。悬阳，鼻也，悬于衡下也。鼻为明堂，五脏六腑气色皆见明堂及与眉上两衡之中，故将针者，先观气色，知死生之候，然后刺也。**血脉在输横居，视之独满，切之独坚。**血脉，络脉也。有脉横居输穴之中，视之满实，切之独坚者，是横居络脉也。**夫气之在脉也，邪气在上，浊气在中，清气在下。故针陷脉则邪气出，针中脉则浊气出，针太深则邪气反沉，病益甚。故曰：皮、肉、筋、脉，各有所处，病各有所舍，针各有所宜，各不同形，各以任其所宜，无实实，无虚虚，无损不足而益有余，是谓重病，病益甚。取五脉者死，取三脉者恇；夺阴者死，夺阳者狂。针害毕矣。**恇，匡方反，怯也，气少故怯。针害者，言前所禁甚也。**刺之而气不至，无问其数；刺之气至，乃去之，勿复针。针各有所宜，各不同形，任其所为。刺之要，气至而有效，效之信，若风之吹云，照乎若见苍天，刺之道毕矣。**针入不得其气，无由补泻，故转针以待气，不问其数也。得气行补泻已，即便出针，其病愈速，故譬急风吹云，见苍天也。**黄帝曰：愿闻五脏六腑所出之处。岐伯曰：五脏五输，五五二十五输；六腑六输，六六三十六输。经脉十二，络脉十五，凡二十七气以上下，所出为井，所溜为荥，所注为输，所行为经，所入为合也。**二十七气所行，皆有五输。**节之交，三百六十五会，知其要者，一言而终；不知其要，流散无穷。所言节者，神气之所游行出入也，非皮肉筋骨也。睹其色，察其目，知其散复。一其形，听其动静，知其邪正。右主推之，左推之而御持之，气至而去。凡将用针，必先诊脉，视气之剧易，乃可以治病。五脏之气已绝于内，而用针者又实其外，是谓重竭，重竭则必死，其死也静，治之者，辄反其气，取腋与膺；五脏之气已绝于外，而用针者又实其内，是谓逆厥，逆厥则必死，其死也躁，治之者，反取四末。**言刺必须诊也。**刺之害中不去，则精泄；不中而去，则致气。精泄则病甚而恇，致气则生为痈疡。**不中病，中精，故精泄。不中病，病虽暂去，更致其气为痈疡也。精泄病甚，故惬也。

九针要解

所谓易陈者，易言也。难入者，难著于人也。言者甚易，行之难著。**粗守形者，守刺法也。工守神者，守人之血气，有余不足，可补泻也。**守刺规矩之形，故粗；守血气，中神明，故工也。**神客者，正邪共会也。神者，正气也。客者，邪气。**神者，玄之所生，神明者也。神在身中，以为正气，所以身中以神为主，故邪为客也。邪来乘于正，故为会也。**在门者，邪循正气之所出入也。**门者，腠理也。循正气在腠理出入也。**未睹其疾者，先知正邪何经之病。**未睹病之已成，即能先知正邪之发在何经脉中也。**恶知其原者，先知何经之病，所取之处也。**先知何经有病之征，疗之处所。恶知，言不知也。**刺之微在数迟者，徐疾之意也。**刺之微妙之机，在于徐疾也。数，疾也。**粗守关者，守四肢而不知血气正邪之往来也；**五脏六腑出于四肢，粗守四肢脏腑之输，不知营卫、正之与邪、往来虚实，故为粗也。**工守机者，知守气也。**机，弩牙也。主射之者，守于机也。知司补泻者，守神气也。**机之动，不离其空者，知气之虚实，用针之徐疾也。**以因于空，所以机动。由于孔穴，知神气虚实，得行徐疾补泻也。**空中之机，清静以微者，针已得气，密意守气勿失也。**神在孔穴，针头候得气已，神清志静，密意守气，行于补泻，不令有失，故为微也。**其来不可迎者，气盛不可补也。**气盛不可补之，补之实实也。**其往不可追者，气虚不可泻也。**气往而虚，不可泻之，泻之虚虚也。**不可挂以发者，言气易失也。**利机，挂以丝发，其机即发。神气如机，微邪之气如发，微邪来触神气，谓之挂也。微邪来至，神智即知，名曰智机，不知即失，故曰“易”也。**扣之不发者，言不知补泻之意，血气已尽而不下也。**不知机者，谓钝机也。叩之不发，谓无智之人行于补泻，邪气至而不知有害，血气皆尽而疾不愈。下，愈也。**知其往来者，知气之逆顺盛虚也。要与之期者，知气可取之时也。**知虚实可取之时，为知往来要期也。**粗之闇乎者，冥冥不知气之微密也，眇哉。工独有之者，盖知针意也。往者为逆者，言气之虚而少，少者逆。来者为顺者，言形气丕而大，大者顺也。明知逆顺，正行无问者，知所取之处也。**往者气散，故少气，逆也。来者气集，故气实，顺也。明知气之逆顺，即行补泻，更亦不须问者，谓善知处也。**迎而夺之者，泻也。追而济之者，补也。**迎而夺之致虚，追而济之令实，故皆不可。**所谓虚则实之者，气口虚而当补之也。**诊寸口脉虚，当补所由之经也。**满则泄之者，气口盛而当泻之也。**诊寸口脉实，当泻所由之经也。**宛陈则除之者，去血脉也。**宛陈，谓是经及络脉聚恶血也。**邪胜则虚者，言诸经有盛者，皆泻其邪也。**有客邪在诸经，皆泻去也。**徐而疾则实者，言徐内而疾出也。**此言其补。**疾而徐则虚者，言疾内而徐出也。**此言其泻。**实与虚若有若无者，言实者有气也，虚者无气也。**若有，气实；若无，气虚也。**察后与先，若亡若存者，言气之虚实，补泻之先后也，察其气之已下与尚存也。**若先实者，泻而亡之，令后虚也；若先虚者，补而存之，使后实也。**为虚与实，若得若失者，言补则佖然若有得也，泻则怳然若有失也。**补之得于神气，故佖然也。佖，文一反，色仪和也。泻失于邪气，故怳然也。**夫气之在脉也，邪气在上者，言邪气之中人也高，故在上也。**高，在头。风热邪气多中人头也，故曰在上也。**浊气在中者，言水谷皆入于胃，其精气上注于肺，浊气留于肠胃，言寒温不适，饮食不节，而病于肠胃，故命曰浊气在中也。**谷入于胃，化为二气，清而精者，上注于肺，以成呼吸，行诸经隧；其浊者留于肠胃之间，因于饮食不调为病，故曰在中也。**清气在下者，言清湿地之气中人也，必从足始。故曰：邪气在上，浊气在中，清气在下。**清，寒气也。寒湿之气多从足上，故在下也。**针陷脉则邪气出者，取之上。**上，谓上脉，头及皮肤也。**针中脉则浊气出者，取阳明合也。**中者，中脉，谓之阳明，是胃脉也。阳明之合者，胃足阳明合三里，至巨虚上廉与大肠合，至巨虚下廉与小肠合也。**针太深则邪气反沉者，言浅浮之疾，不欲深刺也，深则邪从之入，故曰反沉也。**针过其分，邪从针入，病更益深，故曰反沉也。**皮肉筋脉，各有所处，言经络各有所主也。**言经在筋肉，络在皮肤也。**取五脉者死，言病在中，气不足，但用针尽大泻其诸阴之脉也。**五脏中虚，用针者大泻五脏之脉，阴绝，故死也。**取三脉者恇，言尽泻三阳之气，令病人恇然不复也。**一时尽三阳之脉，阳绝，故恇然不复也。**夺阴者死，言取尺之五里，五往者也。**五里在肘上，不在尺中，而言尺之五里者，寸为阳，尺为阴也。阴尺动脉动于五里，故曰取尺五里也。五往者，五泻也。**夺阳者狂，正言。**夺阳阳虚，故狂。此为禁之正言。**睹其色，察其目，知其散复，**睹其明堂五色，察其目之形色，则病之聚散可知也。复，聚也。**一其形，听其动静者，言工知相五色于目，有知调尺寸小大缓急滑涩，以言所病也。**相五色于目，谓一其形也。相目之形有五色别，以知一形也。调尺寸之脉六变，谓听其动静也。听动静者，谓神思脉意也。**知其邪正者，知论虚邪与正邪之风。**正邪者，谓人因饥虚用力汗出，腠理开发，逢风入者，名曰正邪也。虚邪者，谓八正虚邪气也。**右主推之，左持而御之者，言持针而出入也。**右手推针出入，左手持而御也。**气至而去之者，言补泻气调而去之也。**气若不至，久而待之；气若至者，依数行补泻，去其实虚也。**调气在于终始一者，持心。**持心在于终始，故为一也。**节之交三百六十五会者，脉络之渗灌诸节者也。**数人骨节，无三百六十五，此名神气游行出入之处为节，非皮肉筋也，故络脉渗灌三百六十五空穴，以为节会也。**所谓五脏之气，已绝于内者，脉口气内绝不至，反取其外之病处与阳经之合，有留针以致阳气，阳气至则内重竭，即死也矣，其死无气以动矣，故静。所谓五脏之气已绝于外者，脉口气外绝不至，反取四末之输，有留针以致其阴气，阴气至则阳气反入，入则逆，逆则死也，阴气有余故，**《八十一难》：五脏气已绝于内者，谓肾肝之气为阴，在内也。而医之用针，反实心肺，心肺为阳也，阴气虚绝，阳气盛实，是为实实虚虚，故死。心肺为外，心肺之气已绝，用针者实于肾肝，亦为实实虚虚，所以致死也。**所以察其目者，五脏使五色循明，**目为五脏使候也。循，增也。察目五色增明，即知无病者也。**循明则声彰，声彰者，言声与生平异。**五色增明异常，明五声，辨彰别于生平，盖是无病之候也。

诸原所生

五脏有六腑，六腑有十二原，《八十一难》五脏皆以第三输为原，各二，以为十原也。又取手少阴经第三输二，为十二原；六腑皆取井、荥、输、经四穴，之后别立一原，六腑各二，为十二原。然则，五脏六腑合有二十四原。原者，脐下肾间动气，人之生命也，十二经之根本也，故名为原。三焦行原气，经营五脏六腑，故三焦者，原气之别使也，行气。故五脏第三输名原，六腑以第四穴为原。夫原气者，三焦之尊号，故三焦行原气，止第四穴输名为原也。今五脏六腑有十二原者，言五脏六腑各有十二原也，合而言之，亦有二十四原。文言“六腑有十二原”者，后人妄加二字耳。**十二原出于四关，四关主治五脏，五脏有疾，常取之十二原。十二原者，五脏之所以禀三百六十五节气味者也。**四关，四肢也。此中唯言五脏有十二原，生病所由，不言六腑十二原也。五脏在内，原在于外，故五脏有府，皆从外入，所以五脏皆禀十二原也。以其三百六十五节交会穴中，谷之气味皆在中会也。**五脏有疾也，应出于十二原，而原各有所出，**原之脉气，皆出其第三输。**明知其原，睹其应，而知五脏之害矣。**明知十二原所出之处，又知内应五脏，则妙达五脏所生之害也。**阳中之少阴，肺也，其原出于太渊，太渊二。**日夕少阴，故曰阳中少阴也。**阳中之太阳，心也，其原出于大陵，大陵二。**日中太阳，故曰阳中太阳也。**阴中之少阳，肝也，其原出于太冲，太冲二。**日出初阳，故曰阳中之少阳也。阴中之太阴，肾也，其原出于大溪，大溪二。夜半重阴，故曰太阴也。**阴中之至阴，脾也，其原出于太白，太白二。**土为四脏阴之至极，故曰至阴也。**膈之原，出于鸠尾，鸠尾一。**膈气在于鸠尾之下，故鸠尾为原也。**肓之原，出于脖胦，脖胦一。**肓，谓下肓，在脐一寸。脖，蒲忽反。胦，于桑反，谓胦脐也。**凡此十二原者，主治五脏六腑之有疾者也。胀取三阳，飧泄取三阴。**胀取六腑，三阳原也；泄取五脏，三阴原也。**今夫五脏之有疾也，譬犹刺也，**客邪入身，其犹刺也。**犹污也，**五志藏神，其犹污也。**犹结也，**阴阳积聚，其犹结也。**犹闭也。**血气不流，其犹闭也。**刺虽久，犹可拔也；污虽久，犹可雪也；结虽久，犹可解也；闭虽久，犹可决也。或言久疾之不可取者，非其说也。夫善用针者，其取疾也，犹拔刺也，犹雪污也，犹解结也，犹决闭也，疾虽久，犹可毕也。言不可者，未得其术也。**三阳不通，其犹闭也，不得其术者言，上工所疗皆愈也。**刺热者，如手探汤；**刺热者，决泻热气，不久停针，徐引针使病气疾出，故如手探汤，言其疾也。**刺寒清者，如人不欲行。**刺寒者久留于针，使温气集补，故如人行迟若不行，待气故也。**阴有阳疾者，取之下陵三里，正往无殆，气下乃止，不下复始。**诸肠以为阴，阳有疾也。**疾高而内者，取之阴之陵泉；疾高而外者，取之阳之陵泉。**所病在头等为高，根原在脾足太阴内者，故取太阴第三输阴陵泉也；所病在头为高，其原在胆足少阳外，故取足少阳第三输阳陵泉也。

九针所象

黄帝曰：余闻九针于夫子，众多博大矣，余犹不能寤。敢问九针焉生？何因有名？九针法于三才，故曰博大。**岐伯曰：九针者，天地之大数，始于一而终于九，故曰：一以法天，二以法地，三以法人，四以法四时，五以法五音，六以法六律，七以法七星，八以法八风，九以法九野。**此言其博大也。**黄帝曰：以针应九之数奈何？岐伯曰：夫圣人之起天地之数也，一而九之，故以立九野，九而九之，九九八十一，以起黄锺数焉，以针应数。**黄锺即起于一也。**一者，天也。天，阳也。五脏之应天者，肺也。肺者，五脏六腑之盖也。皮者，肺之合，人之阳也。故为之治针，必以大其头而锐其末，令无得深入而阳气出。二者，地也。地者，土也。人之所以应土者，肉也。故为之治针，必筒其身而员其末，令无伤肉分，伤则气竭。三者，人也。人之所以成生者，血脉也。故为之治针，必大其身而员其末，令可以按脉勿陷，以致其气，令邪气独出。四者，时也。时者，四时八风之客于经络之中，为痼病者也。故为之治针，必筒其身而锋其末，令可以泻热出血，而痼病竭。**以下言九针有法象也。此一名镵针。卒兑之者，令其易入。大其头，使不得深也。二者员针，员其末如鸡卵也。三者鍉针，员其末者，末如黍粟之兑也。四者锋针，筒其身，如筒之员也。锋其末者，针末三隅利也。**五者，音也。音者，冬夏分，分于子午，阴与阳别，寒与热争，两气相薄，合为痈脓者也。故为之治针，必令末如剑锋，可以取大脓。**名曰铍针。**六者，律也。律者，调阴阳四时而合十二经脉。虚邪客于经络而为暴痹者，故为之治针，必令尖如牦，且员且锐，中身微大，以取暴气。**名曰员利针也。牦，毛也。毛形且员且兑，中身微大也。**七者，星也。星者，人之七窍。邪客于经，而为痛痹，舍于经络者也。故为之治针，令尖如蚊虻喙，静以徐往，微以久留，正气因之，真邪俱往，出针而养者也。**喙，诩秽反，口觜也，名曰毫针也。养者，久留也。**八者，风也。风者，人之股肱八节也。八正之虚风，八风伤人，内舍于骨解腰脊节腠之间，为深痹者也。故为之治针，必长其身，锋其末，可以取深邪远痹。**名曰长针。锋，利也。**九者，野也。野者，人之节解皮膜之间也。淫邪流溢于身，如风水之状，而留不能过于机关大节者也。故为之治针，令尖如梃，其锋微员，以取大气之不能过于关节者也。**名曰大针也。大节，十二大节也。"梃"当为"筳"，小破竹也。**黄帝曰：针之长短有法乎？岐伯曰：一曰镵针者，取法于布针，去末半寸，卒兑之，长一寸六分，主热在头身也。二曰员针，取法于絮针，筒其身而卵其锋，长一寸六分，主治分间气。三曰鍉针，取法于黍粟之兑，长三寸半，主按脉取气，令邪出。四曰锋针，取法于絮针，筒其身，锋其末，长一寸六分，主痈热出血。五曰铍针，取法于剑锋，广二分半，长四寸，主大痈脓，两热争也。六曰员利针，取法于牦，微大其末，反小其本，令可深内也，长一寸六分，主取痈暴痹者。七曰毫针，取法于毫毛，长一寸六分，主寒痛痹在络者也。八曰长针，取法于綦针，长七寸，主取深邪远痹者。九曰大针，取法于锋针，其针微员，长四寸，主取大气不出关节者。针形毕矣。此九针小大长短之法也。**此言九针之状，并言所疗之病。镵，仕咸反。鍉，钉奚反，针形也。铍，披眉反。綦，奇眉反。**九针之名，各不同形：一曰镵针，二曰员针，三曰鍉针，四曰锋针，五曰铍针，六曰员利针，七曰毫针，八曰长针，九曰大针。镵针者，头大末兑，主泻阳气；员针者，锋如卵形，揩摩分间，令不得伤肌，以泻分气；鍉针者，锋如黍粟之兑，主按脉勿陷，以致其气；锋针者，刃参隅，**参，音三也。**以发痼疾；铍针者，末如剑锋，以取大脓；员利针者，尖如牦，且员且兑，中身微大，以取暴气；毫针者，尖如蚊虻喙，静以徐往，微以久留之而养，以取痛痹；长针者，锋利身抟，**音团。**可以取远痹；大针，尖如梃，其锋微员，以泻机关之水。九针毕。**此言九针用法。

仁安三年四月六日以同本书写之

移点校合了　丹波赖基

本云

保元二年仲春二十二日以家相传本移点比校了　宪基

卷第二十二 九针之二

通直郎守太子文学臣杨上善奉敕 撰注

刺 法

黄帝问于岐伯曰：余愿闻持针之数，内针之理，纵舍之意，扞皮开腠理奈何？脉之屈折出入之处，焉至而出？焉至而止？焉至而徐？焉至而疾？焉至而入？六腑之输于身者，余愿尽闻。少序别离之处，离而入阴，别而入阳，此何道而从行？愿尽闻其方。岐伯曰：帝之所问，针道毕矣……半反，冲也，谓冲皮也。**黄帝曰：持针纵舍奈何？岐伯曰：必先明知十二经之本末，**起处为本，止处为末。**肤之寒热，**皮肤热即血气通，寒即脉气壅也。**脉之盛衰滑涩。其脉滑而盛者，病日进；虚而细者久而持；**阳气盛而微热，谓之滑也；多血少气微寒，谓之涩脉□□细微□□□□□□。**大以涩者，为痛痹；**多气少血为大，多血少气为涩，故为痛痹也。**阴阳如一者瘤，难治其本末；**阴阳之脉不可辨，故如一也。瘤，悬疣之类也，以不可辨，故本末难疗也。**上热者，病尚在；其热已衰者，其病亦去矣。**头及皮肤热也，其头及皮肤热衰，病必去也。**因持其尺，察其肉之坚脆、小大、滑涩、寒温、燥湿也。**持尺皮肤，决死生也。**因视目之五色，以知五脏而决死生；**五脏之精华，并归于目□□□□□□□□□。**视其血脉，察寒热色，以知其痛痹。**候色脉，决□□□。**黄帝曰：持针纵舍者，余未得其意也。**□□□□□□□针纵舍，故重问也。**岐伯曰：持针之道，欲端以正，安以静，**持针当穴，故端正。以志不乱，故安静也。**先知实虚，而行疾徐，**补泻所由也。**左指执骨，右手循之，毋与肉果之□。**□□坚固，故曰执骨也。右手循之，不可伤肉果也。果，音颗。**泻欲端以正，补必闭肤，**泻欲直入直出，故曰端正。□□□□□□□□□□。**转针导气，邪得淫泆，真气得居。**□□□□□□□□□□□□□□，淫泆泄出，令真气居而不散也。**黄帝曰：扞皮开腠理奈何？岐伯曰：因其分肉，在别皮肤，**肤，皮也。以手按得分肉之穴，当穴皮上下针，故曰在别其肤也。**微内而徐端之，适神不散，邪气得去。黄帝曰：善。**泻法虽以□□□必徐徐审详为先，故曰微内而徐，正之□□□□□□□□□□□□□□酒调也。**黄帝问岐伯曰：人有八虚，各何以候？岐伯答曰：以候五脏。**八虚者，两肘、两腋、两髀、两腘，此之八虚，故曰八虚。以其虚，故真邪二气留过，故为机关之室也。真过则机关动利，邪留则不得屈伸，故此八虚，候五脏之气也。**黄帝曰：候之奈何？岐伯曰：肺心有邪，其气留于两肘；**两肘，肺脉手太阴、心脉手少阴二脉所行，故肺心有邪，肘为候也。**肝有邪，其气留于两**

腋；两腋，胁下。肝气在中，故肝有邪，腋为候也。**脾有邪，其气留于两髀；**□□□□□□□上□□□□令□□□明，故脾有邪，髀为候也。**肾有邪，其气留于两腘。**肾脉足少阴出腘内廉，故肾有邪，腘为候也。**凡此八虚者，皆机关之室，真气之所过，血络之所游，邪气恶血，因不得住留，留则伤筋络，骨节机关不得屈伸，故痀挛。**此八大节相属虚处，乃□□□□□机关。又□□□□□□□□□，故曰机关之室，痀，其俱反，曲脊背偃也。

黄帝问岐伯曰：余闻针道于夫子，众多毕悉矣，夫子之应若失，而据未有坚然者。夫子之问学孰乎？将审察于物而心生乎？据，依也；坚，定也。言夫子所说九针之应，曲从物理而变，似□□□□为□也。夫子所问所学，从谁得乎？□□审□□□□□□□□□□□心乎也。**岐伯答曰：圣人之为道者，上合于天，下合于地，中合于人事，必有明法，以起度数，法式检押，乃后可传焉。**以起度数合理，乃后传之。三合而为法度，故可传也。**故匠人不能释尺寸而意短长，废绳墨而起水平也。工人不能置规而为圆，去矩而为方。**匠人依尺寸之度，非以意而为短长；准绳墨之度数，不有私而起水平，非有他巧也。工者为员，无置规而至精；欲为方者，无弃矩而至妙，此为大工也。圣人之为教也，法自然之至理，以起法度，以置规矩，称圣人也。**知用此者，因自然之物，易用之教，逆顺之常。**绳墨非他，亦自然之绳墨，因其自然，故其教用易，是故违之则为逆，顺之得常也。**黄帝曰：愿闻自然奈何？岐伯曰：临深决水，不用功力而水可竭也；循掘决冲而经可通也，此言气之滑涩，血之清浊，行之逆顺。**夫自然者，非为自能者也，所谓因气之滑涩，血之清浊，临深决水以通之，取自然之便而水可竭，故曰自然也。**黄帝曰：愿闻人之白黑肥瘦少长，各有数乎？**白黑，色异也；肥瘦，形异也；少长，强弱异也。刺之深浅多少为分不同，故曰有数乎也。**岐伯曰：年质壮大，血气充盛，皮肤坚固，因加以邪，刺此者，深而留之。**此为肥人。**广肩腋项，肉薄皮厚而黑色，唇临临然，其血黑而浊，其气涩，其为人贪于取与，刺此者深而留之，多益其数。**此黑色人也。**黄帝曰：刺瘦人奈何？岐伯曰：瘦人者薄皮色少，肉廉廉然，薄唇轻言，其血清，其气滑，易脱于气，易损于血，刺此者浅而疾之。**瘦人，谓天然瘦也。**黄帝曰：刺常人奈何？岐伯曰：视其白黑，各为调之，其端正纯厚者，其血气和调，刺此者无失常数也。**常，谓平和不肥瘦人。刺之依于深浅常数，不深之，不浅之也。**黄帝曰：刺壮士真骨者奈何？岐伯曰：刺壮士真骨，坚肉纵节监监然，此人重则气涩血浊，刺此者，深而留之，多益其数。**坚坚然者，坚大者也。**劲则气滑血清，刺此者浅而疾之。**劲，急也。**黄帝曰：刺婴儿奈何？岐伯曰：婴儿者，其肉脆血少气弱，刺此者以毫针，浅刺而疾发针，日再可也。**刺婴儿日再者，不得过多也。**黄帝曰：临深决水奈何？岐伯曰：血清气滑，疾泻之则气竭焉。**自有血清气滑，刺之如临深决水，不可行也。若血浊气涩而形壮气盛，可取自然之便，刺而泻之，如临深决水。**黄帝曰：循掘决冲奈何？岐伯曰：血浊气涩，疾泻之则经可通也。**循其血气，掘决其冲，泻而通之，使其平也。

黄帝问曰：逆顺五体，言人骨节之小大，肉之坚脆，皮之薄厚，血之清浊，气之滑涩，脉之长短，血之多少，经络之数，余已知之矣，此皆布衣匹夫之士也。夫王公大人，血食之君，身体柔脆，肌肉耎弱，血气慓悍滑利，其刺之徐疾、浅深、多少，可得同乎？岐伯答曰：夫膏梁菽藿之味，何可同也？气滑则出疾，气涩则针大而入深，

深则欲留，浅则欲疾。以此观之，刺布衣者深以留，刺大人者微以徐，此皆因气慓悍滑利者也。脉气五十动有代者，顺也。不满五十动一伐者，逆也。言大人食以膏粱，布衣□□□□□□□□□□，故刺之深浅去留之异也。**黄帝问曰：形气之逆顺奈何？岐伯答曰：形气不足，病气有余，是邪胜也，急泻之。**急泻邪气，补形气也。**形气有余，病气不足，急补之。**急以正气补之，气安则病除也。**形气不足，病气不足，此阴阳气俱不足也，不可刺之，刺之则重不足，重不足则阴阳俱竭，血气皆尽，五脏空虚，筋骨髓枯，老者绝灭，壮者不复矣。**俱不足者，不可行刺，宜以汤药调也。**形气有余，病气有余，此谓阴阳俱有余也，急泻其邪，调其实虚。故曰：有余者泻之，不足者补之，此之谓也。**形气为阳，病气为阴也。俱有余者，可以泻阴邪气，以调形气使和也。**故曰：刺不知逆顺，真邪相薄。满而补之，则阴阳四溢，肠胃充郭，肝肺内膜，阴阳相错。**满而补之，阴阳之气满于四肢，故曰四溢；肠胃气聚，所以胀而充郭；肝肺俱满，故曰内膜。叱邻反。阴阳俱盛，所以相错也。**虚而泻之，则经脉空虚，血气竭枯，肠胃攝辟，皮肤薄著，毛膝夭焦，予之死期。**攝辟，肠胃无气也。攝，纸辄反。**故曰：用针之要，在乎知调，调阴与阳，精气乃光，合形与气，使神内藏。**光，彰盛貌。神内藏者，五神守藏也。**故曰上工丕气，中工乱经，下工绝气危生，故下工不可不慎也。**丕气，致气和也。下工守形，不知丕气，伤气实邪，故不可不慎也。**必审其五脏变化之病，五脉之应，经络之实虚，皮之柔粗，而后取之。**五脉，五时之脉也。柔粗，谓调尺之皮肤柔弱坚粗也。

九针所主

凡刺之要，官针最妙。官者，谓用针时官主于针也。**九针之宜，各有所为，长短小大，各有所施。不得其用，病不能移。病浅针深，内伤良肉，皮肤为痈；病深针浅，病气不泻，反为大脓。病小针大，气泻大疾，必后为害；病大针小，大气不泻，亦后为败。夫针之宜，大者大泻，小者不移。已言其过，请言其所施。**言九针之用，所宜各异，请言用法也。**病在皮肤，无常处者，取以镵针于病所，肤白勿取。**镵针头大末兑，主泻阳气，故皮肤痛无常处，阳气盛也。痛处肤当色赤，故白处痛移，不可取也。**病在分肉间者，取以员针于病所。**员针之状，锋如卵，揩摩分间，不伤肌，以泻分气也。**病在脉气少当补者，取以鍉针于井荥分输。**鍉针之状，锋如黍粟之兑，主当行补于井荥之输，以致于气也。**病为大脓者，取以铍针。**铍针之状，末如剑锋，以取大脓也。病痹气暴发者，取以员利针。圆利针状如牦。牦，毛也。用取暴痹。**病痹气补而不去者，取以毫针。**毫针之状，尖如蚊虻之喙，静以徐往，留之养神，以取痛痹也。**病在中者，取以长针。**长针之状，锋利身抟，以取藏中远痹也。**病为水肿，不能过关节者，取以大针。**大针之状，尖如筳。筳如草筳，其锋微圆，以能通关节者也。**病在五脏固居者，取以锋针，泻于井荥分输，取以四时。**锋针之状，刃叁隅，以发固居之疾，泻于井荥分输，取以四时也。

三　刺

所谓三刺则谷气出者，先浅刺绝皮以出阳邪；三刺者，阳邪刺，阴邪刺，谷气刺也。阳邪浮浅在皮，故一刺浅之，阳邪得出也。**再刺则阴邪出者，少益深，绝皮致肌肉，未入分间也；**阴邪次深，在于肌肉，故再刺出之也。**已入分肉之间，则谷气出。**谷气者，正气也。故后刺极深，以致正气也。**故《刺法》曰：始刺浅之，以逐邪气而来血气；后刺深之，以致阴气之邪；最后刺极深之，以下谷气。此之谓也。**逐邪气者，逐阳邪；来血气，引正气也；下，谷气不下，引之令下也。**故用针者，不知年之所加，气之盛衰，虚实之所起，不可以为工也。**人之大忌，七岁已上，次第加九，至一百六，名曰年加也。不知年加，气之盛衰虚实，为不知也。

凡刺之属，三刺至谷，三刺得于谷气也。**邪僻妄合，**阴阳二邪，妄与正止气相合。一也。**阴阳易居，**腑脏一气相乘，名曰易居。二也。**逆顺相反，**营气逆肺，卫气顺脉，以为相反。三也。**沉浮异处，**春脉或沉，冬脉或浮，故曰异处。四也。**四时不得，**谓四时脉不相顺。五也。**稽留淫泆，**言血气或有稽留壅遏，或有淫泆过度。六也。**须针而去，**以此六过，故须微针以去之也。**一刺则阳邪出，再刺则阴邪出，三刺则谷气至，谷气至而止。所谓谷气至者，已补而实，已泻而虚，故以知谷气至也。**已补而实，已泻而虚，皆正气至，故病愈也。**邪气独去者，阴与阳未能调，而病知愈也。**行补泻已，邪气已去，以阴阳未调，病虽不愈，后必愈矣。**故曰补则实，泻则虚，痛虽不随针高，必衰去矣。**引上经证也。**阴盛而阳虚，先补其阳，后泻其阴而和之。阴虚而阳盛，先补其阴，后泻其阳而和之。**重实，泻之为易；重虚，补之为难。故先补后泻也。**三脉重足大指之间，**三脉，足阳明、足厥阴、足太阴三脉也。足太阴脉起足大指端，循指内侧白肉际，过核骨后，上踝。前言入大指岐间，此言重在大指间者，从大指端循大□□侧入大指间，以过核骨而上也。足厥阴脉起大指丛毛上，入大指间，重在太阴之上，上循足跗。足阳明支，别跗上，入大指间，重在厥阴之上。**必审其实虚。虚而泻之，是谓重虚，重虚病益甚。**必审大指间三脉虚实，以手按之，先补虚者，后泻实者，若不知三脉有实，泻其虚者，是谓重虚，重虚病益甚也。**凡刺此者，以指按之，脉动而实且病者疾泻之，虚而徐者则补之。反此者病益甚。其重也，阳明在上，厥阴在中，太阴在下。**三脉有动而实者，有徐而虚者，皆审调补泻也。**膺输中膺，背输中背，**膺输在胸中，背输在背中也。**肩髃虚者，取之上。**补肩髃、肩井等，故曰取之上也。**重舌，刺舌柱，以铍针。**重舌，谓舌下重生肉也。舌柱，舌下柱。以铍针刺去血也。**手屈而不伸者，其病在筋。伸而不屈者，其病在骨。在骨守骨，在筋守筋。**肾足少阴脉主骨，可守足少阴脉发会之穴，以行补泻。肝足厥阴脉主筋，可守足厥阴脉发会之穴，以行补泻也。**补须一方实，深取之，稀按其痏，以极出其邪气。**量此“补”下脱一“泻”字。方，处也。欲行泻者，须其泻处是实，然后得为泻也。深取之者，令其出气多也。稀，迟也。稀按其痏者，迟按针伤之处，使气泄也。**一方虚，浅刺之，以养其脉，疾按其痏，无使邪气得入。**行于补者，须补处是虚也。浅取者，恶其泄气，所以不深也。以养其脉者，留针养其所取之经也。按其痏者，按针伤之处，疾闭其门，使邪气不入，正气不出也。**邪气来也坚而疾，谷气来也徐而和。**针下得气坚疾者邪气也，徐和者谷气也。**脉实者深刺之，以泄其气；脉虚者浅刺之，使精气无得出，以养其脉，独出其邪气。**脉实者邪气盛也，脉虚者正气少也。**刺诸痛者深刺之，诸痛者其脉皆实。**脉之实满为痛，故深刺也。**从腰以上者，手太阴、阳明皆主之；从腰以下者，足太阴、阳明皆主之。**腰以上为天，肺主天气，故手太阴、手阳明主之也。腰以下为地，脾主地土，故足太阴、足阳明主之也。**病在上者下取之，病在下者高取之，**手太阴下接手阳明，手阳明下接足阳明，足阳明下接足太阴。以其上下相接，故手太阴、阳明之上有病，宜疗足太阴、阳明，故曰下取之也；足太阴、阳明之下有病，宜疗手太阴、阳明，故曰高取之也。**病在头者取之足，病在腰者取之腘。**足之三阴三阳之脉，从头至足，故病在头取之足也；足太阳脉循腰入腘，故病在腰以取腘也。**病生于头者头重，生于手者臂重，生于足者足重。治病者，先刺其病所从生者。**头、手、足有病之处，其候皆重，各宜审其病候所由，以行补泻也。**春气在毫毛，**人之毫毛中虚，故春之阳气在毫毛。**夏气在肤，**肤，肉上也。阳气在皮肉也。**秋气在分肉，**分肉，谓䐃肉之间也。**冬气在筋骨，**筋附骨上最深，故冬阳气深在筋骨也。**刺此病者，各以其时为齐。故刺肥人者，以秋冬之齐；刺瘦人者，以春夏之齐。**秋冬之齐者，刺至筋骨，言其深也；春夏之齐，刺在于皮肤，言其浅也。**病痛者阴也，痛而以手按之不得者阴也，深刺之。**人之病痛，以手按之，得与痛减者为阴病，阴病在深，故宜深刺也。**病在上者阳也，在下者阴也。痒者阳也，浅刺之。**卫气行皮肤之中，壅遏为痒，故浅刺之也。**病先起于阴者，先治其阴，而后治其阳；病先起于阳者，先治其阳，而后治其阴。**皆疗其本也。**刺热厥者，留针反为寒；刺寒厥者，留针反为热。**留久者，则先热动针留之为寒，先寒动针留之为热也。**刺热厥者，二阴一阳；刺寒厥者，二阳一阴。所谓二阴者，二刺阴也；一阳者，一刺阳也。**皮为阳分也，肌肉为阴分也。刺热厥者，二度刺阴留，补其阴也；一度刺阳留，泻其阳也。刺寒反之。**久病者邪气入深，刺久病者，深内而久留之，间日而复刺之，必先调其左右，去其血脉，刺道毕矣。**病久益深，物理之恒，故非深取久留，不可去之。邪气不能速出，故须间日而取。取之先调左右，血络刺而去之，可谓尽刺之理者也。**凡刺之法，必察其形气。形肉未脱，少气而脉又躁，躁厥者，必为缪刺之，**以下缪刺之法也。形肉之脱，察其形也；少气，察其气也；脉躁，察其脉也。有此三种所由，必须缪刺大络，左刺右，右刺左也。**散气可收，聚气可希。**希，散也。缪刺之益，正气散而可收聚，邪气聚而可散也。**深居静处，**为针调气，凡有六种：深□□□□□□静，一也。**与神往来，**去妄心，随神动，二也。**闭户塞牖，魂魄不散，**去驰散，守魂魄，三也。**专意一神，精气不分，**去异思，守精神，四也。**无闻人声，以收其精，**去异听，守精气，五也。**必一其神，令之在针，浅而留之，微而浮之，以移其神，气至乃休。**移，平和也。守针下和气，六也。**男内女外，坚拒勿出，谨守勿内，是谓得气。**男者在家，故为内也；女者出家，故为外也。是男为内气，女为外气。针下得男内气，坚拒勿令出也；得女外气，谨守勿入内也。

三变刺

黄帝问曰：余闻刺有三变，何谓三变？伯高答曰：有刺营者，有刺卫者，有刺寒痹之留经者。黄帝问曰：刺三者奈何？伯高曰：刺营者出血，刺卫者出气，刺寒痹者内热。刺营见血，出恶血也；刺卫见气，出邪气也；刺痹见热，故曰三变。寒湿之气停留于经络，久留针，使之内热，以去其痹也。**黄帝问曰：营卫寒痹之为病奈何？伯高答曰：营之生病也，寒热少气，血上下行。卫之生病也，气痛时来时去，怫忾贲响，风寒客于肠胃之中，寒痹之为病也，留而不去，时痛而皮不仁。**怫忾，上，扶物反；下，许气反。气盛满貌。贲响，腹胀貌也。**黄帝问曰：刺寒痹内热奈何？伯高曰：刺布衣者，必火焠；刺大人者，药熨之。黄帝问曰：药熨之奈何？伯高曰：用淳酒二十升、蜀椒一升、干姜一升、桂一升，凡四种，皆㕮咀，渍酒中。用绵絮一斤，细白布四丈，皆并内酒中。置酒马矢温中，盖封涂，勿使泄。五日五夜，出布绵絮，曝干复渍，以尽其汁。每渍必晬其日，乃出干。并用滓与绵絮，复布为复巾，长六七尺，为六七巾，即用之生桑炭炙巾，以熨寒痹所刺之处，令热入于病所，寒复炙巾以熨之，三十遍而止。即汗出，炙巾以拭身，亦三十遍而止。起步内中，无见风。每刺必熨，如此法，病已矣。此所谓内热者也。**酒、椒、姜、桂四物性热，又泄气，故用之熨身，身腠适而可刺也。此在冬日血气不流之时，熨之令通也。㕮，弗禹反。咀，才与反。㕮咀，谓调粗细令等也。晬，祖类反，一日周时也。

五　刺

凡刺有五，以应五脏。一曰半刺，半刺者，浅内而疾发针，毋令针伤多，如拔发状，以取皮气，此肺之应。凡刺不减一分，今言半刺，当是半分，故似拔发状，欲令浅刺多刺，以致气也。**二曰豹文刺，豹文刺者，左右前后针之，中脉为故，以取经络之血者，此心之应也。**左右前后，针痏状若豹文，故曰豹文刺也。中经及络，以出血也。**三曰开刺，开刺者，直刺左右，尽筋上，以取筋痹，慎无出血，此肝之应也，或曰渊刺，一曰岂刺。**刺开身之左右，尽至筋上，以去筋痹，故曰开刺，或曰关刺也。**四曰合刺，合刺者，左右鸡足，针于分肉之间，以取肌痹，此脾之应也。**刺身左右分肉之间，痏如鸡足之迹，以合分肉间之气，故曰合刺也。**五曰输刺，输刺者，直入直出，深内之至骨，以取骨痹，此肾之应也。**依于输穴，深内至骨，以去骨痹，故曰输刺也。

五脏刺

邪在肺，则病皮肤痛，寒热、上气、喘、汗出、咳动肩背。肺病有五。**取之膺中外输，背三椎五椎之傍，以手疾按之快然，乃刺之，取之缺盆中以起之。**膺中内输，在膺前也；膺中外输，肺输也，在背第三椎两傍。心输在第五椎两傍，各相去三寸，按之快然，此为输也。肺之五病，取于肺输及肺缺盆中也。**邪在肝，则两胁中痛，寒中，恶血在内行者，善瘛节时肿，**肝病有四。**取之行间以引胁下，**行间，足厥阴脉荥，肝脉也，在大指间。肝在胁下，故引两胁下痛，与《明堂》少异也。**补三里以温胃中，**三里，足阳明胃脉。人病寒中，阳虚也。故取三里补足阳明，即胃中温也。**取血脉以散恶血，**恶血在内上下行者，取其病处血脉见者，刺而散之也。**取耳间青脉以去其瘛。**耳间青脉，附足少阳脉瘈脉，一名资脉，在耳本，如鸡足青脉络，刺出血如豆，可以去瘛也。**邪在脾胃，则肌肉痛。阳气有余，阴气不足，则热中、善饥；阳气不足，阴气有余，则寒中、肠鸣、腹痛；阴阳俱有余，若俱不足，则有寒有热，皆调于三里。**阳气，即足阳明也。阴气，即足太阴也。此脾之七病皆取三里以行补泻，故曰调也。**邪在肾，则骨痛阴痹。阴痹者，按如不得，腹胀腰痛，大便难，肩背颈项痛，时眩。取之涌泉、昆仑，视有血者尽取之。**涌泉，足少阴脉井，足心陷中，屈足卷指宛中。昆仑，足太阳经，在外踝后跟骨上陷中。肾之十病，皆取此二穴，刺去血也。**邪在心，则病心痛，喜悲，时眩仆。视有余不足**

而调之其输。心病三种，皆调其手心主经脉之输也。

五节刺

黄帝问于岐伯曰：余闻刺有五节，奈何？岐伯对曰：固有五节：一曰振埃，二曰发蒙，三曰去爪，四曰彻衣，五曰解惑。节，约也，谓刺道节约也。此言其名也。**黄帝曰：子言五节，余未知其意。岐伯曰：振埃者，刺外经，去阳病也；**以下言刺道五节之意也。外经者，十二经脉入腑脏者，以为内经；行于四肢及皮肤者，以为外经也。**发蒙者，刺腑输，去腑病也；**六腑三十六输，皆为腑输也。**去爪者，刺关节之支络也；**关，四肢也。四关诸节之际，大节也。支络，孙络也。**彻衣者，尽刺诸阳之奇输也；**诸阳奇输，谓五十九刺，故曰尽也。**解惑者，尽知调阴阳，补泻有余不足，相倾移也。**泻阴补阳，泻阳补阴，使平，故曰相倾移也。**黄帝曰：《刺节》言振埃，夫子乃言刺外经，去阳病，余不知其所谓也。愿卒闻之。岐伯曰：振埃者，阳气大逆，满于胸中，愤瞋肩息，大气逆上，喘喝坐伏，病恶埃烟，饲不得息，**以下问答解释五刺节义。埃，尘微也，谓此三种阳疾，恶于埃尘烟气。其病令人气满闭塞，不得喘息，言其埃也。饲，音噎也。**请言振埃，尚疾于振埃也。**以下言其振埃也。刺之去病，疾于振埃，故曰振埃也。**黄帝曰：善。取之何如？岐伯曰：取之天容也。**天容在耳下曲颊后，足少阳脉气所发也。**黄帝曰：其咳上气穷诎胸痛者，取之奈何？岐伯曰：取之濂泉也。**诎，音屈。穷诎，气不申也。濂泉，在颔下结喉上也。谦，敛盐反。**黄帝曰：取之有数乎？岐伯曰：取天容者，无过一里而止；取濂泉者，血变而止。黄帝曰：善。**一里，一寸也。故《明堂》刺天容入一寸也。**黄帝曰：《刺节》言发蒙，余未得其意。夫发蒙者，耳无所闻，目无所见，夫子乃言刺腑输，何使然？愿闻其故。**蒙，莫东反，谓耳目不明也。**岐伯曰：妙乎哉问也。此刺之约，针之极也，神明类也，**刺节所发明，谓深刺去蒙者也。神明，谓是耳目去蒙得明，故曰神明类也。**口说书卷，犹不能及也，**发蒙愈疾之速，得于神，言、书所不及也。**请言发蒙尚疾于发蒙也。**岐伯望请自言发蒙之速也。**黄帝曰：善。愿手受之。岐伯曰：刺此者，必于日中，刺其听宫，中其眸子，声闻于耳，此其输也。黄帝曰：善。何谓声闻于耳？岐伯曰：斜刺以手坚按其两鼻窍而疾偃，其声必应于针也。黄帝曰：善。此所谓弗见为之，而无目视；见而取之，神明得者矣。**日中正阳，故开耳目取日中也。手太阳脉支者，至目锐眦，却入耳中；手足少阳脉支者，从耳后入耳中，出走耳前，至目锐眦，故此三脉皆会耳目听宫，俱连目中眸子。眸子，目中瞳子也。刺听宫输时，蒙胧速愈，故得声闻于耳也。针听宫时按鼻仰卧者，感受气合，出于耳目中，即耳通目明矣。此之妙者，得之于神明，非由有目而见者也。**黄帝曰：《刺节》言去爪，夫子乃言刺关节之支络，愿卒闻之。岐伯曰：腰脊者，身之大关节也；股胻者，人之所以趋翔也；茎垂者，中身之机，阴精之候，津液之道也。**爪，谓人之爪甲，肝之应也。肝足厥阴脉循于阴器，故阴器有病，如爪之余，须去之也。或"水"字错为"爪"字也。腰脊于手足关节为大，故曰大关节也。阴茎在腰，故曰中身。阴茎垂动有造化，故曰机也。精从茎出，故阴精从尿府中趋翔，津液道也。**故饮食不节，喜怒不时，**饮食不节，言饮食过度。言其喜怒不时，反春夏也。**津液内溢，乃下溜于皋，**言饮食多，水溢，流入阴器囊中也。皋，音高也。**水道不通，日大不休，俯仰不便，趋翔不能。**

此病荥然有水，不上不下，水道既闭，日日长大也。荥然，水聚也。不上者，上气不通；不下者，小便及气不下泄也。**铫石所取，形不可匿，常不得蔽，故命曰去爪。黄帝曰：善。**以下言去爪也。蔽，塞也。言下铫针，使水形不得匿，而水道不得闭塞。**黄帝曰：《刺节》言彻衣，夫子乃言尽刺诸阳之奇输，未有常处也。愿卒闻之。岐伯曰：是阳气有余，而阴气不足。阴气不足则内热，阳气有余则外热，两热相薄，热于怀炭，外重丝帛衣，不可近身，又不可近席。腠理闭塞不汗，舌焦唇槁腊，嗌干欲饮，不让美恶也。**脏之阴气在内，腑之阳气在外。阳气在外，阴气不足则阳乘之，故内热薄停也。外重丝帛衣，复衣也。腊，肉干也。内热盛渴，故饮不择好恶也。腊，性亦反。**黄帝曰：善。取之奈何？岐伯曰：取之其腑大杼三痏，有刺中膂以去其热，**大杼、内输，皆是足太阳脉气所发，泻阳气之要穴也。**补手足太阴以出其汗，热去汗希，疾于彻衣。黄帝曰：善。**手太阴主气，足太阴主谷气。此二阴气不足，为阳所乘，阴气不泄，以为热病。故泻盛阳，补此二阴，阳去，二阴得实，阴气得通流液，故汗出热去。得愈，疾于彻衣，故曰彻衣也。**黄帝曰：《刺节》言解惑，夫子乃言尽知调阴阳，补泻有余不足，相倾移也，惑何以解之？岐伯曰：大风在身，血脉偏虚，虚者不足，实者有余，**大风，谓是痱风等风也。**轻重不得倾侧宛怀，**手足及身不能倾侧也。宛，谓宛转也。**不知东西，又不知南北，**心无知也。**乍上乍下，乍反乍复，颠倒无常，甚于迷惑。**言志性失也。**黄帝曰：善。取之奈何？岐伯曰：泻其有余，补其不足，阴阳平复。用针若此，疾于解惑。**尽知阴阳虚实，行于补泻，使和也。**黄帝曰：善。请藏之灵兰之室，不敢妄出也。**灵兰之室，黄帝藏书之府，今之兰台，故名者也。

五邪刺

黄帝曰：余闻刺有五邪，何谓五邪？岐伯曰：疾有时痈者，有容大者，有狭小者，有热者，有寒者，是谓五邪。黄帝曰：刺五邪奈何？岐伯曰：凡刺五邪之方，不过五章，瘅热消灭，肿聚散亡，寒痹益温，小者益阳，大者必去，请道其方。五法须别为章也。瘅，热病也，音丹。**凡刺痈邪无迎陇，**陇，大盛也。痈之大盛将有脓，不可迎而泻之也。**易俗移性不得脓，诡道更行去其乡，不安处所乃散亡，**易其常行法度之俗，移其先为寒温之性，更量脓之所在，上下正傍，以得为限，故曰去其乡，不安于一处，病乃散亡也。**诸阴阳过痈所者，取之其输泻之。**诸阴阳之脉过痈所者，可取痈之所由脏输泻之也。**凡刺大邪曰以小，泄夺有余乃益虚。栗其道，针干其邪肌肉亲，**大邪者，实邪也，行泻为易，故小泄之，益虚取和也。于针之道，战栗谨肃，以针于邪，使邪气得去，肌肉相附也。亲，附也。**视之无有反其真，**视邪气无有，反其真气乃止也。**刺诸阳分肉间。**刺大邪所在也。**凡刺小邪曰以大，补其不足乃无害。**小邪，虚邪也。行补为难也，故曰大补，使其实也。**视其所在迎之界，远近尽至不得外，**界，畔际也。视虚实畔界，量真气远近，须引至虚中令实，不得外而不至也。**侵而行之乃自费，**侵，过也。补须实，知即止，补过即损正气。费，损也。**刺分肉之间也。**刺小邪所在也。**凡刺热邪越而沧，出游不归乃无病，为开道乎，**刺热之道，泻越热气，反觉沧然；热气不归，则病愈也。**辟门户，使邪复出疾乃已。**辟，开也。**凡刺寒邪曰以温，徐往疾去致其神，门户已闭气不分，虚实得调真气存。**刺寒之道，日日使温，徐往而入，得温气已，去疾而出针，以致神气为意也。**黄帝**

曰：官针奈何？岐伯曰：刺痈者用铍针；刺大者用锋针；刺小者用员利针；刺热者用镵针；刺寒者用毫针。刺五邪者，九针之中，用此五针，是所宜也。**请言解论，与天地相应，四时相副，人参天地，故可为解。**人法天地，故可为解。人应天地之数，故请言之。**下有渐洳，上生苇蒲，此所以知形气之多少也。**洳，汝据反，渐洳，润湿之气也。见苇蒲之茂悴，知渐洳之多少；观人身之强弱，识血气之盛衰也。**阴阳者，寒暑也，热则滋而在上，根荄少汁。人气在外，皮肤缓，腠理开，血气减，汗大泄，肉淖泽。**春夏，阳而暑也，草木阳气，滋其枝叶，根茎少汁也。荄，茎也。有本"荄"为"叶"者，非也。人亦如之，气溢于外，皮腠淖溱，大汗泄出，血气内减。**寒则地冻水冰，人气在中，皮肤致，腠理闭，汗不出，血气强，肉坚涩。**秋冬，阴而寒也，阳气下降，寒气在地，地冻水冰。人气亦然，暖气入脏，阴气在于皮肤，故腠理闭塞，血气强，肌肉坚涩也。**当是之时，善行水者不能往冰，善穿地者不能凿冻。善用针者，亦不能取四厥。而脉凝结，坚抟不往来者，亦未可即柔。**水之性流，故谓之往。言水可往而冰不可流。人之在冬，四肢寒冷，脉凝肉坚，故不行针也。今之医者，岁寒之时，不熨而针，伤肌破肉，更增他病，可不衰欤？四厥，四肢逆冷也。**故行水者，必待天温，冰释冻解，而水可行，地可穿也。人脉犹是也，治厥者必先熨，调和其经，掌与腋，肘与脚，项与脊以调之，火气通，血脉乃行，然后视其病，脉淖泽者，刺而平之，**善行水、穿地者，必待春夏也。冬日用针者，须姜椒桂酒之巾熨，令经脉淖泽调适，然后可行针也。两手、两腋、两肘、两脚、腘、膝、项之与脊，取之两解经脉所行要处使熨之，以药通也。**坚紧者，破而散之，气下乃止，此所以解结者也。**病之坚紧，因适破散，令其气下，因以解结。**用针之类，在于调气，**气之不调则病，故疗病者在于调气也。**气积于胃，以通营卫，各行其道。**胃受水谷，以生于气，故水谷之气积于胃也。卫气起于胃之上口，营气起于胃之下口；营在脉中，卫在脉外。今用针调于胃气，通于营卫，使各行其道也。**宗气留于海，其下者注于气街，**谷入于胃，其气清者上注于肺，浊者下流于胃，胃之气上出于口，以为噫气。肺之宗气留积气海，谓肾间动气也。动气下者，注于气街，足阳明脉之气也。**其上者走于息道。**肺之清气积于海者，走于息道，以为呼吸也。**故厥在于足，宗气不下，脉中之血凝而止，弗之火调，弗能取之。**厥，四肢逆冷。肾之动气，不循脉行，下至于足，故曰凝而止也。冬日不用火调，不可取也。**用针者，必先察其经络之实虚，切如循之，按而弹之，视其变动者，乃后取而下之。**用针之法，一则察经络虚实，二则切循其脉，三则按其所针之处，以手弹之，视其变动，然后取而下之也。**六经调者，谓之不病，虽病，谓之自已也。**三阳三阴，六经相得，不可有病，虽客邪为病，必当自已也。**一经上实下虚而不通者，此必有横络盛加于大经，令之不通，视而泻之，此所谓解结者也。**一经，十二经中随是何经也。夫经脉随身上下，故为从也；络脉傍引，故为横也。正经上实下虚者，必是横络受邪，加于大经以为病盛，必视泻之，以为解结也。**上寒下热，先刺其项太阳，久留之，已则熨项与肩胛，令热下合乃止，所谓推而上之者也。**上寒，腰以上寒也；下热，腰以下热也。项太阳者，太阳脉也。久留针者，推别热气，使之上也。热既聚于肩项，须令和之，故熨使下也。推热令上，故曰推而上之也。**上热下寒，视其虚脉而陷下于经络者取之，气下乃止，所谓引而下之者也。**腰以上热，腰以下冷，视腰以下有虚脉陷于余经及络者，久留针，使气下乃止，故曰引而下之者也。**大热遍身，狂而妄见、妄闻、妄言，视足阳明及大络取之，**足阳明主热，其气强盛，狂妄见闻及妄言，多因此脉，故取阳明正经及络，以去之也。**虚者补之，血实者泻之。因令偃卧，居其头前，以两手四指使按颈动脉，久持之，卷而切推，下至缺盆中，复上如前，热去乃止，此谓推而散之者也。**若足阳明上实下虚为狂等病，宜补下虚经也。上之血络盛而实者，可刺去血以泻之，因令仰卧，以手按颈人迎之脉，待下至缺盆中，复上来去，使热气泄尽，乃可休止，故曰推而散之也。有本为“腹上如前”，恐错也。**黄帝曰：有一脉生数十病者，或痛、或痈、或寒热、或痒、或痹、或不仁，变化无穷，其故何也？岐伯曰：此皆邪气之所生也。**上经十二经脉，生病各异。此言一脉生数十种病，变化无穷者，十二经生病，非无有异，至于变化，亦不可穷，故欲取者，甚须审察，不得轻然以定是非也。

九　刺

凡刺有九，以应九变：一曰输刺，输刺者，刺诸经荥输脏输也。取五脏经荥输脏输，故曰输刺。**二曰远道刺，远道刺者，病在上，取之下，刺腑输也。**足三阳从头至足，故足三阳头之有病，取足三阳腑经之输，故曰远道也。**三曰经刺，经刺者，刺大经之结络经分也。**大经分间，经之结络，故曰经刺，非正经刺也。**四曰络刺，络刺者，刺小络之血脉也。**刺孙络也。**五曰分刺，分刺者，刺分肉之间也。六曰大刺，大刺者，刺大脓以铫针也。七曰毛刺，毛刺者，刺浮痹于皮肤也。**刺于皮肤，浅无伤，比之发毛。**八曰巨刺，巨刺者，左取右，右取左也。**刺于大经，左右互取。巨，大也。**九曰焠刺，焠刺者，燔针即取痹也。**以焰燔针，曰焠也。

十二刺

凡刺有十二节，以应十二经。节，约也。**一曰偶刺，偶刺者，以手直心若背，直痛所，一刺前，一刺后，以治心痹，刺此者，傍针之也。**病心痹者，心背前后刺之，故曰偶刺。傍刺者，恐伤心也。**二曰报刺，报刺者，痛无常处，上下行者，直内无拔针，以左手随病所按之乃出针，复刺之也。**刺痛无常处之病，出针复刺，故曰报也。**三曰恢刺，恢刺者，直刺傍之，举之前后，恢筋急，以治筋痹者也。**恢，宽也。筋痹病者，以针直刺，傍举之前后，以宽筋急之病，故曰恢刺也。**四曰齐刺，齐刺者，直入一，傍入二，以治寒气小深者。或曰参刺，参刺者，治痹气小深者也。**寒气病者，刺之直一傍二，深浅齐同，故曰齐刺。直一傍二，故曰参刺。**五曰阳刺，阳刺者，正内一，傍内四而浮之，以治寒气，气之博大者也。**寒气博大之病，正一傍四，内针浮而留之使温，故曰阳刺。有作“扬刺”，错也。**六曰直针刺，直针刺者，引皮乃刺之，以治寒气之浅者也。**寒气病者，可引其皮，不当其穴，然后当穴刺而补已，出针放皮闭门，不令气泄。下针时直，故曰直刺也。**七曰输刺，输刺者，直入直出，稀发针而深之，此治气盛而热者也。**气盛热病者，直入直出，稀发于针，以刺于输，故曰输刺也。**八曰短刺，短刺者，刺骨痛，稍摇而深之，致针骨所，以上下摩骨也。**骨痛病者，刺之至骨，摇针摩骨，使病浅而即愈，故曰短刺也。**九曰浮刺，浮刺者，傍入而浮之，此治肌急而寒者也。**肌急寒病者，傍入浮之，故曰浮刺也。**十曰阴刺，阴刺者，左右卒刺之，此治寒厥。针寒厥，取踝后少阴也。**少阴，踝后足少阴脉也。病寒厥者，卒刺于阴，故曰阴刺也。**十一曰傍针刺，傍针**

刺者，直刺、傍刺各一，此治留痹久居者也。留痹久居病者，直一刺之，傍更一刺，故曰傍刺也。**十二曰赞刺。赞刺者，直入直出，数发针而浅之出血，此治痈肿也。**痈肿未成病者浅刺，数发于针，出血相助以愈于病，故曰赞刺。赞，助也。**脉所居，深不见者，刺之微内针而久留之，以致其空脉气。**凡刺经脉之邪，经脉深者久留于针，以致空穴脉气，然后出针也。**脉浅者勿刺，按绝其脉乃刺之，无令精出，独出其邪气耳。**刺其脉者，恐其精出，故按脉令绝，然后刺之，使邪气独出耳。

仁安三年四月十四日以同本书之

移点校合了　丹波赖基

本云

保元二年三月二日以相传本校合移点了　宪基

正应三年十二月二日以累祖相传之本读合了

施药院使丹波长光

卷第二十三　九针之三

通直郎守太子文学臣杨上善奉敕　撰注

量缪刺

黄帝问岐伯曰：余闻缪刺，未得意也，何谓缪刺？岐伯曰：夫邪之客于形也，必先舍于皮毛，留而不去，入舍于孙脉；留而不去，入舍于络脉；留而不去，入舍于经脉，内连五脏，散于肠胃，阴阳更盛，五脏乃伤。此邪之从皮毛而入，极于五脏之次也，此阴阳二邪俱盛，从于皮毛，至于五脏，故以五脏为次也。**如此则治其经焉。今邪客于皮毛，入舍于孙络，留而不去，闭塞不通，不得入于经，流溢于大络，而生奇病焉。夫邪客大络者，左注右，右注左，上下与经相干，布于四末，其气无常处，不入于经输，命曰缪刺。**如此至经，可疗经之脉输。若邪客皮毛孙络，溢入大络而生奇病，左右相注，与经相干，乃至布于四末，其气居无常处而不入经，可以缪刺之。**黄帝曰：愿闻缪刺，以左取右，以右取左，为之奈何？其与巨刺，何以别之？**此问缪刺、巨刺之异。**岐伯曰：邪客于经也，左盛则右病，右盛则左病，**先言巨刺也。邪气中乎经也，左箱邪气有盛，则刺右之盛经。以刺左右大经，故曰巨刺。巨，大也。**病亦有易移者，左病未已而右脉先病，如此者，必巨刺之，必中其经，非络脉也。**左箱病已，右箱次病，名后病。今左箱病之未已，即右箱病起，故曰先病，名曰易移。如此之类，可巨刺之。**故络病者，其痛与经脉缪处，故命曰缀刺矣。**痛病在于左右大络，异于经脉，故名缪。缪，异也。**黄帝曰：愿闻缪刺奈何？取之如何？**以下请广言缪刺也。**岐伯曰：邪客于足少阴之络，令人卒心痛暴胀，胸胁支满，**足少阴直脉，从肾上入肺中，支者，从肝出络心，注胸中，故卒心痛也。从肾而上，故暴胀也。注于胸中，胸胁支满也。以足少阴大锺之络傍经而上，故少阴脉行处，络为病也。**毋积者，刺然骨之前出其血，如食顷而已。左取右，右取左，病新发者五日已。**聚，阳病也。积，阴病也。其所发之病，未积之时，刺然骨前出血也。然骨在足内踝下大骨，刺此大骨之前络脉也。**邪客于手少阳之络，令人喉痹舌卷，口干烦心，臂内廉痛，手不及头，刺小指、次指爪甲上内，去端如韭叶各一痏，壮者立已，老者有顷已，左取右，右取左，此新病数日者也。**手少阳外关之络，从外关上绕臂内廉，上注胸，合心主之脉，胸中之气上熏，故喉痹舌卷，口干烦心，臂内廉痛，手不上头也。老者血气衰，故有顷已也。**邪客于足厥阴之络，令人卒疝暴痛，刺足大指爪甲上与肉交者各一痏，男子立已，女子有顷乃已，左取右，右取左。**足厥阴蠡沟之络，其别者循胫上睾结于茎，故病卒疝暴痛也。疝痛者，阴之病也。女子阴气不胜于阳，故有顷已也。**邪客于足太阳之络，令人头项痛肩痛，刺足小指爪甲上与肉交者各一痏，立已。不已，刺外踝下三痏，左取右，右取左。**足太阳支正之络，别者上走肘，络肩髃，故头项痛也。足小指甲上与肉交处，此络所出处也。外踝下，亦此络行处也。**邪客于手阳明之络，令人气满胸中，喘息而支胠，胸中热，刺手大指、次指爪甲上，去端如韭叶各一痏，左取右，右取左，如食顷已。**手阳明偏历之络，其支者，上臂乘肩髃上曲颊。不言至于胸胠，而言胸胠痛者，手阳明之正，至膺乳，别上入柱骨，下走大肠，属于肺，故胸满喘息支胠胸热也。以此推之，正别脉者皆为络。**邪客于臂掌之间，不可得屈，刺其踝后，先以指按之，痛乃刺之，以月死生为痏数，月生一日一痏，二日二痏，十五日十五痏，十六日十四痏。**腕前为掌，腕后为臂。手外踝后是手阳明脉所行之处，有脉见者是手阳明络，臂掌不得屈者，取此络也。**邪客于阳跷，令人目痛从内眦始，刺外踝之下半寸所各二痏，左刺右，右刺左，如行十里顷而已。**阳跷从足上行，至目内眦，故目痛刺足外踝之下申脉所生之络也。**人有所堕坠，恶血在内，腹中满胀，不得前后，先饮利药，此上伤厥阴之脉，下伤少阴之络，刺足内踝之下，然骨之前血脉出血，刺足跗上动脉。不已，刺三毛上各一痏，见血立已，左刺右，右刺左。**人有堕伤，恶血在腹中，不得大小便者，可饮破血之汤，利而出之。若不愈者，可刺足内踝之下，大骨之前，足少阴之络，又取三毛厥阴之络。**善悲善惊不乐，刺如右方。**厥阴之脉入眼，故伤厥阴，虚而善悲及不乐也。志主惊惧，故伤少阴之脉，令人惊喜。俱用前方，刺三处也。**邪客于手阳明之络，令人耳聋时不闻，刺手大指、次指爪甲上去端如韭叶各一痏，立闻。不已，刺中指爪甲上与肉交者，立闻。其不时闻者，不可刺也。**手阳明偏历之络，别者入耳，会于宗脉，故邪客令人耳聋也。不时闻者，病成不可疗。**耳中生风者，亦刺之如此数，左刺右，右刺左。**人觉耳中有风出者，是邪客手阳明络，故用方同之。**痹往来行无常处者，在分肉间，痛而刺之，以月死生为数。**有痹往来手阳明络分肉间，为痛痹也。从月一日至十五日，为月生也。从十六日至三十日，为月死也。**用针者，随气盛衰，以为痏数，针过其月数则脱气，不及月数则气不泻，左刺右，右刺左，病已止。不已，复刺如法。**用针之数，随气盛衰，盛则益数，衰则减数。辄过其数，必即脱气；不增其数，邪气不泻。增减病仍不愈，刺如前法也。**月生一日一痏，二日二痏，十五日十五痏，十六日十四痏。**月生气血渐增，故其痏从增至十五日也。十六日后月减，人气渐衰，故从十四痏减至月尽，名曰月死也。**邪客于足阳明之络，令人鼽衄下齿寒，刺中指爪甲上与肉交者各一痏，左刺右，右刺左。**足阳明丰隆之络，别者上络头，合诸经之气，下络喉嗌，故从鼽入于下齿，所以邪客令人鼽衄下齿冷也。手阳明经入下齿中，足阳明经入上齿中，不入下齿。今言齿寒者，足阳明络入下齿也。又寻络之生病处，不是大络行处者，乃是大络支分小络发病者也。**邪客于足少阳之络，令人胁痛咳汗出，刺足小指、次指爪甲上与肉交者各一痏，不得息立已，汗出立止，咳者温衣饮食，一日已。左刺右，右刺左，病立已。不已，复刺之如法。**人足少阳光明之络，去足踝五寸，别走厥阴，下络足跗，不至于胁。足少阳正别者，入季肋之间，循胸里属胆，散之上肝贯心，上挟咽，故胁痛也。贯心上肺，故咳也。贯心，故汗出也。与肉交处，刺络邪客处不得息者，亦肺病也。肺以恶寒，故刺出血已，须温衣暖饮食也。**邪客于足少阴之**

络，令人咽痛不可内食，无故善怒，气上走贲上，刺足下中央之脉各三痏，凡六刺，立已，左刺右，右刺左。足少阴大锺之络，别者傍经上走心包，故咽痛不能内食也。少阴正经，直者上贯肝膈，络既傍经而上，故喜怒，气走贲上也。贲，膈也。足下中央有涌泉穴，刺于涌泉穴少阴脉也。**邪客于足太阴之络，令人腰痛引少腹控眇，**足太阴公孙之络，别者入络肠胃。足太阴别，上至髀，合于阳明，与别俱行，上络于咽，贯舌中。故舌中央脉者，即足太阴别脉者也。此络既言至髀上行，则贯腰入少腹过眇，所以腰痛引少腹控眇者也。**不可以仰息，刺其腰尻之解，两胂之上，以月死生为痏数，发针立已，左刺右，右刺左。**尻解之两胂上，此络之腰刺也。胂，以真反。**邪客于足太阳之络，令人拘挛背急，引胁而痛，**内引心而痛，足太阳飞阳之络，去踝七寸，别走少阴，不至腰腘。足太阳正别，入腘中，其一道下尻五寸，别入于肛，属于膀胱，散之肾，从膂当心入散，直者从膂上于项，复属太阳，故邪客拘挛背急引胁引心，痛之心。**刺之从项始，数脊椎侠脊疾按之，应手而痛，刺之傍三痏，立已。**脊有二十一椎，以两手挟脊当椎按之，痛处即是足太阳络，其输两傍，各刺三痏也。**邪客于足少阳之络，令人留于枢中痛，髀不举，刺枢中以毫针，寒则久留针，以月死生为痏数，立已。**又足少阳光明之络，去踝五寸，别走厥阴，不至枢中。足少阳正别，绕髀入毛际，合厥阴，别者入季肋间，故髀枢中久痛及髀不举也。留，停久也。毫针，如毫毛也，如蚊虻喙也。静以徐往，微养之久留，以取痛痹也。**治诸经，刺之所过者不痛，则缪刺之。**刺十二经所过之处不痛者，病在于络，故缪刺也。**耳聋，刺手阳明，不已，刺其通脉出耳前者。**巨刺手阳明井商阳等穴，不已，巨刺手太阳出走耳听会之穴也。**龋，刺手阳明。不已，刺其脉入齿中者，立已。**刺手阳明输三间等穴，不已，刺手阳明兑端穴。**邪客于五脏之间，其病也，脉引而痛，时来时止，视其病脉，缪刺之，于手足爪甲上，视其脉，出其血，间日一刺，刺不已，五刺已。**五脏之脉，引而有痛，视其左右病脉所在，可缪刺之。手足爪甲上，十二经脉井之络脉，故取之也。亦是取经井以疗络病也。**缪传刺上齿。**足阳明络，左病右痛，右病左痛，可刺上齿足阳明络。**齿唇寒痛，视其手背脉血者去之，足阳明中指爪甲上一痏，手大指、次指爪甲上各一痏，立已，左取右，右取左。**手阳明脉，入下齿中，还出侠口交人中；足阳明脉，入上齿中，还出侠口环唇，下交承浆，故取手阳明血络，以去齿唇痛也。足中指爪甲上，足阳明络，故亦取之。手大指、次指爪甲上，亦是手阳明络，故亦取之。皆视其病左右，缪刺之。**嗌中肿，不能内唾，时不能出唾者，缪刺然骨之前出血，立已，左刺右，右刺左。**足少阴经，出然骨而上肺中，循喉咙，侠舌本，故嗌中肿，刺然骨前络脉也。**邪客于手足少阴、太阴、足阳明络，此五络皆会于耳中，上络左角，**手少阴、足少阴、手太阴、足太阴、足阳明，此五经脉，手少阴通里，入心中，系舌本，孙络至耳中；足少阴经至舌本，皮部络入耳也；手太阴正别，从喉咙，亦孙络入耳中；足太阴经连舌本，下散舌下，亦皮部络入耳中；足阳明经，上耳前，过客主人前，亦皮部络入耳中。此之五络入于耳中，相会通已，上络于左角。左角，阳也。**五络俱竭，令人身脉皆动，而形无知也，其状若尸厥，**此之五络，为身纲纪，故此脉绝，诸脉乱动，形不知人，与尸厥之死相似，非尸厥也。**刺足大指内侧甲下去端如韭叶，**此刺足太阴隐白穴也。**后刺足心，**刺足少阴涌泉穴也。**后刺足中指甲上各一痏，**刺足阳明厉兑穴也。**后刺手大指之内，去端如韭叶，**刺手太阴少商穴也。**后刺少阴兑骨之端各**

一痏，立已，刺手少阴神门穴也。此前五刺，皆中其经穴，以调络病。**不已，以竹筒吹其两耳中，鬄其左角之发方寸燔治，饮以美酒一杯，不能饮者灌之，立止。**鬄，耻历反，除也。耳中，五络会处也。左角，五络络处也。**凡刺之数，必先视其经脉，切而顺之，审其虚实而调之，不调者经刺之，**不调者，偏有虚实也。偏有虚实者，可从经穴调其气也。**有痛而经不病者缪刺之，**循经候之不见有病，仍有痛者，此病有异处，故左痛刺右等，名曰缪刺。**因视皮部有血络者尽取之，此缪刺之数也。**缪刺之处皮部络邪血，皆刺去之，名曰缪刺之法。数，法也。

量气刺

黄帝问于岐伯曰：余闻九针于夫子而行之百姓，百姓之血气各不同形，或神动而气先针行；或气与针相逢；或针已出气独行；或数刺乃知；或发针而气逆；或数刺病益剧；凡此六者，各不同形，愿闻其方。岐伯曰：重阳之人，其神易动，其气易往也。夫为针之法，以调气为本，故此六者，问气之行也。**黄帝曰：何谓重阳之人？岐伯曰：重阳之人，熇熇蒿蒿，言语善疾，举足善高，**重阳之人，谓阳有余也。熇，相传许娇反。熇熇蒿蒿，言其人疏悦也。**心肺之脏气有余，阳气滑盛而扬，故神动而气先行。**五脏阴阳者，心、肺为阳，肝、脾、肾为阴，故心、肺有余为重阳也。重阳之人，其神才动，其气即行，以阳气多也，故见持针欲刺，神动其气即行，不待针入，其人与之刺微为易也。**黄帝曰：重阳之人而神不先行者，何也？**自有重阳，要待针入，其气方行，故须问之。**岐伯曰：此人颇有阴者。黄帝曰：何以知其颇有阴也？岐伯曰：多阳者多喜，多阴者多怒，数怒者易解，故曰颇有阴，其阴阳之合难，故其神不能先行也。**欲知重阳仍有阴者，候之可知。但人多阳者其必多喜，多阴者多怒，仍有数怒易解，即是重阳有阴人也。重阳有阴人，其气不得先针行。**黄帝曰：其气与针相逢奈何？岐伯曰：阴阳和调而血气淖泽滑利，故针入而气出，疾而相逢也。**阴阳和平之人，以其气和，故针入即气应相逢者也。**黄帝曰：针已出而气独行者，何气使然？岐伯曰：其阴气多而阳气少，阴气沉而阳气浮，沉者藏，故针已出，气乃随其后，故独行也。**多阴少阳之人，阴气深而内藏，故出针后，气独行也。**黄帝曰：数刺乃知者，何气使然？岐伯曰：此人多阴而少阳，其气沉而气往难，故数刺乃知也。**知者，病愈也。其人阴多阳少，其气难宣，故数刺方愈也。**黄帝曰：针入而逆者，何气使然？岐伯曰：其气逆，与其数刺病益甚者，非阴阳之气，浮沉之势也，此皆粗之所败，工之所失，其形气无过焉。**刺之令人气逆，又刺之病甚者，皆是医士不知气之浮沉，非是阴阳形气之过也。

量顺刺

黄帝问伯高曰：余闻气有逆顺，脉有盛衰，刺有大约，可得闻乎？设此三问，为调气之要也。**伯高对曰：气之逆顺者，所以应天下阴阳、四时、五行也。**一知逆顺，谓知四时、五行逆顺之气，依而刺也。**脉之盛衰者，所以候血气之虚实有余不足。**二知候脉，谓候寸口、人迎血气虚实也。**刺之太约者，必明知病之可刺，与其未可刺，与其已不可刺也。**三知刺法，谓知此病可刺，此未可刺，此不可刺也。约，法也。**黄帝曰：候之奈何？伯高曰：《兵法》曰：无迎逢逢之气，**逢，蒲东反，兵气盛也。**无击堂堂之阵。《刺法》曰：无刺熇熇之热，**熇，呼笃反，热炽盛也。堂堂，兵盛貌。兵之气色盛者，未可即击，待其衰，然后击之。刺法亦尔，邪气盛者，消息按摩，折其大气，然后刺之，故曰无刺熇熇热也。**无刺漉漉之汗，**漉漉者，血气泄甚大虚，故不可刺之也。**无刺浑浑之脉，**浑浑，浊乱也。凡候脉浊乱者，莫知所病，故不可刺也。**无刺病与脉相逆者。**形病脉不病，脉病形不病，名曰相反逆。逆，反也。**黄帝曰：候其可刺奈何？伯高曰：上工，刺其未生者也；**内外二邪虽有，未起病形，刺之以为上工也。**其次，刺其未盛者也；**已成微病，未为盛者，刺之以为上工者也。**其次，刺其已衰者也；**病虽已衰，未即能愈，刺之以为中工者也。**下工，刺其方袭也，与其形之盛者也，与其病之与脉相逆者也。**方，正方。袭，重也。正病重迭，病形复盛，病脉相反，刺之以为下工者也。**故曰：方其盛也，勿敢毁伤，刺其已衰，事必大昌。**言工有损益也。**故曰：上工治不病，不治已病。此之谓也。**不病，未病之病也。已病，已成病也。

疽痈逆顺刺

黄帝曰：余以小针为细物也，夫子乃上合之于天，下合之于地，中合之于人，余以为过针之意矣，愿闻其说。九针微细之道，以合三才之大，余恐太过也。物，道也。**岐伯曰：何物大于针者乎？夫大于针者，唯五兵者焉。五兵者，死备也，非生之备也。且夫人者，天地之镇塞也，其可不参乎！夫治人者，亦唯针焉。夫针之与五兵，其孰小乎？**夫人之为天地镇塞，贵莫大焉。戈、殳、戟、酋矛、夷矛等五兵，死之之具也。九针虽小，生人之器也，圣人用之，理于百姓，熟为小道？故大之无外，小之无内，细入无间，令人久寿者，其唯九针乎。**黄帝曰：病生之时，有喜怒不测，饮食不节，阴气不足，阳气有余，营气不行，乃发为痈疽。**痈生所由，凡有四种。测，度也。喜怒无度，热争气聚，生痈一也；饮食不依节度，纵情不择寒温，为痈二也；脏阴气虚，腑阳气实，阳气实盛，生痈三也；邪客于血，聚而不行，生痈四也。痈、疽一也，痈之久者败骨，名曰疽也。**阴阳气不通，两热相薄，乃化为脓，小针能取之乎？**以下言生脓所由也。邪客于皮肤之中，寒温二气不和，内外两热相击，腐肉故生于脓，恐小针不能取之。**岐伯曰：圣人不能使化者，为邪之不可留也。故两军相当，旗帜相望，白刃陈于中野者，此非一日之谋也。能使其人，令行禁止，卒无白刃之难者，非一日之务也，须久之方得也。夫至使身被痈疽之病，脓血之聚者，不亦离道远乎。夫痈疽之生也，脓血之成也，不从天下，不从地出，积微之所生也。故圣人之治，自于未有形也，愚者遭其已成也。**帜，昌志反，幡也。圣人不能使身化为病者，以圣人理之未乱，其邪不可留于身也。故譬白刃陈于中野，谋之在久，士卒无难，习之日远，痈疽不生，调中多日，故身遭痈疽之病，去和性之道远矣。夫积石成山，积水成川，积罪成祸，积气成痈，非从天下地出，皆由不去脆微，故得斯患也。圣人不尔，于国理之未乱，于身约之于未病，不同愚人，渴而掘井，斗方铸兵也。**黄帝曰：其以有形不子遭，脓以成不子见，为之奈何？**遭，逢也。子，百姓，帝以百姓如子者也。言不逢者，痈之有形，百姓不能逢知也。痈之有脓，百姓亦不见，为之奈何也。**岐伯曰：脓已成，十死一生，**痈生于节、背及腹内，脓成不可疗，故十死一生。**故圣人不使已成而明为良方，**故圣人明为良方，痈微之时疗之，弗使成也。**著之竹帛，使能者踵之，传之后世，无有终时者，为其不遭子也。**著之竹帛，为于百姓不能逢知痈疽者。**黄帝曰：其已有脓血而后遭子，可造以小针治乎？**痈之生于背及节与腹内，已有脓血后，百姓逢知，小针可得疗否也。**岐伯曰：以小治小者其功小，以大治大者多害，故其已成脓者，其唯砭石铍锋之所取也。**以小针疗痈之小，难差，故曰其功小也。以大针疗脓成大，以伤处多，故得出脓。害，伤也。是以脓成唯须砭铍也。**黄帝曰：多害者，其不可全乎？**多害者，砭铍之伤，即至死也。**岐伯曰：其在逆顺焉。**逆者多伤至死，顺者出脓得生也。**黄帝曰：愿闻逆顺。岐伯曰：以为伤者，其白眼青，黑眼小，是一逆也；内药而呕，是二逆也；腹痛渴甚，是三逆也；肩项中不便，是四逆也；音嘶色脱，是五逆也。除此者，为顺矣。**先有五伤，后行铍者，为逆也。先无五伤，脓成行铍，为顺也。嘶，先妻反，声破也。

量络刺

黄帝曰：愿闻奇邪而不在经者。岐伯曰：血络是也。邪在血络奇络之中，故曰奇邪也。**黄帝曰：刺血络而仆者，何也？血出而射者，何也？血出黑而浊者，何也？血清半为汁者，何也？发针而肿者，何也？血出多若少而面色苍苍然者，何也？发针面色不变而烦闷者，何也？多出血而不动摇者，何也？愿闻其故。**刺络有此八种之异，请解所以也。**岐伯曰：脉气盛而血虚者，刺之则脱气，脱气则仆。**脉中气多血少，血持于气，刺之气血俱出，其血先虚而复脱气，气血俱夺，故仆也。**血气俱盛而阴气多者，其血滑，刺之则射。**阳气多者其血滑，刺之血射。此为“阴气多者”，阴多为涩，故“阴”字错也。**阳气蓄积，久留而不泻者，其血黑以浊，故不能射。**热气久留痈蒸，故血黑而浊也。**新饮而液渗于络，而未合和血也，故血出而汁别焉。其不新饮者，身中有水，久则为肿。**新水未变为血，所以别行。旧水留而不泻，以为水肿。**阴气积于阳，则其气因于络，故刺之血未出而气先行，故肿。**阴气久积阳络之中，刺之阴血涩而未行，阳气先行，故肿。**阴阳之气新相得而未和合，因而泻，则阴阳俱脱，表里相离，故脱色面苍然。**得，遇也。阴阳成和则表里相持，未合刺之，故俱脱离，所以脱色面色青。**刺之血多，色不变而烦闷者，刺络中虚经，虚经之属于阴者阴脱，故烦闷。**刺络血者，邪尽血变。血多其色不变，其心闷者，以其刺属脏虚经，阴气有脱，致使心闷也。**阴阳相得而合为痹者，此为内溢于经，外注于络，如是者阴阳俱有余，虽多出血，弗能虚也。**阴阳相共受邪为痹，是为阴阳俱盛，故出血不虚也。**黄帝曰：相之奈何？岐伯曰：血脉盛者，坚横以赤，上下无常处，小者如针，大者如箸，即而泻之万全。**相，候也。阴阳俱盛，其候如何？阴阳内经盛溢，必注于络，故候坚横盛络泻之，万全者也。**故无失数，失数而反，各如其度。**数，理也。若失理而反取者，各如前之度。**黄帝曰：针入如肉著者，何也？岐伯曰：热气因于针则针热，热则肉著针，故坚焉。**肤肌气热，故令针热，针热则肉著，转之为难，可动针久留，热去针寒，自然相离也。

杂　刺

黄帝问于岐伯曰：夫四时之气，各不同形，百病之起，皆有所生，灸刺之道，何者可宝？一则四时不同，二则生病有异，灸刺总而要之，何者为贵？**岐伯对曰：四时之气，各有所在，灸刺之道，得气穴为宝。**灸刺所贵，以得于四时之气也。**故春取经血脉分肉之间，甚者深刺之，间者浅取之；**春时人气在脉，谓在经络之脉，分肉之间，故春取经血脉分肉之间也。**夏取盛经孙络，取分间绝皮肤；**夏时人气，经满气溢，孙络受血，皮肤充实，故夏取盛经孙络，又取分腠以绝皮肤也。**秋取经输，邪在府，取之合；**秋时天气始收，腠理闭塞，皮肤引急，故秋取脏经之输，以泻阴邪，取腑经之合，以泻阳邪也。**冬取井荥，必深以留之。**冬时盖藏，血气在中，内著骨髓，通于五脏，故取井以下阴气逆，取荥以实阳气也。**风水肤胀，为五十九痏，腹皮之血者，尽取之。**以下杂刺。有此风水刺，一也。风水及肤胀，刺水穴为五十九痏，又尽刺去腹皮络血也。**飧泄，补三阴之上，补阴之陵泉，皆久留之，热行乃止。**飧泄刺，二也。飧泄病虚冷，皆补足三阴，上取关元等，下取阴陵泉也。**温疟，汗不出，为五十九刺。**此温疟刺，三也。温疟，寒热病也，故刺热输五十九痏也。**转筋于阳，理其阳，卒针之；转筋于阴，理其阴，皆卒针。**转筋刺，四也。六阳转筋，即以燔针刺其阳筋。六阴筋转，还以燔针刺其阴筋也。**徒水，先取环谷下三寸，以铍针之，已刺而针之，筒而内之，入而复之，以尽其水，必坚束之，缓则烦悗，束急则安静，间日一刺之，水尽乃止。饮闭药，方刺之时徒饮之，方饮无食，方食无饮，无食他食，百三十五日。**悗，纡无反。此水刺法，五也。环谷，当是脐中也。脐下三寸，关元之穴也。铍关元，内筒引水，水去人虚，当坚束身令实，复饮补药，饮之与食相去而进，间日刺之，不可顿去，水尽乃止，禁如药法，一百三十五日乃得愈。徒，空也，空饮无食也。**著痹不去，久寒不已，卒取其里骨。**此著痹刺，六也。卒刺燔针，准上经“卒”当为“焠”，刺痹法也。里骨，谓与著痹同里之骨，名曰里骨。以其痹深，故取此骨也。**为骭胀，中不便，取三里，盛泻之，虚补之。**骭胀刺，七也。骭，脚胫也。胫寒为胀，取三里补泻为要也。**疠风者，索刺其肿上，已刺，以兑针兑其处，按出其恶气，肿尽乃止，常食方食，无食他食。**此疠风刺，八也。索，苏作反，散也。刺疠风肿上也。已，复兑头之针以兑其处，去针以手按之，出其恶气，食如禁法。**腹中常鸣，气上冲胸喘，不能久立，邪在大肠，刺贲之原、巨虚上廉、三里。**大肠气上冲刺，九也。大肠手阳明脉，络肺下膈属大肠，故邪气在大肠，循手阳明脉上冲胸，不能久立也。贲，膈也。膈之原出鸠尾也。巨虚上廉与大肠合，以足阳明上连手阳明，故取巨虚上廉，并取三里也。**少腹控睾，引腰脊，上冲心，邪在小肠者，连睾系，属于脊，贯肝肺，络心系。气盛则厥逆，上冲肠胃，动肝，散于肓，结于脐。故取之肓原以散之，**小肠上冲刺，十也。睾，音高。小肠傅脊，左环叶积，其注于回肠者，外傅于脐上。小肠之脉络心，循咽下膈抵胃，属小肠，故得连睾系，属于脊，贯肝肺，络心系也。是以邪气客小肠，气盛则厥逆，上冲肠胃，动于肝气，散于肓，结于脐也。取肓原，肓原，脖胦也，脐下一寸五分也。**刺太阴以予之，**小肠脉贯肺，故取手太阴五输疗前病之穴。**取厥阴以下之，**小肠脉贯肝，故取肝脉足厥阴疗前病五输之穴也。**取巨虚下廉以去之，**巨虚下廉与小肠合，故取之。**按其所过之经以调之。**调所过之经补泻之。**善呕，呕有苦，长太息，心中憺憺，恐人将捕之。邪在胆，逆在胃，胆液泄则口苦，胃气逆则呕苦，故曰呕胆者，取三里以下胃气逆，刺少阳血络以闭胆部，调其虚实，以去其邪。**口苦刺，十一也。长太息者，太息长也。胆热之病恐惧，故如人将捕之也。邪在胆者，热邪在于胆中，溢于苦汁，胃气因逆，遂呕胆口苦，名曰胆瘅，故取三里以下胃之逆气，取胆脉少阳，调其虚实，以去热邪也。**饮食不下，膈塞不通，邪在胃管，在上管则刺抑而下，在下管则散而去之。**饮食不下刺，十二也。邪在胃管，则令膈中气塞，气塞不通，饮食不下之候。邪在上管，刺胃之上口之穴，抑而下之；邪在下管，刺胃之下口之穴，散而去之也。**少腹病肿，不得小便，邪在三焦约，取之足太阳大络，视其络脉与厥阴小络结而血者，肿上及胃管，取三里。**腹胀不通刺，十三也。邪在三焦，约而不通，故小腹肿，不得大小便。可刺足太阳大络，及足厥阴孙络结聚之血可刺去之，又刺肿上，及取胃管，并刺三里也。**睹其色，察其目，知其散复者，视其目色，以知病之存亡。**取病存亡候，十四也。散则病亡，复则病存也。**一其形，听其动静者，持气口人迎，**专务不散，则一其形也。移神在脉，则听动静也。气口则手太阴寸口脉，人迎则足阳明人迎脉也。**视其脉坚，且盛且滑者病日进，脉濡者病持，下诸经实者病三日已。气口候阴，人迎候阳。**气口脏脉，故候阴也。人迎腑脉，故候阳也。

刺家不诊，听病者言，在头疾头痛，为藏针之，刺至骨，病已，无伤骨肉及皮，皮者道也，阳刺，入一，傍四。不诊刺，十五也。所刺之家，病人自知病之所在，不复须诊，更不为诊，即为针之，故曰藏针。藏针之法，刺至骨部，不得伤于骨肉皮部。皮者，乃是取其刺骨肉之道，不得伤余处也。刺头病者，头为阳也，甚寒入脑以为头疾痛病，故阳刺之法，正内一，傍内四，疗气博大者也。本作阴刺者，字误也。**治寒热深专者，刺大脏，迫脏，刺背输也，**寒热刺，十六也。大脏，肺脏也。肺脏之形，大于四脏，故曰大脏。刺肺寒热之法，迫脏刺之，刺于背输。迫，近也。**刺之迫脏，脏会腹中，寒热气去而止，与刺之腰，发脏而浅出血。**刺背输，迫脏刺之，使脏气会通腹中，寒热气尽乃止，并刺腰中，浅发其脏气，出其血也。**治痈肿者，刺痈上，视痈小大深浅，刺大者多血，深之必喘，内脏为故止。**痈肿刺，十七也。刺痈之法，当痈上刺之，大者深之，小者浅之，深之便喘，内脏以出血为故。脏，贼郎反。**病在小肠者有积，刺腹脐以下，至少腹而止，刺侠脊，两傍四椎间，刺两髂髀季胁肋间，道肠中热下气已。**肠积刺，十八也。髂，客驾反，腰骨两箱也。小肠傅脊，下连皋系，外傅于脐，故小肠有积，刺于脐腹，下至少腹，并脊椎间，及季肋间也。**病在小腹，痛不得小大便，病名曰疝，得之寒，刺少腹两股间，刺腰髁骨间，刺而多之，尽炅病已也。**髁，口化反。痛疝刺，十九也。得寒者，得之于寒多，刺此五处，得热便愈也。炅，音桂。**病在筋挛，诸节痛不可以行，名曰筋痹，刺筋上为故，刺分间，不可中骨也，病起筋炅，病已止。**筋痹刺，二十也。筋络诸节，故筋挛，诸节皆痛，不可中其骨部。以病起筋，所以筋热已止也。**病在肌肤尽痛，痛痹伤于寒湿，刺大分小分，多发针而深之，以热为故，**肌肤痹刺，二十一也。寒湿之气客于肌中，名曰肌痹，可刺肉之大分小分之间也。**无伤筋骨，伤筋骨痈发，若变诸分尽热，病已止。**刺肌肉分者，不得伤骨筋之部，伤骨筋之部发为痈也。刺肌痹者，若得诸分肉间尽热，即病已也。**病在骨，骨重不可举，骨髓酸痛，寒气至，名曰骨重痹，深者刺无伤脉肉为故，至其大分小分，骨热病已。**骨痹刺，二十二也。邪气在骨，骨重酸痛，名曰骨痹，刺之无伤脉肉之部，至得刺其骨部大小分间也。**病在诸阳脉，且寒且热，诸分且寒且热，名曰狂，刺之虚脉，视分尽热，病已而止。**狂病刺，二十三也。阳并阳明、太阳等，故曰诸阳脉。身及四肢诸分且有寒热，名之为狂。刺法，补其虚阴，令分分皆热，得平病之也。**病初发盛，一发不治，日一发；不治，四五发，名曰癫病。刺其诸分诸脉，其尤寒者，以针调之，病已止。**癫病刺，二十四也。一发不疗者，谓得癫病一盛发已，有经数时不发；不疗之者，后更发时，有一日一发；不疗之者，后更发时，一日之中四五度发之，名曰癫病。刺法，待其发已，刺诸分诸脉，以针补甚寒者，病已。有本为“月一发”也。**病风且寒且炅，汗出，一日数过，先刺诸分理络脉，汗出且寒且热，三日一刺，百日而已。**寒热刺，二十五也。风成为寒热，一日数度寒热并汗，刺诸分腠络脉。复且寒且热，三日一刺，分剂也。**病大风，骨节重，须眉堕落，名曰大风。刺肌肉为故，汗出百日；刺骨髓，汗出百日。凡二百日，须眉生而止。**大风刺，二十六也。刺肌肉之部及骨髓部，各经百日、二百日已，以须眉生为限也。

仁安三年四月二十二日以同本书之

移点校合了　丹波赖基

本云

保元二年三月二十三日以同本、传本移点比校了　宪基

卷第二十四 补泻

通直郎守太子文学臣杨上善奉敕　撰注

天忌

黄帝问于岐伯曰：用针之服，必有法则焉，今何法何则？岐伯曰：法天则地，合以天光。服，事也。光，谓三光也。**黄帝曰：愿卒闻之。岐伯曰：凡刺之法，必候日月星辰四时八正之气，气定乃刺之。**定者，候得天地正气定，气定乃刺之。**是故天温日明，则人血淖液而卫气浮，故血易泻，气易行；天寒日阴，则人血凝泣而卫气沉也。**淖，丈卓反，濡甚也，谓血濡甚通液也。卫气行于脉外，故随寒温而行浮沉滑涩。泣，音涩。**月始生，则血气始精，卫气始行；**血气者，经脉及络中血气者也。卫气者，谓是脉外循经行气也。精者，谓月初血气随月新生，故曰精也。但卫气常行而言始行者，亦随月生，称曰始行也。**月郭满，则血气盛，肌肉坚；**脉中血气及肉，皆随月坚盛也。**月郭空，则肌肉减，经络虚，卫气去，形独居。是故所以因天时而调血气者也。**经脉之内，阴气随月皆虚，经络之外，卫之阳气亦随月虚，故称为去，非无卫气也。形独居者，血气与卫虽去，形骸恒在，故曰独居。故谓血气在于时也。**是故天寒无刺，天温无疑。**天温血气淖泽，故可刺之，不须疑也。**月生无泻，月满无补，**月生，血气始精微弱，刺之虚虚，故不可泻。月满，人气皆盛，刺之实实，故不可补也。**月廓空无治，是谓得时而调之。**无疗者，疗之乱经，故无疗也。是谓得时法也。**因天之序，盛虚之时，移光定位，正立而待之。**正立待之，伺其气也。**故曰，月生而泻，是谓脏虚；**月生，脏之血气精微，故刺之重虚也。**月满而补，血气扬溢，经有留止，命曰重实；**扬溢，盛也。月满刺之，经溢流血，故曰重实也。**月郭空而治，是谓乱经。阴阳相错，真邪不别，沉以留止，外虚内乱，淫邪乃起。**月郭空者，天光尽也。肌肉并经络及卫气阴阳皆虚，真气邪气交错，相似不能别，刺之则邪气沉留，络脉外虚，经脉内乱，于是淫邪得起也。**黄帝曰：星辰八正何候？岐伯曰：星辰者，所以制日月之行也。**日月所以行空者，二十八宿为制度也。**八正者，所以候八风之虚邪以时至者。四时者，所以分春秋冬夏之气所在，以时调之也。**以八方正位，候八种虚邪之风也。四时者，分阴阳之气为四时，以调血气也。**八正之虚邪，而避之勿犯也。以身之虚，而逢天之虚，两虚相感，其气至骨，入则伤五脏，工候救之，弗能伤也，故曰天忌，不可不知也。**形及血气年加皆虚，故曰身虚。身虚与虚邪相感，为病入深，故至于骨，伤五脏也。法天候之以禁，故曰天忌也。**黄帝曰：善。**

本神论

黄帝曰：其法星辰者，余已闻之，愿闻法往古者也。帝问师古摄生之道。**岐伯曰：法往古者，先知《针经》也。**往古伏羲氏始画八卦，造书契，即可制《针经》摄生救病之道。**验于来今者，先知日之寒温，月之盛虚也，以候气之浮沉而调之于身，观其立有验也。**制《针经》之旨获验于来今者，先知寒温盛虚，以候脉气浮沉，次用针调之，以取其验□也。**观于冥冥者，言形气营卫之不形于外，**形之肥瘦，血气盛衰，营卫之行，不见于外，故曰冥冥也。**而工独知之。以与日之寒温，月之虚盛，四时气之浮沉，参伍相合而调之，工常先见之，然而不形于外，故曰观于冥冥焉。**以下解观也。工人以神得彼形气营卫之妙，不可知事，参伍相合，调之符合。外不知，故曰观冥冥也。**通于无穷者，可以传于后世。**无穷者，谓气血之妙也。有通之者，可传之于万代。不通之者，以杀生人，故不能传之。**是故工之所以异也，然不形见于外，故俱不能见之。**良工观于冥冥，所知众妙，俱不可知之。**视之无形，尝之无味，故曰冥冥，若神仿佛。**冥冥之道，非直目之不可得见，亦非舌所得之味。若能以神仿佛，是可得也，此道犹是黄帝之玄珠，罔象通之于仿佛也。**虚邪者，八正之虚邪气也。正邪者，身形饥，若用力汗出，腠理开，逢虚风，其中入微，故莫知其情，莫见其形。**胃中无谷曰饥。饥及汗出虚，因腠理开，虚风得入。虚风入时难知，故曰冥冥也。**上工救其萌芽，必先知三部九候之气尽调，不败救之。**萌芽，未病之病，病之微也。先知三部九候调之，即疗其微，故不败也。**故曰下工救其已成者，言不知三部九候之气以相失，有因而疾败之。**疾者，言其速也。**知其所在者，知诊三部九候之病脉处而治之，故曰守其门户焉，莫知其情，而见其邪形也。**但察三部九候，得其病脉，见其邪形，即便疗之，以守其门，更不须问其情者也。**黄帝问于岐伯曰：余闻补泻，未得其意。岐伯曰：泻必用方，方者，以气方盛也，以月方满也，以日方温也，以身方定也，以息方吸也，而内针，**方，正也。气正盛时，月正满时，日正温时，身正安时，息正吸时，此之五正，是内针时也。**乃复候其方吸而转针，**此之一正，是乃转针时也。**乃复候其方呼而徐引针，故曰泻必用方，其气乃行焉。**此之一正，是出针时也。泻用七法，即邪气行出也。**补者必用其员者，行也，行者移也，刺必中其营，复以吸也。**员者行移，使之齐实也。行补之法，刺中营气，留针补已，因吸出针，移气使气实也。**故员与方也，排针也。**员之与方，行针之法，皆推排针为补泻之。**养神者，必知形之肥瘦，营卫、血气之盛衰。血气者，人之神，不可不谨养也。**养神之道：一者须知形之肥瘦，二者须知营卫二气所行得失，三者须知经络血有盛衰。知此三者调之，神自养矣。**黄帝曰：妙哉论也！**妙者，言得其神之精秘者也。**辞合人形于阴阳、四时、虚实之应，冥冥之期，其非夫子，孰能通之？**言微妙之辞，以人形合于阴阳，一也；合于四时，二也；合于虚实，三也；合于冥冥，四也。非夫子穷微极妙之通，孰能为此论也？**然夫子数言形与神，何谓形？何谓神？愿卒闻之。**知形为粗，知神为细，粗细莫辨，故须问之也。**岐伯曰：请言形，形乎形，目冥冥，**形乎形者，言唯知病之形与形，不见其妙，故曰冥冥也。**问其所痛，索之于经，恶然在前？**言粗无知问病所以诊索经脉，何能知其病之在前？**按之不得，复不知其情，故曰形。**按人迎、寸口，不知病情，故但知形。**黄帝曰：何谓神？岐伯曰：请言神，神乎神，不耳闻，目明心开为**

志先，能知心神之妙，故曰神乎神也。神知则既非耳目所得，唯是心眼开于志意之先耳。**慧然独悟，口弗能言，**神得内明，言名之所不能及也。**俱见独见，**众庶俱见，而工独见。**适若昏，昭然独明，若风吹云，故曰神。**适将若在昏中，昭然独明。又解起惑除，若风吹云。如斯得者，因谓之神也。**三部九候为之原，九针之论不必存。**三部九候为神得之原，九针之论粗而易行，故不必存之也。

真邪补泻

黄帝问于岐伯曰：余闻《九针》九篇，夫子乃因而九之，九九八十一篇，余尽以通其意矣。八十一篇者，此经之类，所知之书篇数也。**经言气之盛衰，左右倾移，以上调下，以左调右，有余不足，补泻于荥输，余皆已知之矣。**言前所知书中义也。**此皆营卫之气倾移，虚实之所生也，非邪气之从外入于经也。余愿闻邪气之在经也，其病人何如？取之奈何？**言前八十一篇所说之义，与余请异焉者，经所说唯道十二经脉，营卫二气，互相倾移，虚实所生，不言外邪入经为病，故今请之。**岐伯对曰：夫圣人之起度数也，必应天地，**起于人身法度，以应天地也。**故天有宿度，地有经水，人有经脉。天地和温，则经水安静；天寒地冻，则经水凝泣；天暑地热，则经水沸；卒风暴起，则经水波涌而陇起。**言天地阴阳气之度数也。**夫邪之入于脉也，寒则血凝泣，暑则气血淖泽，**言人之身，应寒暑度数。**虚邪因而入客也，亦如经水之得风也，**因暑之时，腠理开发，邪得入也。邪入脉变，如风动水者也。**经之动脉，其至也亦时陇起，**十二经之动脉，至于动处动也。邪气至时，亦皆有波陇。波陇者，邪气动正气。**其行于脉中，循循然辂，**牛忿反。辂，车前横木，循车行也。邪循脉行曰辂。有本作"轺"，非也。**其至寸口也，时大时小，大则邪至，小则平，**邪气循营气至于寸口，故太阴脉大。无邪则太阴脉平和，故曰小也。**其行无常处，在阴与阳，不可为度，**尺脉为阴，寸口为阳，令邪入变乱而难知，故不可为度也。**循而察之，三部九候，卒然逢之，蚤遏其路，吸则内针，无令气忤，**审察循三部九候，于九候之中卒然逢之，知病处所，即于可刺之穴以指按之令得遏，因病人吸气内针，无令邪气能逆忤之也。**静以久留，无令邪布，吸则转针，以得气为故，候呼引针，呼尽乃去，大气皆出，故命曰泻。**静留针于穴中持之，勿令邪气散布余处。因病人吸气转针，待邪气至数皆尽已，徐引出针，邪之大气皆尽，因名为泻也。**黄帝曰：不足者补之奈何？岐伯曰：必先扪而循之，**先上下扪摸，知病之所在。一。**切而散之，**以指揣切，令邪不聚。二。**推而按之，**推而令动，以手坚按。三。**弹而怒之，**以指弹之，使其瞋起。四也。**搔而下之，**以手搔摩，令其瞋气得下，一曰掐，弹已掐令下之。五也。**通而取之，**切、按、搔而气得通已，然后取之。六也。**外引其门，以闭其神，**疾出针已，引皮闭门，使神气不出。神气，正气。七也。针之先后，有此七法也。**呼尽内针，**一呼一内，故曰呼尽内针，至分寸处也。**静以久留，以气至为故，如待所贵，不知日莫，**伺气如待情之所贵之者，以得为期。**其气已至，适人自护，**其正气已至，适人自当爱护，**勿令泄也。候吸引针，气不得出，各在其处，推阖其门，令神气存，故名曰补。**候病人吸气，疾引其针，即不得使正气泄，令各在其所虚之处，速闭其门，因名曰补。泻必吸入呼出，欲泻其邪气也；补必呼入吸出，欲闭其正气不令出也。**黄帝问于岐伯曰：候气奈何？岐伯曰：夫邪气去络入于经也，合于血脉中，其寒温未和，如涌波之起也，时来

时去，故不常在。故曰方其来也，必按而止之，止而取之，无逢其冲而泻之。外邪入身，先至皮毛络中，留而不泄，去络入经。其入经也，与经中血气共合，邪之寒温未与正气相得，遂波涌而起，去来不常居也。故候逢之，按使止而不动，然后以针刺之，不得刺其盛冲，泻法比之不击逢逢之阵。**真气者经气，经气太虚，故曰其来不可逢，此之谓也。**经气者，谓十二经脉正气者也。正气大虚，与邪俱至，宜按取邪气刺之，不可逢而刺也。**故曰候邪不审，大气已过，泻之则真气脱，脱则不复，邪气复至，而病益蓄，故曰其往不可追，此之谓也。**候邪大气不审，按之不著，刺之则脱真气，邪气更至，病益蓄聚，故曰邪气往而不可追也。**不可挂以发者，待邪之至时而发针泻矣，若先若后者，血气已尽，其病不下，故曰知其可取如发机，不知其可取如扣椎，故曰知机之道，不可挂以发，不知机者，扣之不发，此之谓也。**以毛发挂机，发速而往，言气至智者发针亦尔，不失时也。**黄帝问曰：补泻奈何？岐伯对曰：此攻邪也，疾出以去盛血，而复其真气，**虚亦是邪，故补亦称攻也。泻热之法，不可久留，疾出其针，去其盛血，复其真气者也。**此邪新客，未有定处，推之则前，引之则止，温血也，刺出其血，其痛立已。黄帝曰：善。**定处，积为疾也。温，热也。邪之新入，未有定处，有热血，刺去之痛愈。**黄帝问于岐伯曰：真邪以合，波陇不起，候之奈何？**前言真邪未合，有波陇起。未知真邪不起，其气何如也。**岐伯曰：审扪循三部九候之盛虚而调之，察其左右上下相失及相减者，审其病脏以期之。**察其左右，谓察三部九候左右两箱，头及手足上下，其脉有相失及相减，以之审于五脏之病，与之死生之期也。**不知三部者，阴阳不别，天地不分。**不知天为阳也，地为阴也，人为阴阳也，故曰不别气也。不分者，不分形也。**天以候天，地以候地，人以候人，调之中府，以定三部。**足厥阴天，足少阴地，足太阴人，以候肝、肾、脾胃三种地也。手太阴天，手阳明地，手少阴人，以候肺、胸、心三种人也。两额动脉之天，两颊动脉之地，耳前动脉之人，以候头角、口齿、耳目三种天也。中府，五脏也。欲调五脏之气，定取天地人三部九候也。**故曰刺不知三部九候病脉之处，虽有太过，且至工不能得禁也，诛罚毋罪，命曰大惑，**病脉之处，即是九候经络邪之居脉，以不知病脉，则虽有死过之粗，至工之医永不能禁也。诛罚生人，不知无过，称曰大惑。不知三部九候大惑，罪有六种也。**反乱大经，真不可复，**乱经损真，罪之一也。**用实为虚，以邪为真，**妄解虚实，罪之二也。**用针无义，反为气贼，夺人正气，**义，理也。用针不知正理，反为气贼，伤人正气，罪之三也。**以顺为逆，营卫散乱，**针道为顺，错行为逆，妄刺营卫，故令其乱，罪之四也。**真气已失，邪独内著，**亡正得邪，罪之五也。**绝人长命，予人夭殃。故不知三部九候，不能长久。**针煞生人，罪之六。绝人长命又有三：不知三部九候，所以绝人长命，一也。**因不知合之四时五行，**不知以身命合四时五行，故绝人长命，二也。**因加相胜，释邪攻正，故绝人长命矣。**愚医不知年加之禁，反妄攻正气，故绝人长命，三也。长命者，尽寿也。**邪新客来也，未有定处，推之则前，引之则止，逢而泻之，其病立已。**言知三部九候，取之必效。

虚实补泻

黄帝问于岐伯曰：余闻刺一法，言有余泻之，不足补之，何谓有余？何谓不足？为刺之道，唯有补泻，余已略闻，然未悉之，故曰何谓也。**岐伯对曰：有余有五，不足亦有五，**

帝欲何问乎？举五数也。**黄帝曰：愿尽闻之。**问五数也。**岐伯对曰：神有余有不足，气有余有不足，血有余有不足，形有余有不足，志有余有不足，**列五数也。**凡此十者，其气不等也。**神、气、血、形、志各有补泻，故有十数，名曰不等。又此十种补泻，极理以论，随气漫衍，变化无穷，故曰不等。**黄帝问曰：人有精气津液，四肢九窍，五脏十六部，三百六十五节，乃生百病，百病之生，皆有虚实。今夫子乃言有余有五，不足亦有五，何以生之乎？**九窍、五脏以为十四，四肢合手足，故有十六部。如此人身之数，皆有虚实，有余不足者，是亦众多，未知生病，其数何如也。**岐伯对曰：皆生于五脏。**五脏为身之内主，用摄身病，无邪不尽，故曰皆生五脏者也。**夫心藏神，**心藏神者，心藏于脉以舍神。今藏神者，言所舍也。**肺藏气，**肺藏气者，肺藏于气，气以舍魄。今藏气者，言其舍也。**肝藏血，**肝藏于血以舍魂。今藏血者，亦言其舍。**脾藏肉，**脾藏肉者，脾主于肉，故曰藏肉，非正藏肉，脾于营以为正也。脾藏营，营以舍意及智二神，以脾营血，谷气最大，故二神舍也。**肾藏志，而此成形。**肾藏志者，肾藏于精，精以舍志。今藏志者，言所舍也。肾有二枚，在左为肾，在右为命门。肾以藏志，命门藏精，故曰肾藏精者也。《八十一难》精亦名神，故有七神。又此五脏，心藏脉者，脉通经络血气者也。脾藏营者，通营之血气者也。肝藏血者，言其血有发眼之明也。五神藏于五脏，而共成身形也。**志意通，内连骨髓，而成身形五脏。**意是脾神，通于营气；志是肾神，通于三焦，原气别使。皆以内连骨髓，成身形以及五脏，故意志者，所以御精神，收魂魄者也。**五脏之道，皆出于经隧，以行血气，**五脏之道，皆出于十二经络之隧，以行营血卫气也。**血气不和，百病乃变化而生于血气，故守经隧焉。**营卫不和，百病还生血气之中，故守经隧以调血气者也。**黄帝曰：神有余不足何如？岐伯对曰：神有余则笑不休，神不足则忧。**神有余不足忧笑者，神病候也。**血气未并，五脏安定，神不定则邪客于形，洫泝起于毫毛，未入于经络也，故命曰神之微。**以下言神病微也。夫神者，身之主也，故神顺理而动，则其神必安，神安则百体和适，和则腠理周密，周密则风寒暑湿无如之何，故终天年而无不道者也。若忘神任情，则哀乐妄作，妄作则喜怒动形，动则腠理开发，腠理开则邪气竞入，竞入为灾，遂成百病，夭丧天年也。既不能善摄而病生者，可除于晚微。故邪之初客，外则始在皮毛，未入经络，内则血气未得相并，五脏安定，洫泝之于毫毛，名曰神之微病也。洫，谓毛孔也。水逆流曰泝，谓邪气也。邪气入于腠理时，如水逆流于洫也。**黄帝问曰：补泻奈何？岐伯对曰：神有余，则泻其小络之血，出血勿之深斥，毋中其大经，神气乃平。**斥，齿亦反，推也。勿深推也。神之有余气浅，故刺小络出血也。斥者深，则触其大经者也。**神不足，视其虚络，切而致之，刺而利之，毋出其血，毋泄其气，以通其经，神气乃平。**神之不足则虚，故刺而不泄也。**黄帝曰：刺微奈何？岐伯对曰：按摩勿释，著针勿斥，**微，即未病之病也。夫和气之要，莫先按摩之，以手按摩之，邪气得泄，神气得通，微邪得泄，何得须以针斥之。**移气于足，神气乃得复。黄帝曰：善。**按摩使神气至踵，则邪气复遁去也。

黄帝曰：气有余不足奈何？岐伯对曰：气有余则喘咳上气，不足则息利少气。息利少气，以肺气不足则出入易，故呼吸气少而利也。**血气未并，五脏安定，**以下言其气微也。**皮肤微病，命曰白气微泄。**肺脏外主皮肤，内主于气。今外言其皮肤病，其内言于气之微病。五色气中，肺为白气。泄者，肺气泄也。**黄帝曰：补泻奈何？岐伯对曰：气有余，则泻其**

经隧，经隧者，手太阴之别，从手太阴走手阳明，乃是手太阴向手阳明之道，故曰经隧。隧，道也。欲道脏腑阴阳，故补泻之，皆取其正经别走之络也。**毋伤其经，**泻其阴经别走之络，不得伤正经也。**毋出其血，毋泄其气。**泻太阴别走经隧者，不得出血出气也，所谓泻阴实者也。**不足者，则补其经隧，毋出其气。**刺太阴经之别走之络，以补太阴，不令气泄于外，所谓补阴虚也。补泻阳经，亦如阴经法也。**黄帝曰：刺微奈何？岐伯对曰：按摩勿释，出针视之曰，我将深之，适人必革，精自伏，**释，停废也。革，改也。夫人闻乐至，身心欣悦；闻痛及体，情必改异。欣悦则百体俱纵，改革精志必拒，拒则邪精消伏也。**邪气乱散，毋所伏息，**邪气伏已，邪精散于腠理，无由更聚也。**气泄腠理，真气乃相得。黄帝曰：善。**邪气散泄，故真气无乱，所以相得也。**黄帝曰：血有余不足奈何？岐伯对曰：血有余则怒，不足则悲。**肝血有余于肝，所以瞋怒；肝血不足于目，所以多悲也。**血气未并，五脏安定，孙络外溢，则经有留血。**言血微邪也。**黄帝曰：补泻奈何？岐伯对曰：血有余，则泻其盛经，出其血。不足，则补其虚经，**泻其盛经出血，所以不怒。正补其虚，令不泄血，所以不悲。有本作"视其虚经"。**内针其脉中，久留之，血至脉大，疾出其针，毋令血泄。**内针足厥阴脉中，血至针下，聚而脉大，疾出其针，无令血泄，所以称疾也。**黄帝曰：刺留血奈何？岐伯对曰：视其血络，刺出其血，无令恶血得入于经，以成其病。黄帝曰：善。**刺去血脉，遂无令恶血入经中，故无血邪微病也。**黄帝曰：形有余不足奈何？岐伯对曰：形有余则腹胀溲不利，不足则四肢不用。**形者，非唯身之外状名形，举体皆名。溲四肢不随也。有本"经溲"者，经即妇人月经也。**血气未并，五脏安定，肌肉濡动，命曰微风。**濡动者，以体虚受风，腠理内动，名曰微风也。**黄帝曰：补泻奈何？岐伯对曰：形有余则泻其阳经，不足则补其阳络。**阳经、络，足阳明经及络也。或为"阳营"，非也。**黄帝曰：刺微奈何？岐伯对曰：取分肉间，毋中经，毋伤其络，**可中分肉之间卫气，不可伤足阳明经络之脉也。**卫气得复，邪气乃索。黄帝曰：善。**分肉之间，卫气行处，邪气已散，卫气复得也。索，散也。**黄帝曰：志有余不足奈何？岐伯对曰：志有余则腹胀飧泄，**志，肾神气也。有余即小腹胀满，饮食不消，为飧泄也。**不足则厥，**足逆冷也。**血气未并，五脏安定，骨节有动。**骨节动者，肾志病微也。**黄帝曰：补泻奈何？岐伯对曰：志有余则泻然筋血者出其血，不足则补其复留。**然筋，足少阴荥，在足内踝之下，名曰然谷。足少阴经无然筋，当是然谷下筋也。复留，足少阴经，在足内踝上二寸，此二皆是志之脉穴，故泻然筋之血，补复留之气。**黄帝曰：刺未并奈何？岐伯对曰：即取之，毋中其经，以邪乃能立虚。黄帝曰：善。**未并者，志微病。以病是微，未中于经，但刺经气所发之穴，邪气立虚者也。

虚实所生

黄帝曰：余已闻虚实之形，不知其何以生？形，状也。虚实之状，已闻于上，虚实所生，犹未知之，故复请也。**岐伯对曰：气血已并，阴阳相倾，气乱于卫，血留于经，**十二经气乱卫气也。十二经血留于营经也。或曰"血流"也。**血气离居，一实一虚。**血气相并，离于本居处，故各有虚实也。夫血气者，异名同类，相得成和。今既相并，一实一虚，虚实所生，是所由者也。血并于阴，血并足太阴脉及足少阴脉也。**气并于阳，乃为惊狂。**气并足阳明脉及足太阳脉也。血气皆盛，故发惊狂也。

血并于阳，气并于阴，乃为炅中。血并足阳明，气并足太阴，为热中病也。炅，热也。**血并于上，气并于下，心烦悗喜怒。**血盛上冲心，故心烦闷而喜怒。“悗”则“闷”同也。**血并于下，气并于上，气乱心善忘。**气盛乱心，故善忘也。**黄帝曰：血并于阴，气并于阳，如是血气离居，何者为实？何者为虚？**血气离居相并，未知二经虚实何定也。**岐伯对曰：血气者，喜温而恶寒，寒则泣不能流，温则消而去之，是故气之所并为血虚，血之所并为气虚也。**血之与气，皆恶于寒，故脉有寒则涩而不流，温者消释而去。是以气寒则血来并之，以为血虚，则气为实也；若血寒则气来并之，以为气虚，则血为实也。**黄帝曰：人之所有者，血与气耳。今夫子乃言血并为虚，气并为虚，是毋实乎？**人之所生，唯血与气。今但言血气有虚，不言其实，是为人之血气不足，请申其意也。**岐伯对曰：有者为实，毋者为虚，故气并则毋血，血并则毋气，今血与气相失，故为虚焉。**血并则血有气无，气并则气有血无，是以言虚不无其实，论实不废有虚，故在身未曾无血气也。所言虚者，血气相并、相失为虚，相得为实耳。**络之与孙脉俱输于经，**大络、孙络，俱输血气入于大经，则大经血气俱实者也。**血与气并，则为实焉。血与气并走于上，则为大厥，厥则暴死，复反则生，不反则死。**大经血气皆实，走膈以上，以下无气，故手足逆冷，卒暴死也。手足还暖复生，不还则死也。**黄帝曰：实者何道从来？虚者何道从去？虚实之要，愿闻其故。**血气何道来入此经为实，何道而去此经为虚也。**岐伯对曰：夫阴与阳，皆有输会，阳注于阴，阴满之外，**脏腑阴阳之脉，皆有别走，输会相通。如足阳明从丰隆之穴别走足太阴，足太阴从公孙之穴别走足阳明，故曰外也。**阴阳旬平，以充其形，**甲子一日一匝为旬。旬，匝也。阴阳之脉五十匝无多少者，名曰旬平。旬平和气，以充其身形也。**九候如一，命曰平人。**九候之动不先后，又不相反，故曰若一。和气若一，故人得和平。**夫邪之至生也，或生于阴，或生于阳。其生于阳者，得之风雨寒暑；其生于阴者，得之饮食居处，阴阳喜怒。**阴，五脏也；阳，六腑也。风雨寒暑外邪，从外先至六腑，故曰生于阳也。饮食居处，男女喜怒，内邪生于五脏，故曰生于阴也。**黄帝曰：风雨寒暑之伤人奈何？岐伯对曰：风雨之伤人也，先客于皮肤，传入于孙脉，孙脉满则传入于络脉，络脉满乃输于大经脉，血气与邪并客于分腠之间，其脉坚大，故曰实。**此先言风雨二邪也。人因饥虚汗出，腠理开发，风雨之气，因客腠理，次入孙络，次入大络，次入大经。客腠理时，所客之脉坚而且大，故得称实也。**实者，外坚充满，不可按，按之则痛。**所客之处外坚，按之则痛，以其气实故也。**黄帝曰：寒湿之气伤人奈何？岐伯对曰：寒湿之中人也，皮肤收，肌肉坚，营血泣，卫气去，故曰虚也。**次论寒湿之气也。两气上侵，湿气下入，有斯异也，略不言暑耳。寒湿中人，致虚有四：皮肤收者，言皮肤急而聚也；肌肉坚者，肌肉坚而不收也；营血泣者，邪气至于脉中，故营血泣也；卫气去者，邪气至于脉外，卫气不行，故曰去也。卫去之处，即为虚也。**虚者慑辟气不足，血泣。**慑，纸辄反。分肉间无卫气，谓气不足也。**按之则气足以温之，故快然而不痛。黄帝曰：善。**分肉之间既无卫气故寒，按之益损，所以气足人温，故快然也。**黄帝曰：阴之生实奈何？岐伯对曰：喜怒不节，则阴气上逆，上逆则下虚，下虚则阳气走之，故曰实。**人有喜怒不能自节，故怒则阴气上，阴气上则上逆，或呕血，或不能食。阴气既上，是则下虚，下虚则阳气乘之，故名为阴实也。**黄帝曰：阴之生虚奈何？岐伯对曰：喜则气下，**天寒则气聚，温则气散，怒则气上，喜则气下，此物理之常也。喜则气和志达，营卫之行通利，故缓而下也。**悲则气消，消则脉虚，因寒饮食，寒气熏藏，则血泣气去，故曰虚。**夫人悲者，则心系急，肺布叶举，两焦不通，营卫不行，热气在中，故正气消散，经络空虚也。又因寒饮寒食，寒气熏藏，藏之血涩，其气移去，故为虚也。**黄帝曰：经言阳虚则外寒，阴虚则内热，**经言，《八十一篇》经也。腑脉虚者，阴气乘之，故外寒也。脏脉虚，阳气乘之，故内热也。**阳盛则外热，阴盛则内寒，余以闻之矣，不知其所由然。**六腑主外为阳，故阳盛外热也。五脏主内为阴，故阴盛为寒。余已前闻，然未知所由然也。**岐伯对曰：阳受气于上焦，以温皮肤分肉之间，今寒气在外，则上焦不通，不通则寒独留于外，故寒栗。**阳，卫气也。卫出上焦，昼行阳二十五周，以温皮肤分肉之间。今阳虚阴乘留于外，故外寒也。**黄帝曰：阴虚生内热奈何？岐伯对曰：有所劳倦，形气衰少，谷气不盛，上焦不行，下脘不通，胃热熏中，故内热。**内热之病，所由有五：一则有所劳倦致虚，二则形体及气不足，三则胃中无食，四则上焦卫气不行，五则肠胃不得相通。脘，古缓反，胃也。下脘，胃下口也。由此五种，胃热熏中，故内热也。**黄帝曰：阳盛而外热奈何？岐伯对曰：上焦不通利，皮肤致密，腠理闭塞不通，卫气不得泄越，故外热。**外热之所由有三：上焦出气之处不通利，一也；皮肤致而腠闭，二也；卫气不得泄于腠理，三也。有此所由，故外热也。**黄帝曰：阴盛而生内寒奈何？岐伯对曰：厥气上逆，寒气积于胸中而不泻，不泻则温气去，寒独留，则血凝泣，血凝泣则脉不通，其脉盛大以涩，故中寒。**寒中有四：一则寒厥积胸，二则温去寒留，三则血凝脉壅，四则脉大汗涩。有此所由，故寒中也。**黄帝曰：阴之与阳，血气以并，病形以成，刺之奈何？**问疗已成之病。**岐伯对曰：刺此者，取之经隧，取血于营，取气于卫，用形哉，因四时多少高下。**刺已成病，法有三别：一则刺于大经别走之道，隧，道也，别走之道通阴阳道也；二则刺于脉中营血；三则刺于脉外卫气。用针之状，须因四时之气，观病轻重，发针多少；又须量病高下所在，取之令中，不同刺微之易也。**黄帝曰：血气已并，病形已成，阴阳相倾，补泻奈何？岐伯对曰：泻实者，气盛乃内针，**夫泻者，以其邪气实盛，故须泻也。仍以揺之令下，然后刺之。不盛何泻，故譬无击逢逢之阵者也。**针与气俱内，以开其门，如利其户，针与气俱出，精气不伤，邪气乃下，外门不闭，以出其病，摇大其道，如利其路，是谓大泻，必切而出，太一气乃屈。**人之吸气，身上有孔闭处，皆入聚于肾肝；呼气之时，有孔开处，气皆从心肺而出，比囊之呼吸也。针开孔时，病人吸气，故针与气俱入内也。针得入已，摇大其穴，因呼出针，故针与邪气俱出，勿伤正气也。**黄帝曰：补虚奈何？岐伯对曰：持针勿置，以定其意，**持针勿置于肉中，先须安神定意，然后下针。若医者志意散乱，针下气之虚实有无皆不得知，故须定意也。**候呼内针，**人之呼气，身上有孔，其气皆出，故所针孔气出之时内针，欲令有气从针而入，不使气泄，所以候呼内针者也。**气出针入，针空四塞，精无从去，**呼气出时针入穴者，欲使针空四塞，不泄正气也。**方实而疾出针，气入针出，**方，正也。候气正实，疾出针。**热不得环，**夫虚者多寒，得热为补。环，转也。疾出于针，使针下热气不得转也。**闭塞其门，邪气布散，精气乃得存，动无后时，**出针已去，纵邪不出尽，自然布散消亡，精气独在，无病动于后时也。**近气不失，远气乃来，是谓追之。**行补之时，非其补处近气不失，远气亦来至此集也。已虚之气引令实，故曰追也。**黄帝**

曰：夫子言虚实有十，生于五脏，五脏，五脉耳。夫十二经脉皆生百病，今夫子独言五脏。夫十二经脉者，皆络三百六十五节，节有病必被经脉，经脉之病皆有虚实，何以合之？节，即气穴也。但十二经脉被三百六十五穴，则三百六十五穴所生之病甚多，非唯五脏五脉独生十种虚实者。**岐伯对曰：五脏者，故得六腑与为表里，络肢节，各生虚实，**内有五脏，外有六腑，腑脏经络表里诸支节，是生虚实，其亦甚多，不相违也。**视其病所居，随而调之。病在血，调之脉；病在气，调之卫；病在肉，调之分肉；病在筋，调之筋，燔针却刺其下及与急者；**视三百六十五节所生病处，量其虚实，随而调之。调者，调于五脏所主脉、卫、分肉、筋骨者也。**病在骨，卒针药熨；**卒，穷也。痛痹在骨，穷针深之至骨，出针以药熨之，以骨病痛深故也。熨法，上经已说也。**病不知其所痛，两跷为上。**诸骨病不定知于病之所在者，可取足少阴两阴跷。两阴跷是足少阴别，足少阴脉主骨者也。上者，胜也。**身形有痛者，九候莫病，则缪刺之。**审三部九候，竟无病状，然身形有痛者，此络左右有病，可缪刺也。**病在于左而右脉病者，则巨刺之。**病在左经，是右经病也，故刺右经为巨刺也。**必谨察其九候，针道备矣。**为刺之道，以察九候为先者，针道毕矣。

仁安三年四月二十八日以同本书之

以同本移点校合了　丹波赖基

本云

保元二年三月八日以相传本移点校合了　宪基

卷第二十五 伤寒

通直郎守太子文学臣杨上善奉敕 撰注

热病决

黄帝问于岐伯曰：今夫热病者，皆伤寒之类也，夫伤寒者，人于冬时，温室温衣，热饮热食，腠理开发，快意受寒，腠理因闭，寒居其□□□寒极为热，三阴三阳之脉、五脏六腑受热为病，名曰热病。斯之热病，本因受寒伤多，亦为寒气所伤，得此热病，以本为名，故称此热病，伤寒类也。故曰冬伤于寒，春为温病也。其病夏至前发者名为病温，夏至后发者名为病暑也。**或愈或死，皆以病六七日间，**阴阳二经同感，三日而遍脏腑，营卫不通，复得三日，故极后三日，所以六七日间死也。**其愈皆以十日以上何也？不知其解，愿闻其故。**其不至脏腑两感于寒者，至第七日即太阳病衰，至九日三阳病衰，至十日太阴病衰，至十二日三阴三阳等病皆衰，故曰其愈皆十日以上，其理未通，故请闻之也。**岐伯对曰：巨阳者，诸阳之属也，**巨，大也。一阳为纪，少阳也；二阳为卫，阳明也；三阳为父，太阳也。故足太阳者，三阳属之，故曰诸阳之属也。**其脉连于风府，故为诸阳主气。人之伤于寒也，则为病热，热虽甚不死；其两感于寒而病者，必不免于死。**足太阳脉直者，从颠入络脑，还出别下项，其风府在项入发际一寸，则太阳之气连风府也。诸阳者，督脉、阳维脉也。督脉，阳脉之海。阳维，维诸阳脉，总会风府，属于太阳。故足太阳脉为诸阳主气。所以人之此脉伤于寒者，极为热病者也。先发于阳，后发于阴，虽热甚不死；阴阳两气时感者，不免死也。**黄帝曰：愿闻其状。岐伯曰：伤寒一日，巨阳受之，故头项腰脊皆痛。**寒之伤多极为热者，初病发日，必是太阳受热之为病，故曰一日太阳受之。所以一日阳明、少阳不受热者，以其太阳主热，又伤寒热加，故太阳先病也。头、项、腰、脊，并是足太阳脉所行之处，故皆痛也。**二日阳明受之，阳明主肉，其脉侠鼻络于目，故身热而鼻干，不得卧。**阳明二阳，故次受病。脾之太阴主肌，胃之阳明主肉。其脉从鼻络目内眦，下行入腹至足；手阳明下属大肠，上侠鼻孔，故病身热鼻干，不得卧也。**三日少阳受之，少阳主骨，其脉循胁络于耳，故胸胁痛，耳聋。**肝足厥阴主筋，三焦手少阳与膀胱合，膀胱肾府，表里皆主骨；足少阳起目锐眦，入络耳中，下循胸胁下至于足；手少阳遍属三焦，从耳后入耳中，故病耳聋胸胁痛也。**三经皆受病而未入通于腑也，故可汗而已。**三经，三阳经也。热在三阳经中，未满三日，未至于腑，当以针药发汗而已。三经之病，三日外至腑，可以汤药泄而去。**四日太阴受之，太阴脉布胃中，络于嗌，故腹满而嗌干。**一阴独使，厥阴也。二阴为雌，少阴也。

三阴为母，太阴也。太阴为大，故先受热。太阴脉从足入腹，属脾络胃，上膈侠咽，连舌本；手太阴起于中焦，下络大肠，故腹满嗌干也。**五日少阴受之，少阴脉贯肾络肺系舌本，故口热舌干而渴。**足少阴直者，从肾上贯肝膈，入肺中，循喉咙，侠舌本，故口热舌干而渴也。**六日厥阴受病，厥阴脉循阴器而络于肝，故烦满而囊缩。**足厥阴脉环阴器，抵于少腹，侠胃属肝络胆，故烦满囊缩也。**三阴三阳五脏六腑皆病，营卫不行，腑脏不通则死矣。其不两感于寒者，七日巨阳病衰，头痛少愈；八日阳明病衰，身热少愈；九日少阳病衰，耳聋微闻；**如此两感，三阴三阳脏腑皆病，营卫闭塞，故至后三日则死；不两病者，至第七日太阳病衰，至第九日少阳病衰也。**十日太阴病衰，腹减如故，则思食饮，欲食；**太阴脾主谷气，故病愈腹减，思饮食也。**十一日少阴病衰，渴止不满，舌干已而咳；**足少阴脉入肺侠舌本，故病愈渴止，舌干已也。咳者，肺气通也。**十二日厥阴病愈，囊纵少腹微下，**厥阴之脉病愈，大气已去，故囊渐下也。**大气皆去，病日已矣。**至十二日大热之气皆去，故所苦日瘳矣。**黄帝曰：治之奈何？岐伯曰：治之各通其脏脉，病日衰已。**量其热病在何脏之脉，知其所在，即于脉以行补泻之法，病衰矣。**其未满三日者，可汗而已；其满三日者，可泄而已。**未满三日，热在三阳之脉，皮肉之间，故可汗而已也。三日以外，热入脏腑之中，可服汤药泄而去也。**黄帝曰：热病已愈，时有所遗者，何也？岐伯曰：诸遗者，热甚而强食之，故有所遗。此者皆病已衰，而热有所藏，因其谷气相薄而热相合，故有所遗。**强，多也。遗，余也。大气虽去，犹有残热在脏腑之内，外因多食，以谷气热与故热相薄，重发热病，名曰余热病也。**黄帝曰：善。治遗奈何？岐伯曰：视其虚实，调其逆顺，可使必已。**逆者难已，顺者易已，阴虚补之，阳实泻之，必使其愈，以为工也。**黄帝曰：病热当何禁？岐伯曰：病热少愈，食肉则复，多食则遗，此其禁也。**肉热过谷，故少食则复；谷热少肉，故多食为遗也。**黄帝曰：其两感于寒者，其脉应与其病形如何？**足太阳、足少阴，表里共伤于寒，故曰两感。冬日两感于寒以为病者，脉之应手及病成形，其事何如也。**岐伯曰：两伤于寒者，病一日则巨阳与少阴俱病，则头痛口干烦满；**冬感寒时，阴阳共感，至其发时，还同时发也。故至春发，一日则太阳、少阴俱病也。足太阳上头，故头痛也。手少阴上侠咽，足少阴侠舌本，手太阳络心循咽，故令口干。手少阴起于心中，足少阴络心，手太阳络心，故令烦满。**病二日则阳明与太阴俱病，则肠满身热，不食谵言。**谵，诸阎反，多言也。手阳明属大肠，足阳明属胃，足太阴属脾络胃，手太阴络大肠循胃，故令肠满身热，不食多言也。**病三日则少阳与厥阴俱病，则耳聋囊缩厥，水浆不入，则不知人，**手足少阳皆入耳中，故令耳聋。足厥阴环阴器，足少阳绕毛际，手少阳历三焦，故令囊缩厥也。手少阳布膻中，足少阳下胸中，足厥阴循喉咙后，手厥阴起胸中属心包，故令浆水不下，不知人也。**六日而死。**三阴三阳俱病，气分更经三日皆极，故六日死也。**黄帝曰：五脏已伤，六腑不通，营卫不行，如是之后，三日乃死何也？**气分极者，脏伤腑塞，营卫停壅，后三日死，其故何也？**岐伯曰：阳明者，十二经之长也。其气血盛，故不知人；三日其气乃尽，故死。**胃脉足阳明主谷，血气强盛，十二经脉之主，余经虽极，此气未穷，虽不知人，其气未尽，故更得三日方死也。

热病说

黄帝问于岐伯曰：有病温者，汗出辄复

热而脉躁疾，不为汗衰，狂言不能食，病名为何？岐伯曰：病名曰阴阳交，交者死。汗者，阴液也。热者，阳盛气也。阳盛则无汗，汗出则热衰。今出而热不衰者，是阳邪盛，其阴复起，两者相交，故名阴阳交也。**黄帝曰：愿闻其说。**请说阴阳交争，死之所由。**岐伯曰：人所以汗出者，皆生于谷，谷生于精。今邪气交争于骨肉而得汗者，是邪却而精胜也，精胜则当食而不复热。热者邪气也，汗者精气也。今汗出而辄复热者，是邪胜也。**精者，谷之精液，谓之汗也。伤寒邪气，谓之热也。今邪气与精气交争于骨肉之间，精胜则邪却，邪胜则精消。今虽汗出而复热者，是邪战胜精，故致死也。**不能食者精毋，精毋，瘅也，热而留者，其尽可立而伤也。**热邪既胜则精液无，精液无者唯有热也。瘅，热也。其热留而不去者，五脏六腑尽可伤之，故不能食也。**是夫《热论》曰：汗出而脉尚躁盛者死。今脉不与汗相应，此不胜其病也，其死明矣。**夫汗出则可脉静，今汗出脉犹躁盛，是为邪胜明矣，知定死也。**狂言者是失志，失志者死。**志者，记也，肾之神也。肾间动气，人之生命，动气衰矣，则志神去之，故死也。**今见三死，不见一生，虽愈必死。**汗出而热不衰，死有三候：一不能食，二犹脉躁，三者失志。汗出而热，有此三死之候，未见一生之状，虽瘥必死。又有三分之死，未见一分之生也。**黄帝问于岐伯曰：有病身热汗出烦满，烦满不为汗解，此为何病？**身热烦满，当为汗解。今不解，故问。**岐伯曰：汗出而身热者风也，汗出而烦满不解者厥也，病名曰风厥。**风热开于腠理为汗，非精气为汗，故身热不解，名为风也。烦心满闷不解，名厥病也。有风有厥，名曰风厥也。**问曰：愿闻之。答曰：巨阳主气，故先受邪，少阴与其为表里也，得热则上从之，从之则厥。**肾间动气，足太阳所主，足太阳与足少阴表里，故太阳先受邪气，循脉而上于头，得热则足太阳上者从之受热，即为上热下寒，以为厥逆汗出不解烦满之病也。**问曰：治之奈何？答曰：表里刺之，饮之汤。**可刺阴阳表里之脉，以攻其外，饮之汤液，以疗其内，此为疗风厥之法也。**黄帝问曰：劳风为病何如？岐伯曰：劳风法在肺下，其为病也，使人强上冥视，唾出若涕，恶风即振寒，此为劳中之病也。**劳中得风为病，名曰劳中，亦曰劳风。肺下，病居处也。强上，好仰也。冥视晚，晚，迟也，谓合眼迟视不见也。唾若涕者，唾如脓也。不用见风，见风即便振寒，此为劳中病状也。**问曰：治之奈何？答曰：以救俯仰，**此病多为俯仰，故救之。**巨阳引精者三日，中者五日，不精者七日，微出青黄涕，其状如稠脓，大如弹丸，从口中若鼻孔中出，不出则伤肺，伤肺则死。**以针引巨阳精者三日，俯仰即愈；引阳明精者五日；少阳不精引之七日；方有青黄浊涕，从鼻口中出，其病得愈。若不出者，上伤于肺，不免死也。

偏枯，身偏不用而痛，言不变，知不乱，病在分腠之间，卧针取之，益其不足，损其有余，乃可复也。偏枯病有五别：有偏一箱不收，一也；有偏不痛，此不用并痛，二也；其言不异于常，三也；神智不乱，四也；病在分肉间，五也。具此五事，名曰偏枯病也。**痱为病也，身无痛者，四肢不收，知乱不甚，其言微知，可治；甚则不能言，不可治也。**痱，扶非反，风病也。痱风之状，凡有四别：身无痛处，一也；四肢不收，二也；神知错乱，三也；不能言，四也。具此四者，病甚不可疗也。身虽无痛，四肢不收，然神不乱，又少能言，此可疗也。俗称此病种种名字，皆是近代医人相承立名，非古典也。**病先起于阳，后入于阴者，先取其阳，后取其阴，浮而取之。**疗法先取其本，后取其标，不可深取也。**热病三日，而气口静，人迎躁者，取之诸阳，五十九

刺，以泻其热而出其汗，实其阴以补其不足者。三阳受病未入于阴至三日也。未入于阴，故气口静也。三阳已病，故人迎躁也。人迎，谓是足阳明脉结喉左右人迎脉者也。以诸阳受病，故取诸阳五十九刺，泻其热气。以阳并阴虚，故补阴也。**身热甚，阴阳皆静者，勿刺也；其可刺者急取之，不汗则泄。所谓勿刺者，有死征也。**阴阳之脉皆静，谓为阴阳交争，是其死征，故不可刺也。非阴阳争，宜急取之，若不泄汗，即泄利也。**热病七八日，脉口动喘而眩者，急刺之，汗且自出，浅刺手小指间。**七日太阳病衰，八日阳明病衰，二阳病衰，气口之脉则可渐和，而脉喘动头眩者，热犹未去。汗若出，急刺手小指外侧前谷之穴，浅而取之；汗不出，可深刺之。**热病七八日，脉微小，病者溲血，口中干，一日半而死，**热病至七八日，二阳病衰，其脉则可渐和，而微小者，即热甚，所以溲血口干，一日半死。脉小者，内热消瘅之候也。**脉代者，一日死。**热病七八日脉代者，内气绝候，故一日死。**热病已得汗，而脉尚躁喘，且复热，勿庸刺，喘甚者死。**热病已得汗，其脉当调，犹尚躁喘，且复身热，此阴阳交，不可刺也，刺之者危。喘甚热盛者死，不须刺也。**热病七八日，脉不躁，躁不数，数后三日中有汗，三日不汗，四日死，未曾刺者，勿庸刺之。**热病七八日，二阳病衰，故脉不躁，虽躁不数者，至后三日，合十二日，三阴三阳热衰，故汗出愈也。若从九日至十二日汗不出者，十三日死，计后三日者三日后也。又曰：十二日厥阴衰日，即便汗出。如其不出，至十三日为后三日，从九日后以为四日也。虽未刺之，不须刺也。“庸”，有本为“肤”。**热病先身涩，倚烦悗，干唇嗌，取之以第一针，五十九刺，肤胀口干寒汗。**身热甚，皮肤粗涩也。倾倚不安烦闷，唇咽干内热，肺热病状也。第一针，镵针也，应肺，针头大末兑，令无得深入，以泻阳气，故用之五十九刺，以泻诸阳之气，及皮肤胀口干，令汗出也。**热病，嗌干多饮，善惊，卧不能定，取之肤肉，以第六针，五十九，索肉于脾，不得索之木，木，肝也。**热病，嗌干多饮，喜惊，卧不得安，肉病者，可以第六员利针。员利针应脾，故用取之肤肉五十有九，于脾输穴以求其肉，不得求于肝输穴也。以肝为木克土，故名也。**热病而胸胁痛，手足躁，取之筋间，以第四针，于四逆筋辟目浸，索筋于肝，不得索之金，金，肺也。**热病胸胁痛，手足动，筋之病，可以第四针。筋应肝，故于筋间针于四逆筋辟目浸。求肝输穴，不得于肺输穴以求筋也，以其肺金克木肝也。索，求也。辟，筋挛也。目浸，目眦泪出也。**热病先肤痛窒鼻充面，取之皮，以第一针，五十九，**窒鼻，鼻塞也。充面，面皮起也。肤痛鼻塞面皮起，皆是肺合皮毛热病者也。第一镵针，大其头，兑其末，令无得深入，但去皮中之病，故五十九取之皮也。**苛轸鼻，索皮于肺，不得索之火，火者心也。**苛，贺多反，鼻病。有本作“苟”。热病殃苛轸在于鼻，鼻主于肺，故此皮毛病求于肺输，不得求之心输，以其心火克肺金也。**热病数惊，瘛疭而狂，取之脉，以第四针，急泻有余者，癫疾毛发去，**惊瘛疭狂，此为血病，故取之脉。第四针者，锋针也，刃叁隅，应心，可以泻热出血，痼癫疾及毛发落，皆得愈也。**索血于心，不得索之水，水者肾也。**血病索于心输，不得索之肾输者，水克火也。**热病身重骨痛，耳聋而好瞑，取之骨，以第四针，五十九，骨病食啮齿耳青，索骨于肾，不得索之土，土，脾也。一云脊强。**身重骨痛，耳聋好瞑，皆肾之合骨热病，故取骨第四针，锋针也，长一寸六分，锋其末，主泻热出血，故用五十九刺，并疗食啮齿耳青等骨痛。求之肾输穴，不得求脾之输穴，以土克水也。**热病不知所痛，不能自收，口干，**

阳热甚，阴颇有寒者，热在髓，死不治。阳热甚者，其阳脉热甚，阴脉颇寒也。此人热在髓中，必死不疗。**热病头痛，颞颥，目瘳脉，善衄，厥热也，取以第三针，视有余不足，寒热痔。**热病头痛，颞颥及目边脉瘳，善衄，此为厥热者也。第三针，鍉针也，状如黍粟之兑，长二寸半，主按脉取气，令邪气独出，故并用疗厥热寒热痔病。**热病体重，肠中热，取之以第四针，于其输及下诸指间，索气于胃络得气。**体重肠中热，胃热病也。第四针，锋针也。此胃热病，以锋针取胃输及手足指间八处胃络，以得气为限也。**热病侠脐痛急，胁胸满，取之涌泉与阴陵泉，以第四针针嗌。**侠脐痛，脾经热病也。胸胁满，肾经热病也。可以锋针取此二穴也。**热病汗且出，及脉顺可汗者，取之鱼际、太渊、大都、太白，泻之则热去，补之则汗出，汗出太甚，取踝上横脉以止之。**热病汗出及脉顺不逆可令汗者，取鱼际，在手大指本节后内侧，太渊在掌后陷者中，大都在足大指本节后陷中，太白在足内侧核骨下陷中，此之四穴并是手足太阴疗热之穴，故皆泻去其热，还于此穴补取。其汗出太甚，取踝上横脉，量是足太阴于踝上见者，可取之以止其汗也。**热病已得汗而脉常躁盛，此阴脉之极也，死；其得汗而脉静者，生。**热病得汗热去，即须脉静，而躁盛者是阴极无阴，故死。得汗脉静者热去，故脉静而生也。**热病者脉常盛躁而不得汗者，此阳脉之极也，死；脉盛躁得汗静者，生。**热病不得汗，脉常盛躁者，是阳极盛脉，故死。得汗脉静者，生也。**热病不可刺者有九：一曰，汗不出，大颧发赤哕者，死；**颧，鼻左右高处也。**二曰，泄而腹满甚者，死；三曰，目不明，热不已者，死；**目是五脏之精，五脏之气和，则目循明也。**四曰，老人婴儿，热而腹满者，死；五曰，汗不出，呕下血者，死；六曰，舌本烂，热不已者，死；七曰，咳而衄，汗不出，出不至足者，死；八曰，髓热者，死；九曰，热而痉者，死。热而痉者，腰折瘳瘲齿噤龂也。**折，腰强反折也。龂，故介反，开口难，齿相切也。**凡此九者，不可刺也。**此九死征，故不可刺也。**所谓五十九刺者，两手外内侧各三，凡十二痏；五指间各一，凡八痏；足亦如是；头入发一寸傍三分各三，凡六痏；更入发三寸边五，凡十痏；耳前后口下者各一，项中一，凡六痏，颠上一。**痏，于轨反，伤也。《素问》热输五十九穴，其经皆指称其穴。此《九卷》五十九刺，但言手足内外之侧，及手足十指之间，入头发际一寸，左右合有十六处，更入三寸，左右合有十处，耳前后口下项中有一，颠上有一，合有七处，更不细指处所，量谓刺之以去其热，不定皆依穴也。又数刺处，乃有六十三处，五十九者，以举大数为言耳。

五脏热病

肝热病者，小便先黄，腹痛多卧身热，热争则狂言及惊，胁痛，手足躁，不安卧，肝脉足厥阴环阴器，故热小便黄也。上行侠胃，故身热多卧，卧不安也。肝主语言，故热争狂言及惊也。其脉属肝络胆，故胁痛也。肝脉出足上，连手厥阴，今热，故手足躁也。**庚辛甚，甲乙大汗，气逆则庚辛死，**金以克木，故庚辛甚也。甲乙木王，故大汗也。余四仿此。加气逆者，则庚辛死也。**刺足厥阴、少阳，其头痛贞贞，脉引冲头。**足厥阴、足少阳表里行脏腑之气，故刺之也。厥阴上额与督脉会于颠，故头痛贞贞，脉引冲头。贞，都耕反，头切痛也。**心热病者，先不乐，数日乃热，热争则卒心痛，烦悗喜呕，头痛面赤无汗，**心主喜乐，热病将发，故不乐，数日乃热。手少阴脉起心中，侠咽系目系，手太阳至目内外眦，故热甚心痛，烦悗喜呕，头痛面赤无汗也。**至壬癸甚，丙丁大汗，气逆则壬癸死，刺手少阴太阳。**手少阴太阳，此心脏腑表里脉也。**脾热病者，先头重颜痛，心烦欲呕，身热，热争则腰痛不用，腹满泄，两颌痛，**脾府之阳明脉，循发际至额颅，故头重颜痛，一曰頞，足阳明亦循頞也，及两颌痛。足太阴脉注心中，故心烦也。足阳明下循喉咙，下膈属脾络胃主肌，故欲呕身热腹满泄也。足阳明之正，入腹里属胃，故腰痛不用也。**甲乙甚，戊己大汗，气逆则甲乙死，刺足太阴、阳明。肺热病者，先泝然起毛恶风，舌上黄，身热，热争则喘咳，痹走胸膺背，不得太息，头痛不甚，汗出而寒，**肺主毛腠，内热，泝然起毛恶风也。肺热上熏，故舌上黄也。肺主行气于身，故身热也。肺以主咳，在于胸中，故热争喘咳，痹走胸膺，此为热痹，痛行胸中，不得太息也。肺热冲头，以肺脉不至，故头痛不甚也。有本为“堪”，言气冲甚，故头痛甚也。冷汗虽出，无发热也。**丙丁甚，庚辛大汗，气逆则丙丁死，刺手太阴、阳明，出血如大豆，立已。**肺热之病，取肺大肠表里输穴。出血如豆，言其少也。恐泄气虚，故不多也。**肾热病者，先腰痛胻酸，苦渴数饮身热，热争则项痛而强，胻寒且酸，足下热，不欲言，其项痛贞贞澹澹，**肾足少阴脉上腨内，出腘内廉，贯脊属肾络膀胱，上贯肝膈入肺中，循喉咙侠舌本，故热病先腰痛胻酸，苦渴数饮也。足太阳脉别项，本支行背，合有四道，以下合腘贯腨，至足小指外侧，故身热项强而足胻寒且酸也。足少阴起于足心，故足下热也。从肺出络心，故热不欲言也。澹，徒滥反，动也，谓不安动也。**戊己甚，壬癸大汗，气逆则戊己死，刺足少阴、太阳。肝热病者，左頬先赤；心热病者，颜先赤；脾热病者，鼻先赤；肺热病者，右頬先赤；肾热病者，颐先赤。病虽未发，见其赤色者刺之，名曰治未病。**次言热病色候也。五脏部中赤色见者，即五脏热病之征，热病已有，未成未发，斯乃名为未病之病，宜急取之。**热病从部所起者，至其期而已；**部所者，色部所也。假令赤色从肝部起，刺之顺者，相传还至肝部本位，病已也。**其刺之反者，三周而已；重逆则死。**刺之不顺其气，传之三周而已。若刺之更反，死矣。**诸当汗出者，至病所胜日，汗大出。**病之胜者，第七日，是病所胜也。又如肝病至甲乙日，是病之胜日也。**诸治热病，已饮之寒水，乃刺之，必寒衣之，居寒多，身寒而止。**诸病热病，以寒疗之，凡有四别：一，饮寒水使其内寒；二，刺于穴令其脉寒；三，以寒衣使其外寒；四，以寒居令其体寒。以四寒之，令身内外皆寒，故热病止也。**热病先胸胁痛，手足躁，刺足少阳、手太阴，病甚为五十九刺。**足少阳脉，下颈合缺盆，下胸中，贯膈络肝属胆，循胁里，过季胁下外辅骨之前，下抵绝骨，循足跗下至指间；手太阴上属肺，从肺出腋下，故胸胁痛手足躁，刺此二脉也。**热病先手臂痛，刺手阳明、太阴而汗出。**手阳明行于手表，太阴行在手里，故手臂痛，刺此阴阳表里二脉取汗也。**热病始于头首者，刺项太阳而汗出。**项太阳者，足太阳从颠入脑，还出侠项以下侠脊，故热病始头首，刺此太阳输穴出汗也。**热病者，先身重骨痛，耳聋好瞑，刺足少阳，病甚为五十九刺。**足少阳脉起目锐眦，络身骨节，入耳中，故热病先身重耳聋好瞑，所以取此脉之输穴者也。有本为足少阴也。**热病先眩冒热胸胁满，刺足少阴、少阳、太阳之脉，**足太阳起目内眦，上额交颠入脑；足少阳起目锐眦，下胸循胁里；足少阴从肾上贯肝膈，入肺中，故眩冒热胸胁满，刺此三脉者也。**色荣颧，骨热病也，**赤色荣颧，此之三脉皆生于骨，故此三脉为病，有赤色荣颧者，骨热病也。**荣未夭日，令且得汗，待时自已，**赤色未夭之日，且得汗者，至胜时病自得已也。**与厥阴脉争见者死，期不过三日，其热病气内连肾。**足太阳，水也。足厥阴，木也。水以生木，木盛水衰，故太阳水色见时，有木争见者，水死。以其热病内连于肾，肾为热伤，其数至三日，故死也。**少阳之脉，色荣颊，筋热病也，荣未夭日，今且得汗，待时自已，与少阴脉争见者死。**足少阳，胆脉也。足少阳部在颊，赤色荣之，即知筋热病也。当荣时且得汗者，至其木时病自已也。少阳为木，少阴为水，少阳脉见之时，少阴争见者，是母胜子，故肝木死也。**三椎下间主胸中热，**《明堂》及《九卷》背五脏输，并以第三椎为肺输，第五椎为心输，第七椎为膈输，第九椎为肝输，第十一椎为脾输，第十四椎为肾输，皆两箱取之，当中第三椎以上无疗脏热，故五脏输及候五脏热，并第三椎以下数之。第三椎以上与颊车相当，候色。第三椎下间肺输中间，可以泻热也。**四椎下间主膈热，五椎下间主肝热，六椎下间主脾热，七椎下间主肾热。**四椎下间，计次当心，心不受邪，故乘言膈也。次第推之，下间各主一脏之热，不同《明堂》通取五脏之输者也。**荣在项上三椎陷者中，颊下逆椎为大瘕，**从肺输以上，三椎在项，故曰项上三椎，即大椎上陷者中也。当颊下迎椎，故曰逆椎。逆，迎也。是为颊下。当椎前有色见者，腹有大瘕病者也。**下牙车为腹满，**下牙车色见者，腹满病也。**椎后为胁痛。**大椎左右箱为椎后，有色见者，胁痛也。**颊上者膈上也。**颊以上无椎可准，故颊以上有色者，主膈上也。

五脏痿

问曰：五脏使人痿何也？痿者，屈弱也。以五脏热，遂使皮肤、脉、筋、肉、骨，缓痿屈弱不用，故名为痿。然五脏之热，使人有痿何如也。**曰：肺主身之皮毛，心主身之血脉，肝主身之筋膜，脾主身之脂肉，肾主身之骨髓。**欲明五脏之痿，先言五脏所主也。膜者，人之皮下肉上膜，肉之筋也。**故肺气热叶焦，则皮毛虚弱急薄著，则生痿辟。**肺热即令肺叶焦干，外令皮毛及肤弱急相著，生于手足痿辟不用也。**心气热，则下脉厥而上，上则下脉虚，虚则生脉痿，枢折挈胫疭而不任地。**心主血脉，心藏气热，令下血脉厥逆而上。下脉血气上行则下脉虚，故生脉痿，枢折脚胫疭缓不能履地也。**肝气热，则胆泄口苦筋膜干，膜干则急而挛，发为筋痿。**挛者，有寒筋急，有热膜筋干为挛。如筋得火卷缩为挛，伸为疭，故为筋痿也。**脾气热，则胃干而渴，肌肉不仁，发为肉痿。**脾胃相依，故脾热则胃干燥，故肉不仁，发为肉痿也。**肾气热则腰脊不举，骨枯而髓减，发为骨痿。**肾在腰中，所以肾气热，腰脊不举，骨干，热煎髓减，故发为骨痿也。**问曰：何以得之？曰：肺者，脏之长也，为心之盖，有所失亡，所求不得，发则肺喝，喝则肺热叶焦，故五脏因肺热叶焦，发为痿辟，此之谓也。**肺在五脏之上，是心之盖，主气，故为脏之长也。是以心有亡失，求之不得，即伤于肺，肺伤则出气有声，动肺叶焦，五脏因肺叶焦热，遂发为痿辟也。**悲哀太甚，胞络绝，绝则阳气内动，发则心下崩，数溲血。故《本病》曰：大经空虚，发为脉痹，传为脉痿。**胞络者，心上胞络之脉。心悲哀太甚，则令心上胞络脉绝，手少阳气内动有伤，心下崩损，血循手少阳脉下，尿血，致令脉虚为脉痹，传为脉痿。**思想无穷，所愿不得者，意淫于外，入房太甚，宗筋弛纵，发为筋痿，及为白淫，故《下经》曰：筋痿者生于使内。**思想所爱之色，不知穷已，无厓之心，不遂所愿，淫外心深，入房太甚，遂令阴器弛纵也。阴为诸筋之宗，故宗筋伤则为筋痿，妇人发为白淫。经曰者，已说之经，引之为证也。使内者，亦入房。**有渐于湿，以水为事，若有所留，居处相湿，肌肉濡渍，痹而不仁，发为肉痿。故《下经》曰：肉痿者，得之湿地。**渐，渍也。湿处停居相渍，致肌肉痹而不仁，遂使肉皆痿疢也，名曰肉痿也。**有所远行劳倦，逢大热而渴，渴则阳明气内代，则热合于肾，肾者水脏也，今水者不胜火，则骨枯而髓虚，故足不任身，发为骨痿，故《下经》曰：骨痿生于大热也。**劳倦逢于大热，渴则阳明内代者，阳明主谷，其气热盛，复有外热来加，阳明之脉内即代绝，内外热盛，下合水肾，水不胜火，故骨枯髓竭。骨枯髓竭，故足不任身，发为骨痿。**问曰：何以别之？**五脏痿有外内，何候知其别异也。**曰：肺热者，色白而毛败；**白是肺色。毛，肺之所主也。**心热者，色赤而络脉溢；**赤是心色。络脉，心之所主也。络脉胀见为嗌也。**肝热者，色苍而爪枯；**苍，青也。青为肝色。爪，肝所主也。**脾热者，色黄而肉濡动；**黄为脾色。肉，脾所主也。**肾热者，色黑而齿熇。**熇，当为槁，色黑齿枯槁也。黑为肾色。齿，肾所主也。故毛败、脉溢、爪枯、肉濡动、齿桥者，即知五脏热痿也。**问曰：如夫子言可矣，论言治痿者独取阳明何也？曰：阳明者，五脏六腑之海也，主润宗筋。宗筋者，束肉骨而利机关。冲脉者，经脉之海也，主渗灌溪谷，与阳明合于筋阴，总宗筋之会，会于气街，而阳明为之长，皆属于带脉而络于督脉，故阳明虚则宗筋纵，带脉不引，故足痿不用。**阳明胃脉，胃主水谷，流出血气，以资五脏六腑，如海之资，故阳明称海。从于脏腑流出，行二十八脉，皆归冲脉，故称冲脉为经脉之海。是为冲脉，以阳明水谷之气与带脉、督脉相会，润于宗筋，所以宗筋能管束肉骨而利机关。宗筋者，足太阴、少阴、厥阴三阴筋，及足阳明筋，皆聚阴器，故曰宗筋，故阳明为长。若阳明水谷气虚者，则带脉不能控引于足，故足痿不用也。**黄帝曰：治之奈何？答曰：各补其荥而通其输，调其虚实，和其逆顺，则宗筋脉骨肉，各以其时受日，则病已矣。黄帝曰：善。**五脏热痿，皆是阴虚，故补五脏阴经之荥。阴荥，水也。阴输是木，少阳也。故热痿通其输也。各以其时者，各以其时受病之日调之皆愈也。

疟解

黄帝问于岐伯曰：夫痎疟者，皆生于风，其蓄作有时何也？痎者，有云二日一发名痎疟，此经但夏伤于暑，至秋为病，或云痎疟，或但云疟，不必以日发、间日以定痎也，俱应四时，其形有异，以为痎耳。因腠理开发，风入不泄，藏蓄合于四时，而发日之辰又异，其故何也？**岐伯曰：疟之始发，先起于毫毛，伸欠乃作寒栗，寒栗鼓颔，腰脊痛，寒去则外内皆热，头痛如破，渴欲饮。**寒疟发状，凡有七别：一起毫毛谓毛立，二为伸欠，三为寒栗，四腰脊痛，五内外热，六头痛甚，七渴饮水。寒疟之状，有斯七别也。**黄帝曰：何气使然？愿闻其道。**请问寒疟发之所以也。**岐伯曰：阴阳上下交争，虚实更作，阴阳相移也。阳并于阴，则阴实而阳明虚，阳明虚则寒栗鼓颔，巨阳虚则腰脊头项痛，三阳俱虚，阴气胜，阴气胜则骨寒而痛，寒生于内，故中外皆寒。**寒气藏于肠胃之外，皮肤之内，舍于营气，至于春时，阴阳交争，更胜更衰，故虚实相移也。三阳俱并于阴，则三阳皆虚，虚为阴乘，故外寒。阴气强盛，盛故内寒。内外俱寒，汤火不能温也。**阳盛则外热，阴虚则内热，外内皆热，则喘而渴欲饮。**阴极则阳盛，阳盛则外热。阴极则阴虚，阴虚则阳乘，故内热。外内俱热，甚于怀炭，冰水不能凉，故渴而欲饮也。**此得之夏伤于暑，热气盛，藏之于皮肤之内，**

肠胃之外，此营气之所舍也。此言其日作所由也。皮肤之内，肠胃之外，脉中营气，是邪之舍也。**此令人汗出空疏，腠理开，因得秋气，汗出遇风，乃得之以浴，水气舍于皮肤之内，与卫气并居。卫气者，昼日行阳，夜行于阴，此气得阳而出，得阴而内薄，是以日作。**邪舍营气之中，令人汗出，开其腠理，因得秋气，复藏皮肤之内，与卫气居。卫昼行于阳，夜行于阴，邪气与卫俱行，是以日日而作也。**黄帝曰：其间日而作何也？岐伯曰：其气之舍泻，内薄于阴，阳气独发，阴邪内著，阴与阳争不得出，是以间日而作。**其邪气因卫入内，内薄于阴，共阳交争，不得日日与卫外出之阳，故间日而作也。**黄帝曰：善。其作日晏与其日蚤，何气使然？岐伯曰：邪气客于风府，循膂而下，卫气一日一夜大会于风府，其明日，日下一节，故其作也晏，此先客于脊背也，每至于风府则腠理开，开则邪入，邪入则病作，此以日作稍益晏者也。其出于风府，日下一椎，二十一日下至骶骨，**因卫气从风府日下，故作也晏，晚也。骶，丁礼反，尾穷骨也。**二十二日入于脊内，注膂之脉，其气上行九日，出于缺盆之中，其气日高，故作日益早。**邪与卫气下二十一椎，日日作晚，至二十二日，邪与卫气注于督脉上行，气上高行，故其作也早。**其内薄于五脏，横连募原也，其道远，其气深，其行迟，不能与卫气俱行偕出，故间日乃作。**偕，俱也。募原，五脏皆有募原。其邪气内著五脏之中，横连五脏募原之输，不能与卫气日夜俱行阴阳，隔日一至，故间日作也。**黄帝曰：夫子言卫气每至于风府，腠理乃发，发则邪入，入则病作。今卫气日下一节，其气之发也不当风府，其日作奈何？**项发际上风府之空，卫气之行，日日而至。若下二十一节，覆上方会风府，日作则不相当，通之奈何也？**岐伯曰：风无常府，卫气之所发也，必开其腠理，气之所舍，即其府高也。黄帝曰：善哉。**无常府者，言卫气发于腠理，邪气舍之，即高同风府，不必常以项发际上以为府也。故卫气发腠理，邪舍之处，其病日作也。**黄帝曰：夫风之与疟也，相似同类，而风独常在，而疟得有休者，何也？**因腠理开，风入藏内，至时而发，名之为疟。然则风之与疟，异名同类，其疟日有休时，风府常在未愈，其意何也？**岐伯曰：经留其处，卫气相顺，经络沉以内薄，故卫留乃作。**经络停留之处，卫气过之，经脉与卫气相顺，故经脉内薄停处，卫气亦留，卫气与风留处发动为疟，所以其风常在，疟有休作也。

三　疟

黄帝曰：疟先寒后热何也？岐伯曰：夏伤于大暑，汗大出，腠理开发，因遇夏气凄沧之小寒，迫之，藏于腠理皮肤之中，秋伤于风，病盛矣。夫寒者阴气也，风者阳气也，先伤于寒而后伤于风，故先寒而后热。夏遇小寒，藏于腠理皮肤之中，至秋复伤于风。先遇于寒，故先寒也；后伤于风，故后热。此为寒疟也。**黄帝曰：先热而后寒何也？岐伯曰：此先伤于风，而后伤于寒，故先热而后寒，亦以时作，名曰温疟。其但热而不寒，阴气绝，阳气独发，则少气烦冤，手足热而欲呕，名曰瘅疟。**此二种疟，略示所由，广解在下。**黄帝曰：夫经言有余者泻之，不足者补之。今热为有余，寒为不足。夫疟之寒也，汤火不能温，及其热也，冰水不能寒，此皆有余不足之类也。当是时，良工不能止也，必须其时自衰乃刺之，其故何也？愿闻其说。岐伯曰：经言无刺熇熇之气，无刺浑浑之脉，无刺漉漉之汗，故为其病逆，未可治。**此言病发盛时，不可取也。**夫疟之始**

发也，阳气并于阴，当是之时，阳虚而阴盛，外无气，故先寒栗。阴气逆极，则复出之阳，阳与阴复并于外，则阴虚而阳实，故热而渴。夫疟气者，并于阳则阳胜，并于阴则阴胜，阴胜则寒，阳胜则热。疟，风寒气也，不常，病极则复至。病之发也如火热，风雨不可当也。故经言曰：方其盛时，勿敢必毁，因其衰也，事必大昌。此之谓也。此言取其衰时有益者也。**夫疟之未发也，阴未并阳，阳未并阴，因而调之，真气得安，邪气乃亡，故工不能治其已发，为其气逆也。**此言取其未病之病，未盛之时也。**黄帝曰：善。攻之奈何？早晏何如？**晏，晚也。疗疟之要，取之早晚何如也？**岐伯曰：疟之且发，阴阳之且移也，必从四末始，阳已伤，阴从之，故先其时，坚束其处，令邪气不得入，阴气不得出，后见之在孙络，盛坚而血者皆取之，此直往而取未得并者也。**此言疗之在早，不在于晚也。夫疟之作也，必内阴外阳，相入相并相移乃作。四肢为阳，脏腑为阴。疟之将作，阳从四肢而入，阴从脏腑而出，二气交争，阴胜为寒，阳胜为热。疗之二气未并之前，以绳坚束四肢病所来处，使二气不得相通，必邪见孙络，皆刺去血，此为要道也。阳以伤者，阳虚也。阴从之者，阴并也。**黄帝曰：病不发，其应何如？**疟病有休有作，其应何气也？**岐伯曰：疟气者，必更盛更虚，随气所在。病在阳则热，脉躁；在阴则寒，脉静；极则阴阳俱衰，卫气相离，则病得休；卫气集，则复病。**疟气不与卫气聚，故得休止。若疟气居卫，与卫气聚者，则其病复作。故病不发者，不与阴阳相应故也。**黄帝曰：时有间二日或至数日发，或渴或不渴，其故何也？**夫疟之作，迟数不同。或不间日，谓一日一发也；或有间日，隔日而发也；或间二日、三日一发也；或至数日一发，四日以去有一发也。诸间二日以去温疟，人多不识，不以为疟，宜审察之，以行补泻也。**岐伯曰：其间日者，邪气与卫气客于六腑，而时相失，不能相得，故休数日乃作。**疟气卫气俱行，行至六腑，谷气有时盛衰，致令二气相失，数日乃得一集，集时即发，故至数日乃作也。**疟者，阴阳更胜，或甚或不甚，或渴或不渴。**阴盛寒甚，不渴；阳胜热甚，故渴也。**黄帝曰：论言夏伤于暑，秋必痞疟，今疟不必应，何也？**夏伤于暑，秋必痞疟。今疟之发，不必要在秋时，四时皆发，其故何也？**岐伯曰：此应四时者也。其病异形者，反四时也。**或夏伤于暑，或冬伤于寒，以为疟者，至其发时，皆应四时，但病形异耳。**其俱以秋病者寒甚，以冬病者寒不甚，以春病者恶风，以夏病者多汗。**恶，于路反，畏恶也。言同伤寒暑，俱以四时为疟也。秋三月时，阴气得胜，故热少寒甚也。冬三月时，阳生阴衰，故热多寒少也。春三月时风盛，故恶风也。夏三月时温热盛，故多汗也。**黄帝曰：夫温疟与寒疟各安舍？舍何脏？**问寒温二疟所居之脏也。**岐伯曰：温疟者，得之冬中风，寒气藏于骨髓之中，至春则阳气大发，邪气不能出，因遇大暑，脑髓铄，脉肉销泽，腠理发泄，因有所用力，邪气与汗偕出，此病藏于肾，其气先从内出之于外，如是则阴虚而阳盛，则病矣，衰则气复反入，入则阳虚，阳虚则寒矣，故先热而后寒，名曰温疟。**此言温疟所舍之脏，谓冬三月时，因腠理开，得大寒气深入，至于骨髓，藏于肾中，至春阳气虽发，亦不能出，以内销于脑髓，销泽脉肉，发泄腠理，有因用力汗出，其寒气从内与汗俱出，是则阴虚，阴虚阳乘，内盛为热，故先热也；热极复衰，反入于内，外阳复虚，阳虚阴乘为寒，所以后寒，故曰温疟也。**黄帝曰：瘅疟者何如？岐伯曰：瘅疟者，肺之素有热气盛于身，厥逆上，中气实而不外泄，因有所用力，腠理开，风寒舍于皮肤**

之内，分肉之间而发，发则阳气盛，气盛而不衰，则病矣。瘅，热也。素，先也。人之肺中，先有热气，发于内热，内热盛而不衰，以成瘅疟之病也。**其气不反之阴，故但热不寒，寒气内藏于心，而外舍分肉之间，令人销铄脱肉，故命曰瘅疟。黄帝曰：善哉。**为寒气所发热气，不反之阴，故但热不寒。神引寒气藏心，而舍分肉之间，故能销铄脱肉，令人瘦瘠。然则，无寒独热，故曰瘅疟也。

十二疟

黄帝曰：疟而不渴，间日而作，奈何？岐伯曰：疟而不渴，间日而作，刺足太阳：渴而间日作，刺足少阳。温疟者，汗不出，为五十九刺。足太阳在阴主水，故不渴间日发也。足少阳在阳，故渴而间日作也。此二皆寒疟也。温疟，伤寒所为，故汗不出，以五十九刺也。**足太阳疟，令人腰痛头重，寒从背起，先寒后热渴，渴止汗出，难已，日刺郄中出血。**足太阳脉从头下背下腰，邪客之，故寒从背起。《明堂》足太阳合委中，疗经疟，状与此同也。**足少阳疟，令人身体解㑊，寒不甚，热不甚，恶见人，见人心惕惕然，热多汗，汗出甚，刺足少阳。**足少阳脉羁终身之支节，故此脉病，身体解㑊。足少阳与厥阴合，故寒热俱不甚，恶见人也。若热多，即汗出甚也，可取足少阳风池、丘虚等穴也。**足阳明疟，令人先寒，洒泝洒泝，寒甚久乃热，热去汗出，喜见日月光火，气乃快然，刺阳明跗上。**足阳明两阳合明，故汗去，喜见日月光明，见之快心也。足跗上，足阳明脉行也。**足太阴疟，令人不乐，好太息，不嗜食，多寒热汗出，病至则善呕，呕已乃衰，即取之。**足太阴脉从胃别上膈，注心中，故疟令人不乐，好太息也。脾胃主食，故脾脉病不嗜食。其脉入腹属脾络胃，上膈侠咽，故病将极喜呕。呕已乃衰时，即宜取之也。**足少阴疟，令人吐呕，甚多寒热，热多寒少，欲闭户而处，其病难已。**足少阴脉贯肝膈入肺中，从肺出络心，注胸中，故足少阴疟令人吐呕，甚则寒热俱多于余经疟。其足少阴为阳乘之，故热多寒少。以其肾阴脉伤，故欲闭户而处，病难已也。**足厥阴疟，令人腰痛，少腹满，小便不利，如癃状，非癃也，数小便，意恐惧，气不足，肠中邑邑，刺足厥阴。**足厥阴脉环阴器，抵少腹，故腰痛少腹满，小便不利如癃。癃，淋也，小便不利如淋也。其脉属肝络胆，胆为足厥阴府，故胆伤，恐惧气不足，肠中邑邑也。可刺足厥阴五输、中封等穴也。**肺疟者，令人心寒，寒甚热间，喜惊如有见者，刺手太阴、阳明。**以上言经病为疟，以下言脏病疟。肺以逼心，故肺病心寒喜惊，妄有所见。宜取肺之脏腑表里之脉也。**心疟者，令人烦心，甚欲得清水及寒多，寒不甚，热甚，刺手少阴。**心中烦热，故欲得冷水及欲得寒。以其是阳，得寒发热，故欲得寒多也，其寒不甚，其热甚也。心经手少阴受病，遂令心烦，非心受病。又心有神，不可多受邪气，非脉不受邪也，故令烦心。疗在手少阴少海之穴也。**肝疟，令人色苍苍然，太息，其状若死者，刺足厥阴见血。**肝疟病甚则正色见，故苍苍然也。苍，青也。病甚气奔，故太息出之。可取肝之经络，见血得愈也。**脾疟，令人疾寒，腹中痛，热则肠中鸣，已汗出，刺足太阴。**脾脉足太阴脉属脾络胃连肠，以谷气盛，故寒疾腹痛肠鸣。可取脾之经脉大都、公孙、商丘等穴也。**肾疟，令人洒洒，腰脊痛宛转，大便难，目询询然，手足寒，刺足太阳、少阴。**询，请也，谓有询请，举目求之。询询，举目视专也。洒，音洗，谓恶寒也。肾脉贯脊属肾络膀胱，故腰脊痛宛转，大便难也。其脉从肾上贯肝膈，肝脉入目，故询询然。又或为眩，肾府膀胱足太阳脉起目内眦，故令目眩也。足少阴、太阳上连手之少阴、太阳，故手足寒也。取此肾之脏腑二脉也。**胃疟，令人疸病也，喜饥而不能食，食而支满腹大，刺足阳明、太阴横脉出血。**疸，音旦，内热病也。胃受饮食，饮食非理，致有寒热，故胃有疟也。胃脉足阳明属胃络脾，故胃中热，喜饥不能食，腹搘满也。足阳明大络，即大横脉也。**疟已发，身方热，刺跗上动脉，开其空立寒。**以前诸疟中，温疟将欲热时，可刺足跗上动脉。动脉即冲脉，为五脏六腑之海，故刺之以疗十二疟也。开空者，摇大其穴，热去立寒也。或寒衰方热也。**疟方欲寒，刺手阳明、太阴、足阳明、太阴。**以前诸疟之中，寒疟可刺手足阳明、太阴。手阳明脉商阳、三间、合谷、阳溪、偏历、温溜、五里等：足阳明神庭、开明、天枢、解溪、冲阳、陷谷、厉兑等：手太阴列缺、太渊、少商：足太阴大都、公孙、商丘等穴。或热衰方寒也。**诸疟而脉不见者，刺十指间见血，血去必已，先视身之热赤如小豆者尽取之。**十二种疟各有络脉见者，依刺去之。若络不见足阴阳脉，刺足十指间：手阴阳脉不见，刺手十指间，皆出血必已。又诸疟将衰，身上有如赤小豆结起者，皆刺去也。**十二疟者，其发各不同时，察其病形，以知其何脉之病也。先其病发时如食顷而刺之，**此言通疗十二种疟，并于疟未发先一食之顷刺之，必已也。**一刺则衰，二刺则知，三刺则已：**一刺病衰，病人未觉有愈：二刺知愈，其病未尽：三刺病气都尽也。**不已，刺舌下两脉出血；不已，刺郄中盛经出血；有刺项以下侠脊者，必已。舌下两脉者，廉泉也。**如前刺之不已，可变法刺，凡有三刺：一刺舌下足少阴脉、任脉廉泉之穴：二刺膕内委中，检无郄中，或可刺于膕内郄穴委中之中，足太阳盛经出血：三刺项下侠脊足太阳大杼、谚譆等穴。**刺疟者，必先问其病之所先发者，先刺之。**先问者，问其疟发之先，欲疗其始，问而知之也。**头先痛及重，先刺头上，**先取督脉神庭、上星、囟会、百会等穴。**及两颌两眉间出血。**两颌眉间取络出血。**先项背痛者，先刺之。**先起项及背者，先刺项及背疗疟之处也。**先腰脊痛者，刺郄中出血。**刺委中之郄也。**先手臂痛者，先刺手阴阳十指间。**手表里阴阳之脉，十指之间也。**先足胻酸痛者，先刺足阳明十指间出血。**足阳明为三阳之长，故刺足十指间出血，皆称足阳明也。**风疟之发，则汗出恶风，刺三阳经背输之血。**此风疟状也。风疟候手足三阳经之背输，有疟之穴处取之。**胻酸痛甚，按之不可，名曰胕髓，以镵，镵绝骨出其血，立已。身体小痛，刺之诸阴之井，毋出血，间日一刺。**人足胻酸痛，按之不可，名曰胕髓之病。可以镵针镵出血也。五脏诸阴之井起于木，宜取勿出血也。有本“髓”为“体”。

仁安三年五月八日以同本书之

以同本移点校合了　丹波赖基

本云

保元二年卯月二十一日以家本比校了　宪基

卷第二十六　寒热

通直郎守太子文学臣杨上善奉敕　撰注

寒热厥

黄帝问于岐伯曰：厥之寒热者何也？夫厥者，气动逆也。气之失逆，有寒有热，故曰厥寒热也。九月反，逆气。**岐伯曰：阳气衰于下，则为寒厥；阴气衰于下，则为热厥。**下，谓足也。足之阳气虚也，阴气乘之足冷，名曰寒厥。足之阴气虚也，阳气乘之足热，名曰热厥也。**黄帝曰：热厥之为热也，必起足下何也？**寒热逆之气生于足下，令足下热，不生足上何也？**岐伯曰：阳起于五指之表，集于足下而热于足心，故阳胜则足下热。**五指表者，阳也。足心者，阴也。阳生于表，以温足下。今足下阴虚阳胜，故足下热，名曰热厥热也。**黄帝曰：寒厥之为寒也，必从五指始，上于膝下何也？岐伯曰：阴气起于五指之里，集于膝下而聚于膝上，故阴气胜则从五指至膝上寒，其寒也，不从外，皆从内寒。黄帝曰：善。**五指里，阴也。膝下至于膝上，阳也。今阳虚阴胜之，故膝上下冷也。膝上下冷，不从外来，皆从五指之里，寒气上乘冷也。**黄帝曰：寒厥何失而然？**厥，失也。寒失之气，何所失逆，致令手足冷也？**岐伯曰：前阴者，宗筋之所聚也，太阴、阳明之所合也。春夏则阳气多而阴气衰，秋冬则阴气盛而阳气衰。**大便处为后阴，阴器为前阴也。宗，总也。人身大筋总聚以为前阴也。手太阴脉络大肠循胃口，足太阴脉络胃，手阳明脉属大肠，足阳明脉属胃，此二阴阳之脉，皆主水谷，共以水谷之气资于诸筋，故令足太阴、足少阴、足厥阴、足阳明等诸脉聚于阴器，以为宗筋，故宗筋，太阴、阳明之所合也。春夏为阳，故人足阳明春夏气盛；秋冬为阴，故人足太阴秋冬气盛也。**此人者质壮，以秋冬夺于所用，下气上争，未能复，精气溢下，邪气因从之而上，气居于中，阳气衰，不能渗营其经络，故阳气日损，阴气独在，故手足为之寒。**此人，谓是寒厥手足冷人也。其人形体壮盛，从其所欲，于秋冬阳气衰时，入房太甚有伤，故曰夺于所用。因夺所用，则阳气上虚，阴气上争，未能和复，精气溢泄益虚，寒邪之气因虚上乘，以居其中，以寒居中，阳气衰虚。夫阳气者，卫气也。卫气行于脉外，渗灌经络以营于身，以寒邪居上，卫气日损，阴气独用，故手足冷，名曰寒厥也。**黄帝曰：热厥何如？岐伯曰：酒入于胃，则络脉满而经脉虚，脾主为胃行其津液者也，阴气虚则阳气入，阳气入则胃不和，胃不和则精气竭，精气竭则不营其四肢。**酒为热液，故人之醉，酒先入并络脉之中，故经脉虚也。脾本为胃行于津液，以灌四脏。今酒及食先满络中则脾脏阴虚，脾脏阴虚则脾经虚，脾经既虚则阳气乘之，阳气聚脾中则谷精气竭，谷精气竭则不营四肢，阳邪独用，故手足热也。**此人必数醉若饱以入房，气聚于脾中未得散，酒气与谷气相抟，热于中，故热遍于身，故内热溺赤。夫酒气盛而慓悍，肾气有衰，阳气独胜，故手足为之热。**此俱言得病所由。此人，谓手足热厥之人，数经醉酒及饱食，酒谷未消入房，气聚于脾脏，二气相抟，内热于中，外遍于身，内外皆热，肾阴内衰，阳气外胜，手足皆热，名曰热厥也。**黄帝问曰：厥，或令人腹满，或令人暴不知人，或至半日远至一日乃知人者，何也？**令人腹满及不知人，以为失逆，称为厥者，请闻所以。**岐伯曰：阴气盛于上则下虚，下虚则腹胀满；**上，谓心腹也。下，谓足也。上阳非无有阴，下阴非无有阳，气之常也。今阴气并盛于上，下虚故腹满也。**阳气盛于上，则下气重上而邪气逆，逆则阳气乱，乱则不知人。黄帝曰：善。**心腹为阳，下之阳气重上心腹，是为邪气逆乱，故不知人也。

经脉厥

黄帝曰：愿闻六经脉之使厥状病能。请闻手足三阴三阳气动失逆为厥之状。病能，厥能为病。**岐伯曰：巨阳之厥，踵首头重，足不能行，发为眩仆。**巨阳，太阳也。踵，足也。首，头也。足太阳脉从头至足，故太阳气之失逆，头足皆重。以其重，故不能行也。手足太阳皆入于目，故目为眴仆。眴，胡遍反，目摇也。**阳明之厥，则癫疾欲走呼，腹满不能卧，面赤而热，妄见妄言。**足阳明脉从面下入腹至足，故阳明气之失逆，癫疾走呼，腹满不得卧，面赤而热，妄见妄言，皆是阳明谷气盛热，邪气所乘故也。**少阳之厥，则暴聋颊肿而热，胁痛，骭不可以运。**手足少阳之脉皆入耳中，足少阳脉循颊下胁，循骭至足，故暴聋颊肿胁痛脚骭不可运动也。**太阴之厥，腹满䐜胀，后不利，不欲食，食则呕，不得卧。**足太阴脾脉主于腹之肠胃，故太阴脉气失逆，腹满不利不食，呕不得卧。**少阴之厥，则舌干溺赤，腹满心痛。**手少阴脉络小肠，足少阴脉从足上阴股内廉，贯脊属肾络膀胱，络心上侠舌本。少阴气逆，舌干溺赤，腹满心痛也。**厥阴之厥，则少腹肿痛，䐜溲不利，好卧屈膝，阴缩肿，胫内热。**足厥阴脉从足上踝八寸，交出太阴后，上循股阴入毛，环阴器，抵少腹侠胃，故厥阴脉气失逆，少腹痛，䐜溲不利，好卧屈膝，阴缩肿，胫内热。有本作"胫外热"，足厥阴脉不行胫外，"外"为误耳。**盛则泻之，虚则补之，不盛不虚，则以经取之。**上六经厥，皆量盛虚，以行补泻也。**足太阴脉厥逆，胻急挛，心痛引腹，治主病者。**足太阴脉从足上行，循胻后，属脾络胃，注心中，故足太阴气动失逆，胻急挛，心痛引腹也。有胻急挛等病者，可疗足太阴脉所发之穴，主疗此病者也。余仿此。问曰：前章已言六经之厥，今复言之，有何别异也？答曰：二章说之先后经脉厥，而主病左右不同故也。**足少阴脉厥逆，虚满呕变，下泄青，治主病者。**足少阴脉贯脊属肾络膀胱，贯肝入肺注胸中，故足少阴脉气失逆，心腹虚满呕吐，下利出青色者，少腹间冷也。**足厥阴脉厥逆，挛腰虚满，前闭谵言，治主病者。**足厥阴环阴器抵少腹，循喉咙入颃颡，故足厥阴脉失逆，腰挛而虚满，小便闭。谵，诸阎反，多言也。相传乃衔反，独语也。**三阴俱逆，不得前后，使人手足寒，三日死。**逆，即气之失逆，名曰厥逆。足三阴之脉同时失逆，必大小便不通，手足冷，期至三日死矣。**足太阳脉厥逆，僵仆呕血善衄，治主病者。**足太阳脉起于鼻旁目内眦，侠脊抵腰中，络肾属膀胱，故足太阳脉气之失逆，僵仆呕血善衄。后倒曰僵，前倒曰仆，僵仆有伤，故呕血也。太阳厥逆连鼻，故善衄也。**足少阳脉厥**

逆，机关不利者，腰不可以行，项不可以顾，发肠痈犹可治，惊者死。足少阳脉后循颈下腋，循胸过季胁合髀厌中，下膝外廉，下外辅骨之前，抵绝骨，上外踝之前，上跗入小指、次指间。支者贯爪甲，纲络身之骨节机关，故少阳气之失逆，机关不利。腰是机关，故不可行也。少阳循颈，故项不可顾也。脉循胁里，出于气街，发肠痈病犹可疗之，肠痈气逆伤胆，死也。**足阳明脉厥逆，喘咳身热善惊，衄呕血不可治，惊者死。**足阳明逆气乘肺，故喘咳也。足阳明主身热，热气逆身喜惊。足阳明起鼻，下行属胃，气逆衄血呕血而不疗，加有惊者神乱，故死也。**手太阴脉厥逆，虚满而咳，喜呕唾沫，治主病者。**手太阴脉下络大肠，还循胃口，上膈属肺，故气逆而成病。**手心主、少阴脉厥逆，心痛引喉，身热死，不热可治。**手心主、手厥阴心包络脉起于胸中，出属心包，下膈历络三焦；手少阴脉起心中，侠咽上行，故二脉失逆，心痛引喉也。心包之脉历络三焦，故心受邪而痛，遍行三焦，致令身热，名真心痛，死，不可疗。若身不热，是则逆气不周三焦，故可疗之也。**手太阳脉厥逆，聋，泣出，项不可以顾，腰不可以俯仰，治主病者。**手太阳脉起于小指之端，上行至肩上入缺盆，循颈至目锐眦，却入耳中，故手太阳气逆，耳聋目泣出，项不可顾，不得俯仰也。**手阳明、少阳脉厥逆，发喉痹，嗌肿，痓，治主病者。**手阳明脉上肩出颙前廉，上出柱骨之会上，下入缺盆，支者从缺盆上贯颊；手少阳支者，从膻中出缺盆，上项系耳后。故二脉气逆，喉咙痹，咽嗌肿，颈项痓。痓，身项强直也。

肾肝并沉为石水，肾肝虽为下部，肾脉沉，肝脉浮而强。今肝脉与肾脉并沉，是阴气盛，肾以主水，故为石水。石水，谓盛冬凝水，坚鞕如石，名曰石水，言此水病之甚也。**并浮为风水，**浮为阳也，风为阳也，肝脉浮弦，今肾脉与肝脉并浮，然肾肝俱阴，居于下部，故为风水也。**并虚为死，**肾肝并虚，是为阴阳俱虚为水必死。**并小弦亦惊。**脉小者，血气少也。肾肝二脉血气俱少，仍弦者，是为肾肝皆虚，又为脾气来乘，故有惊恐也。

寒热相移

肾移寒于脾，痈肿少气。五脏病传，凡有五邪，谓虚、实、贼、微、正等。邪从后来名虚邪，从前来名实邪，从所不胜来名微邪，从胜处来名贼邪，邪从自起名曰正邪。肾移寒于脾，此从不胜来也。谓肾脏得寒，传与脾脏，致令脾气不行于身，故发为痈肿。寒伤谷，故为少气也。**脾移寒于肝，痈肿筋挛。**脾得寒气，传与肝脏，名曰微邪。以脾将寒气与肝，气壅遏不通，故为痈肿。肝以主筋，故肝病筋挛者也。**肝移寒于心，狂膈中。**肝得寒气，传与心脏，名曰虚邪。肝将寒气与心，心得寒气，热盛神乱，故狂膈中，心气不通也。**心移寒于肺，肺消者，饮一溲二，死不治。**心得寒气，传与肺者，名曰贼邪。心将寒气与肺，肺得寒发热，肺焦为渴，名曰肺消。饮一升，溲一升，可疗；饮一升，溲二升，肺已伤甚，故死也。**肺移寒于肾，为涌水，涌水者，按腹下坚，水气客大肠，疾行则鸣濯濯如裹壶，治肺者。**肺得寒气，传与肾脏，名曰虚邪。肺将寒气与肾，肾得涌水，大肠盛水，裹于腹中，如帛裹浆壶。以肺寒饮为病，故疗于肺也。**脾移热于肝，则为惊衄。**脾受热气，传之与肝，名曰微邪。脾将热气与肝，肝血怒盛伤，为惊怖衄血也。**肝移热于心，则死。**肝受热气，传之与心，名曰虚邪。肝将热气与心，心中有神，不受外邪，故令受邪即死也。**心移热于肺，传为膈消。**心受热气，传之与肺，名曰贼邪。心将热气与肺，肺得热气，膈热消饮多渴，故曰膈消也。**胞移热于**

膀胱，则癃溺血。胞，女子胞也。女子胞中有热，传与膀胱尿胞，尿脬得热，故为淋病尿血也。**膀胱移热于小肠，隔肠不便，上为口糜。**隔，塞也。膀胱，水也。小肠，火也。是贼邪来乘，故小肠中塞，不得大便。热上冲，口中烂，名曰口靡。烂也，亡皮反。**肺移热于肾，传为素痉。**肺受热气，传之与肾，名曰虚邪。肺将热气与肾，肾得热气，名曰素痉之病。素痉，强直不得回转。**肾移热于脾，传为虚，肠辟死，不可治。**肾受热气，传之与脾，名曰微邪。肾将热气与脾，脾主水谷，故脾得热气，令肠中水谷消竭，所以肠虚，辟迭不通而死。**小肠移热于大肠，为密疝为沉。**小肠得热，传与大肠，名曰贼邪。小肠将热气与大肠为病，名曰密疝。大肠得热，密涩沉而不通，故得密沉之名也。**大肠移热于胃，善食而瘦，入胃之食亦。**大肠得热，传与胃者，名曰虚邪。大肠将热与胃，胃得热气，实盛消食，故喜饥多食。以其热盛，食入于胃，不作肌肉，故瘦。“亦”，义当“易”也，言胃中热，故入胃之食变易消尽，不为肌肉，故瘦。**胃移热于胆，名曰食亦。**胃得热气，传之与胆，从不胜来，名曰微邪。胃将热气与胆，胆得于胃谷之热气，令胆气消易，仍名食易。**胆移热于脑，则辛颎鼻淟，鼻淟者，浊涕下不止，传为衄䁱瞑目，故得之厥气。**淟，他典反，垢浊也。䁱，亡结反，目眵也。脑髓属肾，胆得热气，传之与脑，从前而来，名曰实邪。胆将热气与脑，脑得胆之热气，鼻颎辛酸，流于浊涕，久下不止，传为衄衄眵瞑也。瞑，开目难也。此胆传之病，并因逆热之气所致也。

三阳急为瘕，瘕，谓女子宫中病，男子亦有瘕而为病。凡脉急者，多寒。三阳，谓太阳。候得太阳脉急，为是阴胜多寒，男子为瘕，女子为石瘕之病。**二阴急为痫厥，**二阴，少阴也。候得少阴脉急，是为阳与阴争阳胜，发为小儿痫病，手足逆冷也。**二阳急为惊。**二阳，阳明也。阳与阴争，少阴胜，发大小人惊也。

厥头痛

厥头痛，面若肿起而烦心，取手足阳明、太阳。应有问答，传之日久，脱略故也。手足阳明及手足太阳皆在头在面，手太阳络心属小肠，此等四脉失逆头痛，面胕起若肿及心烦，故各取此四脉输穴疗主病者。**厥头痛，头脉痛，心悲善泣，视头动，脉反盛者，刺尽去血后，调足厥阴。**足厥阴脉属肝络胆，上连目系，上出额，与督脉会于颠，故气失逆头痛，头脉痛，心悲善泣，视头动。厥阴主悲泣。视头动者，视之时头战动也。脉反盛者，络脉盛，可先刺去络血，后取厥阴输穴疗主病者也。**厥头痛，贞贞头重而痛，泻头上五行，行五，先取手少阴，后取足少阴。**贞，竹耕反。贞贞，头痛甚貌。手少阴心脉起心中，从心系目系；足少阴肾脉贯脊属肾，上贯肝入肺，从肺出络心，故心气失逆，上冲于头，痛贞贞。是心神所居，故先取心脉输穴，后取肾脉输穴，疗主病者。**厥头痛，意善忘，按之不得，取头面左右动脉，后取足太阴。**足太阴脉与足阳明合也，足阳明循头面左右，动在客主人及大迎，皆脾气所至。脾神是意，其脉足太阴，所以太阴气之失逆，意多喜忘，所痛在神，按之难得。可取头面左右足阳明动脉，后取足太阴输穴，疗主病者。**厥头痛，头痛甚，耳前后脉涌有热，泻出其血，后取足少阳。**足少阳胆脉起目锐眦，上抵角，下耳后，其支从耳后入耳中，出走耳前，故足少阳气之失逆，头痛甚，耳前后脉涌动者，有热也。可刺去热血，后取足少阳疗主病者。**厥头痛，项先痛，腰脊为应，先取天柱，后取足太阳。**足太阳脉起目内眦，上额交颠入络脑，还出下项侠脊抵腰中，入循膂，络肾属膀胱，故足太阳气之失逆头痛，项先痛，腰脊相应，先取足太阳上天柱之穴，后取足太阳下输穴，疗主病者。**真头痛，头痛甚，脑尽痛，手足寒至节，死不治。**头痛脑痛既甚，气逆，故手足冷至节，极则死也。**头痛不可取于输者，有所击坠，血在于内，若内伤，痛未已，可即刺，不可远取也。**取输难愈，故曰不可。又有击坠留血，可以近疗，因即刺之，不可取其远输者也。**头痛不可刺者大痹，为恶日作者，可令少愈，不可已。**头痛有不可刺者，此为大痹在头，恶其日作。作，发也。刺之可令少愈，不可除也，谓寒湿之气入脑以为大痹故也。**头半寒痛，先取手少阳、阳明，后取足少阳、阳明。**手足少阳、阳明在头面左右箱，故手脉行近头，足脉行远头。所以头之左箱半痛者，可刺左箱手之少阳、阳明，然后刺右箱足之少阳、阳明。右亦如之也。

厥侠脊而痛至项，头沉沉然，目䀮䀮然，腰脊强，取足太阳腘中血络。头目项及腰脊腘，足太阳脉所行，故生病腘中也。**厥胸满面肿，唇思思然暴言难，甚则不能言，取足阳明。**此皆足阳明脉所行，故取足阳明输疗主病者。**厥气走喉而不能言，手足清，大便不利，取足少阴。**手足清者，手少阴与足少阴通，故手足冷，取足少阴输疗主病者也。**厥而腹向向然多寒气，腹中荣荣，便溲难，取足太阴。**腹胀多寒，便溲不利，皆是足太阴脉所为，故取之也。

厥心痛

厥心痛，与背相控，如从后触其心，伛偻者，肾心痛也，先取京骨、昆仑，发针不已，取然谷。肾脉足少阴贯脊属肾络心，故肾气失逆，令心痛控背。肾在于后，故肾病痛心，如物从后触心而痛，脊背伛偻也。京骨，在足外侧大骨下赤白肉际，肾府足太阳脉所过；昆仑，在足外踝跟骨上，足太阳脉所行；然骨，在足内踝前起大骨下，足少阴脉所流，故肾、心痛皆取之也。**厥心痛，腹胀胸满，心尤痛甚，胃心痛也，取之大都、太白。**胃脉足阳明属胃络脾。脾脉足太阴流于大都，在足大指本节后陷中；注于太白，在足内侧核骨下陷中，支者别胃上膈注心中。脾胃主水谷，水谷有余则腹胀胸满尤大也。此腑病取于脏输也。**厥心痛，痛如锥针刺其心，心痛甚者，脾心痛也，取之然谷、太溪。**然谷，足少阴脉所流，在足内踝前起大骨下陷中；太溪，足少阴脉所注，在足内踝后跟骨上动脉陷中，并是足少阴流注。脾气乘心，心痛，可疗脾之输穴。今疗肾足少阴流注之穴者，以脾是土，肾为水，土当克水，水反乘脾，脾乃与心为病，故远疗肾输也。**厥心痛，色苍苍如死状，终日不得太息，肝心痛也，取之行间、太冲。**苍，青色也，肝病也。不得太息，肝主吸气，今吸气已痛，不得出气太息也。太冲，在足大指本节后二寸陷者，足厥阴脉所注。**厥心痛，卧若徙居，心痛间，动作痛益甚，色不变，肺心痛也，取之鱼际、太渊。**肺主于气，气以流动，流动之气乘心，故心痛卧若移居至至于他处也。以气流动，故心痛间也。动作益气所病，故益甚也。肺气是心微邪，不能令色变。鱼际，在大指本节后内侧散脉中，手太阴脉之所留。太渊，在手掌后陷者中，手太阴脉之所注也。**真心痛，手足清至节，心痛甚，旦发夕死，夕发旦死。**心不受邪，受邪甚者痛聚于心，气亦聚心，故手足冷，所以死速也。**心痛不可刺者，中有盛聚，不可取于输，肠中有虫瘕及蛟蛕，皆不可取小针。**心痛甚取输无益者，乃是肠中有虫瘕蛟蛕。肠中长虫也，音犮。可以手按，用大针刺之，不可用小针。**心腹痛憹作痛肿聚，往来上下行，痛有休止，腹热善渴涎出者，是蛟蛕也，以手聚

按而坚持之，毋令得移，以大针刺之，久持之，虫不动，乃出针也，恲腹侬痛形中上者。侬，聚结也，奴道反。谓心腹之内，虫聚而痛侬，懊侬然也。虫食而聚，犹若肿聚也。食已而散，故休止也。又聚扰于胃，故热渴涎出也。若蛕相友，所以蛕称蛕也。恲亦恲，普耕反，满也。谓虫聚心腹满，如肿聚高起，故曰形中上者也。

心痛，引腰脊，欲呕，取足少阴。足少阴脉行腰脊，上至心，故心痛引腰脊欲呕，取少阴脉输穴也。**心痛，腹胀啬啬然，大便不利，取足太阴。**足太阴脉主腹，故取足太阴输穴。啬啬，恶寒之貌也。**心痛引背，不得息，刺足少阴；不已，取手少阳。**足少阴脉贯脊络心，手少阳脉主三焦气，故心痛引背不得息，取此二经输穴疗主病者也。**心痛，少腹满，上下毋常处，便溲难，刺足厥阴。**足厥阴脉环阴器，抵少腹，故少腹满便溲难，取此脉输穴所主病者。**心痛，但短气不足以息，刺手太阴。**手太阴主于气息，故气短息不足，取此脉主疗输穴。**心痛，当九节刺之；不已，刺按之立已；不已，上下求之，得之立已。**《明堂》第九节下两傍是肝输，中央是筋络，皆不言疗心痛。此经言疗取之，刺此节不已，于上下背输寻之，有疗心痛取之。

心疝暴痛，取足太阴、厥阴，尽刺去其血络。足太阴注心中，足厥阴从肝注肺，故心暴疝，取此二脉，去其血络也。

寒热杂说

皮寒热，皮不可附席，毛发焦，鼻槁腊，不得汗，取三阳之络，补手太阴。肺主皮毛，风盛为寒热，寒热之气在皮毛，故皮毛热不可近席。以热甚，故皮毛焦。鼻是肺官，气连于鼻，故槁腊，不得汗也。腊，肉干也。三阳络在手上大支脉，三阳有余，可泻之。太阴之气不足，补之也。**肌寒热，肌痛，毛发焦而唇槁腊，不得汗，取三阳于下以去其血者，补太阴以出其汗。**寒热之气在于肌中，故肌痛毛发焦也。唇口为脾官，气连肌肉，故肌肉热，唇口槁腊，不得汗也。是为足三阳盛，故去其血也。足太阴虚，故补之出汗。**骨寒热，病无所安，汗注不休，齿未槁，取其少阴于阴股之络；齿已槁，死不治。骨厥亦然。**寒热之气在骨，骨热故无所安，汗注不休也。齿槁，骨死之候。齿不槁者，可取足少阴阴股间络，以足少阴内主于骨故也。**骨痹，举节不用而痛，汗注烦心，取三阴之经补之。**寒湿之气在于骨节，肢节不用而痛，汗注烦心，名为骨痹，是为手足三阴皆虚，受诸寒湿，故留针补之，令湿痹去之矣。**身有所伤血出多，及中风寒，若有所堕坠，四肢解㑊不收，名曰体解，取其少腹脐下三结交。三结交者，阳明、太阴也。脐下三寸，关元也。**因伤出血多，一也；中风寒，二也；有堕坠，三也。体者，四肢也。三者俱能令人四肢解堕不能收者，名曰体解之病，可取之足阳明、足太阴于脐下小肠募关元穴也。三结者，足之三阴太阴之气，在脐下与阳明交结者也。**厥痹者，厥气上及腹，取阴阳之络，视主病者，泻阳补阴经。**失逆之气，从足上行，及于少腹，取足之阴阳之络，所主之病，泻去其血，补足三阴经也。**颈侧之动脉人迎。人迎，足阳明也，在婴筋之前；婴筋之后，手阳明也，名曰扶突；次脉，手少阳脉也，名曰天牖；次脉，足太阳也，名曰天柱；腋下动脉，臂太阴也，名曰天府。**膺前当中任脉，谓之天突。任脉之侧动脉足阳明，在婴筋之前，人迎也。名足阳明等者，十二经脉足太阴属脾络胃，上膈侠阳明连舌本。足少阴从肾上贯膈入肺，循喉咙侠舌本。足厥阴属肝络胆，循喉咙后，上入颃颡，连目系上额，与督脉会颠，支者从目系下颊里。此足三阴至颈项之中，所行处深，故不得其名。足厥阴虽至于颊，不当颈项冲处，故其穴不得脉名。手少阴心脉虽循咽系目系，以心不受邪，其气不盛；手心主脉从心包循胸出胁腋，不至颈项，又是心包，其气更不盛，故此二脉之穴，不得脉名。手太阴肺脉，以肺居藏上主气，其气强盛，虽不至颈项，发于气穴，得于脉名。手足三阳，手太阳脉虽循颈上颊，至目锐眦，以是心府，其气不盛，故穴不得脉名。足少阳胆腑脉起目锐眦，下行至胸，以胆谷气不盛，故其穴不得脉名。唯手足阳明谷气强盛，手足少阳三焦之气（有本为“足少阳”，检例误耳），足太阳诸阳之长，所以此之四脉与手太阴入于五部大输之数也。与彼《本输》之中脉次多少不同，彼中十二经脉之中，唯无足之三阴、手之少阴，手足诸脉皆悉，且于奇经八脉之中有任、有督，以为脉次。此中唯取五大要输，以为差别。**阳逆头痛，胸满不得息，取人迎。**足阳明从大迎循发际至额颅，故阳明气逆头痛也。支者下人迎循喉咙属胃络脾，故气逆胸满不得息，可取人迎。人迎胃脉主水谷，总五脏之气，寸口为阴，此脉为阳，以候五脏之气，禁不可灸也。**暴瘖气鲠，取扶突与舌本出血。**手阳明别走大络乘肩髃，上曲颊，循齿入耳中，会宗脉五络皆入耳中，故耳中脉名宗脉也。所以人暴瘖气鲠，取此手足之阳明扶突之穴，出血得已。气在咽中，如鱼鲠之状，故曰气鲠。舌本一名风府，在项入发际一寸督脉上，今手阳明正经不至风府，当是耳中宗脉络此舌本，以血有余，故泻出也。**暴聋气蒙，耳目不明，取天牖。**手少阳从膻中上系耳后，支者从耳后入耳中，走出耳前至目锐眦，故手少阳病，耳暴蒙不得明了者，可取天牖，在头筋缺盆上，天容后，天柱前，完骨下，发际上也。**暴挛痫眩，足不任身，取天柱。**足太阳脉起目内眦，上额交颠，入络脑，下侠脊抵腰，循髀过髀枢，合腘贯腨出外踝后，至小指外侧，故此脉病，暴脚挛，小儿痫，头眩足痿，可取天柱。天柱，侠项后发际大筋外廉陷者中也。**暴瘅内逆，肝肺相薄，血溢鼻口，取天府。此为大输五部。**热成为瘅。手太阴脉起于中焦，下络大肠，还循胃口，上膈属肺，故此脉病，肺腹暴瘅，脾胃气逆，肝肺之气相薄，致使内逆，血溢鼻口，故取天府。天府，在腋下三寸臂臑内廉动脉。此为颈项之间脏腑五部大输。**臂阳明有入鼽偏齿者，名曰人迎，下齿龋，取之臂，恶寒补之，不恶寒泻之。**臂阳明，手阳明也。手阳明脉从手上行，循臂入缺盆，下络肺，支者从缺盆行婴筋后上颈，入至下齿中，还出侠鼻，起足阳明，交頞中，下入上齿中，遂出循颐至大迎，支者从大迎下行婴筋之前至人迎，至婴筋时，二经皮部之络相至二经，故臂阳明之气亦发人迎，故称有入。所以下齿龋取于手之商阳穴也。恶寒阳虚，故补之。不恶寒者阳实，故泻之也。**足之太阳有入颊偏齿者，名曰角孙，上齿龋，取之在鼻与鼽前，方病之时，其脉盛则泻之，虚则补之。一曰取之出眉外，方病之时，盛泻虚补。**偏，音遍。足太阳经起目内眦上额，其其太阳皮部之络，有下入于颊后偏上齿，又入于耳，气发角孙之穴，故曰有入。所以上齿龋者，取之鼻及鼽骨之前，有络见者，刺去其血；虚则补络，补络可饮补药。眉外，谓足阳明上关穴也。上关，在耳前上廉起骨，开口有空，亦量虚实以行补泻也。**足阳明有侠鼻入于面者，名曰悬颅，属口对入系目本，视有过者取之，损有余，益不足，反者益甚。**足阳明大经起鼻交頞，下鼻外入上齿中，还出侠口交承浆，循颐出大迎，上耳前，循发际，气发悬颅之穴，有皮部之络与口相当，入系目系。对，当也。视此足阳明有余不足，可损益之。取之失者，反益甚也。**足太阳有通项入于脑者，正属目本，名曰眼系，头目固痛，取之在项中两筋间，入脑乃别。**足太阳经起目内眦，上额交颠上，其直者从颠入络脑，还出别下项，有络属于目本，名曰目系。太阳为目上纲，故亦是太阳与目为系。今别来属于之，其气是通，故头与目有固痛者，取于项中足太阳两筋间别下项者，气之所发大椎穴也。太椎，在第一椎上陷者，三阳督脉之会也。**阴跷、阳跷，阴阳相交，阳入阴出，阴阳交于锐眦，阳气盛则瞋目，阴气盛则瞑目。**二跷皆起于足，行至于目，是为二跷同向上行，何以称阳入阴出也？人之呼气出为阳也，吸气入为阴也，故呼气之时，在口为出，于头足亦出；吸气之时，在口称入，于头足亦入。今于目眦言阴阳出入，以相交会，目得明也，所以阳盛目张不能合，阴盛则目瞑不得开，宜取此二跷也。**寒厥取阳明、少阴于足，留之。**失逆寒气从足而上，令足逆冷，可取足少阴脉太溪，在足内踝后骨上动脉陷中，及取足阳明脉解溪，解溪在足冲阳后一寸半。**热厥取足太阴、少阳；**失逆热气从足起者，可取足少阳络光明，在外踝上五寸别走厥阴者，及足太阴脉疗主病者也。**舌纵涎下烦悗，取足少阴。**足少阴脉从足心上行，属肾络膀胱，贯肝膈入肺，循喉咙侠舌本，支者从肺络心注胸中，故其脉厥热，涎下心中烦悗，取足少阴然谷穴。然谷，在足内踝前起大骨下陷者中也。**振寒洒洒鼓颔，不得汗出，腹胀烦悗，取手太阴。**洒，音洗。手太阴脉起于中焦，下络大肠，还循胃口，上膈属肺；别者上出缺盆，循喉咙合手阳明，从缺盆上颈贯颊入下齿中。肺以恶寒故虚，病振寒鼓颔也。循胃属肺，故腹胀烦悗。悗，音闷。可取手太阴少商高穴。少商，在手大指端内侧，去爪甲角如韭叶。**刺虚者，刺其去也；**谓营卫气已过之处为去，故去者虚也，补之令实。**刺实者，刺其来也。**谓营卫气所至之处为来，故来者为实，泻之使虚也。**春取络脉，**春时肝气始生，风疾气急，经气尚深，故取络脉分肉之间，疗人皮肤之中病也。**夏取分腠，**夏时心气始长，脉瘦气弱，阳气流于经隧沟洫，熏热分腠，内至于经，故取分腠，以去肌肉之病也。**秋取气口，**秋时肺气将敛，阳气在合，阴气初胜，湿气及体，阴气未盛，故取气口，以疗筋脉之病，气口即合也。**冬取经输，**冬时肾气方闭，阳气衰，少阴气紧，太阳沉，故取经井之输以下阴气，取荥输实于阳气，疗于骨髓五脏之病也。**凡此四时，各以为齐。络脉治皮肤，分腠治肌肉，气口治筋脉，经输治骨髓、五脏。**齐，音剂也。**身有五部：伏兔一；**伏兔在膝上六寸起肉，足阳明气发，禁不可灸，又不言得针，此要禁为第一部，故生痈疽者死也。**腓二，腓者踹也；**腓，音肥。承筋一名踹肠，一名直肠，脉在踹中央陷中，足阳明太阳气所发，禁不可刺，故踹为要害之处，生痈疽者死也。**背三；**自膂输已上二十一椎两箱称背，去脏腑甚近，皮肉至薄，若生痈疽，陷而必死也。**五脏之输四；**五脏手足二十五输，当于输穴生痈疽者死也。**项五，**头之前曰颈，后曰项。三阳督脉在项，故项生痈疽致死也。**五部有痈疽者死。**痈疽害甚，故生人之要处致死。**病始手臂者，先取手阳明、太阴而汗出；**以下言疗热病取脉先后。热病等所起，起于四肢及头，故病起两手者，可取手阳明井商阳，在手大指、次指内侧，去爪甲角如韭叶，以手阳明谷气盛也；及手太阴郄孔最，在腕上七寸也。**病始头首者，先取项太阳而汗出；**有热等病起于头者，可取于项足太阳脉天柱之穴，天柱在侠项后发际大筋外陷也。**病始足胻者，先取足阳明而汗出。**病起足者，可取阳明合三里穴，三里在膝下三寸胻外廉。**臂太阴可出汗，**手太阴脉主气，故出汗取之也。**足阳明可出汗。**足阳明主水谷，多气血，故出汗取之。**取阴而汗出甚者，止之于阳；取阳而汗出甚者，止之于阴。**取阴脉出汗不止，可取阳脉所主之穴止；若取阳脉出汗不止，可取阴脉所主之穴止之也。**凡刺之害，中而不去则精泄，不中而去**

则致气；精泄则病甚恇，致气则生为痈疡。凡行针要害，无过二种：一种者，刺中于病，补泻不以时去针，则泄人精气；刺之不中于病，即便去针，以伤良肉，故致气聚。精泄益虚，故病甚虚恇。恇，怯也。气聚不散，为痈为疡也。

痈疽

黄帝问于岐伯曰：余闻肠胃受谷，上焦出气，以温分肉，而养骨节，通腠理。上焦出卫气，卫气为阳，故在分肉能温之也。气润骨节，骨节脑髓皆悉滋长，故为养也。令腠理无痈，故为通。**中焦出气如露，上注溪谷而渗孙脉，孙脉津液和调，变化而赤为血，血和则孙脉先满，满乃注于络脉，皆盈，乃注于经脉。**出气，谓营气也。经络及孙络有内有外，内在脏腑，外在筋骨肉间。谷入于胃，精液渗诸孙络，入于大络，大络入经，流注于外。外之孙络，以受于寒温四时之气，入络行经，以注于内。今明水谷精液，内入孙络，乃至于经也。内外经络行于脏腑，脏腑气和，乃得生也。**阴阳已张，因息乃行，行有经纪，周有道理，与天合同，不得休止。**张，布张也。阴，营气也。阳，卫气也。神之动也故出入息动，息之动也营卫气行，营卫气行必有经纪，营卫周行道理，人与天道同运，天运非常之道故不休也。**切而调之，从虚去实，泻则不足，疾则气减，留则先后；从实去虚，补则有余。血气已调，形神乃持，余已知血气之丕与不丕，未知痈疽之所从生，成败之时，死生之期，期有远近，何以度之，可得闻乎？**切，专至也。用心专至，调虚实也。泻者以顺于虚，专去盛实，泻之甚者，则不足也。气至因而疾泻，则便气减；气至留而不泻，则针与气先后不相得也。若顺实唯去于虚，补之甚者，则有余也。是以切而调之者，得之于心，不可过虚实也。故善调者，补泻血气，使形与神相保守也。持者，保守也。如此调养，血气丕与不丕，言已知之；然犹未通痈疽三种之论，故请所闻。**岐伯曰：经脉留行不止，与天同度，与地合纪。**此言天有度数，地有经纪。**故天宿失度，日月薄蚀；地经失纪，水道流溢，草蘆不成，五谷不殖，径路不通，民不往来，巷聚邑居，别离异处。**蘆，寸古反，草名也，亦节枯也。此言天度、地纪有失致损也。**血气犹然，请言其故。夫血脉营卫，周流不休，上应星宿，下应经数。**此言人之血气合于天地。**寒气客于经络之中则血泣，血泣则不通，不通则卫气归之，不得复反，故痈肿。寒气化为热，热胜则腐肉，肉腐则为脓，脓不泻则烂筋，筋烂则伤骨，骨伤则髓消，不当骨空，不得泄泻，煎枯空虚，则筋骨肌肉不相营，经脉败漏，熏于五脏，脏伤故死矣。**此言血气行失，有损有伤也。

黄帝曰：愿尽闻痈疽之形与忌日名。凡有三问：一问痈疽形状，二问痈疽死生忌日，三问痈疽名字也。**岐伯曰：痈发于嗌中，名曰猛疽。猛疽不治，化为脓，脓不泻，塞咽，半日死；其化为脓者，泻已已，则合豕膏，毋冷食，三日而已。**下答痈疽形状及名并所发处，合二十一种：一十八种有名有状，有所发处；三种但有所发之处，无名与状。二十一种中，七种无死生忌日，余十四种皆有忌日。凡痈疽所生，皆以寒气客于经络之中，令血凝涩不通，卫气归之，寒极化为热气，而成痈肿，腐肉为痈，烂筋坏骨为疽，轻者疗之可生，重者伤脏致死。名猛疽等，此等痈疽之名，圣人见其所由立之名状如左，随变为形，亦应不可胜数也。近代医人，元不识本名之旨，随意立称，不可为信。嗌，咽也。寒气客脉之处，即发热以为痈疽，无常处也。**发于颈，名曰夭疽。其痈大以赤黑，不急治，则热气下入渊腋，前伤任脉，内熏肝肺，熏肝肺，十余日而死矣。**项前曰颈。阳气大发，消脑留项，名曰脑铄。其色不乐，项痛而刺以针，烦心者，死不治。脑后曰项。发于肩及臑，名曰疵痈。其状赤黑，急治之，此令人汗出至足，不害五脏，痈发四五日，逆焫之。肩前臂上胭肉名臑。发于腋下赤坚，名曰米疽。治之砭石，欲细而长，数砭之，涂以豕膏，六日已，勿裹之。砭，甫廉反，佗同，以石刺病也。欲细而长者，伤宜深也。其痈坚而不溃者，为马刀侠瘿，急治之。马刀亦谓痈不脓溃者是也。颈前曰婴也。发于胸，名曰井疽，其状如大豆，三四日起，不早治，下入腹，不治，七日死。井疽起三四日不疗，下入腹……发于膺，名曰甘疽，色青，其状如谷实菰瓠，常苦寒热，急治之，去其寒热，十岁死，死后出脓，……寒热不去，十年死也。发于胁，名曰败疵。败疵者，女之病也，灸之，其病大痈脓，治之，其中乃有生肉，大如赤小豆。剉陵翘，草、根各一升，水一斗六升煮之，竭为三升，即强饮，厚衣坐釜上，令汗出至足，已。败，一曰改。量谓此病生于女子，故釜上蒸之，出汗即已。有本翘、松各一升。发于股胫，名脱疽。其状不甚变，而痈脓搏骨，不急治，三十日死。髀内曰股，股外曰髀，膝上股下骨称曰股胻也。发于尻，名曰兑疽。其状赤坚大，急治之，不治，三十日死矣。尻，脽也。脽，音谁。发于股阴，名日赤弛，不急治，六日死。在两股之内，不治，六十日而死。阴下之股。发于膝，名曰疵疽。其状大痈，色不变，寒热而坚，勿石，石之死。须其柔乃石之者，生。勿石之者，准例皆砭之，此唯言石之，或以冷石熨之，所以坚而不石，以其寒聚结，听柔乃石之。诸疽痈之发于节而相应者，不可治也。当节生痈，脓入节间伤液，故不可疗也。发于阳者，百日死；发于阴者，四十日死也。丈夫阴器曰阳，妇人阴器曰阴。发于胫，名曰兔啮。其状赤至骨，急治，不治害人也。胫，谓膝下胫骨也。发于踝，名曰走缓。其状色不变，数石其输而止其寒热，不死。色不变，肉色不变也。石其输者，以冷石熨其所由之输也。发于足上下，名曰四淫。其状大痈，不色变，不治百日死。足上下者，足趺上下也。发于足傍，名曰厉疽。其状不大，初如小指，发，急治之，去其黑者，不消辄益，不治百日死。傍，谓足内外之侧也。发于足指，名曰脱疽。其状赤黑，死不治；不赤黑，不死。治之不衰，急斩去之活，不然则死矣。不则死者，不斩去死也。黄帝曰：夫子言痈疽，何以别之？岐伯曰：营卫稽留于经脉之中，则血泣而不行，不行则卫气从之，从之而不通，壅遏而不得行，故曰大热不止，热胜则肉腐，肉腐则为脓，然不能陷于骨髓，骨髓不为焦枯，五脏不为伤，故命曰痈。营卫稽留经脉泣不行者，寒气客之，血泣不行，卫气归在泣血之中也。黄帝曰：何谓疽？岐伯曰：热气淳盛，下陷肌肤，筋髓骨枯，内连五脏，血气竭，当其痈下，筋骨良肉皆毋余，故命曰疽。痈下者，即前之痈甚，肌、肤、肉、筋、骨、髓，斯之六种，皆悉破坏，命之曰疽也。疽者，上之皮夭以坚，上如牛领之皮；痈者，其皮上薄以泽，此其候也。黄帝曰：善。此言其痈疽之候异。黄帝问于岐伯曰：有病痈肿，颈痛胸满腹胀，此为何病？何以得之？因于痈肿，有此三病，未知所由，故请之也。岐伯曰：名厥逆。因痈肿热聚，气失逆上，上盛故颈痛，下虚故胸满腹胀也。曰：治之奈何？曰：灸之则瘖，石之则狂，须其气并，乃可治。曰：何以然？曰：阳气重上，有余于上，灸之则阳气入阴，则瘖；石之则阳气虚，虚则狂；须其气并而治之，可使全。黄帝曰：善。灸之瘖者，阳气上实，阴气下虚，灸之火壮，阳盛溢入阴，故瘖。

以冷石熨之，则阴气独盛，阳气独虚，以阳气独虚，发于狂。可任自和，然后疗之，使之全也。**黄帝问曰：诸痈肿，筋挛骨痛，此皆安生？**因于痈肿，有此二病，故请所生。**岐伯曰：此寒气之肿也，八风之变也。曰：治之奈何？曰：此四时之病也，以其胜，治其输。**筋骨是阴，加以寒气，故为寒肿也。此乃四时八正虚风变所为也，引其所胜克之则愈也。

虫痈

黄帝问于岐伯曰：气为上膈，上膈者，食饮入而还出，余已知之矣；虫为下膈，下膈者，食晬时乃出，余未得其意，愿卒闻之。晬，子内反。膈，痈也。气之在于上管，痈而不通，食入还即吐出；虫之在于下管，食晬时而出，虫去下虚，聚为痈，故须问也。**岐伯曰：喜怒不适，饮食不节，寒温不时，则寒汁流于肠中，流于肠中即虫寒，虫寒则积聚守于下管，守于下管则下管充郭，卫气不营，邪气居之。人食则虫上食，虫上食则下管虚，虚则邪气胜之，积聚以留，留则痈成，痈成则下管约。其痈在管内者，则沉而痛深；其痈在外者，则痈外而痛浮，痈上皮热。**虫痈之病，所由有三：一因喜怒伤神，不得和适；二因纵欲，饮食不节；三因随情寒温，不以时受。此三因中随有一种乖和，则寒邪汁下流于肠中，令肠内虫寒，聚满下管，致使卫气不得有营，邪气居之。又因于食，虫亦上食，下管遂虚，邪气积以成痈。其痈若在管内，其痛则深；若在管外，其痛则浮，当痈皮热，以为候也。**黄帝曰：刺之奈何？岐伯曰：微按其痈，视气所行，**以手轻按痈上以候其气，取知痈气所行有三：一欲知其痈气之盛衰，二欲知其痈之浅深，三欲知其刺处之要，故按以视也。**先浅刺其傍，稍内益深，还而刺之，毋过三行，**候其痈傍气之来处，先渐浅刺，后以益深者，欲导气令行也。还，复也。如此更复刺，不得过于三行也。**察其沉浮，以为深浅，**沉浮，浅深也，察痈之浅深以行针也。**已刺必熨，令热入中，日使热内，邪气益衰，大痈乃溃。**寒汁邪气聚以为痈，故痈塞也。今刺已熨之，令热入中者，以温寒，使其日有内热，寒去痈溃也。**以参伍禁，以除其内，**亦可食于豕膏，无冷食，三日其病已矣。参伍，揣量也。**恬惔无为，乃能行气，**夫情有所在则气有所并，气有所并则不能营卫，故忘情恬惔无为，则气将自营也。**后以酸苦，化谷乃下。**酸为少阳，苦为太阳，此二味为温，故食之化谷也。

寒热瘰疬

黄帝问于岐伯曰：寒热瘰疬在于颈腋者，皆何气使生？岐伯曰：此皆鼠瘘，寒热之毒气也，堤留于脉而不去也。风成为寒热，寒热之变亦不胜数，乃至甚者为瘰疬也。今行脉中壅遏，遂为瘰疬鼠瘘也。堤，壅障。**黄帝曰：去之奈何？岐伯曰：鼠瘘之本，皆在于脏，其末上于颈腋之间，其浮于脉中而未内著于肌肉而外为脓血者，易去也。**寒热之气在肺等脏中，循脉而上，发于颈腋，不生于项。在脉未在肌肉，言其浅也。为脓血者，外泄气多，故易去也。**黄帝曰：去之奈何？岐伯曰：请从其本引其末，可使衰去而绝其寒热。审按其道以予之，徐往徐来以去之，**本，谓脏也。末，谓瘘处也。道，谓脏腑脉行所发穴路也。徐往来者，动针法也。**其小如麦者，一刺知，三刺而已。**疗之得愈分剂也。**黄帝曰：决其死生奈何？岐伯答曰：反其目视之，其中有赤脉，从上下贯瞳子，见一脉，一岁死；见一脉半，一岁半死；见二脉，二岁死；见二脉半，二岁半死；见三脉，三岁而死。见赤脉

而不下贯瞳子，可治。以下言死生候也。寒热已成，成在太阳，太阳为目上纲，其脉下见，今太阳经溢入络中，甚者并入络中，下贯瞳子，瞳子是骨之精，为寒热伤甚，故一脉独贯，一岁死也。若为二三，气散不独，故二三岁死也。虽有赤脉，不贯瞳子可得疗者，以未伤骨精故也。

灸寒热法

灸寒热之法，先取项大椎，以年为壮数，大椎穴，三阳督脉之会，故灸寒热则取。《明堂》大椎有疗伤寒病，不疗寒热之。**次灸厥骨，以年为壮数，视背输陷者灸之，**此脉中血寒而少，故取背输陷也。厥骨，脊骶骨也。有本“厥”与“骨”通为一字，巨月反。**与臂肩上陷者灸之，**臂肩亦取脉陷，疗寒热之输，肩贞等穴也。**两季胁之间灸之，**季胁本侠脊京门穴也。**外踝之上，绝骨之端灸之，**阳辅等穴。**足小指、次指间灸之，**灸临泣等穴也。**腨下陷脉灸之，**承山等穴。**外踝之后灸之，**昆仑等穴也。**缺盆骨上切之坚痛如筋者灸之，膺中陷骨间灸之，去骬骨下灸之，脐下关元三寸灸之，毛际动脉灸之，膝下三寸分间灸之，足阳明灸之，跗上动脉灸之，颠上动脉灸之。犬所啮之处，灸之三壮，即以犬伤痛壮数灸也，凡当灸二十七处。**骬，音于，髑骬穴也，冲阳等穴也。题云灸寒热法，此总数之二十七处中，有依其输穴，亦取气指而灸之，不可为定，可量取也。**伤食，灸不已者，必视其经之过于阳者，数刺之输血，药之也。**伤食为病，灸之不得愈者，可刺之。刺法，可刺大经所过之络出血，及饮药调之阳络脉也。

仁安三年八月五日以同本书之

以同本移点校合了　丹波赖基

本云

保元三年春三月二十九日以家本移点校合了　宪基

卷第二十七 邪论

通直郎守太子文学臣杨上善奉敕　撰注

七　邪

黄帝问于岐伯曰：余尝登于清泠之台，中陛而顾，匍匐而前则惑。余私异之，窃内怪之，独瞑独视，安心定气，久而不解，独转独眩，被发长跪，俯而视之，后久之不已，卒然自止，何气使然？小怪曰异之，大异曰怪之。瞑，目合也。俯而视之，下直视也。何气使然，问其生惑所由也。"转"，有为"传"；"眩"，有为"脆"，量误也。"泠"，有本为"零"也。**岐伯曰：五脏六腑之精气，皆上注于目而为之精。**五脏六腑精液，及脏腑之气清者，上升注目，以为目之精也。**精之果者为眼，**精之果，别称为眼。果，音颗。**骨之精为瞳子，**肾精主骨，骨之精气为目之瞳子。**筋之精为黑眼，**肝精主筋，筋气以为睛之黑眼也。**血之精为络，**心精主血，血气以为眼精赤络。**其果气之精为白眼，**肺精主气，气之精为白眼。**肌肉之精则为约束裹撷，**脾精主肉，肉气之精以为眼之束约裹撷。胡结反。**筋骨血气之精而与脉并为系，上属于脑，后出于项中。**四气之精并脉合为目系，其系上属于脑，后出项中。**故邪中于项，因逢其身虚，其入深，则随眼系以入于脑，则脑转，脑转则引目系，目系急，急则目眩以转矣。**后曰项，前曰颈。以目系入脑，故邪循目系，脑转目眩也。**邪中其精，所中不相比也则精散，精散则视歧，故见两物。**五精合而为眼，邪中其精，则五精不得比和，别有所见，故视歧见于两物，如第二目等也。**目者，五脏六腑之精也，营卫魂魄之所常营也，神气之所生也，故神劳则魂魄散，志意乱。**目之有也，凡因三物：一为五脏六腑精之所成，二为营卫魂魄血气所营，三为神明气之所生。是则以神为本，故神劳者，魂魄志意五神俱乱。**是故瞳子、黑眼法于阴，白眼、赤脉法于阳，故阴阳合传而精明也。**是以骨精瞳子、筋精黑眼，此二是肝肾之精，故法于阴也。果气白眼及血之赤脉，此二是心肺两精，故法于阳也。肺虽少阴，犹在阳中，故为阳也。此之阴阳四精和合，通传于气，故曰精明也。**目者，心之使也；心者，神之舍也。故神分精乱而不传，卒然见非常之处，精神魂魄散不相得，故曰惑。**心脏者，心内形也。心者神之用，神者心之主也。故神劳分散，则五精乱不相传，卒见非常两物者也，以其精神乱为惑也。**黄帝曰：余疑其然。余每之东苑，未尝不惑，去之则复，余唯独为东苑劳神乎？何其异也？**清泠之台在东苑，故每往登台则惑，去台则复于常，岂独为彼东苑劳神，遂致有惑，是所可怪也。**岐伯曰：不然也。心有所喜，神有所恶，卒然相感，则精气乱，视误故惑，神移**

乃复。夫心者神用，谓之情也。情之所喜，谓之欲也。故情之起欲，是神之所恶；神之所好，心之所恶。是以养神须去情欲，欲去神安，长生久视；任心所作，则情欲百端，情欲既甚，则伤神害命。斯二不可并行，并行相感则情乱致惑；若得神移反本，则惑解神复。**是故间者为迷，甚者为惑。黄帝曰：善。**间，轻也。甚，重也。此为第一惑邪。**黄帝曰：人之喜忘者，何气使然？岐伯曰：上气不足，下气有余，肠胃实而心肺虚，虚则营卫留于下久，不以时上，故喜忘矣。**心肺虚，上气不足也。肠胃实，下气有余也。营卫行留于肠胃不上，心肺虚故喜忘。复有上时，又得不忘也。此为第二喜忘邪也。**黄帝曰：人之喜饥而不嗜食者，何气使然？岐伯曰：精气并于脾，热气留于胃，胃热则消谷，谷消故喜饥。胃气逆上故胃管寒，胃管寒故不嗜食也。**精气，阴气也。胃之阴气并在脾内，则胃中独热，故消食喜饥。胃气独热，逆上为难，所以胃咽中冷，故不能食也。此为第三不嗜食邪。**黄帝曰：病而不得卧出者，何气使然？岐伯曰：卫气不得入于阴，常留于阳，留于阳则阳气满，满则阳跷盛，不得入于阴，阴气虚，故目不得瞑矣。**卫气昼行阳脉二十五周，夜行五脏二十五周，昼夜周身五十周。若卫行阳脉，不入脏阴，则阳脉盛，则阳跷盛而不和，阴跷虚也。二跷并至于目，故阳盛目不得瞑，所以不卧。此为第四不得卧邪。瞑，音眠。**黄帝曰：病而目不得视，何气使然？岐伯曰：卫气留于阴，不得行于阳，留于阴则阴气盛，盛则阴跷满，不得入于阳，阳气虚，故目闭焉。**卫气留于五脏，则阴跷盛不和，唯阴无阳，所以目闭不得视也。以阳主开，阴主闭也。此为第五不得视邪也。**黄帝曰：人之多卧者，何气使然？岐伯曰：此人肠胃大而皮肤涩，而分肉不解焉。肠胃大则卫气留久，皮肤涩则分肉不解，其行迟。夫卫气者，昼日常行于阳，夜行于阴，故阳气尽则卧，阴气尽则寤。故肠胃大，则卫气行留久；皮肤涩，分肉不解，则行迟。留于阴也久，其气不精，则欲瞑，故多卧。肠胃小，皮肤滑以缓，分肉解利，卫气之留于阳也久，故少卧焉。**其人肠胃能大，皮肤能涩，大则卫气停留，涩则卫气行迟，留而行涩，其气不精，故多卧少寤；反之少卧。此为第六多卧邪也。**黄帝曰：其非常经也，卒然多卧者，何气使然？岐伯曰：邪气留于上焦，上焦闭而不通，已食若饮汤，卫反留于阴而不行，故卒然多卧。**邪气留于上焦，上焦之气不行，或因饮食，卫气留于心肺，故闷而多卧。此为第七邪也。**黄帝曰：善。治此诸邪奈何？岐伯曰：先其腑脏，诛其小过，后调其气，盛者泻之，虚者补之，必先明知其形气之苦乐，定乃取之。**疗此七邪之法，先取五脏六腑诸募等脏腑之上诸穴，除其微过，然后调其脏腑五输六输而补泻之。补泻之前，必须明知形气虚实苦乐之志，然后取之。

十二邪

黄帝闲居，避左右而问岐伯曰：余以闻九针之经，论阴阳逆顺六经已毕，愿得口问。岐伯避席再拜对曰：善乎哉问也！此先师之所口传也。闲居，晏也。避，去也。六经，阴阳各有三阴三阳之脉也。口传者，文传得粗，口传得妙，谓口决其理也。**黄帝曰：愿闻口传。岐伯曰：夫百病之始生也，皆生于风雨寒暑，阴阳喜怒，食饮居处，大惊卒恐。**风雨、寒暑、居处，外邪也。阴阳、喜怒、饮食、惊恐，内邪也。**血气分离，**此内外邪生病所由，凡有五别。一，令血之与气不相合也。**阴阳破散，**二，令脏腑阴阳分散也。**经络决绝，脉道不通，**三，令经脉及诸络脉不相通也。**阴**

阳相逆，卫气稽留，四，令阴阳之气乖和，卫气不行。**经脉空虚，血气不次，乃失其常。**五，令诸经诸络虚竭，营血卫气行无次第。**论不在经者，请道其方。**如上所说，论在经者，余已知之。有所生病不在经者，请言其法也。**黄帝曰：人之欠者，何气使然？岐伯曰：卫气昼日行于阳，夜则行于阴。阴者主夜，夜者主卧。阳者主上，阴者主下。故阴气积于下，阳气未尽，阳引而上，阴引而下，阴阳相引，故数欠。阳气尽而阴气盛，则目瞑；阴气尽而阳气盛，则寤矣。**阳气主昼在上，阴气主夜在下。阴气尽，阳气盛，则寤；阳气尽，阴气盛，则瞑。今阳气未尽，故引阴而上，阴气已起，则引阳而下，阴阳相引上下，故数欠也。**泻足少阴，补足太阳。**泻于肾脉足少阴实，补于膀胱脉足太阳虚，令阴阳气和，故欠愈也。有本作"足太阴"。**黄帝曰：人之哕者，何气使然？岐伯曰：谷入于胃，胃气上注于肺。今有故寒气与新谷气俱还入于胃，新故相乱，真邪相攻并相逆，复于胃，故为哕。**谷入胃已，清气上注于肺，浊气下留于胃，有故寒气与新谷气俱入于肾，新故真邪在于胃中相攻相逆，复从胃出，故为之哕。**补手太阴，泻足少阴。**宜补肺脉手太阴，泻肾脉足少阴。以足少阴主寒，故须泻之，手太阴主气，故先补之。**黄帝曰：人之唏者，何气使然？岐伯曰：此阴气盛而阳气虚，阴气疾而阳气徐，阴气盛，阳气绝，故为唏。**火几反，笑也。阴气盛而行疾，阳气虚而行徐，是以阳气绝为唏也。**补足太阳，泻足少阴。**以腑膀胱太阳气绝，故须补之。肾脏少阴气盛，故须泻之。**黄帝曰：人之振寒者，何气使然？岐伯曰：寒气客于皮肤，阴气盛，阳气虚，故振寒寒栗，补诸阳。**以阳虚阴盛，阳虚故皮肤虚，阴盛故寒客皮肤，故振寒寒栗，宜补三阳之脉。**黄帝曰：人之噫者，何气使然？岐伯曰：寒气客于胃，厥逆从下上散，复出于胃，故为噫。**寒气先客于胃，厥而逆上消散，复从胃中出，故为噫。**补足太阴、阳明。一曰补眉本。**脾胃腑脏皆虚，故补斯二脉。眉本是眉端攒竹穴，足太阳脉气所发也。**黄帝曰：人之嚏者，何气使然？岐伯曰：阳气和利，满于心，出于鼻，故为嚏。**阳之和气利，满于心中，上冲出于鼻，故为嚏也。**补足太阳荥、眉本。一曰眉上。**阳虚而利，故补阳脉。太阳起鼻上两箱，发于攒竹。太阳荥在通谷，足指外侧本节前陷中。**黄帝曰：人之亸者，何气使然？岐伯曰：胃不实则诸脉虚，诸脉虚则筋肉懈惰，筋肉懈惰，行阴用力，气不能复，故为亸。**胃气不实，谷气少也。谷气既少，脉及筋肉并虚懈惰，因此行阴。行阴，入房也。此又入房用力，气不得复，四肢缓纵，故名为撣。撣，土干反，牵引也，谓身体懈惰，牵引不收也。**因其所在，补分肉间。**筋脉皆虚，故取病所在分肉间补之。**黄帝曰：人之哀而涕泣出者，何气使然？**涕泣多，目无所见，何气使然也？**岐伯曰：心者，五脏六腑之主也；**涕泣出之所以有三，心者神用，脏腑之主，一也。**目者，宗脉之所聚，上液之道也；**手足六阳及手少阴、足厥阴等诸脉凑目，故曰宗脉所聚。大小便为下液之道，涕泣以为上液之道，二也。**口鼻者，气之门户也。**目者，唯是液之道也；口鼻二窍气液之道，三也。**故悲哀愁忧则心动，心动则五脏六腑皆摇，摇则宗脉盛，宗脉盛则液道开，液道开故涕泣出焉。**有物相感，遂即心动；以其心动，即心脏及余四脏并六腑亦皆摇动；脏腑既动，脏腑之脉皆动；脏腑宗脉摇动，则目鼻液道并开。以液道开，故涕泣出也。**液者，所以灌精而濡空窍者也，故上液之道开，泣出不止则液竭，液竭则精不灌，精不灌则目无所见矣，故命曰夺精。**五谷液以灌目之，五谷之精润于七窍；今但从目鼻而出不止，则竭也。诸精不得其液，则目眼无精，故目无所见，以夺精也。**补天柱经侠项。**天柱经，足太阳也。天柱侠项后发际大筋外廉陷中，足太阳脉气所发，故补之。**黄帝曰：人之太息者，何气使然？岐伯曰：忧思则心系急，心系急则气道约，气道约则不利，故太息以申出。**忧思劳神，故心系急。心系连肺，其脉上迫肺系，肺系为喉通气之道，既其被迫，故气道约不得通也，故太息取气以申出之。**补手少阴、心主、足少阳留之。**手少阴、手心主二经皆是心经，足少阳胆经，以心系急引于肝胆，故二阴一阳并须留针以缓。**黄帝曰：人之涎下者，何气使然？岐伯曰：饮食者，皆入于胃，胃中有热，热则虫动，虫动则胃缓，胃缓则廉泉开，故涎下。**虫者，谷虫在于胃中也。廉泉，舌下孔，通涎道也。人神守，则其道不开；若为好味所感，神者失守，则其孔开涎涎出也。亦因胃热虫动，故廉泉开，涎因出也。**补足少阴。**肾足少阴脉，上侠舌本，主于津液，今虚，故涎下是也。**黄帝曰：人之耳中鸣者，何气使然？岐伯曰：耳者宗脉之所聚也，故胃中空则宗脉虚，虚则下溜脉有所竭者，故耳鸣。**人耳有手足少阳、太阳及手阳明等五络脉皆入耳中，故曰宗脉所聚也。溜脉，入耳之脉溜行之者也。有竭不通，虚故耳鸣也。**补客主人、手大指爪甲上与肉交者。**手阳明入耳，过客主人也。手大指爪甲上手太阴脉，是手阳明之里，此阴阳皆虚，所以耳鸣，故并补之。**黄帝曰：人之自啮舌者，何气使然？岐伯曰：此厥逆走上，脉气辈至也，**辈，类也。厥逆之气上走于头，故上头类脉所至之处，即自啮舌也。**少阴气至则啮舌，少阳气至则啮颊，阳明气至则啮唇矣。视主病者则补之。**肾足少阴脉厥逆，至于舌下则便啮舌。手足少阳脉厥逆，行至于颊即便啮颊。手足阳明厥逆，行至于唇即便啮唇。此辈诸脉以虚厥逆，故视其所病之脉补也。**凡此十二邪者，皆奇邪之走空窍者也。故邪之所在，皆为之不足。**此十二邪皆令人虚，故曰奇邪。空窍，谓是输窍者也。此之邪气所至之处，损于正气，故令人不足为病也。**故上气不足，脑为之不满，耳为之善鸣，头为之倾，目为之瞑；**头为上也。邪气至头，耳鸣，头不能正，目暗者也。**中气不足，溲便为之变，肠为之喜鸣；**肠及膀胱为中也。邪至于中，则大小便色皆变于常，及肠鸣也。**下气不足，则为痿厥足闷，补足外踝下留之。**邪气至足，则足痿厥亸缓，其足又闷，可补之外踝之下。一本，刺足大指间上二寸留之。**黄帝曰：治之奈何？岐伯曰：肾主为欠，取足少阴；肺主为哕，取手太阴、足少阴；唏者，阴与阳绝，故补足太阳，泻足少阴；振寒，补诸阳；噫，补足太阴、阳明；嚏，补足太阳、眉本；亸，因其所在，补分肉间；泣出，补天柱经侠项，侠项者，头中分也；太息，补手少阴、心主、足少阳，留之；涎下，补足少阴；耳鸣，补客主人、手大指爪甲上与肉交者；自啮颊，视主病者则补之；目瞑项强，足外踝下留之；痿厥足悗，刺足大指间上二寸留之，一曰足外踝下留之。**以下总言疗方。“与阳”者，阴盛不绝乃可泻，不得言“与”，可为“盛”也。“头中分”者，取宗脉所行头中之分。亸、痿厥同为一病，名字有异，此文信之也。

邪　客

黄帝问岐伯曰：余闻善言天者，必有验于人；人之善言天者，是人必法天以言人，故有验于人也。**善言古者，必有合于今；**以今寻古为今法，故必合于今。**善言人者，必厌于己。**善言知人，必先足于己，乃得知人；不足于己而欲知人，未之有也。**如此，则道不惑而要数极，所谓明也。**如此，人有三善之行，于道不惑。所以然者，得其要理之极，明达故也。

数，理也。**今余问于夫子，令可验于己，令之可言而知也，视而可见，扪而可得，令验于己如发蒙解惑，可得闻乎？**先自行之，即可验于己也。然后问其病之所由，故为言而知之也。察色而知，故为视而知之也。诊脉而知，故为扪而可得。斯为知者，先验于身，故能为人发蒙于耳目，解惑于心府，如此之道，可以闻不？**岐伯再拜曰：帝何道之问？黄帝曰：愿闻人之五脏卒痛，何气使然？岐伯曰：经脉流行不止，环周不休，寒气入焉，经血稽迟，泣而不行，客于脉外则血少，客于脉中则气不通，故卒痛矣。黄帝曰：其痛也，或卒然而止者，或常痛甚不休者，或痛甚不可按者，或按之而痛止者，或按之而无益者，或喘动应手者，或心与背相应而痛者，或心胁肋与少腹相引而痛者，或腹痛引阴股者，或痛宿昔成积者，或卒然痛死不知人有间复生者，或腹痛而悗悗呕者，或腹痛而复泄者，或痛而闭不通者，**股外为髀，髀内为股，阴下之股为阴股也。悗，音闷也。**凡此诸痛，各不同形，别之奈何？**凡此十四别病，十三寒客内为病，一种热气客内为闭，皆为痛病，不知所由，故须问之。**岐伯对曰：寒气客于肠外则肠寒，寒则缩卷，卷则肠绌急，绌急则外引小络，故卒然痛，得炅则痛立已矣，因重中于寒，则痛久矣。**绌，褚律反，缝也。谓肠寒卷缩如缝连也。肠绌属肠经之小络散络于肠，故肠寒屈急引络而痛，得热则立已。炅，热也。**寒气客经络之中，与炅气相薄则脉满，满则痛而不可按也，寒气稽留，炅气从上，则脉充大而血气乱，故痛不可按也。**痛不可按之，两义解之：一，寒热薄于脉中，满痛不可得按；二，寒气下留，热气上行，令脉血气相乱，故不可按也。**寒气客于肠胃之间，募原之下，而不得散，小络急引故痛，按之则气散，故痛止矣。**肠胃皆有募有原，募原之下皆有孙络，寒客肠胃募原之下，孙络引急而痛，故按之散而痛止。**寒气客于侠脊之脉，则深按之不能及，故按之无益。**侠脊脉，督脉也。督脉侠脊，故曰侠脊脉也。督脉侠于脊里而上行深，故按之不及，所以按之无益者也。**寒气客于冲脉，冲脉起于关元，随腹直上则脉不通，不通则气因之，故喘动应手矣。**关元在脐下小腹，下当于胞，故前言冲脉起于胞中直上。邪气客之，故喘动应手。有本无“起于关元”下十字也。**寒气客于背输之脉则脉泣，泣则血虚，虚则痛，其输注于心，故相引而痛，按之则热气至，至则痛止矣。**背输之脉，足太阳脉也。太阳心输之络注于心中，故寒客太阳，引心而痛。按之不移其手，则手热，故痛止。**寒气客于厥阴，厥阴之脉者，络阴器系于肝，寒气客于脉中，则血泣脉急，引胁与少腹矣。**厥阴肝脉属肝络胆布胁肋，故寒客血泣脉急，引胁与少腹痛也。**厥气客于阴股，寒气上及少腹，血泣在下相引，故痛。**厥气客在阴股，阴股之血凝泣，故其气上引少腹而痛也。**寒气客于五脏，厥逆上泄，阴气竭，阳气未入，故卒然痛死不知人，气复反则生矣。**寒气入五脏中，厥逆上吐，遂令阴气竭绝，阳气未入之间，卒痛不知人，阳气入脏还生也。**寒气客于肠募关元之间，络血之中，血泣不得注于大经，血气稽留，留不得行，故卒然成积矣。**肠，谓大肠、小肠也。大肠募在天枢脐左右各二寸，原在手大指之间。小肠募在脐下三寸关元，原在手外侧腕骨之前完骨。寒气客此募原之下，血络之中，凝泣不行，久留以成于积也。**寒气客于肠胃，厥逆上出，故痛而呕矣。**寒客肠胃，其气逆上，故痛呕吐也。**寒气客于小肠，不得成聚，故后泄腹痛矣。**寒客小肠，不得成于积聚，故后利腹痛也。**热气留于小肠，小肠中瘅热焦竭，则故坚干不得出矣。**热气留止小肠之中，则小肠中热，糟粕焦竭干坚，故大便闭不通矣。**黄帝**

曰：所谓言而可知者也，视而可见奈何？岐伯曰：五脏六腑固尽有部，视其五色，黄赤为热，白为寒，青黑为痛，此所谓视可见者也。五脏六腑各有色部，其部之中色见，视之即知脏腑之病，此则视而可见者也。**黄帝曰：闻而可得奈何？岐伯曰：视其主病之脉坚而血，及皮陷下者，可闻而得也。**视脉及皮之状，问其所由，故为闻而得也。**黄帝曰：善。**

邪中

黄帝问岐伯曰：邪气之中人也奈何？岐伯曰：邪气之中人也高。黄帝曰：高下有度乎？岐伯曰：身半已上者，邪中之也；身半以下者，湿中之也。高者，上也。身半以上，风雨之邪所中，故曰中于高也。风为百病之长，故偏得邪名也。身半以下，清湿之邪，湿最沉重，故袭下偏言也。**故曰：邪之中人也，无有恒常，中于阴则留于腑，中于阳则留于经。**邪中于臂胻之阴，独伤阴经，流入中脏，脏实不受邪客，故转至留于六腑者也。中于头面之阳，循三阳经下留阳经，故曰无常也。**黄帝曰：阴之与阳也，异名同类，上下相会，**阴阳异名，同为气类，三阳为表居上，三阴为里在下，表里气通，故曰相会。**经络之相贯，如环无端。**三阴之经络脉别走入于三阳，三阳之经络脉别走入于三阴，阴阳之气旋回，周而复始，故曰无端。**邪之中人也，或中于阴，或中于阳，上下左右，无有恒常，其故何也？**经络相贯周环，自是常理，邪之中人循行，亦可与经络同行，然中于阴阳上下左右生病异者，其故何也？**岐伯答曰：诸阳之会，皆在于面。人之方乘虚时，及新用力，若热饮食汗出腠理开，而中于邪。**手足三阳之会皆在于面，人之受邪所由有三：一为乘年虚时，二为新用力有劳，三为热饮热食汗出腠理开。有此三虚，故邪中人。**中面则下阳明，中项则下太阳，中于颊则下少阳，其中于膺背两胁亦中其经。**邪之总中于面，则著手足阳明之经循之而下。若中头后项者，则著手足太阳之经循之而下。若别中于两颊，则著手足少阳之经循之而下。若中胸、背及两胁三处，亦著三阳之经循经而下也。**黄帝曰：其中于阴奈何？岐伯答曰：中于阴者，常从臂胻始。夫臂与胻，其阴皮薄，其肉淖泽，故俱受于风，独伤其阴。**以下言邪中于阴经也。四肢手臂及脚胻，当阴经上皮薄，其肉淖泽，故四处俱受风邪，所以独伤阴经。下经言风雨伤上，清湿伤下者，举多为言，其实脚胻亦受风邪也。**黄帝曰：此故伤其脏乎？岐伯曰：身之中于风也，不必动脏。故邪入于阴经，其脏气实，邪气入而不能客，故还之于腑。是故阳中则溜于经，阴中则溜于腑。**邪之伤于阴经，传之至脏，以脏气不客外邪，故还流于六腑之中也。故阳之邪中于面，流于三阳之经；阴之邪中臂胻，溜于六腑也。**黄帝曰：邪之中脏者奈何？**前言外邪不中五脏，次言邪从内起中于五脏，故问起也。**岐伯曰：愁忧恐惧则伤心。**愁忧恐惧，内起伤神，故心脏伤也。**形寒寒饮则伤肺，以其两寒相感，中外皆伤，故气逆而上行。**形寒饮寒，内外二寒伤肺，以肺恶寒也。**有所堕坠，恶血留内，若有所大怒，气上而不下，积于胁下，则伤肝。**因坠恶血留者，外伤也。大怒，内伤也。内外二伤，积于胁下，伤肝也。**有所击仆，若醉入房，汗出当风，则伤脾。**击仆当风，外损也。醉以入房汗出，内损也。内外二损，故伤脾也。**有所用力举重，若入房过度，汗出浴水，则伤肾。**用力举重，汗出以浴水，外损也。入房过度，内损也。由此二损，故伤肾也。**黄帝曰：五脏之中风奈何？岐伯曰：阴阳俱感，邪乃得往。黄帝曰：善。**前言五脏有伤，次言五脏中风，阴阳血气皆虚，故俱感于风，故邪因往入也。**黄**

帝问岐伯曰：首面与身形，属骨连筋，同血合气耳。天寒则地裂凌冰，其卒寒，或手足懈惰，然其面不衣，其故何也？首面及与身形两者，皆属于骨，俱连于筋，同受于血，并合于气，何因遇寒手足冷而懈惰，首面无衣不寒，其故何也？**岐伯曰：十二经脉，三百六十五络，其血气皆上于面而走空窍。**六阳之经并上于面，六阴之经有足厥阴经上面，余二至于舌下，不上于面，而言皆上面者，举多为言耳。其经络血气者通，故皆上走七窍以为用也。**其精阳气，上于目而为精；**其经络精阳之气，上走为目，成于眼精也。**其别气，走于耳而为听；**别精阳气，入耳以为能听。**其宗气，上出于鼻而为臭；**五脏聚气以为宗气，宗气入鼻，能为知臭也。**其浊气，出于胃，走唇舌而为味；**耳目视听，故为清气所生。唇舌识味，故为浊气所成。味者，知味也。**其气之津液，皆上熏于面，面皮又厚，其肉坚，故热甚，寒不能胜也。**以其十二经脉三百六十五络血气皆上熏面，以其阳多，其皮坚厚，故热而能寒也。

邪　传

黄帝问岐伯曰：夫百病之始生也，皆生于风雨寒暑，清湿喜怒。湿从地起，雨从上下，其性虽同，生病有异。寒生于外，清发于内，性是一物，起有内外，所病亦有不同。喜者，阳也。怒者，阴也。此病之起也。**喜怒不节则伤脏，**心主于喜，肝主于怒，二者起之过分即伤神，伤神即内伤五脏，则中内之邪也。**风雨则伤上，清湿则伤下，三部之气，所伤异类，愿闻其会。**风雨从头背而下，故为上部之气；清湿从尻脚而上，故为下部之气。所伤之类不同，望请会通之也。**岐伯对曰：三部之气各不同，或起于阴，或起于阳，请言其方。**或起于阴，谓臂胻及尻。或起于阳，谓面与项、膺、背及胁。请俱申之也。**喜怒不节则伤于脏，脏伤则病起于阴；**阴，谓内也。**清湿袭虚，则病起于下；风雨袭虚，则病起于上，**足阳并于阴，阴虚即清湿袭之，故曰病起于下也。人之面项，阴并于阳，气虚即风雨袭之，故曰病在于上也。**是谓三部。至其淫泆，不可胜数。**是谓三部之气，生病不同，更随所因，变而生病，漫衍过多，不可量度也。**黄帝问曰：余固不能数，故问于天师，愿卒闻其道。**诸邪相传，变化为病，余知不可数量，天师所知，固应穷其至数，余请卒闻其道。天师，尊之号也。**岐伯对曰：风雨寒热，不得虚邪，不能独伤人。卒然逢疾风暴雨而不病者，亦无虚邪，不能独伤人。必因虚邪之风，与其身形，两虚相得，乃客其形。**虚邪，即风从虚乡来，故曰虚邪。风雨寒热，四时正气也。四时正气，不得虚邪之气，亦不能伤人。卒风暴雨，虽非正气，不得虚邪之气，亦不能伤人。独有虚邪之气，亦不能伤人。必因虚邪之风，及身形虚相感，故得邪客于形。**两实相逢，众人肉坚。其中于虚邪也，因于天时，与其躬身，参以虚实，大病乃成，**风雨寒暑，四时正气，为实风也。众人肉坚，为实形也。两实相逢，无邪客病也。故虚邪中人，必因天时虚风，并身形虚，合以虚实也。参，合也。虚者，形虚也。实者，邪气盛实也。两者相合，故大病成也。**气有定舍，因处为名，**邪气舍定之处，即因处以施病名。如邪舍形头，即为头眩等病也；若舍于腹，即为腹痛泄利等病也；若舍于足，则为足悗不仁之病也。**上下中外，分为三贞。**上，谓头面也。下，谓尻足也。中，谓腹。三部各有其外也。贞，正也。三部各有分别，故名三贞也。**是故虚邪之中人也，始于皮肤，皮肤缓则腠理开，从毛发入，入则柩深，深则毛发立泝然，皮肤痛。**皮肤缓者，皮肤为邪所中，无力不能收，故缓也。人毛发中虚，故邪从虚中入也。柩，久也。邪气逆入，久深腠理之时，振寒也。**留而不去，则传舍于络脉，在络脉之时，痛于肌肉，其痛之时，大经乃代。**去，邪散也。孙络、大络，皆称络脉也。十二经脉行皆代息，以大经在肌肉中，今肌肉痛，故大经代息也。**留而不去，传舍于经，在经之时，洫泝善惊。**经脉连于五脏，五脏为邪气所动，故其喜惊，惊即洫泝振寒也。泝，音诉也。**留而不去，传舍于输，在输之时，六经不通，四肢节痛，腰脊乃强。**输，谓五脏二十五输，六腑三十六输。六经，谓三阴三阳也。输在四肢，故四肢痛也。足太阳及督脉在腰脊，邪气循之，故急强也。**留而不去，传舍于伏冲，在伏冲之时，体重身痛。**冲脉为经络之海，故邪居体重。**留而不去，传舍于肠胃，舍于肠胃之时，贲响腹胀，多寒则肠鸣飧泄，食不化，多热则溏出糜。**贲响，虚起貌。多寒则邪为飧泄，多热则邪为溏糜。糜，黄如糜也。**留而不去，传舍于肠胃之外，募原之间。**肠胃之府，外有募原，邪传肠胃之外，溢至募原之间也。**留著于脉，稽而不去，息而成积。**脉，谓经脉及络脉也。谓邪著于经络之脉，传入肠胃之间，长息成于积病，此句是总也。**或著孙络，或著络脉，或著经脉，或著输脉，或著于伏冲之脉，或著于膂筋，或著于肠胃之募原，上连于缓筋，邪气淫泆，不可胜论。**以下言邪气著成积，略言七处，变化滋彰，不可复论也。输脉者，足太阳脉，以管五脏六腑之输，故曰输脉。膂筋，谓肠后脊膂之筋也。缓筋，谓足阳明筋，以阳明之气主缓。**黄帝曰：愿尽闻其所由然。**愿尽闻者，愿尽闻于成积所由。**岐伯曰：其著孙络之脉而成积者，其积往来上下，臂手孙络之居也，浮而缓，不能拘积而止之，故往来移行，肠间之水，凑渗注灌，濯濯有音，**居，著也。邪气著于擘手孙络，随络往来上下，其孙络浮缓，不能够止积气，臂手之络行在肠间，故邪随络脉往来，令肠间之水凑渗有声也。濯濯，水声也。**有寒则脉䐜满雷引，故时切痛。**邪循于络，在肠间时，有寒则孙脉䐜满，引肠而作雷声，时有切痛。**其著于阳明之经，则侠脐而居，饱食则益大，饥则益小。**胃脉足阳明之经，直者下乳内廉，下侠脐入气街中，故邪气著之，饱食则其脉粗大，饥少谷气则脉细小，今人称此病两弦也。**其著于缓筋也，似阳明之积，饱食则痛，饥则安。**缓筋，足阳明之筋也。邪客缓筋，是足阳明筋从下上腹，侠脐而布，似足阳明经脉之积，饱则大而痛，饥小而安，亦邪侠筋之大小也。**其著于肠胃之募原也，痛而外连于缓筋，饱食则安，饥则痛。**募，谓肠胃府之募也。原，谓肠胃府之原也。募原之气外来，连足阳明筋，故邪使饱安饥痛也。**其著于伏冲之脉者，揣揣应手而动，发手则热气下于两股，如汤沃之状。**冲脉下者，注少阴之大络，出于气街，循阴股内廉入腘中，伏行骭骨内，下至内踝之属而别；前者，伏行出跗属下，循跗入大指间，以其伏行，故曰伏冲。揣，动也。以手按之，应手而动，发手则热气下于两股如汤沃，邪之盛也。**其著于膂筋在肠后者，饥则积见，饱则积不见，按之弗得。**膂筋，足少阴筋，循脊内侠膂，在小肠后附脊。因饥则见，按之可得；饱则不见，按之难得也。**其著于输之脉者，闭塞不通，津液不下，空窍干壅。**输脉，足太阳脉也。以管诸输，络肾属膀胱，故邪著之，津液不通，大便干壅，不得下于大小便之窍也。**此邪气之从外入内，从上下者。**结邪行处也。**黄帝曰：积之始生，至其已成奈何？岐伯曰：积之始生，得寒乃生，厥上乃成积也。**夫聚者阳邪，积者阴邪也，此言病成。若言从生，阴阳生也。故积之始生，邪得寒气，入舍于足，以为积始也，故曰得寒乃生也。寒厥邪气上行，入于肠胃，以成于积也。**黄帝曰：成积奈何？岐伯曰：厥气生足悗，足悗**

生胫寒，胫寒则血脉凝泣，寒气上入肠胃，上于肠胃则䐜胀，䐜胀则肠外之汁沫迫聚不散，日以成积。以上言成积所由三别。外邪厥逆之气客之，则阳脉虚，故胫寒。胫脉皮薄，故血寒而凝泣。凝，凝也。寒血循于络脉上行，入于肠胃。寒血入于肠胃，则肠胃之内䐜胀，肠胃之外冷汁沫聚，不得消散，故渐成积也。此为生积所由一也。**卒然盛食多饮则脉满，起居不节，用力过度，则络脉伤，阳络伤则血外溢，外溢则衄血；阴络伤则血内溢，内溢则便血，肠外之络伤，则血溢于肠外，肠外有寒，汁沫与血相薄，则并合凝聚不得散，积成矣。**盛饮多食无节，遂令脉满，起居用力过度，内络脉伤。若伤肠内阳络，则便衄血；若伤肠内阴络，遂则便血；若伤肠外之络，则血与寒汁凝聚为积。此则生积所由二也。**卒然外中于寒，若内伤于忧怒，则气上逆，气上逆则六输不通，温气不行，凝血蕴裹而不散，津液涩著而不去，而积皆成矣。**人之卒然外中于寒，以入于内，内伤忧怒，以应于外，内外相抟，厥气逆上，阴气即盛，遂令六腑阳经六输皆不得通，卫气不行，寒血凝泣，蕴裹不散，著而成积，所由三也。**黄帝曰：其生于阴者奈何？岐伯曰：忧思伤心；**前言积成于阳，以下言积成于阴。忧思劳神，故伤心也。**重寒伤肺；**饮食外寒，形冷内寒，故曰重寒。肺以恶寒，故重寒伤肺。**忿怒伤肝；**肝主于怒，故多怒伤肝也。**醉以入房，汗出当风，则伤脾；**因醉入房，汗出当风，则脾汗得风，故伤脾也。**用力过度，若入房，汗出浴水，则伤肾。**肾与命门，主于入房，故用力及入房，汗出浴水，故伤于肾也。**此外内三部之所生病者也。黄帝曰：善。**忧思为内，重寒为外，入房当风以为内外，故合前三部所生病。**治之奈何？岐伯曰：察其所痛，以知其应，有余不足，当补则补，当泻则泻，毋逆天时，是谓至治。**凡积之病，皆有痛也，故察其痛以候其积。既得其病，顺于四时以行补泻，可得其妙也。**五邪入：邪入于阳则为狂；邪入于阴则为血痹；邪入于阳，抟则为癫疾；邪入于阴，抟则为瘖；阳入之于阴，病静；阴出之于阳，病善怒。**热气入于阳脉，重阳故为狂病。寒邪入于阴脉，重阴故为血痹。阳邪入于阳脉，聚为癫疾。阳邪入于阴脉，聚为瘖不能言。阳邪入阴者，则为病好静。阴邪出之于阳，阳动故多主喜怒也。**五发：阴病发于骨，阳病发于血，以味病发于气，阳病发于冬，阴病发于夏。**阴之为病，发骨疼等；阳之为病，发于血痹等；五味为病，发于气不调等；冬阳在内，故病发冬；夏阳在外，故病发夏也。

仁安三年八月十七日以同本书之

以同本移点校合了　丹波赖基

本云

保元三年五月十一日以家本移点校合了　宪基

卷第二十八 风论

通直郎守太子文学臣杨上善奉敕　撰注

诸风数类

黄帝问于岐伯曰：风之伤人，或为寒热，或为热中，或为寒中，或为疠，或为偏枯，或为贼风也，其病各异，其名不同；风、气一也，徐缓为气，急疾为风。人之生也，感风气以生；其为病也，因风气为病。是以风为百病之长，故伤人也，有成未成。伤人成病，凡有五别：一曰寒热，二曰热中，三曰寒中，四曰疠病，五曰偏枯。此之五者，以为风伤变成。余病形病名各不同，或为贼风者，但风之为病，所因不同，故病名病形亦各异也。**或内至五脏六腑，不知其解，愿闻其说。岐伯曰：风气藏于皮肤间，内不得通，外不得泄，风者喜行而数变，**言风入于脏腑之内为病，遂名脏腑之风。风气藏于皮肤之间，内不得通生大小便道，外不得腠理中泄。风性好动，故喜行数变以为病之也。**腠理开则洒然寒闭，闭则热而悗，**风气之邪得之由者，或因饥虚，或因热食，或复用力，腠理开发，风入毛腠，洒然而寒，腠理闭塞，内壅热闷。洒，音洗，如洗而寒也。**其寒也则衰食饮，其热也销肌肉，故使人佚栗而不能食，名曰寒热。**其寒不泄在内，故不能食；其热不泄在外，故销肌肉也。是以使人恶风而不能食，称曰寒热之病。佚栗，振寒貌也。**风气与阳入胃，循脉而上至目眦，其人肥，则风气不得外泄，则为热中而目黄也。**以下言热中病也。风气从皮肤，循足阳明之经入于胃中；足阳明经从目内眦入属于胃，故循其脉至目内眦。以其人肥，腠理密实不开，风气壅而不得外泄，故内为热中，病目黄也。**人变瘦，则外泄而寒，则为寒中而泣出。**以下言寒中之病也。人瘦则腠理疏虚，外泄温气，故风气内以为寒中。足阳明脉虚冷，故目泣出也。**风气与巨阳俱入，行诸脉输，散于分理间，冲气淫邪，与卫气相干，其道不利，故使肌肉贲䐜而有伤，卫气有所涘而不行，故其肉有不仁。**以下言疠病也。臣阳，足太阳也。风气之邪与足太阳，二气俱入十二经脉输穴之中，又散于分肉腠理之间，其与太阳俱入于输。冲上来者，淫邪之气，与卫气相干，致令卫气涩而不行，故肌肉贲起，腹胀有所伤也。以卫气凝聚不行，故肉不仁也。涘，义当凝也。**疠者，营气热胕，其气不清，故使其鼻柱坏而色败也，皮肤伤溃，风寒客于脉不去，名曰疠风，**胕，腐也。太阳与卫气在营血之中，故浊而热于胸腹。上冲于鼻，故鼻鼽骨坏。其气散于皮肤，故皮肤溃烂。以其邪风寒气客脉，留而不去为病，称曰疠风，力揞反也。**或名曰寒热。**言前疠风，或名寒热之病也。**以春甲乙伤于风者为肝风，以夏丙丁伤于风者为心风，以季夏戊己伤于邪者为脾风，以**

秋庚辛中于邪者为肺风，以冬壬癸中于邪者为肾风。春甲乙者，木王时也。木王盛时，冲上风来，名曰邪风。木盛近衰，故冲上邪风来伤于肝，故曰肝风。余四仿此也。**风气中五脏六腑之输，亦为脏腑之风，**脏腑输者，当是背输。近伤脏腑之输，故曰脏腑之风之也。**各入其门户，所中则为偏风。**门户，空穴也。邪气所中之处，即偏为病，故名偏风也。**风气循风府而上，则为脑风。**风府，在项入发际一寸，督脉阳维之会，近太阳入脑出处。风邪循脉入脑，故名脑风也。**风入系头，则为目风。**邪气入于目系在头，故为目风也。**眠寒饮酒中风，则为漏风。**因饮酒寒眠，腠开中风漏汗，故为漏风。有本，目风眼寒也。**入房汗出中风，则为内风。**入房用力汗出，中风内伤，故曰内风也。**新沐中风，则为首风。**新沐发已，头上垢落，腠开得风，故曰首风之也。**久风入中，则为肠风飧泄。**皮肤受风日久，传入肠胃之中泄痢，故曰肠风。**外在腠理，则为泄风。**风在腠理之中，泄汗不止，故曰泄风之也。**故风者百病之长也，至其变化为他病也无常方，然故有风气。**百病因风而生，故为长也。以因于风，变为万病，非由一途，故风气以为病长也。

诸风状诊

黄帝问于岐伯曰：愿闻其诊，及其病能。诊者，既见其状，因知所由，故曰诊也。昼间暮甚等，即为状也。咳短气等，即为病能之也。**岐伯曰：肺风之状，多汗恶风，色皏然白，时咳短气，昼日则瘥，暮则甚，诊在眉上，其色白。**皏，普幸反，白色薄也。肺风状能，凡有七别：一曰多汗；二曰恶风；三曰色白，谓面色白薄也；四曰嗽咳；五曰短气；六曰昼间暮甚，以肺主太阴，故暮甚也；七曰诊五色各见其部。薄泽者，五脏风之候也。白，肺色之也。**心风之状，多汗恶风，焦绝喜怒，赫者赤色，痛甚则不可快，诊在口，其色赤。**心风状能有七：一曰多汗；二曰恶风；三曰焦绝。焦，热也。绝，不通也，言热不通也；四曰喜怒；五曰面赤色；六曰痛甚不安；七曰所部色见，口为心部之也。**肝风之状，多汗恶风，喜悲，色微苍，嗌干喜怒，时憎女子，诊在目下，其色青。**肝风状能有八：一曰多汗；二曰恶风；三曰喜悲；四曰面色微青；五曰咽干；六曰喜怒；七曰时憎女子；八曰所部色见之也。**脾风之状，多汗恶风，身体怠惰，四肢不欲动，色薄微黄，不嗜食，诊在鼻上，其色黄。**脾风状能有七：一曰多汗；二曰恶风；三曰身体怠惰，谓除头四肢为身体也；四曰四肢不用；五曰面色微黄；六曰不味于食；七曰所部色见也。**肾风之状，多汗恶风，面庞然胕肿，腰脊痛不能正立，其色炲，隐曲不利，诊在颐上，其色黑。**肾风状能有七：一曰多汗；二曰恶风；三曰面肿；四曰腰脊痛；五曰面色黑如烟炲。炲，大才反；六曰隐曲不利，谓大小便不得通利；七曰所部色见。颐上，肾部也。有本为“肌上”，误也。**胃风之状，颈多汗恶风，饮食不下，膈塞不通，腹喜满，失衣则䐜胀，食寒则泄，诊瘦而䐜腹大。**胃风状能有八：一曰颈多汗；二曰恶风；三曰不下饮食；四曰膈不通，膈中噎也；五曰腹喜满；六曰失覆腹胀；七曰食冷则痢；八曰胃风形诊，谓瘦而腹大，胃风候也。**首风之状，头面多汗恶风，先当风一日则病甚，头痛不可出内，至其风日则病少愈。**首风状能有三：一曰头面多汗，二曰恶风，三曰诊候。不出者，不得游于庭也；不内者，不得在室也。**漏风之状，或多汗而不可单衣，食则汗出，甚则身汗，息恶风，衣裳濡，口干喜渴，不能劳事。**漏风状能有七：一曰多汗，谓重衣则汗，衣单则寒；二曰因食汗甚，病甚无汗；三曰恶风；四曰衣裳恒湿；五曰口干；

六曰喜渴；七曰不能劳事也。**泄风之状，多汗，汗出泄衣上，口中干，上渍其风，不能劳事，身体尽痛则寒。**泄风状能有四：一曰多汗污衣；二曰口干；三曰渍风皮上冷也；四曰劳则体痛寒也。

诸风杂论

黄帝曰：夫子言贼风邪气之伤人也，令人病焉。今有其不离屏蔽，不出室内之中，卒然病者，非必离贼风邪气，其故何也？贼风者，风从冲上所胜处来，贼邪风也。离，历也。贼邪之风夜来，人皆卧，虽是昼日，不离屏蔽室内，不历贼风邪气，仍有病者，其故何也？**岐伯曰：此皆尝有所伤于湿气，藏于血脉之中，分肉之间，久留而不去，若有所堕坠，恶血在内而不去，卒然喜怒不节，饮食不适，寒温不时，腠理闭而不通，其开而遇风寒，则血气凝结，与故邪相袭，则为寒痹。其有热则汗出，汗出则受风，虽不遇贼风邪气，必有因加而发焉。**人虽不离屏室之中，伤于寒湿，又因坠有恶血，寒湿恶血等邪，藏于血脉中，又因喜怒饮食寒温失理，遂令腠理闭塞，壅而不通。若当腠开，遇于风寒，则血气凝结，与先寒湿故邪相因，遂为寒痹。虽在屏蔽之中，因热汗出，腠开受风，斯乃屏内之中加此诸病，不因贼风者。**黄帝曰：今夫子之所言者，皆病人之所自知也；其毋所遇邪气，又毋怵惕之志，卒然而病者，其故何也？唯有鬼神之事乎？**因内邪得病，病人并能自知；仍有自知不遇寒湿之邪，又无喜怒怵惕之志，有卒然为病，当是鬼神为之乎？**岐伯曰：此亦有故邪，留而未发也，因而志有所恶，及有所梦慕，血气内乱，两气相薄，其所从来者微，视之不见，听而不闻，故似鬼神。**以下言答，意非无故邪在内，亦非无怵惕之志。故有所恶，即为怒也；梦有所乐，即为喜也。因此两者相薄，故血气乱而生病。所来微细，视听难知，众人谓如鬼神，非鬼神也。**黄帝曰：其祝而已者，其故何也？岐伯曰：先巫者，固知百病之胜，先知其病之所从生者，可祝而已。黄帝曰：善。**先巫知者，巫先于人，因于鬼神前知事也。知于百病从胜克生，有从内外邪生。生病者，用针药疗之，非鬼神能生病也，鬼神但可先知而已。由祝去其巫知之病，非祝巫之鬼也。

九宫八风

立秋二玄委　秋分七仓果　立冬六新洛
夏至九上天　招摇五　冬至一汁蛰
立夏四阴洛　春分三仓门　立春八天溜

太一常以冬至之日，居汁蛰之宫四十六日，明日居天溜四十六日，明日居仓门四十六日，明日居阴洛四十五日，明日居上天四十六日，明日居玄委四十六日，明日居仓果四十六日，明日居新洛四十五日，明日复居汁蛰之宫。从其宫数所在，日徙一处，至九日复反于一，常如是无已，终而复始。太一徙日，天必应之以风雨，以其日风雨，则吉岁矣，民安少病矣，先之则多雨，后之则多旱。太一在冬至之日有变，占在君；太一在春分之日有变，占在相；太一在中宫之日有变，占在吏；太一在秋分之日有变，占在将；太一在夏至之日有变，占在百姓。所谓有变者，太一居五宫之日，疾风折树木，扬沙石。各以其所主占贵贱，因视风所从来而占之。从其所居之乡来为实风，主生长养万物；风从其冲后来为虚风，伤人者也，主煞主害者也。谨候虚风而避之，故圣人避邪弗能害，此之谓也。是故太一入徙，立于中宫，乃朝八风，以占吉凶也。以下言太一徙于中宫，以朝八风，以占吉凶也。**风从南方**

来，名曰大弱风，其伤人也，内舍于心，外在于脉，其气主为热。风从西南方来，名曰谋风，其伤人也，内舍于脾，外在于肌，其气主为弱。风从西方来，名曰刚风，其伤人也，内舍于肺，外在于皮肤，其气主为身燥。风从西北方来，名曰折风，其伤人也，内舍于小肠，外在手太阳脉，脉绝则溢，脉闭则结不通，喜暴死。风从北方来，名曰大刚之风，其伤人也，内舍于肾，外在于骨与肩背之膂筋，其气主为寒。风从东北方来，名曰凶风，其伤人也，内舍于大肠，外在于两胁腋骨下及肢节。风从东方来，名曰婴儿之风，其伤人也，内舍于肝，外在于筋纫，其气主为身湿。纫，女巾反，索也，谓筋转之也。**风从东南方来，名曰弱风，其伤人也，内舍于胃，外在于肉，其气主体重。凡此八风，皆从其虚之乡来，乃能病人，三虚相薄，则为暴病卒死；两实一虚，病则为淋洛寒热；犯其雨湿之地，则为痿，故圣人避邪风如避矢石焉；其有三虚而偏中于邪风，则为击仆偏枯矣。**风从冲后来，故称虚乡来也。三虚，谓年虚、月虚、时虚。三虚之中，纵使二实，但令一虚遇邪，犹为淋洛寒热，居处湿地，即为痿厥，况二虚一实遇邪，其病安得不甚？若先三虚逢邪，遂致击仆偏枯之病也。

三虚三实

黄帝问少师曰：余闻四时八风之中人也，故有寒暑，寒则皮肤急而腠理闭，暑则皮肤缓而腠理开，贼风邪气因以得入乎？将必须八正虚邪，乃能伤人乎？黄帝谓四时八节虚邪贼风中人，要因其暑腠理开时，因入伤人，故致斯问也。**少师答曰：不然。贼风邪气之中人也，不得以时。**少师答意，腠理开者，贼邪中深，腠理闭者，贼邪中浅，以其贼邪贼害甚也。不得以时者，暑开之时即入，闭之时不入之也。**然必因其开也，其入也深，其内极也疾，其病人也卒暴；**邪之中人，若因腠理开者，为害有三：一则邪入深也，二则极人命速，三则病死卒暴也。**因其闭也，其入也浅以留，其病人也，徐以持也。**若腠理闭，为过有二：一则邪入浅也，二则为病死徐。持，久留之也。**黄帝曰：有寒温和适，腠理不开，然有卒病者，其故何也？少师曰：帝弗知邪入乎？虽平居，其腠理开闭缓急，固常有时也。**平，和适也。人虽和适而居，腠理开闭未必因于寒暑，因于月之满空，人气盛衰，故腠理开闭，有病不病，斯乃人之常也。**黄帝曰：可得闻乎？少师曰：人与天地相参也，与日月相应也。**人之身也，与天地形象相参。身盛衰也，与日月相应也。**故月满则海水西盛，**日为阳也，月为阴也，东海阳也，西海阴也。月有亏盈，海水之身随月虚实也。月为阴精生水，故月满西海盛也。**人血气精，肌肉充，皮肤致，毛发坚，焦理郄，烟垢著。当是之时，虽遇贼风，其入浅，亦不深。**人身盛时，法月及与西海，皆悉盛实也。但贼邪不入，凡有六实：一曰血气精而不浊；二曰肌肉充实不疏；三曰皮肤密致不开；四曰毛发坚实不虚；五曰焦腠理曲而不通。三焦之气发于腠理，故曰焦理。郄，曲也；六曰烟尘垢腻蔽于腠理。有此六实，故贼风虽入，不能深也。**至其月郭空，则海水东盛，人血气虚，其卫气去，形独居，肌肉减，皮肤缓，腠理开，毛发浅，焦理薄，烟垢落。当是之时，遇贼风，则其入也深，其病人也卒暴。**人身衰时，法月及与西海皆悉衰也。月空东海盛者，阴衰阳盛也。凡有八衰：一曰血气虚浊，谓当脉血气虚也；二曰卫气减少，谓脉外卫气去而少也；三曰肌肉疏减；四曰皮肤虚缓；五曰腠理空开；六曰毛发虚浅；七曰焦理疏薄；八曰理无烟垢。有此八虚，所以贼邪深入，令人卒病也。

黄帝曰：其有卒然卒死暴病者，何邪使然？少师曰：得三虚者，其死暴疾；得三实者，邪不能伤人也。人备三虚，其病死暴疾也。**黄帝曰：愿闻三虚。少师曰：乘年之衰，**人年七岁，加于九岁，至十六岁，名曰年衰。如是恒加九岁，至一百六，皆年之衰也。非岁露年，以其人实，邪不伤，故人至此年，名曰乘也。**逢月之空，**月郭空时，人具八虚，当此虚时，故曰逢也。**失时之和，因为贼风所伤，是谓三虚，故论不知三虚，工反为粗。**摄养乖于四时和气，非理受于风寒暑湿，人之有此三虚，故从冲后发屋折木扬沙走石等贼风至身，洒然起于毫毛，发于腠理，即为贼风伤也。**黄帝曰：愿闻三实。少师曰：逢年之盛，**逢年，谓无加年衰也。**遇月之满，**十五日时也。**得时之和，虽有贼风邪气，不能危之。**摄养顺于四时和气，人之有此三实，纵有贼邪，不能伤也。**黄帝曰：善乎哉论！明乎哉道！请藏之金匮，命曰三实，然此一夫之论也。**子之所论皆善者，以其内明于道，故请藏而宝之。此举一夫之论，以类众人也。

八正风候

黄帝曰：愿闻岁之所以皆同病者，何因而然？前章言人有摄养乖和，遇贼风之失；此言同受邪风，俱有伤害，以为问之也。**少师曰：此八正之候也。**八正候者，八节之正虚邪候也。**黄帝曰：候之奈何？少师曰：候此者，常以冬至之日，太一立于汁蛰之宫，其至也，天应之以风雨。风雨从南方来者为虚风，贼伤人者也。其以夜至者，万民皆卧而弗犯也，故其岁民少病。**《九宫经》曰：太一者，元皇之使，常居北极之傍汁蛰上下政天地之常□起也。汁蛰，坎宫名也。太一至坎宫，天必应之以风雨，其风从太一所居乡来向中宫，名为实风，主生长，养万物；若风从南方来向中宫，为冲后来虚风，贼伤人者也。其贼风夜至，人皆寝卧，不犯其风，人少其病也。**其以昼至者，万民懈惰而皆中于虚风，故万民多病。虚邪入客于骨而不发于外，至其立春，阳气大发，腠理开，因立春之日，风从西方来，万民又皆中于虚风，此两邪相薄，经气绝代。**懈惰，谓不自收节。情逸腠开，邪客至骨而不外泄，至立春日，复有虚风从西方冲上而来，是则两邪相薄，至经脉绝代以为病也。“骨”，有本作“胃”也。**故诸逢其风而遇其雨者，命曰遇岁露焉。因岁之和而少贼风者，民少病而少死；岁多贼风邪气，寒温不和，民多病而多死矣。**露有其二：一曰春露，主生万物者也；二曰秋露，主衰万物者也。今岁有贼风暴雨以衰于物，比秋风露，故曰岁露焉。是以实风至也，岁和有吉；虚风至也，岁露致凶也。**黄帝曰：虚邪之风，其所伤贵贱何如？候之奈何？**以下言候虚风所伤贵贱，故因问起也。**少师曰：正月朔日，太一居天溜之宫，其日西北风不雨，人多死。**以下俱言虚风也。**正月朔日，平旦北风，春，民多死者也。正月朔日，平旦北风行，民病死者十有三。正月朔日，日中北风，夏，民多死者。正月朔日，夕时北风，秋，民多死者。终日北风，大病死者十有六。正月朔日，风从南方来，命曰旱乡。从西方来，命曰白骨将，将国有殃，人多死亡。正月朔日，风从东南方来，发屋扬沙石，国有大灾。正月朔日，风从东南行，春有死亡。正月朔日，天和温不风，籴贱，民不病；天寒而风，籴贵，民多病。此所以候岁之虚风贼伤人者。二月丑不风，民多心腹病。三月戌不温，民多寒热。四月巳不暑，民多病瘅。十月申不寒，民多暴死。诸谓风者，皆发屋，折树木，扬沙石，起毫毛，发腠理。**

痹 论

黄帝问岐伯曰：痹安生？岐伯曰：风寒湿三气杂至，合而为痹。风寒湿等，各为其病。若三气杂合，共为一病，称为痹。**其风气胜者为行痹，寒气胜者为痛痹，湿气胜者为著痹。**若三合一多，即别受痹名。故三中风多，名为行痹，谓其痹病移转不住，故曰行痹。三中寒多，阴盛为痛，故曰痛痹。三中湿气多，住而不移转，故曰著痹。著，住也。此三种病，三气共成，异于他病，有寒有热，有痛不痛，皆名为痹也。**问曰：其五者何也？答曰：以冬遇此者为骨痹，以春遇此者为筋痹，以夏遇此者为脉痹，以至阴遇此者为肌痹，以秋遇此者为皮痹。**冬时不能自调，遇此三气以为三痹，俱称骨痹，以冬主骨也。余四仿此。至阴六月，脾所主也。**问曰：内舍五脏六腑，何气使然？**五时感于三气，以为五痹，其义已知，而有痹病内舍脏腑之中，何气使然也？**答曰：五脏皆有合，病久而不去，内舍其合。故曰：骨痹不已，复感于邪，内舍于肾；筋痹不已，复感于邪，内舍于肝；脉痹不已，复感于邪，内舍于心；肌痹不已，复感于邪，内舍于脾；皮痹不已，复感于邪，内舍于肺。**五脏合者，五脏五输之中皆有合也。诸脉从外来合五脏之处，故合为内也。是以骨、筋、脉、肌、皮等五痹，久而不已，内舍于合。在合时复感邪之气，转入于脏，入脏者死之也。**所谓痹者，各以其时重感于寒湿之气也。诸痹不已，亦益于内。其风气胜者，其人易已也。**所谓五痹不已者，各其时亦重感贼邪寒湿之气，益内五脏之痹者死。益风者，易已也。**问曰：其时有死者，或疼久者，或易已者，其故何也？**痹之轻重，无过此三，故为问之也。**答曰：其入脏者死，**以脏有神，故痹入致死也。**其留连筋骨间者疼久，**久著相系在于筋骨之间，故筋骨疼痛之也。**其流皮肤间者易已。**流行在于皮肤浅处之间，动而又浅，故易已也。**问曰：客六腑者何也？答曰：此亦由其食饮居处而为病本，六腑各有输，风寒湿气中其输，而食饮应之，循输而入，各舍其腑。**以上言痹入脏，以下言痹入腑所由。风寒湿等三气外邪中于府输，饮食居处内邪应，内以引外，故痹入六腑中。其输者，亦腑之合也。**问曰：以针治之奈何？答曰：五脏有输，六腑有合，循脉之分，各有所发，各治其遇，则病瘳已。**五脏输者，疗痹法取五脏之输。问曰：疗痹之要，以痛为输，今此乃取五脏之输，何以通之？答曰：有痛之痹，可以痛为输；不痛之痹，若为以痛为输？故知量其所宜，以取其当，是医之意也。疗六腑之痹，当取其合，良以脏腑输合，皆有脏腑脉气所发，故伺而诛之。**问曰：营卫之气，亦合人痹乎？**此问营卫二气，何者与三气合为痹也？**答曰：营者，水谷之精气也，和调于五脏，洒陈于六腑，乃能入于脉，故循脉之下，贯五脏，络六腑。**营之血气循经脉而行，贯于五脏，调和精神，络于六腑，洒陈和气，陈，起也，故与三气合而以为痹也。但十二经脏脉贯脏络腑，腑脉贯腑络脏，皆为营气，何因此□言于营气唯贯于脏，但络于腑？然此所言，但举一边，脏腑之脉贯络是同之也。**卫气者，水谷之悍气也，其气慓疾滑利，其不能入于脉，故循皮肤之内，分肉之间，熏于胃募，散于胸腹，逆其气则疾，顺其气则愈，不与寒湿风气合，故不为痹。黄帝曰：善。**卫之水谷悍气，其性利疾，走于皮肤分肉之间，熏于胃募，故能散于胸腹。壅之则生痈疽之病，通之无疾，是以不与三气合而为痹也。**问曰：痹或痛，或不痛，或不仁，或寒，或热，或燥，或湿者，其故何也？**三气为痹之状，凡有其七，故请解之。**答曰：痛者，其寒气多，有**

衣寒，故为痛。内受寒气既多，复衣单生寒，内外有寒，故痹有痛。**其不仁者，其病久入深，营卫之行涩，经络时疏而不痛，皮肤不营，故为不仁。其寒者，阳气少，阴气多，与病相益故寒。**仁者，亲也，觉也。营卫及经络之气疏涩，不营皮肤，神不至于皮肤之中，故皮肤不觉痛痒，名曰不仁。所感阳热气少，阴寒气多，与先所病相益，故痹为寒也。**其热者，阳气多，阴气少，病气胜，阳遭阴，故为痹热。**所感阳热气多，阴寒气少，阴阳二气相逢相击，阳胜为病，故为痹热也。**其多寒汗而濡者，此其逢湿甚，其阳气少，阴气盛，两气相感，故寒汗出濡。**所感阳气少，以湿与寒气相感，故寒而汗濡衣湿也。**问曰：夫痹之为病，不痛何也？**三气合而为病称痹，而有不痛者，其故何也？**曰：痹在骨则重，在脉则血凝而不流，在筋屈不伸，在肉则不知，在皮则寒，故具此五者则不痛。凡痹之类，逢寒则急，逢热则纵。黄帝曰：善。**三气为痹，所在有五，一人具此五者为痹，其痹不痛，此为不痛之痹。有云痹者痛者，未为解痹者也，不知者，不觉、不仁也。

黄帝问岐伯曰：周痹之在身也，上下移徙，随脉上下，左右相应，间不容空，愿闻此痛之在血脉之中耶？将在分肉之间乎？何以致是？其痛之移也，间不及下针，其蓄痛之时，不及定治，而痛已止矣，何道使然？愿闻其故。夫周痹者，邪居分肉之间，令正气循身不周，邪与周为痹，故称周痹。今帝之意，言其痹痛，循形上下，移徙往来，无处不至，名为周痹。岐伯之意，言于此痹行于众处，可为众痹，非周痹也。间不及下针者，痹痛之中，未及下针，其痛已移也。**岐伯对曰：此众痹也，非周痹也。黄帝曰：愿闻众痹。岐伯对曰：此各在其处，更发更止，更居更起，以右应左，以左应右，非能周也，更发更休。**言众痹在身左右之处，更互而发，不能周身，故曰众痹。居起，动静也。**黄帝曰：善。刺之奈何？岐伯对曰：刺此者，痛虽已止，必刺其处，勿令复起。**然众痹在身，所居不移，但痛有休发，故其痛虽止，必须刺其痛休之处，以令不起也。**黄帝曰：善。愿闻周痹何如？岐伯对曰：周痹者，在血脉之中，随脉以上，循脉以下，不能左右，各当其所。**言周痹之状，痹在血脉之中，循脉上下，不能在其左右不移其处，但以壅其真气，使营身不周，故名周痹之也。**黄帝曰：善。刺之奈何？岐伯对曰：痛从上下者，先刺其下以遏之，后刺其上以脱之；痛从下上者，先刺其上以遏之，后刺其下以脱之。**刺周痹之法，观痹从上而下，当先刺向下之前，使其不得进而下也；然后刺其痹后，使气泄脱也。有痹从下上者，准前可知也。**黄帝曰：善。此痛安生？何因而有名？**此问周痹之所由，并问周痹名之所起也。**岐伯对曰：风寒湿气，客于分肉之间，迫切而为沫，沫得寒则聚，聚排分肉而分裂也，分裂则痛，**三气以为周痹，循脉而行，至分肉之间，气聚排迫分肉，肉裂而为痛也。**痛则神归之，神归之则热，热则痛解，痛解则厥，厥则他痹发，发则如是。**痹痛引神，即神归痛，神痛不已，故热气集而痛解，此处痛解厥已，即余处痛生，周痹休发如是，以为休起也。**黄帝曰：善。余已得其意矣。岐伯曰：此内不在脏，外未发于皮，独居分肉之间，真气不能周，故命曰周痹。**以下解周痹名也。**故刺痹者，必先切循其下之六经，视其虚实，**六经，三阴三阳也。切循痹病之下六经虚实，一也。**及大络之血而结不通，**切循十五大络，知其通塞，二也。**及虚而脉陷空者调之，熨而通其瘈紧，转引而行之。黄帝曰：善。余已得其意矣，又得其事也。**又循其脉，知其虚陷之，三也。然后设以熨法，用微熨之，令其调适，又以导引瘈紧，转引令其气行，方始刺之，此为疗痺之要也，紧急痺牵令缓也。**人九者，经络之理，十二经脉阴阳之病也。**得其事者，谓得之人法于九野，经络阴阳之病也。

问曰：人有身寒，汤火不能热也，厚衣不能温也，然不冻栗，此为何病？人身体冷而不觉寒，其病难知，故须问也。**答曰：是人者，素肾气胜，以水为事，太阳气衰，肾脂枯不长，一水不能胜两火，肾者水也而主骨，故肾不生则髓不能满，故寒甚至骨。**素，先也。其人肾气先胜，足太阳肾府又衰，肾脂枯竭，不能润长，以其一肾脏腑之水，与心、肝二阳同在一身，为阳所击，一水不胜二阳，故反为寒，至于骨髓，衣、火不能温也。**所以不能冻栗者，肝一阳也，心二阳也，肾孤脏也，一水不能胜上二火，故不能冻栗者，病名曰骨痹，是人当挛节。**虽寒至骨，二阳犹胜，故不觉寒栗，遂为骨痹之病，是人当为骨节拘挛也。一本“挛”为“变”，人有此病，必节操变改也。**问曰：人之肉苛者何也？虽近衣絮，犹尚苛也，是为何病也？答曰：营气虚，卫气实。卫气虚则不仁而不用，营卫俱虚则不仁且不用，肉如苛也，人身与志不相有也，曰死。**苛，音柯，有本为“苛”，皆不仁之甚也。故虽衣絮温覆，犹尚不仁者，谓之苛也。故知以衣絮温覆无知觉者，为不仁也。营虚卫实，气至知觉，故犹仁也。若营实卫虚者，肉不仁也。若营卫俱虚，则不仁之甚，故肉同苛。如，同也。所以身肉不仁甚者，与神不能相得，遂致死也。

风痹淫病，不可已者，足如履冰，时如汤入腹中，胀胫淫泺，烦心头痛，时呕时悗，眩以汗出，久则目眩，悲以喜恐，短气不乐，不出三年死。人病风痹之病，又有此十二状者，不出三年死也。

仁安三年九月十七日以同本书之

丹波赖基

本云

保元三年五月十二日以家本移点比校了　宪基

卷第二十九 气论

通直郎守太子文学臣杨上善奉敕　撰注

三　气

黄帝曰：余闻有真气，有正气，有邪气，何谓真气？帝举……气先问……**岐伯曰：真气者，所受于天，与谷气并而充身也。**□□□□□□□□□□□为身之本，与五谷气合，充身以生也。**正气者，正风也，从一方来，非实风，又非虚风也。**四时之风：春东风，夏南风，秋西风，冬北风，故曰各从一方来也。风从太一所居乡来，向中宫，名为实风；从冲后来，向中宫，名虚风。今四时正风，非虚非实也。**邪气者，虚风之贼伤者也，其中人也深，不能自去。正风者，其中人也浅，合而自去，其气来柔弱，不能胜真气，故自去。虚邪之中人也，洒淅动形，起毫毛而发腠理，其入深，内抟于骨则为骨痹，抟于筋则为筋挛**……此筋有寒，故筋挛□也，亦名筋痹，二也。**薄于脉中，则为血闭，不通则为痈。**薄，脉有寒，令血□□□□通，壅塞而不行□□□□□□□也。**薄于肉，与卫气相薄，阳胜者则为热，**□□□也，邪与卫合，其时阳胜，则为肉热之也。**阴胜则为寒，**邪与卫合，其时阴胜，则肉寒也。**寒则真气去，去则寒，薄于皮肤之间，其气外发，腠理开，毫毛淫气往来行，则为痒。**寒气既盛，则神气离去，故寒独留皮肤之间，以寒为病本也。其气发，阴动毫间皮中，因此为痒，五也之。**留而不去，则为痹。**邪在皮肤，与风、寒、湿合，则为痹病，六也。**卫气不行，则为不仁。**邪气在于皮肤，卫气不营，遂不知人，故为不仁，七也。**虚邪偏容于身半，其入深，内居营卫，营卫稍衰则真气去，邪气独留，发为偏枯。**身半□□□□□遂取半箱。邪深容之，□行……**其邪气浅者，脉偏痛。虚邪之入于身也深，寒与热相抟，久留而内着，寒胜其热，则骨疼肉枯；热胜其寒，则烂肉腐肌为脓，内伤骨，内伤骨为骨蚀。有所疾前筋，筋屈不得伸，邪气居其间而不反，发于筋溜。有所结，气归之，卫气留之，不得反，津液久留，合而为肠溜，久者数岁乃成，以手按之柔。已有所结，气归之，津液留之，邪气中之，凝结日以易甚，连以聚居，为昔瘤，以手按之坚**……按之而坚，□□□久也。十四。**有所结，深中骨，气因于骨，骨与气并，日以益大，则为骨疽。**先有聚结，深至骨髓，骨与气并，致令骨坏，称曰骨疽。十五也。**有所结，中于肉，气归之，邪留而不去，有热则化而为脓，**先有聚气为气盛，营邪居热，则坏肉以为痈脓。十六。**无热则为肉疽。**结气无热，虚邪则坏肉以为肉疽，十七也之。**凡此数气者，其发无常处，而有常**

名也。邪气伤人身，无有定处，而有斯十七种名也。

津　液

黄帝问岐伯曰：水谷入于口，输于肠胃，其液别为五：天寒衣薄，则为溺与气；天热衣厚，则为汗；悲哀气并，则为泣；中热胃缓，则为唾；邪气内逆，则气为之闭塞而不行，不行则为水胀。余知其然也，不知其何由生，愿闻其说。输，送致也。水谷入于口，送于肠胃之中，化为津液，凡有五别，则五脏津液凡所言液者，通名为津，《经》称津者，不名为液，故液有五也。此略举五液，请解其义之矣也。**岐伯答曰：水谷皆入于口，其味有五，各注其海，**五味走于五脏四海，肝心二脏主血，故酸苦二味走于血海。脾主水谷之气，故甘味走于水谷海。肺主于气，故辛走于膻中气海。肾主脑髓，故咸走髓海之也。**津液各走其道。**目为泣道，腠理为汗道，廉泉为涎道，鼻为涕道，口为唾道也。**故上焦出气以温肌肉，充皮肤，为津；**上焦出气，出胃上口，名曰卫气，温暖肌肉，润泽皮肤于腠理，故称为津之也。**其留而不行者，为液；**水谷精汁，注骨属节中，留而不去，谓之为液。**天暑衣厚则腠理开，故汗出；**因热而腠理开而出者，谓之为汗。**寒留于分肉之间，沫聚则为痛；**寒留分肉之间，津液聚沫，迫裂分肉，所以为痛。**天寒则腠理闭，气涩不行，水下溜于膀胱，则为溺与气。**此解溺气多之所由之也。**五脏六腑，心为之主，耳为之听，目为之候，肺为之相，肝为之将，脾为之卫，肾为之主水。故五脏六腑之津液，尽上渗于目，心悲气并则心系急，急则肺叶举，举则液上溢。夫心系举，肺不能常举，乍上乍下，故呿而泣出矣。**呿，音去。身中五官所管津液并渗于目，为泣眩者，泣出之时，引气张口也。**中热则胃中消谷，谷消则虫上下作，肠胃充郭故缓，缓则气逆，故唾出。**虫者，三虫也。郭者，胸臆也。谷消之时，则虫动上下，肠胃宽，充郭中，故肠胃缓而气上，所以唾也。**五谷之津液和合而为膏者，内渗入于骨空，补益脑髓而下流于阴。阴阳不和使，则液溢而下流于阴，髓液皆减而下，下过度则虚，虚故骨脊痛而胻酸。**补益脑髓者，谷之津液和合为膏，渗入头骨空中，补益于脑；渗入诸骨空中，补益于渗入诸骨空中，补益于脑髓；下流阴中，补益于精。若阴阳过度，不得以理和使，则精液溢下于阴，以其分减髓液过多，故虚而腰痛及脚胻酸也。**阴阳气道不通，四海闭塞，三焦不泻，津液不化，水谷并于肠胃之中，别于回肠，留于下焦，不得渗膀胱，则下焦胀，水溢则为水胀，**脏腑阴阳不得和通，则四海闭而不流，三焦壅而不泻，其气不得化为津液，水谷并于肠胃不消，别于回肠而留下焦，不得入于膀胱，胀于下焦，溢入于身，故为水胀也。**此津液五别之顺逆。**此上五别，是为津液逆顺之义。

水　论

黄帝坐明堂，雷公曰：臣受业，传之以教，皆以经论，从容形法，阴阳刺灸，汤液药滋，所行治有贤不肖，未必能十全，谨闻命矣。天地之间，四方上下六合宇间，有神明居中，以明造化，故号明堂。法天地为室，圣明居中，以明道教，称为明堂。从容者，详审貌也。所受《太素》经论，摄生安形详审之法，谓是阴阳、刺灸、汤液、药滋四种之术，莫不要妙。然有不肖行之，不能十全。谨受诏命，雷公言已领解之。**黄帝曰：若先言悲哀喜怒，燥湿寒暑，阴阳妇女。**若，汝也。先所言人悲哀等事，请问所由者，贫富贱贵及诸群下通使临事之徒，使之适于道术，闻其命。**请问其所以然者，卑贱富贵，人之形体，所从群下，通使临事，以适道术，谨闻命矣。请问其有俯遇仆偏之问，不在经者，敢问其状。**雷公问，有遇仆偏之问，虽合于道，然不在经者，欲知其状也。**黄帝曰：大矣。**仆偏所问之义大矣也。**曰：请问哭泣而泪不出者，若出而少涕，其故何也？**泣从目下，涕自鼻出，间为一液也，故人哭之时，涕泣交连；然有哭而无泣，纵有泣，涕少何也？涕，洟也。**黄帝曰：在经。**言是此在经已陈之义，非仆偏之问也。**又复问曰：不知水所从生，涕所从出。**水者，泣也。请问涕泣何所从生也之。**黄帝曰：若问此者，毋益于治，工之所知，道之所生也。**若，汝也。汝之问者，无益于人。仁义之教有益于身，道德之道，故是工者道之生也之。**夫心者，五脏专精也，目者其窍也，华色者其荣也，是以人有得也则气和于目，有亡也忧知于色，是以悲哀则泣下，泣下水所由生。**心为五脏身之总主，故为专精。目为心之通窍，华色为心之荣显。故有得通于心者，气见于目，睹目可知其人喜也；有亡于己者，气见于色，视色可见其人忧也。心悲哀者，泣下水生之也。**水宗者精，水者至阴，至阴者肾之精也，宗精之水所由不出者，是精持之也，辅裹之，故水不行也。**宗，本也。水之本是肾之精，至阴者也。则知人哭泣不出者，是至阴本精辅裹持之，故不得出之矣也。**夫水之精为志，火之精为神，是以目之水不生也。**水阴精者，志也。火阴精者，神也。两精持之，故泣不下也。**故以人彦言曰：心悲名志悲。心与精共凑目也，是以俱悲则神气传于心，精上，不传于志也，而志独悲，故泣出也。**彦，美言也。人之美言有当，故取以为信也。彦言心悲名曰志悲，有所以也。良以心与精在于目，俱为悲者，神气传于心，精不传于志，志无神持，故阴精独用为悲，所以泣水下之也。**涕泣之者脑，脑者阳也，髓者骨之充也，故脑渗为涕。故夫志者骨之主也，是以水流涕从之者，行其类也。夫涕之与泣者，譬如人之兄弟也，急则俱死，出则俱亡，其志以摇悲，是以涕泣俱出而横行，是故与涕泣俱出相从，志所属之类也。**夫涕泣之出，本于脑也。头髓为阳，充骨之阴也。志为骨主，脑渗为涕。涕之与泣，同为水类，故泣之水出，涕即从之，比之兄弟，有急有出，死生是同，相随不离。涕泣亦尔，志动而悲，则涕泣横之也。**雷公曰：大矣。请问人哭泣而泣不出者，若出而少，涕不从何也？**赞帝所言，并重问前哭涕泣之事。**黄帝曰：夫泣不下者，哭不悲也。不泣者，神不慈，志不悲，阴阳相持，泣安能独来？**神者为阳，志者为阴。神之失守故慈，志之失守故悲，悲故泣出。今阴阳相持无失，泣安从生之也？**且夫志悲者，惋则冲阴，冲阴则志去目，志去目则神守精，二神去目，涕泣出也。**冲，虚也。志悲既甚，即虚于阴，阴虚则志亡，志亡去目，则可神次守精，今神亦去目，故涕泣俱出。**且子独不诵念夫经言乎？厥则目毋所见。夫人厥则阳气并于上，阴气并于下，阳并于上则火独光，阴并于下则手足寒，手足寒则胀，夫一水不胜两火，故目眦而盲。**厥，逆也。人气逆者，阳气并阴，归上于头；阴气并阳，归下手足。归下手足则手足冷，归上于头遂至目盲。以其目是阳，已是一火；下阳并上，则是二火；志精在目，则是一水。一水不胜于二火，故热盛争而盲也。**是以卫气之风，泣下而止。**是卫气将于邪风至目，遂令泣下，风乃止之也。**夫风之中目，阳气下守于精，是火气循目也，故见风则泣出。有以比之，天之疾风乃能雨，此其类。**风者，阳也，火也。风之守精，是火循目，阳气动阴，阴作泣出。比天疾风，其雨必降之也。

胀论

黄帝曰：脉之应于寸口，何如而胀？岐伯曰：其至大坚以涩者胀。脉之大者，多血少气。涩者，亦多血少气，微寒。脉口盛紧，伤于饮食。以其脉至，诊有多血少气微寒，即是伤于饮食为胀也。**黄帝曰：何以知腑脏之胀也？岐伯曰：阴为脏而阳为腑。**诊得阴脉胀者，以为脏胀；诊得阳脉胀，以为腑胀也。**黄帝曰：夫气之令人胀也，在于血脉之中耶？腑脏之内乎？**血脉，谓二十八脉也。问胀所在也。**岐伯曰：二者皆存焉，然非胀之舍也。**卫气并脉而行，循分肉之间为胀，血脉及五脏六腑各胀，故曰二者存焉，然非胀之所舍处之也。**黄帝曰：愿闻胀舍。岐伯曰：夫胀者，皆在于腑脏之外，排脏腑而郭胸胁，胀皮肤，故命曰胀。**以下言其胀舍，取之脏腑之外胸胁及皮肤之间，气在其中，郭而排之，故命曰胀之。**黄帝曰：脏腑之在胸胁腹裹之内也，若匣匮之藏禁器也，各有次舍，异名而同处，一城之中，其气各异，愿闻其故。**以下脏腑居处也。禁器，比脏腑也。胸胁腹裹，比之匣匮也。次舍者，五脏六腑各有居处也。脏腑之名虽异，同在一郭之中，然脏腑各别，请闻同异所由之。**岐伯曰：夫胸腹者，脏腑之城郭也。**城郭，脏腑所处之也。**膻中者，王之宫也。**膻中有心肺之气，故是脏腑之宫也。**胃者，太仓也之。**胃贮水谷以供，故为脏腑太仓也。**咽喉小肠者，传道也。**咽传水谷而入，小肠传之而出，喉传气之出入，故为传道之也。**胃之五窍者，闾里门户也。**咽、胃、大肠、小肠、膀胱等窍，皆属于胃，故是脏腑闾里门户也。**廉泉玉英者，津液之道也。故五脏六腑各有畔界，其病各有形状。**廉泉乃是涎唾之道，玉英复为溲便之路，故名津液道也。此则脏腑畔界，故脏腑病形各异。**营气循脉为脉胀，卫气并脉循分为肤胀。三里而泻，近者一下，远者三下，毋问虚实，工在疾泻。**以下谓营卫二气为胀。营气循脉周于腹郭为胀，名为脉胀。卫气在于脉外，傍脉循于分肉之间，聚气排于分肉为肿，称为肤胀。三里以为胀之要穴，故不问虚实，皆须泻之。其病日近者，可以针一泻；其日远者，可三泻之。下者，胀消也。终须疾泻，可不致疑之矣乎。**黄帝曰：愿闻胀形。**愿闻五脏六腑胀形也。**岐伯曰：夫心胀者，烦心短气，卧不安。肺胀者，虚满而喘咳。肝胀者，胁下满而痛引少腹。脾胀者，喜哕四肢急，体重不能衣。肾胀者，腹满引背怏然，腰髀痛。**气在脏腑之外，排脏腑，郭胸胁，胀皮肤，时烦心短气卧不安者，以为心胀。知此，五脏六腑胀皆仿此，各从其脏腑所由胀状有异耳。怏，不畅之也。**六腑胀者：胃胀，腹满胃管痛，鼻闻焦臭，妨于食，大便难。大肠胀者，肠鸣而痛濯濯，冬日重感于寒则泄，食不化。小肠胀者，少腹䐜胀，引腰而痛。膀胱胀者，少腹满而气癃。三焦胀者，气满于皮肤中，殻殻然而不坚。胆胀者，胁下痛胀，口中苦，好太息。**香为脾臭，焦为心臭，今脾胃之病闻焦臭者，以其子病，思闻母气故也。殻，口角反。殻殻，击貌。今殻殻，似实而不坚也。**凡此诸胀，其道在一，明知逆顺，针数不失。**一者，唯知补泻也。补虚泻实得中，故不失也。**泻虚补实，神去其室，致邪失正，真不可定，粗之所败，谓之夭命。**神室，心脏也。补实泻虚伤神，故神去心室。神去心室，得于邪气，失其四时正气，致使真伪莫定也。**补虚泻实，神归其室，久塞其空，谓之良工。**神安其脏，故曰归室。神得归脏，自斯已去，长闭腠理，不令邪入，谓上工也。**黄帝曰：胀者焉生？何因而有名？岐伯曰：卫气之在身也，常并脉循分，行有逆顺，阴阳相随，乃得天和，**卫气并脉，循于分肉，有逆有顺，从目循足三阳下为顺，从目循手三阳下为逆，以卫行有逆顺，故阴阳气得和而顺也。**五脏更治，四时有序，五谷乃化。然后厥气在下，营卫留止，寒气逆上，真邪相攻，两气相薄，乃合为胀。**五脏属于五行，故五脏更王，四时寒暑次序得所，五谷入腹得有变化也。有寒厥之气，留于营卫之间，营卫不行，寒气逆上，与正气相薄，交争愤起，谓之为胀。**黄帝曰：善。何以解惑？岐伯曰：合之于真，三合而得。黄帝曰：善。**行补泻时，近者一取合于真气，即得病愈，远者三取合于真气，称曰解惑之也。**黄帝问岐伯曰：《胀论》言曰：毋问虚实，工在疾泻，近者一下，远者三下。今有其三而不下，其过焉在？**前言泻虚补实，神去其室；今言无问虚实，工在疾泻，其故何也？所谓初病，未是大虚，复取三里，故工在疾泻。若虚已成，又取余穴，虚者不可也。今至三取不消，请言过之所由之也。**岐伯曰：此言陷于肉肓而中气穴者也。**肉肓者，皮下肉上之膜也，量与肌肤同类。气穴，谓是发胀脉气所发穴也。**不中气穴，则气内闭；**针其余处，不中胀之气穴，则胀不泄也。**针不陷肓，则气不行；**不陷肓膜，则气不行分肉间也。**不越中肉，则卫气相乱，阴阳相逐。其于胀也，当泻不泻，气故不下，三而不下，必更其道，气下乃止，不下复始，可以万全，恶有殆者乎？**针入其皮，起而不下其肉，则卫气行而失次，阴阳之气并也。遂，并也。由于当泻不泻，故三取不下也。必须更取余穴，以行补泻，以胀消为工，故得万全，必无危生之祸也。**其于胀也，必审其诊，当泻则泻，当补则补，如鼓之应桴，恶有不下者乎？**言诊审者，如鼓应桴，何有不当者也。

黄帝问于岐伯曰：水与肤胀、鼓胀、肠覃、石瘕、石水，何以别？此之六病，有难分者，故请别之也。**岐伯对曰：水始起也，目果上微痛，如卧新起之状，颈脉动，时咳，阴股间寒，足胻痛，腹乃大，其水已成也。以手按其腹，随手而起，如裹水之状，此其候也。**水病之状，候有六别：一者，目裹微肿；二者，足阳明人迎之脉，眠见其动，不待按之；三者，胀气循足少阴脉上冲于肺，故时有咳；四者，阴下阴股间冷；五者，脚胻肿起；六者，腹如囊盛水状，按之不坚，去手即起。此之六种，其病候也。**黄帝曰：肤胀何以候之？岐伯曰：肤胀者，寒气客于皮肤之间，殻殻然不坚，腹大身尽肿，皮厚，按其腹，窅而不起，腹色不变，此其候也。**次解肤胀，凡有五别：一者，寒气循于卫气，客于皮肤之间；二者，为肿不坚；三者，腹大身肿；四者，皮厚，按之不起。窅，乌了反，深也；五者，腹色不变。肤胀所由与候，有斯五别也之。**鼓胀何如？岐伯曰：腹身皆大，大与肤胀等也，色苍黄，腹脉起，此其候也。**次解鼓胀，凡有六别：所由及候，四种同于肤胀，五者腹色青黄，六者腹上络脉见出，鼓胀之候，有此六别也之。**肠覃何如？岐伯曰：寒气客于肠外，与卫气相薄，气不得营，因有所系，瘕而内著，恶气乃起，息肉乃生。其始也，大如鸡卵，稍以益大，至其成也，如怀子之状，久者离岁，按之则坚，推之则移，月事以时下，此其候也。**次解肠覃，水停聚也。肠覃凡有六别：一者，得之所由，谓寒客于肠外，与卫气合，瘕而为内；二者，所生形之大小；三者，成病久近。离，历也。久者或可历于年岁；四者，按之坚鞕；五者，推之可移；六者，月经时下。肠覃所由与状，有斯六种也之。**石瘕何如？岐伯曰：石瘕生于胞中，寒气客于子门，子门闭塞，气不通，恶血当泻不泻，衃以留止，日以益大，状如怀子，月事不以时下，**次解石瘕，凡有四别：一者瘕生所在；二者得之所由，谓寒气客子门之中，恶血凝聚不泻所致；三者石瘕大小形；四者月经不以时下。石瘕所由与状，有斯四种。石水一种，略而不解之也。**皆生于女子，可导而下。黄帝曰：肤胀、鼓胀可刺耶？岐伯曰：先泻其腹之血络，后调其经，亦刺去其血络。黄帝曰：善。**肠覃、石瘕二病，皆妇人病也。水病刺而去之，肠覃、石瘕可以针刺导而下之，未知肤、鼓二胀可刺已否？先泻其血络以去恶血，后调其经，亦去血络也。

黄帝问于岐伯曰：有病心腹满，旦食则不能暮食，此为何病？岐伯曰：名为鼓胀。曰：治之奈何？曰：治之以鸡醴，一剂知，二剂而已。黄帝曰：其时有复发者，何也？岐伯曰：此饮食不节，故时痛，虽然其病且已，时当痛，气聚于腹。气满心腹，故旦食暮不能也，是名鼓胀。可取鸡粪作丸，熬令烟盛，以清酒一斗半沃之，承取汁，名曰鸡醴，饮取汗，一剂不愈，至于二剂，非直独疗鼓胀，肤胀亦愈。有复发者，以不慎节饮食故之也。

风水论

黄帝曰：有病肾风者，面胕庞然壅，害于言，可刺否？胕，扶付反，义当腐也。庞，普江反。肾气损腐，令面庞然起壅也，而言无声，故曰害言。此为肾风之状，可刺以否也？**岐伯曰：虚虚不当刺而刺，后五日其气必至。**如此状者，肾风之状。肾之重虚之风，不可刺也。刺之，至其水数满日，其病气当至也。除刺之日，后取五日，合有六日，水成数也。**问曰：何如？答曰：至必少气，时热，从胸背上至头汗，手热，口干，苦渴，不能正偃，正偃则咳，病名曰风水。**肾风病气至者，凡有八候：一者少气，二时热，三从胸至头汗出，四手热，五口干，六苦渴，七不能正偃，谓不得仰卧，八仰卧即咳。有此八候，候是肾风水病也。**黄帝曰：愿闻其说。岐伯曰：邪之所凑，其气必虚，阴虚者阳必凑之，故小便黄者，中有热。**邪凑虚，肾气虚也。肾气既虚，则阳气并之，故中有热，小便黄也之。**不能正偃者，胃中不和也。正偃则咳甚，上迫肺也。**肾有虚风，即胃中不和。仰卧气上迫肺，故咳也。**诸有水气者，其征见于目下。何以言？曰：水者阴也，目下亦阴也，腹者至阴之所居也，故水在腹者，必使目下肿。**水与目下及腹皆阴，故水在腹，即目下肿也。**真气上逆，口苦舌干者，故不得正偃，正偃则咳清水。**以水在腹，故真气上逆，口苦舌干，正偃则咳，咳则吐清水也。**诸水病者，故不得卧，卧则惊，惊则咳甚。**又诸水病仰卧，惊则咳甚，复为候也。**腹中鸣者，月事不来，病本于胃也，薄肝则烦，不能食，食不下者，胃管隔。**月事不来之病，由于胃气不和，故气薄于肝，烦不能食，致使胃管隔塞，腹中无食，故腹鸣也。**身重难以行者，胃脉在足也。**胃脉足阳明在足，今胃气不和，气下于足，遂令身重，足不得行也。**月事不来者，胞脉闭，肺属心而溢于胞中，令气上迫肺，心气不得下通，故月事不来。黄帝曰：善哉。**胞者，任冲之脉起于胞中，为经络海，故曰胞脉也。膀胱之胞与女子子门之间，起此冲脉，上至咽喉，先过心肺。但肺与心共相系属。今胞脉虚邪闭塞，下则溢于胞气，上则迫于肺，气不得下，故月事不来也。

黄帝问于岐伯曰：有病庞然如有水气状，切其脉大紧，身无痛者，形不瘦，不能食，食少，名为何病？岐伯曰：病生在肾，名为肾风。肾风而不能食，喜惊，惊以心痿者死。黄帝曰：善哉。庞然者，面皮起之貌。肾风之状，凡有六别：一面庞起，二脉大紧，三身无痛，四形不瘦，五食少，六喜惊。人病有此六状，名曰肾风。心不痿者可疗得生，痿者死矣。

咳论

黄帝问于岐伯曰：肺之令人咳何也？岐伯曰：五脏六腑皆令人咳，非独肺也。五脏六腑皆以肺传与之，称咳为肺咳，然脏腑皆有咳也。**黄帝曰：愿闻其状。岐伯曰：皮毛者肺之合也，毛先受邪，气从其合；其寒饮食，饮食入胃，顺肺脉上注于肺，肺寒，外内合邪因而客之，发为肺咳。**肺合皮毛，故皮毛受于寒邪，内合于肺。又肺脉手太阴，起胃中焦，下络大肠，还循胃口，上膈属肺。寒饮寒食入胃，寒气循肺脉上入肺中，内外寒邪相合，肺以恶寒，遂发肺咳之病也。**五脏各以其时受病，非其时，各传以与之。**五脏各以王时伤寒，肺先受之，传为五脏之咳。非其时者，又因他脏受寒，传来与之。故肺咳之病，传与余脏，称五脏咳之也。**人与天地相参，故脏各治时，感于寒则受病，微则为咳，甚则为泄为痛。**各以时者，五脏各以王时也。感于寒者，感伤寒也。感伤寒病有轻有重，轻者为咳，重者以为泄利及痛痹也。**黄帝曰：五脏之咳奈何？岐伯曰：五脏之久咳，乃移于腑。**以下言肺咳相传为脏腑咳也。五脏之咳，近者未虚，久者传为六腑咳也。**肺先受邪，乘春则肝先受之，乘夏则心受之，乘至阴则脾受之，乘冬则肾受之。**肺以恶寒，肺先受寒，乘春肝王时，肝受即为肝咳。若肺先受寒，乘于至阴，即为脾咳。若肺先受寒，乘冬即为肾咳。**黄帝曰：何以异之？**以下言问答五脏咳状之也。**岐伯曰：肺咳之状，咳而喘息有音，甚则唾血。**言肺咳状也之。**心咳之状，咳则心痛，喉中介介如哽状，甚则咽喉肿。**介介，喉中气如哽也之。**肝咳之状，咳则两胠下痛，甚则不可以转，两胠下以满。脾咳之状，咳则在右胁下痛引肩背，甚则不可以动，动则咳。**胠，有本作胁也。**肾咳之状，咳则腰背相引而痛，甚则咳演。**音涎，肾液也。谓咳涎出之也。**黄帝曰：六腑之咳奈何？安所受病？岐伯曰：脾咳不已，则胃受之，胃咳之状，咳而呕，呕甚则长虫出。**以下问答，言六腑咳状。六腑之咳，皆脏咳日久，移入于腑，以为腑咳。腑不为咳移入脏者，以皮肤受寒，因至于肺，肺中久寒，两邪为咳，移于五脏，然后外至于腑，故不从府移入于脏。所以脾咳日久，移为胃咳。长虫，蛕虫也。**肝咳不已，则胆受之，胆咳之状呕，呕胆汁。**呕胆汁者，咳引于胆，故呕胆口苦也之。**肺咳不已，则大肠受之，大肠咳之状，咳而遗矢。**遗矢者，咳引大肠，故遗矢也。**心咳不已，则小肠受之，小肠咳之状，咳而气，气者与咳俱出。**小肠在上，咳引小肠，故气与咳俱发者也之。**肾咳不已，则膀胱受之，膀胱咳之状，咳而遗溺。**咳动膀胱，故尿出也。**久咳不已，三焦受之，三焦咳之状，咳腹满，不欲食饮。**三焦无别属脏，与膀胱合，故膀胱之咳，久而不已，腹满不欲食之也。**此皆聚于胃管，关于肺，使人多涕唾而面浮肿气逆。**此六腑咳，皆以气聚胃中，上关于肺，致使面壅浮肿气逆为咳也。**黄帝曰：治之奈何？岐伯曰：治脏者治其输，治腑者治其合，浮肿者治其经。黄帝曰：善。**疗五脏咳，宜疗脏经第三输也。疗六腑咳者，宜疗脏经第六合也。有浮肿者，不可治络，宜疗经穴也之。

仁安三年十月四日以同本书之

以同本移点校合了　丹波赖基本云

保元三年八月五日以家本移点比校了　宪基

卷第三十 杂病

通直郎守太子文学臣杨上善奉敕　撰注

重身病

黄帝问于岐伯曰：人有重身，九月而瘖，此为何病？岐伯曰：胞之络脉绝。问曰：何以言之？答曰：胞络系于肾，少阴脉贯肾系舌本，故不能言。曰：治之奈何？曰：毋治也，当十月复。妇人怀子，名曰重身。膀胱之脉，络肾属膀胱，不言女子也，今云胞之络系于肾，少阴上系舌本者，以是女子胞络亦系于肾，故任身九月有胞络绝者，瘖不能言，至十月胎生，还复旧也。

刺法曰：无损不足，益有余，以成疹。所谓不足者，身羸瘦，无用镵石也。益有余者，腹中有形而泄之，则泄之精出而病独擅中也，故曰疹成。身之羸瘦，更用镵石，此为损不足也。腹中有形，此为有余，益之以成其病，斯乃损于有余为病也。益有余为病易知，损实为病难知，故须言之。

温暑病

凡病伤寒而成温者，先夏至日者为病温，后夏至日者为病暑，病者当与汗皆出，勿止。所谓玄府者，汗空。冬伤于寒轻者，夏至以前发于病温。冬伤于寒甚者，夏至以后发于暑病。暑病热气与汗俱出者，此为热去，勿止。□□□汗之空名玄府者，谓腠理也。

四时之变

四时之变，寒暑之胜，重阴必阳，重阳必阴，故阴主寒，阳主热，故寒甚则热，热甚则寒，日中阳陇，必降为阴；夜半阴极，必升为阳之也。**故曰：寒生热，热生寒，此阴阳之变也。**十一月极，一阳爻生，即寒生热也。五月一阴爻生，即热生寒也。**故曰：冬伤于寒，春生瘅热；**寒，冬之气也。伤于寒者，人之冬月，受寒□多也，春则为瘅热之病，此为寒生热也之。**春伤于风，夏生飧泄肠澼；**风，春之气也。受风□多，极为飧泄肠澼，此为风生泄也。**夏伤于暑，秋生痎疟；**暑，夏之气也。受暑过多，极为痎疟，此为暑生疟也。**秋伤于湿，冬生咳嗽，是谓四时之序。**湿，秋之气也。受湿过多，极为咳嗽，此为湿生咳也。此是四时必生之变，不可易。

息积病

黄帝问于岐伯曰：病胁下满，气逆行，二三岁不已，是为何病？岐伯曰：名曰息积，此不妨于食，不可灸，刺精为引服药，药不能独治也。黄帝曰：善。胁下满，肝气聚也。因于喘息，则气逆行，故气聚积，经二三岁，名曰息积，无妨于食，而不可灸，可以刺而引精并服药，并行不可独刺。

伏梁病

黄帝问曰：人有身体胕股胫皆肿，环脐而痛，是为何病？岐伯曰：病名曰伏梁，此风根也，不可动，动之为水，溺清之府。头以下为身，四肢曰体。胕，义当腐也。髀外曰股，膝下长骨曰胫，如此四处皆腐肿，并绕脐痛，名曰伏梁。此伏梁病，以风为本也。动，变发也。若有变发，可为水病，溺冷伏府也。**黄帝问曰：病有少腹盛者，上下左右皆有根，此为何病？可治不？岐伯曰：病名伏梁。伏梁何因如得之？答曰：裹脓血，居肠胃之外，不可治，治之毋切按之致死。**因有膜裹脓血，在肠胃外，四箱有根在少腹中，不可按之，故按之痛，遂致于死，名曰伏梁。**问曰：何以然？曰：此下则因阴，必脓血，上则迫胃脘出膈，使胃脘内痛。**何以按之致死？以其伏梁下因于阴，脓血必上迫于胃管，上出于膈，使胃管生痈，故按之下引于阴，上连心腹，所以致死。脘，□□□。**此久之病，难治也。居脐上为逆，居脐下为顺，勿动亟夺，论在《刺法》中，此风根也，其气溢于大肠而著于肓，肓之源在脐下，故环脐而痛也。**如此之病，得时必久也。亟，数也。此病是风为本，其气溢于大肠之中，著于脐下肓原，故环脐痛。不可辄动数夺，夺之致死。以居肓原，所以脐上为逆也。

热　痛

黄帝问于岐伯曰：病热者而有所痛者何也？曰：热病者阳脉也，以三阳之动也，人迎一盛少阳，二盛太阳，三盛阳明，在太阳□，太阳入于阴，故痛也。在头与腹，乃䐜胀而头痛。黄帝曰：善哉。阳明血气最大，故人迎三盛，得知有病。太阳次少，故二盛得知。次少阳最少，故一盛得知。热病为阳，太阳在头，故热病起，太阳先受。太阳受已，下入阳明，故阳明次病。阳明受已，末流少阳，故少阳有病。太阳入于少阴，阳盛阴虚，故头痛。阳盛阴虚，故腹胀也。

脾瘅消渴

黄帝曰：有病口甘者，名为何？何以得之？岐伯曰：此五气之溢也，名曰脾瘅。夫五味入于口，藏于胃，脾为之行其清气，液在脾，令人口甘，此肥美之所发也。此人必数食甘美而多肥者，令人内热，甘者令人满，故其气上溢，转为消渴。治之以兰，兰除陈气。五气，五谷之气也。液在脾者，五谷之液也。肥美令人热中，故脾行涎液，出廉泉，入口中，名曰脾瘅。内热气溢，转为消渴，以兰为汤饮之，可以除陈气也。

胆　瘅

黄帝问岐伯曰：有病口苦者，名为何？何以得之？岐伯曰：病名胆瘅。夫肝者，中之将也，取决于胆，咽为之使。此人者，数谋虑不决，故胆虚，气上溢而口为之苦，治之以胆募输，在《阴阳十二官相使》中。胆为肝府，肝为内将，取决于胆。其人有谋虑不决，伤胆气上，胆溢从咽入口，口苦，名曰胆瘅，可取胆募日月穴也。

头齿痛

黄帝曰：人有病头痛以数岁不已，此

安得之？是为何病？岐伯曰：当有所犯大寒，内至骨髓，髓者以脑为主，脑逆，故令人头痛，齿亦当痛。大寒入于骨髓，流入于脑中，以其脑有寒逆，故头痛数岁不已。齿为骨余，故亦齿痛。**齿痛不恶清饮，取足阳明；恶清饮，取手阳明。**上齿虽痛，以足阳明谷气，故饮不恶冷，可取足阳明。下齿痛，取手阳明也。

颔　痛

颔痛，刺手阳明与颔之盛脉出血。颊痛，刺阳明曲周动脉见血，立已；不已，按人迎于经，立已。手阳明上颈贯颊，故颊颔痛皆取之。曲周动脉有足阳明，无手阳明动脉之也。

项　痛

项痛不可俯仰，刺足太阳；不可顾，刺手太阳也。足太阳脉行项，故不可俯仰取之。手太阳脉行项左右，故不得顾取也。

喉痹嗌干

喉痹舌卷，口中干，烦心心痛，臂内廉痛，不可及头，取手小指、次指爪甲下，去端如韭叶。手之小指、次指之端，手少阳关冲。手心主出属心包，下臑内；手少阳从膻中，上□系耳后，故喉痹舌卷口干烦心心痛及臂内痛皆取之也。**喉痹不能言，取足阳明；能言，取手阳明。**手阳明脉循缺盆上头，足阳明脉循喉咙入缺盆，故喉痹能言、不能言：取此二脉疗主病者也。**嗌干，口中热如胶，取足少阴。**足少阴脉至舌下，故口热取之。

目　痛

目中赤痛，从内眦始，取之阴跷。目内眦，阴跷脉也，故取所主之输也。**目眦外决于面者，为锐眦；在内近鼻者，上为外眦，下为内眦。**人之目眦有三：外决为兑眦，内角上为外眦，下为内眦。准《明堂》锐眦为外眦，近鼻者为内眦也。

耳　聋

耳聋无闻，取耳中；耳中，听宫、角孙等穴也。**耳鸣，取耳前动脉；**耳前动脉，和窌、听会等穴也。**耳痛不可刺者，耳中有脓，若有干擿抵，耳无闻也。**耳痛者有二：有脓，有干擿抵。无所闻者，不可刺也；而有闻声者，可刺。擿，当狄反。抵，乃井反。**耳聋，取手足小指、次指爪甲上与肉交者，先取手，后取足。**手少阳至小指、次指，即关冲穴。足少阳至足小指、次指，即窍阴穴也。其脉皆入耳中，故二俱取之也。**耳鸣，取手足中指爪甲上，左取右，右取左，先取手，后取足。**手之中指，手心主脉，《明堂》不疗于耳。足之中指，十二经脉并皆不上。今手足中指皆疗耳鸣，令刺之者，未详，或可络至缪刺也。**聋而不痛，取足少阳；聋而痛，取手阳明。**足少阳正经入耳，手阳明络脉入耳。足少阳主骨益耳，故取之也。手阳明主气益耳，故痛取之也。

衄　血

衄而不衃，血流，取足太阳；衃，取手太阳，不已，刺腕骨下，不已，刺腘中出血。衃血，凝血也。衃，普杯反。血不凝，热甚也。足太阳起鼻，手太阳至目内眦，皆因鼻，故衄血取之。腕骨，手腕前起骨名完骨，非腕也。

喜　怒

喜怒而不欲食，言益少，刺足太阴；怒而多言，刺足少阳。怒，肝木也。食，脾土也。今木克土，故怒不欲食，宜补足太阴。肝足厥阴，怒也。足少阳，多言也。故泻少阳也。

疹　筋

黄帝曰：人有尺脉数甚，筋急而见，此为何病？岐伯曰：此所谓疹筋者，是腹必急，白色黑色则病甚。尺脉数，筋急见出者，此为疹筋。疹筋筋急腹急，此必金水乘肝，故色白黑即甚也。有本为“尺瘦”也。

血　枯

黄帝曰：有病胸胁支满者，妨于食，病至则先闻腥臊臭，出清液，先唾血，四肢清，目眩，时时前后血，病名为何？何以得之？岐伯曰：病名曰血枯，此得之少时有所大脱血，若醉以入房中，气竭肝伤，故使月事衰少不来也。血枯病形有八：一胸胁支满；二妨于食；三病将发，先闻腥臊臭气；四流出清液；五病先唾血；六四肢冷；七目眩；八大小便时复出血。有此八状，名曰血枯之病。此得由于少年之时有大脱血，若醉入房中，气竭绝伤肝，遂使月经衰少，或不复来，以成此血枯之病也。**黄帝曰：治之奈何？以何术？答曰：四乌贼鱼骨、一芦茹，二物并合三合，丸以雀卵，大如小豆，以五丸为后饭，鲍鱼汁，利胁中及伤肝。**四，四分；一，一分。捣以雀卵为丸，食后服之，饮鲍鱼汁，通利胁中及补肝伤也。

热　烦

问曰：人身非常温也，非常热也，为之热而烦满者，何也？曰：阴气少而阳气胜，故热而烦满也。身体发热，而苦满而烦，是为阳胜故也。

身　寒

问曰：人身非衣寒也，中非有寒也，寒从中出者何也？曰：是人多痹气，而阳气少而阴气多，故身寒如从水中出焉。外衣不单，内不觉寒，而身冷如从水中出，内多寒气故也。

肉　烁

问曰：人有四肢热，逢风寒如炙于火者何也？答曰：此人者阴气虚，阳气盛。四肢者阳也，两阳相得也，阴气虚，少水不能灭盛火，而阳独治。独治者不能生长也，独胜而止耳。逢风如炙火者，是人当肉烁。人有四肢先热，若逢风寒，更如火炙。是人阴虚阳盛，以其四肢是阳，阳气更盛四肢，二阳合而独盛，销烁肌肉，不能生长，故曰肉烁之。

卧息喘逆

黄帝问于岐伯曰：人有卧而有所不安者，何也？岐伯曰：脏有所伤，及精有所乏，倚则不安，故人不能住悬其病。人之病有卧不安者，五脏内伤，入房太甚，泄精过多，有所不足，故倚卧不安，不能悬定病处，数起动也。**黄帝曰：人之不得偃卧者何也？岐伯曰：肺者脏之盖也，肺气盛则脉大，大则不得偃卧。**肺居五脏之上主气，气之有余，则手太阳脉盛，故不得偃卧也。**问曰：人有逆气不得卧，而息有音者；有不得卧而息无音者；有起居如故而息有音者；有得卧，行而喘者；有不得卧，不能行而喘者；有不能得卧，卧而喘者，皆何脏使然？愿闻其故。**此五皆是人之起居，卧之与喘，不安之病，皆由脏内不和，故请示也。**答曰：不得卧而息有音者，是阳明之逆也，足三阳者下行，今逆而上行，故息有音。**阳明为三阳之长，故气下行，顺而息调，失和上行，逆而有音。此解“息有音”也。**阳明者胃脉也，胃者六腑之海也，其气亦下行，阳明逆，不得从其道，故不得卧。上经曰：胃不和则卧不安。此之谓也。**阳明循道逆行，息便有音，今不依其道逆行，故不得卧。上经，前所说经之也。**夫起居如故息有音事者，此脾之络脉逆，络脉不得随经上下，故留经而不行，络脉之病人也微，故起居如故而息有音。**夫络脉循经脉上下而行，络脉受邪，注留于经，病人也甚，故起居不安，息亦有声。今络脉气逆，不循于经，其病也微，所以起居如故，息有音之也。**夫不得卧，卧则喘者，是水气之客也。夫水者，循津液而流者也。肾者水脏，主津液，津液主卧与喘。**肾为水脏，主于身中津液。今有水气客于津液，循之而流，津液主卧、主喘，故津液受邪，不能得卧，卧即喘之也。

少　气

少气，身漯漯也，言吸吸也，骨酸体重，懈不能动，补少阴。漯漯、吸吸，皆虚乏状也。骨酸体重，皆肾虚耳。故补肾足少阴脉，于所发之穴补也。**短气，息短不属，动作气索，补少阴，取血络。**属，连也。索，取气也。亦是肾气虚，故补足少阴正经，泻去少阴络血者之也。

气逆满

气逆上，刺膺中陷者与下胸动脉。胸下动脉，中府等量取也。**气满胸中息喘，取足太阴大指之端，去端如韭叶，寒则留之，热则疾之，气下乃止。**足太阴脉，起足大指端隐白穴也。

疗　哕

哕，以草刺鼻嚏，嚏而已；无息而疾迎引之，立已；大惊之，亦可。疾迎引之者，以草刺无息，可疾更刺，引大惊令□□哕愈。

腰　痛

足太阳脉令人腰痛引项脊尻，背如重状，刺其郄中太阳正经出血，春无见血。项、脊、尻，皆足太阳脉行处，故腰痛者引郄中足太阳，刺金门。足太阳在冬春时气衰，出血恐虚，故禁之也。**少阳令人腰痛，如以针刺其皮中，循循然不可以俯仰，不可顾，刺少阳成骨之端出血，成骨在膝外廉之骨独起，夏无见血。**少阳，足少阳也。其脉行颈循胁，出气街以行腰，故腰痛不可俯仰及顾。成骨，膝膑外侧起大骨，足少阳脉循髀出过腰，故腰痛刺之。足少阳在春，至夏气衰，出血恐虚，故禁之。**阳明令人腰痛不可顾，顾如有见者，喜悲，刺阳明于骭前三痏，上下和之，出血，秋无见血。**足阳明支者，循喉咙入缺盆，又支者，循腹里下气街，故腰痛不可顾。阳明谷气虚，故妄有见。虚为肝气所克，故喜悲。下循胻外廉，故刺之以和上下。足阳明在仲夏，至秋而衰，出血恐虚，故禁之也。**足少阴令人腰痛，引脊内痛，刺足少阴内踝下二痏，春无出**

血，出血大虚，不可复也。足少阳脉上股内后廉，贯脊属肾络膀胱，故腰痛引脊内痛也。出然骨之下，循内踝之后，故取内踝之下。少阴与太阳在冬，至春气衰，出血恐虚，故禁之也。

居阴之脉，令人腰痛，腰中如张弩弦，刺居阴之脉，在腨踵鱼肠之外，循之累累然，乃针刺之，其病令人言嘿嘿然不慧，刺之三痏。居阴脉在腨踵鱼肠之外，其处唯有足太阳脉，当是足太阳络之也。**解脉令人腰痛引膺，目𥉂𥉂然，时遗溲，刺解脉，在引筋肉分间，在郄外廉之横脉出血，血变止。**解脉行处为病，与足厥阴相似，亦有是足厥阴络脉。**同阴之脉，令人腰痛，痛如小针居其中，弗然肿，刺同阴之脉，在外踝上绝骨之端，为三痏。**同阴脉在外踝上绝骨之端，当是足少阳络脉也。**解脉令人腰痛如裂，常如折腰之状，喜怒，刺解脉，在郄中结络如黍米，刺之血射似黑，见赤血而已。**前之解脉与厥阴相似，今此刺解脉郄中，当是取足厥阴郄中之络也。**阳维之脉，令人腰痛，上弗然脉肿，刺阳维之脉，脉与太阳合腨下间，上地一尺所。**阳维，诸阳之会，从头下至金门、阳交即是也。行腰与足太阳合于腨下间，上地一尺之中，疗阳维腰痛之也。**冲绝之脉，令人腰痛，痛不可以俯，不可以仰，则恐仆，得之举重伤腰，冲绝络，恶血归之，刺之在郄阳筋之间，上郄数寸冲居为二痏出血。**冲脉循脊里，因举重冲脉络绝，恶血归聚之处以为腰痛，可刺冲郄阳筋间，上数寸冲气居处。**会阴之脉，令人腰痛，痛上漯漯然汗出，汗干令人欲饮，饮已欲走，刺直阳之脉上二痏，在跷上郄下下三寸所横居，视其盛者出血。**刺直阳者，有本作“会阳”，乔上郄下横居络脉之也。**飞阳之脉，令人腰痛，痛上弗弗然，甚则悲以恐，刺飞阳之脉，在内踝上二寸少阴之前，与阴维会。**足太阳别，名曰飞阳，有本“飞”为“蜚”。太阳去外踝上七寸，别走足少阴，当至内踝上二寸，足少阴之前，与阴维会处，是此刺处也。**昌阳之脉，令人腰痛，痛引膺，目𥉂𥉂然，甚则反折，舌卷不能言，刺内筋为二痏，在内踝大筋前太阴后，上踝三寸所。**内筋在踝大筋前，太阴后，内踝上三寸所。大筋，当是足太阳之筋。内筋支筋，在足太阳大筋之前，足太阴筋之后，内踝上三寸也之。**散脉令人腰痛而热，热甚生烦，腰下如有横木居其中，甚则遗溲。刺散脉，在膝前肉分间，在络外廉束脉，为三痏。**散脉在膝前肉分间者，十二经脉中，惟足厥阴、足少阳在膝前，主溲，故当是此二经之别名。在二经大络外廉小络名束脉，亦名散脉也。**肉里之脉，令人腰痛，不可以咳，咳则筋挛急，刺肉里之脉为二痏，在太阳之外，少阳绝骨之后。**太阳外，绝骨后，当是少阴，为肉里脉也。**腰痛侠脊而痛至头沉沉然，目𥉂𥉂欲僵，刺足阳明郄中出血。**足阳明在头下，支者起胃下口，循腹里，下至气街，腹里近脊，故腰痛刺足阳明郄中出血之也。**腰痛上寒，刺足太阳、阳明；上热，刺足厥阴；不可以俯仰，刺足少阳；中热如喘，刺足少阴，刺郄中出血。**腰痛上寒，补当腰足太阳、足阳明脉。腰痛上热，泻当腰足厥阴脉。足少阳主机关，不可俯仰取足少阳。腰痛中热□如喘气动，可取足少阴郄中出血之也。**腰痛引少腹控胁，不可仰，刺腰尻交者两胂上，以月生死为痏数，发针立已。**胁，以沼反。胂，脊骨两箱肉也。**腰痛，痛上寒，取足太阳；痛上热，取足厥阴；不可以俯仰，取足太阳；中热而喘，取足少阴、腘中血络。**前腰痛刺郄中，此刺腘中之也。

髀 疾

髀不可举，侧而取之，在枢合中，以员

利针，大针不可。足太阳脉过髀枢中，即为枢合也。

膝痛

膝中痛，取犊鼻，以员利针，针发而间之，针大如氂，刺膝无疑。犊鼻，足阳明脉气所发，故膝痛取之。

痿厥

痿厥为四束悗，乃疾解之，日二，不仁者十日而知，毋休，病已止。四束，四肢如束。悗，烦也。

癃泄

癃，取之阴跷及三毛上及血络出血。癃，痳也。阴跷上循阴股入阴，故取阴跷所主病者。足厥阴脉起大指丛毛之上，入毛中环阴器，故癃取阴乔脉所主之输，并取足厥阴脉三毛之上，及此二经之络去血。**病泄下血，取曲泉。**曲泉，足厥阴脉之所入也。

如蛊如妲病

男子如蛊，女子如妲，身体腰脊如解，不欲食，先取涌泉见血，视跗上盛者，尽见血。蛊，音古。妲，音阻。女惑男为病，男病名蛊，其状狂妄，失其正理，不识是非，醉于所惑；男惑女为病，女病为妲，其状痿黄羸瘦，醉于所惑。今有男子之病如蛊，女子之病如妲，可并取肾之井，可息相悦之疾也。问曰：喜怒忧思乃生于心，今以针灸疗之，不亦迂乎？答曰：病有生于风寒暑湿，饮食男女，非心病者，可以针石汤药去之。喜怒忧思伤神为病者，先须以理，清神明性，去喜怒忧思，然后以针药裨而助之，但用针药者，不可愈也。又加身体骨脊解别不欲食者，先取足少阴于足下涌泉之输去血，及循少阴于足跗上络盛之处去血也。

癫疾

黄帝问岐伯曰：人生而有病癫疾者，病名为何？安得之？答曰：病名为胎病，此得之在腹中时，其母有所大惊，气上不下，精气并居，故令人发为癫疾。人之生也，四月为胎，母为人、物所惊，神气并上惊胎，故生已发为癫疾也。**癫疾始生，先不乐，头重痛，视举目赤，其作极已而烦心，候之于颜，取手太阳、阳明、太阴，血变而止。**手太阳上头在目络心，手阳明络肺，手太阴与手阳明通，故不乐、头重、目赤、心烦取之也。**癫疾始作而引口啼呼喘悸，候之手阳明、太阳，右僵者攻其右，左僵者攻其左，血变而止也。**手太阳支者，别颊上顺抵鼻，手阳明侠口，故啼呼左右僵皆取之也。**癫疾始作而反僵，因而脊痛，候之足太阳、阳明、手太阳，血变而止。**足太阳侠脊，足阳明耳前上至额颅在头，手太阳绕肩胛交肩上，故反僵脊痛取之也。**治癫疾者，常与之居，察其所当取之处，病至视之，有过者即泻之，置其血于瓠壶之中，至其发时，血独动矣，不动，灸穷骨二十五壮。穷骨者，骶骨也。**病有过者，视其络脉病过之处，刺取病血，盛之瓠壶中，至其发时血自动，不动者，灸穷骨也。**骨癫疾者，颌、齿、诸输、分肉皆满，而骨居汗出，烦悗，呕多涎沫，其气下泄，不治。**居，处也。骨之癫疾，不可疗候有八：颌、齿、输及分肉间皆满，骨处汗出，烦悗，呕多涎沫，气下泄。有此八候，是骨癫疾，死，不可疗也之。**筋癫疾，身卷挛急大，刺项大经之大杼脉。呕多涎沫，气下**

泄，不治。身卷挛急大者，是足太阳之病，宜刺项之大经足太阳脉大杼之穴。若呕液沫，气下泄，死不可疗也。**脉癫疾，暴仆，四肢之脉皆胀而纵。脉满，尽刺之出血；不满，灸侠项太阳，灸带脉于腰相去三寸，诸分肉本输。呕多沃沫，气下泄，不治。**癫疾暴前倒仆，四肢脉皆胀满而纵缓者，可刺去其血。若不胀满，可灸太阳于项疗主病者，又灸带脉当十四椎相去三寸分肉之间，疗主癫疾之输也。**治癫疾者，病发如狂者，死，不治。**僵仆倒而不觉等谓之癫，驰走妄言等谓之狂，今癫疾发而若狂，病甚故死不疗也。

惊狂

治狂始生，先自悲，喜忘、喜怒、喜恐者，得之忧饥，治之取手太阳、阳明，血变而止，及取足太阴、阳明。人之狂病，先因忧结之甚，不能去解于心，又由饥虚，遂神志失守，则自悲，喜忘、喜怒、喜恐，乘即发于狂病，故谓之失志然，因疗之心腑手太阳，肺腑手阳明也。足太阴、阳明主谷，亦可补此二脉，以实忧饥，虚损即愈也。**狂始发，少卧不饥，自高贤也，自辩智也，自尊贵也，喜骂詈，日夜不休。治之取手阳明、太阳、太阴、舌下少阴，视脉之盛者皆取之，不盛者释之。**手阳明络肺，手太阳络心，手太阴属肺主气，故少卧、自高等，皆是魄失气盛，故视脉盛者皆泻去之，及舌下足少阴脉盛者，互泻去之。**狂，喜惊喜笑，好歌乐，妄行不休者，得之大恐，治之取手阳明、太阳、太阴。**此三脉乃是狂惊歌乐妄行所由，准推可知也。**狂，目妄见，耳妄闻，喜呼者，少气之所生也，治之取手太阳、太阴、阳明、足太阴、头、两颌。**狂而少气，复生三病，因此四经，故皆取之也。**狂者多食，喜见鬼神，喜笑而不发于外者，得之有所大喜，治之取足太阴、阳明、太阳，后取手太阴、太阳、阳明。**不发于外者，不于人前病发也。得之大喜者，甚忧、大喜并能发狂，然大喜发狂与忧不同，即此病形是也。手足太阴、手足阳明、手足太阳，是疗此病所由，故量取之，以行补泻也之。**狂而新发，未应如此者，先取曲泉左右动脉及盛者见血，食倾已，不已，以法取之，灸骶骨二十壮。**曲泉，肝足厥阴脉穴。

厥逆

厥逆为病也，足暴清，胸若将裂，腹若将以刃切之，烦而不能食，脉小大皆涩，缓取足少阴，清取足阳明。清则补之，温则泻之。厥逆之病，足冷胸痛，心闷不能食，其脉动之大小皆多血少气。缓而温者，可取足少阴输穴，泻其热气。足之寒者，取足阳明输穴，补其阳虚也之。**厥逆腹满胀肠鸣，胸满不得息，取之下胸二肋咳而动手者，与背输以指按之立快者是也。**厥逆胸满不得息，可量取下胸二肋咳而动手之处，谓手太阴中府输也。厥逆腹满胀肠鸣，量取背胃及大小肠输疗主病者也之。**内闭不得溲，刺足少阴、太阳与胝上以长针；气逆，取其太阴、阳明；厥甚，取少阴、阳明动者之经。**足少阴、太阳主于便溲，故厥便溲闭，取此阴阳二经输穴疗主病者。若加气逆，可取手足太阴、阳明疗主病者。若此闭及气逆厥甚，可取手足少阴、阳明二经动脉疗主病者也。

厥死

黄帝问岐伯曰：有癃者，一日数十溲，此不足也。身热如炭火，颈膺如格，人迎躁盛，喘息气逆，此有余也。太阴脉微细如发者，此不足也。其病安在？名为何病？岐伯曰：病在太阴，其藏在胃，颇在肺，病名

曰厥死，不治。此得五有余，二不足也。问曰：何谓五有余，二不足？答曰：所谓五有余者，五病之气有余也；二不足者，亦二病之气不足也。今外得五有余，内得二不足者，此其身不表不里，亦明死矣。癃，痳也。人有病一日数十溲，肾气不足也。手太阴脉如发，肺气不足也。此则二脏不足也。身热如火，一有余也；颈及膺二气盛如格，三有余也；颈前胃脉人迎躁盛，四有余也；喘息气逆，五有余也。人之遇病，外有五有余，内有二不足者，病在手足太阴，藏于胃中，动之于肺，非定在于表里，名曰厥死之病，不可疗之也。

阳　厥

黄帝曰：有病喜怒者，此病安在？岐伯曰：生于阳。问曰：阳何以使人狂？答曰：阳气者，因暴折而难决，故喜怒，病名阳厥。问曰：何以知之？答曰：阳明者常动，巨阳、少阳不动而动大疾，此其候也？足阳明人迎脉常动。有病名阳厥，以阳气暴有折损不通，故狂而喜怒，以其太阳、少阳不动而大疾，以为候也之也。**问曰：治之奈何？答曰：衰其食即已。夫食入于阴，长气于阳，故夺之食即已。使之服之以生铁落为饮，夫生长气，椎铁落自下气疾。**衰其食者，少食也。谷气热，故椎入腹内，阴中长盛阳，所以增于狂病。故夺于情少食，令服生铁落，病则愈矣。生铁落，铁浆之也。

风　逆

风逆，暴四肢肿，身漯漯，唏然时寒，饥则烦，饱则喜变，取手太阴表里、足少阴、阳明之经，肉清取荥，骨清取井也。手太阴为里，手阳明为表，二经主气。肉者土也，荥者火也，火以生土，故取荥温肉也。骨者水也，井者木也，水以生木，以子实母，故取井温骨也。

风　痓

风痓，身反折，先取足太阳及腘中；及血络中有寒，取三里。足太阳行腰脊，故身痓反折，取其脉所生输穴及腘中正经。视血络黑色，可取足阳明三里之输也。

酒　风

黄帝问曰：病者身体懈惰，汗出如浴，恶风少气，此为何病？答曰：名曰酒风。问曰：治之奈何？岐伯曰：以泽泻、术各十分，麋衔五合，以三指撮，为后饭。饮酒汗出得风，名曰酒风。先食后服，故曰后饭也。

经　解

所谓深之细者，其中手如针，摩之切之，聚者坚也，博者大也。《上经》者，言气之通天也。《下经》者，言病之变化也。诊脉所知，中手如针，此细之状也。切，按也。《上经》言上通天之气，《下经》言下病之变化也。又自腰以上，随是何经之气，以为上经；自腰以下，以为下经。上经通于天气，下经言其变化之也。**《金匮》者，决死生也。**《金匮》之章，作决死生之论也。**《揆度》者，切度之。《奇恒》者，言奇病也。所谓奇者，使奇病不得以四时死者也。恒者，得以四时死者也。所谓揆者，方切求也。度者，得其病处也，以四时度之也。**得病传之，至于胜时而死，此为恒也。中生喜怒，令病次传死者，此为奇也。揆者，方将求病所在，揆量之也。度者，得其病处，更于四时度其得失之也。

身　度

问曰：形度、骨度、脉度、筋度，何以知之其度也？曰：脉浮而涩，涩者而身有热者，死也。形骨筋等有病，于身节度，可诊脉而知，故脉浮而涩者，身必有热，身热脉浮涩者死也。

经络虚实

问曰：络气之不足，经气有余何如？答曰：络气不足，经气有余，脉寸热而尺寒，秋冬为逆，春夏为顺，治主病者。络虚经实，何以得知？络为阳也，经为阴也。寸为阳也，外也；尺为阴也，内也。秋冬，阴也；春夏，阳也。络气不足，阳气虚也；经气有余，阴气盛也。于秋冬时，诊寸口得缓脉，尺之皮肤寒，为逆；春夏缓脉，尺之皮肤寒，为顺。缓脉，热也。以秋冬阳气在内，阴气在外；春夏阴气在内，阳气在外故也。于尺寸在内时寒热，取经络虚实也。问曰：经虚络满何如？答曰：经虚络满者，尺热满，脉寒涩，此春夏则死，秋冬则生。满，盛也。经虚络盛，春夏诊得尺之皮肤热盛，寸口得急脉，为逆，故死。秋冬得尺热脉急，故生。脉急多寒，脉缓多热之也。问曰：治此者奈何？答曰：络满经虚，灸阴刺阳；经满络虚，刺阴灸阳。经虚阴虚，故灸阴；络满阳满，故刺阳也。经满阴满，故刺阴；络虚阳虚，故灸阳之也。

禁极虚

问曰：秋冬无极阴，春夏无极阳者，何谓也？答曰：无极阳者，春夏无数虚阳，虚阳则狂。无极阴者，秋冬无数虚阴，阴虚则死。数，音朔。春夏是阳用事，秋冬是阴用事。阴阳用事之时，行针者不可数虚阳，数虚阳者，阳极发狂；数虚阴者，阴极致死之也。

顺　时

问曰：春极治经络，夏极治经输，秋极治六腑，冬则闭塞者，用药而少针石处。所谓少用针石者，非痈疽之谓也，痈疽不得须时。春夏秋三时极意行针，冬时有痈疽得极，余寒等病皆悉不得，故不用称甚也。春时阳气在于皮肤，故取络脉也。夏气在于十二经之五输，故取输也。秋气在于六腑诸输，故取之也。冬气在于骨髓，腠理闭塞，血脉凝涩，不可行于针与砭石，但得饮汤服药。痈疽以是热病，故得用针石也。以痈疽暴病，不必须问，失时不行针石之也。因痛不知不致，按之不应手，乍来乍已，刺手太阴傍三，与婴络各二。有因痈生，不痛不知，不得其定，按之不应其手，乍来似有，乍去若无者，此是肺气所生，可取手太阴脉有主此病输，傍三刺之，及缨脉足阳明之输主此病者，二取之。

刺疟节度

疟病脉满大急，刺背输，用中针，傍五胠输各一，适肥瘦，出其血。满，盛也。脉大，多气少血也。急，多寒也。疟病寸口脉盛，气多血少而寒，可取背输有疗疟者，用中针刺输傍五取，及胠输两胁下胠中之输有疗疟者，左右各一取之。取之适于肥瘦，出血多少。傍，左右箱之也。疟脉小而实急，灸胫少阴，刺指井。脉小者，血气皆少。疟病诊得寸口之脉血气皆少而实而多寒，可灸足少阴疗疟之输，并指有疗疟之井也。疟脉满大急，刺背输，用第五针，胠输各一，适行至于血也。第五铍针，以取大脓，今用刺疟背输，可适行至血出而已之也。**疟脉缓大虚，便用药所宜，不宜用针。**脉缓者多热。疟病诊寸口脉得多热多气少血虚者，可用药。用药者，取所宜之药以补也。**凡治疟者，先发如食顷，乃前可以治，过之则失时。**此疗疟时节也。**疟不渴，间日而作，取足阳明；渴而日作，取手阳明。**疟不渴取足阳明，渴取手阳明，皆取所主输之。

刺腹满数

少腹满大，上走胃至心，泝泝身时寒热，小便不利，取足厥阴。水气聚于少腹，上走至于心下，泝泝恶寒寒热，小便不利，下热也。是足厥阴所由，故取其输穴之也。**腹满，大便不利，腹大，上走胸嗌，喘息喝喝然，取足少阴。**此皆足少阴脉所行之处，故取其脉之输穴。有本“少阴”为“少阳”之也。**腹满食不化，腹向向然不便，取足太阴。**腹满食不化，腹虚胀不大便，皆足太阴脉所主，故取之输穴也。**腹痛，刺脐左右动脉，已刺按之，立已；不已，刺气街，已刺按之，立已。**腹痛，足阳明脉所主，故脐左右动脉，足阳明动脉也。气街亦是足阳明动脉，故不已取之也。**腹暴满，按之不下，取太阳经络。经络者，则人募者也。少阴输，去脊椎三寸，傍五，用员利针。**足太阳与足少阴以为表里。足少阴上行贯肝膈，发腹诸穴，故腹暴满，故取太阳经络。经脉络脉，人之盛募之气。腹满亦取足少阴之输，侠脊相去三寸，输旁五取之，用员利针。募，有本为“幕”也。

刺霍乱数

霍乱，刺输傍五，足阳明及上傍三。霍乱，刺主疗霍乱输傍，可五取之，及足阳明下脉与上有疗霍乱输傍，可三取之也。

刺痫惊数

刺痫惊脉五：针手太阴各五，刺经太阳五，刺手少阳经络者傍一寸，足阳明一寸，上踝五寸，刺三针之。刺痫惊脉，凡有五别：手太阴五取之，又足太阳输穴五取之，又手少阳经络傍三取之，又足阳明傍去一寸，上踝五寸三针之。

刺腋痛数

腋痛大热，刺足少阳五，刺痛而热，手心主三，刺手太阴经络者，大骨之会各三。足少阳下胸络肝属胆，循胁里，在腋下，故腋胁之间有痈大热，可刺足少阳脉所主之穴，五取之。热而不已，刺手心主脉，其脉循胸下腋三寸，上抵腋，故腋痛三取之。又取手太阴经络各三。大骨之会者，手太阴脉循臂内上骨下廉，即为经络会处也之。

病　解

凡治消瘅、仆击、偏枯、痿厥，气满、发逆，肥贵人则膏粱之疾也。此之六种，是肥贵人膏粱所发之病。**膈塞、闭、绝、上下不通，暴忧之病。**此之四种，因暴愁忧所生之病。膈塞，膈中塞也。闭，谓七窍闭也。谓噫与下矢之气，即上下之也。**暴厥而聋不通，偏塞也。闭内内不通，风也，内留著也。**暴厥耳聋，偏塞也。内气暴满薄，不从于内中，风病也。以脾气停壅，不顺于内，故瘦留著之也。**跖跛，寒风湿之病也。**风湿之气，生于跖跛痹病。跖，之石反。跛，有本为“踆”也。

久逆生病

黄疸、暴痛、癫疾、厥、狂，久逆之所生。此之五病，气之久逆所生。

六腑生病

五脏不丕，六腑闭塞之所生。六腑受谷气，传五脏，故六腑闭塞，藏不丕也。

肠胃生病

头痛耳鸣，九窍不利，肠胃之所生。肠胃之脉在头，在于七窍，故肠胃不利，头窍病也。

经输所疗

暴痛筋濡，随外分而痛，魄汗不尽，胞气不足，治在经输。筋濡者，谓筋湿也。随分痛者，随分肉间痛也。魄汗者，肺汗也。胞气不足者，谓膀胱之胞气不足也。此之五病，可取十二经输疗主病者之也。

昭和三十三年十月依文化财保护法修理了

以断简零卷之文悉插所定之个卷者也

文部技官田山信郎记之